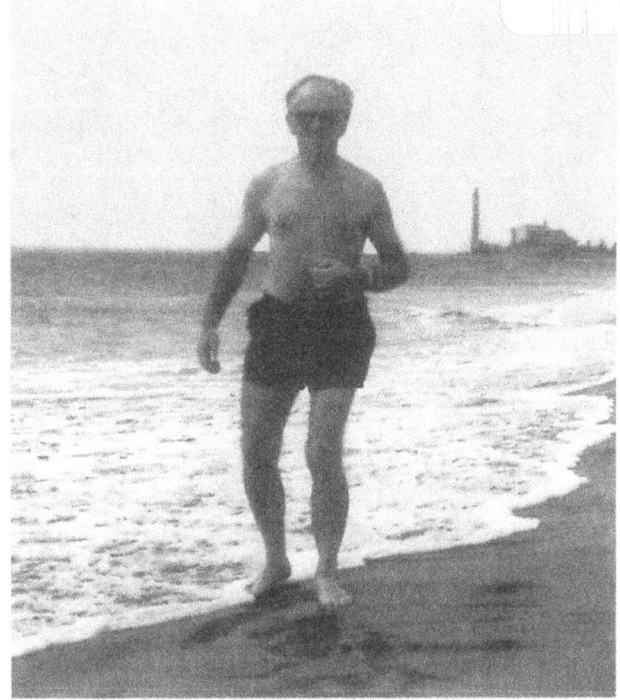

Libertà è poter scegliere quando, dove e con chi stare.
Libertà è anche poter scegliere di restare soli con se stessi

(Capitolo 10)

Springer
Milano
Berlin
Heidelberg
New York
Hong Kong
London
Paris
Tokyo

Patricia M. Davies

Steps to Follow
Passo dopo Passo
Il trattamento integrato dei pazienti con emiplegia

Seconda Edizione completamente riveduta e ampliata

Presentazione a cura del Prof. Jürg Kesselring, M.D.

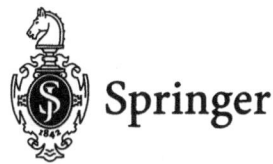

Patricia M. Davies
Via de Vicenti 8
21020 Barasso (VA)

Fotografie:
David J. Brühwiller Foto Fetzer, CH-7310 Bad Ragaz
Rainer Gierig, D-82362 Weilheim, Germany

Titolo dell'opera originale inglese:
Patricia M. Davies *Steps to Follow, 2nd Edition.*
The Comprehensive Treatment of Patients with Hemiplegia
© Springer-Verlag Berlin Heidelberg 1985, 2000
Tutti i diritti riservati

Traduzione dall'inglese a cura di:
Luca Cesana
Via Adda 9
20095 Cusano Milanino (MI)

Springer-Verlag fa parte di Springer Science+Business Media

springer.it

© Springer-Verlag Italia, Milano 2001
Ristampa senza modifiche 2004

Quest'opera è protetta dalla legge sul diritto d'autore. Tutti i diritti, in particolare quelli relativi alla traduzione, alla ristampa, all'utilizzo di illustrazioni e tabelle, alla citazione orale, alla trasmissione radiofonica o televisiva, alla registrazione su microfilm o in database, o alla riproduzione in qualsiasi altra forma (stampata o elettronica) rimangono riservati anche nel caso di utilizzo parziale. La riproduzione di quest'opera, anche se parziale, è ammessa solo ed esclusivamente nei limiti stabiliti dalla legge sul diritto d'autore ed è soggetta all'autorizzazione dell'editore. La violazione delle norme comporta le sanzioni previste dalla legge.

L'utilizzo in questa pubblicazione di denominazioni generiche, nomi commerciali, marchi registrati, ecc. anche se non specificamente identificati, non implica che tali denominazioni o marchi non siano protetti dalle relative leggi e regolamenti.

Progetto grafico della copertina: design & production GmbH (Heidelberg)
Elaborazione copertina edizione italiana: Simona Colombo (Milano)
Fotocomposizione e impaginazione: Photo Life, Vimodrone (Milano)
Stampato in Italia: Grafiche Moretti, Segrate (Milano)

SPIN: 10985601

Presentazione

Nel campo della neurologia sta avvenendo un vero cambiamento di paradigma. In passato la neurologia era considerata come la scienza della diagnosi esatta delle malattie incurabili, rassegnata al dogma che un danno al sistema nervoso centrale non potesse essere riparato: "Una volta che lo sviluppo si è completato, le fonti di crescita e di rigenerazione degli assoni e dei dendriti sono irrimediabilmente perse. Nel cervello adulto le vie nervose sono fisse e immutabili - ogni cosa può morire, ma nulla può essere rigenerato" (Cajal 1928). Persino allora questo punto di vista si sarebbe scontrato con quello che sosteniamo oggi: la riabilitazione non avviene in provetta, opinione sostenuta solo poco tempo dopo da una fonte autorevole, il professore di neurologia e neurochirurgia di Breslau, Otfried Foerster. Egli scrisse un articolo di 100 pagine sugli esercizi terapeutici apparso in *Handbuch der Neurologie* (pubblicato anche da Springer-Verlag). Le frasi che seguono sono tratte dalla sua introduzione, illustrano la sua opinione circa l'importanza degli esercizi terapeutici e si avvicinano molto alle nostre attuali opinioni (Foerster 1936):

> *"Non esiste alcun dubbio che la maggior parte dei disturbi motori provocati da lesioni del sistema nervoso sia più o meno completamente compensata, come risultato di una tendenza intrinseca all'organismo a svolgere nel modo più vantaggioso possibile i compiti di cui è capace in circostanze normali, usando per essi tutte le risorse ancora disponibili con le parti del sistema nervoso centrale ancora integre, persino quando è stato sostanzialmente danneggiato. Ciò avviene spontaneamente, quando non è possibile né una reversibilità del danno né una rigenerazione dei tessuti distrutti, semplicemente tramite una riorganizzazione delle rimanenti parti del sistema nervoso, che non è una macchina composta da singole parti che rimangono ferme quando una parte viene meno; piuttosto esso possiede un'eccellente plasticità e esibisce un'adattabilità sorprendentemente ampia, non solo al cambiamento delle condizioni esterne, ma anche alla distruzione delle sue parti. Gli esercizi terapeutici influenzano l'andamento del recupero spontaneo; lo sostengono, lo ampliano. Non infrequentemente, infatti, essi lo riattivano quando falliscono le forze intrinseche del recupero e quando esse non vengono dispiegate dall'organismo..."*

A causa delle nuove scoperte relative alla plasticità sopra citata del sistema nervoso centrale (Stein e coll. 2000) e grazie alle nuove possibilità farmacologiche, ma soprattutto all'applicazione sistematica della neuroriabilitazione, la neurologia è di fatto diventata una specialità finalizzata alla terapia (Kesselring 1997). La ricerca sulle cellule e le loro connessioni e sul sistema neurotrasmettitoriale, la descrizione dei cambiamenti funzionali osservati con metodi di immagine (Frackowiak e coll. 1997) e la (anche se difficile) misurazione degli effetti della riabilitazione, mostrano che il sistema nervoso centrale dell'adulto ha uno stupefacente potenziale di rigenerazione e di adattabilità che può essere specificamente aumentato. Tradotto a livello della fisiologia dell'intero organismo e della psicologia, ciò può essere compreso sulla base dell'apprendimento. Mentre il precedente obiettivo principale della neurologia era descrivere i deficit e il più precisamente possibile la loro patogenesi a seconda delle lesioni, oggi l'interesse si è maggiormente spostato verso l'identificazione del potenziale ancora disponibile e la sua promozione attraverso un processo di apprendimento.

Quando questo lavoro pionieristico di Pat Davies, che divenne in seguito uno dei titoli di maggior successo della Springer-Verlag, apparve per la prima volta nel 1985, il campo della neuroriabilitazione veniva considerato una disciplina marginale. I neurologi che desideravano seguire i suoi metodi venivano guardati dai colleghi accademici con sorriso sprezzante o, alla meglio, venivano considerati come se si stessero muovendo in un vicolo cieco. Tranne alcune eccezioni, a quel tempo la riabilitazione non era materia di studio universitario; in quella sede non veniva né insegnata né studiata. Tuttavia, sotto la guida sicura di terapisti con esperienza clinica e didattica come Pat Davies, è diventato possibile studiare aspetti particolari del comportamento successivo a danni al funzionamento cerebrale, permettendo una comprensione più ampia della neurologia clinica. Questo approccio terapeutico promuove un allenamento molto ampio per migliorare la funzione, con una guida e cura più globale dei pazienti con sequele croniche di danni e traumi del sistema nervoso, consentendo così loro di far fronte ai problemi della vita quotidiana. Questo è ciò che è veramente importante.

La neuroriabilitazione può diventare un eccezionale esempio dell'enorme bisogno di tentare di unire sotto un unico tetto le due culture entro cui la medicina si sta sviluppando. Una è quella scientifica, l'altra quella pratica, o quella che è stata talvolta denominata "aspetto umanistico". (Wulff 1999). Il famoso ematologo inglese Sir David Weatherall ha utilizzato questo dilemma come titolo del suo libro di preziosa lettura: *Science and the Quiet Art. Medical Research and Patient Care* (Weatherall 1997). Egli cerca un completamento alla sua professione di scienziato, che sperimenta essere parziale nonostante il suo successo. Lo trova in una citazione dell'*Eneide* di Virgilio, che parla dell' "arte silenziosa" che dovrebbe essere esercitata "a dispetto della gloria". Tuttavia, sono la stima e il rispetto mostrati da questo famoso scienziato e direttore di un istituto di medicina molecolare per coloro che praticano l'arte silenziosa nel loro lavoro quotidiano, a conferire a questo libro e al suo approccio un significato speciale.

Gli interessi intellettuali fondamentali dell'uomo vertono in due direzioni principali. Da una parte esistono gli interessi tecnici sviluppatisi nella moderna medicina scientifica e con cui i fatti obiettivi sono raccolti, descritti e valutati. Questi possono essere paragonati al modo in cui i primi uomini dovevano imparare a cacciare, raccogliere cibo commestibile e distinguerlo da quello velenoso, cercare rifugio e scaldarsi. Dall'altra parte, siamo anche esseri sociali e per sopravvivere dobbiamo essere in grado di comunicare con gli altri e ciò costituisce l'interesse interpretativo o ermeneutico. Ciò ha un orientamento orizzontale, perché noi dobbiamo capire e interpretare cosa dicono gli altri qui e ora e come si comportano nella situazione del momento e ha anche un orientamento verticale appreso dalle esperienze precoci e da quelle delle generazioni precedenti.

Karl Popper (Popper e Eccles 1982) abbraccia un punto di vista più radicale riferendosi a due mondi diversi nei quali ci muoviamo e a cui egli assegna dei numeri. "Mondo 1" è il mondo oggettivo, il campo di gioco delle scienze naturali e troppo spesso l'unica area d'interesse dei medici con una visione unilaterale. "Mondo 2" è il mondo soggettivo dei nostri sentimenti, memorie e pensieri. Ciascuno di noi appartiene al "mondo 1", ma in ognuno esiste sempre un piccolo soggettivo "mondo 2" a cui nessun altro può accedere direttamente. In questo mondo i nostri stati d'animo, il nostro stato di salute, la sofferenza, la malattia e le paure relative al futuro interagiscono con noi e noi con loro. La scienza medica appartiene al "mondo 1", ma lo scopo di ogni sforzo medico e terapeutico risiede nel "mondo 2". Nel suo libro Pat Davies si occupa di questo aspetto.

Popper distingue anche un altro mondo, il "mondo 3": le conquiste culturali di molte generazioni. Ne sono degli esempi i linguaggi, le arti, le teorie scientifiche, lo Zeitgeist (il sentimento di quella generazione) e, di particolare significato in questo contesto, i valori etici, le norme e le regole di comportamento.

Se lavoriamo partendo dalla conoscenza teorica e se consideriamo il paziente innanzitutto come un organismo biologico, un fenomeno naturale con buona salute o con funzioni limitate, le considerazioni cliniche iniziano solitamente nel "mondo 1". In ogni caso rivestono qui un ruolo anche le considerazioni tratte dal "mondo 3", dal contesto culturale in cui questi aspetti della medicina sono appresi e praticati. In particolare, dobbiamo imparare a considerare anche gli aspetti di una malattia appartenenti al "mondo 2": il modo in cui il paziente sperimenta e interpreta la malattia o disabilità all'interno di tutta la propria esperienza di vita, e come egli stesso contribuisce a cambiare la situazione.

Uno dei più notevoli eventi attuali è il modo in cui la precedente fiducia nel progresso si sta trasformando in paura del progresso. Il riconoscente apprezzamento del successo medico è stato rimpiazzato da un criticismo diffidente e radicale della medicina. La drammatica crescita della nostra capacità di vincere le malattie viene condannata come qualcosa che aumenta la disumanizzazione della medicina e come sfruttamento dei pazienti. Ciò che una volta veniva accolto e celebrato come un'occasione per la guarigione, oggi è visto come uno strumento di disumanità. Questa grave rivalutazione del progresso come agente di distruzione è sostenuta dalla tendenza a dimenticare. È facile dimenticare la schiavitù precedente dell'uomo durante la malattia, il dolore e la sofferenza, eliminati e ridotti dal progresso della medicina. Esso ha portato dei vantaggi alla vita e la sua assenza non sarebbe solo spiacevole, ma anche disumana. Perché più la medicina raggiunge successi, più attrae critiche? Il progresso è spesso definito un Giano bifronte, perché non solo elimina il male, ma anche lo genera. Perché siamo interessati solo all'ultima delle due facce? L'aumento del controllo razionale dell'ambiente e della realtà ha bisogno di una maggiore suddivisione dei compiti e, a sua volta, di una fiducia reciproca. Ma è proprio questo l'aspetto oggi in discussione e modificatosi in diffidenza. Quando il progresso ha veramente successo ed elimina il male, lo si dà rapidamente per scontato, ma i rimanenti aspetti negativi vengono sempre più esasperati. Proprio come dei beni di consumo che scarseggiano e diventano sempre più costosi, allo stesso modo le tracce del male diventano ancor più angoscianti e alla fine insopportabili, fino al punto di far soffrire le persone a causa di ciò che potrebbe risparmiare loro altri tipi di sofferenza. L'attuale criticismo alla medicina non è rivolto al suo fallimento, ma piuttosto al suo successo, anche se indubbiamente esiste ancora un'ampia possibilità di miglioramento finalizzato a un ulteriore progresso. L'inadeguatezza della medicina può essere ben spiegata tanto dalle eccessive aspettative e domande, quanto da qualsiasi mancanza di realizzazione. Dal momento che le domande assolute sono sempre deluse, dovremo imparare ad usarle con parsimonia.

Tanto per cominciare, forse la pretesa che la medicina sia una scienza non è realistica. Ancora oggi si possono soddisfare solo alcuni dei criteri che definiscono matura una disciplina scientifica quale la matematica o la biologia (Kuhn 1965). La medicina si trova ancora in parte al livello di elenchi di descrizioni e in parte al livello di teorie antagoniste; poco della pratica quotidiana è invece basato su prove. Un motivo della crisi in cui si trova la moderna medicina occidentale può essere che i diversi paradigmi su cui si è fondata e che sono ritenuti incrollabili hanno iniziato a vacillare simultaneamente e stanno andando separatamente alla deriva, senza la visione di una forza aggregante. Uno di questi paradigmi è la via riduzionista della medicina molecolare e genetica. Indiscutibilmente sono stati ottenuti grandi risultati lungo questa strada, soprattutto nel mettere in luce i meccanismi della malattia e la loro patogenesi e altri si stanno raggiungendo a folle velocità. Molte preziose qualità relative alla pratica della medicina vengono tuttavia perse nel tentativo di comprendere i meccanismi della malattia, invece di comprendere i problemi e i bisogni delle persone malate. Un problema della riduzione della medicina a un livello molecolare è che la personalità, da noi esperita direttamente come "io" e "tu", scompare o si smarrisce. Come nello studio dello spazio, noi non possediamo alcun organo che ci permette la percezione nel campo molecolare senza strumenti. Occhiali, bastone e persino una sedia a rotelle sono immediatamente accettati come ausili personali perché sono di evidente beneficio. L'estensione della tecnologia di base alle dimensioni astronomiche di spazio e tempo è anche più facilmente tollerata, perché questi sono domini che vanno ben oltre i nostri orizzonti temporali e spaziali. Gli strumenti che permettono la percezione indiretta a livello molecolare sono tuttavia complessi e difficili da visualizzare, così che essi vengono padroneggiati da una ristretta cerchia di specialisti ben remunerati. Ciò nonostante, nel campo della medicina, esiste la sensazione e l'impressione che noi stessi, o qualcuno molto vicino a noi, siamo l'oggetto della ricerca. La mancanza di conoscenza nell'area della percezione causa sempre ansia, che è probabilmente una delle ragioni per cui molte persone sono scettiche circa la conoscenza scientifica acquisita da aree che non sono direttamente accessibili per mezzo dell'esperienza e dell'esame diretto. In filosofia e quindi nella mente di coloro che se ne occupano, ridurre l'interpretazione a livello molecolare e genetico porta, nonostante l'uso delle più moderne tecnologie, a ritornare ai giorni in cui l'ansia dettava legge perché tutta la vita era interpretata come predestinata a quel tempo dal fato o da Dio.

Un secondo spostamento paradigmatico si è manifestato in medicina a causa dell'impeto della cosiddetta medicina alternativa, che si avvale proprio di un punto di vista opposto a quello della medicina scientifica. Qui si sostiene il punto di vista "olistico" dell'essere umano, la cui base effettiva è spesso accessibile solo agli iniziati. A questo tipo di medicina non basta più basarsi solo sulla fiducia nella capacità di autoguarigione del corpo e consigliare uno stile di vita salutare ed esercizi fisici; piuttosto essa ha ora raggiunto la medicina classica rispetto ai costi. Un contrasto di fondo rispetto alla medicina scientifica risiede nel fatto che, nella medicina alternativa, un miglioramento nella valutazione soggettiva di un caso viene considerato come la prova del successo della terapia. Anche se alla medicina scientifica compete la tutela degli elementi del mondo 3, essa ha bisogno di un sostegno statistico basato su parametri di misurazione che devono essere stati stabiliti con un numero sufficientemente ampio di pazienti esaminati lungo un periodo di tempo adeguato, prima di considerare utile un trattamento. Per giudicare l'efficacia della terapia "fatta con le mani", che è di grandissima importanza in neuroriabilitazione, si devono applicare altri criteri rispetto a quelli scientifici volti a provare l'efficacia dei farmaci. Se queste terapie devono indurre un effetto di apprendimento, devono essere paragonate con gli effetti pedagogici o dell'esercizio. A nessuno verrebbe in mente di testare l'efficacia di un intervento educativo o di un allenamento sportivo con uno studio a doppio cieco. Naturalmente i pregiudizi, la riluttanza ad accettare il cambiamento e l'autoritarismo hanno rallentato il progresso in ogni epoca. La medicina è ancora un'arte, ma un'arte che è divenuta difficile da praticare perché sta aumentando la conoscenza della nostra ignoranza e della nostra mancanza di consapevolezza.

Anche un ulteriore cambiamento di paradigma della nostra società sta avendo un effetto sulla medicina. Improvvisamente la fonte di finanziamento che per così lungo tempo è stata in grado di sostenere tutti i desideri per lo sviluppo e il cambiamento si è esaurita, ma le richieste per cui tutto ciò che può essere fatto deve essere fatto non sono cessate e non sono diventate più silenti o più modeste. Da questo punto di vista la riabilitazione dovrebbe essere meno paragonata con altre metodologie terapeutiche in medicina e maggiormente con altri servizi culturali e funzioni educative e adeguatamente finanziata. Un quarto problema della medicina moderna, cui si accenna molto a fatica, risiede nella presa di coscienza che il lavoro volto alla conservazione e al prolungamento della vita, che è in sé vantaggioso in casi specifici, ha conseguenze catastrofiche sul preponderante, più generale e politicamente importante aspetto dell'evoluzione demografica. La neuroriabilitazione, tuttavia, non riguarda il prolungamento della vita, ma piuttosto il miglioramento della qualità della vita e questo si giustifica da tutti i punti di vista.

L'approccio fondamentalmente clinico di Pat Davies (pratico-umanistico), che si riflette così ampiamente nel suo libro, è un perfetto esempio di come il "disagio della medicina moderna" (Kesselring 1998) possa essere contrastato. Oltre alle sue originali opinioni, pertinenti alla pratica, sulla fisiologia del sistema nervoso quale si manifesta nei modelli comportamentali osservati quotidianamente nella pratica clinica, i suoi insegnamenti nell'ambito del trattamento diretto e pratico dei pazienti ci preservano dal rischio di concentrarci unicamente sui deficit in senso astratto, anziché sui soggetti che ne soffrono.

Non esiste una contraddizione di fondo tra una comprensione scientifica dei meccanismi della malattia e la loro influenza da una parte, e il fornire attenzione e buona cura ai soggetti malati disabili dall'altra. Certamente i prerequisiti del lavoro e della ricerca clinica non sono identici; sono in parte addirittura opposti. I clinici dovrebbero emanare sicurezza e rassicurazione, fiducia e speranza, qualità che potenziano il processo di guarigione e rendono più facile il compito di trattare la malattia e la disabilità. Faranno delle cose senza essere consapevoli di avere delle esatte basi scientifiche; spesso devono valutare e trattare su una base limitata di informazioni e questa dote tende ad essere definita intuizione. Le discussioni relative all'ampiezza della nostra ignoranza e inconsapevolezza non possono essere portate al letto del paziente. Vincere o sopportare l'incertezza o l'insicurezza e tuttavia infondere fiducia e agire è uno dei compiti più ardui del clinico, compito che non potrà mai essere completamente adempiuto. La caratteristica del ricercatore, d'altro canto, è uno scetticismo fondamentale che comporta un continuo porsi domande e cercare risposte, in quanto solo un tale approccio può dar luogo a ulteriori studi e a una valutazione critica dei risultati. Certamente molto nella scienza è al servizio dell'autoglorificazione del ricercatore piuttosto che di obiettivi e percorsi di tipo operativo.

Pat Davies è una delle pochissime persone che raggiungono un ampio riconoscimento attraverso il proprio lavoro clinico che non si esaurisce mai di possibilità creative volte alla risoluzione di problemi pertinenti alla vita quotidiana e che sono anche allo stesso tempo degli insegnanti carismatici e dotati di capacità didattica. I ricercatori clinici e gli insegnanti accademici devono essere in grado di entrare in comunicazione e di comprendere problemi e soluzioni proposte anche quando queste vengono avanzate da persone che non provengono direttamente dal loro ambito di lavoro. Solo allora essi possono integrare scoperte teoriche nella pratica quotidiana. La leadership di un'équipe in cui persone provenienti da diversi ambiti operativi lavorano insieme, indispensabile al complesso compito della neuroriabilitazione, può avvenire unicamente se si presenta la prova di un lavoro coronato da successo sia nella medicina scientifica che nella pratica clinica e soprattutto una volontà di collaborare. Contrariamente ai tempi di George Bernard Show, oggigiorno il "dilemma del medico" consiste nel risolvere la contraddizione tra la medicina scientifica e la pratica clinica e nel creare una sintesi delle due. Ciò richiede un nuovo percorso educativo e l'istruzione pratica che scaturisce dall'esperienza sottoposta a revisione critica, come avviene in questo libro e anche una volontà continua di agire in entrambe le culture di tipo medico e di promuovere la comunicazione reciproca tra colleghi.

Marzo 2000

PROF. JÜRG KESSELRING, M.D.
Professore di Neurologia Clinica e Neuroriabilitazione,
Università di Berna e Zurigo.
Chairman dello Scientific Panel Neurorehabilitation della European Federation of Neurological Societies.
Direttore del Dipartimento di Neurologia, Clinica di Riabilitazione, 7317 Valens, Svizzera

Bibliografia

Cajal R (1928) Degeneration and regeneration of the nervous system. Oxford University Press, London
Condrau G (ed) (1976) Vom Januskopf des Fortschritts. Benteli, bern
Foester O (1936) Übungstherapie. In: Bumke O, Foerster O (eds) Handbuch der Neurologie, vol VIII, Allgemeine Neurologie, pp 316-414
Frackowiak RSJ, Friston KJ, Frith CD, Dolan RJ, Mazziotta JC (1997)Human brain function. Academic, San Diego
Kesselring J (1997) Neurologie - ein therapeutisches Fach. Schweiz Med Wochenschr 127: 2140-2142
Kesselring J (1998) Warum dieses Unbehagen an der modernen Medezin? Schweiz Arztezeitung 79: 1552-1554
Kesselring J (1999) Kontroversen der neurologischen und neuropsychologischen Begutachtung - vom objektiven Befund zum Versuch, Befindlichkeit zu objektivieren. Schweiz Arztezeitung 80: 1439-1442
Kuhn TS (1965) The structure of scientific revolutions. University of Chicago Press, Chicago
Marquard O (1993) Medizinerfolg und Medizinkritik: die modernen Menschen als Prinzessinnen auf der Erbse. Masnuscript of speech, May 1993
Popper KR, Eccles JR (1982) Das Ich und sein Gehirn, 2nd edn. Piper, Munich
Stein DG, Brailowsky S, Will B (2000) Brain-Repair. Das Selbstheilungspotential des Gehirns oder wie das Gehirn sich selbst hilft. Thieme, Stuttgart
Weatherall D (19997) Science and the quiet art. Medical research and patient care. Oxford University Press, London
Wulff H (199) The two cultures of medicine: Objective facts versus subjectivity and values. J R Soc Med 92: 549-552

Prefazione alla seconda edizione

Nel tumulto della pratica clinica, ci è facile perdere di vista il fatto che ciascun paziente è unico, una persona con propri desideri, ricordi, abitudini, piaceri e dispiaceri, modi di muoversi, di vestirsi e di parlare. Non esiste un quadro tipico dell'emiplegia, caratterizzato dalla paralisi di certi muscoli, posture spastiche degli arti e perdita di sensibilità, come alcuni libri di testo continuano a descrivere e quindi non esiste nessuna ricetta di trattamento applicabile a tutti i pazienti. In realtà non esistono due pazienti che manifestano esattamente gli stessi sintomi o lo stesso grado di disabilità causata da sintomi simili. Anche il modo in cui rispondono alle procedure di trattamento può variare, così che si dovrebbe evitare di paragonare il successo di un paziente con il successo di un altro, perché può essere molto demoralizzante. Invece, per una riabilitazione coronata da successo nel vero senso della parola si devono analizzare attentamente gli specifici problemi sperimentati dal singolo paziente e il trattamento deve avere come obiettivo la loro risoluzione.

Nei 15 anni trascorsi dalla prima edizione di *Steps to Follow*, nell'ambito del trattamento sono avvenuti degli sviluppi eccitanti che ci forniscono ulteriori possibilità per aiutare i pazienti a superare sia le difficoltà motorie che percettive. Sarebbe professionalmente irresponsabile se non traessimo vantaggi da questi sviluppi, perché nessuno di noi può essere completamente soddisfatto dai risultati raggiunti nella riabilitazione con le pratiche attuali. È per questo motivo che mi sono assunta il compito di riscrivere *Steps to Follow*, includendo nuove preziose attività e mantenendo molte di quelle della prima edizione che hanno dimostrato essere le più efficaci. Spero moltissimo che i terapisti includeranno nel loro trattamento le attività da me consigliate e che verifichino loro stessi quanto i pazienti rispondono bene. Sfortunatamente molti medici e terapisti hanno introdotto teorie e procedure terapeutiche che tendono a bloccare il progresso, mentre altri ancora hanno paura di includere nuove idee e cercano di superare le loro paure. Molte delle teorie non sono comprovate e le paure non sono giustificate, ma Cowley (1997) sottolinea che "la maggior parte di noi dà rifugio a convinzioni che non si basano su prove solide" e che "le convinzioni che sopravvivono non sono necessariamente vere". Dobbiamo quindi essere consapevoli che quando leggiamo una nuova pubblicazione, ascoltiamo qualcuno parlare con evidente autorità, o ci insegnano una nuova modalità di trattamento, anche se può sembrare "la parola di Dio valida per l'eternità", di fatto in realtà "non è altro che solo una persona che parla in un luogo, in un tempo, in uno spazio e in una situazione" (Pirsig 1989). Solo cercando al di fuori di ciò che abbiamo imparato o scoperto e valutando onestamente e obiettivamente i risultati, possiamo essere veramente certi del suo valore funzionale.

Attualmente circolano molte false convinzioni o "virus della mente", come le denomina Cowley, e mentre alcune sono innocue, altre sono veramente dannose, perché prolungano la durata della riabilitazione, possono impedire un risultato coronato da maggior successo e possono perfino costituire la motivazione per l'interruzione del trattamento.

I "virus" innocui sono quelli che non influenzano il vero trattamento del paziente, molti comprendono spiegazioni neurofisiologiche circa quale area del cervello o quale via corticale viene stimolata ed è responsabile dei movimenti degli arti. Ma la neurofisiologia si basa su ipotesi in continuo cambiamento, che in genere derivano da studi su animali o da esperimenti di laboratorio con esseri umani che hanno ben poco, se non niente, a che fare con la capacità di una persona di agire nelle situazioni della vita reale. Alcune delle altre discutibili convinzioni non sminuiranno la terapia, ad esempio la falsa concezione che la vista è importante per la postura e l'equilibrio, anche se persone cieche svolgono sport, scalano montagne, cantano sul palco e usano mezzi pubblici.

Molto più preoccupanti sono i "virus" nocivi o dannosi che non solo limitano il trattamento che il paziente riceve, ma producono in coloro che se ne occupano un atteggiamento meno positivo e fiducioso nei confronti della sua riabilitazione. Queste diffuse, ma erronee convinzioni sono potenzialmente così dannose che mi piacerebbe portare l'attenzione su quelle che si incontrano più frequentemente e contraddirne la validità.

– *Tutto il recupero dell'attività o il miglioramento dopo un ictus avviene entro i primi 3-6 mesi.*

Considerazioni sulla validità. È stato riportato il recupero dell'attività e il miglioramento dell'abilità funzionale in pazienti a più di 5 anni dall'ictus. Con una terapia ben condotta e con l'esecuzione diligente del programma domiciliare, aumentano molto le possibilità di un recupero successivo.

– *I pazienti che soffrono di crisi epilettiche dopo un ictus hanno dei risultati riabilitativi minori.*

Considerazioni sulla validità. Un famoso giocatore internazionale di cricket soffre di epilessia, ma ciò nonostante partecipa a competizioni che richiedono movimenti raffinati e tempi di reazione rapidi. Quindi si dovrebbero prendere in considerazione altri motivi per giustificare gli scarsi risultati raggiunti, quali la qualità della riabilitazione stessa, membri dell'équipe terapeutica con un atteggiamento meno positivo verso i pazienti che sviluppano crisi epilettiche, o aspettative ridotte da parte di chi se ne occupa.

– *I pazienti anziani con emiplegia sono candidati inadatti per la riabilitazione perché è improbabile che ne traggano beneficio o che raggiungano l'indipendenza nelle attività della vita quotidiana.*

Considerazioni sulla validità. Perfino i pazienti più anziani possono raggiungere un notevole recupero con un trattamento appropriato, ma spesso non viene data loro l'opportunità di fruire di una riabilitazione intensiva semplicemente perché sono considerati troppo vecchi. Non è stato dimostrato che l'età sia un fattore significativo nel determinare il successo della riabilitazione.

– *L'allenamento su un tapis roulant è un modo più rapido e migliore per insegnare al paziente con emiplegia a camminare autonomamente rispetto alla fisioterapia basata sul trattamento manuale.*

Considerazioni sulla validità: Per camminare è necessario molto più del semplice muovere le gambe su una superficie priva di ostacoli. Gli esseri umani camminano perché lo vogliono, hanno obiettivi che desiderano raggiungere e perché hanno bisogno di mantenere l'equilibrio e di cambiare direzione per evitare altre persone o oggetti lungo la loro traiettoria. Nessun ausilio meccanico potrà mai aiutare a ristabilire un compito così complesso. Un fisioterapista è in grado di adattare il sostegno fornito al paziente, aiutarlo a recuperare le componenti del cammino perse ed esercitare il cammino insieme al paziente nella grande varietà di situazioni necessarie per una vera indipendenza funzionale (Davies 1995).

– *Unire le mani con le dita intrecciate per proteggere la mano plegica e impedire la perdita di mobilità danneggerà le articolazioni e i tessuti molli.*

Considerazioni sulla validità. Al contrario, se si insegna al paziente come intrecciare correttamente le mani, la mano plegica è meno soggetta a traumi e con questa semplice procedura si possono prevenire le deformità inestetiche e dolorose e rendere possibile l'igiene personale anche dopo la sospensione della terapia (vedere pp. 127, 128).

– *Stare in piedi con una benda arrotolata sotto le dita del piede può provocare la sublussazione delle articolazioni metatarsofalangee.*

Considerazioni sulla validità. Le strutture anatomiche della pianta del piede sono posizionate in modo tale che la sublussazione di queste articolazioni non avviene quando il piede è dorsiflesso e le dita sono estese, come accade durante le fasi del cammino normale. Invece, la procedura terapeutica previene l'accorciamento dei muscoli del polpaccio, il clono della caviglia e le dolorose dita ad artiglio e il paziente potrà in seguito mantenere la mobilità completa del piede plegico svolgendo l'esercizio da solo a casa (vedere pp. 166-170).

– *Mantenere la stazione eretta con il ginocchio del paziente sostenuto da una valva è un'attività passiva.*

Considerazioni sulla validità. L'attività dei muscoli estensori della gamba plegica viene stimolata realmente dal carico. Con l'aiuto della valva il paziente può stare in piedi con tutto il peso sulla gamba plegica, che può così iniziare a sentire, e si facilita il controllo attivo e selettivo. Inoltre, la terapista ha le mani libere per aiutare il paziente a muovere anche il tronco.

– *La sublussazione dell'articolazione glenomerale provoca dolore alla spalla plegica.*

Considerazioni sulla validità. La sublussazione della spalla plegica non è in sé dolorosa, ma senza l'attività dei muscoli interessati che la proteggono, l'articolazione e le strutture che la circondano sono estremamente vulnerabili e possono venire facilmente traumatizzate (vedere Cap.12). Non si dovrebbe immobilizzare il braccio del paziente con un bendaggio a triangolo o con qualunque altro tipo di sostegno, perché ciò non corregge la sublussazione e non allevia il dolore, ma può provocare ulteriori problemi. Si dovrebbe evitare a tutti i costi l'intervento chirurgico o la fissazione.

Si deve stare in guardia da tutte queste false convinzioni, perché se vi si crede e si permette la loro diffusione, limiteranno lo sviluppo del trattamento e impediranno il miglioramento di innumerevoli pazienti. "Il destino di un pensiero contagioso dipende da diversi fattori, compresi quanto fervore ispira, da quanto tempo è presente e quanta resistenza incontra nelle persone" (Lynch 1996). È quindi fondamentale per tutti noi dell'équipe di riabilitazione fermare la diffusione di idee erronee offrendo una sufficiente resistenza sotto forma di migliori misure terapeutiche e risultati più convincenti.

Dobbiamo rimanere aperti alle nuove idee e continuare a cercare ulteriori possibilità di trattamento. La stessa Berta Bobath ci fornisce un meraviglioso esempio di terapista che non ha mai smesso di cercare. Anche se il suo concetto si era già dimostrato essere il più utile ed era ampiamente accettato a livello internazionale, fino al momento della sua morte all'età di 83 anni ella fu alla ricerca costante di nuovi modi per superare i problemi dei pazienti e trovare spiegazioni per l'efficacia del suo trattamento. Fu suo sincero desiderio che il concetto crescesse e si ampliasse senza mai rimanere identico. Nell'introduzione al suo ultimo libro, che mi mandò personalmente, scrisse: "Tutti noi impariamo e cambiamo le nostre modalità di trattamento in relazione alla crescita del nostro sapere e all'esperienza che nasce dalle reazioni dei nostri pazienti durante il trattamento, in meglio o in peggio. Tali cambiamenti sono buoni e necessari e continueranno" (B. Bobath 1990).

Il mio lavoro con i pazienti e le attività che consiglio quando insegno e scrivo, aderiscono ai principi relativi al concetto Bobath e certamente fu attraverso il lavoro con i coniugi Bobath molti anni fa che ho imparato per la prima volta a trattare con maggior successo i pazienti con lesione centrale. Come Sir Isaac Newton, per citare la famosa dichiarazione del 1676, riconosco completamente che "se ho visto oltre, ciò è stato possibile stando sulle spalle dei giganti". Ora, con "un'accresciuta conoscenza ed esperienza" raggiunta attraverso una continua ricerca, una buona sorte e l'opportunità di imparare da molti esperti nel campo della riabilitazione, spero di essere stata in grado di far crescere e ampliare il concetto originale dei coniugi Bobath nel modo in cui loro desideravano, introducendo nuove idee. Secondo Burton (1621), essendo la conoscenza e la comprensione un processo cumulativo, "Pigmei posti sulle spalle dei giganti vedono più degli stessi giganti".

Ma non dobbiamo compiacerci di noi stessi o essere contenti della situazione attuale perché esiste ancora l'urgente bisogno di migliorare ulteriormente il trattamento dei pazienti con deficit neurologico. Sicuramente non abbiamo trovato tutte le risposte e la mia sincera speranza è che le attività e la filosofia contenute in questo libro stimolino altri a cercare ulteriori modi per facilitare il futuro progresso.

Nel suo brillante seminario, Roger Nierenberg (1999) spiega come concentrarsi sul cliente, l'acquirente o, nel nostro caso, il paziente, può rendere il nostro lavoro più significativo e ricco di risultati. Egli dimostra come il focus dell'attenzione rivolto al nostro interno ci isola dal paziente (acquirente o cliente) perché allora ci focalizziamo solo sulla correttezza e sulla regolarità di quello che stiamo facendo, mentre un'attenzione rivolta all'esterno ci incoraggia a creare, dare significato al nostro lavoro, chiederci perché lo stiamo facendo e a chi è diretto, cioé la persona cui è rivolto. Nierenberg sottolinea anche l'importanza del lavoro di équipe con comunicazione reciproca, perché, come dice, le vie di comunicazione sono "il battito e la pulsazione del cuore" di un'organizzazione efficace e della capacità di cercare un'opinione condivisa. Nessun singolo professionista dell'équipe può avere un completo successo lavorando da solo. Un'ora di un trattamento corretto sarà di minimo o nessun aiuto se non si seguono gli stessi principi durante la rimanente parte del giorno o della notte. Tutti i componenti dell'équipe dovranno essere convinti e incoraggiati a svolgere le loro procedure di trattamento seguendo una linea di condotta simile e naturalmente i familiari del paziente costituiscono parte integrante dell'équipe. Non dovrebbero mai essere esclusi dal partecipare, dall'imparare e dal mostrar loro come possono contribuire assistendo il paziente in modo più terapeutico.

Non ci dovremmo far scoraggiare da prognosi e predizioni negative basate sulle statistiche relative agli esiti della riabilitazione, perché, con le parole di Gegax e Hager (1994): "Le statistiche sono confondenti, fuorvianti e spesso se ne abusa. Quindi, perché usarle?" Dobbiamo invece sforzarci di raggiungere il miglior recupero possibile della funzione per ogni singolo paziente, mentre contemporaneamente impediamo l'insorgere di complicanze secondarie che provocherebbero ulteriori sofferenze o ridurrebbero le possibilità di recupero. I recenti sviluppi nell'ambito del trattamento ci aiuteranno certamente a raggiungere questi obiettivi, ma i principi base del posizionamento corretto del paziente a letto e in carrozzina e un'attenta manipolazione quando lo si aiuta a muoversi, sono ancora tanto importanti come sempre.

Credo sinceramente che i consigli e le attività terapeutiche che ho incluso in questa nuova edizione produrranno degli esiti della riabilitazione coronati da un maggior successo e miglioreranno la qualità di vita dei pazienti. Sicuramente per i pazienti e per quanti di noi sono coinvolti nel loro trattamento, un positivo esito della riabilitazione è una vera ricompensa per tutto il tempo speso e per il duro lavoro svolto.

Marzo 2000

Pat Davies
Svizzera

Bibliografia

Bobath B (1990) Adult hemiplegia. Evaluation and treatment. Third ed. Heinemann Medical Books
Burton R (1621) The anatomy of melancholy. Oxford
Cowley G (1997) Viruses of the mind: how odd ideas survive. 2000 The millennium notebook. Newsweek April 21

Davies PM (1999) Editorial: Weigth-supported treadmill training. Neurorehabilitation and Neural Repair Vol. 13 No. 3: 167-169
Gegax TT and Hager M (1994) The numbers game. Back of the Book Nerwsweek July 25: 54-55
Lynch A (1996) Thought contagion. Basic Books Chicago
Nierenberg R (1999) The music paradigm. The Money Programme Lecture 1999. BBC Videos for Education and Training. BBC Worldwide Ltd. England
Pirsig RM (1989) Zen and the art of motorcycle maintenance. Random House London

Prefazione alla prima edizione

> La gente ha bisogno di speranza,
> La gente ha bisogno di amore,
> La gente ha bisogno della fiducia degli altri,
> La gente ha bisogno di amore per vivere bene,
> La gente ha bisogno di contare su una mano tesa.
> Abba

Da sette anni divido pressochè equamente la mia attività professionale tra il trattamento di pazienti e l'attività didattica sempre inerente alle patologie neurologiche, soprattutto l'emiplegia dell'adulto, per il personale medico e paramedico. Sia dai pazienti che dai partecipanti ai corsi mi viene spesso chiesto se esista un libro che contenga tutto quello che hanno imparato perché possano saperne di più in modo da approfondire le loro conoscenze e fissarle. È stato sempre molto difficile per me dare un suggerimento perché esiste una grande quantità di pubblicazioni teoriche, le quali mancano però di dare suggerimenti concreti su come affrontare i molteplici problemi cui ci si trova di fronte nella realtà pratica.

Spero con questo libro di contribuire a colmare una lacuna e nello scriverlo ho cercato di essere più pratica e allo stesso tempo più scientifica possibile, ma si tratta essenzialmente di un'opera che si occupa di esseri umani, di pazienti e di coloro che li hanno a cuore, e gli individui non sono fatti di date e di cifre come la letteratura specializzata tende a suggerire. Inoltre mi auguro che anche tutti i terapisti, le infermiere e i familiari dei pazienti che non hanno la possibilità di frequentare corsi speciali troveranno utile questo libro. Come scrive Sagan (1977), si può imparare da un libro da quando è stata inventata la scrittura e non dover più dipendere completamente dalla "fortuna" di trovarci per caso qualcuno vicino che ci può insegnare di persona.

Oltre alla cura e al trattamento in ospedale o nel centro di riabilitazione, è molto importante vedere come se la cava il paziente nel mondo esterno, che è così vario e pone molte sfide. È parte della riabilitazione osservare il paziente nelle situazioni più varie possibili. Troppo spesso si valuta il successo del programma riabilitativo in un ambiente estremamente protetto. Essendo invalsa in Svizzera la piacevole abitudine di invitare i terapisti e il medico a pranzo alla fine del periodo di trattamento, personalmente ho imparato molto e sono stata costretta a cambiare molte mie idee preconcette. Esiste una enorme differenza tra "camminare per 45 m senza aiuto" e camminare per raggiungere un tavolo in un ristorante affollato. Mangiare insieme fornisce anche del tempo prezioso per ascoltare quello che dice il paziente, tempo che spesso manca in un reparto di riabilitazione in cui si è sempre molto indaffarati.

Ai terapisti e ad altri che leggeranno questo libro vorrei offrire alcune riflessioni che potrebbero essere di aiuto, soprattutto a coloro che in precedenza possono avere avuto scarsa esperienza nel trattamento di pazienti affetti da emiplegia o nell'impiego della metodica descritta.

1. Dato che si tratta di un concetto e non di una tecnica, non esistono regole assolute che possano essere applicate indifferentemente a tutti i pazienti. Tutto quello che contribuisce a consentire al paziente di apprendere una nuova abilità o di muoversi in modo più normale può essere senz'altro inserito nel piano di trattamento.
2. Il trattamento dell'emiplegia non è una serie di esercizi isolati svolti in una sequenza preordinata, ma è una sequenza di attività finalizzate che si susseguono per recuperare certe funzioni.
3. La riabilitazione inizia il giorno dell'ictus e non solo quando il paziente si è ripreso in modo da poter essere trasferito in un centro di riabilitazione.
4. Tutti coloro che si occupano di questi pazienti devono essere convinti dell'importanza delle attività e delle posture che insegnano, perché se non lo sono loro non potrà esserlo neppure il paziente.
5. Non tutti i pazienti emiplegici sono vecchi e fragili, tanti di loro si aspettano dalla riabilitazione qualcosa di più che essere indipendenti a casa o riuscire a camminare 45 metri lentamente, senza aiuto. È importante cercare di raggiungere obiettivi molto più elevati per ogni paziente. E anche se il paziente è vecchio, l'età non dovrebbe escluderlo da un piano di trattamento attivo e vasto. È stato provato che la vecchiaia non è una condizione che impedisce la riabilitazione e il recupero (Andrews e coll. 1982, Adler e coll. 1980).
6. Al paziente si dovrebbe parlare come a una qualsiasi persona adulta normale, senza usare un tono mellifluo e la forma "noi" quando è solo a lui che viene richiesto qualcosa. Dal paziente si può esigere molto purché si parli e si discutano seriamente le questioni con lui. Dopo tutto l'emiplegia è un fatto molto importante della sua vita ed egli ha il diritto di essere interpellato su tutte le decisioni che riguardano il suo futuro. Pazienti afasici hanno bisogno di una particolare attenzione. Ci si deve sempre rivolgere loro in modo che possano vedere il viso dell'interlocutore, mentre frasi corte e formulazioni chiare li aiutano a capire meglio quello che si è detto.
7. Si dovrebbe cercare di evitare il più possibile qualsiasi feedback negativo, altrimenti sussiste il pericolo che il paziente dalla mattina alla sera senta solo dire "No" o "È sbagliato". È sufficiente usare qualche altro termine per formulare la stessa correzione, ma in modo più positivo.

Le fotografie dei capitoli che seguono mostrano pazienti di varie età e in varie fasi della riabilitazione per dare un'idea di quante persone diverse soffrano in seguito all'ictus. L'età dei pazienti illustrati in questo libro varia dai 30 agli 80 anni.

Per motivi di chiarezza, nel testo si è usato il maschile in riferimento al paziente e il femminile in riferimento alla terapista: nelle didascalie si usa la forma corretta a seconda del sesso della persona fotografata.

Bad Ragaz, Novembre 1984   Pat Davies

Ringraziamenti

Scrivere un libro non è un compito facile, come può confermare chiunque ne abbia scritto uno. L'aiuto pratico datomi da molte persone e il loro sostegno morale e incoraggiamento hanno fatto un'enorme differenza e alleggerito considerevolmente il peso. I consigli dei colleghi e le stimolanti discussions svolte con loro, sono stati molto utili per i diversi capitoli e per cosa includervi. La risposta dei terapisti che frequentano i corsi da me tenuti e le loro continue domande sono state un'utile guida. Mi piacerebbe esprimere il mio ringraziamento a tutti coloro che hanno contribuito in qualche modo a questa nuova e aggiornata edizione di *Steps to Follow*. In particolare, comunque, sono riconoscente a tutti coloro che sono stati personalmente e praticamente coinvolti nella sua realizzazione e pubblicazione. È difficile decidere chi deve essere il primo della lista.

Forse dovrei iniziare dal mio editore, perché fu Bernhard Lewerich, ancor oggi mio saggio consigliere, che per primo mi convinse a intraprendere la revisione. Lo ringrazio per avermi stimolata a scrivere e a condividere la mia conoscenza ed esperienza con altri, per le sue idee creative e per il puntuale consiglio relativo alla pubblicazione. Sono molto grata alla Springer-Verlag per avermi consentito di inserire nell'edizione riveduta molte nuove figure, che illustrano chiaramente i nuovi sviluppi e le attività terapeutiche. Desidero ringraziare Marga Botsch della Springer per il costante incoraggiamento, l'aiuto e i consigli offertimi per la pubblicazione del libro. Mary Schaefer è stata un'abile e paziente redattrice e ho apprezzato enormemente il modo in cui ha corretto e sistemato il testo. I miei ringraziamenti a Jaroslaw Sydor, direttore di produzione, per la moderna impaginazione e per il laborioso lavoro svolto nell'inserire le molte nuove figure e nel riadattare le originali facendole coincidere in modo meraviglioso con il nuovo testo.

Sono stata molto fortunata ad avere Rainer Gierig come fotografo e lo ringrazio non solo per aver prodotto delle fotografie così chiare e precise dei pazienti in movimento, ma anche per la gentilezza avuta nei loro confronti e per l'interesse mostrato ai loro progressi. Sono a lui molto grata per la pazienza dimostrata durante la ripresa delle sequenze di trattamento e per la velocità e l'accuratezza con cui ha lavorato, eliminando così la necessità di ripetere le sequenze. I miei ringraziamenti anche ai suoi genitori, Clara e Manfred Gierig per aver sviluppato e organizzato le numerose nuove fotografie in modo così veloce e professionale. Poiché le immagini dei pazienti svolgono un ruolo importante nella spiegazione del trattamento, sono enormemente grata per l'ospitalità e l'aiuto ricevuto ai due centri in cui sono state effettuate le nuove fotografie. I miei sinceri ringraziamenti al Professor Hans-Peter Meier-Baumgartner, MD, Direttore Medico della Albertinen-Haus, Medical Geriatric Clinic di Amburgo, per avermi permesso di fotografare i pazienti durante diverse fasi della riabilitazione nel suo centro moderno e tuttavia molto umano. Egli non solo ha messo a mia disposizione un ampio spazio per questo scopo, ma ha anche consentito a Marianne Brune, che è istruttrice Bobath nella sua clinica, di aiutarmi durante tutto il periodo della mia permanenza. Ringrazio Marianne per il suo inestimabile aiuto nella scelta dei pazienti adatti, nell'assicurare la loro precisa e volonterosa collaborazione, nell'organizzare tutto il materiale necessario e nel controllare i più piccoli dettagli durante le riprese.

Ringrazio anche il Dr. Martin Rutz, Direttore Medico della Rheinburg Clinic di Walzenhausen, Svizzera, per avermi generosamente concesso di scegliere e fotografare i suoi pazienti neurologici. Non potrò mai ringraziare abbastanza sua moglie Louise Rutz-LaPitz per il modo in cui mi ha sostenuto, consigliato e incoraggiato durante il periodo della mia permanenza, nonostante il suo enorme carico di lavoro come terapista supervisore, istruttrice Bobath senior e direttrice del corso post-diploma nel loro eccellente centro di riabilitazione.

Un ringraziamento speciale a Sheena Irwin-Carruthers, che, ordinando e numerando le numerose nuove fotografie, mi ha spronato a concludere i capitoli finali. Con la sua eccellente conocenza della lingua inglese, si è dimostrata essere di inestimabile aiuto con fini indicazioni grammaticali e stilistiche, dedicandomi il prezioso tempo delle sue vacanze per aiutarmi nel testo. A questo proposito mi è stata d'aiuto anche Sue Adler e le discussioni scientifiche con entrambe queste fisioterapiste di spicco sono state molto stimolanti e produttive.

Hans Sonderegger mi ha aiutato a capire l'inscindibile relazione esistente tra movimento, funzione e percezione. Lo ringrazio per avermi insegnato come aiutare i pazienti a superare i problemi derivanti da disturbi percettivi e a ristabilire quindi un'interazione più normale con l'ambiente.

È stato David Butler che mi ha aperto per primo gli occhi sul modo in cui la tensione anormale del sistema nervoso influenza il movimento e io gli sono grata per avermi mostrato come si può ridurre l'eccessiva tensione con tutti i suoi effetti deleteri attraverso la mobilizzazione e così recuperare la mobilità neurale.

Sono molto grata alla mia amica Gisela Rolf che è stata al mio fianco durante tutta la pianificazione e stesura di questo libro. Come per il libro precedente, ancora una volta è stata disponibile a tollerare i numerosi inconvenienti che comporta l'avere in casa qualcuno che scrive un libro e che vanno dal sistemare i fogli di carta sparsi, al farsi carico di ulteriori incombenze domestiche.

La devo comunque soprattutto ringraziare di tutto cuore per i suoi preziosi consigli, per le stimolanti discussioni sui pazienti e per avermi insegnato così tanto sulla neurodinamica. Basandosi sulla sua notevole esperienza, che comprende una certificazione come docente del concetto Bobath e una approfondita conoscenza del lavoro pionieristico di David Butler e Geoffrey Maitland, Gisela ha sviluppato un concetto per superare i problemi pato-neurodinamici di pazienti con deficit neurologici. Il suo concetto ha permesso a me e a molti altri terapisti di valutare più accuratamente questo tipo di problemi e di ottenere nel trattamento risultati più positivi.

Non posso ringraziare abbastanza Jürg Kesselring per il continuo sostegno e incoraggiamento datomi sin dal nostro primo incontro, per l'apprezzamento del mio lavoro e per il modo in cui siamo stati capaci di scambiarci reciprocamente sapere ed esperienza. Egli è stato infatti una vera e propria "fonte di conoscenza", rispondendo alle mie domande, cercandomi la letteratura e inviandomi libri nuovi e affascinanti sugli argomenti oggetto d'interesse. Apprezzo moltissimo il fatto che, nonostante i molti impegni internazionali, abbia trovato il tempo di leggere il libro e scriverne la stimolante e filosofica prefazione.

Per ultimo, ma non per importanza, desidero ringraziare i molti pazienti che ho avuto il privilegio di incontrare e trattare, perché loro mi hanno convinto che il mio trattamento funziona e mi hanno spinto a cercare nuovi e migliori modi per superare i loro problemi. In particolare sono molto riconoscente a quei pazienti che hanno acconsentito a farsi fotografare durante i trattamenti così da permettere di illustrare nel libro ulteriori utili attività.

Marzo 2000 　　　　　　　　　　　　　　　　　　　　　　　　　　　Pat Davies
　　　　　　　　　　　　　　　　　　　　　　　　　　　　　　　　　Svizzera

Indice

1 Problemi che non possono essere osservati direttamente 1

Problemi associati alla percezione disturbata 2
Alcuni problemi comunemente associati alla percezione disturbata 4
Reciprocità tra percezione e apprendimento 9
Percezione disturbata e apprendimento 12
Implicazioni per la terapia 13
Terapia attraverso il movimento guidato (Guiding) 14
Guiding terapeutico o intensivo 15
    Uso di istruzioni verbali 16
    Come guidare terapeuticamente il paziente 16
    Scelta di un compito 21
    Ulteriori considerazioni per la scelta di un compito 23
Guiding quando si fornisce assistenza 26
Guiding del paziente in posizione eretta 32
Considerazioni 35

2 Sequenze di movimento normali e reazioni di equilibrio 37

Analisi di alcuni movimenti quotidiani 39
    Rotolare dalla posizione supina a quella prona 39
    Portare il tronco in avanti da seduti per toccarsi i piedi .. 40
    Alzarsi da una sedia 40
    Alzarsi da terra 42
    Salire e scendere le scale 42
    Camminare 43
Equilibrio, reazioni di raddrizzamento e di equilibrio 47
    Distesi su un piano che si inclina lateralmente 48
    Seduti su un piano che si inclina lateralmente 49
    Stare seduti ed essere mossi lateralmente da un'altra persona 50
    Seduti con le gambe flesse e girate da un lato 51
    Seduti, allungarsi per afferrare un oggetto 51
    Stazione eretta con spostamento all'indietro 51
    Stazione eretta con spostamento in avanti 52
    Stazione eretta con spostamento laterale 52

Stazione eretta su una superficie che si inclina come un tavolo
oscillante... 53
Passi automatici per mantenere o riacquistare l'equilibrio 54
Passi in successione 55
Stare in equilibrio su una sola gamba 56
Estensione protettiva delle braccia................................... 56
Movimenti del braccio e della mano orientati dal compito 56
Considerazioni 60

3 Schemi di movimento anormali nell'emiplegia.................... 62

Persistenza di sinergie di massa primitive.................................. 63
Come si presentano le sinergie associate all'emiplegia 64
    Nell'arto superiore... 64
    Nell'arto inferiore... 65
Tono muscolare anormale.. 67
Schemi tipici della spasticità o ipertonicità.............................. 69
Placing.. 70
Ricomparsa dell'attività tonica riflessa 77
    Riflesso tonico labirintico 77
    Riflesso tonico simmetrico del collo.................................. 79
    Riflesso tonico asimmetrico del collo................................. 80
    Reazione positiva di sostegno... 81
    Riflesso estensorio crociato.. 81
    Riflesso di prensione (Grasp Reflex) 82
Reazioni associate e movimenti associati 83
Tensione anormale nel sistema nervoso 85
Sensibilità disturbata.. 85
Considerazioni 87

4 Valutazione pratica: un processo continuo...................... 90

Gli obiettivi della valutazione 91
Consigli per un'accurata valutazione 91
Aspetti specifici della valutazione... 92
Registrazione della valutazione... 98
La valutazione globale.. 99
    Il capo... 99
    Il tronco... 99
    Gli arti superiori.. 100
    Gli arti inferiori 100
    Seduto 101
    In piedi 101
    Spostamenti di carico e reazioni di equilibrio........................ 101
    Deambulazione... 102
    Comprensione 103

Espressione del volto, parlare, mangiare 104
Sensibilità 105
Abilità funzionali 106
Attività del tempo libero e hobby 107
Considerazioni 107

5 La fase acuta. Posizionamento e spostamento a letto e sulla sedia 109

L'arredamento della camera del paziente. 109
Posizionare il paziente a letto 111
    Stare coricati sul lato plegico. 112
    Stare coricati sul lato sano. 113
    Stare coricati supini 114
    Regole generali da osservare quando si posiziona il paziente 115
    Seduto a letto 116
Seduto su una sedia 118
    Ricorreggere la posizione del paziente nella carrozzina. 119
    Imparare a spostarsi autonomamente in carrozzina. 122
Attività autoassistita del braccio con le mani intrecciate 125
Muoversi a letto 129
    Muoversi di lato 130
    Rotolare sul lato plegico. 131
    Rotolare sul lato sano. 132
    Muoversi avanti e indietro mentre si è seduti sul letto 132
    Mettersi seduti sul bordo del letto 134
    Sdraiarsi dalla posizione seduta sul bordo del letto 134
Trasferirsi dal letto alla sedia e viceversa. 136
    Trasferimento passivo 137
    Trasferimento più attivo 138
    Trasferimento attivo. 139
Incontinenza. 140
Costipazione. 140
Considerazioni 141

**6 Normalizzare il tono posturale e insegnare al paziente
a muoversi selettivamente e senza eccessivo sforzo** 143

Importanti attività da supino per il tronco e per gli arti inferiori. 144
    Inibizione della spasticità estensoria della gamba 144
    Rieducazione dell'attività selettiva della muscolatura addominale 145
    Controllo della gamba durante tutta l'ampiezza di movimento. 147
    Placing della gamba in diverse posizioni 148
    Inibizione dell'estensione del ginocchio con l'anca in estensione 148
    Controllo attivo dell'anca 149
    Estensione selettiva dell'anca (fare il ponte) 149
    Estensione isolata del ginocchio 149

Stimolazione della flessione dorsale attiva del piede e delle dita...... 151
Rotolare... 153
Attività in posizione seduta.. 153
   Correzione della postura seduta..................................... 153
   Flessione ed estensione selettiva della colonna lombare 155
   Placing della gamba plegica e facilitazione dell'accavallamento
   sull'altra 157
   Battere il tallone per terra 158
Dalla posizione seduta alla stazione eretta 159
   Sostenere il carico con estensione selettiva della gamba 159
   Estensione del tronco con le anche flesse............................. 160
Attività in stazione eretta con il carico sulla gamba plegica 164
   Movimento oscillatorio del bacino con flessione/estensione selettiva
   della colonna lombare 164
   Stare in piedi con una benda arrotolata sotto le dita del piede 166
   Flessione ed estensione della gamba che sostiene il carico 168
   Scendere da un lettino alto con la gamba plegica 171
   Salire su un gradino con il peso sulla gamba plegica 173
Attività in stazione eretta con il carico sulla gamba sana................ 174
   Rilassare l'anca e il ginocchio.. 175
   Fare passi all'indietro con la gamba plegica 176
   Placing della gamba plegica 178
   Consentire alla gamba di essere mossa in avanti passivamente....... 179
Considerazioni.. 180

7 Rieducare le reazioni di equilibrio in posizione seduta e in stazione eretta... 182

Attività in posizione seduta.. 183
   Inclinarsi di lato per appoggiarsi sull'avambraccio.................. 183
   Trasferimento laterale del carico..................................... 184
   Progredire con l'attività per includere tutte le componenti della reazione
   di equilibrio 185
   Stare seduto con le gambe accavallate. Spostamento del peso verso
   il lato della gamba sottostante..................................... 189
   Piegarsi in avanti per toccare il pavimento 191
   Piegarsi in avanti con le mani intrecciate e il tronco esteso 192
Attività in stazione eretta con il carico su entrambe le gambe 193
   Trasferimento del carico da un lato all'altro mantenendo entrambe
   le ginocchia flesse.. 193
   Allontanare un pallone con le mani intrecciate..................... 193
   Giocare con un palloncino 194
   Spostare il baricentro corporeo all'indietro......................... 194
Attività in stazione eretta con il carico sulla gamba plegica 194
Attività in cui il carico è alternativamente ora su una gamba, ora sull'altra 200
   Salire e scendere le scale 200

Trasferire lateralmente il carico su un piano oscillante 204
Trasferire il carico avanti e indietro in posizione di passo 206
Fare passi di lato incrociando una gamba davanti all'altra 209
Attività in stazione eretta con il carico sulla gamba sana 210
    Calciare un pallone 212
    Far scivolare in avanti sul pavimento un asciugamano
    o un pezzo di carta 213
Considerazioni 214

8 Sollecitare il recupero dell'attività del braccio e della mano e minimizzare le reazioni associate 216

Attività in posizione supina 217
Attività in posizione seduta 220
Attività in stazione eretta 228
    Con un pallone da ginnastica 228
    Con un palloncino 228
Inibizione dell'ipertono in stazione eretta 231
Stimolazione di movimenti attivi e funzionali 235
    Mediante l'applicazione di stimoli eccitatori 235
    Mediante l'uso della reazione protettiva di estensione 239
Rieducare la flessione selettiva del braccio e della mano 240
    Mediante l'uso di specifiche attività terapeutiche 241
    Mediante l'uso della mano per semplici compiti 246
Considerazioni 253

9 Rieducazione del cammino funzionale 255

Considerazioni per il trattamento 256
Quando iniziare il cammino 257
Facilitazione del cammino 259
    Istruire il personale infermieristico e i familiari 260
    Caratteristiche importanti del cammino e problemi associati 261
Modalità pratiche per facilitare il cammino 273
    Per alzarsi in piedi 274
    Per sedersi 275
    Per camminare 277
Autoinibizione delle reazioni associate 285
Passi di protezione per riacquistare l'equilibrio 286
    Indietro 287
    Di lato 287
    Passi in successione 287
Sostenere il piede plegico 289
    Usare una benda come sostegno provvisorio 290
    Scelta di un'ortesi 293
Salire e scendere le scale 297

Usare un bastone	298
Considerazioni	300

10 Alcune attività della vita quotidiana … 302

Considerazioni terapeutiche	302
Igiene personale	303
Lavarsi	303
Lavarsi i denti	305
Fare il bagno	305
Fare la doccia	311
Vestirsi	311
Biancheria intima	312
Calzini	313
Pantaloni	314
Camicia o giacca	314
Maglione o maglietta	314
Scarpe	315
Cappotto	317
Infilare il reggiseno	317
Togliere il reggiseno	321
Svestirsi	321
Mangiare	321
Guidare un'automobile	322
Considerazioni	323

11 Attività a tappeto … 325

Scendere a tappeto	326
Spostarsi per sedersi da un lato	329
Attività da seduto con le gambe distese	331
Rotolare	334
Rotolare verso il lato plegico	334
Rotolare verso il lato sano	337
Rotolare in posizione prona	337
Posizione prona	339
Portarsi in posizione quadrupedica	339
Attività in posizione quadrupedica	340
Attività in ginocchio	343
Attività in ginocchio su una gamba	344
Alzarsi dalla posizione inginocchiata su una gamba	345
Considerazioni	346

12 Problemi della spalla associati all'emiplegia … 347

La sublussazione o alterato allineamento della spalla	348
Fattori che predispongono alla sublussazione	350

Cause della sublussazione nell'emiplegia	352
Trattamento della spalla sublussata	355
Conclusione	362
La spalla dolorosa	363
Possibili cause del dolore alla spalla	364
Attività che spesso provocano traumi dolorosi	370
Prevenzione e trattamento	372
Conclusione	382
La sindrome "spalla-mano"	383
Sindrome mano (SM) e non sindrome spalla-mano (SSM)	383
Sintomi che insorgono nella mano	384
Cause della sindrome mano nell'emiplegia	388
Prevenzione e trattamento	393
Considerazioni	403

13 Il viso, una parte trascurata 405

Considerazioni importanti per facilitare i movimenti del viso e della bocca	406
Movimenti associati alla comunicazione non verbale	407
Movimenti associati al linguaggio	409
Movimenti associati al mangiare e al bere	411
Protesi dentarie	413
Trattamento appropriato delle difficoltà più comuni	414
Trattamento delle difficoltà correlate alla comunicazione non verbale	416
Trattamento delle difficoltà associate al linguaggio verbale	421
Trattamento delle difficoltà associate all'alimentazione	428
Igiene orale	431
Considerazioni	432

14 Fuori linea: la sindrome della spinta (Pusher Syndrome) 434

I segni tipici	435
Fattori predisponenti	444
Trattamento specifico	446
Ripristino dei movimenti del capo	446
Stimolazione dell'attività dei flessori laterali del tronco ipotonici	449
Riconquista della linea mediana in stazione eretta	451
Iniziare a camminare	457
Salire le scale	459
Considerazioni	459

15 Includere nel trattamento la mobilizzazione del sistema nervoso 462

Adattamento del sistema nervoso al movimento	463
Allungamento del canale neurale	463
Allungamento dei nervi periferici	464

Allungamento del Sistema Nervoso Autonomo................... 464
Meccanismi di allungamento 464
Perdita della mobilità del sistema nervoso in seguito a una lesione...... 466
Effetto sui tessuti bersaglio..................................... 467
Problemi associati alla tensione anormale e alla perdita di mobilità 467
I test di tensione per la valutazione e il trattamento................... 470
I test di tensione... 471
Usare i test di tensione come tecniche di trattamento 487
Combinare i test di tensione e le loro componenti
con altre attività terapeutiche.................................. 489
Mobilizzazione diretta dei nervi periferici........................ 501
Considerazioni 505

16 Mantenere e migliorare la mobilità a domicilio 507

Mantenere la mobilità senza l'aiuto di una terapista 510
Aree in cui si osserva comunemente l'aumento dell'ipertono
e/o la perdita dell'ampiezza di movimento 510
Assicurarsi la partecipazione del paziente........................... 511
Esercizi specifici per i muscoli e le articolazioni...................... 513
Prevenire la rigidità della spalla 513
Inibire l'ipertono estensorio dell'arto inferiore.................... 514
Mantenere la supinazione dell'avambraccio 514
Mantenere la completa flessione dorsale del polso................. 514
Prevenire l'accorciamento dei flessori del polso e delle dita 516
Prevenire l'accorciamento del tendine di Achille
e dei flessori delle dita... 518
Mantenere la completa escursione dell'abduzione orizzontale
con il gomito esteso 521
Automobilizzazione del sistema nervoso........................... 522
Rotazione del nevrasse... 523
Mobilizzare l'ULTT1... 523
Mobilizzare lo Slump Test in posizione seduta con le ginocchia estese. 525
Ulteriori esercizi attivi... 525
Attività del tempo libero e hobby.................................. 530
Altri interessi oltre allo sport 530
Attività sportive 532
Conclusione 535

17 Bibliografia 538

18 Indice analitico 546

1 Problemi che non possono essere osservati direttamente

Nella riabilitazione di pazienti che sono stati colpiti da ictus o da qualche altra lesione cerebrale unilaterale vi è la tendenza diffusa a concentrarsi solo sui problemi effettivamente visibili. Osservando il paziente, la terapista nota immediatamente la posizione del braccio spastico, l'incapacità di muovere le dita o di usare la mano. Si accorge con un'occhiata se cammina con il ginocchio in iperestensione e se è incapace di dorsiflettere il piede per staccarlo da terra. La maggior parte dei concetti di trattamento attualmente in uso si preoccupa di ridurre la spasticità, di stimolare l'attività dei muscoli paralizzati e di insegnare al paziente come essere indipendente nelle attività quotidiane utilizzando la mano sana. Il significato originario stesso del termine "emiplegia" – paralisi di una metà (del corpo) – enfatizza i problemi motori.

Purtroppo, per molti pazienti affetti da emiplegia i problemi sono molto più complessi. L'interazione dinamica del cervello nella sua interezza e l'effetto diffuso che una lesione in un'area avrà quindi su altre è sottolineato da Ruskin (1982), il quale spiega che:

"Gran parte della sostanza bianca del sistema nervoso centrale viene utilizzata non da percorsi diretti, come si pensava un tempo, ma da neuroni di connessione che partecipano a tipi di comunicazione di retroazione e proazione, correlando tutte le cellule in un insieme altamente integrato e unendo i due lati del sistema nervoso centrale a tutti i livelli del nevrasse.

Quando si verifica un danno in qualsiasi porzione del cervello, vengono lese non solo le funzioni che fanno capo principalmente a quella regione, ma l'intero cervello soffre della perdita di comunicazione con la parte danneggiata. Le rimanenti zone normali del cervello sono private degli stimoli che provengono dall'area lesa e sono inoltre soggette a messaggi anomali e alla disinformazione generatasi a seguito della lesione.

A partire da questa fondamentale comprensione del neurone, si vede chiaramente che non esiste qualcosa come un semplice ictus accompagnato unicamente da emiplegia. Chi è colpito da ictus avrà notevoli difficoltà con entrambi i lati del corpo e queste difficoltà si estenderanno in parte a tutte le funzioni del cervello. Le funzioni motorie saranno menomate da entrambi i lati. L'equilibrio e la coordinazione non saranno più gli stessi. La percezione sensoriale e l'orientamento spaziale saranno danneggiati con effetti di ampia portata e spesso disastrosi. Memoria, cognizione e comportamento risulteranno alterati, ponendo spesso le più formidabili sfide alla riabilitazione".

Contrariamente all'evidente perdita di movimento degli arti, i disordini percettivi non possono essere osservati. Si può presumere la loro presenza solamente osservando e interpretando le difficoltà mostrate dai pazienti durante l'esecuzione di compiti reali, il modo in cui si comportano in differenti situazioni o si adattano a cambiamenti ambientali. Il fallimento nel riconoscere e capire questo genere di problemi conduce la terapista e il paziente a delusione e frustrazione nel corso del programma riabilitativo. In un'indagine sui risultati a lungo termine ottenuti dai pazienti e dalle loro famiglie, Coughland e Humprey (1982) hanno rilevato persistenti problemi di autogestione nei due terzi dei 170 sopravvissuti all'ictus trattati per un periodo di otto anni.

Jimenez e Morgan (1979) affermano che soltanto il 59% dei pazienti colpiti da ictus era in grado di avere cura di sé al momento della dimissione dall'ospedale. In uno studio su oltre 2000 pazienti, Satterfield (1982) afferma che al momento della dimissione solo al 46% era stato insegnato ad essere autonomo nel vestirsi.

Le ragioni generalmente addotte per interrompere il trattamento attivo prima del raggiungimento della completa autonomia sono varie. Adams e Hurwitz (1963) hanno scritto:

"Alcuni pazienti apparivano confusi o non collaboranti; altri erano privi di stimoli o di iniziativa; altri ancora mostravano un'inadeguata attività mentale o una mancanza di motivazione. Questi termini, per quanto espressivi o eleganti, implicano unicamente che il paziente non ha ottenuto alcun miglioramento. Non ci dicono perché e talvolta appiccicano un'etichetta di demenza incombente ad un paziente la cui vera disabilità è una lesione cerebrale focale che comporta una menomata comprensione, perdita della memoria recente, deficit posturale, aprassia, perdita di consapevolezza del proprio corpo accompagnata da eminattenzione, anosognosia o rifiuto di accettare gli arti lesi come parte del proprio corpo".

Si può dire che questi problemi derivano da disturbi della percezione e costituiscono parte dei problemi che non possiamo direttamente osservare. Possono essere osservati solo indirettamente studiando prestazioni differenti, facendo inferenze riguardo i processi percettivi che esse presuppongono e poi confrontandole (Affolter e Stricker 1980). L'esito di un programma riabilitativo condotto con successo dipende non solo dal riconoscimento dei problemi ma dall'applicazione di una terapia specifica mirata a superare le difficoltà che da essi derivano.

Problemi associati alla percezione disturbata

Le difficoltà nel modo in cui i pazienti percepiscono il proprio corpo, il mondo circostante e l'interazione tra i due possono provocare una grande varietà di problemi a differenti livelli. Alcuni pazienti sembrano incapaci di muovere gli arti, mentre altri possono muoversi con facilità ma essere incapaci di usare i movimenti per compiti funzionali. Altri ancora possono avere difficoltà nel fare delle scelte e prendere decisioni nella vita reale, anche se possono riuscirvi durante test di laboratorio (Damasio 1994). Molti problemi infatti sono così sottili che eludono la rilevazione ai test attualmente disponibili. Come scrive Sagan (1973): "Ad esempio, lesioni dell'emisfero destro della corteccia cerebrale possono condurre a difficoltà del pensiero e dell'azione nell'ambito non verbale, rendendone quindi difficile la descrizione sia al medico che al paziente".

Riportando la sua personale esperienza a seguito di una emiparesi sinistra, Brodal (1973) osserva:

"... il paziente ha trovato che la distruzione di anche una minima parte del cervello causa cambiamenti in un gruppo di funzioni, che sono difficili da studiare in maniera oggettiva. Esse, tuttavia, sono per lui molto ovvie. Sono quelli che potrebbero essere chiamate deficit generali nelle funzioni del cervello: mancanza di forza di concentrazione, ridotta memoria a breve termine, facile affaticabilità, iniziativa ridotta, labilità emotivo-comportamentale e altri fenomeni.

È anche stato stupefacente rendersi conto di quanto tempo ci voglia perché il miglioramento di questi sintomi sia visibile. Persino dopo dieci mesi, se il paziente sembra essere quello di prima, a parte una lieve paresi residua, egli è dolorosamente consapevole che non è così".

Brodal ci fornisce un esempio interessante delle sue difficoltà mostrando i cambiamenti avvenuti dopo l'ictus nella scrittura, sebbene sia destrimane e presenti, ad una valutazione tradizionale, solo sintomi nel lato sinistro.

È importante rendersi conto che la percezione disturbata influisce sull'intero corpo e non solo su un lato come sembra facciano i deficit motori. Una dimostrazione degli effetti bilaterali è data dal fatto che, "i disturbi della sensibilità discriminativa che spesso si manifestano bilateralmente per talune modalità sensoriali, sono comuni in pazienti con ictus unilaterale, persino in quei pazienti che manifestano le funzioni sensoriali intatte ad un esame di routine" (Kim e Choi Know 1996).

Più spesso, comunque, i terapisti trattano pazienti con disturbi percettivi che producono difficoltà più ovvie. Può essere utile per capire la natura e gli effetti di tali disordini ricorrere ad un esempio concreto riscontrabile di frequente. I pazienti con emiplegia hanno spesso evidenti difficoltà nell'imparare a vestirsi. Se si osserva come un paziente lotta strenuamente senza successo per vestirsi, ciò ci illumina sulla complessità del problema.

Il movimento non è fluido; egli non può infilare i vestiti nell'ordine corretto; non trova l'apertura per le braccia e talvolta infila l'indumento davanti/dietro. L'attività è lenta e laboriosa e molto spesso è incapace di completare il compito e alla fine si rassegna dopo alcuni tentativi senza successo. In confronto, un soggetto normale che simuli una paralisi completa di un lato del corpo si veste facilmente ed efficientemente con una mano in meno di cinque minuti. L'attività procede senza sforzo e il soggetto si adatta facilmente alla nuova esperienza. Dopo poche prove la persona non avrà alcuna difficoltà nel completare il compito. La stessa cosa accade ad un paziente la cui disabilità riguarda primariamente l'ambito motorio. Anche senza un training specifico impara a vestirsi da solo in breve tempo con una mano, come effettivamente molti dei pazienti fanno.

Non riuscire ad imparare a vestirsi autonomamente può quindi essere il risultato della presenza di problemi percettivi e non dovuto al deficit motorio. Anche se è stato usato come esempio, il non riuscire a vestirsi autonomamente, si deve prendere in considerazione che tali problemi non sono mai isolati e specifici di una particolare funzione.

La relazione non è sempre così ovvia come nel caso del paziente che lotta senza successo per vestirsi. Quindi spesso non si comprende che il disturbo della percezione è con tutta probabilità la causa sottostante a molte altre difficoltà mostrate dal paziente durante la riabilitazione. Tali difficoltà possono essere frustranti e persino irritanti per i terapisti, lo staff infermieristico e i parenti se la causa sottostante non è adeguatamente compresa.

Alcuni problemi comunemente associati alla percezione disturbata

Ipertono

Se il paziente non riceve informazioni adeguate dal proprio corpo, dagli sfumati cambiamenti di sensazione che da esso provengono, cerca di potenziare ciò che sente. Una strategia è incrementare la tensione muscolare, tanto quanto faremmo camminando su una superficie scivolosa o instabile, che nel suo caso si presenta come ipertono.
Esempi:
- Quando il paziente è sdraiato a letto, la gamba mostra un marcato ipertono estensorio e resiste al tentativo della terapista di fletterla passivamente.
- Il braccio si flette quando il paziente è in posizioni antigravitarie.
- I flessori delle dita del polso mostrano un marcato incremento del tono ogni qualvolta il paziente è in una situazione di disequilibrio.

Utilizzo di posizioni articolari estreme

Nel tentativo di sentire in maniera più accurata la posizione degli arti, il paziente può mantenere alcune articolazioni al limite dell'escursione articolare, così da percepire una resistenza estrema che gli consente di avere informazioni più chiare sulla posizione dell'arto.
Esempi:
- Quando giace supino su un materasso antidecubito, la scapola è retratta e il gomito, il polso e le dita si flettono con forza.
- Il ginocchio si iperestende durante lo spostamento di carico sebbene il paziente abbia un controllo attivo sufficiente dei muscoli preposti al controllo dell'arto.
- Il piede spinge in flessione plantare-supinazione, la tensione delle strutture laterali della caviglia gli permette di sentire la posizione più distintamente.

Pressione eccessiva sulla superficie di supporto

Se il paziente ha difficoltà nel sentire dov'è, spinge con mani e piedi contro la superficie di supporto.
Esempi:
- Anche se non si richiede al paziente di muoversi o di mantenere l'equilibrio, da seduto la mano sana preme così fortemente contro la base di appoggio da far diventare bianche le dita.
- Quando è seduto, i piedi spingono contro il pavimento con tale forza che i calcagni sono talvolta in contatto con la superficie di supporto.

Iperattività e risposte veloci e disordinate ai comandi

Se il paziente è più capace di percepire l'informazione cinestesica di quella tattile, avrà la tendenza a muovere parti del corpo anche quando non c'è necessità di muoverle.
Esempi:
- Il paziente si gira continuamente nel letto e non sta nella posizione in cui gli infermieri lo hanno messo con cura.
- Quando è seduto si sposta da un lato all'altro o la mano sana si muove afinalisticamente. Se è capace di muovere la mano plegica, allora la muove costantemente, talvolta con schemi motori bizzarri.

Il paziente può rispondere così velocemente alle istruzioni della terapista da dovergli chiedere di aspettare sino a quando non si è concluso di parlare. Esempi:
- L'infermiere lo sta aiutando nel trasferimento dal letto alla carrozzina ed egli cerca di muoversi prima che i piedi siano sul pavimento o prima di aver sollevato il bacino dal letto.
- La terapista inizia a preparare il paziente per il passaggio alla stazione eretta ed egli si porta in piedi prima che la terapista abbia posizionato le mani per sostenerlo.

Uso di uno sforzo eccessivo in attività semplici

Quando si chiede di eseguire attività relativamente semplici, il paziente produce un inappropriato aumento di sforzo, contrae i muscoli e trattiene il respiro, nonostante le calme istruzioni della terapista.
Esempi:
- La terapista chiede al paziente di raddrizzarsi nella posizione seduta ed egli eleva immediatamente il cingolo scapolare, estende il collo vigorosamente, spinge il torace in avanti e inspira con forza.
- Anche quando gli si chiede di respirare regolarmente, inspirazioni ed espirazioni forzate si succedono con movimenti esagerati del torace.

Incapacità di eseguire compiti nonostante un'adeguata attività muscolare

Il paziente può avere recuperato una notevole selettività del movimento negli arti paretici, ma essere incapace di utilizzarli funzionalmente. È spesso rimproverato di non fare niente per se stesso.

Esempi:
- Da seduto il paziente può estendere il ginocchio e dorsiflettere la caviglia completamente. Il medico conclude che non si sta impegnando abbastanza poiché non è ancora capace di camminare.
- Nonostante il recupero dei movimenti volontari negli arti colpiti, il paziente necessita di aiuto nelle attività della vita quotidiana.
- A casa il paziente non fa nulla per aiutare il partner in cucina o nei lavori di casa, sebbene sia in grado di muovere selettivamente su comando il braccio e la mano plegici.

Incapacità di ricordare appuntamenti, istruzioni o correzioni dati in precedenza

Alcuni pazienti saltano numerosi appuntamenti per la terapia perché non si presentano o arrivano in ritardo. Altri arrivano troppo in anticipo e si agitano perché devono aspettare. Il paziente fa lo stesso errore costantemente nonostante i ripetuti richiami della terapista, dello staff infermieristico e nonostante le continue ripetizioni del movimento corretto.

Esempi:
- All'inizio del giro medico in reparto il paziente non si trova, sebbene l'infermiere gli abbia chiesto di aspettare a letto.
- Il paziente dimentica di frenare le ruote della carrozzina prima di alzarsi in piedi o andare a letto.
- Quando infila il maglione, infila inizialmente la mano sana nella manica, la testa e dopo è incapace d'infilare l'arto plegico nell'altra manica.
- Ogni volta che si alza, lo fa portando tutto il peso sulla parte sana e mantenendo il piede plegico troppo in avanti e facendo sì che la gamba spinga in estensione.

Incapacità di percepire gli stimoli dal lato affetto

L'incapacità di percepire gli stimoli è una condizione talvolta chiamata eminattenzione (Kinsella e Ford 1985). È come se il mondo posto dalla parte del lato affetto non esistesse più per il paziente. Egli è incapace di vedere gli oggetti posti in quel lato, non sente quando qualcuno gli parla e può danneggiare gli arti plegici perché non si rende conto che sono rimasti incastrati nelle ruote della carrozzina o schiacciati nello stipite della porta.

Esempi:
- Il paziente non raccoglie i complimenti di qualcuno collocato dal lato colpito e viene ritenuto sordo o indifferente.
- Quando tenta di uscire dalla stanza, spinge la carrozzina contro il lato della porta e non si rende conto del perché non riesce a muoversi. Può urtare contro un altro paziente posto dalla parte affetta quando si sposta in carrozzina.
- Può continuare a spingere la carrozzina, sebbene la mano colpita sia incastrata nei raggi della ruota.
- Poiché non riesce a vedere le parole collocate su un lato della pagina perde il senso del testo e il piacere di leggere.

Incontinenza urinaria

Il paziente con importanti difficoltà percettive è frequentemente incontinente, particolarmente di notte. L'incapacità di controllare la vescica non è dovuta solo a debolezza dello sfintere o a perdita della sensibilità, ma piuttosto al non saper far fronte alla complessità della pianificazione necessaria per essere continenti.
Esempi:
- Il paziente arriva in fisioterapia con i pantaloni bagnati dopo la seduta di logopedia perché, assorbito dal compito, non si è reso conto di dover andare in bagno.
- Durante la notte bagna il letto perché non ha informazioni rispetto alla necessità di andare in bagno.

Spiegazioni inadeguate per i compiti non riusciti

Come tende a fare la maggior parte delle persone, il paziente cercherà di spiegarsi perché non riesce a concludere con successo alcune attività. In questo caso le ragioni addotte possono sembrare illogiche o irrilevanti.
Esempi:
- Se il paziente non è in grado di portare il peso sulla parte plegica, può dire alla terapista che soffre di una ferita di arma da fuoco della seconda guerra mondiale anche se ha camminato normalmente negli anni precedenti l'ictus, o può dire che è stanco perché non ha dormito bene.
- Quando non riesce ad allacciarsi le scarpe, spiega che durante tutto il matrimonio gliele ha sempre allacciate il coniuge.

Fallimento nel generalizzare i successi raggiunti nel trattamento alle attività della vita quotidiana

È spesso frustrante per la terapista osservare che, dopo una sessione di trattamento condotta con successo, il paziente continua a muoversi in maniera anormale dopo che ha lasciato la palestra.
Esempi:
- Il paziente è stato capace di muovere il braccio e la mano durante la terapia e si è vestito usando entrambe le mani. Più tardi, in piscina, lo si osserva usare solo la mano sana per vestirsi.
- Sotto l'occhio attento della terapista il paziente cammina senza iperestendere il ginocchio o senza elevare la pelvi durante il passo. In un'altra situazione lo si vede camminare con una marcata zoppia e con la gamba tenuta rigidamente in estensione.

Apparente perdita d'iniziativa

Molti pazienti sono in grado di eseguire le attività o di prendere decisioni solo quando vengono istruiti sul da farsi da altre persone. Senza istruzioni o suggeri-

menti, il paziente rimane seduto immobile e non esprime alcun desiderio di uscire e di occuparsi di qualcosa.
Esempi:
- La terapista tiene un oggetto affinché il paziente lo afferri, ma deve dirgli di estendere il gomito per afferrarlo.
- Se al mattino l'infermiere (o la moglie, se il paziente è a casa) non gli chiede di scendere dal letto, rimane a letto ed aspetta.

Incapacità di ricordare parole o frasi strutturate di lunghezza normale (es. afasia)

La tematica relativa all'afasia è molto complessa e implica molti fattori. Tuttavia è correlata ad un'elaborazione percettiva di alto livello e non è unicamente correlata al linguaggio e all'abilità di produrre suoni (Sonderegger 1997).

Il comportamento sociale è diverso da quello che ci si aspetterebbe in una data situazione

Il paziente si comporta in maniera diversa rispetto allo stile di vita precedente all'ictus. Può parlare eccessivamente in modo inappropriato, interrompere chi sta parlando o usare un linguaggio volgare.
Esempi:
- Il paziente dice una barzelletta sporca durante una riunione in cui si discute del suo futuro.
- Interrompe la terapista mentre sta trattando un altro paziente per dirle della festa di compleanno di suo figlio maggiore.

Incapacità di adattare il comportamento a situazioni o compiti diversi

Alcuni pazienti hanno difficoltà nell'eseguire un compito appreso con successo se si trovano in un altro luogo o in situazioni in qualche modo diverse.
Esempi:
- Il paziente si veste autonomamente quando è seduto nella sua stanza vicino al suo letto. Dopo essere stato visitato nello studio medico è incapace di rivestirsi.
- Avendo esercitato una certa attività per molte volte con un terapista mentre è seduto su un particolare letto di terapia nel reparto, il paziente è incapace di effettuare la stessa attività guidato da un altro terapista o su un lettino diverso. Egli può dire che non ha mai fatto quell'attività prima di allora e appare confuso circa ciò che ci si aspetta da lui.

Incapacità di inibire risposte immediate a stimoli, soprattutto a quelli visivi

Quando il paziente percepisce uno stimolo vi reagisce immediatamente ed è incapace d'inibire la risposta. Continua a reagire per tutto il tempo in cui lo stimolo è presente.
Esempi:
- Mentre cammina aiutato dalla terapista, il paziente vede una sedia e inizia immediatamente a sedersi anche se la sedia è troppo lontana e non ha ancora ruotato il corpo in maniera appropriata.
- Seduto al tavolo da pranzo mangia un chilo d'uva collocato in un contenitore da frutta posto al centro della tavola.

Apparente mancanza di motivazione

Spesso il paziente è ingiustamente etichettato come non motivato e non collaborante perché non riesce ad eseguire autonomamente compiti semplici, cerca scuse, dimentica le istruzioni e non può iniziare i movimenti. In realtà ogni paziente vuole disperatamente fare progressi e migliorare la propria condizione; quindi l'apparente mancanza di motivazione è più strettamente dovuta ad un'inadeguata percezione che a scarsa collaborazione.

Si deve tenere in considerazione il fatto che non esiste un singolo centro cerebrale responsabile della motivazione, né, secondo quanto dice Wal riferendosi al dolore e ai suoi meccanismi (1987), essa dovrebbe essere "considerata come uno speciale sistema separato proiettato all'esterno del vero cervello". La motivazione dipende dall'ambiente e dalla quantità di aiuto offerto al paziente per raggiungere obiettivi realistici.

Reciprocità tra percezione e apprendimento

Risulta più semplice comprendere le difficoltà del paziente se si considerano dapprima alcune caratteristiche salienti dei normali processi di percezione, memoria e apprendimento. La nostra capacità di apprendere e di adattarci ai continui cambiamenti ambientali dipende dall'integrità dei processi percettivi. Il concetto di percezione è molto complesso e come Affolter e Stricker (1980) affermano: "La percezione comprende tutti i meccanismi utilizzati nell'elaborazione degli stimoli in una situazione reale, incluse le differenti modalità sensoriali, i livelli di organizzazione sovramodale, i rispettivi sistemi di memoria e il riconoscimento degli stimoli". In modo simile, Carterette e Friedman (1973) hanno definito la percezione come "la comprensione del modo in cui l'organismo trasforma, organizza e struttura l'informazione derivante dal mondo in elementi dotati di significato o memoria".

Nella vita normale, dal momento in cui ci alziamo al momento in cui andiamo a dormire, risolviamo in continuazione problemi e prendiamo decisioni per adattare il movimento a ciò che accade e alle persone che ci circondano. Il sistema sensoriale tattile-cinestesico costituisce il processo percettivo essenziale per l'adattamento e per lo sviluppo di prestazioni più complesse. L'informazione visiva e uditiva è secondaria e qualitativa, come è stato ripetutamente dimostrato dall'abilità delle persone cieche di vivere in modo indipendente, di crescere una famiglia e di occupare diversi profili professionali per guadagnarsi da vivere. Lo stesso vale per le persone sorde, anche quando lo sono dalla più tenera infanzia. È stato talvolta ipotizzato che la postura e l'equilibrio dipendono dalla vista, ipotesi che appare illogica visto che molti ciechi partecipano ad attività sportive ed usano mezzi pubblici. Bocelli, il famoso tenore italiano cieco dalla nascita, rimane sul palcoscenico senza aiuto durante i suoi concerti. Dennet (1991) spiega nel suo modo inimitabile la tendenza a enfatizzare eccessivamente l'importanza della vista: "la vista è la modalità sensoriale che noi esseri umani pensanti spesso scegliamo come fonte maggiore di conoscenza percettiva, sebbene facciamo ricorso con facilità al tatto e all'udito per confermare ciò che gli occhi ci dicono". Inoltre, "la vista domina così tanto i nostri esercizi intellettuali che facciamo fatica a concepire un'alternativa". Egli sente che l'abitudine di "vedere ogni cosa che riguarda la mente attraverso la metafora della visione" è la maggior fonte di distorsione e confusione.

Descrivendo la percezione visiva come "una sensazione del corpo quando vediamo", Damasio (1994) spiega che: "Quando vediamo, non vediamo solamente; sentiamo che stiamo vedendo qualcosa con i nostri occhi". Quando vediamo un oggetto, la sua forma, la sua dimensione, il suo peso e significato non sono riconosciuti unicamente a causa dei segnali trasmessi alla retina, ma perché esso è stato sperimentato in precedenza attraverso altre modalità percettive. Ad esempio, dal punto di vista puramente visivo una bottiglia appare come un insieme di linee rette, ma sappiamo che è arrotondata perché abbiamo maneggiato molte bottiglie e così possiamo riconoscere la forma che vediamo e possiamo anticiparne il peso nel momento in cui la solleviamo. "Quando valutiamo di quanto sforzo abbiamo bisogno per un compito, ricorriamo ad esperienze precedenti per ottenere la risposta, perché la percezione del presente è radicata nel passato" (Brookes 1986). Lo stesso concetto può essere applicato al modo in cui ci muoviamo perché, secondo Brookes, "Il sistema nervoso centrale genera azioni motorie sulla base delle correlazioni tra informazioni sensomotorie periferiche e modelli centrali basati sull'esperienza."

Durante i movimenti attivi c'è un'associazione naturale tra gli schemi motori efferenti e gli schemi di riafferentazione che ne misurano le conseguenze sensoriali (Morasso e Sanguinetti 1995). Questo "dialogo sensomotorio", come è stato definito da Paillard (1986), costituisce il modo in cui noi impariamo ad attuare trasformazioni sensomotorie attraverso l'esplorazione attiva dell'ambiente nel corso della nostra vita, in particolar modo durante l'infanzia.

Il ciclo efferenza-riafferenza "può essere visto come una strategia di autoorganizzazione o di autocontrollo per apprendere l'associazione tra stimoli sensoriali considerati come obiettivi e movimenti utili per raggiungere l'obiettivo" (Morasso e Sanguinetti 1995). Gli autori rifiutano l'idea che il comportamento motorio sia l'inevitabile risposta ad una configurazione di trasformazioni sensomotorie esplicite, un unico schema motorio per ogni stimolo dato, che non permette alcun tipo di adattamento compito-dipendente. Essi suggeriscono invece un concetto di schema motorio che rappresenta implicitamente una quantità di trasformazioni input-output e che può essere utilizzato differentemente nel contesto di compiti diversi. "Dal nostro punto di vista, uno schema corporeo è quindi un modello interno necessario per l'inizio e per la pianificazione di movimenti orientati ad uno scopo", cioé "non è una mera associazione di segnali cinestesici e somestesici, ma piuttosto una struttura dove i segnali sono integrati".

Il termine per questo genere di programmi motori può essere ridefinito come "abitudini motorie apprese o memoria di sequenza motoria" e "gli atti motori volontari sono il risultato di idee o di obiettivi formulati da altre aree del cervello o reazioni ad eventi dell'ambiente" (Roland 1993). Inoltre, questo autore spiega come le strutture motorie siano coattivate con strutture non motorie per produrre schemi di attivazione e deattivazione in seguito alle richieste poste dal compito.

"La percezione è essenziale per l'azione tanto quanto l'azione è essenziale per la percezione" e "il controllo motorio è la risultante dell'interazione tra l'individuo, il compito e l'ambiente" (Shumway-Cook e Woollacott 1995). In altri termini, come spiega Damasio (1984), "Il percepire è tanto agire sull'ambiente quanto riceverne segnali". Anche Brookes (1986) sottolinea la correlazione tra i due aspetti: "Apprendere da esperienze precedenti dipende così dalla sensazione e dal movimento, non solo dalla sensazione. I due processi sono facilitati dall'incessante comunicazione tra sistemi sensoriali e motori".

I cambiamenti strutturali che avvengono durante la formazione della memoria a lungo termine, l'apprendimento e anche lo sviluppo sono simili e per tutti "è necessario un obiettivo – una caratteristica che guida la plasticità, o tutte le importanti abilità necessarie al cambiamento in risposta all'ambiente" (Ackerman 1992).

Bach-y-Rita (1981) scrive che "è chiaro ora che la crescita dendritica neuronale è il risultato di domande funzionali. Inoltre, nell'uomo la crescita estensiva di arborizzazioni dendritiche avviene anche durante l'età avanzata. Questa crescita è accompagnata evidentemente dalla formazione di nuove sinapsi".

In sintesi, l'apprendimento è orientato ad un compito e richiede movimento e sensazione.

"Insieme alla rappresentazione interna dell'obiettivo e al programma motorio che dà il via ai comandi per i muscoli, il senso di posizione si dimostrerà essere parte di un complesso meccanismo proattivo piuttosto che retroattivo, che agisce non solo a breve termine nel guidare i movimenti ma anche a lungo termine in processi quali l'apprendimento motorio e la memoria motoria (Jeannerod 1990)".

Come dice Moore (1980):

"Il sistema nervoso apprende dall'esperienza diretta. È stato provato più volte che il coinvolgimento attivo è superiore alla partecipazione passiva affinché il sistema nervoso centrale impari, maturi e rimanga vitale. Ammesso che si possa apprendere attraverso l'osservazione, ciò non si è mai rivelato efficace quanto l'apprendimento attivo. L'organismo ha bisogno di "entrare nella parte" e sperimentare il processo relativo all'attività prima che siano fissati engrammi mnesici permanenti".

Infatti, è stato proposto che "il processo di osservazione non può sviluppare le appropriate correzioni sensoriali per il controllo del movimento, che risultano essere molto importanti nel produrre cambiamenti nel movimento" (Newell 1996). La vista può effettivamente distrarre dalla prestazione in un ampio numero di abilità apprese poiché i movimenti normalmente controllati dalle afferenze muscolo-articolari sono disturbati dall'interferenza data dal controllo visivo (Bernstein 1996).

Percezione disturbata e apprendimento

L'adattamento dipende dall'integrità del processo percettivo, così che, di conseguenza, il paziente emiplegico che possiede un disturbo dei processi percettivi dovuto alla lesione non riuscirà a comportarsi ed adattarsi adeguatamente nella vita quotidiana. È stato affermato che i pazienti che falliscono nel comportamento umano complesso ricevono un'informazione tatto/cinestesica inadeguata o distorta (Affolter e Stricker 1980). Anche Damasio (1994) sottolinea l'importanza del sentire per l'apprendimento o riapprendimento dei pazienti: "Per qualche ragione ciò che non arriva naturalmente ed automaticamente attraverso il primato della sensazione, non può essere mantenuto nella mente" e spiega che nuovi eventi presentati verbalmente o attraverso il confronto visivo diretto vengono presto dimenticati.

Ai problemi percettivi esperiti dai pazienti emiplegici sono stati assegnati molti termini, quali "aprassia", "agnosia" e "sindrome psico-organica", ma tali vocaboli descrivono solamente un gruppo di sintomi. Essi non spiegano la causa che sta alla base della difficoltà e che la terapista avrebbe bisogno di conoscere per trattare in modo appropriato il paziente. Qualunque di questi problemi il paziente presenti, essi saranno correlati alla sua incapacità di sentire. I risultati di uno studio recente hanno rivelato, per esempio, che i difetti del campo visivo non peggiorano il neglect, ma che, "in molti pazienti con difetti del campo visivo un povero recupero funzionale è dovuto all'associazione della perdita sensoriale con il fattore causale sottostante al neglect" (Halligan e coll.1990).

La propriocezione è fondamentale per il movimento e l'apprendimento. Secondo Bernstein (1996), "Il senso muscolo-articolare è in definitiva il principale e più importante senso nella maggior parte dei casi di controllo motorio. In fisiologia, tutti i diversi organi correlati a questo tipo di sensibilità sono denominati sistema propriocettivo. (Senso propriocettivo significa 'che sente se stesso', cioè avere una percezione del proprio corpo)". Gli effetti della perdita di questa modalità sono stati illustrati vividamente da Sachs (1985) nella descrizione di una paziente che perde, in modo permanente, tutta la propriocezione a causa di un raro tipo di polineurite e che sente se stessa "disincarnata". Sachs cita come questa paziente descriveva il proprio stato con parole proprie, usando analogie derivanti dagli altri sensi: "Sento il mio corpo cieco e sordo a se stesso...non ha alcun senso di se stesso". Bannister (1974) descrive un tale stato come l'essere "forse l'esperienza più disturbata e disorganizzata che l'uomo può subire", in quanto, come egli dice, vivere in un mondo inspiegabile è abbastanza spaventoso, ma essere inspiegabile a se stessi dev'essere ancor più spaventoso.

I pazienti che hanno perso la propriocezione e così "il senso del proprio corpo" e delle sue interazioni con l'ambiente circostante esperiranno quindi un profondo disordine dei processi mentali (Damasio 1994). Il sistema tatto/cinestesico è unico tra i sistemi sensoriali, nel senso che è l'unico ad essere direttamente connesso alla realtà.

Ripetendo, si deve ricordare che quale risultato di tali disturbi, il paziente che ha difficoltà nella prestazione in un compito, non riuscirà anche ad eseguire con successo altri compiti di complessità analoga. Per esempio, com'è stato detto, il tentativo privo di successo del paziente di vestirsi non costituirà un insuccesso isolato, ma solo un sintomo visibile di un problema più ampio. Nessuna area del cervello è così specializzata da controllare un'unica funzione. Come scrive Mountcastle (1978), "...si può localizzare una lesione ma non una funzione" e Ruskin (1982) descrive come anche "la più semplice delle attività, come ad esempio prendere una mela da un cesto, richiede la partecipazione dell'intera totalità del sistema nervoso centrale e dell'intero sistema muscoloscheletrico".

Similmente, la capacità di ricordare ed immagazzinare l'informazione, in altre parole di apprendere, non dipende da una parte specifica del cervello come si pensava in precedenza. Ad esempio, una ricerca attuale condotta con tomografia ad emissione di positroni (PET) ha dimostrato infatti che persino nel più semplice atto di riconoscimento sono attive molte regioni diverse del cervello e non specifici aggregati di cellule nervose. Secondo il Prof. Steven Rose (citato da Geary 1997), è impossssibile dire dove uno specifico tipo di memoria sia collocato nel cervello: "La memoria è una proprietà dinamica dell'intero cervello e non di una specifica area".

Bach-y-Rita (1981) sottolinea l'importanza dell'utilizzo del potenziale cerebrale per il recupero in terapia:

"Tradizionalmente, la neurologia ha enfatizzato la correlazione esistente tra la localizzazione della lesione ed il deficit di funzione. Mentre ciò è certamente essenziale per la comprensione dei sintomi neurologici e delle sindromi, questo approccio è stato frequentemente accompagnato da nichilismo terapeutico. Una maggiore enfasi sulla plasticità del cervello (specificamente sulla sua capacità di mediare il recupero della funzione) dovrebbe condurre ad incrementare gli sforzi per ottenere il massimo recupero e riorganizzazione della funzione che il sistema nervoso danneggiato sia capace di sostenere".

Implicazioni per la terapia

L'obiettivo della terapia è che il paziente impari il massimo e l'apprendimento avviene mediante la ripetuta interazione con l'ambiente. Affolter e Stricker (1980) descrivono come l'interazione tra l'ambiente e l'individuo richiede il contatto. Contatto significa essere "in rapporto con". L'essere in rapporto o in contatto si realizza solo attraverso il sistema tattile-cinestesico.

Damasio (1994) descrive l'importanza della pelle nell'interazione con l'ambiente: "La prima cosa che ci viene in mente quando pensiamo alla pelle è quella di un foglio sensoriale, girato verso l'esterno, pronto nell'aiutarci a costruire la forma, la densità e la temperatura degli oggetti esterni attraverso il tatto". Egli spiega che "Una rappresentazione della pelle potrebbe essere il suo significato naturale di contornare i confini del corpo in quanto è un'interfaccia tra l'interno dell'organismo e l'ambiente con cui l'organismo interagisce".

Per i pazienti è più facile imparare in situazioni reali dove possono attingere dall'esperienza passata. "E ovviamente ci si dovrebbe rendere conto che il meccanismo di formazione di un nuovo ricordo deve essere intrinsecamente più complesso del richiamarne alla mente uno vecchio..." (Russell e Dewar 1975). "L'apprendimento avviene solo in seguito a prestazioni riuscite. I tentativi che hanno come risultato la mancata prestazione o prestazioni imprecise non allenano il sistema sensomotorio a svolgere il compito desiderato. La ripetizione di risposte errate non addestra che all'esecuzione del compito errato" (Kottke 1978).

Il paziente incapace di muoversi e sentire correttamente risulterà deprivato dell'opportunità di apprendere o riapprendere attraverso l'esperienza di prestazioni condotte con successo e dell'accrescimento del patrimonio sensomotorio fornito dal muoversi per risolvere problemi. Secondo Bernstein (1996), è il desiderio di risolvere un problema motorio che conduce a correzioni significative per l'intero movimento.

Quindi, durante il trattamento il paziente non può imparare mediante stimoli sensoriali applicati isolatamente ai differenti sensi, quali rumori acuti, dolore, pressione con materiali soffici o profumi aromatici, come è stato suggerito in alcuni metodi di stimolazione per il coma (Le Winn e Dimancescu 1978) e come anche sostenuto dalla terapia d'integrazione sensoriale. Si deve ricordare che normalmente "noi percepiamo eventi, non una serie di elementi percettivi analizzati in successione" (Dennet 1991).

Terapia attraverso il movimento guidato (Guiding)

Poiché è stato dimostrato che l'apprendimento è orientato al compito e dipendente dalla capacità di risolvere un problema tramite la manipolazione e la sensazione, il trattamento elettivo deve essere quello di guidare le mani e il corpo del paziente durante l'esecuzione di compiti reali orientati alla risoluzione di un problema. Questo concetto aiuta il paziente ad interagire con l'ambiente e con gli oggetti necessari per il compito e a cercare le informazioni necessarie relative al proprio corpo in relazione all'ambiente (Affolter e Bischofberger 1996).

"La percezione degli oggetti incorpora le componenti attive del movimento necessarie ai movimenti di ricerca" (Luria 1978). Se il paziente è incapace di muoversi adeguatamente, avrà bisogno di essere assistito nella sua ricerca. La terapista non può condurre gli occhi del paziente e muoverli in modo tale da essere sicura che sta guardando, né può muovere le sue orecchie verso un suono e sapere che sta udendo. Come dice giustamente Affolter (1981):

"Esiste solo una modalità sensoriale che possiamo attivare direttamente, il sistema tattile-cinestesico. Prendendo le mani o il corpo del paziente e guidandoli ad esplorare gli stimoli della situazione, si può assicurare qualche input. Inoltre, il sistema tattile-cinestesico è unico tra i sistemi sensoriali a permettere l'input, perché è l'unico ad essere direttamente relazionato alla realtà".

La guida permette al paziente di ottenere più informazioni di quante sarebbe capace di ottenere da solo, a causa della sua incapacità di muoversi e sentire in maniera adeguata. La guida gli consente di ottenere "un accrescimento d'informazione", cioé un'informazione che non sarebbe altrimenti disponibile a colui che apprende mentre apprende ed esegue un compito (Newell 1996). L'autore spiega come "l'accrescimento d'informazione fornisce il supporto per facilitare la ricerca dello spazio di lavoro percettivo-motorio, la costruzione di dinamiche di attrazione e la realizzazione del compito".

I terapisti e gli altri che si prendono cura del paziente possono usare la guida sia come misura terapeutica intensiva, sia quando il paziente necessita di essere aiutato per svolgere un'attività nella vita quotidiana che è incapace di svolgere autonomamente. Come indicato da Werner (1996), quando si aiuta un paziente (in questo caso una giovane ragazza) ad apprendere una nuova abilità, è meglio attuare l'esecuzione dei movimenti attraverso la guida delle mani piuttosto che dirle come fare. Il consiglio dell'autore è quello di "non cercare di *fornire l'apprendimento* ma darle molte opportunità di apprendere".

Guiding terapeutico o intensivo

Quando la terapista sta guidando intensivamente il paziente come procedura di trattamento, mira ad assicurare ciò che segue:
- Un'accresciuta interazione con l'ambiente
- L'attività è mirata ad un obiettivo e l'obiettivo dev'essere riconosciuto dal paziente
- L'obiettivo è fornito da un compito di soluzione di un problema reale
- Esplorazione attiva degli oggetti rilevanti per il compito attraverso la manipolazione, il tocco e il loro spostamento
- Ricerca e organizzazione assistita della ricerca di informazioni per ottenere un aumento informazionale sulle superfici di supporto e sul compito stesso
- Modificare le fonti d'informazione passando da quelle interne al paziente stesso, cioé cinestesiche, a quelle fornite dal contatto con l'ambiente.

La terapista può guidare il paziente in diverse posizioni e questi obiettivi possono essere raggiunti sia da sdraiato, seduto o in piedi. Tuttavia, se il paziente è seduto ad un tavolo, è in genere più semplice assicurarsi che esplori la stabilità di differenti superfici di supporto mentre vi è in contatto con il corpo. Guidare il paziente nella posizione seduta migliorerà la sua capacità di stare in piedi e camminare come conseguenza dell'incremento informazionale tattile-cinestesico sperimentato durante l'esecuzione di compiti guidati. Riguardo la posizione di partenza e il compito che deve essere eseguito, per guidare il paziente con successo la terapista dovrebbe sapere esattamente come guiderà i vari movimenti e in quali modalità diverse sarà possibile risolvere il problema. È importante che faccia pratica del compito in anticipo con un collega o parente del paziente che faccia da modello e simuli i sintomi del paziente, così da evitare difficoltà inaspettate che potrebbero nascere durante il trattamento. Certi oggetti possono risultare molto difficili da manipolare senza un'accurata preparazione, ad esempio utilizzare un coltello con la mano del paziente o sbucciare una banana se il paziente ha ipertono ai flessori delle dita.

Uso di istruzioni verbali

Se il problema che deve essere risolto è chiaro poiché tutti gli oggetti richiesti sono collocati davanti al paziente, la terapista non ha bisogno di fornire spiegazioni verbali. Invece, incomincia a guidare il paziente nei movimenti di esplorazione, iniziando con gli oggetti che introducono il problema. Con i pazienti più abili, la terapista può scegliere un problema non chiaramente visibile e che necessita quindi una breve spiegazione verbale. Durante la guida la terapista non fornisce al paziente istruzioni verbali o feedback. La voce lo distrarrebbe unicamente dal compito, dal momento che dovrebbe fermarsi ed ascoltarla, o le parole fornirebbero un segnale per la tappa successiva, un segnale che non dovrebbe essere presente nel momento in cui il paziente sta cercando di risolvere da solo il compito. Tuttavia la terapista gli parla spontaneamente durante gli intervalli dell'esecuzione, quando parte dell'attività è stata completata ed entrambi riprendono fiato prima di continuare. La terapista ha però bisogno di parlare al paziente se, per qualunque ragione, qualcosa non va nel verso giusto o il paziente reagisce negativamente e il compito deve essere interrotto o cambiato.

Come guidare terapeuticamente il paziente

Dopo aver scelto un compito appropriato, la terapista presenta il problema al paziente in modo tale che egli possa capire l'obiettivo. Inizia dapprima a guidarlo nell'esplorare gli oggetti, riconoscere il problema e impegnarsi a trovare possibili soluzioni.

Qualunque sia il compito, il paziente è guidato in modo simile, secondo i principi spiegati nel seguente esempio: affettare un cetriolo e mettere le fette in una ciotola (Fig. 1.1).

La terapista dispone gli oggetti sul tavolo in modo tale da incoraggiare il paziente a guardare e a esplorare in una certa direzione, o da facilitare il superamento di particolari difficoltà che potrebbero presentarsi. Il paziente è aiutato a sedersi al tavolo su uno sgabello.

■ **Fig. 1.1a.** La terapista guida le mani del paziente nell'accostare il tavolo al corpo. In piedi a fianco del paziente, con la coscia aderente al suo fianco, la terapista pone una mano su quella del paziente e la preme gentilmente ma in modo fermo verso il basso, per aiutarlo a valutare la stabilità della superficie di supporto. Dapprima con la punta delle dita direttamente sopra quelle del paziente e in seguito con l'intero palmo della mano sul dorso della sua mano, la terapista lo aiuta a prendere contatto con la superficie muovendogli delicatamente la mano da un lato all'altro come se sentisse il tavolo attraverso la mano del paziente.

Successivamente fa la stessa cosa con l'avambraccio. Quando il braccio e la mano del paziente sono rilassate a contatto con il tavolo, la terapista gli muove lateralmente l'altra mano verso il bordo più distante del tavolo sostenendo dal polso l'arto. La terapista non guida per tutto il tempo la mano del paziente, ma la conduce in quella direzione a piccoli passi. In seguito ruota a fianco del paziente fino a portare l'altra coscia a contatto con il suo corpo e posiziona l'altra mano su quella del paziente ripetendo la sequenza precedente, in modo che egli ricerchi informazioni attraverso le dita, la mano e l'avambraccio prima di muovergli la mano controlaterale. Passo dopo passo, guida le mani del paziente una dopo l'altra, fino a che può afferrare il bordo del tavolo con la mano del paziente e aiutarlo ad avvicinare il tavolo al corpo.

■ **Fig. 1.1b.** Muovendosi da un lato all'altro e sentendo in ogni fase il tavolo attraverso la mano e il braccio del paziente, la terapista gli muove gradatamente le mani del paziente verso il lato opposto del tavolo e lo tira in modo tale che risulti ben aderente al suo corpo. Quando è ben aderente, la terapista usa il corpo per muovere in avanti il tronco del paziente sino a che il torace non è a contatto con il tavolo, un contatto che essa può percepire attraverso il corpo del paziente. La terapista non aumenta la pressione contro il tavolo, ma ne verifica la stabilità usando lievi movimenti di ricerca del tronco del paziente.

Da questo momento in poi, la terapista non muove mai contemporaneamente entrambe le mani del paziente, ma nelle varie fasi del compito, prima di muovere un arto, ne muove sempre una per fargli prendere contatto con la superficie di supporto e testarne la stabilità. Se il supporto generale fornito è adeguato, l'arto del paziente dovrebbe essere percepito leggero e facile da muovere. I movimenti guidati dovrebbero essere eseguiti lentamente per dare tempo al paziente di adattarsi ad ogni nuova posizione, di sentirsi sicuro e capace di eseguire i movimenti controlaterali. Se durante il movimento l'arto diventa ipertonico o manifesta un incremento del tremore, la terapista intensifica la guida verso la ricerca della base di supporto come fatto in precedenza e solo in seguito muove gradualmente l'arto del paziente verso l'obiettivo. Per ottenere ulteriori informazioni relative alle superfici di supporto, la terapista può anche aiutare il paziente a percepire la superficie su cui è seduto, premendo verso il basso sulle sue cosce e muovendo dolcemente la mano da una parte all'altra. Durante la guida, la terapista cerca di portare il corpo del paziente il più possibile a stretto contatto con le superfici stabili e percepibili che si trovano nelle immediate vicinanze. Non è di alcun aiuto per il paziente premere su parti del corpo che non siano in contatto con una superficie, come ad esempio spingere verso il basso il ginocchio per portare la caviglia verso il pavimento, in quanto la superficie di supporto non si prolunga sino a quel punto.

■ **Fig. 1.1c.** Il cetriolo è portato verso il paziente e viene esaminato il problema; serve uno strumento per tagliarlo.

■ **Fig. 1.1d.** Il paziente è guidato a raggiungere il coltello, afferrarlo ed inizia a tagliare il cetriolo. La terapista guida l'attività in modo tale che la lama rimanga

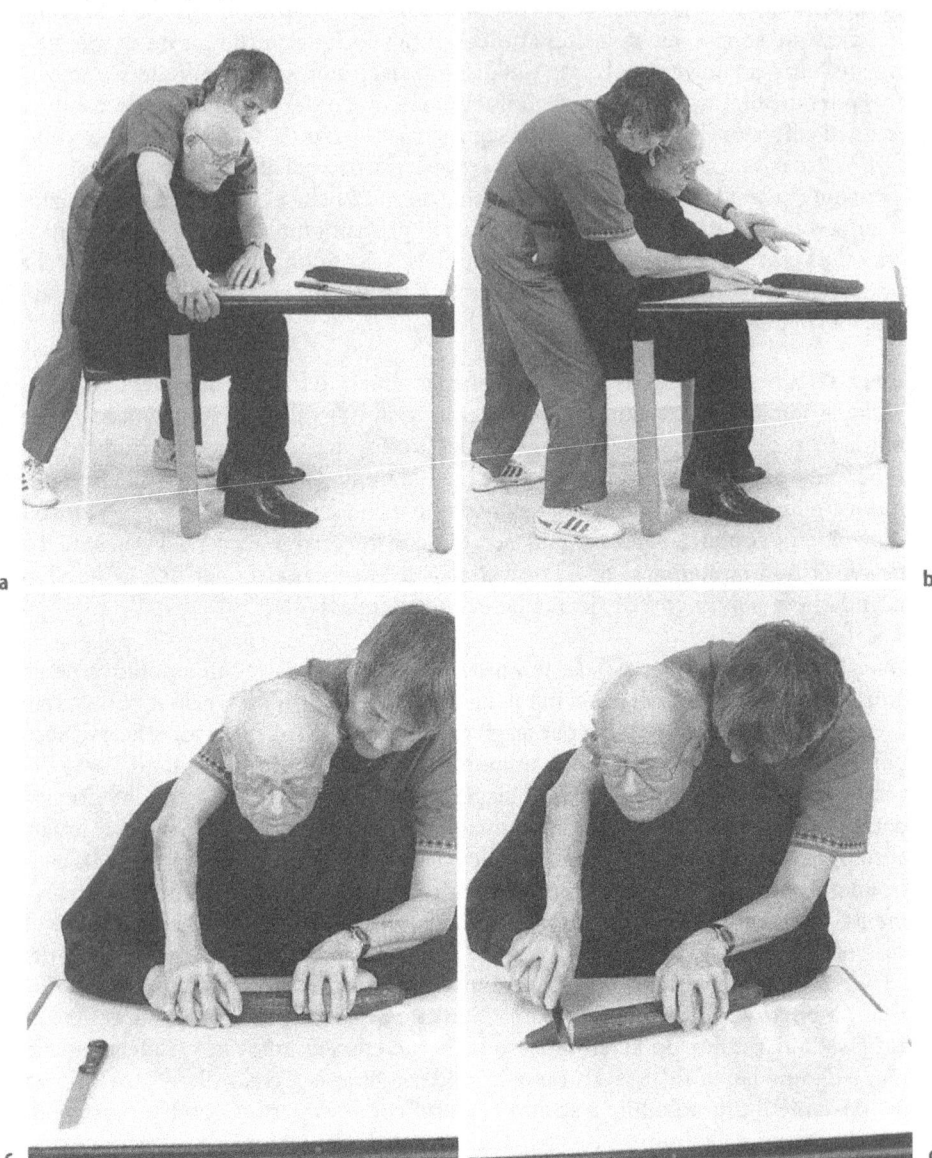

Fig. 1.1a-i. Guiding terapeutico (emiplegia destra). **a** Tirare il tavolo verso il paziente. **b** Con il tronco e il braccio a contatto con il tavolo, l'altra mano del paziente è libera per raggiungere il cetriolo. **c** Esplorare il cetriolo per scoprire il problema. **d** Tagliare il cetriolo e saggiarne la resistenza con il coltello

1 • Problemi che non possono essere osservati direttamente   19

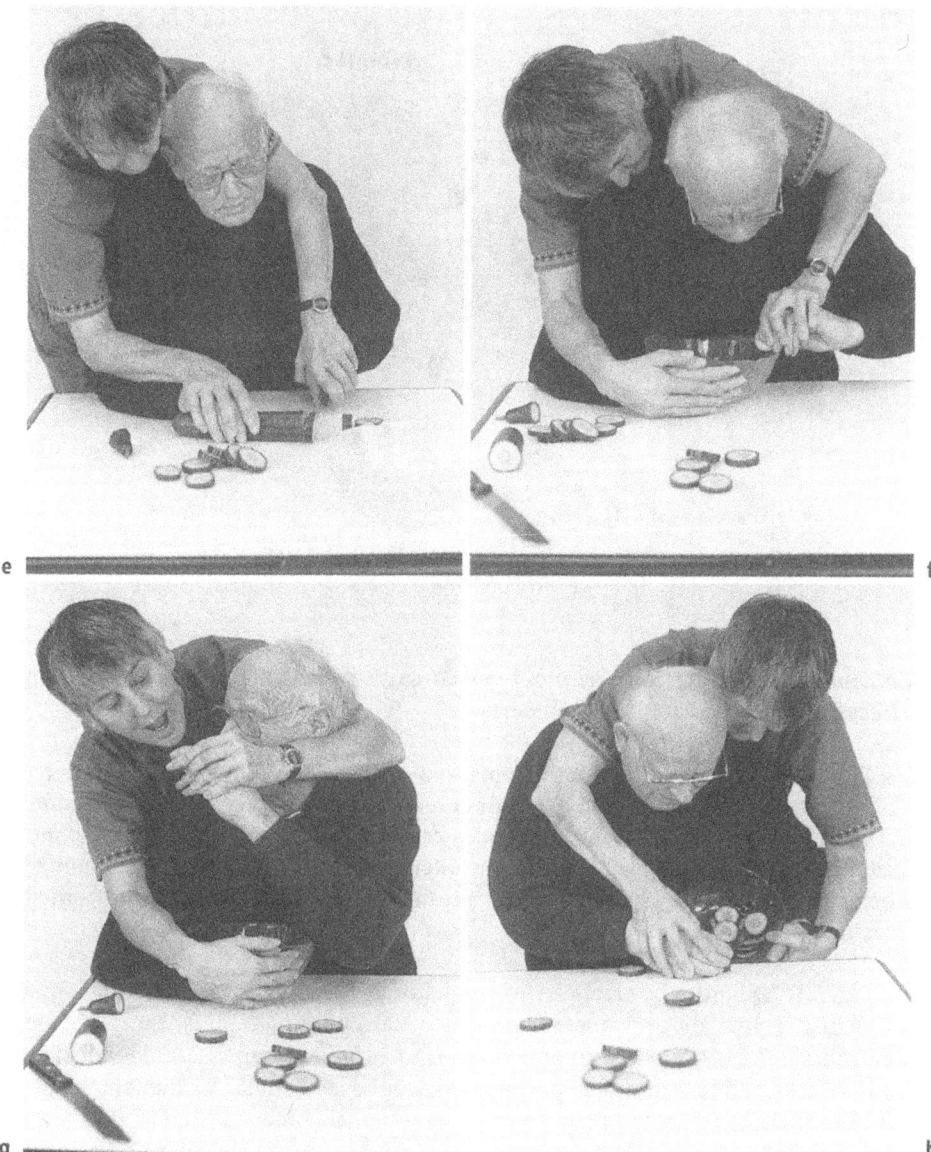

Fig. 1.1e-h. e Sentire il tavolo con l'altro lato del corpo, mentre si affetta il cetriolo. **f** Mettere le fette nell'insalatiera. **g** Introdurre una variazione inaspettata. **h** Tenere l'insalatiera tra il tronco e il tavolo mentre si mettono dentro le fette

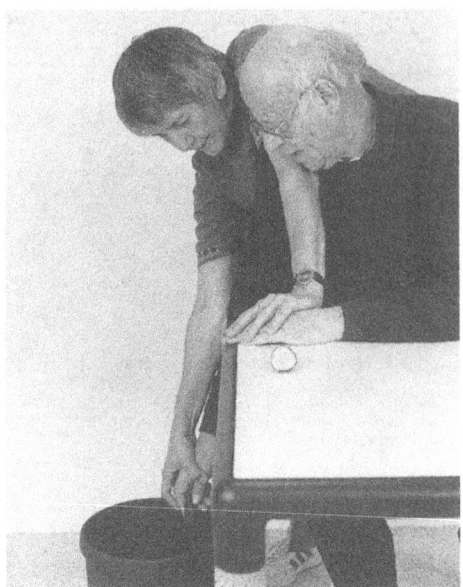

Fig. 1.1i. Piegarsi per buttare i resti nel secchio

a contatto con il cetriolo nel momento in cui il coltello è posto nella posizione necessaria per tagliare la fetta successiva.

■ **Fig. 1.1e.** In pochissimo tempo la mano a contatto con il tavolo cessa di percepire la superficie sottostante e quindi la terapista cambia la propria posizione e guida l'altro arto del paziente a contatto con la superficie d'appoggio. Guidando alternativamente le mani del paziente, la terapista modifica appropriatamente la posizione degli oggetti mentre egli continua a tagliare il cetriolo con il contello tenuto nell'altra mano.

■ **Fig. 1.1f.** Quando il cetriolo è stato tagliato, sarebbe opportuno fare una piccola pausa prima di continuare; una parte del compito è stata completata ed entrambi necessitano di un momento di riposo. Poi la terapista guida il paziente alla ricerca dell'insalatiera, la porta verso di lui e la sostiene fermamente contro il suo torace. Il paziente inizia a mettere le fette nel contenitore con l'altra mano ed è guidato in modo tale da mantenerle in contatto con la superficie senza muovere la mano nel vuoto.

■ **Fig. 1.1g.** È importante che l'attività non diventi ripetitiva, senza cambiamenti nel movimento. La terapista guida quindi il paziente a introdurre alcune variazioni nuove ed inaspettate nel compito. Ad esempio invece di mettere la fetta successiva nel contenitore, viene portata alla bocca della terapista perché la mangi.

■ **Fig. 1.1h.** Si può introdurre un altro cambiamento, ad esempio ponendo l'insalatiera tra il torace e il bordo del tavolo e usando l'altra mano per riporvi le fette di cetriolo. La terapista guida il tronco del paziente in avanti per mantenere un contatto stabile, sufficiente a tenere in posizione l'insalatiera.

■ **Fig. 1.1i.** Quando il compito è stato completato, si può anche guidare il paziente nella pulizia del tavolo. La terapista gli guida le mani verso un contenitore posto sul pavimento per mettervi i rimasugli del cetriolo, mantenendo durante il percorso il contatto con la gamba del tavolo. In tal modo evita che il paziente si muova in uno spazio aperto, che potrebbe essere fonte di preoccupazione. La superficie del tavolo può essere ripulita e se il paziente è in grado di camminare con aiuto, l'insalatiera può essere presa e riposta in frigorifero o nell'armadietto della cucina.

Il completamento di un compito fornisce un'ottima opportunità per la terapista e per il paziente di discutere del lavoro appena eseguito. Si possono sottolineare gli aspetti importanti e ricordare gli errori compiuti e ciò può essere di grande aiuto sia ai pazienti afasici che ai pazienti con problemi di memoria a breve termine.

Scelta di un compito

Kottke (1978) afferma che l'apprendimento ottimale avviene quando il paziente si esercita appena sotto il livello della sua miglior prestazione possibile. "Solo quando ci si esercita vicino alla massima prestazione, il suo livello aumenta".

La terapista può incontrare difficoltà nel decidere qual è il miglior livello di prestazione del paziente. Come descritto da Affolter (1981), i pazienti con lesione cerebrale possono spesso funzionare ad un livello molto più basso di pianificazione rispetto a quanto facevano prima dell'ictus. Poiché alcuni pazienti hanno un alto livello di prestazione linguistica, il livello reale di pianificazione e di esecuzione dei compiti viene spesso sovrastimato. Un paziente può essere capace di parlare dettagliatamente di Beethoven o di Picasso semplicemente attigendo da informazioni precedentemente immagazzinate. Il recupero di queste informazioni verbali non richiede nessun nuovo processo di pianificazione o di decisione. Ciò può essere paragonato a un programma di computer già immagazzinato. Lo stesso paziente, tuttavia, può essere incapace di trovare la strada per raggiungere la propria camera o di aprire la porta se ha un bastone in mano.

La terapista può valutare più accuratamente il livello di prestazione reale del paziente osservando il livello di attenzione e il comportamento generale quando lo guida in un compito che richiede la soluzione di un problema. Si può presumere che il compito è a un livello adeguato se:
- Il paziente è calmo mentre lavora e non parla o non si muove in modo frenetico.
- Nel caso in cui l'ipertono o la flaccidità costituiscono il problema, si percepisce che il tono di tutto il corpo si normalizza e rimane adeguato.
- L'espressione del viso è concentrata.
- Il contatto oculare con il compito è appropriato, cioé il paziente non si guarda intorno ma guarda ciò che sta facendo, o mette in tensione la muscolatura

oculare fino a stringere gli occhi, come si fa quando si percepisce finemente qualcosa.

Come facciamo tutti noi, i pazienti reagiscono in modi caratteristici quando si cimentano in compiti troppo complessi o troppo facili. Il paziente con una lesione cerebrale reagisce solo in modo più intenso!
Si può capire che il compito richiesto è eccessivo se:
- Il paziente manifesta panico o paura. Piange o si afferra disperatamente a qualcuno o a qualcosa.
- Il tono aumenta in modo considerevole.
- Il paziente parla esageratamente di argomenti irrilevanti, ad esempio della storia della propria famiglia o fa ripetutamente la stessa battuta di spirito.
- Chiede continuamente di andare in bagno.
- Accusa altri sintomi per la mancanza di successo nell'esecuzione del compito, ad esempio mal di schiena, vecchie ferite di guerra o insonnia.
- Mostra segni di aggressività verso la terapista o l'infermiera.

Quando gli si chiede troppo poco:
- Il paziente sembra annoiato e deluso.
- Chiacchiera di cose senza importanza o fa ripetutamente battute.
- Non è attento e presta attenzione ad altri stimoli, ad esempio ad altri pazienti o a ciò che è fuori dalla finestra.
- Il paziente giocherella con i vestiti o si gratta il viso o altre parti del corpo.

Quando si lavora a livello della prestazione ottimale individuale, il paziente riconosce di aver svolto con successo il compito ed è motivato a continuare nel lavoro. "Non si aiuta il paziente dicendogli che un certo passaggio è stato eseguito (bene o male) finché egli non sperimenta da sé il successo in quel compito" (Affolter 1981). "Quando stiamo lavorando intensamente, sentiamo con entusiasmo il progresso del nostro lavoro; siamo pieni di gioia quando i nostri progressi sono rapidi e siamo depressi quando sono lenti" (Polya 1973). "E la conseguenza tipica di insuccessi prolungati o frequenti è un generale sentimento di apatia. Nel mondo dei bambini il concetto è espresso con un atteggiamento del tipo 'Io non voglio più giocare'. Il gioco è troppo duro. Le ricompense, nonostante siano attraenti, sono troppo lontane nel tempo per costituire una forte spinta motivazionale" (Jeffrey 1981).

La motivazione dipende dall'adeguatezza del compito e dal modo in cui la terapista guida il paziente. Guidando il paziente, la terapista gli consente di lavorare al giusto livello di pianificazione, senza tener conto della sua abilità motoria. Può assicurare che egli concluda il compito con successo e non sperimenti fallimenti ripetuti come potrebbe altrimenti avvenire.

Alcuni clinici avvertono come sminuente per i pazienti adulti essere guidati durante l'esecuzione del compito, ma l'esperienza ha dimostrato che non è affatto così. I pazienti, professori, dottori, insegnanti o agricoltori, solo per citarne alcuni incontrati nella pratica clinica, hanno provato piacere nello sperimentare e verbalizzare i benefici effetti ottenuti sulla loro condizione. Infatti i pazienti, in tutti gli stadi del percorso riabilitativo, hanno solo molto desiderio di essere guidati se capiscono che i movimenti volontari della mano, il linguaggio o la capacità di camminare autonomamente possono essere migliorati dalle attività di guiding.

Ulteriori considerazioni per la scelta di un compito

La scelta della terapista di un compito adeguato e anche la decisione di come può guidare nel migliore dei modi il paziente saranno influenzate da altri fattori.

Dimensioni del paziente

Idealmente, il paziente è seduto su uno sgabello davanti a un tavolo come mostrato in Figura 1.1a, per permettere alla terapista di guidare il tronco e gli arti da dietro e verso entrambi i lati. Anche se è ancora in carrozzina, il paziente può essere trasferito su uno sgabello e la stretta vicinanza della terapista gli assicura che non perderà l'equilibrio. Se le dimensioni relative del paziente e della terapista lo permettono, la terapista può scegliere di sedersi subito dietro a lui con le gambe più esterne rispetto alle sue, mentre gli guida il tronco e le braccia. In genere, comunque, la terapista deve stare in piedi mentre lo guida, per avere una maggior libertà di movimento durante l'attività. Se il paziente è ancora troppo debole per rimanere seduto sicuro su uno sgabello o se deve essere guidato quando è seduto in carrozzina, la terapista dovrà certamente stare in piedi perché deve adattarsi alle limitazioni imposte dai braccioli e dallo schienale.

Fattori meccanici

La terapista deve anche tener presente quali oggetti e strumenti sono necessari per il compito e se sarà in grado di gestirne la manipolazione dal punto di vista strettamente pratico. Ad esempio, se la mano del paziente ha una spasticità flessoria, una zucchina o un cetriolo sono molto più facili da gestire rispetto a una banana e se il paziente non può aiutare attivamente, utilizzare un coltello sarà difficile. Tagliare un'arancia e spremerla è un compito ideale per sviluppare la manualità, ma guidare le mani del paziente rese scivolose dal succo dell'arancia non è un compito facile. Lo stesso vale se si deve sbucciare e tagliare un frutto succoso.

Per i pazienti che hanno limitazioni dolorose dell'escursione articolare, la terapista dovrà scegliere oggetti che non siano troppo grandi da tenere in mano e porli abbastanza vicini da poter essere raggiunti senza provocare dolore.

Livello di progresso del paziente

Quando si lavora con un paziente con gravi disabilità nelle prime fasi, la terapista cerca di scegliere compiti che possono essere svolti con le mani e il corpo e che non implicano la manipolazione di due oggetti fra loro (Davies 1994). Usare uno strumento che funge da mezzo come un coltello, una forchetta, un cacciavite o un cavatappi costituisce una fase più avanzata rispetto al contatto diretto con gli oggetti come mettere una tazza su un piattino, perché colui che adopera l'oggetto deve "sentire" attraverso l'oggetto. Gibson (1966) spiega che "quando una persona tocca qualcosa con un bastone, la percepisce all'estremità del bastone, non nella mano". Questa capacità, che permette lo svolgimento di innumerevoli compiti specializzati che vanno dal mangiare con il coltello e la forchetta all'eseguire complessi interventi chirurgici al cervello, è stata denominata fenomeno del "bastone" (Affolter e Stricker 1980) o fenomeno della "bacchetta" (Dennet 1991).

Dal punto di vista percettivo, anche la quantità di oggetti presenti sul tavolo gioca un ruolo significativo nell'aumento del grado di difficoltà del compito e il livello più semplice è costituito dall'avere solo le due cose essenziali necessarie per definire il compito e risolvere il problema. Ad esempio, una bottiglia di acqua minerale ed un bicchiere appoggiati sul tavolo proprio di fronte al paziente indicano che la bottiglia dovrà essere aperta, l'acqua versata nel bicchiere e che si dovrà bere.

Per pazienti gravemente colpiti l'obiettivo può persino risultare del tutto estraneo e non chiaramente compreso. La terapista dovrà talvolta partire collocando l'oggetto principale nel braccio del paziente e contro il suo corpo, o sul tavolino della carrozzina immediatamente all'interno della mano. Quando si lavora con un paziente che ha già fatto dei progressi, si possono aggiungere ulteriori oggetti oltre a quelli realmente necessari e lo si può guidare a esplorare e scoprire quali sono quelli veramente essenziali per il compito.

Ancora più complessi sono i compiti in cui tutti gli oggetti e gli strumenti necessari per la soluzione del problema non sono situati all'interno del campo visivo del paziente ed egli deve spostarsi e cercarli. Ad esempio, il paziente sta facendo una pizza nella cucina del reparto di terapia occupazionale e ha bisogno del mattarello per stendere la pasta. Deve aprire diversi armadietti e cassetti per trovarlo, mentre la terapista lo guida nella ricerca.

Il luogo

Il luogo in cui si guida il paziente influenzerà la scelta del compito da parte della terapista. Ad esempio, preparare un panino al prosciutto in palestra non sarebbe appropriato, mentre lo è aprire una bottiglia di acqua minerale e bere dopo aver fatto gli esercizi.

Mentre il paziente è ancora nell'unità di cura intensiva, trovare un compito appropriato diventa difficile. È ancora a letto, lo spazio è limitato e, con tutta probabilità, non è ancora in grado di mangiare o bere. Tuttavia, è molto importante per il paziente essere guidato durante la fase acuta anche se sembra non essere cosciente, perché altrimenti risulterebbe deprivato di qualunque stimolazione significativa. Ciò che lo circonda sono monitor e macchinari e tutto ciò che sente sono i loro rumori ripetitivi e le voci di coloro che lo accudiscono nelle procedure di routine. Vede solo il soffitto e le pareti che lo circondano e il soffice materasso antidecubito non gli fornisce informazioni sicure sul luogo in cui si trova. Nonostante le limitazioni, la terapista, usando l'immaginazione, troverà sempre compiti possibili e sarà in grado di guidare il paziente. Ad esempio, mentre il paziente è in decubito laterale, la terapista lo guida a mettersi la lozione dopobarba (Fig. 1.2).

1 • Problemi che non possono essere osservati direttamente 25

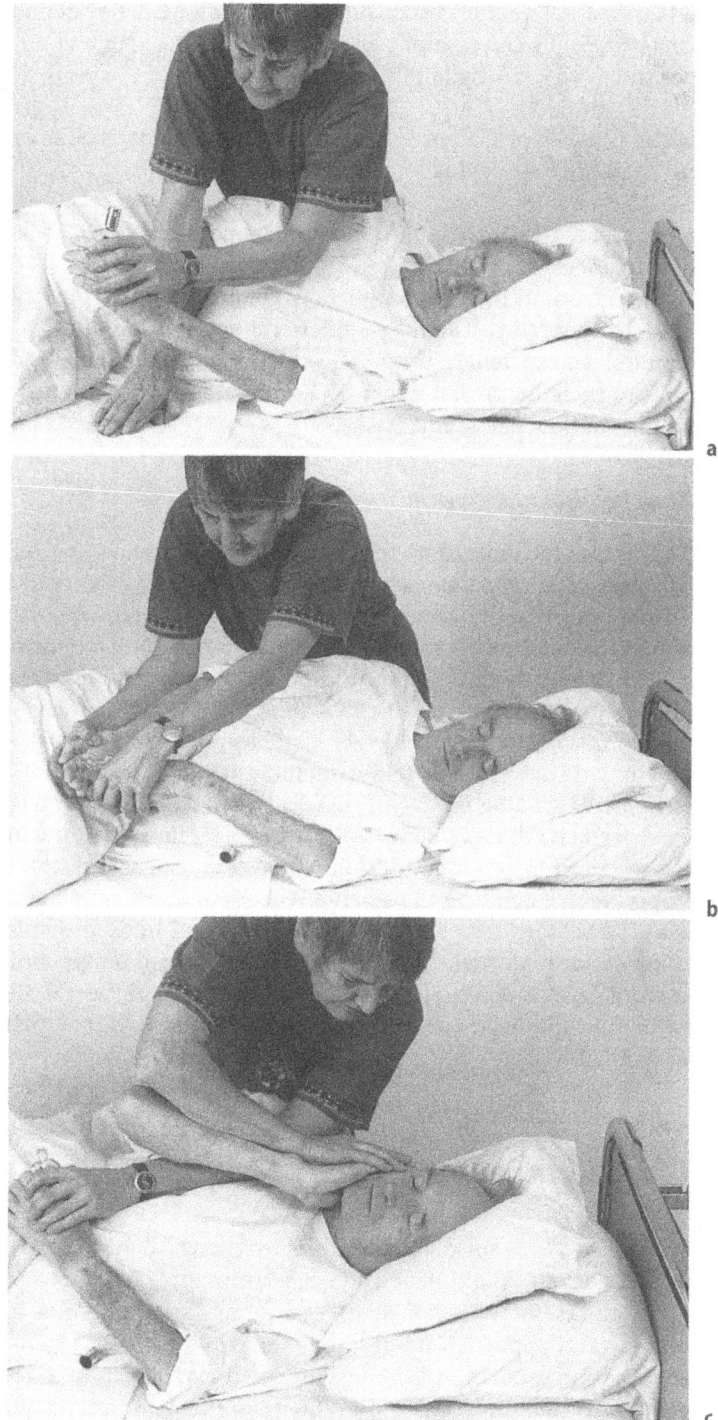

Fig. 1.2a-c. Guiding del paziente a letto (emiplegia sinistra). **a** Sollevare la bottiglietta di dopobarba; **b** versare un po' di lozione sul palmo della mano del paziente; **c** spalmare la lozione sul viso

- **Fig. 1.2a.** All'inizio la terapista guida una mano del paziente nella ricerca di un contatto stabile con la superficie al di sotto di lui, prima di muovere l'altra mano per sollevare la bottiglietta di dopobarba.

- **Fig. 1.2b.** Si apre la bottiglietta tenendola premuta saldamente contro il corpo del paziente e si versa la lozione su una sua mano.

- **Fig. 1.2c.** La terapista guida la mano del paziente verso la faccia e gli fa spalmare la lozione sulla guancia.

Altri compiti in cui la terapista potrebbe guidare il paziente in terapia intensiva includono il pettinarsi, prendere un fazzolettino di carta da una confezione e pulirsi il naso, tenere un vasetto di crema tra le mani e applicarla. Può essere accesa una radio portatile tenuta accanto al corpo del paziente e si può scegliere un programma che lo interessi.

Il tempo disponibile per le attività guidate

Con le attuali limitazioni relative alla quantità di tempo da dedicare ad ogni paziente, la terapista può sentirsi sotto pressione e cercare di completare tutto il compito in un periodo relativamente breve. Nel momento in cui sceglie un compito per il paziente e lo adatta, deve quindi prendere in considerazione il tempo che potrà dedicare al guiding. È importante che il paziente sia guidato lentamente e attentamente, per far sì che si adatti a ciascuna nuova posizione, capisca il problema confrontandovisi e abbia abbastanza tempo per anticipare e seguire i movimenti successivi. La terapista non dovrebbe mai cercare di mettere fretta al paziente. Il guiding è talvolta così lento, che la terapista immagina di muoversi con la velocità di una lumaca. Al contrario, molto spesso, quando rivede le videoregistrazioni della seduta di guiding, la terapista scopre che di fatto si è mossa troppo velocemente per il paziente. Ancora una volta, sono le risposte del paziente a dirle se la velocità è adeguata o meno. Non è indispensabile che il compito sia completato in giornata. Se la terapista sente che il tempo a disposizione sta per scadere, invece di affrettarsi a finire dovrebbe piuttosto completare solo una parte del compito, dicendo al paziente che continueranno nella seduta successiva.

Guiding quando si fornisce assistenza

Tutti coloro che sono coinvolti nell'assistenza del paziente possono seguire i principi del guiding tutte le volte che lo aiutano a fare qualcosa che egli non è in grado di fare autonomamente. Persino guidare ogni volta il paziente per solo brevi istanti apporterà un grande beneficio, perché vi saranno molte occasioni che sorgono spontanee durante il giorno in cui qualcuno lo assiste in modo terapeutico. Tutti i componenti dell'équipe dovrebbero quindi sapere come guidare il paziente ed essere preparati a intervenire ogni volta che osservano che è in difficoltà. Non è importante qual è il loro profilo professionale; persino il famoso primario di un grande ospedale di Monaco durante le visite in studio guida automaticamente i pazienti se ce n'è bisogno!

I successivi esempi illustrano come i principi del guiding possono essere applicati nelle situazioni di ogni giorno in ospedale o nel centro di riabilitazione. Succede di frequente che un paziente spinga la carrozzina contro un oggetto e non sia in grado di continuare nel suo percorso. Se la terapista gli gira la carrozzina e la sposta dall'ostacolo, in modo che il paziente possa continuare a spingerla, gli avrà risolto il problema e avrà pianificato al posto suo. Il paziente avrà unicamente imparato che quando la carrozzina si blocca davanti ad un ostacolo, ha bisogno di qualcuno che lo aiuti. Succede così che chiama qualcuno per farsi aiutare o aspetta speranzoso che lo si venga ad aiutare. In modo simile, se la terapista dice ogni volta al paziente cosa deve fare, sta pianificando per lui. L'istruzione verbale diventa in tal modo indispensabile perché egli possa completare il compito.

Invece, la terapista o l'infermiera che trovano il paziente in questo tipo di situazione devono prendergli la mano, guidarla sulla ruota della carrozzina e girarla guidando la mano sulla ruota. In questo modo il paziente impara la sequenza necessaria attraverso la percezione e la memorizzazione. In seguito diventerà capace di compiere le fasi della sequenza autonomamente in tutte le situazioni in cui la carrozzina si scontra con un oggetto.

Con qualsiasi compito il paziente si stia confrontando, ad esempio girarsi nel letto, vestirsi al mattino, o cercare di chiamare l'ascensore per andare in sala da pranzo, il guiding è il modo più vantaggioso per aiutarlo. Gli esempi che seguono dimostrano come si può usare il guiding spontaneamente e terapeuticamente come modalità di assistenza del paziente durante le attività quotidiane.

Esempio 1. Lavarsi la faccia e le mani

■ **Fig. 1.3a.** Il lavandino fornisce una superficie stabile e la terapista guida una mano del paziente a portarsi saldamente a contatto con esso. L'altra mano si muove per aprire il rubinetto e poi per valutare la temperatura dell'acqua.

■ **Fig. 1.3b.** Poiché il braccio non sarà più in grado di percepire la superficie di appoggio se rimane troppo a lungo in quella posizione, la terapista guida l'altra mano del paziente nella ricerca di una superficie stabile, mentre egli la muove per chiudere il rubinetto quando il lavandino è sufficientemente pieno.

■ **Fig. 1.3c.** Con un braccio a stretto contatto con il lavandino, il paziente prende un asciugamano e lo porta verso di sé quando ha finito di lavarsi.

■ **Fig. 1.3d.** Il paziente si asciuga prima una mano e poi l'altra.

■ **Fig. 1.3e.** Dopo che il paziente si è lavato il viso, la terapista lo aiuta ad asciugarlo premendo l'asciugamano contro la pelle, invece di strofinarlo su e giù.

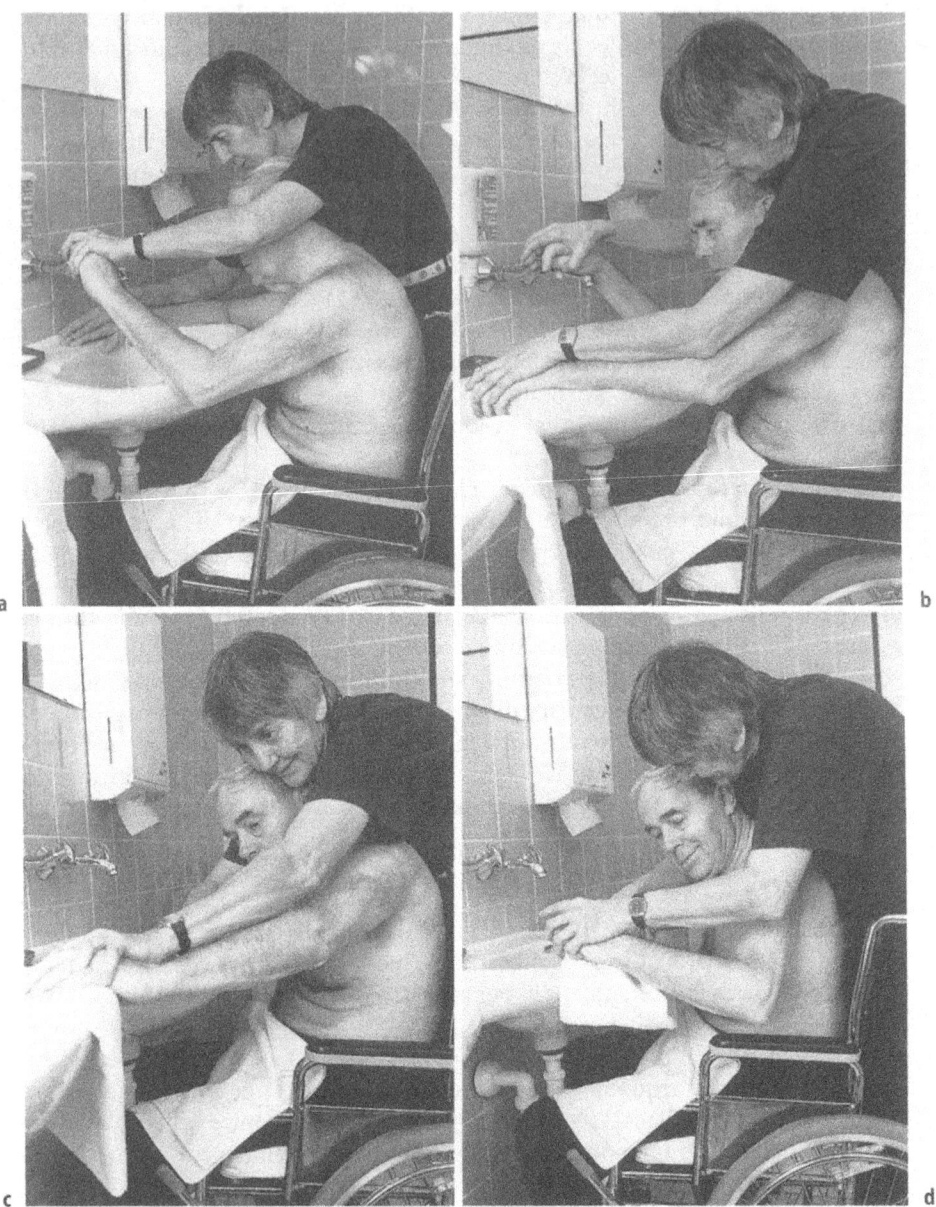

Fig. 1.3a-e. Aiutare il paziente a lavarsi mani e faccia (emiplegia sinistra). **a** Mettere l'acqua nel lavandino; **b** un braccio rimane a contatto con il lavandino mentre il paziente chiude il rubinetto; **c** prendere l'asciugamano; **d** asciugarsi le mani

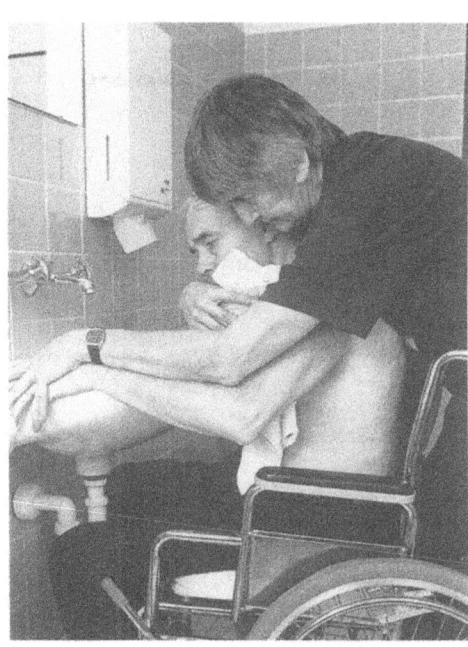

Fig. 1.3e. Asciugarsi il viso

Esempio 2. Mangiare uno yogurt per colazione

- **Fig. 1.4a.** La paziente è seduta al tavolo su uno sgabello, con il vasetto di yogurt, la scodella e il cucchiaio posti davanti. La terapista guida il braccio destro e la mano a valutare la stabilità della superficie del tavolo, prima di aiutare la paziente a raggiungere con l'altra mano lo yogurt e a portarlo verso di sé.

- **Fig. 1.4b.** Con il vasetto di yogurt tenuto fermamente contro il corpo e a contatto con il tavolo, si aiuta la paziente a togliere il coperchio.

- **Fig. 1.4c.** Mentre un braccio rimane saldamente a contatto con il tavolo, la paziente versa lo yogurt nella scodella che ha già portato verso di sé.

- **Fig. 1.4d.** Il braccio e la mano sinistra vengono guidati a sentire la superficie del tavolo e a tenere fermo il vasetto, mentre con la mano destra la paziente rimette il coperchio e lo spinge verso il basso con forza girandolo per accertarsi che sia ben chiuso.

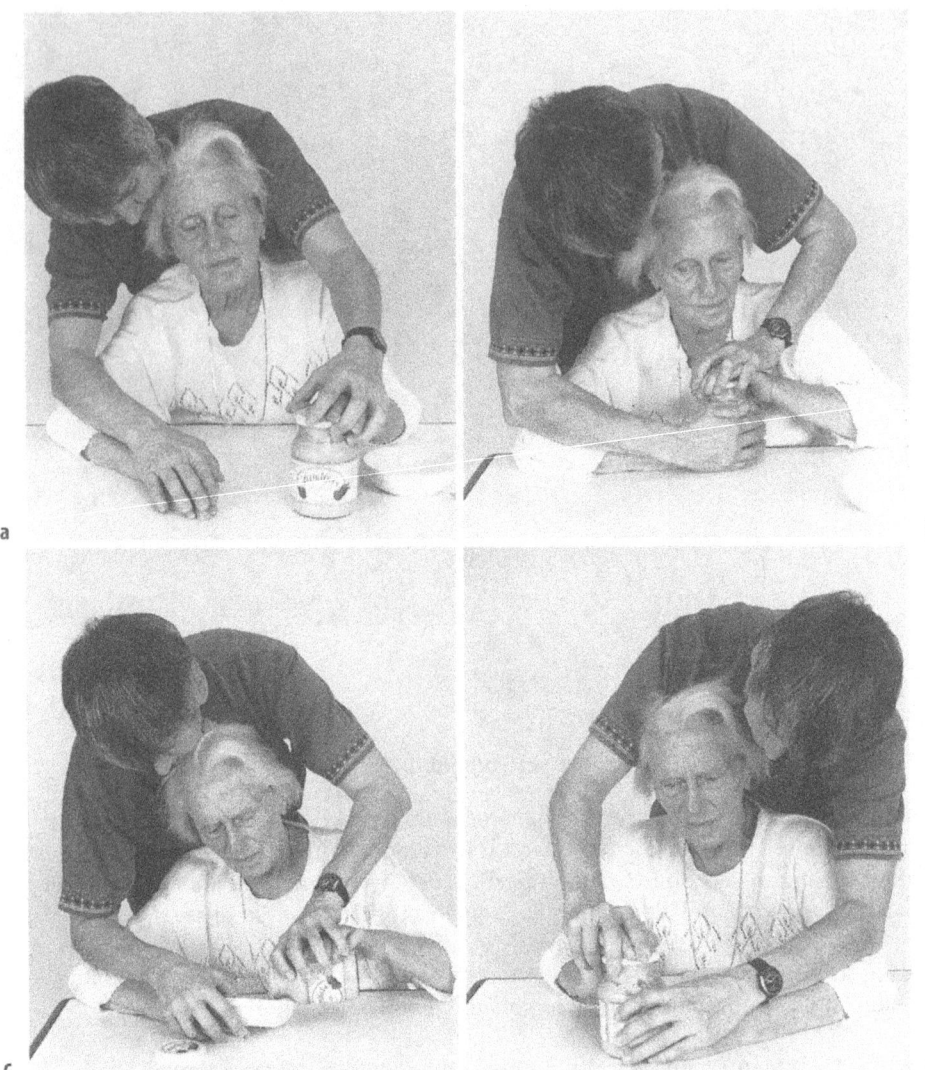

Fig. 1.4a-d. Mangiare uno yogurt a colazione (emiplegia destra). **a** Prendere lo yogurt; **b** stabilizzare il vasetto dello yogurt ed aprirlo; **c** versare dello yogurt nella scodella; **d** rimettere il tappo

- **Fig. 1.5a.** Con il braccio sinistro la paziente sente la superficie sottostante e tiene ferma la scodella, mentre prende il cucchiaio con la mano destra e inizia a mangiare.

- **Fig. 1.5b.** Ancora una volta si cambia il braccio di sostegno o il braccio che ricerca gli oggetti, in modo che la paziente possa tenere il cucchiaio con la mano sinistra.

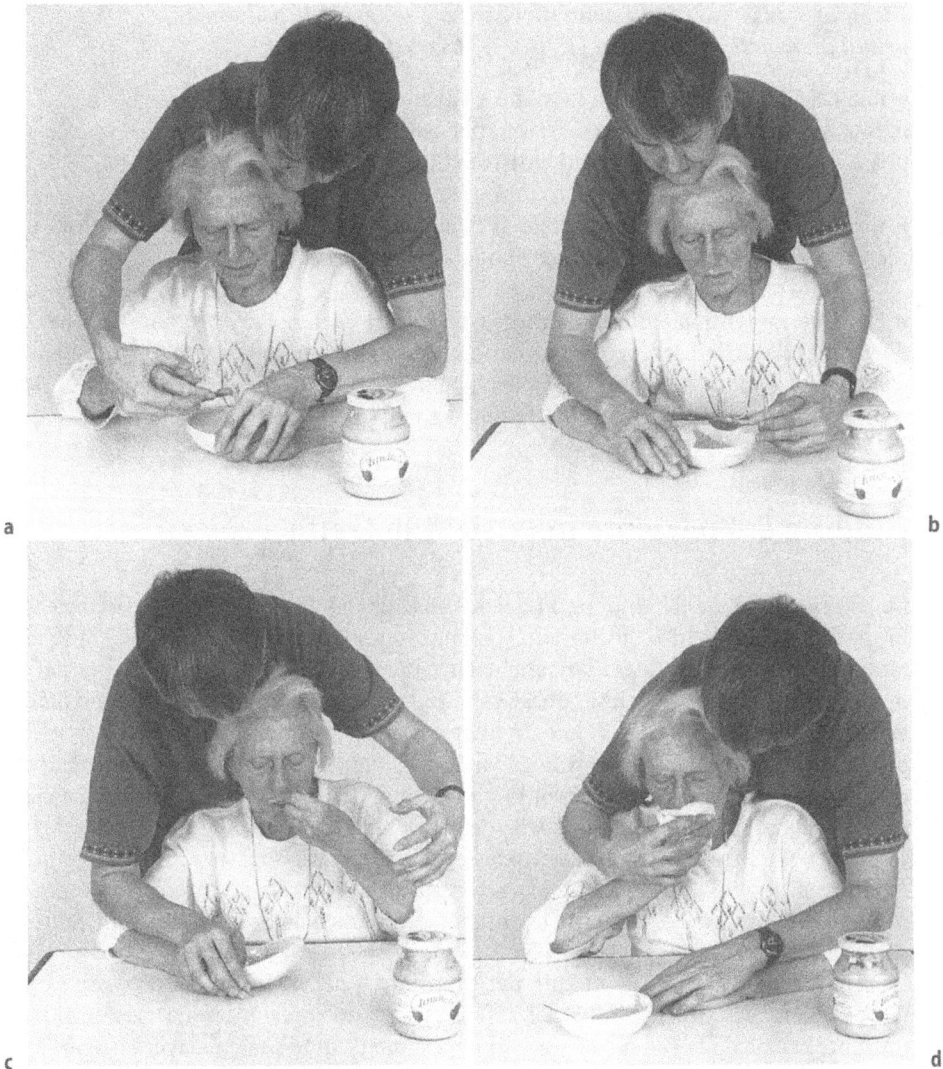

Fig. 1.5a-d. Mangiare uno yogurt (emiplegia sinistra). **a** Tenere saldamente la scodella; **b** valutare la superficie con una mano; **c** la paziente mangia da sola; **d** la paziente è aiutata a pulire la bocca con un tovagliolo

■ **Fig. 1.5c.** Mangiando con la mano sana, la paziente inizia a cavarsela senza aiuto e la terapista le permette di continuare per un po' da sola.

■ **Fig. 1.5d.** Quando la paziente ha finito di mangiare, la terapista guida la mano ed il braccio sinistro a valutare la stabilità del tavolo e la paziente si pulisce la bocca con il tovagliolo tenuto nella mano destra.

Esempio 3. Inserire i freni della carrozzina e sollevare le pedanine prima di alzarsi in piedi o di effettuare un trasferimento

■ **Fig. 1.6a.** La terapista guida la mano e l'avambraccio destro del paziente fermamente sul bracciolo della carrozzina, per assicurare che il braccio sia stabile e possa sostenerlo. Dopo la mano sinistra si porta sui freni.

■ **Fig. 1.6b.** Con le mani intrecciate, il paziente circonda il ginocchio e solleva il piede plegico dalla pedanina per appoggiarlo sul pavimento.

■ **Fig. 1.6c.** La terapista guida il braccio destro del paziente nel premere contro la parte laterale della carrozzina. La mano è a contatto con la parte superiore della sbarra che sostiene la pedanina. Dopo il paziente si piega in avanti e, mentre l'altra mano della terapista gli guida la mano sana, solleva verso l'alto la pedanina.

Guiding del paziente in posizione eretta

La terapista può anche guidare il paziente nell'alzarsi da una sedia e nel risolvere un problema che richiede lo stare in stazione eretta. Tuttavia, in posizione eretta la terapista avrà bisogno di guidare anche altre parti del corpo del paziente, per permettergli di essere a contatto con le superfici di sostegno poste nelle immediate vicinanze di fronte, dietro e di lato. In linea generale, si guida la parte del corpo del paziente portata a contatto con la superficie di supporto circostante con la parte corrispondente del proprio corpo; le ginocchia del paziente sono cioè mosse da quelle della terapista, la testa da quella della terapista e il tronco della terapista percepisce l'aumento di pressione contro la superficie attraverso il tronco del paziente.

I principi per la guida in posizione eretta sono spiegati nel successivo esempio, che illustra come il paziente è guidato a preparare un vassoio per servire del caffè agli ospiti.

Il paziente è in piedi in cucina per prendere il necessario dalla credenza. La terapista ha messo il thermos del caffè sul ripiano inferiore della credenza. Il paziente si alza dalla sedia collocata in un angolo in modo tale da avere un punto di riferimento fisso sia di lato che di fronte.

■ **Fig. 1.7a.** La terapista guida una mano del paziente sul ripiano di appoggio, gli preme le ginocchia in avanti con le proprie per fargli prendere contatto con le ante della credenza e gli sposta il bacino verso destra, in modo tale che l'anca e la coscia siano saldamente contro il mobile. La terapista guida il paziente a prendere le tazze, i piattini, ecc. e anche a mettere tutto il necessario sul carrello.

■ **Fig. 1.7b.** Dopo essersi cambiato la maglietta e pettinato prima di ricevere gli ospiti, il paziente spinge il carrello verso il tavolo dove essi sono seduti.

È interessante notare che questo paziente non era riuscito a camminare nel tentativo fatto in precedenza, nonostante avesse l'aiuto della terapista. Era molto

1 • Problemi che non possono essere osservati direttamente 33

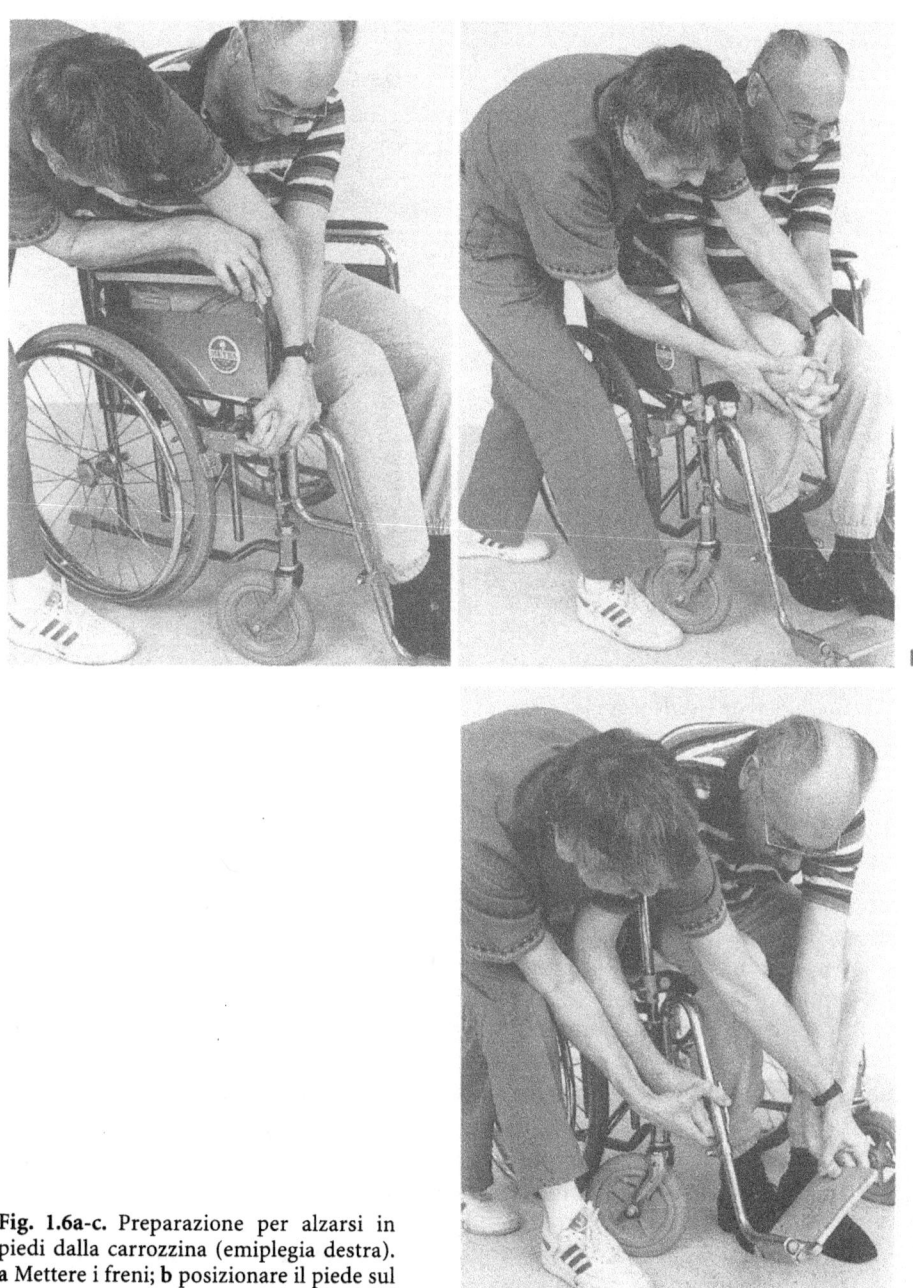

Fig. 1.6a-c. Preparazione per alzarsi in piedi dalla carrozzina (emiplegia destra). **a** Mettere i freni; **b** posizionare il piede sul pavimento; **c** sollevare la pedanina

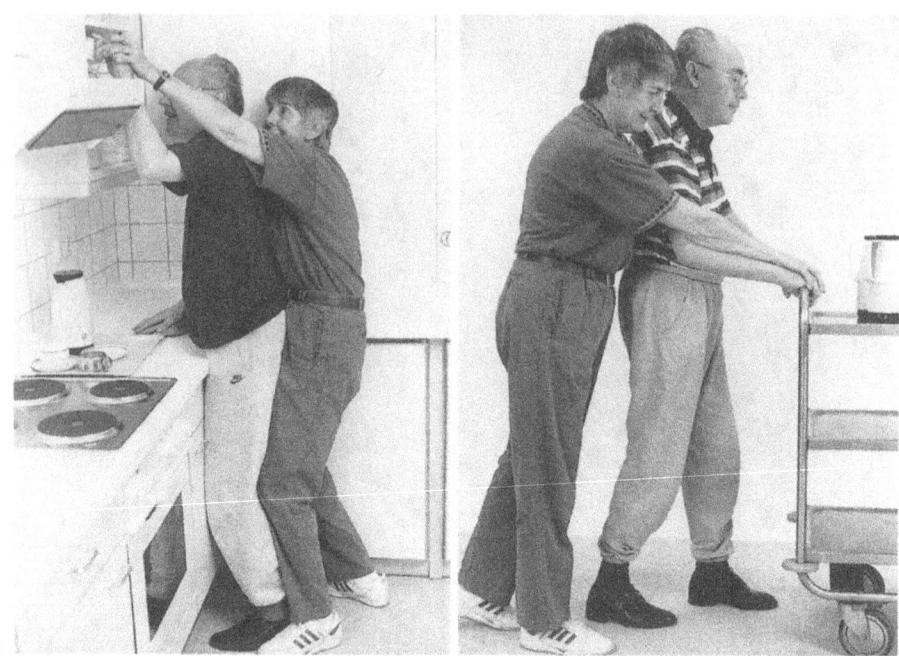

Fig. 1.7a, b. Servire il caffè (emiplegia destra). **a** Stare in piedi per prendere le tazze poste in alto in una credenza; **b** spingere il carrello con il necessario fino al tavolo

impaurito, con un marcato incremento della spasticità estensoria sia nel braccio che nella gamba. Tuttavia subito dopo essere stato guidato in piedi nella cucina e dopo aver spinto il carrello come parte del compito, il paziente è stato in grado di camminare con sicurezza e senza incremento del tono.

Quando un paziente cammina o è in piedi lontano dalle pareti, dai mobili o da altri oggetti stabili, guidarlo nel vero senso della parola risulta impossibile. Il corpo della terapista è un sostegno molle e in movimento e non fornisce una resistenza consistente. Anche se in questa situazione la terapista non può guidare il paziente, può facilitare lo schema corretto del passo usando le mani in qualunque modo sia necessario quando egli, ad esempio, trasporta un vassoio in cucina o va in bagno per lavarsi i denti. Quando il paziente arriva al tavolo su cui appoggia il vassoio, o raggiunge il lavandino su cui si trova lo spazzolino da denti, la terapista può iniziare di nuovo a guidarlo.

Considerazioni

Il successo della riabilitazione di pazienti con problemi percettivi può essere lungo e faticoso da raggiungere, ma il miglioramento dell'indipendenza e della qualità della vita giustifica il tempo e lo sforzo. Nella letteratura neurologica e riabilitativa si è spesso scritto che tutto il recupero possibile successivo a un ictus avviene praticamente durante i primi 6 mesi. Molti studi di laboratorio e clinici non sostengono questo punto di vista ed esiste la possibilità che la cessazione del recupero dopo i 6 mesi possa essere il prodotto di una profezia che si autoavvera: il punto di vista del riabilitatore sull'argomento può influenzare l'esito della riabilitazione (Bach-y-Rita 1981).

Studi di laboratorio hanno dimostrato che il recupero della funzione continua ad avvenire oltre i 5 anni dopo una lesione stabilizzata. Bach-y-Rita e altri autori hanno riportato diversi casi in cui il continuo recupero della funzione è avvenuto sino a 7 anni dopo l'insorgenza dell'ictus.

Molti pazienti con emiplegia relativamente lieve soffrono anche di disturbi percettivi che spesso non vengono riconosciuti all'esame clinico di routine. Anche se non è possibile superare tutte le difficoltà del paziente, si deve prestare attenzione a preservare il suo rispetto di sé. I problemi nascono dalla lesione e il paziente non dovrebbe in alcun modo essere colpevolizzato per i fallimenti nel raggiungere gli obiettivi desiderati nella riabilitazione. A causa dei continui processi relativi alla soluzione di problemi e al prendere decisioni necessari per adattarsi alla vita di ogni giorno, gli approcci di modificazione del comportamento non forniscono al paziente gli strumenti per affrontare la vita fuori dal centro di riabilitazione. Tali approcci sviluppano solo abitudini che il paziente non è in grado di modificare e utilizzare in altre situazioni. Il paziente può diventare più facile da gestire per l'équipe riabilitativa ed essere "buono" e più disponibile, ma prima di introdurre qualunque procedura di punizione e rinforzo si dovrebbe prendere in considerazione con attenzione e onestà il profondo consiglio di Jacobs (1988).

> *"I programmi e le procedure devono sempre avere lo scopo di portare un beneficio al cliente e non comodità al programma di riabilitazione. È sempre necessario prendere in considerazione se si deve modificare il comportamento del cliente o le procedure del programma riabilitativo. In molti casi, ambiguità o problemi all'interno dell'intero programma di riabilitazione possono essere responsabili delle aberrazioni colte nel cliente. In tali situazioni l'intervento deve essere focalizzato sulla modifica del programma piuttosto che sulla modificazione del comportamento del cliente per conformarlo a un programma standardizzato".*

I principi dell'apprendimento descritti in questo capitolo dovrebbero essere tenuti in mente durante tutte le attività volte a migliorare le abilità sensomotorie del paziente, perché la percezione e il movimento dipendono l'una dall'altro. Come sottolinea Luria (1978): "Le azioni e i movimenti volontari sono sistemi funzionali complessi attuati da un'egualmente complessa 'costellazione' dinamica di zone del cervello che lavorano insieme, ciascuna delle quali reca il proprio contributo alle strutture dei movimenti complessi. Per questo motivo, una lesione in una di queste zone blocca una componente del sistema funzionale, disturba la normale organizzazione dell'intero sistema funzionale e conduce alla manifestazione dei deficit motori".

Sarebbe impossibile trattare separatamente i problemi motori e percettivi del paziente. Essi sono inestricabilmente correlati: non esiste movimento senza percezione e senza movimento e interazione con l'ambiente non esiste la possibilità di percepire. La nostra mano è, dopo tutto, molto più di un semplice organo di prensione! (Zittlau 1996). Come sottolineano Latash e Anson (1996), "Il cervello più il fenomeno della ridondanza producono il disegno dei nostri corpi, compreso il sistema per la produzione dei movimenti volontari, flessibile e capace di adattarsi non solo ai cambiamenti che hanno luogo nelle condizioni esterne, ma anche, almeno entro certi limiti, a quelli che avvengono nel corpo stesso".

Nei capitoli successivi vengono descritti ulteriori modi con cui si può aiutare il paziente a far fronte nuovamente alle richieste della vita quotidiana e a godere del tempo libero.

2 Sequenze di movimento normali e reazioni di equilibrio

Il trattamento dei pazienti emiplegici è un processo di insegnamento e apprendimento: la terapista insegna, il paziente impara. Durante lo svolgimento del lavoro è molto importante che l'insegnante conosca molto bene la propria materia e in questo caso, dato che si reinsegnano sia il movimento sia le reazioni, la terapista deve sapere esattamente cosa dovrebbe avvenire, cioé come si muovono e reagiscono normalmente le persone. Si dovrebbe tuttavia ricordare che "le azioni sono tipicamente composte da due componenti: una mentale ed una fisica" e che esse sono strettamente correlate, in quanto "nelle nostre azioni, i movimenti corporei sono determinati dalle nostre intenzioni" (Searle 1984). Una volta che un soggetto decide di pianificare un'azione, ha l'intento di agire e "l'organizzazione dell'azione volontaria, dall'intenzione all'esecuzione, dipende dal tipo di comportamento volontario che il soggetto desidera esprimere" (Roland 1993). Facendo riferimento a livelli diversi d'intenti, Woodworth (1899) spiegava che "quando inizio a camminare intenzionalmente, la mia intenzione non è quella di muovere le gambe in un certo modo; la mia volontà è diretta a raggiungere un certo luogo" e che "sono incapace di descrivere quali movimenti stiano facendo le mie braccia e le mie gambe; ma sono in grado di esprimere quale risultato intendo raggiungere". Quindi ci sarà sempre qualche variazione nel modo in cui i movimenti sono eseguiti, che dipende dalle condizioni circostanti e dalla persona che si sta muovendo. "In tutti i casi in cui è richiesta un'iniziativa o un adattamento motori, esiste una certa sintonizzazione dei movimenti rispetto ad un compito imprevisto" (Bernstein 1996). Inoltre, non solo la natura del compito e l'ambiente contribuiscono ad alterare i movimenti del corpo, anche le differenze anatomiche giocano una parte. Riferendosi all'influenza che la costituzione individuale ha sul modo in cui un soggetto si muove, Klein-Vogelbach (1990) spiega che "le deviazioni delle lunghezze, larghezze, profondità e pesi di alcuni segmenti corporei dalle norme ipotetiche modificano il comportamento motorio dell'individuo in modo prevedibile, particolarmente quando l'asse sagittale del corpo è inclinata".

Nonostante le molte variazioni e possibilità individuali, tutti ci muoviamo secondo schemi essenzialmente simili e comuni. Tali schemi iniziano a svilupparsi dalla più tenera età e diventano automatici nella vita adulta, cosicché si verificano nell'intero corso della giornata senza che ne siamo consapevoli. Le azioni di scendere dal letto la mattina, alzarsi in piedi, camminare, sedersi, bere una tazza di caffè e persino parlare si svolgono tutte secondo un determinato

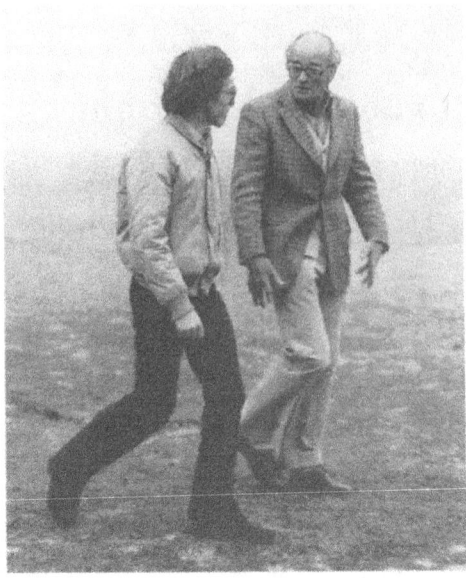

Fig. 2.1. Camminare e parlare

schema di movimento. Ognuna di queste attività è stata appresa e notiamo subito quando qualcun altro le effettua in modo insolito o strano. I movimenti si formano in modo talmente automatico che non pensiamo consciamente a come dobbiamo muoverci, i movimenti avvengono spontaneamente. Quando scriviamo, per esempio, non pensiamo a come comporre ciascuna lettera, ma ci concentriamo sul contenuto. Lo stesso accade quando parliamo a qualcuno. Quando camminiamo non prendiamo in considerazione il movimento di ciascuna gamba, ma possiamo ammirare l'ambiente circostante o concentrarci sulla nostra destinazione o persino intrattenere una conversazione lungo la strada (Fig. 2.1).
Se prendiamo in considerazione la deambulazione, vediamo che tutte le persone camminano in modo simile, muovendo in avanti un piede dopo l'altro, con le braccia che oscillano e il corpo eretto. Piccole differenze individuali ci permettono di riconoscere qualcuno in lontananza o persino quando riusciamo solo a sentirne i passi che si avvicinano. Si possono osservare tali variazioni individuali ogni volta che ci muoviamo ed esse sono solitamente legate ai seguenti fattori:
- La nostra costituzione – se siamo bassi o alti, grassi o magri, con le gambe lunghe o meno
- Ciò che abbiamo appreso per imitazione dalla più tenera età dai costumi o dalle abitudini di coloro che ci circondano
- La nostra personalità, con la sua varietà di inibizioni o mancanza di inibizioni e la situazione in cui ci troviamo in quel momento
- L'allenamento intensivo in uno sport, forma di danza o professione
- La presenza di qualsiasi forma di rigidità o dolore che ci fa muovere in modo diverso. Persino un callo sul mignolo del piede cambia notevolmente il modo di camminare di un individuo, così come accade se si ha il torcicollo o male

alle spalle. Sicuramente, come spiegato nel Cap. 15, l'aumento di tensione nel sistema nervoso impedisce la normale neurodinamica, producendo un'attività senso-motoria alterata (Shacklock 1995).

Nonostante l'esistenza di tali variazioni, i nostri normali schemi di movimento sono così simili che si possono usare a scopo diagnostico se si vede qualcuno fare qualcosa in modo molto diverso da chiunque altro. Per gli adulti il repertorio delle possibilità di movimento è enorme, ma sono stati scelti solo alcuni esempi tratti dalla vita quotidiana che sono molto importanti nel trattamento dei pazienti emiplegici. Di solito le persone svolgono queste attività nello stesso modo fondamentalmente economico. Se un paziente non è in grado di compiere una delle azioni in questo modo, la terapista deve scoprire perché non può farlo. La risposta al "perché" diventerà in seguito la base del trattamento. La terapista cercherà di mettere il paziente nelle condizioni di effettuare nuovamente il movimento in modo normale ed economico. A tale scopo dovrà analizzare attentamente quale componente del movimento gli impedisce di svolgere l'attività. Solo in seguito a tale attenta analisi il trattamento può essere appropriato ed esatto.

Analisi di alcuni movimenti quotidiani

L'analisi non entra nei minimi particolari. È importante valutare caso per caso in base a quali osservazioni si può concludere che un individuo si sta muovendo normalmente. La terapista osserva come vengono solitamente svolte alcune attività in modo tale da poter facilitare o guidare il paziente in modo corretto, consentendogli di riapprendere il movimento attraverso la sensazione.

Rotolare dalla posizione supina a quella prona (Fig. 2.2)

Quando iniziamo a rotolare solleviamo il capo dalla superficie di appoggio e rivolgiamo il viso al lato verso il quale stiamo rotolando. La testa non batte mai per terra, passando adeguatamente da una leggera flessione a una leggera estensione, per proteggere alternatamente il volto o la parte posteriore del capo. Quando il movimento è completato, la testa torna a poggiare lievemente sulla superficie di appoggio.

Le braccia si spostano fuori dalla traiettoria per non ostacolare il movimento, cosa che possono fare in molti modi diversi, sia venendo tenute sopra la testa, sia muovendosi davanti al corpo, ma senza mai dare l'impressione di essere d'impaccio o di rimanere intrappolate sotto il corpo. A volte le braccia oscillano per dare ulteriore slancio al movimento. Quando rotoliamo normalmente, non usiamo le mani per sollevarci e non spingiamo sul pavimento dietro o davanti a noi per aiutarci nel movimento o per non cadere in avanti o indietro.

La rotazione del corpo avviene in modo tale che il movimento sia fluido e armonioso e il corpo non faccia uno scatto in avanti tutto d'un pezzo, in blocco,

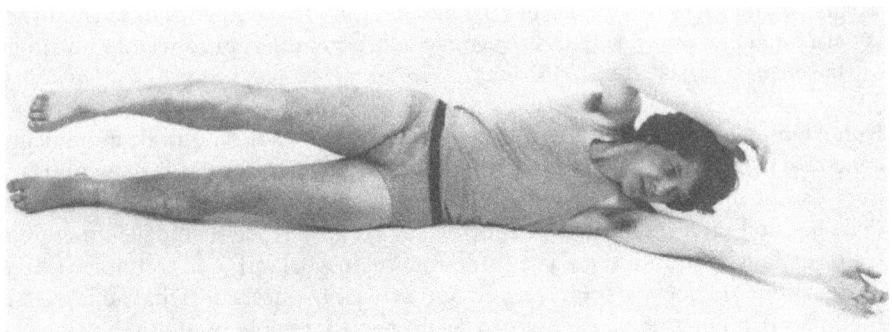

Fig. 2.2. Rotolare dalla posizione supina a quella prona

mentre rotola in avanti, né cada di colpo all'indietro quando passa dalla posizione sul fianco a quella supina. Sebbene la rotazione sia talvolta impercettibile, la fluidità del movimento dipende da tutto questo.

Le gambe si muovono come se facessero un passo di ampiezza variabile da persona a persona. La gamba che sta sopra si sposta in avanti mentre quella che sta sotto va in extrarotazione fino a giacere distesa sulla superficie di appoggio. Raramente ci diamo una spinta da dietro con un piede o cerchiamo di spostarci in avanti con la gamba di sotto. Quando ci giriamo correttamente per portarci in posizione prona, le gambe sono estese prima di raggiungere tale posizione, poiché la flessione delle anche ostacolerebbe il movimento e la gamba in movimento rimane inattiva sul pavimento solo dopo che il giro è stato completato.

L'attività di rotolamento è priva di sforzo, è ritmica e fluida e noi rotoliamo lungo una linea pressoché retta anche ad occhi chiusi.

Portare il tronco in avanti da seduti per toccarsi i piedi (Fig. 2.3)

Quando siamo seduti, i nostri piedi poggiano a terra senza una pressione attiva sul pavimento e con il solo peso passivo dato dalle gambe inattive. Quando ci inchiniamo in avanti per toccarci le dita o per raccogliere qualcosa, i piedi non partecipano spingendo contro il pavimento o sollevando i talloni. Lo stesso accade quando ritorniamo in posizione eretta. Quando ci inclimiamo in avanti o riportiamo il tronco in posizione eretta, la testa segue naturalmente il movimento, senza essere rigidamente mantenuta in estensione. Possiamo però tenerla in diverse posizioni o lasciarla abbandonata in avanti senza che interferisca con il movimento.

Alzarsi da una sedia

Quando ci alziamo da una sedia entrambi i piedi appoggiano piatti sul pavimento mentre il peso inizia ad essere portato sulle gambe. Di solito i piedi sono paral-

2 • Sequenze di movimento normali e reazioni di equilibrio

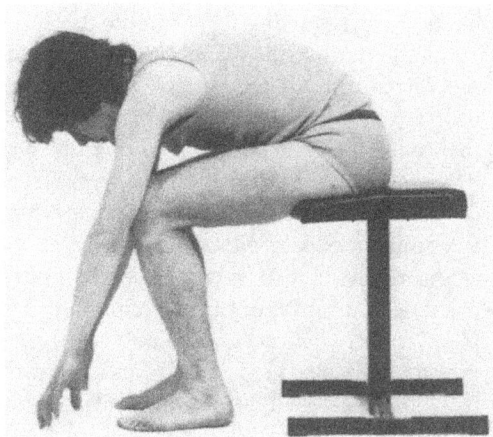

Fig. 2.3. Portare il tronco in avanti da seduti. I piedi rimangono appoggiati sul pavimento e non mostrano alcuna attività

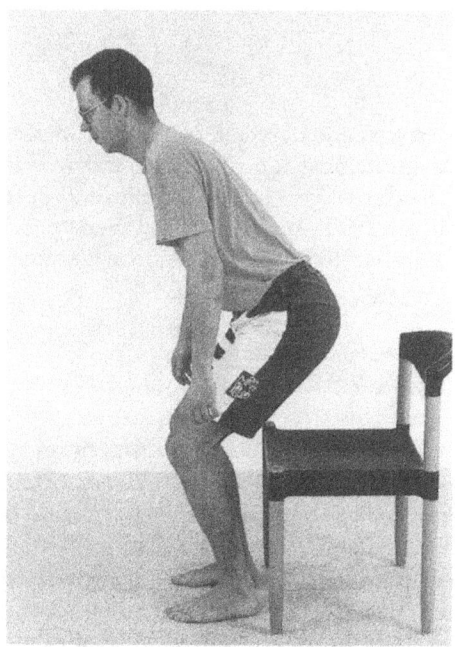

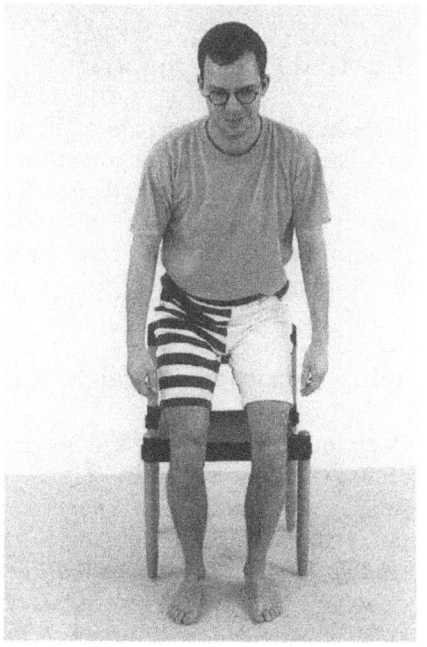

Fig. 2.4. Alzarsi dalla posizione seduta (vista laterale). La testa funge da guida mentre il tronco si estende per portare il peso in avanti sui piedi

Fig. 2.5. Alzarsi dalla posizione seduta (vista frontale). Il peso è portato egualmente su entrambe le gambe e l'intero corpo è simmetrico

leli oppure un piede è leggermente davanti all'altro, ma esistono numerose variazioni che hanno luogo spontaneamente in determinate circostanze. Se, per esempio, la padrona di casa si alza velocemente dal tavolo da pranzo senza spingere indietro la sedia per andare a prendere in cucina qualcosa che manca, probabilmente porterà una gamba in abduzione e girerà verso quel lato per alzarsi.

Quando il peso inizia ad essere portato sulle gambe, tiriamo sufficientemente indietro i piedi verso la sedia per permettere alle ginocchia di muoversi anteriormente verso le dita dei piedi. Le anche si flettono per portare il tronco in avanti finché la testa si trova approssimativamente all'altezza delle dita dei piedi o anche più lontano. Con la schiena e il collo abbastanza diritti ci alziamo in piedi, mentre le braccia oscillano reattivamente in avanti (Fig. 2.4). (Se il sedile è molto basso, o se ci alziamo molto lentamente, le braccia si portano attivamente in avanti in estensione, oppure possiamo usare le mani per aiutarci spingendo sul sedile).

Come risultato dell'aumento della flessione dorsale alla caviglia, le ginocchia possono spostarsi anteriormente sopra i piedi. Mentre ci alziamo, entrambe le cosce mantengono la stessa angolazione rispetto alla linea mediana in quanto le anche rimangono nella stessa posizione, senza portarsi né in abduzione né in adduzione (Fig. 2.5). Il tronco e gli arti si muovono in modo simmetrico a meno che, mentre ci si alza, non si stia evitando ostacoli o ci si stia sporgendo lateralmente per afferrare qualcosa.

Alzarsi da terra (Fig. 2.6)

Possiamo alzarci da terra in molti modi diversi, uno dei quali consiste nel passare dalla posizione semi-inginocchiata. Da questa posizione mettiamo un piede in avanti e il ginocchio progredisce fino ad essere sopra le dita del piede. Il peso viene portato in avanti finché la testa si trova sulla stessa linea del piede posto davanti, mentre la schiena resta diritta. Quindi ci alziamo, muovendo leggermente le braccia in avanti.

Salire e scendere le scale (Fig. 2.7, 2.8 e 2.9)

Quando saliamo le scale appoggiamo tutto il piede sullo scalino superiore e il ginocchio si porta in avanti oltre le dita del piede, mentre il peso viene portato sulla gamba. Trasferiamo il peso in avanti con la schiena diritta fino a quando la testa e il tronco sono sul piede più avanzato e poi solleviamo l'altro piede portandolo sul gradino successivo. Non è richiesta la flessione plantare attiva della caviglia, ma questa costituisce una scelta dettata dal nostro umore e dalla velocità del movimento. Il ginocchio della gamba di appoggio non viene mai esteso completamente, ma rimane in leggera flessione mentre l'altro piede viene posto sullo scalino superiore. (Fig. 2.8). Quando i gradini sono piani e regolari non teniamo lo sguardo fisso su di essi, ma guardiamo avanti dove stiamo andando o gli scalini posti più lontano davanti a noi. Dal momento che non abbiamo biso-

2 • Sequenze di movimento normali e reazioni di equilibrio

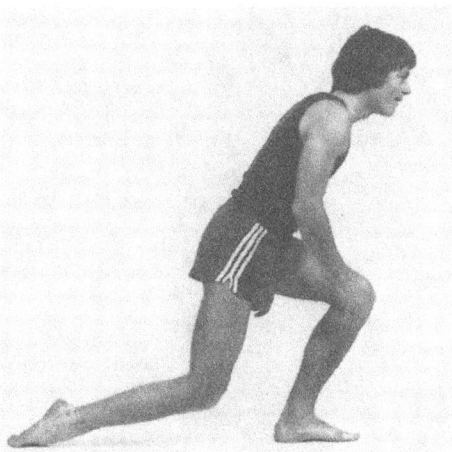

Fig. 2.6. Alzarsi passando per la posizione semi-inginocchiata. Una notevole flessione dorsale del piede posto davanti consente al ginocchio di muoversi in avanti

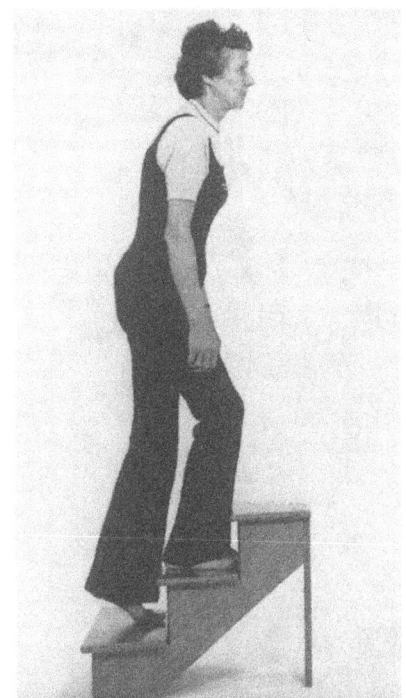

Fig. 2.7. Salire le scale

gno di guardare gli scalini, possiamo portarvi oggetti su e giù, come, per esempio, portare il vassoio del thè in una stanza posta al piano superiore.

Quando scendiamo le scale, uno dei piedi si muove in avanti e verso il basso e ancor prima che raggiunga il gradino sottostante, trasferiamo il peso in avanti sollevando il tallone della gamba di appoggio che si trova dietro (Fig. 2.9). Il tallone deve staccarsi dallo scalino superiore, altrimenti non avremmo un'escursione in flessione dorsale della caviglia sufficiente a consentire lo spostamento in avanti del peso, che avviene prima che l'altro piede abbia raggiunto lo scalino successivo. Non appena la gamba di sotto è in carico, con il piede che appoggia completamente sul gradino, l'altra gamba oscilla in avanti con slancio e la sequenza si ripete.

Camminare

La deambulazione è stata analizzata spesso e in modo esauriente da molti autori. Per averne una visione globale è sufficiente considerare i seguenti punti.
- Il cammino è un'attività ritmica e apparentemente senza sforzo. Si può camminare agevolmente per un'ora senza avere il respiro affannato o essere esausti.

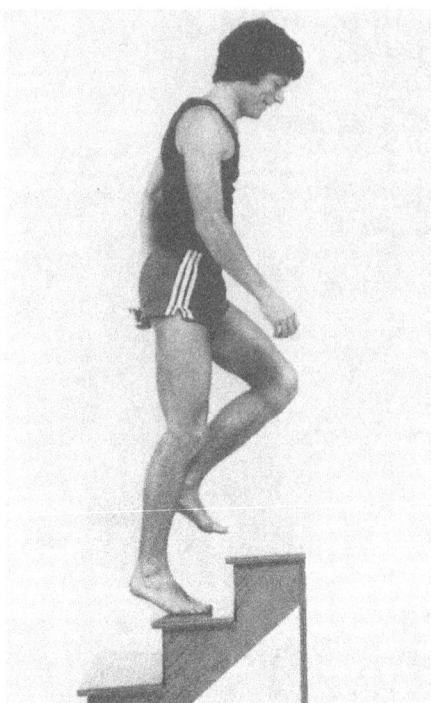 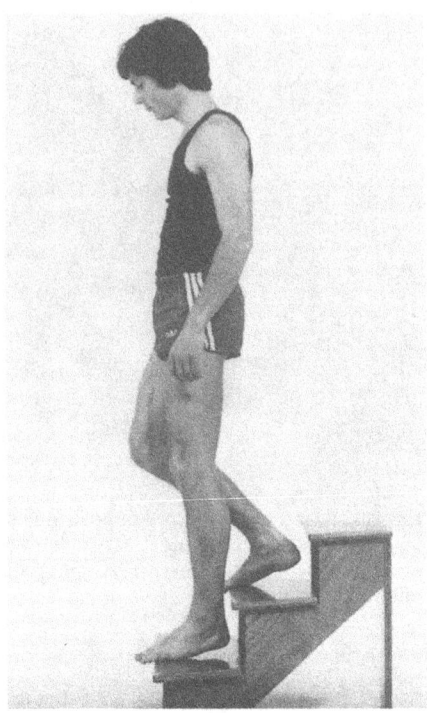

Fig. 2.8. Salendo le scale le gambe sono in costante movimento come quando si corre in bicicletta e le ginocchia non sono mai completamente estese

Fig. 2.9. Scendere le scale. Il carico continua a spostarsi in avanti sulla gamba più avanzata

- Il cammino non dipende da una specifica posizione del capo, perciò quando svolgiamo quest'attività possiamo guardarci intorno liberamente e persino salutare qualcuno con la mano (Fig. 2.10).
- Il tronco rimane allineato sopra il bacino con il torace stabilizzato dinamicamente per permettere ai muscoli addominali un ancoraggio e, attraverso questi, ai muscoli che muovono le gambe.
- Mentre camminiamo entrambe le anche si muovono continuamente in avanti senza mai andare indietro o rimanere stazionarie. Quando facciamo un passo, l'anca si flette solo di circa 30° e rimane in quella posizione finché il tallone raggiunge il pavimento.
- Quando portiamo il peso su una gamba durante la fase di carico, le ginocchia non sono mai completamente estese ma rimangono mobili e pronte a rilassarsi per iniziare la successiva fase di oscillazione. Alla fine della fase di oscillazione il ginocchio è più esteso che in qualunque altra fase del cammino, per portare il piede in oscillazione abbastanza lontano in avanti da ottenere un passo adeguatamente lungo.

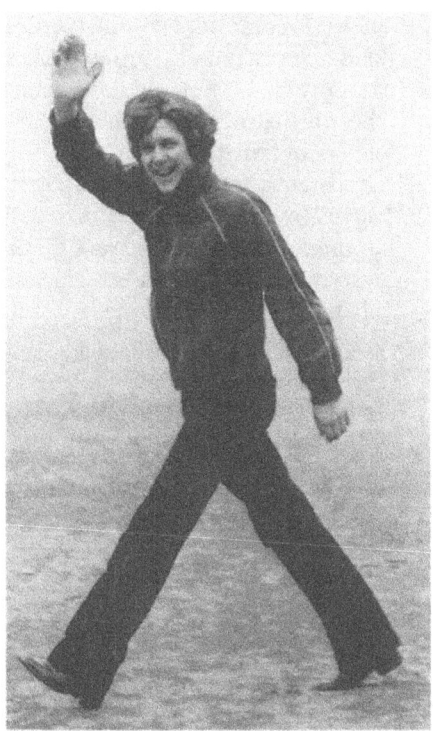

Fig. 2.10. La testa e le braccia sono libere di muoversi in modo indipendente anche quando il soggetto cammina velocemente

- Le braccia oscillano alternativamente in avanti e indietro a causa della rotazione tra cingolo pelvico e cingolo scapolare che avviene al di sotto del livello dell'ottava vertebra dorsale. Non appena un piede si porta in avanti, il braccio controlaterale oscilla in avanti. Non muoviamo volontariamente le braccia; il movimento è reattivo ed è il risultato del momento causato dal trasferimento di peso. L'oscillazione del braccio dipende dalla velocità del cammino e varierà in accordo con essa. Infatti, se la velocità è ridotta sotto i 70 passi al minuto, le braccia non oscilleranno affatto.
- I passi sono della stessa lunghezza e velocità. La lunghezza media è di 78 cm e la maggior parte delle persone compie 108-120 passi al minuto (Basmajian 1979; Klein-Vogelbach 1995). I piedi fanno lo stesso rumore quando contattano il pavimento. Ciascuno di noi, quando cammina, ha un ritmo individuale.
- È importante sottolineare che nel passo anteriore la caviglia contatta per prima il pavimento e nel passo posteriore l'alluce si solleva dal pavimento per ultimo (Fig. 2.11) e che per un breve periodo entrambi rimangono in contatto con il suolo. Per fare un passo non solleviamo la gamba attivamente tramite l'anca; essa oscilla in avanti al momento della spinta verso il basso effettuata dal piede di sostegno tramite la flessione plantare attiva, che genera il più importante impulso per l'energia del cammino (Winter 1988). Il peso è trasferito in avanti anteriormente prima che la caviglia prenda contatto con il

suolo. È come se stessimo perdendo l'equilibrio e ci proteggessimo con il piede che raggiunge in tempo il suolo. La posizione che il piede assume al suolo varia lievemente da persona a persona, ma è importante sottolineare che normalmente l'angolo formato con la linea mediana è lo stesso per entrambi i piedi (Fig. 2.12).

- La distanza tra i piedi, o larghezza del passo, è minore della distanza tra le anche. In uno studio condotto da Murray e coll. (1964) è stato rilevato che la larghezza media del passo è di circa 0.8 cm, mentre Klein-Vogelbach (1995) descrive che ci deve essere una sufficiente distanza tra i piedi per permettere alla gamba in oscillazione di oltrepassare l'altra senza impedimenti. Se i piedi fossero troppo distanti ci sarebbe bisogno di uno spostamento laterale di peso eccessivo e non economico sopra ciascun arto (Saunders e coll. 1953).

I movimenti richiesti nel cammino sono automatici e recenti ricerche indicano che i generatori centrali di pattern (CPGs) giocano un ruolo nella loro produ-

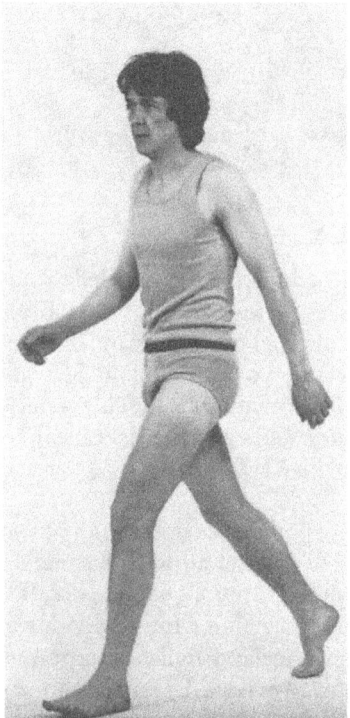 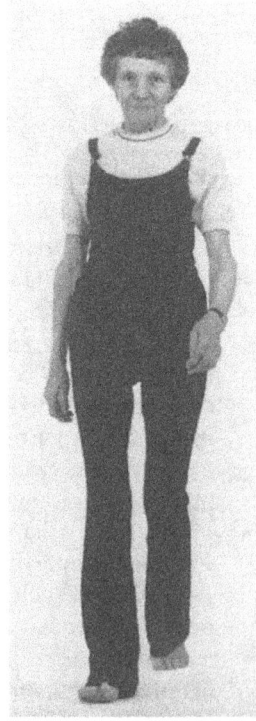

Fig. 2.11.   Fig. 2.12.

Fig. 2.11. Cammino normale ed economico

Fig. 2.12. Entrambi i piedi assumono la stessa posizione in relazione alla linea mediana quando toccano terra davanti al corpo. Il loro angolo è determinato dalla rotazione dell'anca quando la gamba oscilla in avanti

zione, ma solo per i movimenti base e ritmici. Anche se i CPGs possono produrre schemi locomotori stereotipati, il controllo dei centri superiori e le informazioni sensoriali di ritorno provenienti dagli arti sono essenziali per rendere selettivo e variato il cammino, o per adattarlo all'esecuzione di compiti o a cambiamenti delle condizioni ambientali. "I processi di controllo più complessi, che nascono dalla corteccia cerebrale, dal cervelletto e dal midollo allungato, iniziano e mantengono gli schemi motori necessari a un'attività ottimale attraverso aggiustamenti predittivi basati sulle circostanze attuali" (Brooks 1986). Senza tali controlli la stimolazione dei circuiti spinali generatori di pattern produce unicamente ciò che è stato descritto come "nella migliore delle ipotesi, una cattiva caricatura del cammino" (Shumway-Cook e Woollacott 1995). Certamente un così complesso controllo da parte dei centri superiori è necessario per mantenere l'equilibrio durante il cammino; ciò è forse la spiegazione di come possa essere difficile se non impossibile costruire un robot controllato da computer capace di camminare su due arti (Raibert e Sutherland 1983). Camminare è un processo molto più complesso del muovere semplicemente le gambe in un certo modo, "così complicato che i ricercatori stanno ancor oggi cercando d'intuire in maniera precisa come funzioni e come gestiamo con così tanto successo il cammino" (Morris 1987).

Equilibrio, reazioni di raddrizzamento e di equilibrio

Ogni attività svolta ci richiede di reagire alla forza di gravità e il nostro corpo deve adattarsi di conseguenza per mantenere l'equilibrio. Gli adattamenti sono anticipatori, poiché i muscoli posturali sono attivati anticipatamente rispetto a un movimento complesso o a un compito da eseguire, o prima di una perturbazione attesa o di un disturbo dell'equilibrio. Il controllo posturale implica non solo controllare la posizione del corpo nello spazio ai fini della stabilità, che significa controllare il centro di gravità entro la base di appoggio, ma anche mantenere una relazione appropriata tra i segmenti corporei e tra il corpo e l'ambiente. (Shumway-Cook e Woollacott 1995). Originariamente K. Bobath (1980) descrisse questa abilità come "normale meccanismo posturale riflesso". Oggi, tuttavia, poiché si è stabilito che di fatto tale meccanismo non è un riflesso, si usa invece l'espressione "normale meccanismo di controllo posturale". Come descritto in precedenza da Bobath, esso dipende da:
- un normale tono muscolare, che deve essere sufficientemente alto per sostenerci e muoverci contro gravità, ma non così elevato da impedire il movimento;
- un'innervazione o un'inibizione reciproca che ci consentono di stabilizzare alcune parti del corpo mentre ne muoviamo selettivamente altre;
- schemi di movimento comuni a noi tutti.

Nell'adulto, il normale meccanismo di controllo posturale presuppone un cervello illeso e fa da sfondo ai movimenti complessi. "La postura è salvaguardata da afferenze ed efferenze multiple. Ciò riflette la cura che l'evoluzione ha dedicato alla capacità di adattare il corpo alla direzione della gravità e alla relazione reciproca esistente tra le parti del corpo" (Brooks 1986). In posizione eretta e soprattutto in stazione eretta, dobbiamo avere reazioni di equilibrio altamente sviluppate che devono essere sia adattative, sia anticipatorie. Le reazioni di equilibrio ci consentono di mantenere il bilanciamento quando siamo seduti, quando siamo in piedi e quando camminiamo. Di conseguenza, gli arti superiori sono liberati dalla funzione originaria di supporto in modo da poter diventare strumenti per attività manuali specializzate (Fiorentino 1981). Queste reazioni sono automatiche, anche se possono essere controllate o modificate volontariamente per scopi funzionali. Esse variano da impercettibili cambiamenti di tono ad ampi movimenti del tronco e degli arti. Se si considera che la postura non è altro che un movimento arrestato, ovvero che adottiamo una postura ogni qualvolta ci fermiamo in qualunque fase del movimento e ne manteniamo la posizione, diventa chiaro che le combinazioni e le possibilità sono infinite.

Nella vita quotidiana dobbiamo reagire alla forza di gravità in diverse situazioni in cui è necessario l'equilibrio.

- Ci muoviamo per svolgere un'attività mentre la superficie di appoggio rimane stabile e piana. Per esempio, mentre siamo seduti su una sedia ci allunghiamo per prendere l'oggetto desiderato, o ci mettiamo una scarpa, o ci spostiamo per evitare qualcosa. Per quanto sia piccolo il movimento, ci sarà sempre un adattamento del tono e della postura di molte altre parti del corpo. L'importanza di questi adattamenti emerge in modo estremamente chiaro quando lavoriamo con pazienti con lesione completa del midollo spinale sopra il livello della quinta vertebra cervicale. Con l'aiuto della terapista, il paziente può trovare una posizione in cui riesce a stare seduto senza sostegno, ma persino il girare la testa per guardare qualcosa lo fa cadere poiché l'adattamento necessario non è possibile.
- La superficie di appoggio si muove e noi reagiamo per mantenere l'equilibrio, come avviene quando siamo seduti in un'auto in movimento o stiamo in piedi in un treno affollato.
- Ci muoviamo su una superficie di appoggio stabile ma irregolare e il corpo reagisce adeguatamente, come avviene quando camminiamo in un prato con l'erba alta, saliamo le scale o percorriamo un sentiero serpeggiante.

I successivi esempi di reazioni di raddrizzamento e di equilibrio richiedono un attento esame, in quanto la riabilitazione di queste funzioni costituisce una parte fondamentale nel trattamento dell'emiplegia.

Distesi su un piano che si inclina lateralmente

Anche se quando si è distesi raramente è richiesto l'equilibrio, è interessante notare che lo schema delle reazioni che si sviluppa nella prima infanzia in questa posizione viene usato più tardi, sebbene in maniera modificata, in posizione seduta e in stazione eretta (Fig. 2.13).
- Il capo si flette lateralmente verso il lato del piano che sta più in alto, cioé quello che opera contro la forza di gravità.

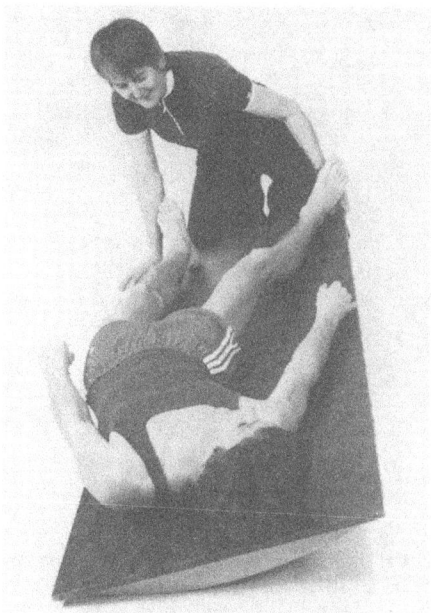
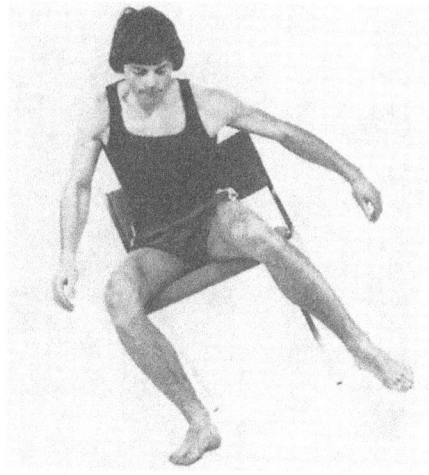

Fig. 2.14 Reazioni di equilibrio da seduti quando il piano di appoggio si inclina

◁ **Fig. 2.13** Reazioni di equilibrio da distesi quando il piano si inclina lateralmente

- Quasi simultaneamente avviene una flessione laterale del tronco, con concavità dalla parte più alta del piano.
- Il braccio e la gamba del lato che sta più in alto si abducono ed estendono.

Se il piano è ulteriormente inclinato si ha rotazione del tronco e il braccio che sta verso il basso viene in avanti incrociando il corpo. Anche la gamba che sta verso il basso si porta in avanti e alla fine la persona ruota completamente portandosi in posizione prona.

Seduti su un piano che si inclina lateralmente

La stessa sequenza di movimento di quando si è distesi si verifica da seduti se la sedia è inclinata verso un lato (Fig. 2.14). Quando la sedia si inclina verso destra, il capo si flette verso sinistra in modo tale che gli occhi risultano orizzontali e guardano avanti. Il lato destro del tronco si allunga mentre il peso si porta sul gluteo destro. Le braccia si abducono. La gamba che sta verso il basso ruota esternamente a livello dell'anca. La gamba che sta più in alto si abduce in lieve estensione e si stacca dal pavimento.

Se si inclina ulteriormente la sedia, la spalla e il braccio destro si portano in avanti incrociando il corpo con rotazione del tronco, oppure la gamba destra fa un veloce passo laterale di protezione in abduzione.

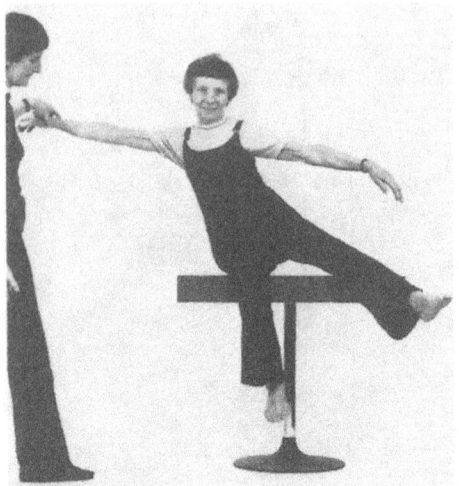 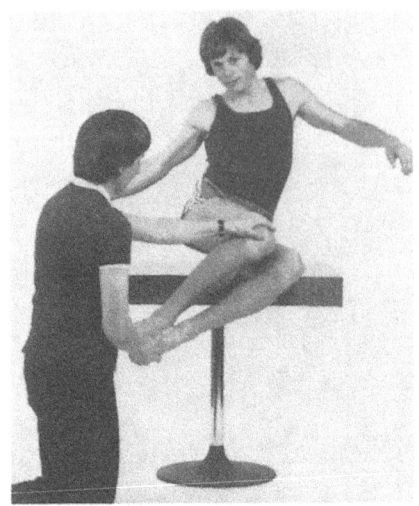

Fig. 2.15 Reazioni di equilibrio da seduti quando il piano di appoggio è stazionario

Fig. 2.16 Aumento delle reazioni del capo e del tronco quando le gambe non partecipano all'attività

Stare seduti ed essere mossi lateralmente da un'altra persona

Se la superficie rimane stabile ma il corpo è mosso lateralmente, l'azione della forza di gravità cambia. La sequenza delle reazioni è perciò piuttosto simile a quando si muove la superficie (Fig. 2.15). Tuttavia, le spalle rimangono allo stesso livello, perché l'azione frenante dei muscoli addominali sul lato in cui si trova il peso previene l'accorciamento del tronco da quel lato. La contrazione dei muscoli addominali è necessaria per fornire un punto di fissazione ai muscoli controlaterali che devono sostenere il peso del corpo e permettere il sollevamento della gamba contro la gravità. La gamba che sta più in basso ruota esternamente a livello dell'anca per permettere di trasferire il peso correttamente, adattandosi al mutato allineamento del tronco. La gamba che sta più in alto, libera dal peso, si solleva dalla superficie di supporto per fornire un contrappeso, portandosi sempre più in abduzione con il ginocchio in relativa estensione. Il braccio del lato posto più in alto si abduce e allunga estendendo il gomito. Durante tutto il movimento laterale il cingolo scapolare e quello pelvico rimangono tra loro paralleli, senza ruotare posteriormente o anteriormente. Infatti, la rotazione del tronco avviene poco prima di perdere l'equilibrio, quando il lato del corpo posto verso il basso ruota in avanti. Contemporaneamente il piede del lato posto verso l'alto si dorsiflette e prona.

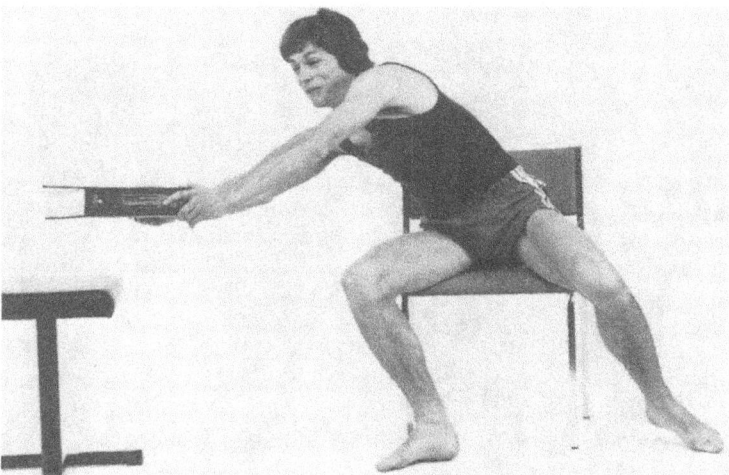

Fig. 2.17 Reazioni di equilibrio adattate per permettere l'esecuzione della funzione

Seduti con le gambe flesse e girate da un lato

La testa, il tronco e le braccia reagiscono secondo lo stesso schema, ma i movimenti sono esagerati, richiedendo una maggiore reattività, perché la gamba non si può più estendere e abdurre per fungere da contrappeso. La rotazione del tronco avviene prima (Fig. 2.16).

Seduti, allungarsi per afferrare un oggetto

Per eseguire un compito come allungarsi per sollevare un libro effettuiamo le stesse reazioni, ma queste devono essere modificate (Fig. 2.17). La reazione di raddrizzamento del capo è inibita per consentire al soggetto di girarsi e guardare il libro. L'allungamento e la flessione laterale del tronco sono invertiti, come anche la rotazione del tronco. Le braccia non possono reagire in abduzione ed estensione dato che le mani devono afferrare il libro.

Stazione eretta con spostamento all'indietro

I piccoli muscoli intrinseci del piede agiscono in modo coordinato per adattarsi al primo leggero cambiamento di postura. Quando il peso si sposta più indietro, i piedi e le dita scattano in flessione dorsale e il tronco si porta in avanti partendo dalle anche che si flettono leggermente. Agendo come contrappeso, le braccia estese si portano in avanti a livello della spalla, mentre la spina dorsale si flette e la testa si sposta in avanti (Fig. 2.18).

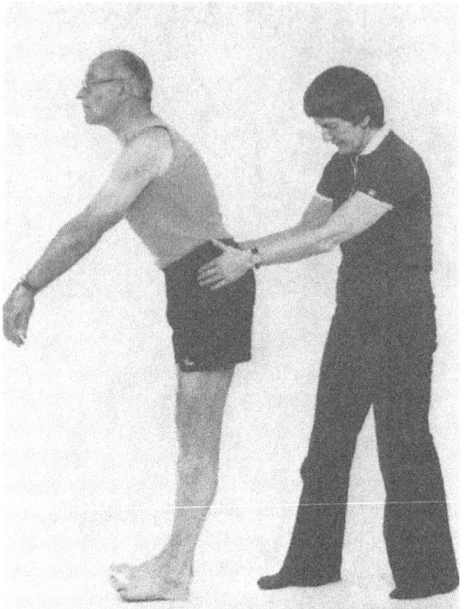 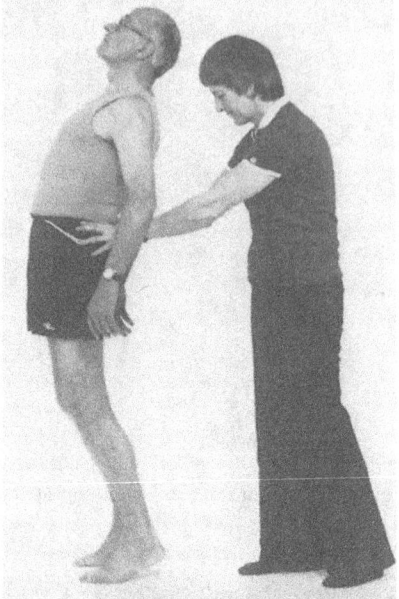

Fig. 2.18 Stazione eretta con spostamento all'indietro

Fig. 2.19 Stazione eretta con spostamento in avanti

Stazione eretta con spostamento in avanti

Le dita dei piedi si flettono e il piede spinge saldamente contro il pavimento sino a quando i talloni si sollevano, mentre il peso continua a essere portato in avanti. Segue una rapida estensione delle anche e della spina dorsale e le braccia si portano indietro in estensione (Fig. 2.19). Anche il capo si estende con forza. In circostanze normali hanno luogo solo i primi eventi descritti, poiché può essere più economico fare un passo o più passi veloci per mantenere l'equilibrio. L'intera sequenza avverrebbe solo se non fossimo in grado per qualche motivo di attuare un rapido passo avanti o indietro, come accade, ad esempio, quando siamo in piedi completamente vestiti sul bordo di una piscina in inverno, oppure quando ci fermiamo improvvisamente sull'orlo del marciapiede per evitare un'auto che sopraggiunge, o un bimbo o un gattino che si trovano improvvisamente davanti a noi.

Stazione eretta con spostamento laterale

Le reazioni che avvengono assomigliano da vicino a quelle che si hanno da supini quando la superficie di supporto è inclinata. Tutto il fianco si allunga sulla

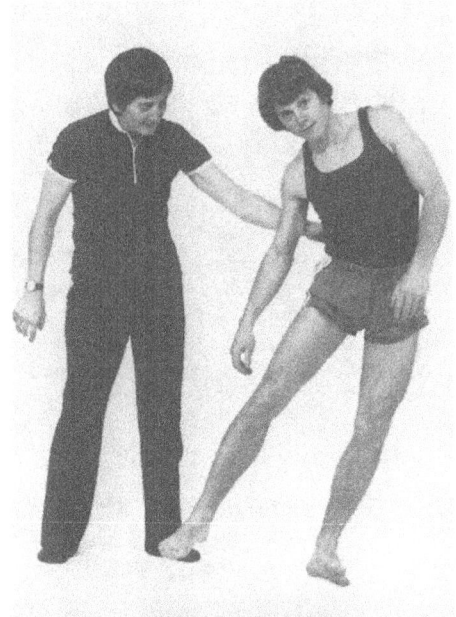 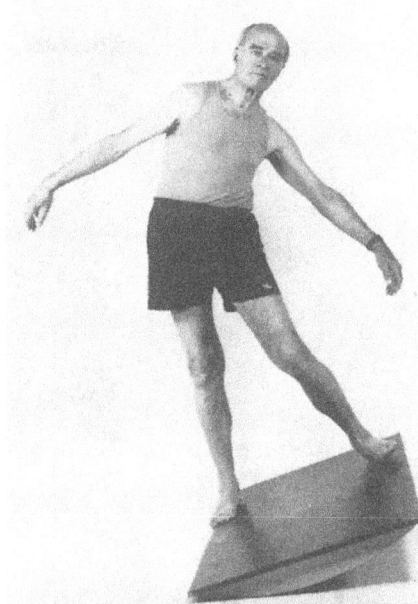

Fig. 2.20 Stazione eretta con spostamento laterale fino a quando è per terra solo il bordo laterale del piede

Fig. 2.21 Stare in equilibrio facendo inclinare il piano di lato

gamba che sostiene il peso, con il trocantere nel punto più laterale. Mentre il carico viene portato di lato, il piede di supporto ruota in fuori sino a quando il bordo laterale è a contatto con il terreno (Fig. 2.20). Le dita del piede si flettono notevolmente. La testa si raddrizza sulla verticale, mantenendo il normale rapporto con il cingolo scapolare. Il lato opposto si accorcia, la gamba si porta in abduzione. Entrambe le braccia estese si muovono in abduzione.

Stazione eretta su una superficie che si inclina come un tavolo oscillante

Le reazioni che avvengono quando il soggetto giace supino su un piano inclinabile si ripetono in modo simile quando sta in piedi e inclina di lato il piano (Fig. 2.21). Il trocantere si muove lateralmente verso il lato del piano collocato più in basso e il tronco si allunga verso quella parte. La testa si raddrizza verso la verticale. I piedi rimangono a contatto con il piano, con il ginocchio del lato posto più in alto che si flette. Le braccia si abducono a livello delle spalle e i gomiti si estendono.

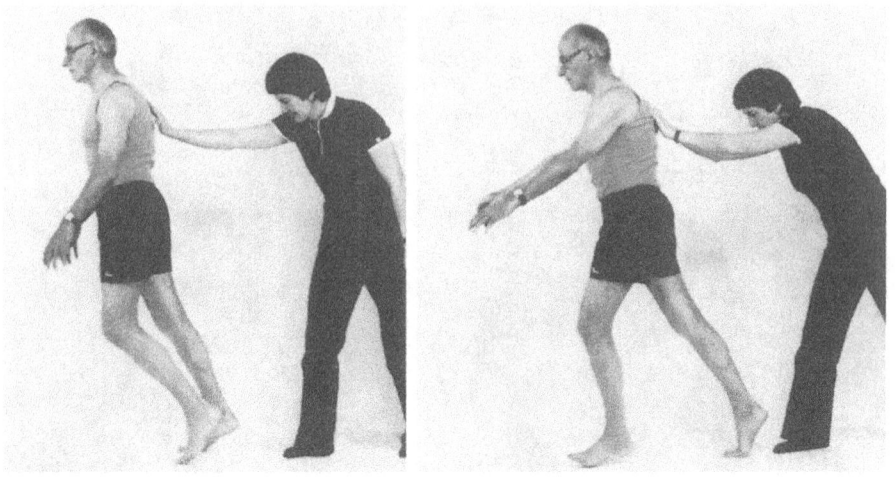

Fig. 2.22a, b. Passi per riacquistare l'equilibrio. **a** In procinto di cadere in avanti; **b** passi di protezione in avanti

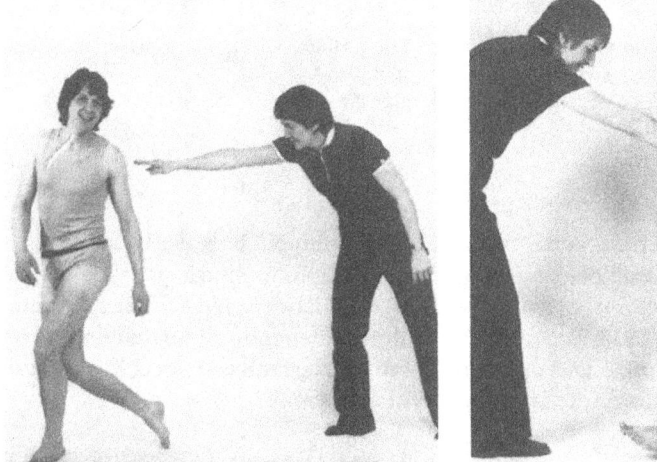

Fig. 2.23. Passi di protezione laterali

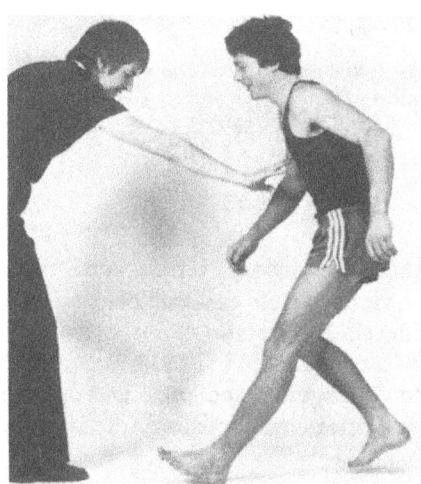

Fig. 2.24. Passi di protezione all'indietro

Passi automatici per mantenere o riacquistare l'equilibrio

Normalmente quando reagiamo in modo veloce ed economico per mantenere o riacquistare l'equilibrio, facciamo un passo veloce in qualsiasi direzione necessaria: in avanti, di lato o indietro. Se siamo ancora in disequilibrio, i passi vengono ripetuti per tutte le volte necessarie a proteggerci dalla caduta e un piede segue l'altro in rapida successione. Quando facciamo un passo in avanti le braccia si estendono di fronte a noi, come per proteggere il viso nell'eventualità di una caduta (Fig. 2.22a,b).

Facendo dei passi laterali, un piede incrocia l'altro davanti o dietro (Fig. 2.23). Quando facciamo dei rapidi passi indietro per riacquistare l'equilibrio, il tronco e il capo si muovono in avanti a livello delle anche (Fig. 2.24).

Passi in successione

Quando qualcuno ci blocca il passaggio e dobbiamo evitare di scontrarci, facciamo dei passi veloci nella direzione necessaria. Questa abilità ci rende capaci di

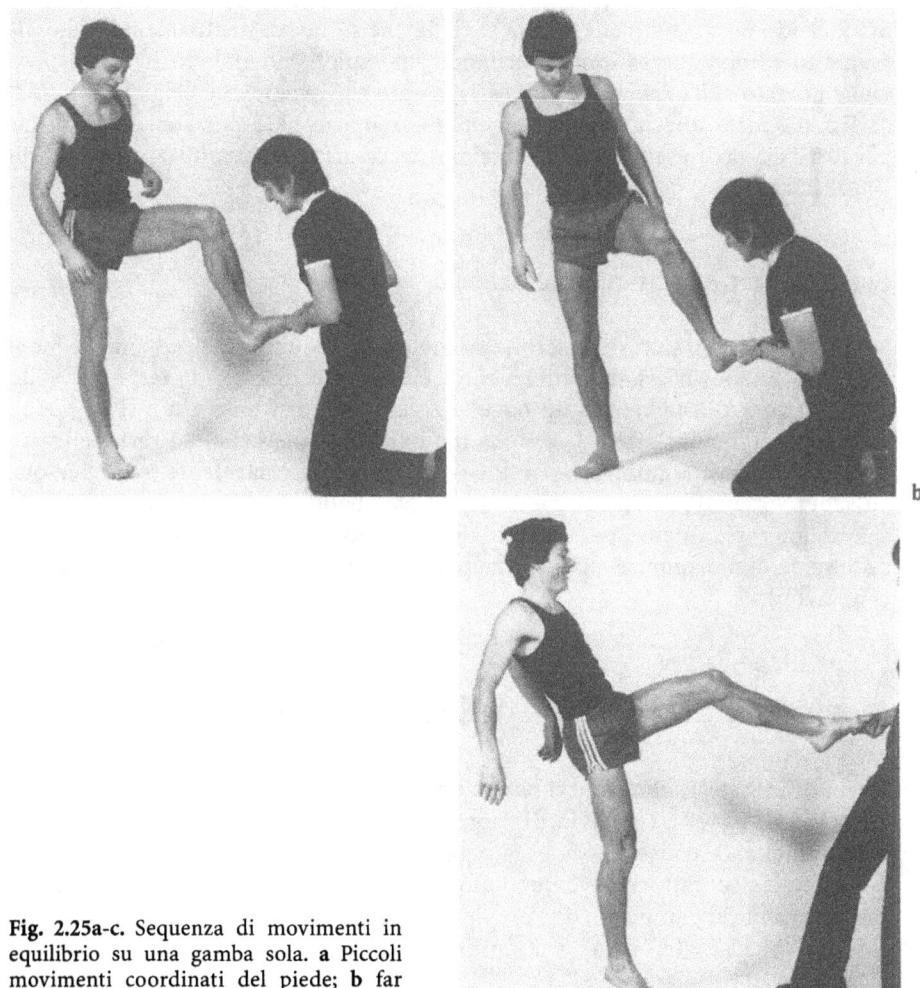

Fig. 2.25a-c. Sequenza di movimenti in equilibrio su una gamba sola. **a** Piccoli movimenti coordinati del piede; **b** far perno sul pavimento; **c** saltello finale

camminare in una strada affollata o in un supermercato senza perdere l'equilibrio, camminando in ogni direzione ed evitando oggetti o persone. Se qualcuno ci prende la mano o ci guida dalle spalle, lo seguiamo immediatamente senza resistenza, girando e camminando ritmicamente in qualunque direzione esso ci stia guidando. La successione automatica dei passi nella direzione che l'altra persona ci sta indicando avviene senza averne consapevolezza ed è parte integrante del normale meccanismo posturale di controllo.

Stare in equilibrio su una sola gamba

Quando stiamo in piedi su una gamba, il piede di appoggio si muove flessibilmente e con coordinazione, adeguandosi ai mutevoli spostamenti di peso (Fig. 2.25a). Quando il carico si trasferisce ulteriormente in una direzione, ci muoviamo facendo perno sul piede, con la caviglia che si muove medialmente e lateralmente in rapida successione, alternando un rapido movimento in cui il peso viene portato sulla caviglia e successivamente sull'avampiede (Fig. 2.25b). Se il carico si sposta ulteriormente e in modo troppo rapido per consentire di far perno, facciamo un saltello nella direzione necessaria per riacquistare l'equilibrio (Fig. 2.25c).

Estensione protettiva delle braccia

Se tutte le reazioni non sono servite a mantenere l'equilibrio e cadiamo, le mani protese scattano in avanti a proteggerci, cioé a impedire che la testa o il volto sbattano contro il terreno o un oggetto fisso posto di fronte a noi (Fig. 2.26a). Questa reazione protettiva si verifica indipendentemente dalla direzione in cui cadiamo e spiega le numerose fratture di Colles, particolarmente tra le persone anziane. Notiamo la stessa reazione protettiva quando un oggetto in movimento si avvicina rapidamente, per esempio quando qualcosa ci viene lanciato contro o cade verso di noi, oppure quando una porta sbatte mentre ci avviciniamo ad essa (Fig. 2.26b).

Movimenti del braccio e della mano orientati dal compito

Scienziati, terapisti e ingegneri hanno studiato per secoli il semplice compito di afferrare gli oggetti, cercando di capire, trattare o duplicare la versatilità della mano umana. Di conseguenza è stato pubblicato molto sull'anatomia e funzione della mano e sui fattori che ci rendono capaci, o influenzano la nostra abilità di eseguire compiti complessi; due esempi sono il libro di 500 pagine *The Grasping Hand* di MacKenzie (1994) e il l'ampio volume intitolato semplicemente *The Hand* edito da Tubiana (1981).

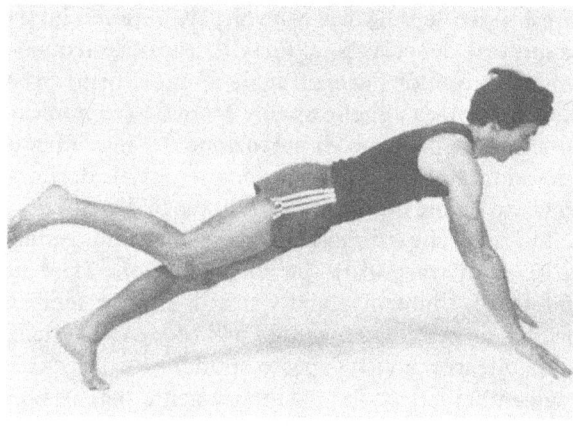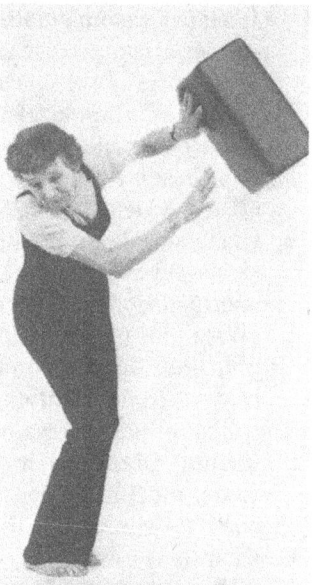

Fig. 2.26a, b. Estensione protettiva delle braccia. **a** Quando si cade; **b** quando si è minacciati da un oggetto in movimento che si avvicina

Quando si studiano i movimenti normali del braccio e della mano al fine di migliorare l'attività e la funzione dell'arto superiore durante il trattamento, alcune caratteristiche meritano una particolare considerazione.
- La stabilità adattiva e dinamica del tronco costituisce un prerequisito per i movimenti funzionali del braccio, per assicurare l'equilibrio nelle posture appropriate ad eseguire il compito.
- La mobilità e il controllo selettivo della scapola, della spalla e del gomito sono essenziali per guidare la mano nella posizione corretta e mantenerla per tutto il tempo necessario a completare il compito.
- I movimenti del braccio seguono i comandi della mano e sono orientati dal compito. Risultati sperimentali "supportano l'idea che il Sistema Nervoso Centrale programma i movimenti secondo il punto finale delle coordinate" (Shumway-Cook e Woollacott 1995). I risultati di Morasso (1981) e di Abend e coll. (1982) indicano che "la formazione della traiettoria del braccio è in relazione con il movimento della mano piuttosto che con il movimento delle articolazioni". "Fattori di ordine superiore, quali l'obiettivo, il contesto dell'azione (e anche probabilmente la conoscenza del risultato) sembrano essere in grado di influenzare non solo la durata e la velocità, ma anche le strutture cinematiche intrinseche dei movimenti" (Jeannerod 1990).
- Spesso viene usato il termine "programma motorio" per descrivere sequenze di movimenti funzionali del braccio e della mano, ma "il termine programma motorio può essere sostituito da quello di abitudine motoria appresa o memoria di sequenza motoria" (Roland 1993). Roland spiega che "una volta

che il programma motorio è emesso, le strutture coinvolte lavoreranno insieme per organizzare le aree motorie del cervello al fine di eseguire le sequenze motorie". "L'abilità motoria è quindi l'uso ottimale di movimenti programmati" (Brooks 1986). Come spiega sinteticamente Morasso (comunicazione personale), dal momento che il tempo di esecuzione del movimento non consente controlli e correzioni tramite l'informazione sensoriale di ritorno, ciò avviene tutto ad un tratto "come l'esplosione di un fuoco d'artificio".

- Lo stesso vale per il controllo visivo, che è dimostrato avere un minimo effetto sia sul raggiungimento (fase di trasporto) che sulla prensione (fase di manipolazione) (Jeannerod 1990). L'informazione visiva di ritorno sembra invece giocare un ruolo principale per raggiungere la precisione finale nella prensione. Inoltre non è possibile, come viene spesso sottolineato, utilizzare la vista come sostituto degli indici cinestesici, "semplicemente perché non abbiamo mai osservato i movimenti delle nostre dita...ma sempre i risultati ottenuti. Di conseguenza, non abbiamo un'associazione tra la percezione visiva dei movimenti delle dita e gli impulsi appropriati per disporre i muscoli entro un'azione coordinata" (Woodworth 1899).

- Quando la mano afferra un oggetto, la sua forma viene predisposta anticipatamente e viene costruita durante la fase di raggiungimento del braccio; le dita si aprono quanto necessario, né più né meno di quanto richiesto (Fig. 2.27a). La dimensione dell'apertura massima di prensione è proporzionale alla dimensione dell'oggetto (Jeannerod 1990). Inoltre, l'adattamento delle fasi di raggiungimento e di prensione dipende dal compito. I movimenti di raggiungimento variano in relazione agli obiettivi e ai vincoli del compito; l'adattamento della fase di trasporto è quindi un prerequisito per un'efficiente funzione dell'arto superiore. "L'attività anticipatoria è basata sulle conoscenze precedenti relative al compito e sui movimenti necessari a eseguirlo" (Shumway-Cook e Wollacott 1995). La quantità di forza che utilizziamo per sollevare, muovere od opporci a un oggetto dipende dalla nostra percezione di quanto esso sia pesante. "Quando valutiamo di quanto sforzo abbiamo bisogno per eseguire un compito, ricorriamo alle precedenti esperienze per ottenere la risposta, perché le nostre percezioni sono radicate nel passato" (Brooks 1986). Brooks spiega come, per adattarsi alle circostanze attuali, i movimenti siano determinati a livello centrale fino a quando il programma risulta congruente con le informazioni di ritorno periferiche.

- È interessante notare che solo pochi studi non recenti si sono occupati di come la mano rilascia un oggetto o si stacca dopo averlo tenuto. A causa della mancanza di informazioni sull'argomento, molti immaginano che le dita si estendano più di quanto facciano realmente. Infatti le dita si allontanano dalla superficie dell'oggetto solo di pochi millimetri; il rilassamento controllato dell'attività flessoria gioca un ruolo importante tanto quanto la minima attività estensoria. La differenza tra forma e attività della mano che attua la prensione e della mano che abbandona l'oggetto è impercettibile se non si ha una conoscenza precedente dell'attività che si sta svolgendo in quel momento (Fig. 2.27b). Ancora più complessa è l'azione coordinata necessaria per tenere l'oggetto mentre si rilasciano lievemente le dita per adattare la posizione

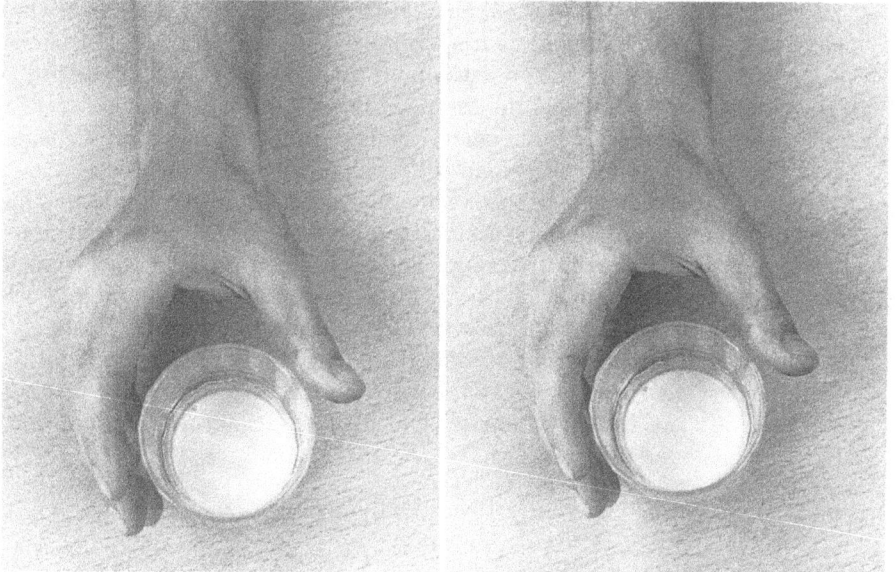

Fig. 2.27a, b. Afferrare e rilasciare un bicchiere. **a** Afferrare: la mano prende forma in anticipo con le dita che si aprono esattamente quanto necessario; **b** rilasciare: le dita e il pollice non si estendono molto ma si allontanano impercettibilmente dalla superficie del bicchiere

nella mano, al fine di usarlo funzionalmente. Durante il giorno eseguiamo ripetutamente questi fini movimenti con le mani e con le dita, ad esempio quando prendiamo e usiamo coltello e forchetta, una penna a sfera o una limetta per unghie. La complessità di tale manipolazione è chiaramente illustrata dall'esempio di un robot computerizzato di nuova generazione che era capace non solo di suonare a comando un organo, ma persino di leggere con i suoi video-occhi lo spartito relativo alla musica che stava suonando. Tuttavia ciò era possibile solo per brevi pezzi, poiché la sua altrimenti sofisticata mano era incapace di girare una pagina, un'azione che richiede di mantenere la posizione della dita rilassandole e muovendole (von Randow 1991). L'autore sottolinea l'importante ruolo della sensazione per la mano, al fine sia di un'adeguata prensione, sia dell'esecuzione di attività fini quali trattenere qualcosa di scivoloso tra le dita.

- La capacità di trattenere e manipolare oggetti con il polso in flessione palmare mentre le dita si flettono è un prerequisito necessario allo svolgimento di molte attività quotidiane. Comunemente si crede, a torto, che il polso debba essere tenuto in estensione con le dita flesse per la presa di precisione o per una raffinata funzionalità della mano; di conseguenza molti terapisti evitano strenuamente qualunque attività di prensione o tenuta con il polso flesso. Se un paziente può muovere solo il braccio e afferrare e tenere gli oggetti con il polso in estensione, il recupero dell'uso funzionale dell'arto superiore risulterà limitato. Persino con il polso tenuto costantemente in posizione neutra tramite un'estensione attiva, taluni compiti sono difficili o impossibili. Un'attenta osservazione di come usiamo le mani durante le attività quotidiane evidenzia che per molte di esse necessitiamo di flettere ed estendere il polso, sia per sollevare un oggetto sia per muoverlo appropriatamente. Quando solleviamo una penna, un coltello o persino un libro, il polso si flette per portare le dita nella posizione di prensione. I movimenti implicati nello strizzare un panno umido, nell'asciugarsi le ascelle con un asciugamano, o nel mettere il dentifricio sullo spazzolino, includono tutti una flessione del polso associata a una flessione delle dita, come facciamo quando versiamo del latte in una tazza o mordiamo un biscotto (Fig. 2.28a, b). Durante il vestirsi e svestirsi, esiste un'anticipatoria flessione palmare del polso nel momento iniziale di molte sequenze motorie quali, ad esempio, togliersi una maglia o aggiustarla mentre la si infila e sistemare la cucitura della spalla situata sullo stesso lato della mano utilizzata.

Considerazioni

I movimenti normali sono armoniosi, coordinati ed eseguiti sempre con il minimo sforzo richiesto dall'azione o dal compito. Quando si osserva uno sforzo eccessivo nell'attività, esso indicherà un problema neuromuscolare, oppure sarà il risultato di un'abilità motoria che è ancora in via di apprendimento. La natura

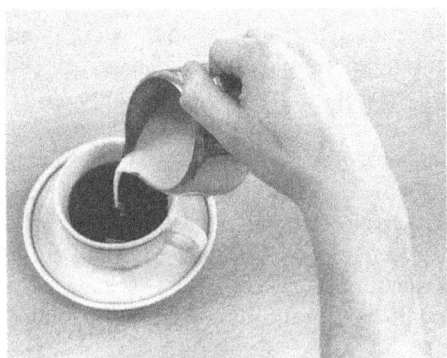
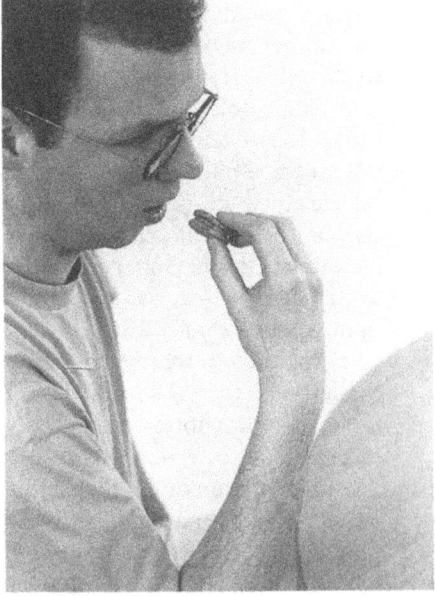

Fig. 2.28a, b. Tenere o manipolare un oggetto quando il polso è flesso. **a** Versare il latte in una tazza; **b** mangiare un biscotto

ritmica e fluida del movimento normale è disturbata anche da condizioni dolorose e dalla rigidità o dalla perdita di mobilità in una o diverse parti del corpo. È necessaria un'attenta analisi prima di poter stabilire con esattezza quale sia il problema principalmente responsabile della disgregazione delle caratteristiche del movimento normale.

L'equilibrio intatto e le reazioni di protezione ci rendono capaci di muoverci nella vita quotidiana senza la costante paura di cadere. La libertà delle reazioni di raddrizzamento del capo è un fattore chiave nel mantenimento dell'equilibrio. Wyke (1985) sottolinea l'importante ruolo dei recettori situati nelle articolazioni apofisarie della colonna cervicale per il mantenimento dell'equilibrio nei soggetti adulti. Egli riferisce un aumento del rischio di caduta in pazienti privi di danno neurologico, ma che portano un collare quale parte del trattamento dei loro problemi cervicali e che ricevono quindi dal collo un'informazione propriocettiva limitata. Il fatto che l'immobilizzazione del tratto cervicale disturbi l'equilibrio risulta particolarmente significativo per il trattamento dei pazienti con emiplegia. Infatti, come conseguenza dell'ipertono o dell'iperattività dei muscoli della regione cervicale, essi sviluppano un collo molto rigido se non viene mobilizzato intensivamente. In uno studio che è sembrato contraddire i risultati di Wyke e indicare che il portare un collare cervicale non influisce sull'equilibrio durante il cammino (Burl coll. 1992), la situazione sperimentale non era in alcun modo comparabile al cammino presente nelle diverse condizioni che si incontrano nella vita reale. Esiste un'ampia differenza tra il camminare senza alcuna distrazione lungo una pedana di laboratorio di solo 6 m e pianeggiante e il modo in cui camminiamo nel corso della vita quotidiana, spesso bombardati da stimoli esterni. Ci dirigiamo rapidamente avanti e indietro, evitiamo oggetti e altre persone, superiamo un terreno irregolare e ci dobbiamo concentrare sul compito svolto dalla mano o sul trovare la strada. In tali circostanze, l'equilibrio dev'essere anticipatorio e adattivo, con le reazioni necessarie che hanno luogo automaticamente. "Il controllo posturale adattivo implica la modificazione dei sistemi sensoriali e motori in risposta al cambiamento nel compito e alle richieste ambientali. Gli aspetti anticipatori del controllo posturale presintonizzano i sistemi sensoriali e motori in preparazione alle richieste posturali basate sulla precedente esperienza e sull'apprendimento" (Shumway-Cook e Woollacott 1995). Qualsiasi attività della vita quotidiana dipende da reazioni adeguate di equilibrio in una moltitudine di situazioni diverse e sempre mutevoli. Persino il semplice sollevamento di un braccio richiede un adattamento in altre parti del corpo. Sebbene le reazioni di equilibrio siano automatiche, possono essere modificate, alterate o soppresse ogni volta sia necessario per realizzare attività funzionali. Dal momento che tutte le reazioni possono essere inibite o controllate volontariamente, negli adulti esse costituiscono reazioni più che riflessi.

3 Schemi di movimento anormali nell'emiplegia

Tutte le reazioni di equilibrio e le sequenze di movimento fluide e armoniche descritte nel Cap. 2 dipendono da un tono posturale normale e dalla sensazione. Il prerequisito per un tono normale, la sensazione e il movimento è un'intatta conduzione dell'impulso nervoso in un'ampia varietà di posture e attività che necessitano di una considerevole mobilità del sistema nervoso stesso. Come spiegato nel Cap. 15, qualunque perdita delle proprietà neurodinamiche del sistema modificherà inevitabilmente il tono muscolare e gli schemi di movimento. "Quando una persona perde la normale meccanica del sistema nervoso, sorgono alcuni schemi posturali dinamici e statici per consentire al paziente di far fronte nel miglior modo possibile alla perdita del movimento neurale" (Butler 1991). In modo interessante, Butler illustra come esempio una postura del sistema nervoso anormale o "antalgica", che, sebbene adottata da un paziente ortopedico, manifesta molte delle anormalità posturali solitamente associate all'emiplegia. Tutti i movimenti attivi avvengono come risultato di contrazioni muscolari, ma non dovrebbe essere dimenticato che "un muscolo può essere solo tanto efficiente quanto il nervo che lo innerva!" (Rolf 1997b). Un sistema nervoso sano e mobile è quindi indispensabile per l'esecuzione dei movimenti normali. I movimenti coordinati e la variazione di postura richiesti per funzioni specializzate dipendono, inoltre, dalla capacità di muovere selettivamente quelle parti del corpo necessarie a svolgere il compito, mentre viene inibita l'attività delle altre. Secondo Bach-y-Rita e Balliet (1987), "L'inibizione è molto più importante di quanto si riconosca generalmente; molto di ciò che viene insegnato enfatizza l'eccitazione, mentre l'inibizione viene di fatto ignorata". Infatti, l'inibizione dell'eccesso di attività è uno dei ruoli più importanti del sistema nervoso centrale e nel tronco cerebrale e nel midollo spinale esistono più vie inibitorie che eccitatorie. Ogni attività specializzata può dirsi circondata da un "muro di inibizione" (Kottke 1978). Quando si apprende una nuova abilità, attraverso tale inibizione l'eccesso di attività diminuisce in modo proporzionale all'aumentare dell'abilità dell'esecutore.

Imparare a guidare un'automobile dimostra chiaramente questo processo di crescente inibizione dell'attività in eccesso man mano che il principiante diviene più esperto. All'inizio il volante viene tenuto stretto come in una specie di morsa e cambiare marcia richiede grande sforzo e concentrazione. I movimenti dei piedi sui pedali dell'acceleratore, della frizione e del freno sono bruschi ed energici, perciò l'auto procede in modo piuttosto irregolare, a sbalzi. Dopo un po' di tempo il guidatore manovra i comandi applicando una forza così calibrata mediante il meccanismo di inibizione, che i cambiamenti di marcia e di velocità sono fluidi e quasi impercettibili ed egli tiene leggermente il volante.

I movimenti normali sono economici, cioé non viene spesa più energia di quella richiesta dal compito o dall'attività e i movimenti sono armoniosi, fluidi e coordinati. Se il sistema nervoso è in qualche modo danneggiato a seguito di alcuni problemi causati dalla perdita del controllo centrale, i movimenti appaiono troppo faticosi, bruschi o stereotipati.

Persistenza di sinergie di massa primitive

La selettività dell'azione muscolare normale è una funzione del controllo corticale motorio guidato dal feedback propriocettivo (Perry 1969). I bambini nascono con un alto livello di anarchia o attività in eccesso nel controllo motorio. Man mano che crescono, l'attività in eccesso scompare ed è assente negli adulti (Basmajian 1981). Alla base di ogni movimento si trovano gli schemi riflessi. La ripetizione di tali schemi durante l'infanzia consente al bambino piccolo di imparare come muoversi. Tuttavia, il movimento non diventa efficace a meno che e fino a quando il bambino non impara come inibire le componenti indesiderate dei movimenti in questi schemi riflessi mentre vengono eccitate quelle desiderate (Kottke 1980).

"Alla nascita il corpo è sotto il controllo incontrastato dei centri inferiori del sistema nervoso centrale, che producono fondamentalmente movimenti riflessi e posture involontarie." "I riflessi posturali primitivi comportano principalmente cambiamenti di tono e distribuzione che influiscono sulla postura e sul movimento. A questi il corpo reagisce in modo automatico e meccanico." "Con la maturazione e l'integrazione dei centri inferiori che favoriscono lo sviluppo di quelli superiori e con il maggior controllo inibitorio dei centri superiori, vengono integrati i movimenti di massa e vengono sviluppati i movimenti finalizzati che dipendono dal controllo superiore del sistema nervoso centrale" (Fiorentino 1981).

Nell'adulto sano si possono ancora osservare i riflessi posturali primitivi, anche se si presentano modificati a causa dell'attività dei centri superiori (B. Bobath 1971). Dopo una lesione del sistema nervoso centrale essi si ripresentano in forma esagerata. "Una lesione ai centri superiori o intermedi provoca prestazioni anomale liberando l'attività dal controllo dei centri inferiori indenni, piuttosto che generando una nuova forma di attività dallo stesso centro danneggiato" (Kottke 1980).

Quando un paziente con emiplegia riesce a muovere gli arti, lo fa in modo stereotipato, in sinergie di massa primitive globali che Perry (1969) descrive come schemi di risposta primitivi. Tali sinergie di movimento non devono essere scambiate con gli schemi della spasticità che sono stati spesso descritti da B. Bobath, più recentemente nel 1990. Il neonato si muove secondo sinergie di massa primitive, ma non è in alcun modo spastico. Alcuni pazienti emiplegici possono non presentare un evidente ipertono e tuttavia essere incapaci di eseguire un certo movimento selettivo o isolato, anche se la terapista, muovendo l'arto passivamente nella stessa direzione, può non incontrare resistenza.

Perry opera una distinzione tra spasticità e schema di risposta primitiva descrivendo la prima come "una risposta involontaria a uno stimolo sensoriale", mentre la seconda come "un'azione volontaria che ha inizio quando il paziente emiplegico desidera eseguire un compito. Queste sinergie sono stereotipate perché i muscoli che partecipano al movimento codificato in schemi e la potenza delle loro reazioni sono gli stessi per ogni sforzo, indipendentemente da ciò che è richiesto". Naturalmente riflesso e reazione coincidono in gran parte e né l'uno né l'altra appaiono come sintomo isolato. Si potrebbe così dire che ogni paziente che si muove usando sinergie di massa primitive avrà anche un tono anormale e che ogni paziente che ha un tono anormale dovuto a una lesione del sistema nervoso centrale si muoverà senza una completa selettività. Le sinergie di movimento possono non comparire esattamente come sono state descritte in precedenza da Brunnstrom (1970), ma possono differire in diversi modi a causa di fattori quali tono alterato, effettiva debolezza o perdita del controllo della scapola. Quando è presente un controllo motorio relativamente avanzato negli arti, spesso si può osservare solo l'influenza della sinergia globale sullo schema di movimento (Fig. 3.13).

Come si presentano le sinergie associate all'emiplegia

Nell'arto superiore

La sinergia flessoria (Figg. 3.1 e 3.2)

La sinergia flessoria è osservabile quando, per esempio, il paziente cerca di sollevare il braccio, tenerlo sollevato, allungarsi per prendere un oggetto o portare la mano alla bocca.

Scapola	Elevata e retratta
Spalla	Abdotta ed extraruotata (intraruotata)
Gomito	Flesso
Avambraccio	Supinato (pronato)
Polso	Flesso
Dita	Flesse e addotte
Pollice	Flesso e addotto

A causa dell'ipertono la sinergia di flessione apparirà di solito accompagnata dall'intrarotazione della spalla e dalla pronazione dell'avambraccio.

3 • Schemi di movimento anormali nell'emiplegia

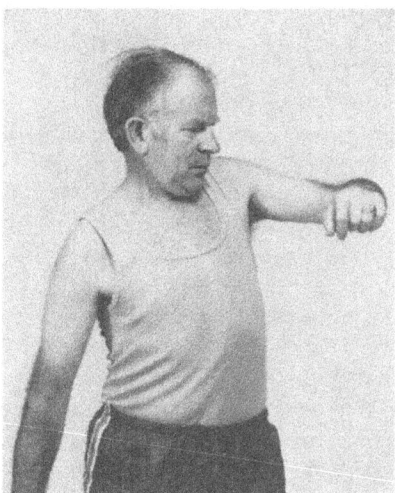 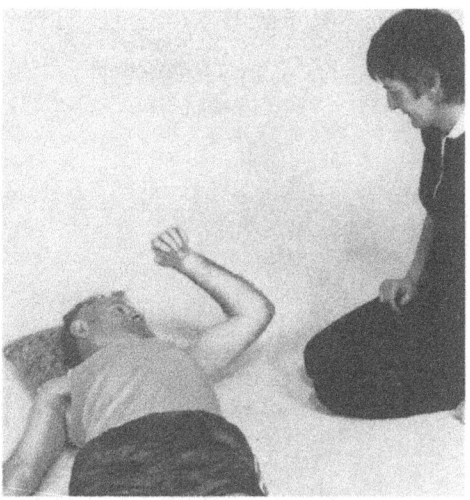

Fig. 3.1. Sinergia flessoria nell'arto superiore. Il paziente sta tentando di sollevare il braccio esteso. Poiché la spalla è in abduzione (componente flessoria), anche il gomito invece di estendersi si flette. In questo caso si verifica la pronazione piuttosto che la supinazione con la flessione di massa (emiplegia sinistra)

Fig. 3.2. Il paziente cerca di toccarsi la testa stando disteso. L'azione di flettere il gomito provoca la completa sinergia flessoria con retrazione della scapola e abduzione del braccio. In questo caso la spalla si porta in extrarotazione

La sinergia estensoria (Figg. 3.3 e 3.4)

Scapola	Protratta e depressa
Spalla	Intraruotata e addotta
Gomito	Esteso con pronazione
Polso	In lieve estensione
Dita	Flesse e addotte
Pollice	Addotto in flessione

A causa dell'ipertonicità il polso sarà più spesso flesso.

Nell'arto inferiore

La sinergia flessoria

Bacino	Sollevato e retratto
Anca	Abdotta ed extraruotata
Ginocchio	Flesso
Caviglia	In flessione dorsale e supinata
Dita del piede	Estese

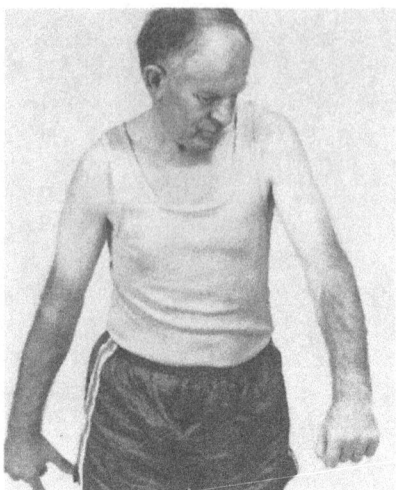 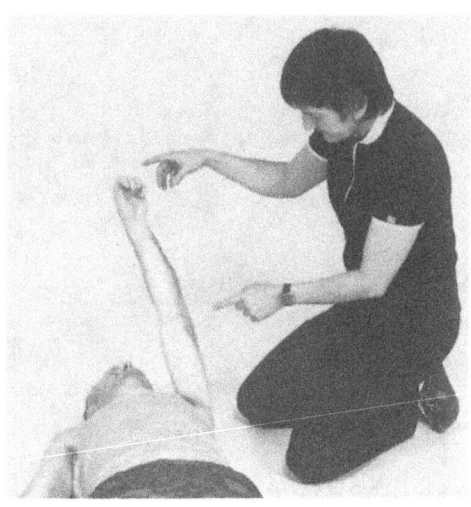

Fig. 3.3. Sinergia estensoria nell'arto superiore: il paziente sta tentando di estendere il gomito (emiplegia sinistra)

Fig. 3.4. Il paziente sta cercando di estendere il gomito stando disteso. La spalla si porta in intrarotazione e l'avambraccio prona in modo notevole (emiplegia sinistra)

A causa dell'ipertonicità le dita del piede di solito si flettono. È possibile che l'alluce si estenda.

La sinergia estensoria

Anca	Estesa, intraruotata e addotta
Ginocchio	Esteso
Caviglia	In flessione plantare con inversione
Dita del piede	In flessione plantare e addotte

Ancora una volta è possibile che l'alluce si estenda.

"La grande varietà e le molteplici combinazioni di schemi motori necessarie per attività specializzate dipendono dalla capacità di qualsiasi muscolo o gruppo muscolare di funzionare come parte di un gran numero di schemi e non solo come parte di uno o due schemi globali" (B. Bobath 1978). "In caso di lesione al sistema nervoso centrale, come avviene nell'ictus, i centri superiori contenenti gli schemi complessi e la facilità d'inibizione degli schemi di massa grossolani perdono il controllo ed emergono gli schemi stereotipati incontrollati, o parzialmente controllati, dei centri medi e inferiori" (Cailliet 1980). È importante per il trattamento non incoraggiare movimenti in sinergie di massa; il paziente apprende invece a muovere il tronco e gli arti in modo selettivo, in quanto altrimenti sarà incapace di usare il recupero dell'attività motoria per realizzare compiti funzionali.

Tono muscolare anormale

Il tono può essere descritto come la resistenza avvertita quando una parte del corpo viene mobilizzata passivamente, ad esempio allungando o stirando quei muscoli che si contraggono in direzione opposta a quella del movimento.

- Il tono normale viene avvertito come una quantità appropriata di resistenza che consente al movimento di procedere tranquillamente e senza interruzioni. I muscoli che si oppongono al movimento, o muscoli antagonisti, si adattano immediatamente alla nuova quantità di tensione, "adeguandosi" in modo appropriato al movimento del segmento. La quantità di resistenza avvertita varia leggermente da un soggetto normale all'altro e la terapista ha bisogno di fare esperienza e acquistare familiarità con le possibili variazioni muovendo gli arti di molte persone diverse.
- L'ipotono viene sentito come una resistenza insufficiente o inesistente al movimento e l'arto dà la sensazione di essere flaccido e molle. Quando viene rilasciata, la parte mossa cadrà in direzione della forza di gravità.
- L'ipertono è avvertito come un'aumentata resistenza al movimento passivo, variando da un leggero ritardo nel cedere dei muscoli a un notevole sforzo necessario prima di poter muovere la parte anche di poco. L'arto dà la sensazione di essere pesante e, quando rilasciato, viene tirato in direzione dei gruppi muscolari ipertonici.

La definizione generalmente accettata e forse più chiara è quella formulata da Lance (1980):

"La spasticità è un disordine motorio caratterizzato da un aumento velocità-dipendente nei riflessi tonici di stiramento ('tono muscolare') con riflessi tendinei esagerati, risultante dall'ipereccitabilità del riflesso di stiramento, come una componente della sindrome del motoneurone superiore".

In tempi recenti si è molto discusso sull'uso dei termini spasticità, ipertonicità, ipertonia, ipertono o semplicemente tensione aumentata, che hanno un significato simile e sembrano essere usati in modo intercambiabile nella letteratura. Non si dovrebbe esagerare nell'attribuire importanza alle parole in sé, in quanto esse rivestono solo una piccola parte nel trattamento reale dei pazienti. Tuttavia sono importanti rispetto alla comunicazione e comprensione reciproca tra i professionisti per favorire la conoscenza e migliorare le possibilità terapeutiche.

Il termine tono è stato spiegato come "il normale grado di vigore e tensione" e "tonus, tono o tonicità, come lo stato normale di lieve contrazione di tutti i muscoli scheletrici finché l'innervazione del muscolo è intatta" (*Dorland's Medical Dictionary*), mentre Duncan e Bradke (1987) spiegano che: "Tono muscolare è un termine usato per descrivere la tensione che è stata raggiunta in un qualsiasi momento tra l'origine e l'inserzione di un muscolo". Qualsiasi aumento nello stato di tensione potrebbe tuttavia essere indicato aggiungendo il prefisso "iper".

Spasticità non è un termine definito in modo chiaro e nel linguaggio corrente della riabilitazione dell'ictus, la parola "spasticità" è usata clinicamente per denotare i riflessi di stiramento iperattivi, l'aumentata resistenza al movimento passivo, la postura in flessione degli arti superiori e in estensione degli arti inferiori, l'eccessiva co-contrazione dei muscoli antagonisti, il clono e le sinergie di movimento stereotipate (Duncan e Bradke 1987; Shumway-Cook e Woollacott 1995). Secondo questi autori, inoltre, la spasticità non denota un particolare disturbo del controllo motorio, ma descrive molti comportamenti anormali che si osservano spesso in pazienti con danno neurologico e si pensa che una varietà di cause neurofisiologiche siano responsabili del suo sviluppo. È facile capire perché diversi terapisti e vari autori preferiscano parole diverse per descrivere la presenza di una tensione muscolare aumentata. Ecco alcuni esempi di come tali preferenze appaiono in letteratura: ipertono e spasticità liberamente intercambiabili (Bobath 1990); ipertonicità e spasticità (Duncan e Bradke 1986); ipertonia divisa in due forme, spasticità o rigidità (Atkinson 1986); ipertono spastico, ipertonia spastica o ipertonicità spastica (Shumway-Cook e Woollacott 1995), mentre Ryerson e Levit (1997) usano esclusivamente il termine ipertonicità perché credono che "molti muscoli ipertonici non si adattano completamente alla definizione scientifica di spasticità" e che "la spasticità è un tipo particolare di ipertonicità". Alcuni evitano del tutto i termini convenzionali, postulando che le manifestazioni cliniche chiamate generalmente spasticità siano di fatto attività muscolari non necessarie divenute abituali; certi muscoli il cui vantaggio meccanico è maggiore e che possono essere attivati con maggiore facilità rimangono contratti in continuazione a svantaggio di altri (Carr e Shepherd 1996, 1982).

Attualmente la patofisiologia della spasticità sembra essere tanto controversa quanto le sue definizioni e le ipotesi variano da un'aumentata eccitabilità motoneuronale che provoca un incremento della risposta, a un input evocato da stiramento, a una ridotta influenza dei sistemi inibitori discendenti (Katz e Rymer 1989). Qualunque sia il meccanismo sottostante l'anormale risposta al riflesso di stiramento e nonostante il termine preferito, l'ipertono e la spasticità si manifestano in tipici schemi stereotipati di flessione o di estensione. La condizione non è mai isolata ad un gruppo muscolare, ma fa sempre parte di una sinergia globale in flessione o in estensione. Gli schemi sono così stereotipati da permettere immediatamente di identificare il paziente come portatore di emiplegia.

Dal momento che le spiegazioni dell'ipertono e della sua patofisiologia continuano a essere così controverse, si deve considerare che tutti gli esseri umani avranno un aumento del tono muscolare in particolari circostanze e che, parallelamente, fattori causali simili precipiteranno l'ipertono in pazienti con lesioni del sistema nervoso centrale. Nel caso dei pazienti, l'incremento del tono è molto più evidente a causa dell'alterazione dei meccanismi inibitori conseguente alla lesione (Davies 1994). I fattori che normalmente causano l'incremento del tono comprendono l'apprendimento di una nuova abilità motoria, stimoli dolorosi, perdita dell'equilibrio o paura di cadere, frettolosità nel completare un compito, informazioni sensoriali confuse, un rumore improvviso e inaspettato o una voce alta e il far fronte ad attrezzature tecniche inconsuete e a un ambiente sconosciuto (Lipp 1996). Anche incontrare nuove persone o essere intervistati può provocare un aumento nella tensione muscolare. È importante prendere in considerazione questi fattori additivi per prevenire lo sviluppo dell'ipertono nella cura e trattamento globale dei pazienti, così come per ridurre la spasticità esistente.

Sebbene i pazienti, a seguito dell'ictus, manifestino un ipertono o un'attività riflessa esagerata in tutti i gruppi muscolari, gli schemi identificati sembrerebbero essere il risultato della tensione di gruppi muscolari più forti e dell'influenza di riflessi tonici. K. Bobath ha spesso descritto i muscoli più forti come i muscoli filogeneticamente antigravitari – quelli implicati nel tirare il peso del corpo verso l'alto su un albero per quanto riguarda gli arti superiori e quelli implicati nel sostenere il peso del corpo in stazione eretta per gli arti inferiori.

Schemi tipici della spasticità o ipertonicità

Quando si esamina la spasticità si deve fare attenzione a distinguere tra la posizione in cui possono trovarsi le articolazioni stesse e la resistenza incontrata quando si muove passivamente l'arto. Sebbene si possa vedere, ad esempio, che l'articolazione dell'anca presenta un certo grado di flessione quando il paziente è in piedi, in caso di spasticità estensoria si incontrerà comunque resistenza cercando di fletterla passivamente insieme al ginocchio.
Secondo Bobath (1974, 1978, 1990) gli schemi più comuni sono:

Capo	Il capo è flesso lateralmente in direzione del lato plegico e ruotato in modo che la faccia sia rivolta verso il lato sano.
Arto superiore (schema di flessione)	La scapola è retratta e il cingolo scapolare depresso. La spalla è addotta e intraruotata. Il gomito è flesso con pronazione dell'avambraccio (in alcuni casi prevale la supinazione). Il polso è flesso con una certa deviazione ulnare. Le dita sono flesse e addotte. Il pollice è flesso e addotto.
Arti inferiori (schema di estensione)	Il bacino è ruotato all'indietro sul lato plegico e sollevato verso l'alto. L'anca è estesa, addotta e intraruotata.

"A causa della rotazione all'indietro (dell'emibacino) la gamba presenta uno schema di extrarotazione nonostante la spasticità estensoria che, in casi con spasticità bilaterale, è unita all'intrarotazione. Si può notare un cambiamento dello schema di extrarotazione se si muove il bacino in avanti sul lato plegico, nel qual caso si verifica un'intrarotazione" (B. Bobath 1978).

Il ginocchio è esteso.
Il piede è flesso plantarmente in inversione.

(Si usa spesso il termine "supinazione" per descrivere la rotazione del piede verso l'interno, anche se si riferisce in realtà al movimento che avviene quando il piede viene portato in flessione dorsale e si vede chiaramente la forza incontrastata di trazione del muscolo tibiale anteriore. Nello schema di estensione il piede è flesso plantarmente e il tibiale anteriore è inerte. Si dovrebbe usare il termine "inversione" o "inversione plantare" per distinguere tra le due posizioni poiché l'inversione è provocata dall'attività non inibita del muscolo tibiale posteriore).

>Le dita dei piedi sono flesse e addotte.
>(Qualche volta l'alluce si estende in presenza di un segno
>di Babinski chiaramente positivo).

Sebbene la spasticità estensoria prevalga di solito nell'arto inferiore, in certe situazioni quella flessoria può essere più evidente. Ad esempio, i pazienti che rimangono in sedia a rotelle per molti mesi in una posizione di flessione, tenderanno a presentare spasticità flessoria nell'arto inferiore. Qualsiasi stimolo doloroso al piede o alla gamba avrà come risultato una reazione di fuga che evidenzierà la spasticità flessoria. Ogni contrattura flessoria dell'arto inferiore può sollecitare uno schema flessorio a causa della reazione allo stiramento dei flessori quando la gamba viene mossa in estensione. Lo schema flessorio della spasticità è identico a quello della sinergia del movimento di massa già descritto.

La terapista può avvertire e osservare le difficoltà causate sia dalle sinergie di massa sia dall'ipertono quando, come parte della valutazione, tenta di mettere in diverse posizioni il capo, il tronco o gli arti.

Placing

Il capo, il tronco o l'arto normale, reagiscono immediatamente e attivamente quando vengono mossi da un'altra persona, senza necessità di un comando verbale. Se, ad esempio, si porta in alto la mano di qualcuno, la si sente leggera perché il soggetto provvede subito attivamente a togliere il peso dal braccio, che rimane per breve tempo nel modo in cui viene messo prima di ritornare di nuovo a una posizione rilassata. Si può sistemare il braccio in svariate posizioni e combinazioni. La reazione automatica dipende dal tono normale e dall'innervazione reciproca, così come da un'integra sensibilità superficiale o tattile e costituisce la base della nostra capacità di usare in modo funzionale e automatico le mani.

Durante la valutazione può essere testata la reazione di posizionamento di qualsiasi parte del corpo ed essa può essere anche utilizzata come procedura di trattamento. Per la maggior parte dei pazienti il posizionamento è difficile se non impossibile a causa dei problemi connessi al tono anormale e alla perdita di movimento selettivo (innervazione reciproca), così come a quelli legati a un'inadeguata sensibilità superficiale. Nel caso dell'arto superiore, ad esempio, se un paziente non può avvertire in quale direzione la mano dell'esaminatrice lo sta muovendo, non sarà in grado di seguirla correttamente o di mantenere posizio-

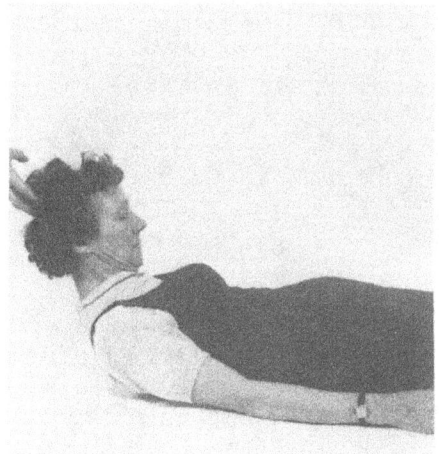 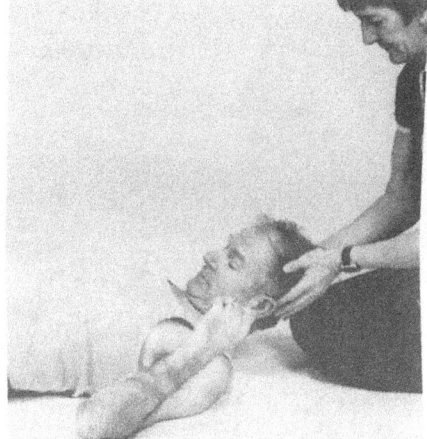

Fig. 3.5. Posizionamento del capo in un soggetto normale. Le braccia rimangono rilassate lungo il corpo

Fig. 3.6. Posizionamento del capo in un paziente con emiplegia sinistra. Mentre si solleva la testa, il braccio flette notevolmente

nato il braccio quando la terapista abbandona la sua mano. È necessaria un'attenta analisi per accertare quale, fra le difficoltà, sia principalmente responsabile della reazione alterata o della sua perdita. Le difficoltà caratteristiche possono essere rilevate attraverso il confronto tra soggetti sani e pazienti emiplegici.

Quando un soggetto normale giace supino, il capo è leggero e reagisce immediatamente al tocco della terapista che indica una direzione di movimento. Il modello solleva la testa senza sforzo e rimane in qualsiasi posizione (Fig. 3.5). Il paziente emiplegico ha il capo che spinge all'indietro e che risulta pesante. Deve fare uno sforzo per mantenere la posizione e la terapista deve assistere il movimento di sollevamento prima che egli possa subentrare nel controllo dell'attività. Spesso è necessario un comando verbale prima che avvenga l'attività. Mentre il collo si flette il braccio del paziente può alzarsi in flessione (Fig. 3.6).

Quando un soggetto normale è in piedi, il tronco si muove in avanti senza alcuna resistenza e ruota facilmente reagendo alla leggera pressione sulla spalla esercitata dalla terapista con la mano (Fig. 3.7). Il modello è in grado di rimanere in qualsiasi posizione la terapista lo guidi con le mani. Il paziente emiplegico tenta di reagire alla sollecitazione della mano della terapista, ma esiste una considerevole resistenza alla flessione del tronco e dell'anca. Dato che per tenere la posizione contro la gravità il paziente usa attività estensorie complesse, l'intera sinergia estensoria viene elicitata senza attività selettiva. Il piede spinge contro il pavimento in flessione plantare e quindi anche l'anca si sposta all'indietro. Gli estensori dell'anca agiscono in modo esagerato rendendo impossibile il movimento in avanti. Non avviene alcuna rotazione in risposta alla sollecitazione della mano della terapista sulla spalla sinistra; al contrario, la scapola spinge indietro

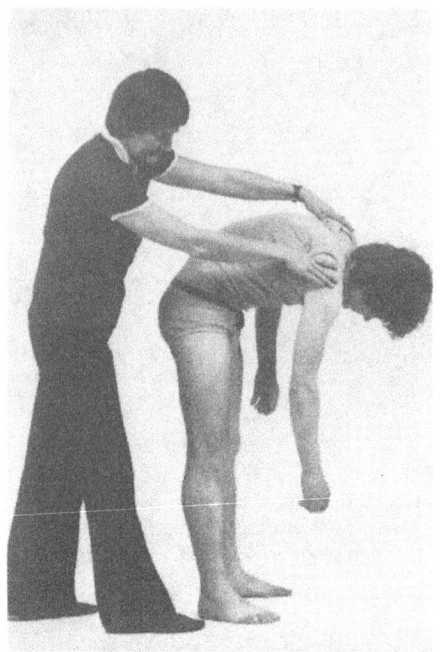

Fig. 3.7. Posizionamento del tronco di un soggetto normale in stazione eretta

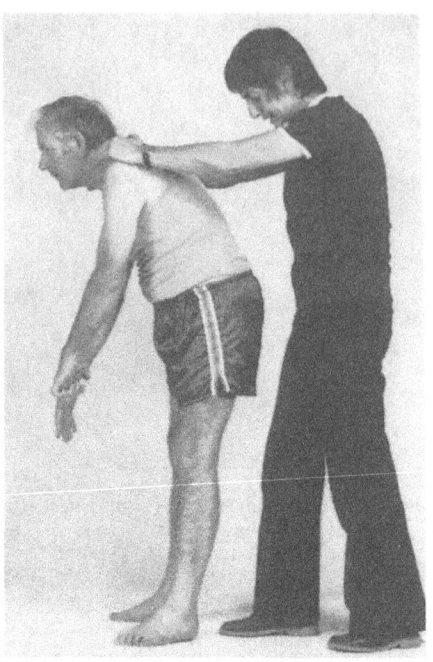

Fig. 3.8. Tentativo di posizionamento del tronco di un paziente con emiplegia sinistra. La terapista incontra resistenza e non riesce a muovere il tronco nelle varie posizioni

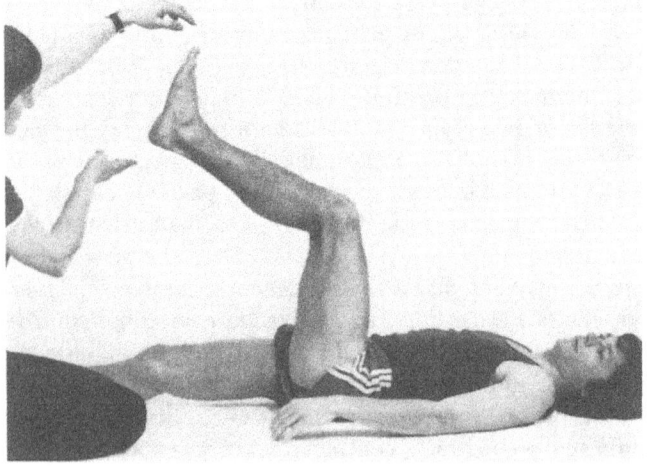

Fig. 3.9. Posizionamento della gamba in un soggetto normale. Questa posizione richiede la flessione selettiva dell'anca, l'estensione del ginocchio e la flessione dorsale del piede

e il braccio si flette. Il paziente estende notevolmente il collo, che aumenta l'estensione dell'arto inferiore (Fig. 3.8).

Quando il soggetto normale giace disteso, la gamba può essere posta in qualsiasi combinazione di posizioni. Per esempio, la terapista può posizionarla in modo che rimanga flessa; il ginocchio dev'essere tenuto con una attività estensoria mentre il piede rimane flesso dorsalmente (Fig. 3.9). Posta nella stessa posizione, la gamba del paziente emiplegico entra in totale flessione perché egli non è in grado di estendere attivamente il ginocchio mentre tiene l'anca in flessione (Fig. 3.10a). Se cerca di raddrizzare il ginocchio, viene richiamato lo schema di estensione totale e l'anca si muove ancora di più in estensione, il ginocchio si estende e il piede spinge in flessione plantare (Fig. 3.10b).

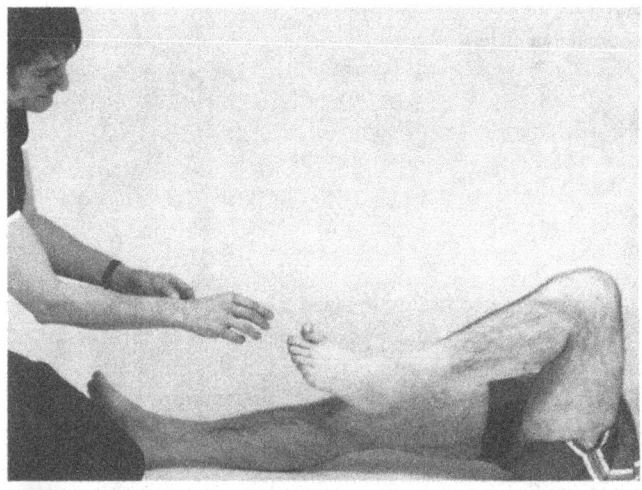

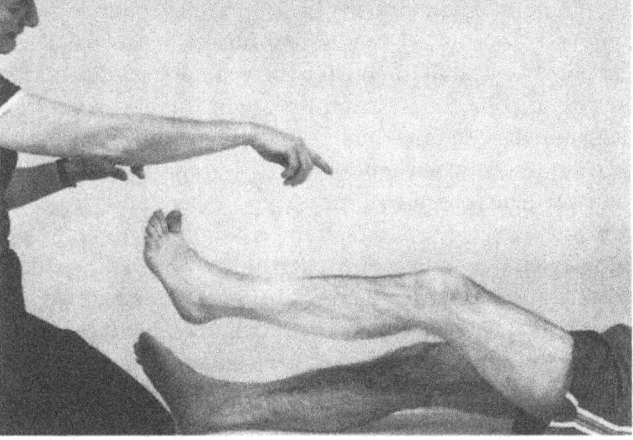

Fig. 3.10a, b. Posizionamento della gamba in un paziente con emiplegia sinistra. **a** La gamba entra nello schema di flessione totale in assenza della componente estensoria del ginocchio mentre l'anca è flessa.
b Il paziente cerca di estendere il ginocchio come richiesto e tutto l'arto si estende in uno schema globale. Egli non è quindi in grado di tenere flessa l'anca e il ginocchio si estende più di quanto dovrebbe

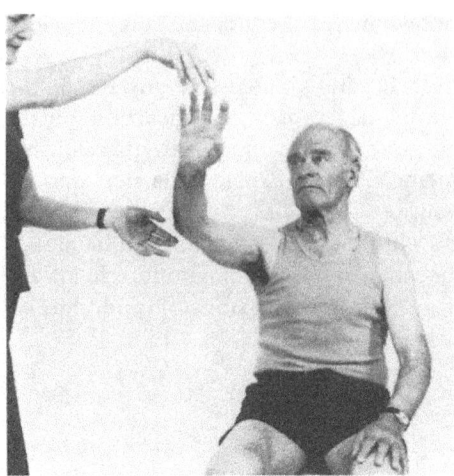 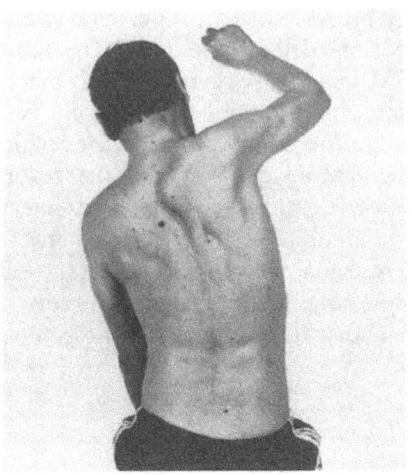

Fig. 3.11. Posizionamento del braccio in un paziente normale

Fig. 3.12. Posizionamento del braccio in un paziente con emiplegia destra. A causa del sollevamento del braccio, l'ipertono flessorio aumenta e lo schema totale di flessione rende impossibile eseguire il movimento desiderato. Il paziente non è in grado di estendere le dita nemmeno di poco

Se il soggetto normale è seduto e il suo braccio è portato in avanti, egli rimane esattamente in tale posizione quando la terapista toglie le mani. Il soggetto tiene senza alcuno sforzo la spalla in flessione attiva e il gomito in posizione con estensione attiva ed è in grado di mantenere l'estensione attiva del polso e delle dita (Fig. 3.11). Quando al paziente emiplegico viene posto il braccio in una posizione simile, egli cerca di tenerlo fermo, ma deve fare uno sforzo enorme per riuscirci. Solleva il cingolo scapolare, ha difficoltà nello stabilizzare la scapola e, dal momento che mantiene in flessione la spalla, non è in grado di estendere il gomito. Nonostante l'attività dei muscoli estensori, il gomito entra in ulteriore flessione. Le dita flettono e il pollice si flette e adduce (Fig. 3.12).

Le difficoltà che il paziente presenta quando si effettua il placing dell'arto con determinate combinazioni di movimenti, sono anche chiaramente osservabili quando lo muove in modo attivo. Il grado di difficoltà varia notevolmente, ma l'effetto delle sinergie di massa può essere ancora osservato persino quando il paziente ha riacquistato in maniera significativa la funzione volontaria degli arti emiplegici. Per esempio, il paziente non sarà in grado di estendere il braccio davanti a sé tenendo il palmo rivolto verso l'alto. Tale attività richiede una combinazione di schemi di movimento: tenere il braccio sollevato è un processo flessorio e quindi la scapola si solleva e retrae. L'estensione del gomito necessita di un'attività estensoria e come risultato l'avambraccio prona, mentre il polso si flette e le dita si flettono e adducono (Fig. 3.13a).

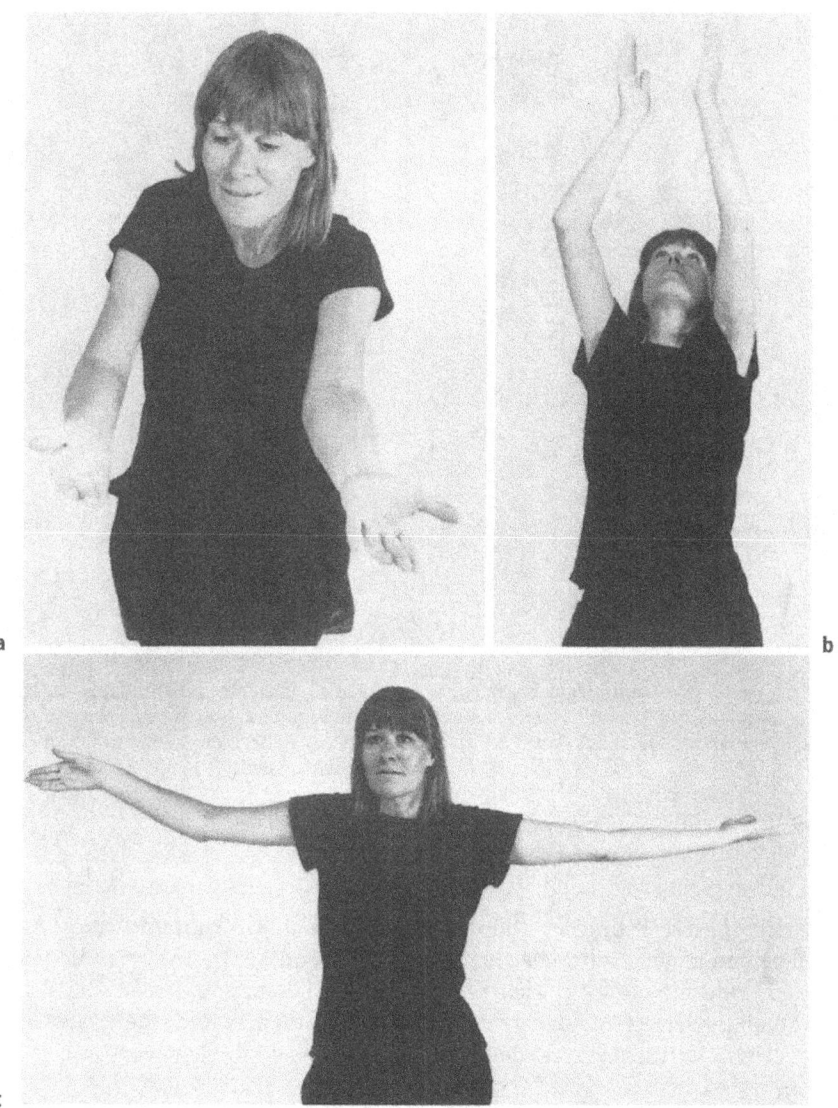

Fig. 3.13a-c. Paziente con emiplegia destra e possibilità di movimento attivo del braccio. **a** Quando tenta di tendere entrambe le braccia davanti a sé con i palmi delle mani rivolti verso l'alto, si può notare la sinergia flessoria. **b** Quando batte le mani sopra la testa, la paziente ha difficoltà a estendere il gomito tenendo l'avambraccio supinato e la spalla extraruotata. **c** Quando tiene le braccia in abduzione, la paziente non è in grado di estendere il gomito o girare il palmo della mano verso l'alto

Si può notare la stessa difficoltà quando il paziente cerca di battere le mani tenendo le braccia alzate sopra la testa. L'attività richiede la flessione della spalla e l'estensione del gomito, ma con la supinazione dell'avambraccio e l'estensione del polso e delle dita (Fig. 3.13b).

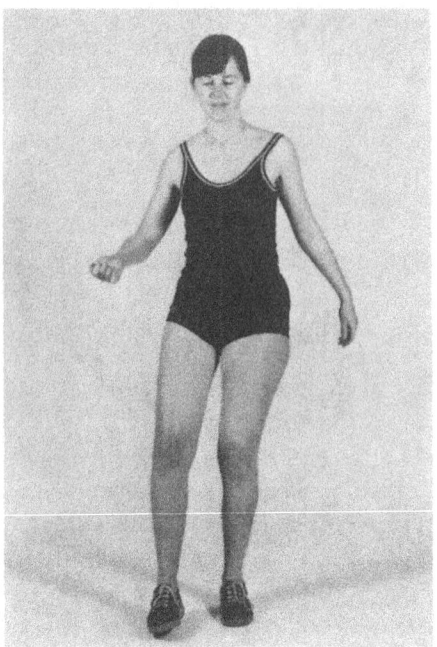 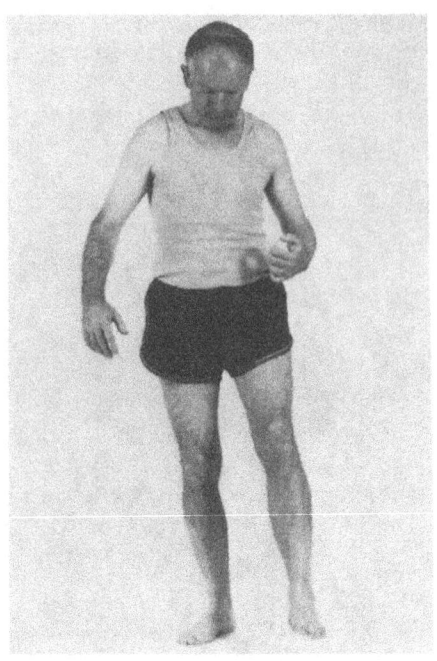

Fig. 3.14. Paziente con emiplegia destra che fa un passo avanti con la gamba plegica sfruttando lo schema totale di flessione

Fig. 3.15. Paziente con emiplegia sinistra che porta la gamba estesa in avanti e che non è in grado di flettere dorsalmente il piede con il ginocchio esteso

Anche tenere il braccio abdotto orizzontalmente e ruotato verso l'esterno richiede una reale attività selettiva. È difficile estendere il gomito perché tenere il braccio sollevato abdotto richiede un'attività flessoria a livello della spalla. Quando il paziente tenta di estendere il gomito, subentra una sinergia estensoria con relativa intrarotazione della spalla e pronazione dell'avambraccio (Fig. 3.13c).

L'incapacità di muovere selettivamente la gamba può essere osservata, ad esempio, durante la fase oscillatoria del cammino. Il paziente porta in avanti la gamba plegica, ma non è in grado di estendere il ginocchio per l'ultima parte della fase oscillatoria. Dato che sta flettendo l'anca, anche il ginocchio è flesso e il piede è in supinazione (Fig. 3.14). Il paziente che estende il ginocchio prima di appoggiare il piede per terra davanti a sé ha difficoltà a portare in flessione dorsale il piede al momento del contatto del tallone al suolo, dato che la caviglia si flette plantarmente in sinergia estensoria (Fig. 3.15).

Questi anormali schemi di movimento, che insorgono in concomitanza con l'emiplegia, derivano dalla combinazione di tono anormale, ricomparsa di sinergie di massa primitive, sistema di feedback disturbato e da altri fattori, quali la perdita dell'attività muscolare selettiva del tronco, in modo particolare dei muscoli addominali (Davies 1990). Possono verificarsi alcune variazioni dovute al fatto che il paziente sfrutta ripetutamente gli schemi anormali di movimento per attività funzionali. "Con il tempo ciò porterà allo sviluppo di una maggiore varietà di schemi secondari o compensatori anormali" (K. Bobath 1971). È anche stato suggerito che "tuttavia, se è possibile un certo grado di recupero, sembra probabile che la frequente ripetizione di schemi motori adattivi possa generare connessioni neurali più forti; tali schemi, piuttosto che schemi efficaci ed efficienti, diventano 'appresi' o più stabili" (Carr e Shepherd 1996). Una considerazione importante per il trattamento è, quindi, che "se incontrollato, un controllo motorio improprio può diventare un programma altamente rinforzato" (Bach-y-Rita e Balliet 1987).

Molti meccanismi riflessi sfuggiti alla necessaria inibizione hanno anche un ruolo nell'aumento del tono posturale e nella ricomparsa di sinergie di movimento primitive. "In sostanza, non esistono riflessi patologici, ma semplicemente normali riflessi stereotipati spinali inferiori e sopraspinali mediani che non vengono più attivati, modificati o inibiti" (Cailliet 1980).

Ricomparsa dell'attività tonica riflessa

Alcuni riflessi sembrerebbero essere particolarmente rilevanti per i problemi di movimento comunemente incontrati. La comprensione della loro influenza aiuterà la terapista nel trattamento che mira a inibire l'attività tonica riflessa anormale e a facilitare le sequenze di movimento normali, comprese le reazioni superiori integrate di raddrizzamento ed equilibrio. Si possono osservare riflessi posturali anormali solo in pazienti con lesioni del sistema nervoso centrale, dove la loro liberazione ne ha consentito la ricomparsa in forma esagerata. Ma anche in tal caso è difficile isolare le varie reazioni posturali poiché il quadro viene di solito complicato dall'azione simultanea di diversi riflessi e dagli sforzi volontari del paziente (B. Bobath 1971). Fiorentino (1981) descrive il ruolo dei riflessi posturali nello sviluppo normale del movimento nei bambini piccoli e illustra in modo estremamente chiaro i risultati della loro persistenza nei casi di paralisi cerebrale come una tipica disabilità neurologica.

Riflesso tonico labirintico

Il riflesso tonico labirintico viene provocato da cambiamenti di posizione del capo nello spazio. Ha origine negli organi vestibolari del labirinto e si ritiene sia integrato a livello del tronco cerebrale (K. Bobath 1974; Fiorentino 1981). In posizione supina il tono estensorio aumenta in tutto il corpo. La testa spinge indietro mentre la colonna vertebrale si estende, le spalle si retraggono e gli arti si estendono in schema estensorio. In posizione prona il tono flessorio aumenta in tutto il corpo, sebbene possa manifestarsi solo come una riduzione di quello estensorio se il paziente è affetto da spasticità grave, soprattutto all'arto inferiore. Poiché il riflesso è stimolato dalla posizione relativa del capo nello spazio, si possono notare i suoi effetti anche in stazione eretta e in posizione seduta. Se, ad esempio, il paziente estende il collo e tiene il mento in aria, aumenta il tono estensorio della gamba.

Quelli che seguono sono alcuni effetti del riflesso che possono comparire in modo patologico nell'emiplegia:

- Quando il paziente è in posizione supina, la spasticità estensoria nella gamba aumenta. La testa spinge indietro contro la superficie di appoggio e si vede che tutto il lato plegico si retrae. C'è resistenza alla protrazione della scapola.
- I pazienti che vengono curati continuamente in posizione supina mostrano un notevole aumento del tono estensorio nell'arto inferiore e nell'arto superiore, soprattutto nella retrazione della scapola.
- Quando il paziente cerca di girarsi, estende la testa e il movimento viene impedito dall'aumento del tono estensorio. La rotazione è resa difficoltosa o impossibile in quanto egli non è in grado di portare in avanti né la spalla, né l'arto inferiore per cominciare a voltarsi. Se flette la testa quando ruota, la maggior flessione gli impedisce di girarsi per raggiungere la posizione prona. L'arto inferiore e il braccio rimangono flessi e bloccano il movimento, come anche la flessione del tronco.
- Quando il paziente sta seduto per lunghi periodi sulla sedia a rotelle, il tronco è flesso e il collo deve necessariamente essere esteso per permettergli di vedere. Nell'arto inferiore aumenta il tono estensorio e la conseguente estensione dell'anca fa scivolare il paziente in avanti sulla sedia. Il ginocchio si estende e il piede viene spinto in avanti fuori dalla pedana, cosicché alla fine il paziente può scivolare del tutto dalla sedia o rimanervi in una posizione asimmetrica semidistesa.
- Quando il paziente cerca di alzarsi senza preparazione sufficiente o tono adeguato, si sforza di farlo estendendo il collo. Lo schema di estensione totale che si verifica di conseguenza nella gamba lo spinge indietro, come fa la retrazione della spalla. Il ginocchio che si estende non è in grado di muoversi in avanti oltre il piede e la necessaria flessione dorsale della caviglia viene impedita dalla simultanea spinta dei flessori plantari.
Il paziente prova la stessa difficoltà se si siede con il capo in estensione. Se flettesse la testa mentre si siede, si affloscerebbe rapidamente nella sedia perché verrebbe attivato lo schema di flessione totale. Il paziente che riesce a mantenere un'estensione sufficiente del tronco e della gamba in stazione eretta solamente sollevando il capo, avrà difficoltà a fare un passo in avanti con la gamba plegica quando cammina. L'aumentato tono estensorio impedisce il rilassamento dell'anca e del ginocchio all'inizio della fase di oscillazione per permettere alla gamba una sufficiente flessione per oscillare reattivamente in avanti.
- Quando il paziente cerca di estendere il gomito mentre solleva il braccio rinforza l'estensione spingendo il capo all'indietro. Il movimento richiede un notevole sforzo e compromette l'uso funzionale.

Riflesso tonico simmetrico del collo

Il riflesso tonico simmetrico del collo è un riflesso propriocettivo elicitato dallo stiramento dei muscoli e delle articolazioni del collo. Interagendo con i riflessi labirintici, permette al bambino di raggiungere la posizione di cammino a carponi durante lo sviluppo normale. Negli adulti i riflessi interagiscono per fornire equilibrio e orientamento al capo. Quando il collo si estende, il tono estensorio delle braccia e quello flessorio delle gambe aumentano. Con il collo flesso, il tono estensorio negli arti inferiori aumenta ed è accompagnato da un maggiore tono flessorio delle braccia.

L'influenza del riflesso osservato nell'emiplegia si presenta come segue.

- Il paziente che viene curato a letto in posizione semidistesa con il capo e il tronco flessi dai cuscini di appoggio, presenta un tono accresciuto degli estensori della gamba plegica e dei flessori del braccio. Stare seduto sulla sedia a rotelle con la testa rivolta verso il basso produce lo stesso schema di spasticità.
- Il paziente ha difficoltà nel passare dalla posizione distesa a quella seduta perché deve sollevare la testa per iniziare il movimento e il conseguente aumento del tono estensorio a livello dell'anca glielo ostacola. Quando il paziente cerca di sedersi, si instaura un forte schema estensorio che si nota in modo più marcato quando tenta di farlo in modo simmetrico.
- Il paziente che quando cammina tiene il collo flesso e gli occhi fissi per terra, presenta un tono estensorio accresciuto della gamba. Il ginocchio si iper-

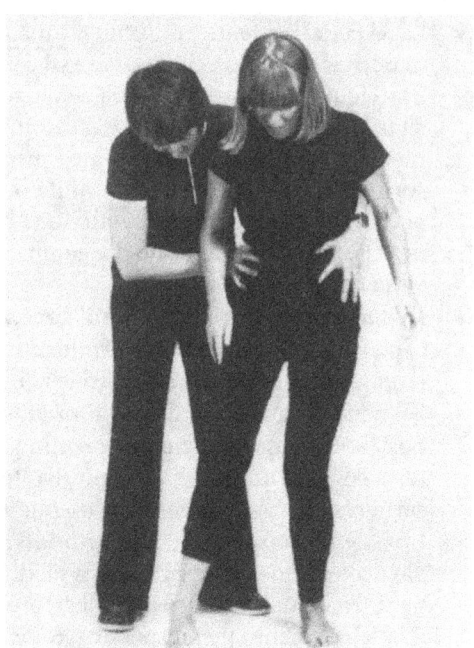

Fig. 3.16. Paziente con emiplegia destra che flette il collo per guardare il suolo quando cammina. Non è in grado di rilasciare l'anca e il ginocchio per fare un passo e la posizione del piede in schema estensorio le rende difficile posizionarlo correttamente sul pavimento per iniziare la fase di carico

estende, il piede si flette plantarmente contro il pavimento e l'anca viene spinta indietro durante la fase di appoggio. Il paziente incontra difficoltà nel rilassare l'attività estensoria per consentire la necessaria flessione dell'anca e del ginocchio per la fase di oscillazione (Fig. 3.16). Durante il cammino il braccio tira notevolmente in flessione e la reazione associata viene rinforzata dalla posizione della testa.
- Quando il paziente cerca di passare dal letto alla sedia a rotelle, estende il capo e le braccia e la gamba plegica può presentare un aumento del tono flessorio scivolando sotto il letto o sollevandosi dal pavimento. Il paziente non è in grado di portare il carico sulla gamba.
- Quando il paziente cerca di inginocchiarsi per arrivare a terra o per alzarsi da tale posizione, solleva il capo e la gamba plegica collassa in flessione totale.

Riflesso tonico asimmetrico del collo

Il riflesso tonico asimmetrico del collo è elicitato come una risposta propriocettiva da parte dei muscoli e delle articolazioni del collo. Quando il capo è girato, il tono estensorio aumenta negli arti del lato verso il quale è rivolto il viso. Gli arti sul lato dell'occipite mostrano un aumento del tono flessorio. Nel neonato normale, il riflesso è fondamentale per la fissazione visiva quando allunga la mano per raggiungere degli oggetti e inoltre pone le premesse per rotolare da supino a prono con rotazione del tronco verso i 4-5 mesi.

Gli effetti del riflesso che si evidenziano in modo patologico nell'emiplegia sono i seguenti.
- La testa del paziente è di solito rivolta verso il lato opposto a quello plegico sia in posizione distesa che seduta e di conseguenza aumenta il tono flessorio del braccio plegico. I pazienti che rimangono nella sedia a rotelle per molti mesi, ritardando lo stare in piedi e il cammino, spesso presentano un aumento del tono flessorio anche nella gamba plegica. La gamba presenta spasticità flessoria quando il paziente viene aiutato ad alzarsi in piedi. Anche con il paziente sdraiato supino, si può sentire una certa resistenza quando si cerca di ottenere l'estensione passiva della gamba. Si può sviluppare una contrattura flessoria del ginocchio.
- Quando cerca di raddrizzare il braccio plegico, il paziente gira con forza il capo verso il lato colpito per rinforzare l'estensione del gomito. Può non essere in grado di estendere il braccio senza girare il capo.
- Sebbene la spasticità flessoria predomini nel braccio e questo assuma una posizione flessa, il paziente non è in grado di piegare la mano per toccarsi la testa o il viso quando ha il capo rivolto verso di essa. La terapista avverte una certa resistenza quando cerca di aiutare il movimento corretto.
- Il paziente con ipotono dell'arto inferiore girerà spesso il capo verso il lato plegico quando cerca di stare in piedi con aiuto. Fissa la testa in una posizione di rotazione verso il lato plegico per rafforzare l'estensione della gamba. (L'atteggiamento viene spesso erroneamente interpretato come compensatorio per l'esistenza di emianopsia, ma quando il paziente sta seduto il capo non

assume la stessa posizione). Si dovrebbe scoraggiare la posizione fissa del capo perché interferisce con le normali reazioni di equilibrio.

Reazione positiva di sostegno

Il riflesso positivo di sostegno è più una reazione determinata da uno stimolo esterocettivo sull'epidermide dei polpastrelli delle dita del piede e dell'avampiede, spesso elicitato dal contatto con il suolo. Ne consegue uno stimolo propriocettivo dovuto allo stiramento dei muscoli interossei del piede provocato dalla pressione sui metatarsi. Per stabilizzare le articolazioni che dovranno sostenere il carico, viene aumentato il tono estensorio in tutto l'arto unitamente a una contemporanea contrazione dei muscoli antagonisti. Nello sviluppo normale il riflesso è un precursore della stazione eretta e del cammino.

Gli effetti del riflesso che si evidenziano in modo patologico nell'emiplegia sono i seguenti:
- Se l'avampiede emiplegico arriva per primo a contatto con il suolo, poiché ciò avviene con una prematura flessione plantare della caviglia, l'esagerazione del riflesso provoca un aumento immediato del tono estensorio in tutto l'arto in uno schema globale. La gamba diventa un pilastro rigido, con il ginocchio iperesteso e il paziente incontra difficoltà nel tenere il tallone per terra durante il carico o nel rilasciare l'anca e il ginocchio per la fase di oscillazione durante il cammino. Ha inoltre difficoltà nel trasferire il peso sulla gamba plegica all'inizio della fase di appoggio, mentre i flessori plantari spingono in direzione opposta al movimento.
- I tentativi di mantenere la flessione dorsale alla caviglia attraverso i tradizionali movimenti passivi falliscono, perché le mani della terapista sulla parte anteriore del piede aumentano l'ipertono dei flessori plantari e risulta impossibile l'intera gamma di movimento.

Riflesso estensorio crociato

Si ritiene che il riflesso di estensione crociata sia un riflesso spinale che provoca un aumento del tono estensorio di una gamba quando l'altra è flessa. Nello sviluppo normale esso è un precursore del movimento di tipo anfibio propedeutico al cammino a quattro zampe e a quello in stazione eretta (Fiorentino 1981).

B.Bobath (1971) discute gli esperimenti su animali di Magnus e Sherrington, che descrivono la comparsa del riflesso quando viene applicato uno stimolo doloroso a un arto provocando una reazione flessoria di protezione. Il tono estensorio aumenta nell'altra gamba (gambe) per sostenere l'ulteriore peso del corpo.

Gli effetti del riflesso evidenziati in modo patologico nell'emiplegia sono i seguenti:
- Quando è supino, il paziente è in grado di sollevare il sedere dal letto perché il peso è sostenuto da entrambe le gambe. Staccando dal letto la gamba sana

in flessione, quella plegica viene indotta in uno schema di estensione totale e il "ponte" collassa.
- Quando il paziente si alza in piedi da seduto caricando solo sulla gamba sana, spesso quella plegica si flette mentre l'altra si estende attivamente. Il paziente ha difficoltà a trasferire il carico sulla gamba plegica per iniziare a camminare.
- Un paziente può essere in grado di stare in piedi sulla gamba plegica soltanto nelle condizioni di esercizio. La gamba rimane mobile e il paziente può perfino flettere ed estendere il ginocchio plegico durante il carico senza che le dita dei piedi si flettano. Tuttavia, durante il cammino, quando la gamba sana si flette in avanti per fare un passo, quella plegica spinge in uno schema di estensione totale, rendendo difficile l'equilibrio e rigido e pieno di sforzo il successivo passo in avanti con la gamba plegica.

Riflesso di prensione (Grasp Reflex)

Il riflesso di prensione è elicitato da stimoli tattili e propriocettivi nel palmo della mano e nella faccia palmare delle dita provocando una reazione di prensione con le dita flesse e addotte. Nei neonati normali il riflesso è presente alla nascita e scompare gradualmente man mano che si sviluppa la prensione volontaria. Il riflesso consiste in una fase iniziale di presa elicitata da un oggetto mosso distalmente nel palmo della mano a contatto con la pelle. La fase successiva di mantenimento del riflesso deriva dalla trazione sui muscoli flessori che si stanno già contraendo. "Lo stimolo per la fase propriocettiva è senza dubbio lo stiramento, un incremento della tensione passiva che agisce su un centro già facilitato da una profonda pressione cutanea" (Seyffarth e Denny-Brown 1948). Questi autori operano una distinzione tra il riflesso di prensione e la reazione istintiva di presa che è "una deliberata chiusura progressiva di tutta la mano realizzata con una serie di piccoli movimenti, su un contatto fisso all'interno del palmo. Questo movimento sfocia alla fine in una presa completa".

Gli effetti del riflesso che si evidenziano in modo patologico nell'emiplegia sono i seguenti.
- Un oggetto posto nella mano del paziente tenderà ad aumentare il tono flessorio del polso e delle dita e a provocare la flessione del gomito, su cui influisce l'inserzione prossimale dei muscoli coinvolti. I pazienti con spasticità flessoria della mano vengono spesso trattati mettendo loro in mano un rotolo compatto per impedire la flessione, o applicando uno splint statico che include le dita. Entrambe le procedure tenderanno ad aumentare la spasticità elicitando il riflesso e la reazione di prensione.
- Il paziente che presenta un certo recupero dell'attività della mano non dovrebbe essere incoraggiato a schiacciare una palla di gomma, dal momento che in tal modo si stimola il tono flessorio e lasciare la presa diventerà sempre più difficile.
- Il paziente può avere difficoltà nello stringere insieme le mani per fare esercizi autoassistiti per il braccio. Mentre cerca di intrecciare le dita, il riflesso di

prensione è stimolato dalle dita della mano sana che si muovono distalmente sul palmo dell'altra mano. Le dita si flettono e adducono e si oppongono al tentativo.
- Un paziente che presenta un'estensione attiva delle dita può avere anche un riflesso attivo di prensione che gli impedisce di rilasciare gli oggetti durante le attività funzionali. L'incapacità di allentare o impedire la presa non è necessariamente connessa alla debolezza dell'estensione delle dita.
- Alcuni pazienti incontrano difficoltà nel prevenire la prensione involontaria inadeguata. Anche quando non è coinvolta in un'attività, la mano plegica può tenersi aggrappata strettamente a un oggetto, per esempio ai pantaloni durante il cammino. Il paziente può anche afferrare la presa della terapista e non essere in grado di lasciarla, cosa per lui imbarazzante, soprattutto se la prensione è così forte da provocarle dolore.

L'osservazione clinica ha mostrato che pazienti che presentano il riflesso di prensione avranno sempre una sensazione diminuita o disturbata nella mano plegica. Se la terapista evita di posizionare qualcosa nella mano del paziente in quanto teme di elicitare il riflesso e non gli guida le mani durante la manipolazione di oggetti, la situazione allora si autorinforza. Meno la mano esperisce stimoli tattili, più si impoverisce la sensazione e quindi diviene più forte la tendenza al riflesso di prensione. Oggetti duri sono più facilmente percepiti e rilasciati di quelli morbidi, flessibili e quindi il paziente dovrebbe essere aiutato dapprima a tenere e lasciare quelli che offrono una resistenza consistente, come un bastone di legno, un cetriolo o una sedia e solo successivamente passare a manipolare materiali più morbidi. Man mano che la sensazione migliora, il riflesso scompare gradualmente.

Reazioni associate e movimenti associati

Nell'emiplegia le reazioni associate sono movimenti riflessi anormali del lato plegico e riproducono gli schemi spastici stereotipati del braccio e della gamba (Fig. 3.17). Walshe (1923) ha descritto le reazioni associate come "reazioni posturali provocate prive di controllo volontario". Riddoch e Buzzard (1921) le hanno definite come "attività automatiche che fissano o alterano la posizione di una parte o delle parti quando qualche altra regione del corpo viene messa in azione da uno sforzo volontario o da stimolazioni riflesse". Quando il paziente si muove a fatica, sta cercando di mantenere l'equilibrio o ha paura di cadere, si possono osservare le reazioni. Mulley (1982) riferisce reazioni associate nel braccio plegico nell'80% dei pazienti di un gruppo, reazioni che si verificavano in concomitanza a sbadigli, tosse o starnuti. Durante le attività funzionali, quali infilarsi le scarpe usando la mano sana, se non si presta attenzione alle posizioni inibitorie e al modo in cui è eseguito il compito, le reazioni associate prevalgono sia nel braccio che nella mano.

I movimenti associati sono normali adattamenti posturali automatici che accompagnano i movimenti volontari. Si verificano nei soggetti normali a soste-

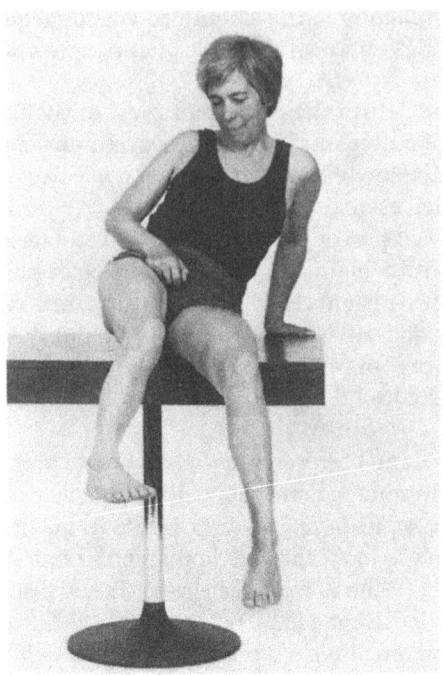

Fig. 3.17. Paziente con emiplegia destra che mostra reazioni tipiche associate nel braccio e nella gamba quando si muove in modo scorretto e si tira indietro con il braccio sano per sedersi su un tavolo

gno di precisi movimenti fini di altre parti del corpo, oppure quando un'attività richiede molta forza o concentrazione. Possono essere osservati negli arti illesi del paziente quando cerca di muovere quelli plegici. Non dovrebbero essere confusi con le reazioni associate, che sono patologiche, e possono essere distinti in base alla capacità del paziente di modificarli o inibirli. Le reazioni associate sono stereotipate e si verificano persino quando non è presente alcun movimento attivo dell'arto. Il paziente non è in grado di inibirle volontariamente. L'arto ritorna nella posizione originaria solo dopo la cessazione dello stimolo e anche in quel caso spesso solo gradualmente.

Gli effetti nocivi delle reazioni associate sono i seguenti:
- La posizione flessa anormale del braccio plegico è esteticamente inaccettabile per il paziente. Essa attira immediatamente l'attenzione sulla sua disabilità.
- Gli arti colpiti nelle fisse posizioni spastiche delle reazioni associate rendono le attività funzionali più difficili. Per esempio diventa quasi impossibile infilarsi una scarpa con la gamba in estensione e il piede flesso plantarmente e invertito. Mentre il paziente lotta per eseguire l'attività, aumenta ulteriormente la spasticità estensoria. Lavarsi la mano plegica e indossare il cappotto diventano altrettanto difficili se il braccio tira fortemente in flessione.
- Se il braccio è costantemente sollevato in flessione vi è il pericolo di una contrattura, soprattutto del gomito e delle dita.
- La posizione costantemente flessa rende impossibile l'uso funzionale del braccio malato e il recupero dell'attività può essere ostacolato.

- Il recupero del controllo attivo degli estensori del gomito e dei dorsiflessori del piede è influenzato in modo negativo dalla reciproca inibizione degli antagonisti quando sono costantemente iperattivi.
- Le reazioni di equilibrio sia del braccio che della gamba sono impedite dalle reazioni associate che rendono difficile mantenere l'equilibrio.
- L'ipertonicità può essere aumentata in tutto il lato colpito, rendendo i movimenti pieni di sforzo e meno capaci di adattarsi alle domande dell'ambiente e al compito.

A causa dei molti effetti negativi, dovrebbe essere fatto ogni tentativo per evitare che le reazioni ipertoniche siano elicitate nel corso della routine quotidiana del paziente. Durante il trattamento, le reazioni associate dovrebbero agire come un barometro per la terapista, informandola se l'attività è troppo difficile, se sta dando uno scarso sostegno, se l'equilibrio è inadeguato, o se il paziente si sta sforzando eccessivamente o non sta ricevendo sufficiente informazione sensoriale. La terapista avrà bisogno di analizzare quale di questi aspetti dev'essere modificato e la riduzione dell'ipertono la guida alla corretta soluzione.

Tensione anormale nel sistema nervoso

Le posture anormali mantenute per lungo tempo come quelle causate dalle reazioni associate possono condurre facilmente a una ridotta mobilità nel sistema nervoso (Rolf 1997b). Inoltre, tale aumento di tensione può rinforzare le reazioni associate sino a creare un circolo vizioso che si autoalimenta. Se il sistema nervoso è incapace di allungarsi in maniera adattiva, i movimenti del corpo risultano alterati. Nel Cap.15 vengono descritti gli effetti della perdita della normale neurodinamica sul movimento e le tecniche di ripristino della mobilità.

Sensibilità disturbata

Dal momento che il feedback viene normalmente utilizzato per correggere i movimenti programmati, tutti i movimenti specializzati richiedono un sistema complesso di feedback che sia in grado di fornire una corretta informazione sull'attività svolta. "Il feedback porta informazioni ai comandi programmati per informarli di come sta avvenendo la loro esecuzione" (Brooks 1986). Anche il mantenimento dell'equilibrio è dipendente dalle sensazioni che provengono dal corpo.

È difficile, se non impossibile, sapere esattamente cosa sente un paziente emiplegico e che informazioni riceve quando si muove. Sebbene i test di sensibilità comunemente usati forniscano unicamente una linea guida, ne si possono raccogliere i risultati per evidenziare in seguito dei cambiamenti. Ciò che viene raccolto indica solamente che, in un particolare momento e in una determinata situazione, il paziente ha informato l'esaminatore di quanto stava sentendo. Anche se tutte le risposte fornite dal paziente risultavano corrette rispetto alla percezione della posizione degli arti, della direzione dei movimenti e della pressione o del tocco leggero, un'ora più tardi lo si può osservare seduto con la mano intrappolata nella ruota della carrozzina mentre cerca di muoverla in avanti. È stato descritto il fenomeno dell'estinzione tattile, consistente nel fatto che il paziente identifica esattamente la mano toccata dall'esaminatore, ma quando vengono toccati simultaneamente entrambi gli arti, egli sente solo il tocco sulla mano sana. Sembra che lo stimolo del lato sano sopprima quello proveniente dal lato plegico (Isaacs 1977).

L'osservazione del modo in cui si muove il paziente durante l'esecuzione di diverse attività può costituire una guida affidabile di quanto egli senta accuratamente. Si possono realizzare e studiare filmati dei suoi movimenti per svelare le difficoltà. Osservazioni come: il paziente si sforza molto, mantiene parti del corpo in eccessiva tensione o preme troppo forte sulle superfici di supporto, sono tutte indicazioni riguardanti i suoi deficit sensoriali. Nessun paziente sente esattamente come prima dell'emiplegia; è evidente che tutti i metodi attualmente disponibili per valutare la sensibilità sono troppo grossolani per identificare lievi differenze di feedback.

Gli schemi di spasticità e le sinergie di massa sono strettamente correlati alla sensazione come causa o effetto. Il paziente può solo muoversi in modo anormale e quindi il feedback che riceve è un movimento anormale. Si muove con schemi anormali perché la sensazione è inesatta e inadeguata. Se vi è molta tensione nei muscoli esiste una scarsa possibilità di essere in grado di percepire accuratamente gli oggetti. Quando la sensazione è disturbata, il paziente tenderà a incrementare la tensione muscolare per raccogliere più informazioni sulla posizione del corpo nello spazio. Con un tono aumentato la sua capacità d'interagire più appropriatamente con l'ambiente risulterà ulteriormente ridotta.

Una difficoltà incontrata dai pazienti con disturbi della sensibilità è l'incapacità di pianificare anticipatamente, in modo normale, i movimenti richiesti per il compito. "Il termine 'set motorio' indica che il SNC (Sistema Nervoso Centrale) è pronto a eseguire un'azione motoria pianificata e che i piani sono stati costruiti per implementare l'intenzione" (Brooks 1987). La natura anticipatoria dell'attività motoria è anche una caratteristica dell'equilibrio, in quanto "i supporti posturali devono essere precocemente coordinati per stabilizzare il corpo, il capo e gli arti in funzione dei movimenti attesi". In modo simile, "durante il raggiungimento e l'afferramento, il modellamento della forma della mano per la prensione degli oggetti avviene nella fase di trasporto del raggiungimento" (Shumway-Cook e Woollacott 1995). Il modellamento anticipatorio della forma della mano dipende dalle caratteristiche dell'oggetto da afferrare e la dimensione della massima apertura della presa è proporzionale alla dimensione dell'oggetto (Jeannerod 1990). Un paziente può essere in grado di flettere ed estendere volontariamente il polso e le dita, ma se non può pianificare la successione temporale e l'attività dei muscoli agonisti e antagonisti prima che il movimento avvenga, l'uso funzionale dell'arto superiore risulterà ostacolato.

3 • Schemi di movimento anormali nell'emiplegia

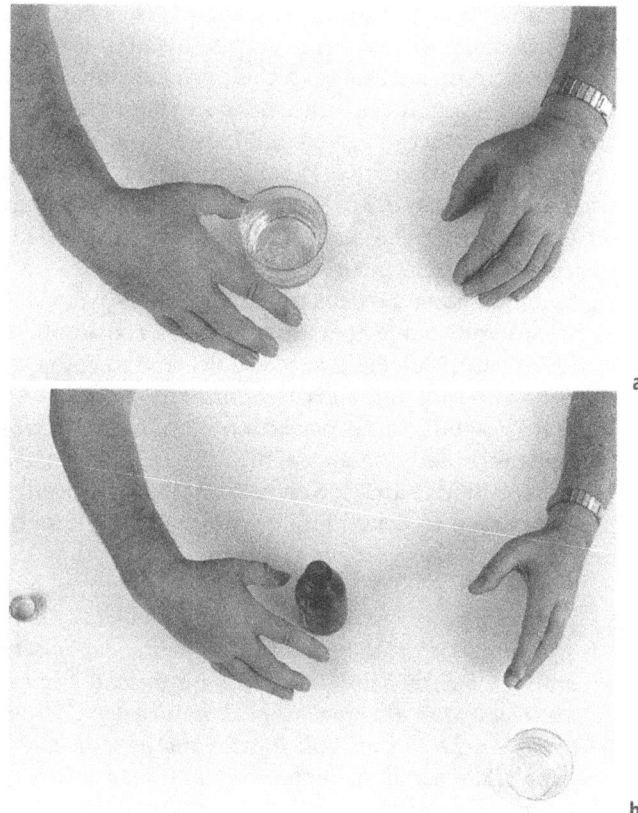

Fig. 3.18a, b. Assenza di modellamento della mano (emiplegia destra). a La mano e le dita non hanno assunto la forma del bicchiere. b Quando si lascia la bottiglia, l'apertura della presa è eccessiva e le dita risultano troppo estese

Esiste una caratteristica assenza di modellamento anticipatorio della mano e le dita si estendono eccessivamente (Fig. 3.18a). Lo stesso accade quando il paziente si allontana da un oggetto e apre il più possibile la mano invece di attuare un selettivo aumento dell'attività normalmente usata per allontanare le dita dall'oggetto (Fig. 3.18b; confrontare con la Fig. 2.27a, b). La terapista, tuttavia, dovrebbe evitare di chiedere al paziente di aprire molto le dita, comando spesso utilizzato quando i flessori delle dita sono ipertonici, perché così facendo incoraggerebbe il paziente a una prensione o a un rilasciamento scorretti.

Considerazioni

Sebbene il tono muscolare normale sia considerato un prerequisito per il movimento economico e armonioso in schemi normali, non dovrebbe essere sovrastimato il ruolo dell'ipertonicità o della spasticità nelle difficoltà esperite dal paziente con emiplegia. L'eccessiva enfasi data a questi elementi per il successo della riabilitazione dell'ictus ha portato a ricerche che si sono concentrate troppo specificamente sulle forme di trattamento mirate alla riduzione dell'ipertono attraverso tecniche fisioterapiche, farmaci antispastici o iniezioni di tossina botulinica. A seguito del trattamento con tossina botulinica, sebbene gli effetti iniziali sembrassero promettenti, i risultati a lungo termine si sono dimostrati deludenti (Hesse e coll. 1994). I miglioramenti rilevati tendevano a essere soggettivamente riportati dai pazienti piuttosto che riflettere reali vantaggi funzionali, probabilmente perché venivano influenzati i sintomi distali e non la causa sottostante al problema. Infatti non è stato dimostrato un reale miglioramento dell'autonomia motoria o della prestazione dopo aver ridotto il riflesso di stiramento fasico e tonico o le contrazioni riflesse con somministrazione di sedativi del SNC (Landau 1980). Per il successo del trattamento è quindi logico che "I clinici siano consapevoli che nella riabilitazione dell'ictus è più appropriato concentrarsi sul ristabilire il normale controllo motorio attivo, piuttosto che ridurre l'ipersensibilità del riflesso di stiramento in risposta al movimento passivo" (Duncan e Bradke 1987). Nonostante avesse dedicato gran parte della sua vita professionale a scoprire modi per normalizzare il tono, Berta Bobath, con la sua saggezza, tuttavia ricordava ai terapisti:

> *"Non ci si può aspettare che la riduzione della spasticità e l'attivazione di certi gruppi muscolari durante il trattamento, cioé quando il paziente è supino o prono, o mentre rotola, o mentre è seduto, o è in ginocchio, conduca direttamente a un uso più normale del braccio e della mano o a un miglioramento del passo. Anche se i muscoli funzionano bene in tali 'esercizi di sviluppo', sarà impossibile per il paziente utilizzare nelle attività della vita quotidiana gli schemi di movimento ottenuti, o utilizzare in diverse situazioni funzionali i movimenti nuovamente acquisiti ma non appresi. Tutto ciò che viene fatto nel trattamento, quindi, deve servire come preparazione indirizzata a uno specifico uso funzionale. Le sequenze di movimento scelte per la preparazione dovrebbero essere il più possibile simili ai movimenti necessari nella vita quotidiana. In tal modo si può costruire un ponte tra trattamento e uso funzionale"* (Bobath 1977).

Recenti ricerche indicano che altri fattori, come l'inadeguato reclutamento dei motoneuroni dei muscoli agonisti, possono risultare più disabilitanti del semplice ipertono (Shumway-Cook e Woollacott 1995).

I movimenti sono appresi attraverso la ripetizione e divengono più specializzati quando aumenta l'inibizione dell'attività involontaria. La ripetizione, tuttavia, deve essere "ripetizione senza ripetizione" in molte situazioni diverse, perché "l'abilità motoria non è una formula di movimento e certamente non è una formula che esprime forze muscolari permanenti stampate in qualche centro motorio. L'abilità motoria è la capacità di risolvere diversi tipi di problemi motori" (Bernstein 1996b). Per avere successo i movimenti esercitati devono essere corretti, perché, come sottolinea Bernstein, se si ripetono solo i movimenti maldestri o non specializzati, l'esercizio non porta ad alcun miglioramento. La terapista deve quindi usare le proprie mani per permettere al paziente di muoversi correttamente e non, come talvolta si sostiene, lasciarlo combattere da solo per risolvere il problema nell'unico modo per lui possibile in quel momento. Se il paziente si muove utilizzando sinergie di movimento di massa stereotipate, imparerà solo queste, escludendo l'acquisizione di movimenti più precisi, selettivi e quindi efficaci. Sin dall'inizio il trattamento dovrebbe mirare ad aiutare il paziente a muoversi nella maniera il più possibile normale ed economica, evitando che schemi di movimento anormale diventino abitudine attraverso la loro continua ripetizione. "Proprio come la ripetizione di buoni programmi motori porta a buoni risultati, la ripetizione di cattivi programmi motori conduce a cattivi risultati e alla necessità di *disapprenderli*" (Brooks 1986).

4 Valutazione pratica: un processo continuo

Per valutare in modo completo e preciso le abilità e le difficoltà del paziente, la terapista deve saper osservare con cura, avere una buona manualità, saper pensare analiticamente e aver tempo di ascoltare ciò che egli dice. Deve comprendere perfettamente come si muovono e reagiscono normalmente le persone in situazioni diverse e come svolgono certi compiti, in modo da poter notare subito se il paziente agisce o reagisce diversamente.

Quando valuta un paziente emiplegico, la terapista non ha ancora a disposizione alcun sistema scientifico di misurazione. Una scheda di valutazione puramente funzionale che può essere compilata facilmente, quale l'ancora ampiamente utilizzato Indice di Barthel, fornisce unicamente informazioni quantitative, indicando ciò che il paziente può o non può fare (Mahoney e Barthel 1965). Tuttavia la registrazione delle abilità funzionali del paziente non è sufficiente per un'adeguata pianificazione del trattamento. Ad esempio, l'affermazione "Il paziente non è in grado di trasferirsi dalla sedia a rotelle al letto" non risolve la questione del perché, indica soltanto che il soggetto non riesce a svolgere quell'attività. Per trattare questo particolare problema, è necessario sapere se le sue gambe erano troppo deboli o il suo equilibrio troppo scarso, se egli era troppo spastico o persino se era troppo obeso per sollevare il corpo dal sedile della sedia.

Analogamente, si potrebbe descrivere un paziente dicendo che è dotato di un cammino funzionale adeguato, perfino capace di usare i mezzi pubblici. Tuttavia, a causa della spasticità estensoria, questo paziente potrebbe non essere capace di flettere il ginocchio quando l'anca è estesa. Per poter portare avanti il piede, egli fa una circonduzione con l'intera gamba a ogni passo; questa sarebbe un'informazione necessaria per indirizzare il trattamento al miglioramento del cammino.

La mancanza di informazioni qualitative caratterizza le molte altre forme di valutazione attualmente utilizzate per comparare gli esiti del trattamento, per ottenere indicatori prognostici, o persino per decidere quali pazienti dovrebbero ricevere un trattamento intensivo. Tali scale possono essere utili per la ricerca, perché forniscono dati statistici per l'analisi computerizzata, ma nessuno studio tiene in debito conto che l'abilità e l'esperienza dei terapisti possono risultare importanti per ottenere un esito soddisfacente nella riabilitazione dell'ictus (Ashburn e coll. 1993).

Per fornire un trattamento mirato e appropriato è essenziale una valutazione qualitativa piuttosto che quantitativa.

Gli obiettivi della valutazione

La valutazione tende a:
- Stabilire cosa il paziente è in grado di fare autonomamente, come lo fa e cosa non è ancora in grado di fare
- Scoprire cosa impedisce al paziente di eseguire qualche attività o di muoversi normalmente, al fine di pianificare il trattamento
- Fare il più spesso possibile rivalutazioni, così da modificare il trattamento quando necessario
- Fornire informazioni sufficienti a permettere a un altro terapista di subentrare entro breve tempo e trattare efficacemente il paziente
- Registrare accuratamente la situazione del paziente per futuri scopi terapeutici o statistici

Consigli per un'accurata valutazione

Al fine di accertare cosa può fare il paziente e quali sono le sue attuali difficoltà, egli deve essere osservato mentre si muove attivamente. La valutazione implica molto più del chiedere semplicemente al paziente di muovere gli arti mentre è sdraiato a letto o su una superficie. Gli effettivi problemi si evidenziano solo quando il paziente si muove al limite delle sue capacità e non quando lo si aiuta a svolgere un'attività per lui facile. La terapista ha bisogno di osservare e notare il momento esatto in cui un'attività non può essere svolta o può essere eseguita solo con modalità anormali o alternative. Ci sarà, naturalmente, una grande differenza nel livello di esecuzioni possibile per ogni singolo paziente, a seconda della fase riabilitativa o di recupero raggiunta. Nella fase acuta un paziente può essere capace solo di girare il capo o rotolare nel letto, mentre a un livello più avanzato la terapista cercherà di osservare accuratamente le minime deviazioni nel modo di muoversi. Talvolta può essere persino necessario osservare il paziente correre o battere le mani dietro la schiena prima che il problema si manifesti.

La terapista dovrebbe osservare il paziente nel momento in cui arriva per il primo trattamento; da questo prezioso momento in poi la valutazione è un processo continuo, comprendente variabili importanti che emergeranno nel lungo periodo.

Una valutazione completa non può essere fatta in un'unica giornata. Anche una notte insonne o un problema di costipazione possono influenzare negativamente la prestazione del paziente.

La valutazione è sempre condotta in relazione al trattamento. La terapista cerca di scoprire dove risiede il principale problema e se può cambiare qualche elemento. Se inibisce la spasticità, il paziente può muoversi con uno schema più normale? Cosa può fare il paziente se la terapista lo aiuta un po' o lo sostiene in un certo modo? La valutazione è quindi parte integrante del trattamento e non un'entità separata.

Durante il trattamento la terapista valuta e rivaluta continuamente per vedere se ha ridotto l'ipertono, stimolato l'attività o reso capace il paziente di muoversi in modo più normale durante una certa attività.

Dovrebbe fare in modo che il paziente si senta a proprio agio e parlare in modo tale che egli capisca cosa gli viene richiesto. Molte valutazioni risultano inaccurate semplicemente perché il paziente non ha ben capito cosa la terapista desidera che egli faccia.

Durante la valutazione e le successive sedute di trattamento, il paziente dovrebbe essere sufficientemente svestito e indossare abiti appropriati, altrimenti potrebbero passare inosservati molti problemi significativi. Durante il trattamento, se il paziente rimane completamente vestito, sono impossibili un'adeguata stimolazione e osservazione. Un costume da bagno o pantaloncini corti e una canottiera sono gli indumenti più adatti per la valutazione e il trattamento. Il modo in cui il paziente si sveste e si riveste e il livello di aiuto o assistenza di cui ha bisogno costituiscono un'osservazione importante durante la valutazione. Ad esempio, un paziente con emiplegia relativamente sfumata può mostrare problemi di equilibrio nell'incapacità di togliersi i pantaloni. Attraverso l'osservazione, la terapista può costruirsi un quadro composto del paziente molto prima di manipolare gli arti o testare funzioni specifiche.

Aspetti specifici della valutazione

L'osservazione immediata

La terapista dovrebbe notare come il paziente entra, se è accompagnato, tenuto o sostenuto. Se è in una sedia a rotelle, osserva come la spinge o aiuta a spingerla, come sta seduto, se ha uno sguardo attento o disinteressato. Lo stesso varrebbe se lo si vedesse a letto in una corsia d'ospedale o a casa.

La terapista osserva il paziente attentamente mentre si avvicina e mentre la saluta e sta parlando con lei, sia che sia coricato, seduto o in piedi. Il modo in cui il paziente si comporta nella situazione fornisce informazioni rispetto a possibili disturbi percettivi, confrontando il suo comportamento con quello normalmente atteso in circostanze simili. Un insuccesso nel rispondere alla presentazione e al saluto nel modo usuale, parlando eccessivamente o piangendo inappropriatamente, sono sintomi tipici più probabilmente espressione della lesione, che di natura puramente psicologica.

Le Figg. 4.1.–4.3. mostrano come potrebbero presentarsi i pazienti quando arrivano per la valutazione e il trattamento. Si possono osservare i seguenti punti che potrebbero in seguito rivelarsi preziosi ai fini della terapia.

Nella Fig. 4.1 l'assenza di espressione facciale è inadatta alla situazione di saluto alla terapista. Il volto simile a una maschera e gli occhi completamente spalancati indicano un ipertono dei muscoli facciali, così come pure il labbro superiore retratto verso il lato sinistro. Gli occhi della paziente sono rivolti verso la terapista, ma il capo rimane girato a destra, il fianco è flesso a sinistra e l'evidente iperattività del muscolo sternocleidomastoideo sinistro potrebbe spiegare la posizione.

La paziente sembra avere difficoltà nel sollevare il capo per la tensione esercitata dalla spasticità flessoria del collo e del tronco. Se il capo non è libero di muoversi avrà certamente problemi di equilibrio. La bocca aperta indica che avrà difficoltà nel mangiare e bere. Non è in grado di chiudere la bocca a causa della debolezza dei muscoli che chiudono la mandibola, o a causa del gruppo muscolare antagonista?

Il tronco superiore è in marcata flessione, particolarmente dal lato sinistro e il carico grava sul lato destro. Probabilmente il lato sinistro è più colpito del destro. Le braccia sono nello schema di spasticità flessoria. Si tratta solo di spasticità, o ci sono contratture o una limitazione dolorosa dell'escursione articolare? La paziente è in grado di usare almeno un po' gli arti superiori? Il braccio destro preme pesantemente sul bracciolo della sedia a rotelle. La paziente non è capace di mantenere la posizione eretta del tronco senza l'aiuto del braccio? Le gambe sono addotte: ciò è dovuto al modo in cui la paziente è seduta in carrozzina o c'è una resistenza all'abduzione provocata dalla spasticità?

Il piede sinistro è in flessione plantare e il tallone non poggia sulla pedana. Il tendine di Achille è solo spastico o è anche retratto?

Nella Fig. 4.2 quando la paziente si dirige verso la terapista, non guarda in alto per salutarla, ma tiene gli occhi fissi a terra con estrema concentrazione. Dalla

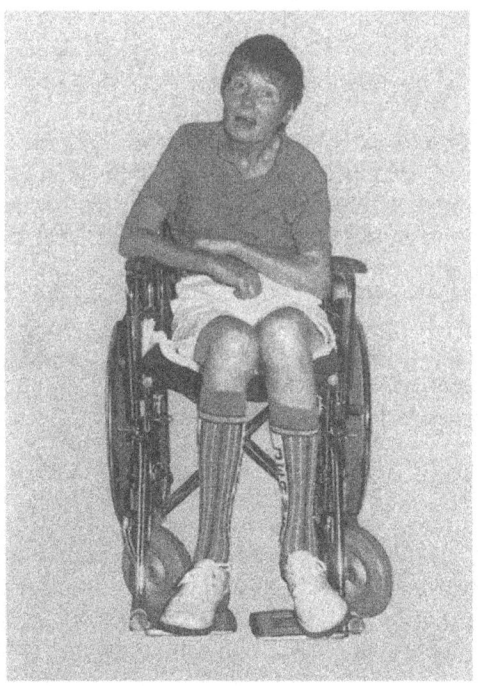

Fig. 4.1. Paziente con emiplegia bilaterale in seguito a trombosi di entrambe le arterie carotidi interne

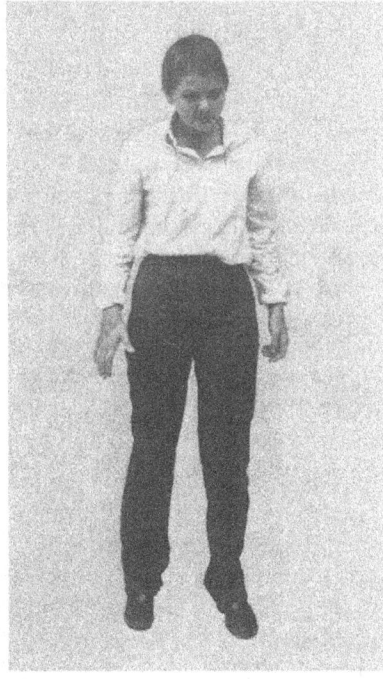

Fig. 4.2. Paziente affetta da atassia

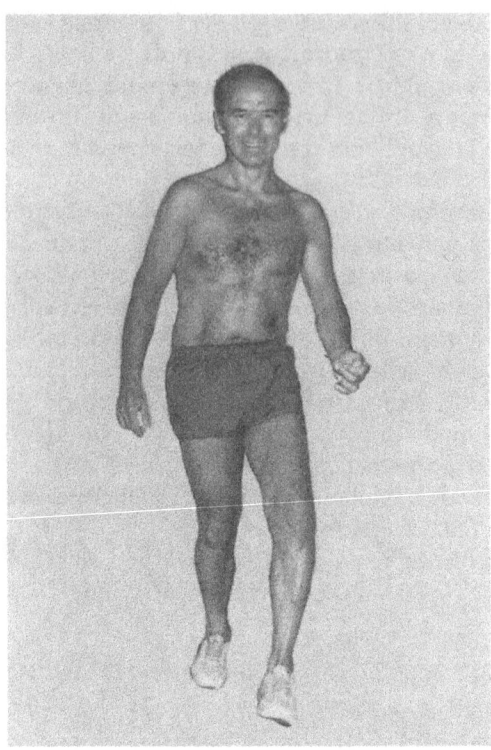

Fig. 4.3. Paziente con emiplegia sinistra

posizione del capo, delle spalle e delle braccia sembrerebbe avere difficoltà di stabilizzazione e di equilibrio. Fa solo un piccolo passo, più di lato che in avanti. Il piede destro è rimasto a contatto con il pavimento sino a quando il carico è stato trasferito sulla gamba sinistra. La paziente ha trasferito il carico più di lato che in avanti, come invece succede nella deambulazione normale.

Nella Fig. 4.3 il paziente cammina con sicurezza verso la terapista con un'espressione facciale adeguata e simmetrica e un normale contatto oculare. Il suo equilibrio è evidentemente buono, dal momento che non mostra alcuna paura di cadere. La sensibilità della gamba sinistra appare adeguata perché non deve guardarla per fare un passo avanti. Il bacino mostra un evidente spostamento laterale verso destra e il ginocchio destro rimane in flessione. Il paziente sta facendo un passo in avanti con la gamba sinistra e invece di oscillare reattivamente il braccio destro, muove in avanti il braccio sinistro. Quando porta in avanti la gamba in sinergia flessoria, il bacino è retratto ed elevato, l'anca è abdotta ed extraruotata e il piede è portato in supinazione a causa della forte attività del muscolo tibiale anteriore. Il volume muscolare di tutta la gamba mostra che il problema non è la debolezza, ma piuttosto che è l'ipertono a limitare il movimento selettivo.

Durante lo sforzo di portare la gamba sinistra in avanti, il braccio mostra una reazione associata in flessione, particolarmente evidente a livello distale, con le dita della mano in forte flessione e il pollice addotto e flesso. L'avambraccio è supinato e non pronato come ci si aspetterebbe nello schema flessorio.

Storia soggettiva

Si chiede al paziente di parlare brevemente di sé e mentre egli racconta, la terapista lo osserva attentamente e si fa un'idea di quanto segue.

1. Voce: (a) Il paziente parla chiaramente e con un volume di voce sufficiente? (b) Le frasi sono molto corte perché il controllo della respirazione è inadeguato? (c) La voce è rauca o monotona?
2. Espressione facciale: (a) È appropriata? Cambia mai? (b) Il paziente guarda la terapista e mantiene un normale contatto oculare?

Se il paziente è completamente incapace di parlare, dovrebbe essere presente qualcun altro che lo conosce bene, ad esempio la moglie, per fornire le informazioni necessarie. Non è consigliabile farsi raccontare l'intera storia all'inizio del trattamento, perché per molti pazienti risulta stressante stare seduti a parlare di ciò che è accaduto. La terapista osserva dapprima le abilità del paziente, usa inoltre le mani per facilitare alcuni movimenti e nel corso di tutte queste attività si fa un quadro composto dei problemi.

Mentre ascolta il paziente, la terapista capisce se è consapevole dei suoi problemi e se ha un'idea della prognosi. Può farsi un'idea dell'atteggiamento del paziente nei confronti della casa e del lavoro e se è preparato ad accettare un nuovo stile di vita ora che è disabile. Apprende dal paziente quale egli ritenga essere il suo principale problema e perché ha cercato aiuto. L'opinione soggettiva del paziente su ciò che egli considera essere la sua maggiore difficoltà e su quanto spera di ottenere con il trattamento, costituiscono un indizio importante di quanto realisticamente veda la propria disabilità.

Per la terapista è inoltre essenziale confrontare i propri obiettivi con quelli del paziente, dato che devono essere conciliati in qualche modo per costruire un obiettivo realistico. La mancanza di un fine comune provocherà delusione e frustrazione per l'uno, per l'altra o per entrambi. Ad esempio, nel caso in cui l'obiettivo della terapista sia che il paziente impari nuovamente a camminare, mentre invece egli si preoccupa di avere una nuova sedia a rotelle, è possibile un successo solo se si arriva a un mutuo accordo. Analogamente, se la terapista cerca in tutti i modi di mettere il paziente nelle condizioni di camminare senza bastone, mentre il maggiore desiderio del paziente è quello di utilizzare nuovamente la mano plegica, le sedute di terapia saranno una delusione.

Tono muscolare

Mentre il paziente si siede sul lettino o si alza dalla sedia, la terapista può farsi un'idea del tono muscolare a un livello più automatico, prima che egli si renda conto di essere sottoposto a una prova. Quando il paziente si muove o è aiutato a muoversi, la terapista guarda e sente per tutto il tempo.

Il tono muscolare può essere definito come la quantità di resistenza avvertita alla mobilizzazione passiva di una parte, in altre parole, al suo stiramento o allungamento. La sola osservazione può rivelarsi estremamente ingannevole, perciò la terapista deve sentire la resistenza con le mani.

Muscoli con un tono normale reagiscono alla mobilizzazione sostenendo il peso della parte mossa e permettendo agli arti, al capo o al tronco di essere guidati senza resistenza nelle varie posizioni che possono essere mantenute spontaneamente senza difficoltà. In presenza di tono normale si può dire che la parte mossa dia un'impressione di leggerezza, con i muscoli responsabili del movimento nella direzione opposta che si adattano armoniosamente per permettere il movimento. Se collocata in una data posizione, la parte corporea vi rimarrà per un certo tempo prima di ritornare lentamente in una postura di riposo.

L'ipertono rende l'arto o il tronco pesanti e difficili da muovere, poiché oppone maggiore o minore resistenza al movimento. Quando vengono rilasciati, la parte viene tirata nella direzione in cui si verifica l'aumento di tono.

L'ipotono consente movimenti con una resistenza inferiore al normale, causando una sensazione di pesantezza e inattività. Il peso dell'arto non viene sostenuto e cadrà in direzione della forza di gravità (vedere Cap. 3).

Escursione articolare

Anche se la misurazione dell'escursione articolare è soggetta a variazioni tra osservatori, costituisce comunque un dato rilevante nello stato generale del paziente, dato che influenzerà il piano di trattamento. Si deve tuttavia porre attenzione a distinguere tra spasticità che impedisce il movimento e limitazione strutturale dell'escursione articolare e anche tra accorciamento dei tessuti molli e cambiamenti ossei, dal momento che tali informazioni sono necessarie per stabilire il piano di trattamento. Qualunque contrattura influenza lo schema di movimento e può impedire il recupero dell'attività funzionale. Quando si testa la mobilità articolare, si risparmia tempo valutando tutte le parti del corpo prima in un'unica postura e poi, se necessario, nelle posizioni più appropriate, ma al momento della registrazione dei dati è utile raggruppare le misure del tono muscolare e dell'escursione articolare in sezioni relative ai diversi distretti corporei. Ad esempio, è molto più semplice riferirsi alla sezione arti superiori per vedere se il gomito era contratto durante l'ultima valutazione, piuttosto che cercare questo dato in un pagina separata.

Una fotografia o un diagramma delle possibilità di movimento è molto più chiaro della registrazione del numero di gradi articolari. L'entità di una contrattura può essere registrata misurando la distanza intercorrente tra due punti. Ad esempio, per una contrattura in flessione del gomito, il paziente è supino e la spalla è appoggiata alla superficie di supporto; si misura e si registra la distanza intercorrente tra la faccia dorsale del polso e il letto.

Schede del test muscolare

La valutazione non comprende una scheda di esame per ogni singolo muscolo. In presenza di ipertonicità, che è una forza variabile, non è possibile stimare con precisione la potenza di un muscolo che vi si oppone. L'esame del sistema muscolare e la scala di valutazione corrispondente erano stati originariamente costruiti per pazienti con lesioni periferiche, in cui erano colpiti singoli muscoli. Il test muscolare è inadatto per pazienti con lesioni del motoneurone superiore a causa dell'ampio numero di muscoli paralizzati, dell'anormalità del tono e dell'influenza del contatto manuale su entrambi (Michels 1959; La Vigue 1974). Anche la postura e la posizione dell'arto influenzano o modificano l'attività di differenti gruppi muscolari, così che il risultato del test non riflette il loro utilizzo funzionale. Ad esempio, un paziente con una forza 5 di dorsiflessione è incapace di dorsiflettere

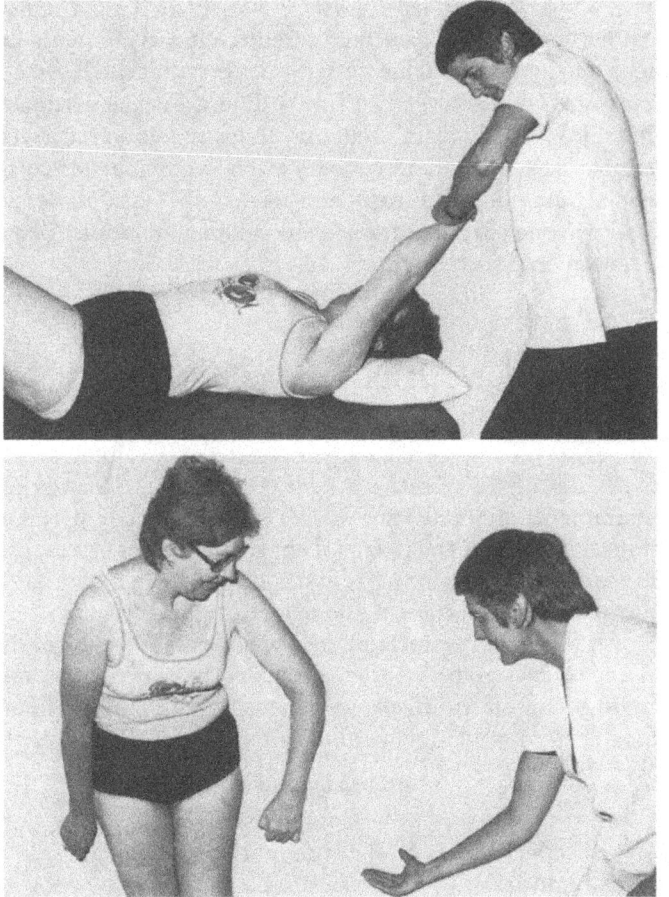

Fig. 4.4a, b. Non si può studiare la potenza muscolare con il sistema tradizionale dei gradi. La posizione del paziente e il tono variabile degli antagonisti producono risultati che non si possono applicare alla funzione. **a** La paziente, in posizione supina, è in grado di tenere esteso il gomito in opposizione alla gravità nonostante la notevole resistenza esercitata dalla terapista. **b** Anche quando la forza di gravità aiuta il movimento, la paziente, in piedi, non è capace di estendere il gomito (emiplegia sinistra)

il piede contrastando l'ipertono dei muscoli del polpaccio, particolarmente quando il ginocchio è esteso. La forza muscolare può essere adeguata in talune posizioni, ma il paziente può muoversi solamente tramite sinergie, schemi di movimento non selettivi e non può usare funzionalmente l'arto. Il paziente emiplegico è spesso capace di estendere il gomito contro gravità quando è supino con il braccio appoggiato al capo e la spasticità flessoria inibita. In questa posizione la terapista è in grado di elicitare un'attività estensoria classificabile di grado 5 al tricipite (Fig. 4.4a). Tuttavia, quando il paziente è in piedi o seduto non è capace di estendere il gomito, anche se la forza di gravità aiuta il movimento (Fig. 4.4b).

Aumento della tensione nel Sistema Nervoso

Dal momento che il paziente presenterà invariabilmente un anormale aumento della tensione nel sistema nervoso quale esito della lesione, si dovrebbe testare e registrare la presenza e la quantità di tensione. La perdita della normale neurodinamica ha una chiara influenza su postura, tono muscolare, attività muscolare volontaria, schemi di movimento attivi, escursione articolare e sensazione (Rolf 1997). Come descritto nel Cap.15, i test di tensione descritti da Butler (1991) costituiscono parte integrante della valutazione a causa della loro importanza per il trattamento successivo.

Registrazione della valutazione

Non esiste alcuna scorciatoia per registrare la valutazione, né alcuna scheda che si adatti a ogni paziente e a ogni terapista. Le informazioni dovrebbero essere chiaramente annotate sotto varie voci e scritte con precisione a mano o a macchina, così da non tralasciare alcun elemento importante. Recentemente un questionario di valutazione per pazienti emiplegici non citava il tono muscolare anormale, omettendo così uno dei fattori più rilevanti.

Per facilitare l'annotazione, è possibile disporre di questionari con intestazioni e spazi prestampati per essere sicuri che ogni aspetto venga preso in considerazione. Qualsiasi difficoltà osservata in una parte del corpo andrà a incidere sulla postura o sul movimento di altre. Si suggeriscono le seguenti voci:

Il capo	Deambulazione
Il tronco	Comprensione
Gli arti superiori	Faccia, parlare e mangiare
Gli arti inferiori	Sensibilità
Posizione seduta	Abilità funzionali
Stazione eretta	Tempo libero e hobby
Trasferimento di carico e reazioni di equilibrio	

Ovviamente, singoli casi evidenzieranno altre caratteristiche rilevanti che potranno essere annotate sotto voci appropriate.

Non tutti i test consigliati e le attività saranno adatti o possibili per ogni paziente, ma dipendono dal grado di disabilità o dalla fase di riabilitazione. Ad esempio, il paziente in fase acuta non può essere girato per giacere prono e, molto probabilmente, non sarà in grado di camminare. La terapista dovrà selezionare al momento della valutazione le attività realizzabili.

La valutazione globale

Il capo

In questa sezione e nelle successive non è necessario rispondere singolarmente a tutte le domande, ma solo indicare quando si nota qualcosa di significativo.

- **In posizione supina.** A riposo, il capo rimane in posizione centrale oppure si inclina o ruota verso un lato? Rimane flesso? Spinge sul piano di appoggio? Il paziente è in grado di correggere la posizione e girare liberamente la testa? È in grado di sollevarla come se dovesse guardarsi i piedi? Quando la terapista muove passivamente il capo, intervengono resistenze in qualche direzione e il paziente è in grado di sostenere automaticamente il peso da solo? Esiste una perdita strutturale dell'ampiezza del movimento nella regione cervicale?

- **In posizione seduta.** Si osserva la posizione che assume il capo e poi si prova a vedere se si muove liberamente. C'è resistenza al movimento passivo e il paziente è in grado di muovere attivamente la testa?

- **In stazione eretta.** Le stesse prove vanno eseguite con il paziente in stazione eretta.

Il tronco

- **In posizione supina.** Il corpo giace simmetricamente o è accorciato su un lato? L'ombelico è allineato? Il bacino è ruotato? La colonna lombare ha una lordosi fissa e, se sì, può essere corretta passivamente flettendo le anche e facendo una retroversione del bacino? La rotazione passiva del tronco superiore e inferiore è completamente libera? Il paziente è in grado di rotolare su entrambi i lati? Può rotolare da supino a prono e viceversa su entrambi i lati? Come lo fa? Può mettersi seduto sul letto senza usare le mani partendo dalla posizione supina?

- **In posizione seduta.** Il paziente può mantenere il tronco eretto o è seduto in postura cifotica? Il tronco è simmetrico? Il paziente può ruotare attivamente il tronco da entrambi i lati? C'è una resistenza alla rotazione passiva in qualche direzione? È possibile la flessione laterale del tronco inferiore?

■ **In stazione eretta.** Che posizione assume il tronco? Il paziente può muovere il tronco selettivamente, cioé effettuare un'antiversione o una retroversione del bacino senza muovere la colonna dorsale? Può ruotare il bacino senza muovere il tronco superiore?

Gli arti superiori

■ **In posizione supina.** Quale posizione assumono le braccia a riposo? Il paziente è in grado di muoverle volontariamente in modo normale? Se non lo è, specificare lo schema di movimento. C'è resistenza al movimento passivo in qualche direzione? Le braccia si muovono involontariamente sotto sforzo o quando il paziente sbadiglia o tossisce? Se sì, con quale schema di movimento?

Il tono delle braccia cambia a seconda del modo in cui viene girato il capo? Esiste una contrattura in una qualsiasi articolazione dopo che la spasticità è diminuita? C'è dolore al movimento in qualche direzione?

■ **In posizione prona.** Il paziente è in grado di portare in avanti le braccia, oppure in questa posizione c'è troppa flessione? In questa posizione è possibile la completa elevazione delle spalle con i gomiti estesi? Il paziente è in grado di sostenere il carico sui gomiti? È in grado di sostenere il carico sulle braccia estese?

■ **In posizione seduta e in stazione eretta.** Le stesse prove effettuate in posizione supina o prona, dovrebbero essere eseguite anche con il paziente seduto e in piedi. Molti pazienti presentano una motilità relativamente buona quando sono completamente distesi e i problemi possono emergere solo quando devono tenersi eretti contro gravità e mantenere contemporaneamente l'equilibrio.

È ancora più importante indagare come il paziente usa effettivamente le mani. Esaminare i differenti movimenti nel contesto di un esercizio non fornirà informazioni relative a ciò che accade quando esegue un compito. Ad esempio, si dovrebbe chiedere al paziente di svolgere un'attività quotidiana che implica l'uso di entrambe le mani, come aprire una bottiglia, versarsi da bere e bere. Gli si potrebbe anche chiedere di tagliare una fetta di pane, spalmarla con del burro e mangiarla. La terapista osserva se il paziente compie l'attività in modo diverso dalle altre persone. Persino il notevole grado di concentrazione per eseguire un compito così relativamente semplice indicherà se ha problemi nell'uso delle mani.

Gli arti inferiori

■ **In posizione supina.** I movimenti attivi e passivi sono testati in modo simile a quello usato per gli arti superiori. Inoltre, quando il paziente è prono si osserva quanto segue.

■ **In posizione prona.** Il paziente è in grado di flettere attivamente le ginocchia senza flettere contemporaneamente le anche? C'è resistenza alla flessione passiva delle ginocchia e facendo ciò le anche si flettono? Il ginocchio rimane flesso se portato in questa posizione?

■ **In posizione seduta.** Il paziente muove le gambe attivamente in varie direzioni, ad esempio accavallando una gamba sull'altra? La terapista inoltre muove le gambe passivamente per osservare se c'è resistenza o limitazione dell'ampiezza.

■ **In stazione eretta.** Il paziente solleva la gamba in varie direzioni e può essere osservato mentre fa un passo o calcia un pallone con il piede plegico. Quando muove la gamba del paziente passivamente, la terapista dovrebbe testarne la resistenza al movimento.

Seduto

Il paziente è in grado di mettersi a sedere senza alcun aiuto partendo dalla posizione distesa e come lo fa? Sta seduto con il tronco flesso, spinge o cade all'indietro? Sta più inclinato da un lato che dall'altro?

Tiene il carico equamente distribuito su entrambi i glutei? Il tronco è ruotato per esempio con una spalla o l'emibacino indietro? Una spalla è più bassa dell'altra? Le gambe pendono flesse normalmente dal bordo del lettino oppure le ginocchia si estendono mostrando un ipertono? Com'è l'equilibrio in questa posizione? Il paziente può muovere il capo, le braccia e le gambe, o farsele muovere passivamente senza cadere? Sa proteggersi dalle cadute?

In piedi

Come si alza il paziente da seduto? Spinge indietro nel tentativo di assumere la posizione eretta? Si alza più su un lato che dall'altro?

Una volta in piedi, il paziente sostiene il carico ugualmente su entrambe le gambe? La sua postura peggiora mentre si raddrizza contro gravità? Ad esempio, che postura assume? Il bacino si muove in antiversione o retroversione, oppure si sposta lateralmente? Il paziente mostra reazioni associate nel resto del corpo a causa degli sforzi fatti per mantenere la posizione eretta? C'è un eccesso di attività nel lato sano quando il paziente cerca di mantenere la posizione eretta?

Il paziente ha bisogno di un tutore alla caviglia o di una valva per stare in piedi e se sì, come si comporta senza? È capace di indossarli senza aiuto?

Spostamenti di carico e reazioni di equilibrio

■ **In posizione seduta.** Il paziente può spostare il carico da un lato all'altro del corpo senza il sostegno delle braccia e sollevare la gamba opposta per fare un movimento? La gamba si solleva reattivamente e automaticamente? Quando il paziente sposta il carico su un lato, il capo si raddrizza facilmente e adeguatamente in verticale? Il tronco si allunga e si accorcia sufficientemente quando il carico viene trasferito su uno dei due lati?

- **In stazione eretta.** Il paziente è in grado di spostare il carico su una gamba? La gamba con il carico si iperestende o si flette per permettere lo spostamento del carico? Il paziente può stare in piedi su una gamba e muovere l'altra? In posizione di passo è in grado di trasferire il carico con facilità dalla gamba che sta davanti a quella che sta dietro? È in grado di fare passi di lato, in avanti e indietro per riacquistare l'equilibrio? Quando la terapista guida il paziente in diverse direzioni con le mani appoggiate leggermente sulle sue spalle mentre cammina, egli è in grado di seguirla velocemente e automaticamente facendo dei passi ritmici in tutte le direzioni?

Deambulazione

È difficile fornire un'accurata descrizione della deambulazione, ma forse il metodo migliore consiste nel descrivere le variazioni dalla norma. Lo schema di deambulazione viene registrato nel modo più vivido possibile, descrivendo anche la facilità con cui il paziente cammina, la velocità, il ritmo e la lunghezza del passo. Si devono annotare la larghezza del passo e la posizione del piede sul pavimento. Se il paziente iperestende il ginocchio quando vi porta il carico, o eleva il bacino, o ha difficoltà nel flettere il ginocchio durante la fase di oscillazione, questi sono fattori chiave per analizzare lo schema del passo. La descrizione dello schema del cammino è molto più chiara quando la fase di trasferimento del carico e quella del passo anteriore sono descritte separatamente.

L'oscillazione delle braccia fornisce buone indicazioni rispetto a quanto il paziente cammina liberamente e se avvengono rotazioni del tronco. Durante la deambulazione le braccia assumono una posizione fissa a causa delle reazioni associate oppure del tentativo di mantenere l'equilibrio? Il paziente è in grado di muovere liberamente il capo mentre cammina e di parlare e camminare contemporaneamente? È in grado di camminare liberamente all'esterno anche su superfici non uniformi? È in grado di camminare per strada quando c'è traffico e di superare il marciapiede senza esitazioni?

Che distanza copre, approssimativamente, senza sentirsi eccessivamente stanco? (È utile registrare quanto tempo occorre al paziente per percorrere una certa distanza per poterlo confrontare successivamente).

Quando cammina il paziente ha bisogno di sostegno, dell'aiuto di un'altra persona, di un bastone o di una stampella e porta un tutore? (È importante descrivere anche cosa succede quando cammina senza ausili e se ci riesce.) Può camminare a piedi nudi?

- **Fare le scale.** Il paziente è in grado di salire e scendere la scale? Lo fa in modo normale, cioé mettendo un piede per gradino? È capace di cavarsela senza tenersi al corrimano?

- **Alzarsi da terra.** Il paziente è in grado di mettersi a terra senza aiuto? Come lo fa? È capace di rialzarsi da terra passando attraverso la posizione inginocchiata? Se non è in grado, di quale aiuto ha bisogno?

Comprensione

Il paziente comprende le istruzioni verbali o si limita a indovinare o prevedere ciò che gli si chiede in una situazione familiare piuttosto che comprendere effettivamente le parole? La capacità di comprendere semplici comandi verbali può essere testata mostrando due oggetti, ad esempio una tazza e un cucchiaio. La terapista, senza dare alcuna indicazione non verbale, può chiedere al paziente di guardare la tazza o il cucchiaio. Se il paziente esegue correttamente il compito, gli si può dare un doppio comando chiedendogli di fare qualcosa di strano con il cucchiaio, ad esempio: "Prenda il cucchiaio e lo batta contro il lato della tazza prima di rimetterlo a posto". La risposta del paziente darà un'idea della sua capacità di eseguire i comandi durante la terapia. Spesso, quando la terapista tende la mano con espressione di attesa dicendo: "Mi dia la sua mano", il paziente risponde correttamente e ciò può indurla a credere che abbia una comprensione integra, mentre di fatto egli risponde a segnali non verbali in una situazione conosciuta. L'abilità del paziente di comprendere il linguaggio è spesso sovrastimata, poiché egli è capace di interpretare i segnali non verbali. Molti terapisti credono che i loro pazienti capiscano tutto solo perché seguono bene le indicazioni durante le sedute di terapia. Il linguaggio richiede molto più dell'eseguire semplici comandi in un ambiente noto.

Davenport e Hall (1981) descrivono molti pazienti collocati in una categoria etichettata come "disordini del linguaggio di alto livello", che comprendeva disordini non solo del linguaggio scritto e parlato ma anche deficit nel ragionamento. "Il loro linguaggio, sia orale che scritto, di primo acchito sembrava spesso di grande effetto, ma, ad una valutazione più attenta, si rilevavano considerevoli circonlocuzioni, uso inappropriato delle parole e ripetizione di frasi stereotipate e dogmatiche". Si deve sempre ricordare che il termine afasia si riferisce a tutti gli aspetti comunicativi, cioé parlare, capire, scrivere e leggere e non, come si pensa erroneamente, solo a una o due di queste difficoltà. Come avviene quando si apprende una nuova lingua, è sempre molto più facile leggere e capire piuttosto che parlare o scrivere. Alcuni pazienti con difficoltà del linguaggio dovrebbero ricevere trattamenti di logopedia da parte di un logopedista qualificato. Un paziente che può scrivere o battere a macchina correttamente lunghe frasi, ma è incapace di parlare in modo chiaro, è probabilmente affetto da disartria, un disordine sensomotorio attribuibile a diverse cause e che può essere affrontato con della fisioterapia adeguata. È quindi importante fare una distinzione tra i problemi esistenti.

Espressione del volto, parlare, mangiare

Mentre ascolta il paziente raccontare la sua storia, la terapista si sarà già fatta un'opinione sulla sua capacità di parlare e di adattare appropriatamente l'espressione del volto. Inoltre si devono considerare i seguenti dati:
- La voce del paziente ha un suono diverso quando la terapista aiuta la respirazione, indicando in tal modo che una cattiva respirazione limita la produzione verbale?
- La posizione del paziente influisce sull'emissione della voce perché il tono anormale limita il linguaggio facendolo apparire forzato e/o monotono? La pronuncia è limitata a causa del disturbo neuromuscolare e rende il paziente incapace di produrre certi suoni? Per esempio, il paziente non riesce a pronunciare i suoni labiali a causa della paresi facciale? Gli si può chiedere di fischiare o gonfiare le guance muovendo l'aria da una parte all'altra.

È in grado di muovere la lingua indifferentemente da un lato all'altro? È in grado di muover la lingua in su e in giù fuori dalla bocca? Se non può, esistono buone possibilità che non lo possa fare nemmeno con la lingua dentro la bocca. È capace di mettere la lingua all'interno della guancia e muoverla rapidamente su e giù o di mettere la punta della lingua dietro l'arcata dentale superiore?

È in grado di mangiare e bere senza difficoltà? Spesso il problema è muovere il cibo all'interno della bocca per prepararlo alla deglutizione e non la deglutizione in sé. È estremamente importante per la terapista chiedere ai parenti del paziente se esiste qualche difficoltà, poiché spesso egli dice di non aver problemi a mangiare semplicemente perché ha cibo e bevande sufficienti ogni giorno. La terapista dovrebbe quindi osservare il paziente mentre sta realmente mangiando, in modo tale da valutare esattamente come se la cava e registrare ciò che osserva.

I denti e la bocca sono puliti o ci sono pezzi di cibo che rimangono incastrati da qualche parte? Un metodo veloce a disposizione della terapista per valutare se il paziente è indipendente e sicuro nel mangiare e per valutare la capacità di muovere la lingua adeguatamente è di offrirgli un biscotto secco e di mangiarne uno contemporaneamente a lui. Non appena la terapista ha finito di mangiare il biscotto e la sua bocca è completamente pulita, esamina la bocca del paziente e si rende conto se anche egli ha finito e se ci sono briciole o rimasugli di biscotto nella bocca o in gola.

Il paziente è in grado di pronunciare facilmente e rapidamente le consonanti "t", "g" e "k". La pronuncia della "t" richiede la capacità di collocare la punta della lingua dietro l'arcata dentale superiore, mentre le altre due consonanti richiedono la capacità di elevare la parte posteriore della lingua. Questi movimenti sono indispensabili non solo per una chiara articolazione del linguaggio, ma anche per trasportare il cibo posteriormente per la deglutizione.

Molti pazienti con emiplegia hanno un'espressione facciale inadeguata o inappropriata e ciò può costituire un handicap molto penoso. Il risultato è quello di poter essere male interpretati e giudicati depressi, demotivati o scortesi. Il paziente e i suoi familiari sono molto sensibili alle anormalità facciali, in modo particolare se accade che il paziente perde saliva o gli rimangono pezzi di cibo sulle labbra o sul mento senza che se ne accorga. Nel trattamento dovrebbero essere incluse attività per migliorare il movimento, il tono e la sensibilità del viso e della bocca, indipendentemente da quanto lievi possono apparire questi disturbi. (vedere Cap.13).

Sensibilità

Spesso la terapista omette totalmente l'esame della sensibilità anche se esso può racchiudere la chiave del problema per il quale si effettua il trattamento. Si devono compiere tutte le prove per la sensibilità senza che il paziente possa vedere. Gli si dovrebbe tenere un asciugamano davanti agli occhi, perché altrimenti, se la chiusura degli occhi fosse solo parziale, potrebbe ricevere utili indizi vedendo il movimento (Fig. 4.5). Se il paziente è incapace di parlare, gli si dovrebbe mostrare come rispondere in modo non verbale, segnalando o indicando con la mano o il piede sani.

Senza entrare in eccessivi dettagli, la terapista dovrebbe controllare quanto segue:
1. Tocco leggero, pressione profonda e differenza tra caldo e freddo. Non è sufficiente che la terapista tocchi soltanto le varie parti del corpo del paziente con la mano dicendo: "Riesce a sentire che la sto toccando qui?". Il paziente deve informarla non solo ogni volta che viene toccato, ma anche esattamente dove lo sta toccando o sta attuando una pressione.
2. Senso di posizione. Il paziente dovrebbe essere in grado di descrivere la direzione in cui viene mossa l'articolazione o capire la posizione in cui viene

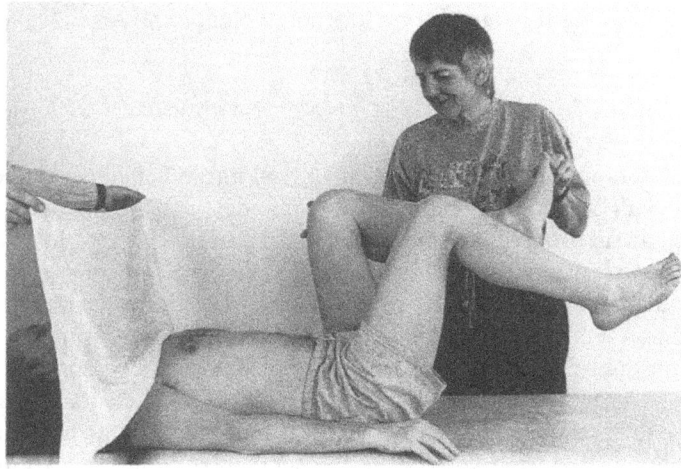

Fig. 4.5. Esame del senso di posizione: la terapista tiene la gamba plegica in una determinata posizione mentre il paziente cerca di imitare esattamente il movimento e la posizione con la gamba sana (emiplegia sinistra)

posta. La terapista muove l'arto plegico in alcune posizioni e successivamente il paziente mette l'arto sano esattamente nella stessa posizione (Fig. 4.5). Il test viene eseguito in due modi:
- Il paziente muove l'arto sano contemporaneamente alla terapista che pone l'arto plegico in una determinata posizione.
- La terapista sceglie una posizione e in seguito, dopo un intervallo, chiede al paziente di riprodurla con l'altro braccio o l'altra gamba.
3. Stereognosia. Il paziente è in grado di identificare un oggetto familiare che gli viene messo in mano, ad esempio una chiave? Se ha problemi di linguaggio, può indicare un oggetto identico situato a portata di mano. Se è presente l'incapacità di manipolare l'oggetto, la terapista può muovere la mano del paziente per stimolare la presa.

La valutazione della sensibilità è sempre un compito complesso e il paziente emiplegico può fallire per ragioni diverse dal deficit sensoriale. Effettuare le prove consentendo dapprima il controllo visivo finché sarà chiaro che il paziente ha capito cosa gli si chiede, ci renderà sicuri del fatto che egli è capace di eseguire il compito. Successivamente si può escludere la vista ed effettuare il test vero e proprio della sensibilità.

Tuttavia, come sottolinea Brodal (1973) in seguito alla sua personale esperienza di ictus, non si deve dimenticare che non esistono test disponibili in grado di valutare la sensibilità in modo accurato in tutte le sue molteplici sfumature. Anche se un paziente risponde con successo a tutti i test formali, la modalità con cui si muove e manipola gli oggetti mostrerà a un osservatore attento che non è in grado di differenziare e adattare il movimento in maniera raffinata come faceva prima dell'ictus.

Tutti i pazienti percepiranno in modo differente gli oggetti e riceveranno un feedback alterato rispetto a prima dell'ictus, cosicché di fatto non esiste un ictus che dia effetti puramente motori, ma solo differenti gradi di alterazione sensoriale.

Abilità funzionali

La terapista deve registrare l'abilità del paziente nello svolgere le attività di routine della vita quotidiana. Questo è uno dei pochi parametri obiettivi di cui si dispone sul progresso e sulla capacità del paziente. La terapista dovrebbe valutare a fondo le attività relative all'igiene personale, al vestirsi e al mangiare e annotare quanto tempo richiede ognuna di esse. Per evitare eventuali errori d'interpretazione si dovrebbe osservare il paziente mentre svolge questi compiti. Un dialogo approfondito con lo staff infermieristico, o con le persone più vicine al paziente se è già a casa, può far emergere altre difficoltà. Ciò è particolarmente importante se la terapista non è in grado di valutare il paziente nel suo ambiente. Si deve annotare come svolge le attività, così da poter evidenziare anche piccoli miglioramenti qualitativi nelle successive valutazioni.

Informazioni sulla professione e sull'età del paziente danno alla terapista un'idea della sua vita prima dell'emiplegia e quali stimoli potrebbero essergli di aiuto durante il trattamento. Le informazioni serviranno inoltre quale chiave di accesso al suo stile di vita e alle sue aspettative circa la riabilitazione.

Attività del tempo libero e hobby

Attualmente esiste la tendenza ad associare un esito positivo della riabilitazione con il ritorno ad attività lavorative. Tuttavia, la qualità di vita si basa su qualcosa di più del semplice andare a lavorare ogni giorno, soprattutto per i pazienti con ictus appartenenti al gruppo dei più anziani. Evans (1981) ha trovato persino nel gruppo dei pazienti più giovani, soggetti disoccupati o impossibilitati al ritorno lavorativo, dei quali "solo una piccola parte si era ricostruita una nuova vita, aveva sviluppato nuove abilità e interessi e, a chi li osservava, sembrava condurre una vita soddisfacente". È quindi necessario che la terapista si accerti quali interessi aveva il paziente prima dell'emiplegia, così da poterlo consigliare e aiutare a trovare nuove attività per il tempo libero che gli possano piacere in futuro, tenendo conto delle preferenze e capacità personali. L'esperienza ha mostrato che la maggior parte dei pazienti preferisce dedicarsi a un nuovo tipo di sport o hobby mai praticato prima di divenire disabile, per evitare l'inevitabile confronto negativo (F.M. Mueller 1997, comunicazione personale).

Considerazioni

La valutazione descritta è veramente completa e non viene effettuata necessariamente durante la prima seduta di terapia. Se si vede il paziente durante la fase acuta della malattia, molte delle prove non potranno essere realizzate. Analogamente, un paziente che non ha ricevuto un trattamento adeguato e ha una spalla dolorosa o che ha paura di muoversi non verrà testato in posizione prona, né gli verrà richiesto di inginocchiarsi a terra. La terapista valuta quali prove sono realizzabili in quel determinato momento.

Quando un paziente viene preso in trattamento a uno stadio avanzato del recupero, può essere necessario effettuare l'intera valutazione per stabilire esattamente dove risiedano le difficoltà. Si dovrebbe inoltre annotare quanto trattamento ha già fatto e di che tipo.

Anche se può sembrare lunga, una valutazione accurata consente in realtà di risparmiare successivamente tempo e senza ciò è impossibile realizzare una riabilitazione completa e ottenere ulteriori miglioramenti. Anche se le informazioni non vengono completamente registrate, la terapista ha comunque bisogno di prendere in considerazione tutti i punti menzionati.

Durante la valutazione può essere di grande aiuto uno "scriba" che annoti tutte le osservazioni fatte. In alternativa potrebbe essere d'aiuto un piccolo registratore, trascrivendo i dati in un secondo momento. Forse il filmato è uno dei maggiori ausili per la registrazione dei movimenti. Un breve filmato di un paziente che svolge un'attività, descriverà l'azione in modo molto più vivido delle parole e potrà essere usato per un successivo confronto. Come si è mostrato in precedenza, perfino una fotografia può essere un chiaro documento di alcuni aspetti dell'abilità o inabilità del paziente.

Movimenti compensatori o "trucchi" possono consentire un certo grado d'indipendenza, ma una volta radicati sono difficili da modificare e possono impedire il ritorno a un'attività normale. Si dovrebbe porre attenzione nel valutare se certi stratagemmi di movimento sono davvero indispensabili o se sono diventati un'abitudine che potrebbe essere cambiata, consentendo quindi una sequenza di movimento più normale ed economica.

Si raccomanda una valutazione neurologica dettagliata separata da una valutazione puramente funzionale, perché è il solo modo in cui la terapista può trattare il problema, piuttosto che forzare unicamente verso una rapida indipendenza a spese delle possibilità del paziente di raggiungere una funzione più normale e di recuperare l'attività della parte plegica.

Quando i risultati della valutazione mostrano una netta discrepanza con la capacità del paziente di svolgere autonomamente le attività della vita quotidiana, il problema sarà quasi certamente di natura percettiva (vedere Cap.1). Per esempio, nel caso in cui la terapista abbia notato che il paziente è in grado di muovere le braccia e le gambe e di stare in equilibrio in posizione seduta, egli può essere ingiustamente etichettato "demotivato" quando non riesce a mettersi le scarpe e i calzini senza aiuto. È importante capire la complessità delle azioni necessarie per eseguire tali compiti e capire perché il paziente non è in grado di farcela da solo. Per il paziente esiste una grande differenza tra il livello di riconoscimento, ad esempio mettere la scarpa che gli porge la terapista, e la produzione dell'intera sequenza da solo quando si veste al mattino. Lo stesso vale quando qualsiasi persona impara qualcosa di nuovo. Capisce cosa è richiesto o è corretto molto prima di poter riprodurre ciò che gli è stato insegnato senza che gli venga fornito alcun aiuto.

5 La fase acuta. Posizionamento e spostamento a letto e sulla sedia

Il successo della riabilitazione dipende non solo dalle varie sedute di terapia, ma anche molto da quanto accade al paziente durante le restanti ore del giorno e della notte. Persino la posizione in cui il paziente dorme può determinare una notevole differenza nel risultato finale. Indipendentemente dalla bontà del trattamento, se durante il resto del tempo il paziente si muove con sforzo in schemi di movimenti anormali, la spasticità aumenterà e la maggior parte di quanto riesce a raggiungere durante la terapia andrà perduta e non verrà trasferita nella vita quotidiana. In modo simile, se il paziente rimane sdraiato e seduto in posture complessivamente anormali per periodi prolungati, non solo aumenterà il tono, ma anche l'ampiezza del movimento verrà quasi certamente persa. La riabilitazione dovrebbe essere quindi considerata per tutti i pazienti come un processo di cura 24 ore su 24 o un modo di vivere.

Risulta molto più soddisfacente e facile per tutti gli interessati se si adotta tale principio sin dall'inizio, immediatamente dopo l'ictus. Tuttavia, anche se un paziente si presenta per il trattamento solo dopo alcuni mesi dall'ictus, valgono gli stessi principi e anch'egli dev'essere aiutato a raggiungere ciò che gli è mancato. Ci vorrà soltanto più tempo perché il paziente avrà formato altre abitudini, di cui alcune possono essere difficili da cambiare. Si consigliano le seguenti posizioni e modi di spostare il paziente o di aiutarlo a muoversi sia che venga assistito in un'unità di cura intensiva, in una normale corsia, in un centro di riabilitazione o a casa.

L'arredamento della camera del paziente

La disposizione del letto e della sedia in relazione all'ambiente circostante può svolgere un ruolo importante, soprattutto nelle prime fasi della malattia, quando la capacità di spostarsi da solo è limitata. Può valere veramente la pena di cambiare la disposizione della stanza se non è ideale. A causa della lesione, la testa si gira dal lato opposto a quello plegico e il paziente tende a negligere non solo quell'emicorpo, ma anche lo spazio che si trova da quel lato. Spesso dal lato plegico le modalità sensoriali tattili, uditive e visive sono ridotte. È necessaria un'intensa stimolazione per contrastare la risultante deprivazione sensoriale. La stanza deve essere quindi adattata in modo che il lato plegico riceva automaticamente la maggior stimolazione possibile durante il giorno.

Se il letto è disposto in modo che il lato colpito sia rivolto verso il muro o dove avviene una scarsa attività, la deprivazione sensoriale risulterà rinforzata. Tutte le cure infermieristiche verranno prestate dalla parte sana e anche medici e visitatori si avvicineranno da quel lato. Quando il paziente comincia a stare seduto fuori dal letto, trasferirà il carico sul lato sano, guarderà da quel lato e trascurerà ancor più l'emicorpo plegico.

Semplicemente cambiando la posizione del letto in modo che tutta l'attività e gli eventi interessanti avvengano dal lato plegico, la situazione può cambiare notevolmente. Tanto per fare alcuni esempi, l'infermiera si avvicinerà al paziente dal lato leso per lavarlo, aiutarlo a lavarsi i denti, o quando gli porterà il pranzo e lo aiuterà a mangiare. Analogamente, il medico ausculterà il torace, misurerà la pressione ed effettuerà altri esami di routine e indagini dalla parte plegica. Se all'inizio il paziente ha difficoltà a ruotare il capo, tutti coloro che lo assistono possono aiutarlo appoggiando una mano piatta sul lato del volto e tenendo poi il capo nella posizione corretta fino a quando sentono diminuire la resistenza.

Con la stanza così sistemata, il paziente è costantemente incoraggiato a girare la testa verso il lato colpito per guardare le persone che lo assistono. Al lato plegico verrà richiesto di reagire ed esso riceverà un input costante durante il giorno. Il comodino dovrebbe essere posto dal lato leso in modo da costringere il paziente a girare il capo per guardare gli oggetti sul piano del mobile e a muovere il braccio oltre la linea mediana per prendere ciò che gli serve. Se necessario, si può dapprima porre il tavolo quasi di fronte al paziente e poi spostarlo gradualmente verso il lato plegico, man mano che le sue condizioni migliorano ed egli diventa sempre più abile a girare il capo e a raggiungere gli oggetti posti da quel lato. Anche il trasferimento sulla sedia accanto al letto sarà un movimento verso il lato plegico.

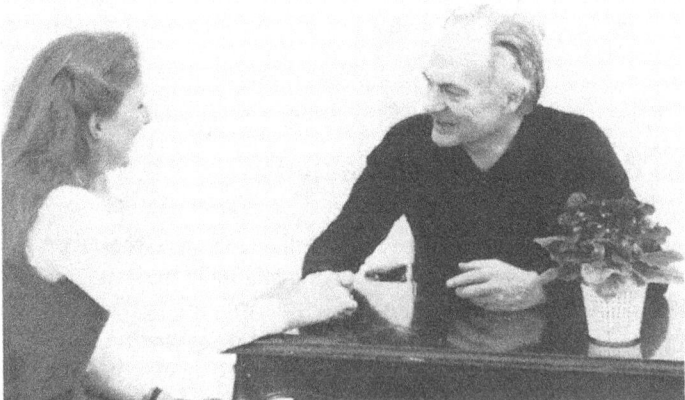

Fig. 5.1. Una cordiale visitatrice incoraggia il paziente a girare la testa verso il lato plegico (emiplegia destra)

A molti pazienti piace guardare la televisione, perché all'inizio possono non essere in grado di leggere. Anche il televisore dovrebbe essere collocato in modo che il paziente giri il capo verso il lato colpito per guardarlo. Se attentamente istruiti, anche i familiari e gli amici possono essere di grande aiuto: dovrebbero sedere accanto al paziente dal lato plegico o di fronte a lui, ma più spostati da quella parte. Il paziente girerà quindi spontaneamente il capo nella loro direzione quando gli parlano e i visitatori possono incoraggiarlo a muovere gli occhi e a guardarli direttamente durante la conversazione. Inoltre, i familiari più stretti possono tenere la mano del paziente mentre gli parlano, fornendogli un'ulteriore stimolazione (Fig. 5.1).

Se questi provvedimenti non vengono attuati, sia un normale contatto oculare con le altre persone, sia la fissazione degli oggetti continueranno spesso a causare difficoltà, dal momento che gli occhi saranno costantemente tirati verso il lato sano per l'eccesso di attività dei muscoli di quel lato. Frequentemente un supposto deficit del campo visivo si rivela essere di fatto l'incapacità del paziente di girare il capo o di muovere gli occhi verso il lato affetto. Attraverso il migliore riadattamento della stanza non solo il collo del paziente sarà più mobile, ma anche i muscoli oculari saranno attivati da quel lato. Se è presente emianopsia, l'abilità del paziente di ruotare il capo liberamente gli consentirà di compensare la perdita del campo visivo con maggior facilità.

Posizionare il paziente a letto

Nelle prime fasi della malattia il paziente trascorrerà gran parte del suo tempo a letto e quindi il modo in cui sta disteso avrà una notevole importanza. Non appena possibile dovrebbe sedere fuori dal letto e di fatto sono ben poche le circostanze che dovrebbero costringerlo a letto per più di pochi giorni. L'esperienza ha dimostrato che più a lungo il paziente è lasciato sdraiato o semisdraiato a letto, più la spasticità aumenta e maggiore è la sua paura di muoversi in posizione eretta quando inizia a sedersi e a mettersi nuovamente in piedi. In seguito a una prolungata immobilizzazione a letto possono presentarsi altre serie complicazioni, in particolare nei pazienti più anziani: trombosi, piaghe da decubito e polmonite ipostatica, per fare solo alcuni esempi. Persino i pazienti che stanno alzati durante il giorno trascorreranno comunque 8 ore o più a letto durante la notte e, se si vogliono evitare le complicanze secondarie dell'ipertono e della perdita di ampiezza del movimento, necessitano di essere posizionati correttamente.

In caso di fleboclisi non esistono controindicazioni a girare e posizionare correttamente il paziente sia a letto, sia su una poltrona.

La posizione del paziente deve essere cambiata a intervalli regolari, in particolare durante la fase acuta, per le stesse ragioni di assistenza infermieristica relative a pazienti paralizzati o privi di coscienza. All'inizio il paziente dovrebbe essere girato ogni due o tre ore, ma in seguito, quando è capace di girarsi e muoversi autonomamente nel letto, il tempo può essere allungato finché il paziente riprende spontaneamente a cambiare posizione quando si sveglia e si sente scomodo.

Stare coricati sul lato plegico

Stare coricati sul lato plegico è la posizione più importante di tutte e dovrebbe essere introdotta correttamente fin dall'inizio. Infatti la maggior parte dei pazienti sembra preferirla, probabilmente perché il lato che sente in modo più normale rimane più in alto. L'ipertono si riduce tramite l'allungamento dell'intero lato e la consapevolezza del lato plegico aumenta perché il peso stesso del paziente lo preme saldamente contro la superficie del letto. Un altro ovvio vantaggio è che la mano più abile è libera di eseguire compiti come tirare su le coperte, sistemare il cuscino o sollevare la cornetta del telefono.

Nella *posizione ideale* (Fig. 5.2), il capo è ben sostenuto in modo tale da trovarsi leggermente più in alto del torace. Se il capo è appoggiato comodamente, è molto più probabile che il paziente rimanga nella posizione corretta. Il capo dovrebbe essere flesso a livello della zona cervicale alta e non spinto indietro in estensione. Il tronco è leggermente ruotato all'indietro e sostenuto dal retro con un cuscino sistemato in modo stabile.

Il braccio plegico è teso in avanti fino a giacere con un angolo non minore di 90° rispetto al corpo. L'avambraccio è supinato e il polso è in flessione dorsale passiva. L'assistente, lavorando di fronte al paziente, pone una mano sotto la spalla e la scapola e porta quest'ultima in avanti in protrazione. Il peso del corpo del paziente mantiene la protrazione e quando la scapola viene protratta, la spasticità flessoria in tutto il braccio e nella mano si riduce, permettendo di mantenere la posizione corretta. Per verificare che la scapola sia realmente protratta, l'assistente dovrebbe controllare sempre la postura anche dalla parte posteriore del torace. Quando il paziente è posizionato correttamente il bordo mediale della

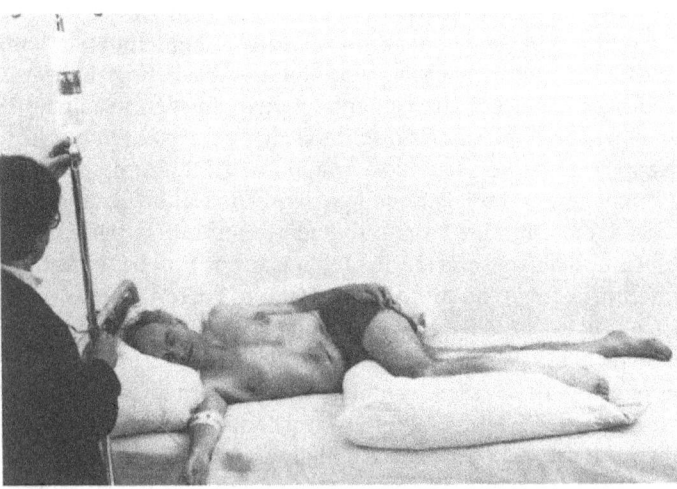

Fig. 5.2. Stare coricati sul lato plegico nella posizione corretta. La fleboclisi non impedisce al paziente di stare disteso sul fianco (emiplegia destra)

scapola non protrude affatto, ma appoggia piatto contro la parete della cassa toracica. Senza una sufficiente protrazione della scapola, il paziente lamenterà spesso dolori alle spalle e un senso di disagio quando giace appoggiato sulla punta dell'acromion.

L'altro braccio rimane disteso lungo il corpo del paziente o sul cuscino dietro di lui. Se il braccio sano viene situato davanti, guida tutto il tronco in avanti con una retrazione automatica della scapola plegica.

Le gambe sono sistemate in posizione di passo, con la gamba sana flessa all'anca e al ginocchio e sostenuta da un cuscino. Sia l'anca che il ginocchio non dovrebbero essere completamente flessi, ma posti a un angolo non superiore agli 80°. L'ampio cuscino collocato al di sotto dell'arto aiuta a mantenere la posizione della gamba plegica, che è estesa all'anca e leggermente flessa al ginocchio.

Stare coricati sul lato sano

Raggiungere una comoda posizione coricati sul lato sano può causare alcune difficoltà, perché con l'arto plegico posto più in alto il paziente si sente più impotente e il braccio flaccido ha bisogno di essere molto ben supportato per rimanere in posizione senza causare dolori alla spalla. Dal momento che il paziente deve essere regolarmente girato e la posizione supina ha enormi svantaggi, è quindi essenziale aiutarlo a stare posizionato correttamente anche su questo lato.

Nella *posizione ideale* (Fig. 5.3), il capo è ancora ben sostenuto da un cuscino per assicurare che il paziente sia comodo e per mantenere la flessione laterale della colonna cervicale come dall'altro lato. Il tronco è perpendicolare alla superficie del letto, cioè il paziente non viene portato in avanti nella posizione semiprona.

Il braccio plegico è sostenuto da un cuscino posto di fronte al paziente a un'elevazione approssimativa di 90° con la scapola ben protratta. Per assicurare una posizione comoda, si deve avere cura che il cingolo scapolare non cada in elevazione, come tendenzialmente avviene durante la fase flaccida, con l'acromion che quasi tocca l'orecchio del paziente. Si deve collocare l'ampio cuscino di supporto

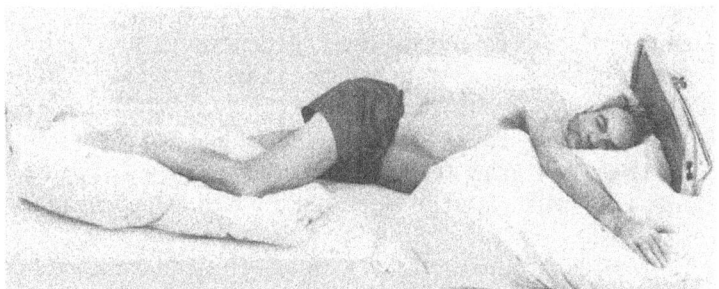

Fig. 5.3. Stare coricati sul lato sano. Il braccio plegico è ben sostenuto dal cuscino (emiplegia destra)

bene a contatto del torace del paziente e al di sotto di tutto l'arto superiore fino ad arrivare all'ascella. Se la spalla ruota internamente e l'avambraccio prona, il gomito dovrebbe essere leggermente flesso per evitare la persistenza dello schema estensorio.

L'altro braccio sta nella posizione più comoda per il paziente: talvolta è flesso con la mano sotto il cuscino che regge il capo o di traverso lungo il torace o l'addome; alcuni pazienti preferiscono mantenerlo allungato davanti al corpo.

La gamba plegica viene portata in avanti e completamente sostenuta su un cuscino con alcuni gradi di flessione dell'anca e del ginocchio, collocata con attenzione per evitare che il piede cada in supinazione oltre il bordo del cuscino. L'altra gamba rimane piatta sul letto con una lieve estensione dell'anca e una leggera flessione del ginocchio, mentre l'ampio cuscino impedisce che l'arto venga tirato in avanti come invece tende a fare in fase acuta.

Stare coricati supini

Si dovrebbe usare la posizione supina il meno possibile, poiché in questa posizione l'attività riflessa anormale raggiunge il massimo livello a causa dell'influenza dei riflessi tonici del collo e dei riflessi labirintici. Per i pazienti emiplegici comporta, inoltre, il più alto rischio di formazione di piaghe da decubito in corrispondenza dell'osso sacro e, ancor più comunemente, sulla parte esterna del tallone e sul malleolo laterale. Il bacino è ruotato posteriormente sul lato plegico e tira la gamba plegica in rotazione esterna, provocando pressione nei due punti citati.

Tuttavia può essere necessario usare questa posizione quale alternativa, soprattutto durante particolari procedure infermieristiche o con quei pazienti che sono stati assistiti per lungo tempo solo in posizione supina e che inizialmente trovano difficile sopportare la posizione sul fianco. In questi casi è necessario usare la posizione supina, ma solo per il minor periodo possibile, fino a quando non è possibile girare il paziente sul fianco.

Nella *posizione ideale* (Fig. 5.4) il capo è ben sostenuto da cuscini, con il tratto cervicale superiore in flessione, facendo attenzione che contemporaneamente la colonna dorsale non si fletta.

Si sistema un cuscino sotto il gluteo e la coscia plegica per portare in avanti l'emibacino, impedendo così che la gamba venga tirata in rotazione esterna. È controindicato mantenere in posizione l'arto meccanicamente mettendo cuscini di sabbia o altri oggetti duri contro la gamba, poiché la sua posizione è secondaria alla rotazione posteriore del bacino su quel lato. Se non si corregge la postura del bacino, la gamba continuerà a premere contro qualsiasi tentativo di fissazione e in quella zona si possono causare facilmente piaghe da decubito o lesioni nervose.

Un cuscino collocato sotto la scapola plegica mantiene la protrazione e consente al braccio di stare disteso in posizione corretta e rialzata, cioè esteso al gomito, con il polso in flessione dorsale e le dita estese.

Le gambe sono estese. Si dovrebbero evitare cuscini di sostegno sotto il ginoc-

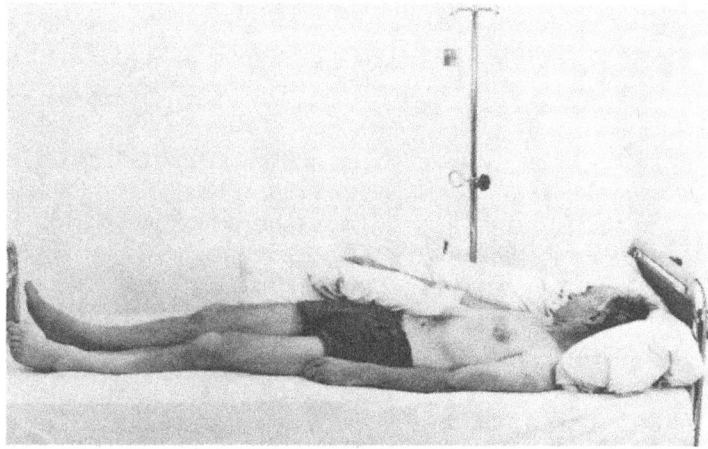

Fig. 5.4. Stare in posizione supina. I cuscini sotto il gluteo e la scapola plegici tengono in avanti tutto il lato e correggono la posizione degli arti. Il capo è rivolto verso il lato leso (emiplegia destra)

chio o il polpaccio, perché nel primo caso il cuscino tenderebbe a flettere eccessivamente il ginocchio e nel secondo potrebbe causare un'iperestensione del ginocchio o una pressione indesiderata sopra le fragili vene della parte inferiore della gamba.

Regole generali da osservare quando si posiziona il paziente

- Il letto andrebbe tenuto orizzontale e la testiera non dovrebbe essere affatto rialzata. Dovrebbe essere evitata, in ogni caso, la posizione semisdraiata, perché rinforza la flessione indesiderata del tronco con estensione delle gambe (Fig. 5.5). Inoltre, l'aumentata pressione sull'osso sacro e a livello del coccige possono provocare con facilità lo sviluppo di decubiti sopra le aree ossee. Se la testiera è rialzata, stando coricato sul fianco, in quella che è la posizione preferibile, il paziente tende a scivolare verso il fondo del letto.
- Non si dovrebbe mettere nulla in mano al paziente nel tentativo di contrastare la spasticità flessoria. L'effetto sarebbe esattamente opposto, perché l'influenza del riflesso di prensione causa la chiusura della mano sull'oggetto. In uno studio in cui si confrontava l'attività elettromiografica (EMG) nei flessori delle dita della mano plegica durante l'uso di uno splint palmare, un divaricatore delle dita in spugna, o nessun ausilio, Mathiowetz e coll. (1983) scrivono: "... gli effetti di ausili per il posizionamento nel tempo generalmente dimostrano che essi evocano un incremento dell'attività EMG". Infatti, lo splint palmare dimostrava un reale incremento dell'attività EMG mentre era applicato e durante il periodo in cui i pazienti afferravano qualcosa con la

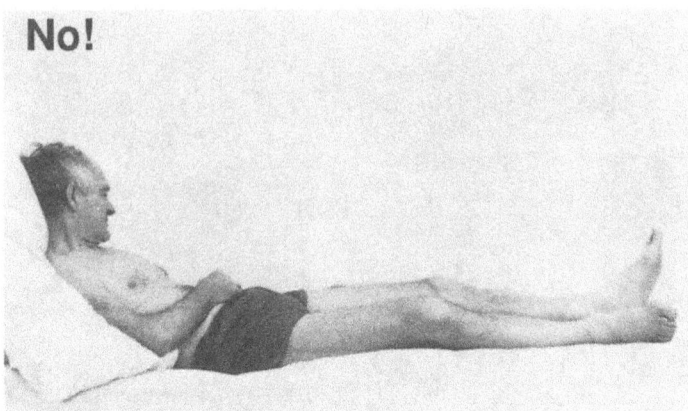

Fig. 5.5. La posizione semidistesa andrebbe evitata in ogni caso perché rafforza gli schemi di spasticità (emiplegia destra)

mano sana. Un corretto posizionamento prossimale consentirà alla mano di rimanere aperta soprattutto quando il paziente riposa e non fa sforzi contro la forza di gravità.
- Molti pazienti hanno difficoltà nell'allineare il corpo in relazione ad altri oggetti posti nelle vicinanze. È utile posizionare il paziente a letto in modo che sia parallelo ai bordi del letto e non diagonalmente o di traverso, come accade spesso quando viene abbandonato a se stesso.
- I cuscini variano molto per misura e consistenza nei diversi Paesi. In condizioni ideali, dovrebbero essere larghi e ben imbottiti con materiale soffice, per esempio con piume, per adattarsi a sostenere e mantenere la parte del corpo nella posizione voluta. Per la maggior parte delle posture sono necessari tre-quattro cuscini europei o cinque-sei cuscini inglesi/americani. Avere cuscini di varie forme e dimensioni per sostenere parti diverse del corpo non fa che confondere il personale, i pazienti e i familiari.
- Non si dovrebbe porre nulla sotto i metatarsi nel tentativo di evitare la deformità in flessione plantare, perché una pressione decisa contro di essi aumenta l'attività riflessa indesiderata in schema estensorio. Il paziente emiplegico si sposterà comunque per sottrarsi a questa scomoda fissa posizione. Si dovrebbero evitare coperte pesanti o strettamente rimboccate e utilizzare invece, se necessario, un archetto per sostenerne il peso.

Seduto a letto

È difficile per il paziente stare seduto a letto con una buona postura eretta e quindi tale posizione andrebbe evitata in tutti i casi in cui è possibile. Si sollecita la flessione del tronco e le anche rimangono in parte estese. Rimanendo in questa posizione o in posizione semiseduta per un certo tempo, quasi inevitabilmente si

5 • La fase acuta. Posizionamento e spostamento a letto e sulla sedia

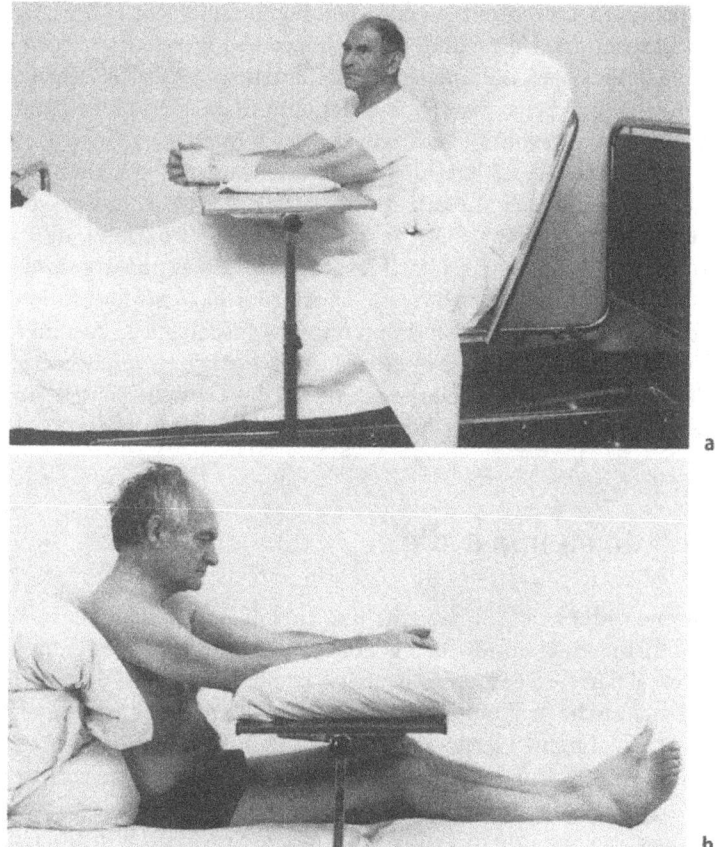

Fig. 5.6a, b. Stare seduti a letto con un postura eretta (emiplegia destra). **a** Posizione facilmente raggiunta in un moderno letto di ospedale con schienale completamente regolabile. **b** Se la testiera non è regolabile a sufficienza, si lascia il letto orizzontale e si mette il paziente a sedere sostenuto dei cuscini

causerà un decubito tra i glutei direttamente sopra il coccige, una ferita estremamente difficile da curare. Tuttavia, a volte nella fase acuta lo staff infermieristico non può trasferire con la frequenza necessaria il paziente durante il giorno su una sedia con lo schienale diritto. Il paziente ha bisogno di stare seduto ogni volta che mangia o beve (vedere Cap.13), almeno cinque volte al giorno. Deve stare seduto quando si lava i denti o ha bisogno di urinare o evacuare. Se non si può evitare che il paziente stia seduto a letto, si dovrebbero creare le migliori condizioni possibili per questa posizione.

Nella *posizione ideale*, le anche dovrebbero essere flesse il più possibile vicino all'angolo retto e la colonna vertebrale estesa. Un sufficiente numero di cuscini sistemati uno sopra l'altro aiuta a raggiungere la posizione eretta, mentre il capo dovrebbe essere lasciato privo di appoggio perché il paziente inizi a reggerlo attivamente. Un tavolino regolabile posto di traverso sopra il letto all'altezza delle braccia servirà a neutralizzare la tendenza alla flessione del tronco. Se tale tendenza è forte, si dovrebbe sistemare un cuscino sotto i gomiti per evitare la pressione del tavolino sui fragili tessuti di quest'area.

Alcuni moderni letti di ospedale hanno uno schienale regolabile che può essere portato in posizione quasi verticale. Un cuscino posto dietro la schiena faciliterà l'estensione del tronco e consentirà al paziente di arrivare nella posizione seduta raccomandata (Fig. 5.6a). Se non si può regolare lo schienale, lo si dovrebbe lasciare orizzontale e spostare il paziente in modo che sia sostenuto contro la testiera del letto da un numero sufficiente di cuscini (Fig. 5.6b).

In entrambi i casi si evita la nociva posizione semidistesa, anche se non si dovrebbe lasciare il paziente a lungo seduto, perché scivolerà verso il fondo del letto e assumerà posture indesiderate per lunghi periodi.

Seduto su una sedia

In una sedia adatta il paziente può raggiungere e mantenere una postura molto più diritta ed è quindi consigliabile trasferirlo dal letto non appena le sue condizioni generali lo consentono. Se il paziente è incapace di stare in piedi e di camminare anche se aiutato, una sedia a rotelle è la risposta migliore. Egli può così essere facilmente trasportato alle sedute di terapia, a fare una radiografia o altri esami e potrà trarre piacere nel cambiare ambiente, soprattutto quando impara a spingere da solo la carrozzina. Se lo schienale della carrozzina facilita un'eccessiva flessione del tronco, si dovrebbe mettere un'asse imbottita nella carrozzina per aiutare il paziente a mantenere la posizione eretta. Lo schienale dovrebbe essere regolabile così da poterlo inclinare in avanti quando il paziente è seduto a un tavolo. Quando non si muove da un posto all'altro il paziente tiene sempre le mani sul tavolo davanti a sé con la colonna vertebrale estesa e le anche flesse (Fig. 5.7a, b). Se si usa un tavolo più stabile senza rotelle, il paziente si sentirà più sicuro e sarà più semplice raggiungere una corretta postura seduta (Fig. 5.7c). Quando è posizionato in questo modo, è molto minore la tendenza a scivolare in avanti e a stare semisdraiato nella carrozzina, problema comune nelle fasi iniziali (Fig. 5.8). Nella posizione corretta il paziente può rimanere dritto molto più a lungo a guardare la televisione, parlare ai visitatori o ad altri pazienti o persino a leggere e scrivere. Ci si deve tuttavia rendere conto che nei giorni immediatamente successivi all'ictus, soprattutto se viene lasciato solo, il paziente si stancherà facilmente e sarà quindi necessario farlo riposare a letto frequentemente. È meglio che stia seduto nuovamente per brevi periodi piuttosto che lasciarlo dormire scomodamente sulla sedia in una posizione che accentua un tono e una postura anormali.

Si può aumentare gradatamente il tempo che il paziente trascorre fuori dal letto ed egli riceve maggiori stimoli quanto più a lungo sarà in grado di sopportare la posizione seduta. Non dovrebbe essere abbandonato a se stesso, ma tenuto occupato con attività adeguate in compagnia di altre persone.

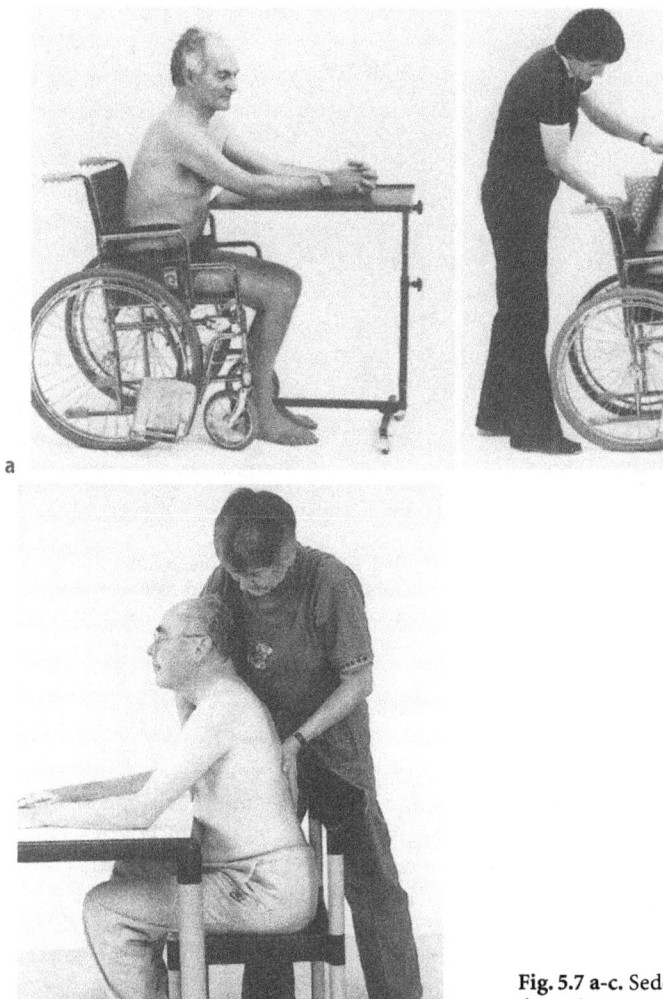

Fig. 5.7 a-c. Sedere su una sedia (emiplegia destra). **a** Con le braccia sostenute. **b** Un'asse posta dietro la schiena del paziente favorisce l'estensione del tronco. **c** Una sedia dritta e un tavolo solido aiutano a mantenere una buona postura seduta

Ricorreggere la posizione del paziente nella carrozzina

Se il paziente è scivolato nella sedia a rotelle, lo si dovrebbe sempre aiutare a correggere nuovamente la postura, per evitare che cada sul pavimento o che si faccia male al braccio o alla mano.

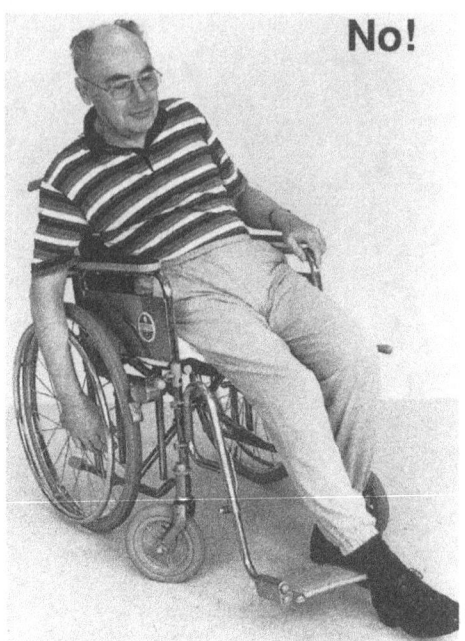

Fig. 5.8. Tipica postura seduta indesiderabile. Senza un tavolo di fronte a sé, il paziente spesso scivola giù dalla carrozzina e rischia di cadere

■ **Da soli.** La terapista, l'infermiera o chiunque altro possa aiutarlo, posiziona immediatamente i piedi del paziente appoggiati al pavimento con le ginocchia ben flesse. In piedi di fronte a lui, l'assistente preme stabilmente le ginocchia contro quelle del paziente per impedire che scivoli ulteriormente nella sedia e lo aiuta a intrecciare insieme le mani (Fig. 5.9a). Chiede al paziente di sporgersi in avanti il più possibile e gli guida le mani a lato delle proprie gambe (Fig. 5.9b). A causa della tendenza a cadere verso il lato plegico, è in genere consigliabile far sì che le braccia del paziente siano mosse verso il lato sano. Quando il tronco è sufficientemente protratto in avanti, l'assistente sposta il peso del paziente prima da un lato e poi dall'altro per essere in grado di posizionare le mani sotto ciascun trocantere (Fig. 5.9c). Inclinandosi posteriormente, solleva verso l'alto i glutei del paziente e, nello stesso tempo, preme le ginocchia contro quelle del paziente (Fig. 5.9d). A questo punto la seduta del paziente può essere collocata ben indietro nella carrozzina (Fig. 5.9e). Poiché l'assistente usa il peso del corpo per sollevare il paziente, la sua schiena è protetta. Il paziente impara ad aiutare sempre più attivamente l'assistente fino a quando diventa capace di correggere autonomamente la posizione seduta (Fig. 5.10). Questo metodo costituisce anche un'utile preparazione per il passaggio dalla posizione seduta alla stazione eretta, in quanto insegna al paziente a sporgersi bene avanti e a portare il peso sui piedi mentre solleva i glutei.

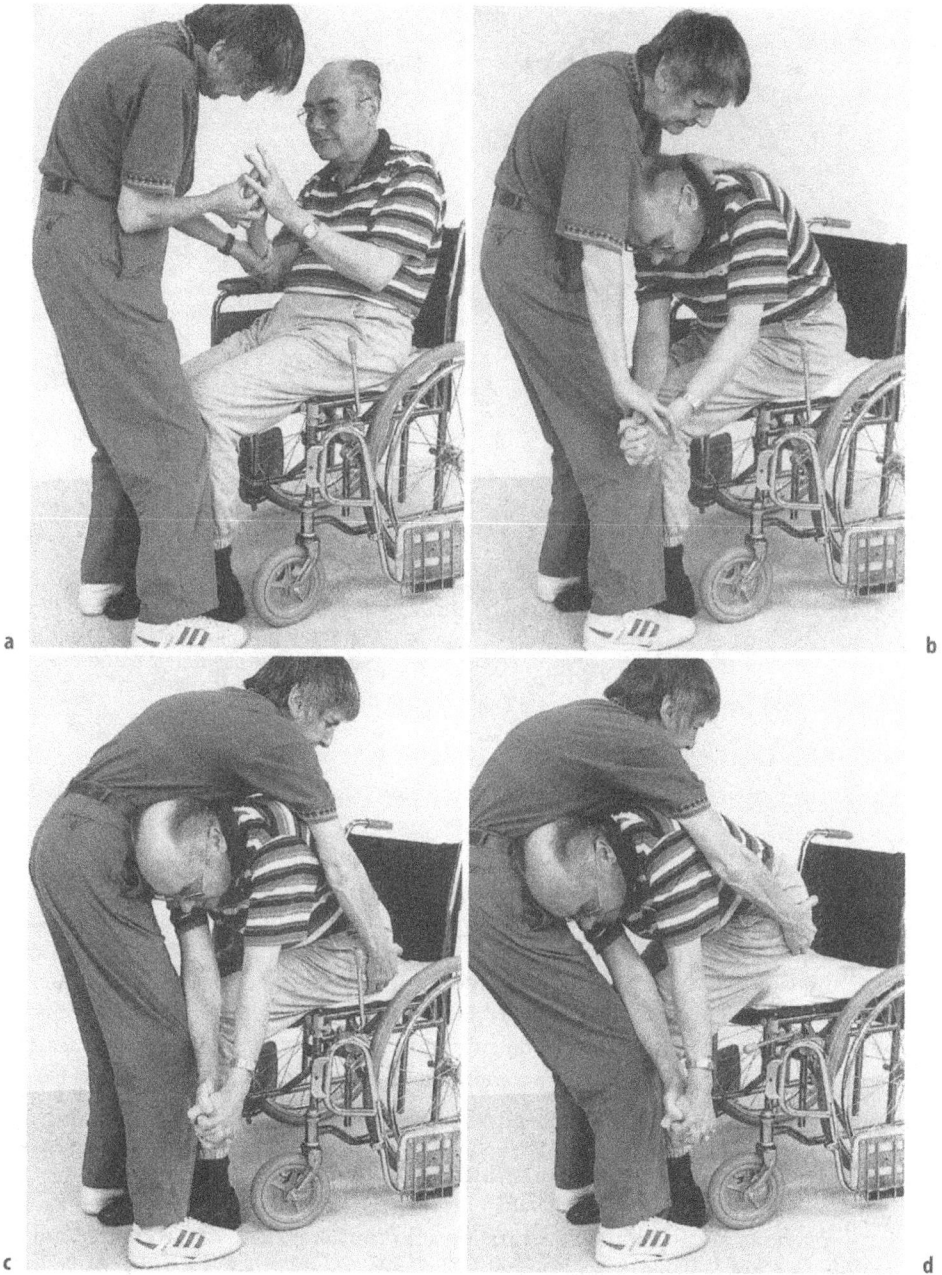

Fig. 5.9 a-e. Aiutare il paziente a sedersi nuovamente eretto dopo che è scivolato nella carrozzina (emiplegia destra). **a** Intrecciare insieme le mani impedendo un ulteriore scivolamento. **b** Portare il tronco e le mani bene in avanti. **c** Spostare lateralmente il peso per posizionare una mano sotto ciascun trocantere. **d** Sollevare i glutei

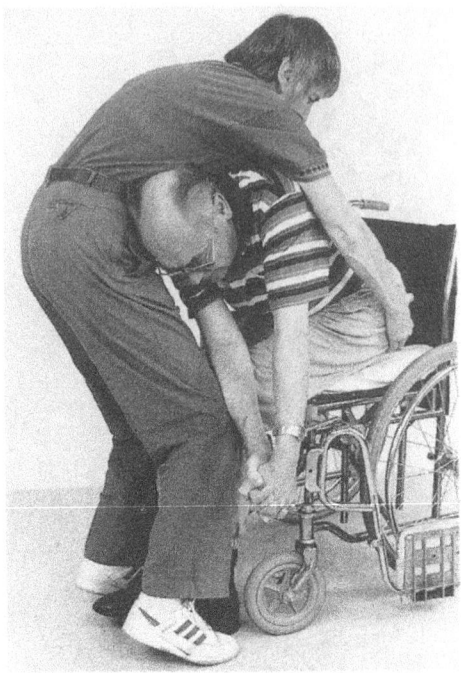

Fig. 5.9e. Posizionare la seduta ben indietro nella carrozzina

- **Con un assistente.** Quando si corregge la posizione di un paziente molto grave o molto pesante, la terapista deve chiedere aiuto a una seconda persona (Fig. 5.11a). Procede nello stesso modo visto in precedenza, ma con un assistente in piedi dietro la carrozzina per aiutarla a sollevare al momento giusto il sedere del paziente (Fig. 5.11b). Insieme poi sollevano il suo sedere e lo posizionano ben indietro contro lo schienale (Fig. 5.11c, d). Il paziente è di nuovo in grado di rimanere seduto diritto e un tavolino da carrozzina associato a un cuscino collocato strategicamente possono aiutarlo a mantenere la posizione corretta (Fig. 5.11e).

Imparare a spostarsi autonomamente in carrozzina

Per il paziente la capacità di spostarsi da solo in carrozzina e muoversi autonomamente è un'esperienza molto positiva. Alcuni terapisti sono restii a permettergli di farlo perché hanno paura che l'attività omolaterale possa causare reazioni associate con un incremento del tono negli arti plegici. Tuttavia gli effetti positivi superano di gran lunga quelli negativi e se si insegna con cura al paziente il modo per spostarsi, l'ipertono del lato plegico non aumenta. Infatti, il movimento attivo del tronco e degli arti ha molti benefici sia fisici che psicologici.

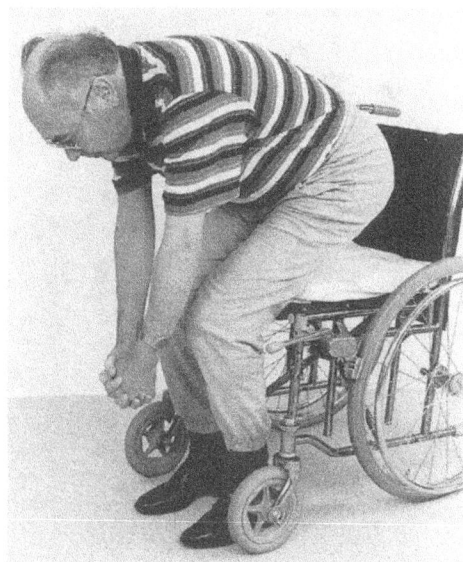

Fig. 5.10. Il paziente impara a sedersi ben indietro nella carrozzina senza aiuto

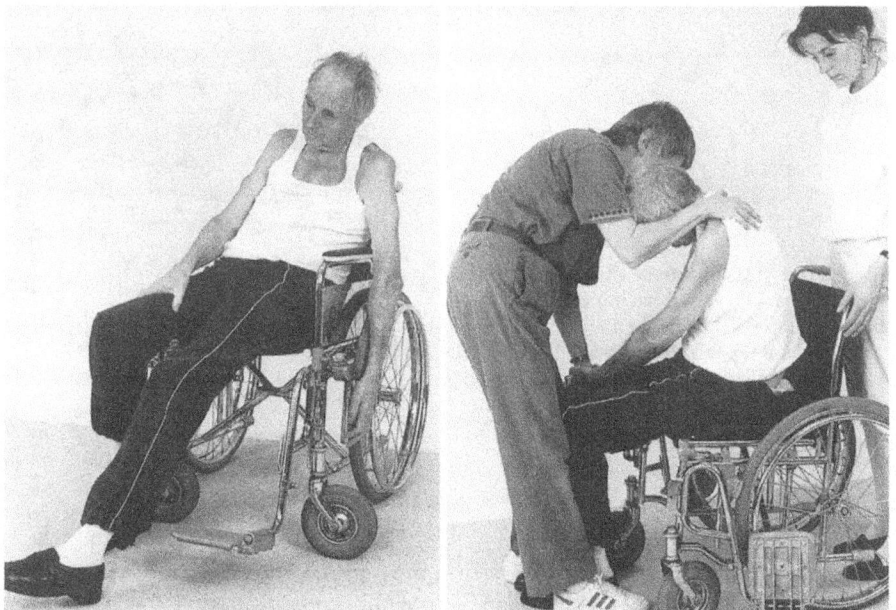

Fig. 5.11a, b. Sono necessarie due persone per correggere la posizione di un paziente molto grave (emiplegia sinistra). **a** Scivolare nella carrozzina. **b** Portare il peso in avanti con le ginocchia stabilizzate e le mani intrecciate

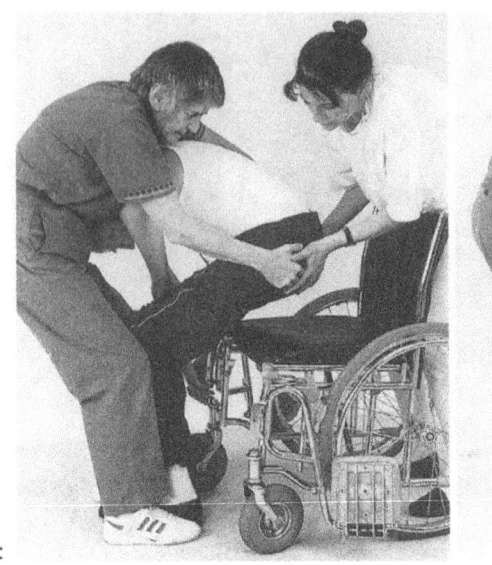
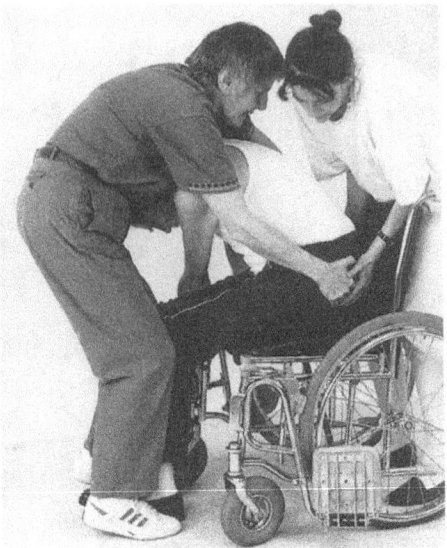
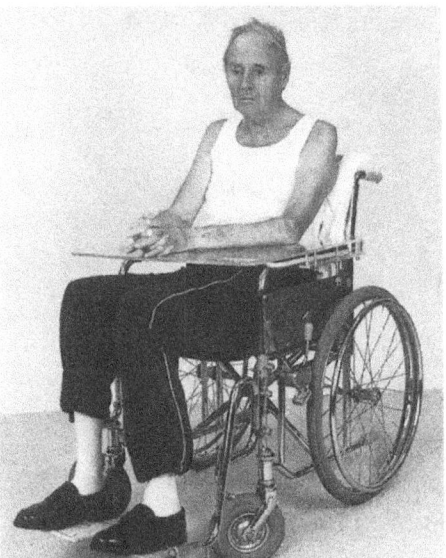

Fig. 5.11c-e. c Un'assistente dietro la carrozzina aiuta a sollevare il bacino del paziente. **d** Posizionare il bacino ben indietro nella carrozzina. **e** Il paziente è capace di stare di nuovo seduto dritto; un tavolino da carrozzina aiuta a mantenere la posizione corretta

Possono trascorrere settimane o perfino mesi prima che il paziente sia in grado di camminare da solo con sicurezza, soprattutto quando la maggior parte degli ospedali ha lunghi corridoi. Non solo è frustrante per il paziente dover stare seduto e aspettare che qualcuno lo spinga dove desidera, ma ciò può anche produrre una pronunciata passività e mancanza di iniziativa. Due modi di guidare

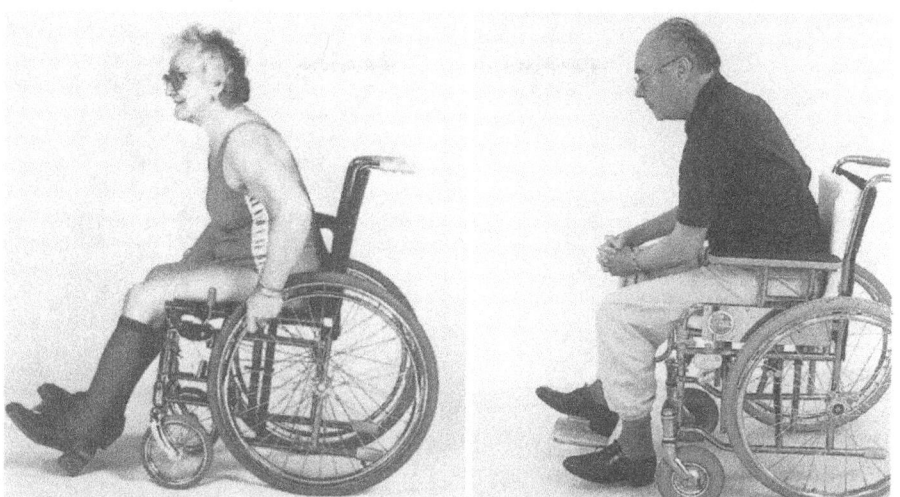

Fig. 5.12a, b. Muovere autonomamente la carrozzina (emiplegia destra). **a** Usando la mano e il piede sani. **b** Mentre il paziente si sposta in carrozzina con la gamba sana, le mani intrecciate sopra un ginocchio prevengono la comparsa di reazioni associate

una carrozzina normale si sono dimostrati molto soddisfacenti per la maggior parte dei pazienti.

1. Il paziente usa la mano sana sulla ruota della carrozzina e contemporaneamente attua sul pavimento un'azione di passo con il piede sano. La pedana della carrozzina deve essere tolta dalla parte sana per permettere al piede di spingere contro il pavimento senza impedimenti. Il paziente deve essere incoraggiato a mantenere le natiche ben dietro nella carrozzina mentre il tronco si muove in avanti invece di stare contro lo schienale in posizione flessa (Fig. 5.12a). Il paziente tiene il braccio plegico davanti con la mano appoggiata alla coscia.
2. Per evitare la retrazione del lato plegico, inizialmente si insegna al paziente a mettere le mani intrecciate sopra il ginocchio plegico e a spingere la carrozzina solo con la gamba sana (Fig. 5.12b). In questo modo è eliminato il pericolo di reazioni associate nel braccio plegico e, nel caso in cui l'arto sia già spastico, si evita l'incremento dell'ipertono. Infatti il mantenimento della posizione dell'arto superiore combinato con il movimento prossimale del tronco ha un effetto inibitorio.

Attività autoassistita del braccio con le mani intrecciate

Sin dai primissimi tempi si insegna al paziente come diminuire la spasticità del braccio, della mano e attorno alla scapola e come mantenere la completa elevazione passiva della spalla (Fig. 5.13a). A causa della sua particolare costituzione,

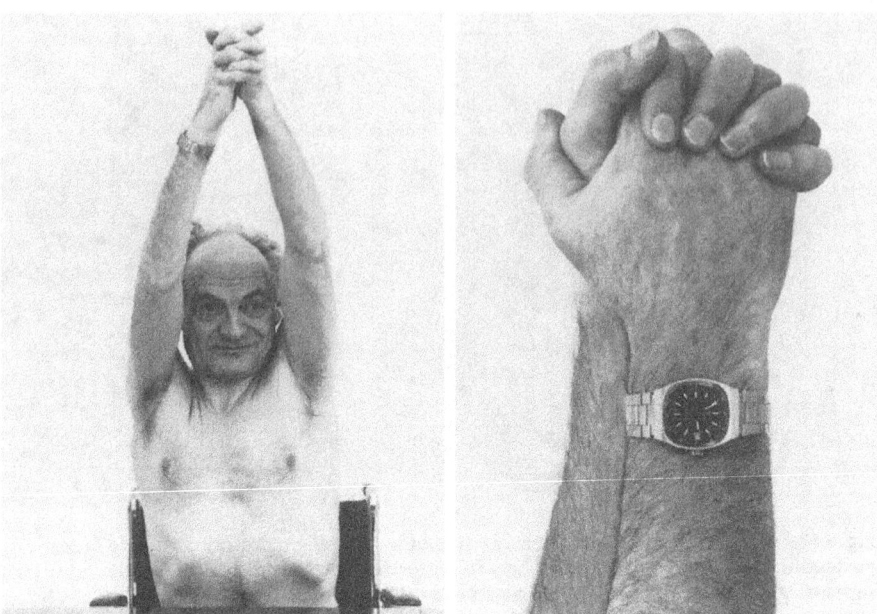

Fig. 5.13. a Attività autoassistita del braccio con le mani intrecciate per mantenere la completa escursione dei movimenti della spalla. **b** Con le dita intrecciate, la spasticità è inibita (emiplegia destra)

che consente la mobilità funzionale nella vita quotidiana, la spalla è un'articolazione vulnerabile e mal sopporta l'immobilizzazione. È quindi importante tenerla in movimento dopo l'ictus, anche passivamente se necessario. Le mani sono unite e le dita intrecciate con il pollice plegico collocato superiormente in lieve abduzione (Fig. 5.13b). Sia quando è disteso, seduto o in stazione eretta, si insegna al paziente a iniziare il movimento spingendo le mani intrecciate bene in avanti, assicurandosi che la scapola sia protratta prima di tentare di sollevare il braccio. Con i gomiti estesi e i palmi delle mani sempre uniti, il paziente alza poi le braccia sopra il capo. L'attività è praticata molte volte durante il giorno e può essere stimolata da tutti i membri dell'équipe medico-sanitaria, dai familiari e dagli altri pazienti. Anche se ha una fleboclisi, il paziente dovrebbe continuare a sollevare con cautela la mano plegica durante il giorno per mantenere un'escursione di movimento indolore (Fig. 5.14). È importante che l'attività venga insegnata accuratamente e sia eseguita correttamente, perché altrimenti il paziente può traumatizzare la spalla, causarsi dolore ed essere disincentivato a muovere il braccio. I palmi delle mani devono essere mantenuti simmetrici e ben aderenti l'uno all'altro con le dita adeguatamente intrecciate; ciò consentirà di prevenire qualunque possibile trauma alle articolazioni della mano. Visto l'accertato beneficio apportato da quest'attività, molti raccomandano di utilizzarla durante la

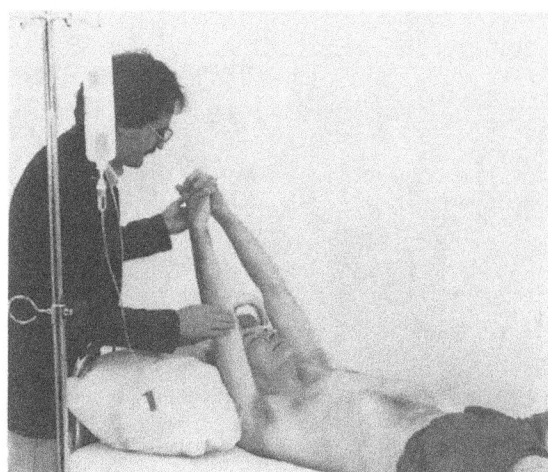

Fig. 5.14. Anche il medico può incoraggiare il paziente a muovere il braccio dopo aver sistemato la fleboclisi (emiplegia destra)

terapia o quando si aiuta il paziente a muoversi in diverse posizioni e sicuramente come parte del programma di esercizi a domicilio (Biewald 1989; Bobath 1990; Geisseler 1993; Kamal 1987; Todd e Davies 1986).

Tenere le mani strette insieme con le dita intrecciate è importante per i seguenti motivi:
▶ La mano e la spalla plegiche sono protette mentre il paziente si muove nel letto, viene trasferito dal letto alla carrozzina e, soprattutto, quando dalla stazione eretta si siede.
▶ Poiché le dita della mano sana abducono quelle della mano plegica, si riduce la spasticità flessoria di tutto il braccio.
▶ Le mani vengono portate insieme sulla linea mediana e l'atto di intrecciare le dita migliora la sensazione e la consapevolezza.
▶ Stare seduti con le mani intrecciate dà un'idea di normalità; se viene utilizzata tutte le volte che il paziente sta seduto per un certo tempo ridurrà in modo stupefacente l'ipertono e, in primo luogo, ne preverrà lo sviluppo. Durante la giornata il paziente può stare seduto con le gambe accavallate e le mani intrecciate sopra il ginocchio per aiutarsi a mantenere una posizione corretta mentre viaggia in auto o in treno, guarda la televisione o semplicemente quando è in piacevole compagnia di altre persone (Fig. 5.15).
▶ Con le mani posizionate in avanti, si previene la retrazione della scapola e di fatto dell'intero lato plegico e si rendono più semplici e meno faticose per il paziente alcune sequenze di movimento, come alzarsi.
▶ Quando il paziente si sta muovendo, si previene il manifestarsi delle reazioni associate al braccio. Dal momento che il paziente usa la mano sana per tenere l'altra, non può tirare o spingere con essa mentre si muove. Inoltre usa le altre parti del corpo in maniera più normale; l'attività del tronco è stimolata e migliorano i movimenti simmetrici e il trasferimento di carico.

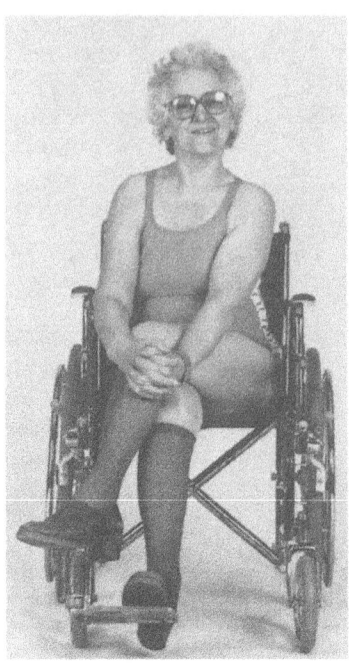

Fig. 5.15. Paziente che siede con le mani intrecciate attorno al ginocchio. Si impedisce così che il braccio plegico entri in flessione e che il carico si trovi sul lato leso (emiplegia destra)

- Forse il motivo più importante è che se questa semplice manovra è attuata in associazione con un appropriato trattamento dell'arto superiore, si può prevenire del tutto l'insorgenza di una mano rigida e contratta. Come descritto da Ryerson e Levit (1997) e Kamal (1987), si può altrimenti sviluppare la perdita dell'escursione di movimento causata da rigidità articolare, accorciamento tendineo e perdita della mobilità tissutale, limitando il recupero dell'attività volontaria e compromettendo gli schemi di movimento normale.
- Se il paziente è in grado d'intrecciare con facilità le dita, a casa sarà in grado di eseguire autonomamente tale esercizio fondamentale, al fine di prevenire l'accorciamento dei flessori delle dita e del polso inibendo e mantenendo la piena mobilità dei muscoli ipertonici. Infatti, se non può intrecciare le mani, non esiste alcun altro modo con cui può mantenere da sé l'intera lunghezza dei flessori delle dita una volta concluso il trattamento. Pazienti cui non è stato insegnato a intrecciare le mani in questo modo rischiano realmente di sviluppare una mano contratta e sgradevole, che non solo è esteticamente imbarazzante, ma che risulterà difficile mantenere pulita e creerà problemi nella cura delle unghie (Fig. 5.16).

Tenere semplicemente insieme le mani in qualche altro modo con le dita lasciate libere in flessione invece che intrecciate tra loro non avrà tutti questi vantaggi; è quindi di estrema utilità insegnare al paziente il modo corretto sin dall'inizio. Se un paziente dovesse aver già sviluppato un ipertono marcato o

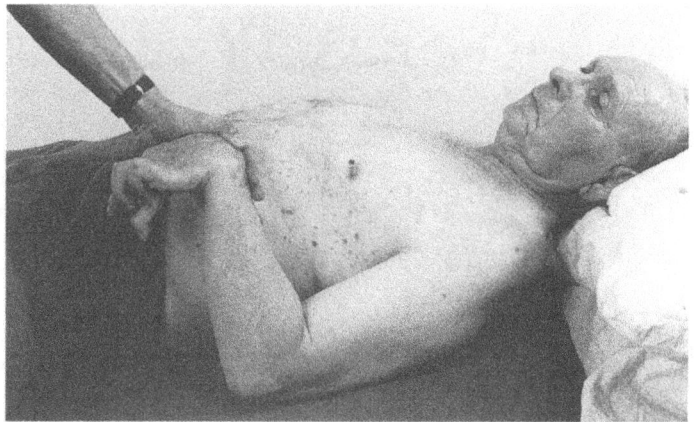

Fig. 5.16. Paziente con contratture dolorose a gomito, polso e dita che si sarebbero potute prevenire se gli fosse stato insegnato sin dall'inizio come intrecciare le mani e muovere il braccio (emiplegia sinistra)

qualche grado di accorciamento muscolare e dovesse essere incapace di intrecciare le mani, la terapista deve lavorare per superare il problema, usando un trattamento intensivo fino a quando il paziente può raggiungere da solo la posizione inibitoria senza difficoltà.

Muoversi a letto

Se il paziente è privo di conoscenza o non è ancora in grado di partecipare attivamente, deve essere girato sul fianco da un'assistente. Girarlo è più facile se entrambe le gambe sono flesse, mentre i piedi rimangono sul letto e le ginocchia vengono poi girate da un lato; seguono le spalle e il tronco. L'assistente pone una mano dietro e l'altra davanti all'ascella del paziente per sollevarlo e girarlo allontanandolo da sé.

In due si può inoltre muovere passivamente il paziente per metterlo a sedere dritto usando un metodo di sollevamento adeguato. Per utilizzare il metodo detto ascensore australiano, le assistenti stanno in piedi ai lati del letto, con il viso girato in direzione opposta a quella del paziente. Pongono le mani più vicine al paziente sotto le sue cosce e afferrano l'una il polso dell'altra. Mettendo le spalle sotto quelle del paziente e piegandosi l'una verso l'altra, le assistenti raddrizzano le ginocchia per sollevare il paziente dal letto (Fig. 5.17a). Con la mano libera possono appoggiarsi al letto per evitare di procurarsi strappi alla schiena o per sistemare le coperte, le lenzuola o i cuscini (Fig. 5.17b).

Questo metodo di sollevamento passivo è raccomandato perché è comodo e sicuro per il paziente e non provocherà traumi alla spalla. Può essere inoltre usato per sollevare il paziente e rimetterlo a letto se quest'ultimo non è di altez-

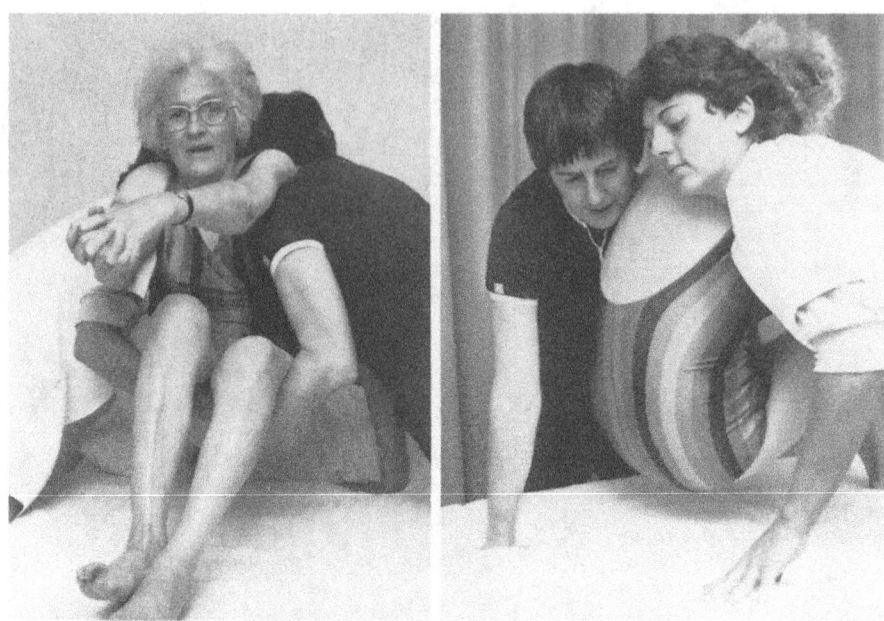

Fig. 5.17a, b. Spostamento passivo del paziente a letto (emiplegia sinistra). a L'ascensore australiano è sicuro e comodo. b Le assistenti possono sostenersi con la mano libera per proteggere la propria schiena

za regolabile. Ben presto, però, il paziente è in grado di aiutare e si dovrebbe incoraggiare tale attività facilitandola in modo sufficiente a consentire che il movimento si svolga in uno schema normale senza che il paziente debba fare sforzi. Poiché lo scopo è quello di ristabilire schemi di movimento normali, non si dovrebbe mai usare una maniglia agganciata al letto: nel caso in cui sia presente, il paziente si sforzerà naturalmente di afferrarla per tirarsi nella posizione voluta con la mano sana. Ne consegue immediatamente una reazione anormale da una parte sola che porta a un aumento del tono sul lato plegico.

Muoversi di lato

Con le gambe flesse e i piedi appoggiati al letto, il paziente solleva il sedere e lo sposta di lato. L'assistente facilita il movimento premendo verso il basso sopra il ginocchio plegico, tirandolo contemporaneamente in avanti fin sopra il piede (Fig. 5.18). Il paziente allora allinea le spalle mentre viene aiutato per evitare la retrazione della scapola. Si può fornire lo stesso tipo di assistenza quando il paziente si muove su o giù dal letto.

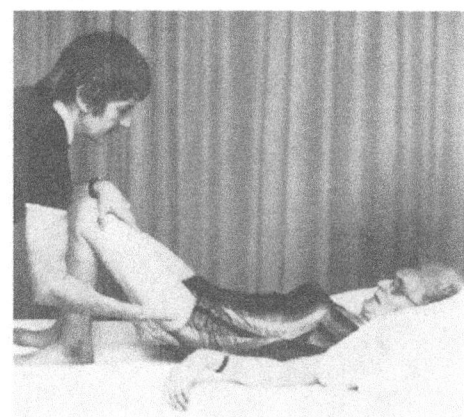

Fig. 5.18. Modalità di fare il ponte utilizzata per muoversi nel letto (emiplegia sinistra); vedere anche le Figg. 6.6, 6.7

Rotolare sul lato plegico

Rotolare è estremamente terapeutico, perché stimola le reazioni e l'attività di tutto il corpo. Nel Cap.11 verrà descritto come può essere usato durante la terapia. Quando il paziente si gira verso il lato colpito, è importante che l'assistente gli sostenga la spalla plegica mentre rotola. Nel fare ciò, la terapista pone con cura il braccio del paziente appoggiato contro il proprio fianco, usando una mano posta sotto l'arto superiore per ruotare esternamente l'articolazione scapolo-omerale e mantenere posizionata la testa omerale nella fossa glenoidea. Il paziente solleva la gamba sana dal letto e la fa oscillare in avanti senza spingere con il piede sul letto (Fig. 5.19). Porta inoltre attivamente il braccio in avanti e deve evitare di afferrare il bordo del materasso per tirarsi. L'assistente facilita la rotazione esterna e l'estensione della gamba plegica ponendo la mano sul ginocchio.

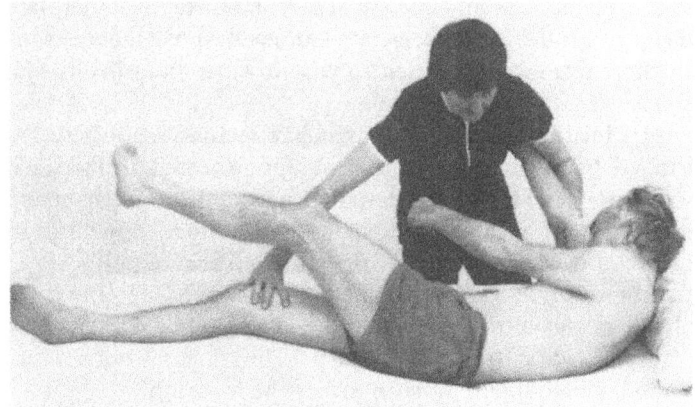

Fig. 5.19. Girarsi sul lato plegico. La terapista protegge la spalla plegica da traumi (emiplegia destra)

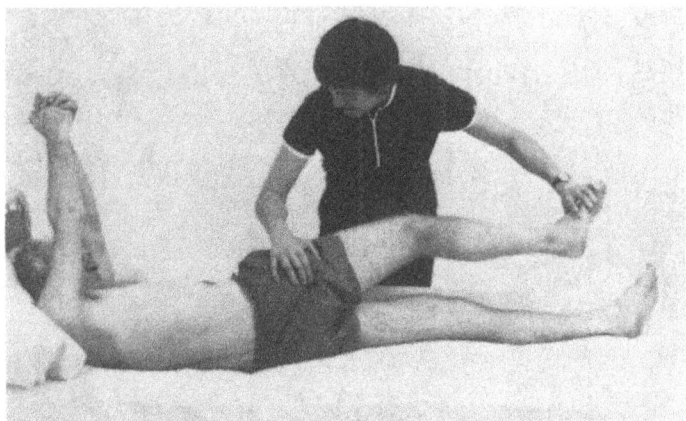

Fig. 5.20. Rotolare sul lato sano. Il paziente intreccia le mani per proteggere la spalla mentre la terapista facilita il movimento corretto della gamba (emiplegia destra)

Rotolare sul lato sano

Il paziente intreccia le mani in modo che il braccio plegico sia sostenuto. L'assistente facilita il movimento corretto della gamba plegica, aiutando il paziente a portarla in avanti oltre quella sana, che non svolge alcun ruolo attivo nel movimento (Fig. 5.20).

Muoversi avanti e indietro mentre si è seduti sul letto

Con aiuto, il paziente si sposta più indietro sul letto trasferendo il carico prima su un gluteo e poi sull'altro. Il lato opposto, liberato dal carico, viene spostato all'indietro come se il paziente camminasse sul sedere. L'assistente sta dal lato plegico e sostiene il trocantere del paziente; facilita l'azione di spostamento usando il corpo per mantenere il tronco del paziente in avanti e per aiutarlo a trasferire il peso (Fig. 5.21).

Il paziente può usare lo stesso schema di movimento quando si sposta verso il bordo del letto prima di trasferirsi sulla sedia, o, in seguito, prima di alzarsi dal letto. In questo caso l'aiuto viene fornito da davanti. L'assistente pone una mano sotto il trocantere del paziente e l'altra sulla spalla opposta per impedirgli di cadere indietro. Lo aiuta a trasferire il carico da un lato all'altro e poi porta in avanti l'anca del lato libero (Fig. 5.22a); dopo di che cambia presa per aiutare lo spostamento con il sedere dall'altro lato. Quando il paziente dalla carrozzina ritorna a letto, la terapista usa la stessa facilitazione per aiutarlo a spostarsi indietro sul letto, muovendo il gluteo libero indietro invece che in avanti.

Il paziente impara ben presto a muoversi da solo in questo modo e così facendo evita l'insorgenza della spasticità estensoria nella gamba plegica, che aumen-

5 • La fase acuta. Posizionamento e spostamento a letto e sulla sedia

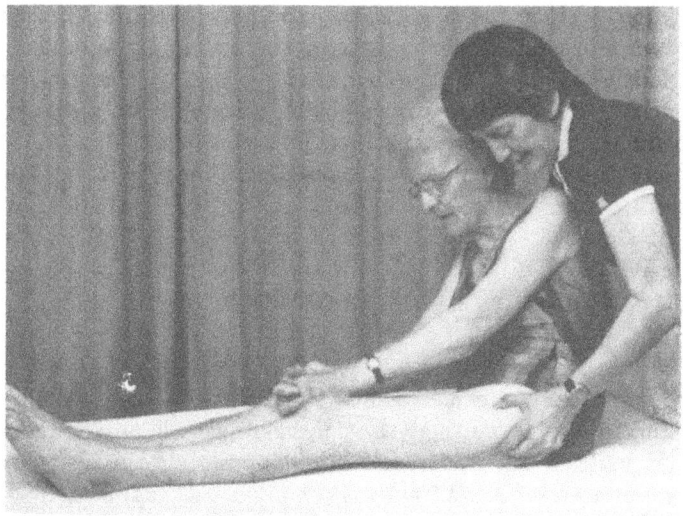

Fig. 5.21. La paziente "cammina" sui glutei per muoversi su e giù sul letto (emiplegia sinistra)

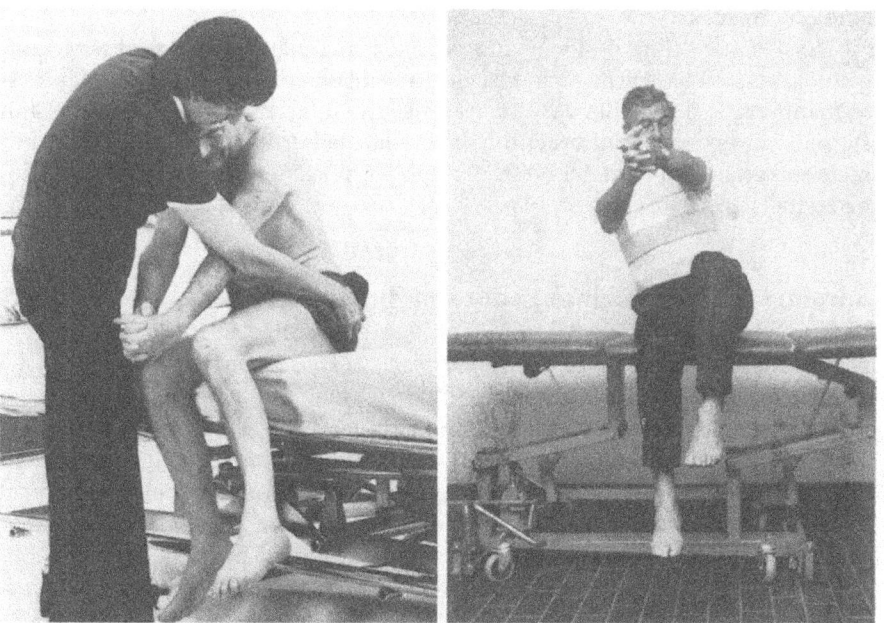

Fig. 5.22a, b. Spostarsi verso il bordo del letto o nuovamente indietro (emiplegia destra). **a** La terapista facilita il "cammino" sui glutei. **b** Il paziente si muove senza assistenza all'indietro sul lettino di trattamento

ta notevolmente in reazione associata se il paziente si tira con la mano sana per spostarsi sul bordo del letto. In seguito viene utilizzata la stessa sequenza quando, durante la seduta di terapia, il paziente deve sedersi sul lettino di trattamento (Fig. 5.22b). L'attività non solo è funzionale, ma può essere anche utilizzata terapeuticamente perché stimola il trasferimento automatico del carico, il movimento attivo del tronco con rotazione e reazioni di equilibrio simili a quelle richieste per camminare.

Mettersi seduti sul bordo del letto

Sedersi passando dal lato plegico è un'attività importante per il suo effetto terapeutico. Normalmente, quando ci portiamo nella posizione seduta passando su un lato, quel lato è anteposto per raggiungere la posizione eretta. Per il paziente ciò significa che il lato plegico è posto avanti invece che nella consueta posizione retratta. La sequenza comincia con il paziente supino. Egli porta la gamba plegica fuori dal bordo del letto tenendo il ginocchio flesso, mentre l'assistente lo facilita all'inizio del movimento. In seguito il paziente sposta la mano sana in avanti oltre la linea mediana per spingere sul letto dal lato plegico, ruotando il tronco per permettere tale spinta. Si spinge nella posizione seduta, portando contemporaneamente con uno slancio la gamba sana fuori dal letto aiutando il movimento attraverso il suo contrappeso (Fig. 5.23a). Durante il movimento il capo si raddrizza sulla verticale, il lato plegico si allunga e il carico sul lato plegico ha un effetto terapeutico.

L'assistente facilita il movimento ponendo una mano sulla spalla sana spingendola verso il basso con fermezza e l'altra sulla cresta iliaca eseguendo la stessa manovra. Se il paziente dovesse aver bisogno di un maggiore aiuto, la terapista può avvolgere con un braccio il capo e la spalla plegica e inclinarsi lateralmente sfruttando il peso del proprio corpo per portare il paziente nella posizione eretta (Fig. 5.23b, c).

Sdraiarsi dalla posizione seduta sul bordo del letto

Per ritornare sdraiato a letto il paziente usa la stessa sequenza di movimento, ma al contrario. L'assistente facilita il movimento guidando indietro con una mano la spalla sana del paziente, mentre con l'altra gli avvolge il tronco e sostiene il peso lo stretto necessario (Fig. 5.24a). Una volta che il paziente è sdraiato sentendosi sicuro, la terapista facilita il movimento dell'arto plegico sollevandolo sul letto senza sforzo (Fig. 6.5). Quando la capacità del paziente migliora, l'assistente riduce la quantità di supporto e utilizza solo una mano per mantenere in avanti la spalla plegica, mentre guida indietro l'altra spalla fino a raggiungere la posizione supina (Fig. 5.24b).

Fig. 5.23a-c. Sedersi sul bordo del letto. **a** Mettersi seduti passando per il lato plegico con l'arto sano che spinge in basso sul letto (emiplegia destra). **b** Sostenere il tronco per aiutare un paziente più grave (emiplegia sinistra). **c** La terapista si inclina lateralmente e preme verso il basso sulla cresta iliaca

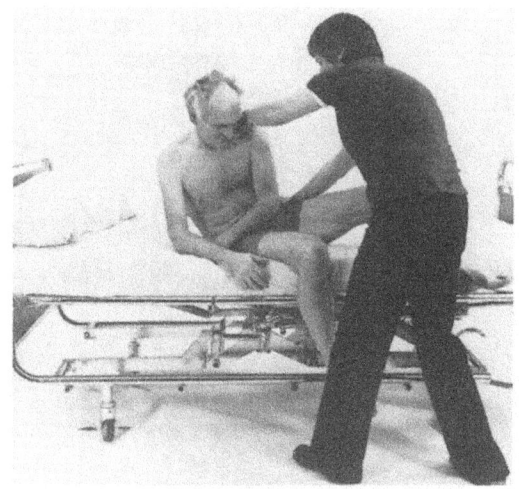

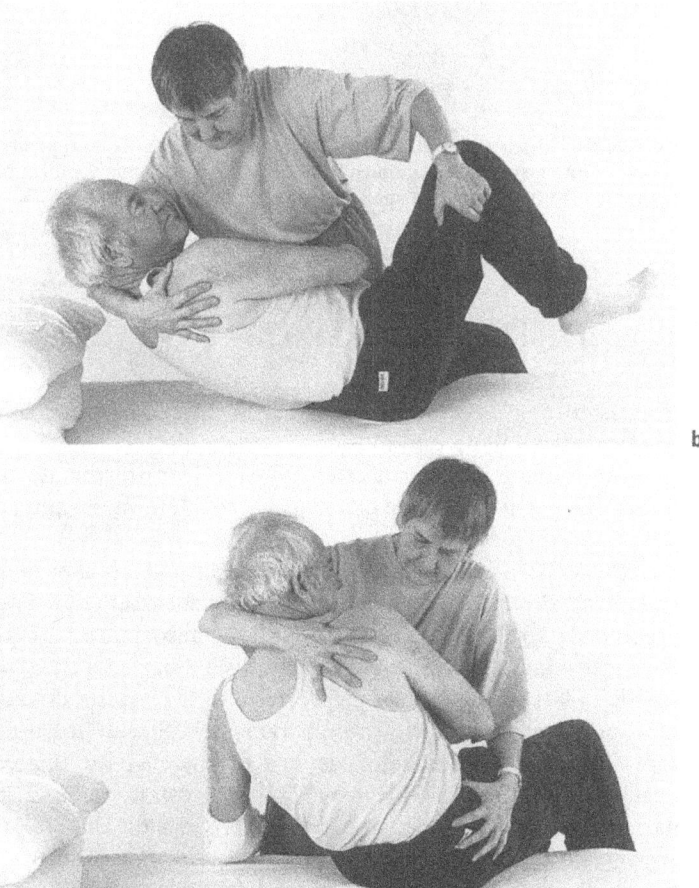

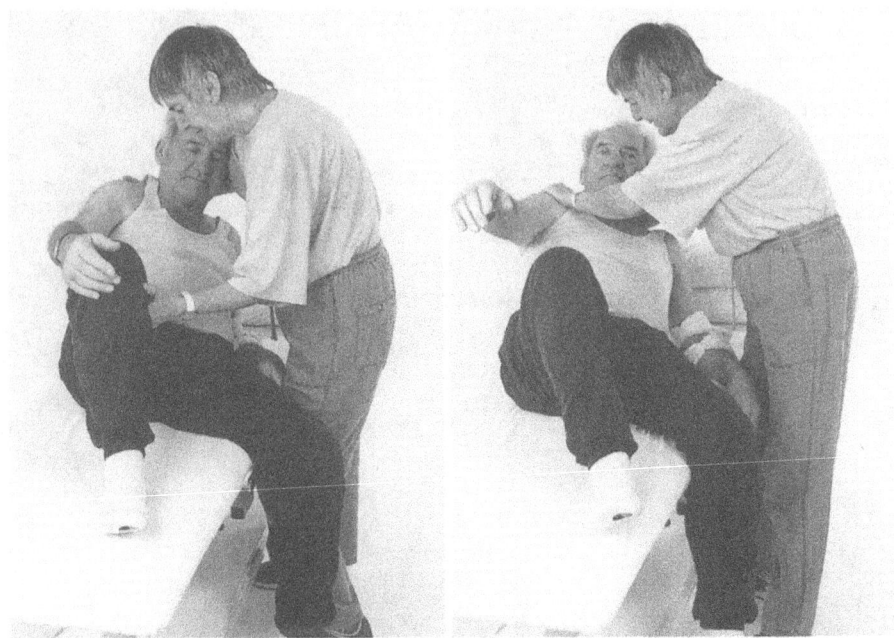

Fig. 5.24 a, b. Sdraiarsi nel letto. **a** Il braccio della terapista dietro al paziente sostiene il peso del tronco e aiuta a sollevare la gamba. **b** Quando il paziente migliora il controllo del movimento, la terapista guida in avanti la spalla plegica e indietro l'altra

Trasferirsi dal letto alla sedia e viceversa

Un trasferimento corretto e senza inutili sforzi consentirà in seguito al paziente di alzarsi facilmente e lo aiuterà a portare il carico sulla gamba plegica senza usare lo schema globale in estensione. Se il trasferimento diventa facile per il paziente e per il personale ospedaliero, risulterà molto più semplice superare il problema dell'incontinenza.

I trasferimenti risultano enormemente agevolati se il paziente viene assistito in un letto ad altezza regolabile, che può essere abbassato fino a raggiungere lo stesso livello della sedia. A casa il letto di solito è abbastanza basso, ma in un ospedale dove i letti non possono essere abbassati sia il paziente che il personale corrono il rischio di farsi male. Se il letto è troppo alto, la terapista dovrà fare ricorso a tutto il proprio ingegno per trovare un modo semplice e sicuro per il trasferimento, soprattutto quando guida il paziente a ritornare a letto. Una possibile soluzione è quella di sostenere l'arto plegico nel modo mostrato in Fig. 6.30 e aiutare quindi il paziente a elevare l'emibacino sano sul letto alto. Una volta che l'emibacino è appoggiato al letto, la terapista pone un braccio attorno alla spalla sana del paziente e usa la mano libera per portare sul letto nello stesso modo l'altro emibacino.

Trasferimento passivo

Quando il paziente non è in grado di aiutare attivamente, si può usare il seguente metodo per trasferirlo sulla sedia.
1. L'assistente lo sposta sul bordo del letto sino a che entrambi i piedi poggiano piatti per terra. Con i piedi di fianco a quelli del paziente, l'assistente usa le ginocchia per sostenere da davanti quelle del paziente, impedendo contemporaneamente che cadano in abduzione. La terapista appoggia gli avambracci del paziente sulle proprie spalle e posiziona le mani sopra le scapole, afferrandone il bordo mediale per mantenerle in avanti. Le braccia estese della terapista sorreggono quelle del paziente portandogli in seguito il peso in avanti sopra i piedi premendo sulle scapole verso il basso sino a quando il sedere si solleva dal letto. Il trasferimento di carico sulle gambe è agevolato se il paziente solleva il capo. L'assistente fa da perno al paziente per ruotare e abbassarsi a sedere bene indietro sulla sedia (Fig. 5.25). Il paziente non dovrebbe intrecciare le mani attorno al collo di chi lo aiuta perché ciò lo indurrebbe a tirare troppo e arriverebbe in stazione eretta con una totale estensione della gamba. La sedia dovrebbe essere collocata in modo che il paziente si trasferisca verso il lato plegico. Ritornando a letto si segue la stessa procedura.
2. Con un paziente molto pesante e incapace di partecipare attivamente al trasferimento a letto o dal letto, si dovrebbe usare un'asse di trasferimento a mo' di scivolo per evitare traumi alla spalla o alla schiena dell'assistente. Lo stesso vale per pazienti la cui spalla ha sfortunatamente già subito un trauma di qualsivoglia natura ed è già dolente.

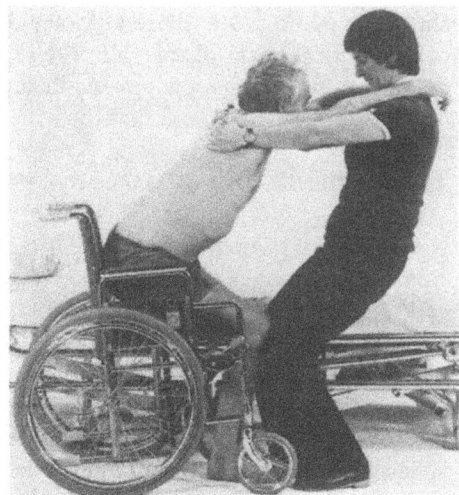

Fig. 5.25. Trasferimento passivo (emiplegia destra). La terapista guida il tronco del paziente in avanti e verso il basso mentre preme indietro le ginocchia del paziente con le proprie

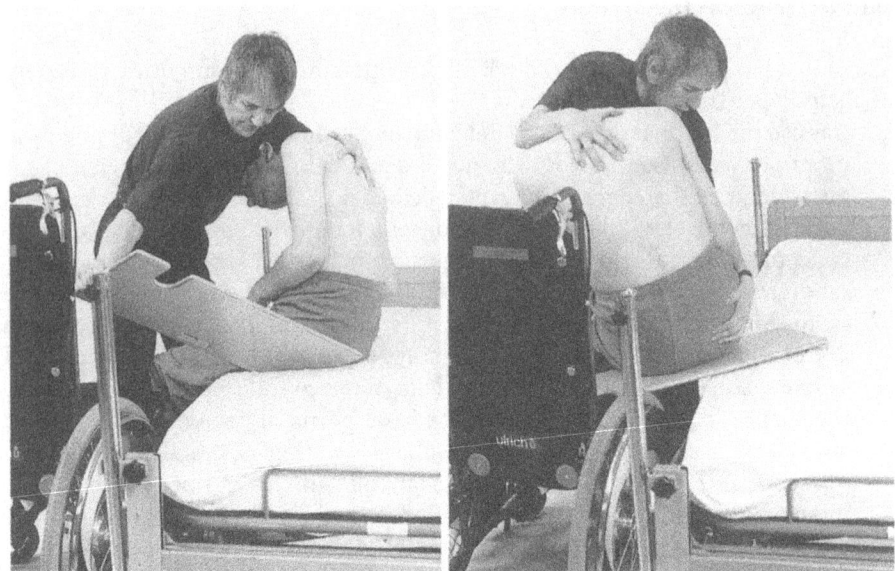

Fig. 5.26a, b. Uso di una tavola che permette lo scivolamento (emiplegia sinistra). **a** Inclinare di lato il paziente per collocare un'estremità della tavola sotto l'emibacino. **b** Far scivolare il paziente lungo la tavola sino alla carrozzina sostenendo completamente il peso

La terapista inclina il paziente verso il lato sano, ponendo il braccio attorno alla spalla per evitare che il paziente cada. Posiziona la parte finale dell'asse di legno sotto l'emibacino dal lato plegico, senza ancora portarvi alcun peso (Fig. 5.26a). Con l'asse che attraversa lo spazio tra il letto e la carrozzina, la terapista muove gradualmente il paziente lungo l'asse fino a farlo accomodare dolcemente sul sedile della carrozzina o sul letto (Fig. 5.26b). Durante il trasferimento, la terapista con la mano posta dietro al torace del paziente gli tiene in avanti il tronco e con le ginocchia appoggiate alle sue lo mantiene al sicuro sull'asse. Con l'altra mano lo aiuta a muoversi lentamente lungo l'asse.

Trasferimento più attivo

Non appena il paziente è in grado di capire ciò che gli viene richiesto e di partecipare attivamente, il trasferimento diventa più attivo. Uno sgabello o una sedia collocati di fronte al paziente fungono da sostegno per le mani intrecciate. Lo sgabello dovrebbe essere collocato a una distanza sufficiente in modo che, quando il paziente vi appoggia le mani, il capo sia in corrispondenza dei piedi. La terapista fa presa sui trocanteri e seguono due movimenti distinti per facilitare il trasferimento: dapprima il paziente solleva le natiche dal letto e poi si gira per sedersi sulla sedia (Fig. 5.27). L'assistente fornisce al paziente solo l'aiuto necessario per eseguire il movimento con facilità e scioltezza.

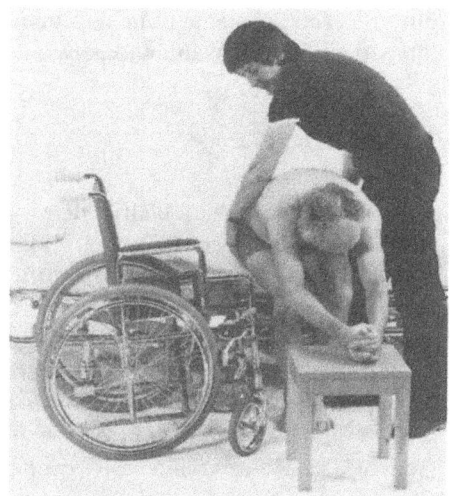

Fig. 5.27. Trasferimento più attivo con le mani del paziente intrecciate e sostenute da uno sgabello posto di fronte (emiplegia destra)

Trasferimento attivo

Quando il paziente è in grado di trasferirsi con l'aiuto di uno sgabello posto davanti a sé, può imparare a fare lo stesso movimento, questa volta con le mani intrecciate tenute attivamente sollevate. L'assistente facilita il movimento appoggiando le mani sulle scapole e aiutando il paziente a tenere il tronco bene in avanti e poi a girare e porre il sedere sulla sedia (Fig. 5.28). Alcuni pazienti possono aver bisogno di aiuto per tenere il piede plegico appoggiato piatto al suolo. In

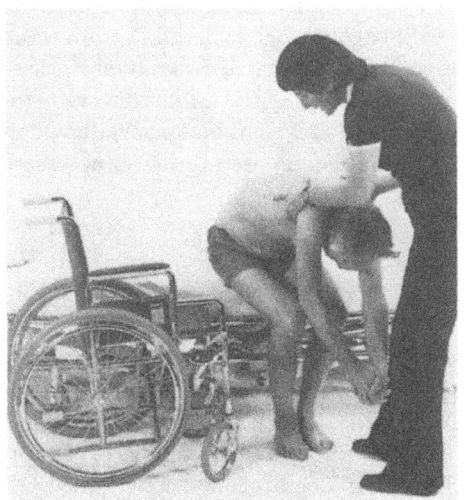

Fig. 5.28. Trasferimento attivo (emiplegia destra). Per facilitare il paziente a girarsi verso la sedia, le mani della terapista rimangono leggermente appoggiate sulle sue scapole, guidando il lato destro in avanti e il lato sinistro indietro

questo caso l'assistente pone una mano sul ginocchio del paziente, preme verso il basso e lo tira in avanti al di sopra del piede mentre il paziente si trasferisce.

Incontinenza

Nella fase acuta della malattia alcuni pazienti possono avere difficoltà nel controllo sia dell'urina che delle feci. Solitamente, non appena il paziente è più mobile e in grado di arrangiarsi tali difficoltà scompaiono e perciò rappresentano raramente un problema dopo i primi tre mesi. Se persistono, sono legate a problemi percettivi o a condizioni urologiche preesistenti.

Il paziente con gravi difficoltà percettive non è in grado di pianificare quanto basta per essere continente. L'incontinenza non è un problema isolato, ma si presenterà associato all'insuccesso nell'eseguire compiti di complessità analoga (vedere Cap. 1). Il paziente non sarà neppure in grado di vestirsi o svolgere autonomamente altre attività della vita quotidiana. La vescica incontrollata più che essere considerata patologicamente neurogena, può essere paragonata a quella di un neonato che non ha ancora imparato a inibire adeguatamente lo svuotamento.

Poiché molti pazienti affetti da emiplegia appartengono alla fascia d'età più avanzata, possono avere già avuto difficoltà di minzione, dovute ad esempio a ingrossamento prostatico o a debolezza sfinterica. In circostanze normali, prima dell'insorgenza dell'emiplegia, una pianificazione e un'anticipazione attenta, così come la capacità di muoversi con facilità e in modo autonomo in un ambiente noto, assicuravano la continenza. Con la perdita della mobilità conseguente all'ictus e l'assenza di familiarità con la routine ospedaliera, il paziente diventa incontinente o può avere ritenzione. Non appena è in grado nuovamente di camminare, di vestirsi e di spogliarsi autonomamente, solitamente riacquista la continenza ristabilendo le sue normali abitudini.

Indipendentemente dai problemi che lo rendono incontinente prima che sia sufficientemente in grado di arrangiarsi da solo, coloro che si prendono cura del paziente dovrebbero intervenire a intervalli regolari per evitargli l'umiliazione dell'incontinenza. Quando si usa un catetere nella fase acuta, esso dovrebbe essere rimosso il più presto possibile, cioé quando il paziente è progredito rispetto alla capacità di muoversi e di autogestirsi. Se necessario, problemi specifici quali infezioni del tratto urinario o difficoltà prostatiche persistenti dovranno essere trattati di conseguenza.

Costipazione

La costipazione è invariabilmente un problema nelle prime fasi dell'emiplegia e, se non vengono presi adeguati provvedimenti, può continuare a costituire un problema anche negli stadi avanzati della riabilitazione. Il paziente è immobile a letto, la sua alimentazione è limitata a causa di difficoltà nel mangiare, l'assunzione di liquidi è ridotta a causa della difficoltà di deglutizione dei liquidi ed egli è psicologicamente inibito dalla presenza di una persona che lo assiste. I suoi orari abituali sono modificati dalla routine ospedaliera ed egli sente la mancanza degli aiuti, sotto forma di accorgimenti dietetici o medicinali, che utilizzava a casa. Anche se non è più costretto a letto per lungo tempo, non si muove così tanto come faceva in precedenza.

Per il paziente la costipazione è penosa e può influire su di lui in altri modi:
- Ha difficoltà a concentrarsi sulla riabilitazione e può diventare depresso.
- Può avere un'apparente diarrea perché non è in grado di svuotare completamente l'intestino.
- La pressione esercitata dall'intestino pieno può interferire con la minzione o con il drenaggio del catetere.
- Se è grave, può portare all'occlusione o a difficoltà respiratorie.

La continenza fecale è ristabilita facilmente se si evita la costipazione sin dall'inizio usando dosi appropriate di lassativo. La dose corretta viene valutata tenendo in considerazione la storia precedente, raccolta sia dal paziente stesso che dai familiari più stretti e osservando i risultati. Il lassativo è somministrato alla sera e dopo aver fatto la prima colazione il paziente viene portato in bagno o su una comoda vicino al letto, poiché è estremamente difficoltoso evacuare a letto. Viene incoraggiato a respirare profondamente e a spingere delicatamente. Nel caso avesse difficoltà a evacuare feci morbide e formate, si può utilizzare una supposta per permettergli di svuotare l'intestino o, quando necessario, un clistere per assicurare lo svuotamento. La dose serale di lassativo viene quindi aumentata per garantire lo svuotamento il mattino successivo. Se la dose iniziale di lassativo dovesse rivelarsi eccessiva e provocare diarrea il giorno successivo, deve essere adeguatamente ridotta.

Considerazioni

Se si insegna sin dall'inizio al paziente a muoversi secondo schemi di movimento normali, la sua riabilitazione sarà più facile e rapida. Talvolta è consigliabile aspettare un po' più a lungo prima di spingere verso l'autonomia se questa può essere ottenuta solo a costo di uno sforzo enorme per il paziente e a detrimento del recupero del movimento attivo. Quando uno schema scorretto di movimento si è stabilizzato, per il paziente sarà in seguito molto più difficile cambiare l'abitudine, perché ciò implica un riapprendimento. Se l'assistenza sarà effettuata come descritto nel Cap.1, il paziente non avrà paura di muoversi e la spalla sarà stata protetta da traumi. Ogni posizione e modalità di movimento costituisce una preparazione per la successiva indipendenza nel movimento. Nonostante sia impossibile prevenire completamente l'insorgenza dell'ipertono, un posizionamento e una manipolazione corretti durante la fase acuta possono notevolmente contrastarne lo sviluppo.

Le posizioni in cui il paziente sta a letto sono le stesse che dovrebbe mantenere anche quando è a casa ed è autosufficiente. Non avrà più bisogno di tutti i cuscini di sostegno, ma le posizioni di base in decubito laterale rimarranno le stesse e serviranno a inibire l'ipertono. Durante la riabilitazione si insegna al paziente a girarsi da solo nel letto e a raggiungere la posizione corretta senza l'aiuto di un'altra persona.

Il tempo dedicato alla terapia nella fase acuta è ben speso perché accorcerà la durata del trattamento in regime di ricovero e accrescerà la possibilità di raggiungere un risultato riabilitativo di maggior successo.

6 Normalizzare il tono posturale e insegnare al paziente a muoversi selettivamente e senza eccessivo sforzo

Forse il compito più importante e difficile per la terapista è normalizzare il tono muscolare e insegnare al paziente come muoversi con facilità secondo uno schema normale. Quando il tono muscolare è troppo basso il paziente non sarà in grado di sorreggere il corpo o parte di esso contro la forza di gravità. Quando il tono è troppo alto e la spasticità costituisce un problema, il paziente riuscirà a muoversi solo con grande sforzo secondo schemi globali stereotipati contro la resistenza posta dai muscoli antagonisti ipertonici. Può prevalere l'uno o l'altro di questi problemi, ma molto spesso essi sono combinati, o è presente una condizione di tono muscolare che oscilla tra i due. Il modo in cui il paziente si muove o è posizionato durante il giorno influirà notevolmente sul tono (Capp. 5 e 10). Il tentativo di muoversi senza aiuto nel modo consentito dalla presenza di iper o ipotono condurrà a sua volta il paziente a sviluppare un tono ulteriormente anormale. Sin dall'inizio il paziente dovrebbe quindi imparare a muoversi in modo selettivo e sufficientemente assistito così che le sinergie globali di movimento non diventino l'abitudine, col risultato di aumentare ulteriormente il tono. È stato persino ipotizzato che "ciò che viene in genere chiamata spasticità è in molti esiti di ictus un'attività muscolare superflua divenuta abitudine; taluni muscoli, quelli aventi il maggior vantaggio meccanico, si contraggono durevolmente a svantaggio di altri" (Carr e Sheperd 1982). Non solo l'uso ripetuto di un movimento anormale incrementa l'ipertono, ma gli schemi abituali sono in seguito difficili da cambiare e possono impedire il recupero di un'utile attività funzionale ai pazienti che potrebbero invece raggiungerlo. "È probabile che la frequente ripetizione di schemi motori adattativi possa generare connessioni neurali più forti e che questi schemi diventino appresi o più stabili invece che più efficaci" (Carr e Shepherd 1996). Dopo aver normalizzato il più possibile il tono, durante il trattamento si devono seguire i principi della facilitazione. Il trattamento non è costituito da una serie di esercizi isolati, ma una sequenza di attività volte a raggiungere un obiettivo preciso. Quando un'attività terapeutica ha normalizzato il tono, si esercita un movimento selettivo e quindi lo si utilizza in modo funzionale. Sebbene non si possa trattare isolatamente una parte del corpo, poiché ognuna di esse influenza le altre, questo capitolo tratta più specificatamente il tronco e gli arti inferiori e il Cap. 8 il tronco e gli arti superiori.

Le attività che seguono sono propedeutiche alla deambulazione; i movimenti selettivi sono necessari per una corretta fase di carico e di oscillazione durante il cammino. Inoltre modificano e migliorano il modo in cui il paziente cammina, anche se egli sta già usando uno schema di cammino anormale. Mentre si lavora per ottenere il controllo della gamba è importante che il braccio non tiri in flessione, rimanendo invece lungo il fianco del paziente (Fig. 6.3). La terapista dovrà forse dapprima inibire l'ipertono e poi chiedere al paziente di cercare di mantere fermo il braccio lungo il fianco, inibendo volontariamente la tendenza alla flessione. Il paziente dovrebbe svolgere le attività senza l'insorgenza di reazioni associate, perché così facendo imparerà a inibire queste reazioni che possono spesso rappresentare un problema durante il cammino o l'esecuzione di altri compiti funzionali.

Tale inibizione intrinseca della spasticità è preferibile al mantenere intrecciate le mani e il braccio in estensione sopra il capo o allungato davanti a sé mentre si svolgono attività per gli arti inferiori. Per la terapista il braccio del paziente ha la funzione di un barometro che la informa se sta avvenendo qualcosa di errato. Se il braccio dovesse tirare in flessione, la terapista deve decidere se l'attività proposta è troppo complessa per il paziente, se egli sta usando troppo sforzo, se il sostegno fornitogli è inadeguato o se la stimolazione verbale è eccessiva. Utilizzare la mano sana per mantenere forzatamente il braccio plegico in estensione durante l'apprendimento del movimento selettivo ha ulteriori svantaggi:

- Ciò richiede un notevole sforzo e la spalla sana può risentire della tensione prolungata. Non è rara una tendinite del sovraspinoso.
- Mentre il paziente si sta concentrando per muovere selettivamente e senza sforzo eccessivo l'arto inferiore, lo sforzo ne aumenta il tono.
- La posizione fissa delle braccia limita la produzione di schemi di movimento e reazioni normali nel resto del corpo.
- In stazione eretta, tenere le mani intrecciate davanti a sé aumenta la flessione del tronco e delle anche mentre il paziente cerca di estenderle.
- La posizione non permette di eseguire attività funzionali, perché il paziente ha bisogno della mano sana per realizzare compiti più complessi.
- In seguito, quando il paziente sarà in grado di camminare autonomamente all'esterno, non potrà mantenere le mani sopra il capo per tutto il tempo, ma deve avere appreso a mantenere rilassato il braccio nella normale posizione lungo il fianco.

Importanti attività da supino per il tronco e per gli arti inferiori

Inibizione della spasticità estensoria della gamba

Il paziente è sdraiato con entrambe le gambe flesse e circonda le ginocchia con le mani intrecciate. Sollevando la testa dal cuscino, dondola leggermente fino a raggiungere prima una maggiore e poi una minore flessione del tronco (Fig. 6.1). Il movimento riduce la spasticità estensoria della gamba e contemporaneamente porta la scapola in protrazione, che inibisce la spasticità flessoria del braccio. Sollevando le mani intrecciate, il paziente cerca di tenere le gambe flesse e in

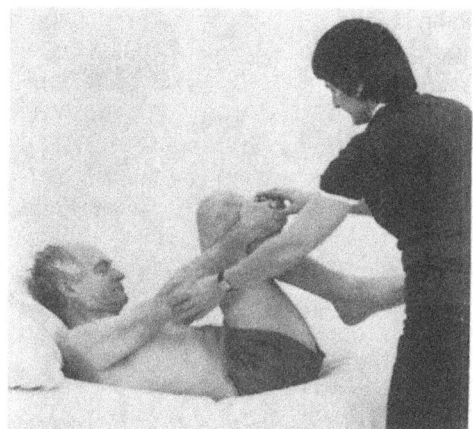

Fig. 6.1. Inibizione dell'ipertono estensorio nella gamba. In seguito il paziente impara a svolgere l'attività da solo (emiplegia destra)

seguito di fletterle attivamente mentre rimette le mani sulle ginocchia. La stessa attività può essere svolta mantenendo flessa solo la gamba plegica mentre quella sana rimane distesa sul lettino.

Rieducazione dell'attività selettiva della muscolatura addominale

Per essere in grado di camminare sicuro e con uno schema del passo più normale, per il paziente è essenziale il controllo selettivo della muscolatura addominale. Nell'emiplegia si assiste a una perdita sia dell'attività riflessa che di quella volontaria dei muscoli addominali, con effetti di vasta portata sul tono e sul controllo motorio (Davies 1990). Sin dall'inizio l'attività dei muscoli addominali deve essere selettivamente rieducata; ciò significa che la colonna dorsale deve rimanere estesa nonostante l'attività flessoria dei muscoli addominali. Dopo aver inibito il tono e l'eccessiva attività degli estensori lombari e degli arti inferiori, la terapista appoggia sul lettino di terapia i piedi del paziente, uno vicino all'altro e allineati col tronco. La terapista aiuta il paziente ad accavallare una gamba sopra l'altra e facilita l'abduzione e l'adduzione delle anche muovendogli ritmicamente le ginocchia da una parte all'altra. Con l'altra mano stabilizza il torace del paziente premendo leggermente verso il basso sullo sterno (Fig. 6.2a). Al paziente è richiesto di aiutare attivamente con il movimento avanti e indietro e in seguito di cambiare, appoggiando l'altro piede sul lettino (Fig. 6.2b). Non appena il movimento avviene armoniosamente e senza sforzo, la terapista diminuisce la quantità di aiuto fornito, alleggerendo il sostegno delle mani sulle ginocchia pur rimanendo sempre pronta ad aiutare il paziente in caso di necessità. Se il movimento diviene esitante o faticoso e perde il ritmo, la terapista fornisce nuovamente la facilitazione. Infine, quando l'attività si svolge senza che il braccio mostri un aumento di tono, il paziente solleva il braccio sano e lo mantiene in rotazione esterna e flessione a 90° a livello della spalla (Fig. 6.2c).

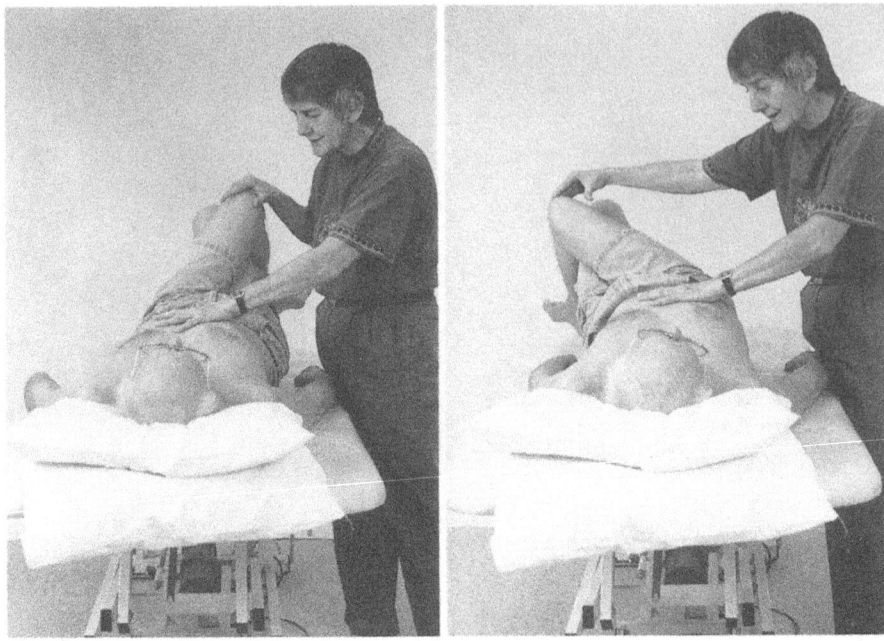
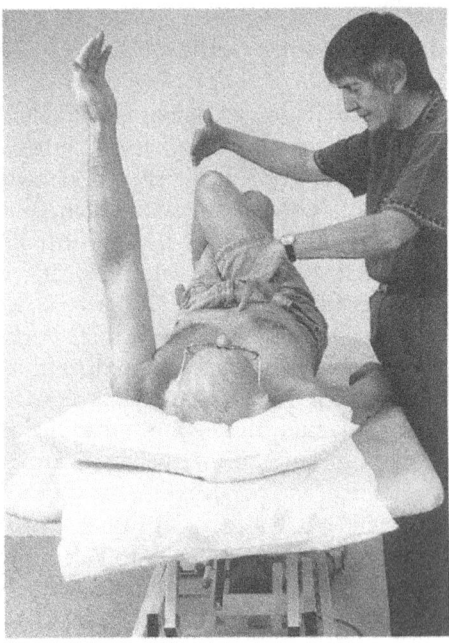

Fig. 6.2a-c. Recupero del controllo selettivo dei muscoli addominali (emiplegia destra). **a** Con una gamba accavallata sull'altra e muovendo le ginocchia da un lato all'altro. **b** La terapista aiuta a stabilizzare il torace del paziente e a mantenere il ritmo. **c** Con la mano sana sollevata, il paziente stabilizza attivamente il torace con un aiuto ridotto da parte della terapista

Controllo della gamba durante tutta l'ampiezza di movimento

Con la gamba del paziente flessa all'anca e al ginocchio, la terapista mantiene con una mano il piede in dorsiflessione e pronazione mentre con l'altra porta l'anca in posizione (Fig. 6.3a). La terapista guida la gamba del paziente verso il basso in estensione ed egli sostiene attivamente il peso della gamba, evitando l'influenza di sinergie globali di movimento. Il paziente cerca di mantenere la posizione della gamba in flessione senza abduzione e rotazione esterna dell'anca e mentre la porta in estensione verso il lettino, cerca di impedirle di spingere in adduzione con rotazione interna (Fig. 6.3b). Se la terapista sente che la gamba sta spingendo in estensione, chiede al paziente di sollevarla di nuovo un po' prima di continuare, sostenendone parte del peso ponendo la mano sotto il ginocchio. L'attività è svolta finché il paziente può finalmente controllare il movimento con un'attività muscolare eccentrica per tutto il percorso fino a portare la gamba distesa sul lettino.

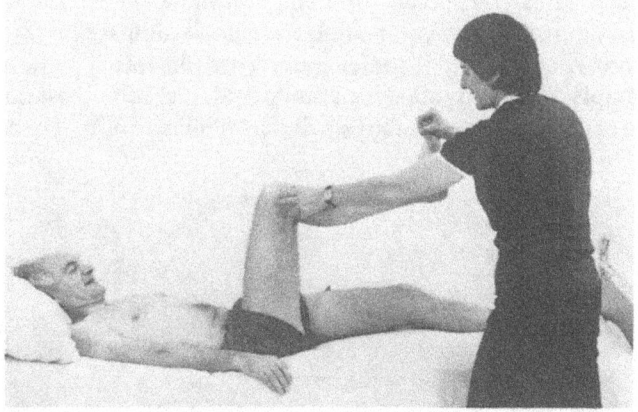

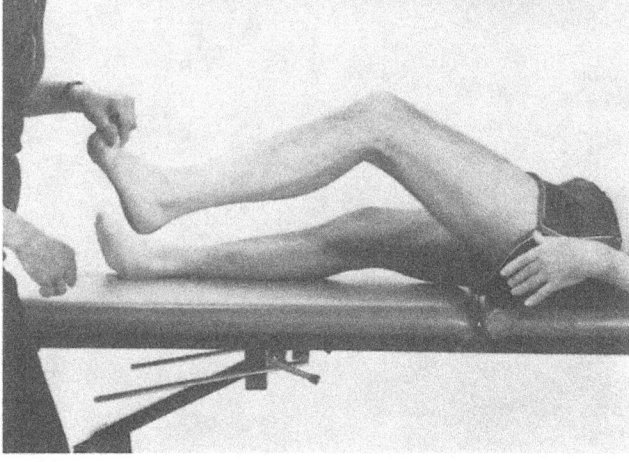

Fig. 6.3a, b. Imparare a controllare attivamente la gamba. **a** All'inizio per il paziente è più facile tenere la gamba in posizione flessa (emiplegia destra). **b** In seguito egli deve imparare a mantenere il controllo in presenza di una crescente estensione (emiplegia sinistra)

Placing della gamba in diverse posizioni

La terapista mette la gamba in diverse posizioni e il paziente mantiene l'esatta posizione dopo che la terapista ha tolto le mani. All'inizio sono possibili solo la completa flessione dell'anca e del ginocchio e le posizioni in cui il piede è appoggiato al lettino. Con il progressivo miglioramento del controllo si possono richiedere posizioni più complesse. Per la funzione è importante la flessione dell'anca in rotazione interna e adduzione, così come la flessione dell'anca associata a diversi gradi di estensione del ginocchio, in altre parole l'estensione selettiva del ginocchio (Fig. 3.9).

Inibizione dell'estensione del ginocchio con l'anca in estensione

Si porta la gamba plegica del paziente appoggiata oltre il bordo del lettino. La terapista inibisce completamente la flessione plantare sollevando con le dita il piede e le dita del paziente in dorsiflessione totale ed esercitando con i pollici una contropressione sull'area tarsale (Fig. 6.4). Contemporaneamente, la terapista porta con delicatezza il ginocchio in flessione fino a quando scompare qualsiasi resistenza al movimento. A quel punto il paziente porta attivamente il piede sul lettino, dopo che la terapista ha tolto una delle mani per aiutare se necessario il ginocchio (Fig. 6.5). In seguito il paziente abbassa di nuovo il piede oltre il bordo

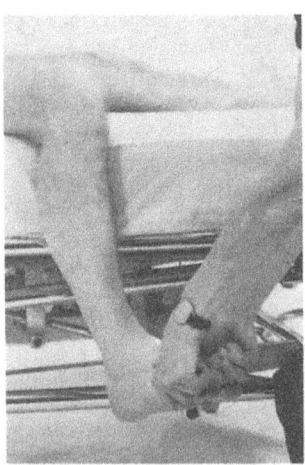

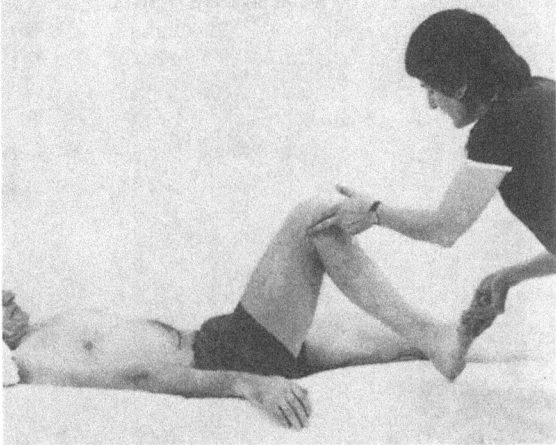

Fig. 6.4. Inibizione dell'estensione del ginocchio con l'anca estesa. La terapista inibisce anche la flessione plantare della caviglia. Evita di toccare la zona metatarsale del piede dato che ciò potrebbe stimolare la spasticità estensoria (emiplegia destra)

Fig. 6.5. Movimento selettivo della gamba oltre il bordo del letto dopo l'inibizione. Il braccio rimane a fianco del paziente senza che tiri in flessione (emiplegia destra)

del letto, mantenendo il ginocchio in flessione. La capacità di flettere il ginocchio mentre l'anca è estesa è essenziale per l'avvio della fase di oscillazione del cammino. Inoltre l'attività consente al paziente di portare la gamba fuori dal letto prima di portarsi a sedere.

Controllo attivo dell'anca

Sdraiato con le ginocchia flesse e i piedi appoggiati sul lettino, il paziente allontana il ginocchio plegico dall'altro, che viene tenuto fermo. Impara così a muovere armonicamente e ad arrestare il movimento in punti prefissati invece di lasciare cadere la gamba in abduzione. Può inoltre esercitarsi a tenere fermo il ginocchio colpito mentre muove l'altro.

Estensione selettiva dell'anca (fare il ponte)

Dalla stessa posizione di partenza, il paziente solleva le natiche dal lettino tenendo il bacino orizzontale. La terapista facilita il movimento ponendo una mano sulla coscia del paziente dal lato plegico e, premendo dal ginocchio verso il basso, tira con l'avambraccio i condili femorali in avanti sopra il piede (Fig. 6.6). Con le dita dell'altra mano estese aiuta il paziente a estendere l'anca plegica dando dei leggeri colpetti sulla regione glutea per stimolarne l'attività. In seguito viene richiesto al paziente di sollevare un po' il piede sano dal lettino, in modo che tutto il peso gravi sul lato plegico (Fig. 6.7). Il paziente deve continuare a mantenere il bacino orizzontale, senza permettere che ruoti posteriormente sul lato sano. La terapista diminuisce l'aiuto fornito e il paziente controlla il movimento senza permettere al ginocchio di spingere in estensione o cadere di lato. Il paziente ripete il movimento sollevando e riappoggiando il piede, seguendo approssimativamente il ritmo della normale deambulazione. Il paziente dovrebbe ogni volta posizionare l'intero piede piatto sulla superficie e non solo picchiettare su e giù con le dita dei piedi. Quando migliora il controllo, il paziente può sollevare e abbassare le natiche con il peso solo sulla gamba plegica. Quando il paziente può eseguire facilmente quest'attività, sarà più abile nel prevenire che il ginocchio scatti in iperestensione quando cammina. Più i piedi sono posti lontano dal corpo durante le attività di ponte, maggiore è la quantità di attività selettiva richiesta per mantenere la flessione del ginocchio mentre il paziente estende le anche.

Estensione isolata del ginocchio

Supino con il piede e le dita mantenute in completa flessione dorsale dal corpo della terapista e con la caviglia appoggiata al lettino, il paziente estende il ginocchio isometricamente, con una contrazione isometrica statica dei muscoli estensori (Fig. 6.8). Al fine di garantire una flessione dorsale del piede veramente com-

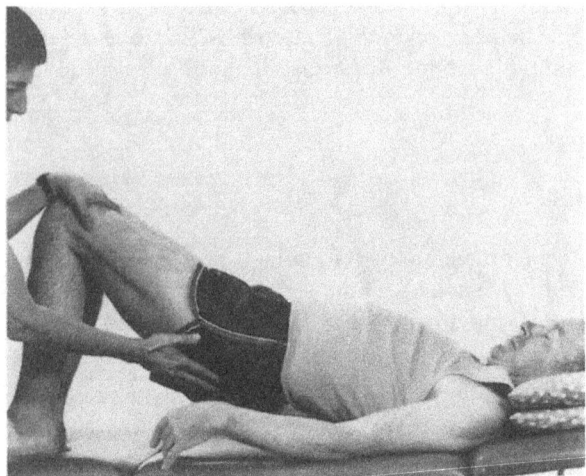

Fig. 6.6. Fare il ponte con facilitazione (emiplegia sinistra)

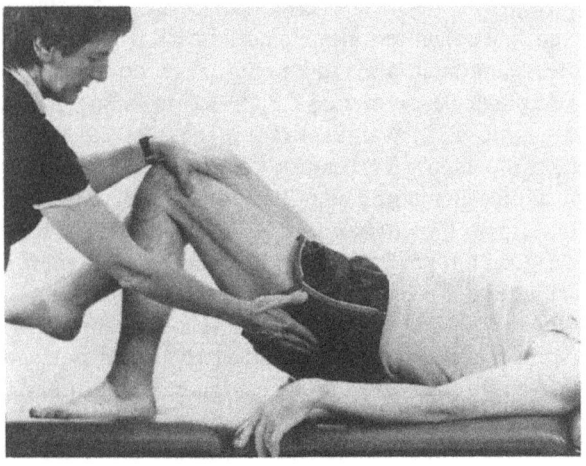

Fig. 6.7. Fare il ponte e mantenere il bacino orizzontale quando si solleva la gamba sana

pleta, la terapista può dapprima dover flettere un po' il ginocchio del paziente per essere certa di ottenere l'escursione articolare passiva. In seguito, mantenendo stabile la posizione inclinandosi in avanti sulla pianta dei piedi, la terapista può allungare lentamente il ginocchio del paziente. Stimola negli estensori del ginocchio l'attività desiderata e chiede al paziente di non spingere contro il suo corpo con il piede o con le dita quando contrae la coscia. In genere è utile per il paziente eseguire prima correttamente l'attività con il ginocchio sano. Può anche rivelarsi utile per la terapista flettere leggermente il ginocchio del paziente prima di richiedere l'estensione, ma non appena egli è in grado di farlo, si dovrebbe esercitare la contrazione isometrica senza alcun movimento del ginocchio. Oltre a consentire al paziente di stare in posizione eretta senza che il piede spinga in flessione plantare, l'attività inibisce anche la spasticità dei muscoli del polpaccio e può essere utilizzata prima di stimolare la flessione dorsale attiva del piede.

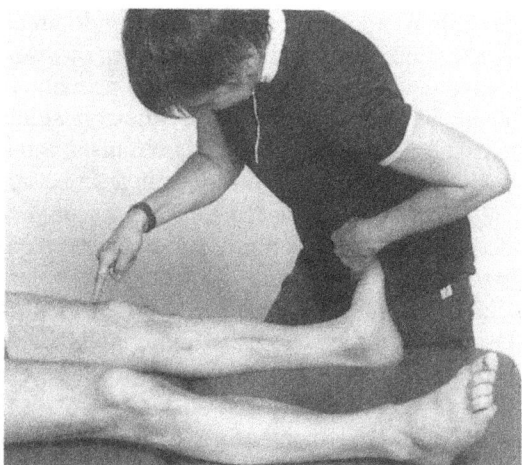

Fig. 6.8. Estensione selettiva del ginocchio con il piede mantenuto in completa flessione dorsale. Con il dito la terapista indica esattamente al paziente dove dovrebbe avvenire la contrazione (emiplegia sinistra)

Stimolazione della flessione dorsale attiva del piede e delle dita

Il movimento di flessione dorsale è più facile da stimolare quando il paziente è supino con la gamba flessa e il piede appoggiato sul letto. In posizione supina la spasticità estensoria della gamba è ridotta, dato che il paziente non deve sostenersi contro la gravità. Il paziente non dovrebbe cercare disperatamente di sollevare il piede, ma dovrebbe sollevare leggermente le dita e lasciarle rilassate immediatamente dopo. Se si sforza di eseguire il movimento, il tono degli antagonisti aumenterà rendendo il movimento impossibile o determinando la spinta del piede in supinazione. Mostrare esattamente al paziente sul piede sano ciò che viene richiesto, lo aiuta a eseguire correttamente il movimento. Per inibire l'ipertono degli antagonisti prima di tentare il movimento, la terapista mantiene il

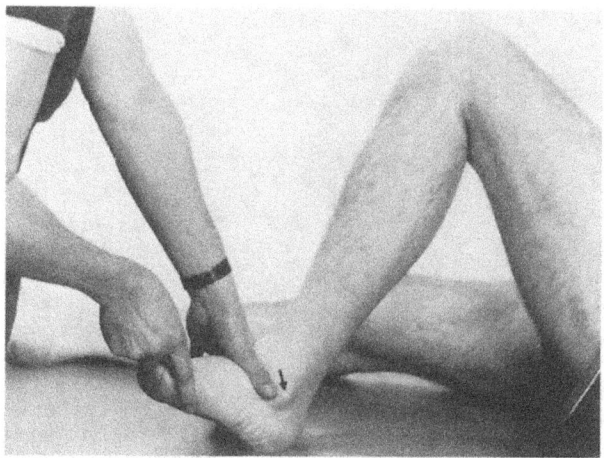

Fig. 6.9. Inibizione della flessione plantare del piede. Le dita vengono tenute in flessione dorsale completa (emiplegia sinistra)

piede bene appoggiato al lettino facendo presa sulla parte anteriore della caviglia e muove la gamba del paziente sopra di esso passando dall'adduzione all'abduzione; in altre parole il movimento prossimale della gamba determina la pronazione del piede. Il movimento riduce la spinta in supinazione e rilassa i piccoli muscoli del piede. In seguito la terapista, con la parte della mano compresa tra il pollice esteso e il dito indice, spinge in basso agendo sulla caviglia, mentre con l'altra mano solleva le dita e il piede in completa dorsiflessione e pronazione (Fig. 6.9). Quando il piede non offre alcuna resistenza al movimento passivo, la terapista stimola la flessione dorsale con la partecipazione attiva del paziente. Chiedendogli di sollevare le dita del piede contemporaneamente, la terapista cerca uno stimolo che eliciti la dorsiflessione in uno schema normale senza supinazione. Le seguenti stimolazioni si rivelano utili e in effetti determinano quasi sempre la risposta desiderata:
- Toccare rapidamente le punte delle dita del piede con un cubetto di ghiaccio o persino infilare il ghiaccio tra le due dita più laterali (Fig. 6.10).
- Toccare il bordo laterale del piede con il ghiaccio.
- Strofinare le punte o il dorso delle dita del piede con una spazzola per bottiglie.
- Dare colpetti al dorso del piede lateralmente con una spazzola per bottiglie.

A volte è necessario immergere tutto il piede nel ghiaccio prima che la spazzola per bottiglie sia efficace. Alcuni pazienti possono aver bisogno di una minore sollecitazione e semplicemente il solleticare o dare dei colpetti verso l'alto alle dita laterali potrà provocare una reazione. Qualunque sia lo stimolo efficace, il paziente deve imparare a riprodurre attivamente il movimento. Egli sente il movimento o riceve un feedback dalla terapista che lo informa quando il movimento è corretto. In seguito la terapista riduce l'intensità dello stimolo e chiede al paziente di eseguire nuovamente il movimento sino a quando sarà sufficiente il solo stimolo verbale. Una volta instaurato il movimento, la terapista stimola

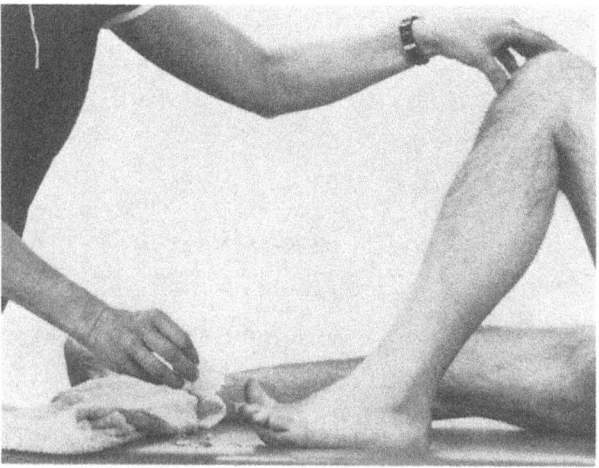

Fig. 6.10. Stimolazione della flessione dorsale attiva con il ghiaccio dopo inibizione degli antagonisti. Non si pone l'asciugamano sotto il piede del paziente perché ciò tende a stimolare la flessione plantare (emiplegia sinistra)

l'attività nello stesso modo con il paziente in posizione seduta, dopo l'inibizione e alla fine quando egli è in piedi. La capacità di flettere dorsalmente il piede senza supinazione consente al paziente di non dover sempre usare un'ortesi, perciò questo costituisce un aspetto molto importante del trattamento.

Rotolare

Il rotolare costituisce un modo molto efficace non solo per inibire l'ipertonicità in tutto il corpo, soprattutto quando la rotazione del tronco è accentuata, ma anche per recuperare il controllo attivo una volta che è stato normalizzato il tono. Il paziente può muoversi liberamente e con sicurezza senza dover mantenere l'equilibrio contro gravità e si possono facilitare movimenti senza sforzo. Si stimolano anche le reazioni di raddrizzamento del capo. I movimenti attivi delle gambe e del tronco usati quando si rotola su un fianco sono simili a quelli necessari per camminare. Facilitare il rotolamento in uno schema normale è quindi un modo utile e efficace per preparare il paziente a camminare nuovamente. Il rotolamento a fini terapeutici dovrebbe essere effettuato solo su una base di supporto ampia, come un letto, un materasso posto sul pavimento, un materasso alto o due lettini da terapia accostati. Se si chiede al paziente di rotolare su un lettino stretto, avrà paura di cadere e non si muoverà liberamente e normalmente. La facilitazione al rotolamento è descritta nei Capp. 5 e 11.

Attività in posizione seduta

Correzione della postura seduta

Durante tutti gli stadi della riabilitazione i pazienti stanno seduti quasi sempre con le anche troppo estese e la colonna posta in flessione per compensare (Fig. 6.11). Di conseguenza, molte attività funzionali sono impedite o possono essere eseguite solo in modo anormale e tutti gli importanti muscoli addominali risultano incapaci di lavorare efficientemente. Nella posizione seduta con il tronco flesso, non possono essere riacquistate le reazioni di equilibrio e il possibile recupero dell'attività volontaria del braccio è severamente impedito se il torace non può fornire uno stabile punto di fissazione per i muscoli che controllano la scapola e la spalla. Quando si alza in piedi dalla posizione seduta, il paziente deve curvare la schiena per portare il peso avanti. Stare seduti per lunghi periodi con le anche estese produce un incremento del tono estensorio in tutta la gamba, rendendo più difficile la funzione. Nel trattamento è quindi di primaria importanza recuperare la capacità di stare seduti dritti con le anche sufficientemente flesse. È poco utile per la terapista dire al paziente di stare seduto diritto, in quanto egli tirerà obbedientemente indietro le spalle, ma sarà in grado di mantenere l'apparente correzione per un tempo molto breve. La postura deve essere corretta a partire dalla base d'appoggio, sistemando la posizione delle anche e del bacino. La

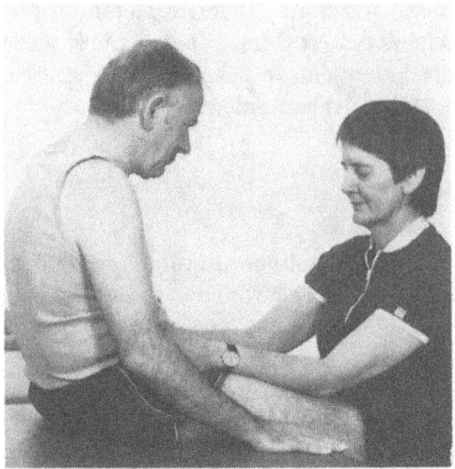
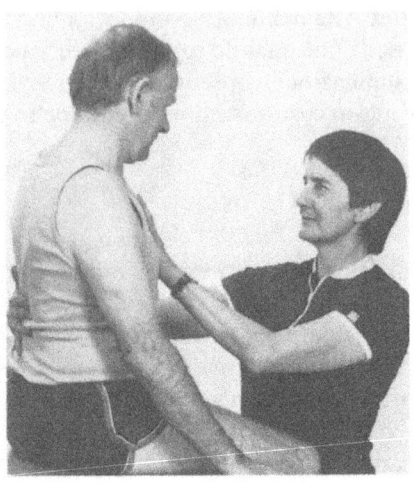

Fig. 6.11. La tipica postura seduta con un'insufficiente flessione delle anche, deve essere corretta a partire dalla base di appoggio (emiplegia sinistra)

Fig. 6.12. Correzione della postura seduta (emiplegia sinistra)

terapista sta in piedi o inginocchiata davanti al paziente e con una mano sulla colonna lombare lo guida a venire in avanti fino a quando le anche sono sufficientemente flesse e il tronco è verticale sopra il bacino (Fig. 6.12). Con l'altra mano la terapista lo aiuta a estendere la colonna dorsale senza inclinarsi indietro. Prima si insegna al paziente come correggere la postura seduta, più facile sarà per lui in seguito farlo automaticamente e mantenere la posizione.

Pazienti in fase acuta e pazienti che non hanno ricevuto tale rieducazione precoce possono avere un'enorme difficoltà nel portare il tronco sufficientemente avanti se sono seduti senza sostegno su un lettino da terapia o su un letto. Lo stesso vale per pazienti con gravi disturbi percettivi, perché hanno paura a muovere il tronco in avanti se c'è uno spazio vuoto di fronte a loro.

Per questo tipo di pazienti è richiesta un'attenta progressione; si inizia con un tavolo posto di fronte e le braccia appoggiate sopra, flettendo ed estendendo il tronco. Per facilitare il movimento e la postura, la terapista sta in piedi dietro al paziente leggermente spostata verso il lato plegico. Pone una mano esattamente attorno alle coste inferiori del paziente e lo aiuta a curvare completamente tutta la schiena sino a toccare lo schienale della sedia (Fig. 6.13a). Con l'altra mano sopra la scapola, guida delicatamente in avanti il cingolo scapolare e inoltre aiuta a flettere la colonna dorsale. In seguito si chiede al paziente di allontanarsi dallo schienale e di portare la parte inferiore del torace in avanti fino a toccare il bordo del tavolo. La terapista pone una mano sopra la colonna toracica inferiore nella regione che si presenta tipicamente cifotica e attua una pressione decisa verso l'estensione. Con l'altra mano posta davanti sullo sterno, guida il torace in alto e indietro per estendere il tronco (Fig. 6.13b). Il paziente continua a flettere e sten-

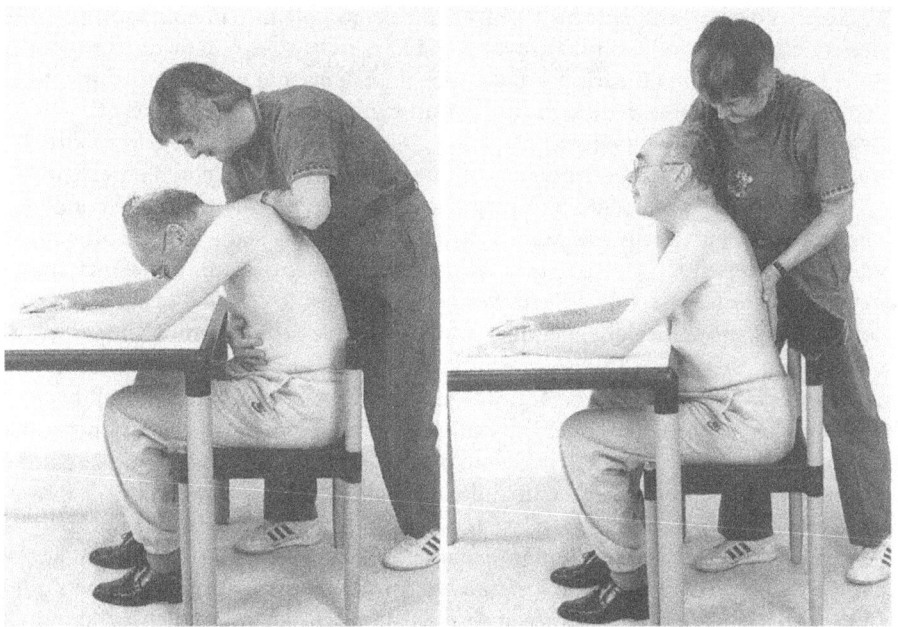

Fig. 6.13a, b. Insegnare al paziente a sedersi correttamente. **a** Completa flessione del tronco con gli arti appoggiati. **b** Estendere il tronco con le anche flesse (emiplegia destra)

dere il tronco; lo schienale dietro e il tavolo davanti gli forniscono ogni volta dei punti di riferimento. Una volta in grado di eseguire il movimento liberamente e ritmicamente, il paziente mantiene l'estensione con le coste inferiori a contatto con il tavolo. Senza allontanarsi affatto dal tavolo, può provare a sollevare il braccio sano dal tavolo, mentre continua a mantenere il tronco esteso. Quando ha imparato a stare seduto diritto con il tavolo di fronte, può essere incoraggiato ad adottare spesso la postura durante il giorno, ad esempio quando guarda la televisione, parla ai visitatori, o mangia.

Flessione ed estensione selettiva della colonna lombare

Quando il paziente si è esercitato nella flessione ed estensione del tronco muovendo contemporaneamente il collo, l'attività deve diventare sempre più selettiva sino a poter localizzare il movimento nella colonna lombare senza che si muovano il tronco superiore, le spalle o il collo. Il paziente impara più facilmente a localizzare il movimento mentre è ancora seduto con le braccia appoggiate al tavolo. La terapista lo aiuta a stabilizzare la parete toracica circondando anteriormente con il braccio le ultime coste, mantenendole stabili e chiedendogli di muovere solo la zona lombare.

Una volta che il paziente ha la sensazione del piccolo movimento localizzato di flessione ed estensione, si può provare a fare l'esercizio senza il tavolo a supporto delle braccia. All'inizio sarà più facile per il paziente muovere selettivamente la colonna lombare se è seduto su un lettino rialzato con i piedi sollevati, perché quando i piedi sono appoggiati al suolo egli generalmente spinge contro il terreno con il piede sano, impedendo così il libero movimento del cingolo pelvico.

Una volta che il paziente può eseguire il movimento selettivo nelle condizioni precedenti, può anche imparare a farlo seduto su una sedia con i piedi appoggiati al pavimento. La terapista si inginocchia davanti a lui, pone una mano davanti sul torace per indicare che deve rimanere fermo con quella parte, mentre con l'altra mano indica al paziente esattamente dove deve avvenire il movimento e lo aiuta a estendere la parte inferiore della colonna per ottenere una corretta posizione di partenza (Fig. 6.14a). Con una mano posta lateralmente sul bacino, la terapista facilita il movimento ritmico in avanti e indietro per ottenere una flessione ed estensione selettive della colonna lombare (Fig. 6.14b). Se le gambe del paziente sono abitualmente in abduzione, allora la terapista gli tiene le ginocchia più ravvicinate mentre egli si muove prossimalmente. Se, al contrario, la gamba plegica si adduce e ruota internamente, la terapista gli tiene distanziate le gambe durante l'attività. Il movimento del tronco del paziente sopra gli arti inferiori riduce considerevolmente la spasticità alle anche e alle ginocchia. Quando il paziente è in grado di estendere la colonna vertebrale con le anche in flessione, alzarsi in piedi dalla posizione seduta sarà molto più facile e possibile in manie-

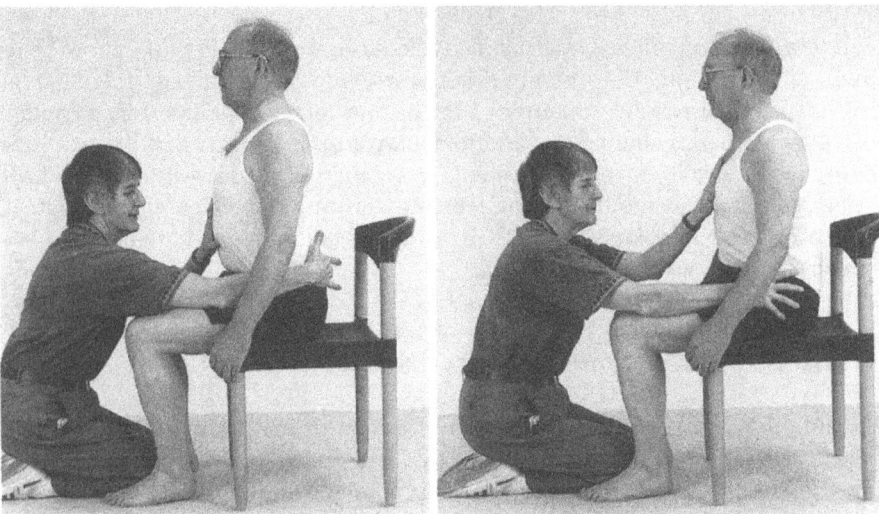

Fig. 6.14a, b. Movimento selettivo della colonna lombare in posizione seduta. **a** Estensione della parte inferiore della colonna; la terapista indica dove dovrebbe avvenire il movimento. **b** Mantenere l'estensione del torace durante la flessione della colonna lombare (emiplegia sinistra)

ra normale, perché il paziente sarà in grado di portare il peso sufficientemente avanti sui piedi.

I movimenti selettivi della colonna lombare dovranno in seguito essere esercitati in stazione eretta e sono di inestimabile valore per migliorare lo schema di cammino del paziente.

Placing della gamba plegica e facilitazione dell'accavallamento sull'altra

La terapista tiene il piede del paziente in dorsiflessione con un mano sotto le dita dei piedi, mentre con l'altra lo aiuta a sollevare la gamba senza effettuare una rotazione esterna o un'abduzione. Il paziente sostiene attivamente il peso della gamba cercando di abbassarla lentamente fino a terra (Fig. 6.15). Nel fare ciò mantiene da seduto la postura eretta, senza inclinarsi all'indietro o senza consentire al lato plegico di retrarsi. La terapista facilita l'accavallamento della gamba plegica sopra quella sana (Fig. 6.16), un movimento necessario per infi-

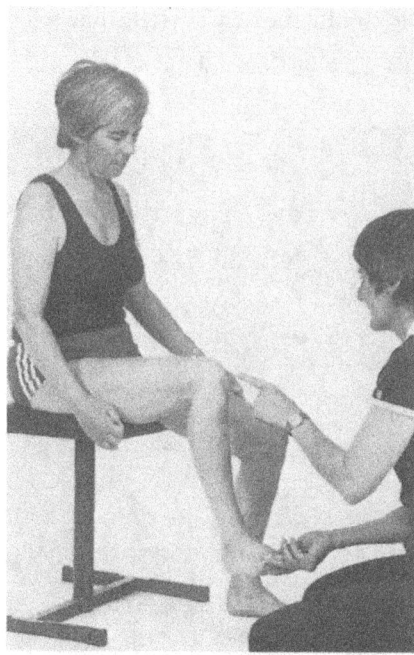

Fig. 6.15. La paziente impara a controllare la gamba plegica in posizione seduta (emiplegia destra)

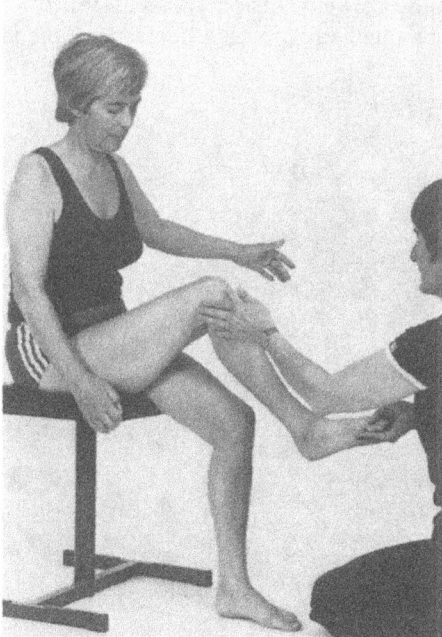

Fig. 6.16. Imparare ad accavallare attivamente la gamba plegica sull'altra senza tirarla con la mano sana (emiplegia destra)

larsi i pantaloni, le scarpe e i calzini (vedere Cap.10). Il paziente deve imparare ad accavallare la gamba e a riportarla nella posizione iniziale senza tirarla con la mano sana e senza sollevare il tallone del piede sano da terra.

Battere il tallone per terra

Quando si batte il tallone del paziente per terra, si aumenta il tono degli estensori del ginocchio e l'attività viene spesso elicitata automaticamente. Contemporaneamente si stimola la flessione dorsale attiva del piede. Il paziente inoltre diventa maggiormente consapevole del tallone appoggiato al suolo e quindi l'attività costituisce un'ottima preparazione per la stazione eretta e per portare il carico sulla gamba plegica se il problema è causato da ipotono, scarsa sensibilità o ridotta capacità di controllo attivo. La terapista è inginocchiata in basso davanti al paziente, con una mano sostiene il piede e le dita in completa dorsiflessione, mentre l'altra mano è appoggiata sopra il suo ginocchio. La terapista solleva la gamba a partire dal piede e poi spinge giù il ginocchio per battere il tallone sul pavimento. La caviglia deve rimanere ferma in dorsiflessione in modo tale che l'avampiede non prenda contatto con il pavimento (Fig. 6.17). Per sostenere sufficientemente il peso della gamba del paziente con il ginocchio e il piede posizionati, la terapista appoggia l'avambraccio sulla coscia e così facendo ha bisogno unicamente di flettere ed estendere il gomito. Durante il movimento il paziente può anche cercare di partecipare attivamente, mobilitando così l'estensione selettiva dell'anca con il ginocchio e il piede flessi.

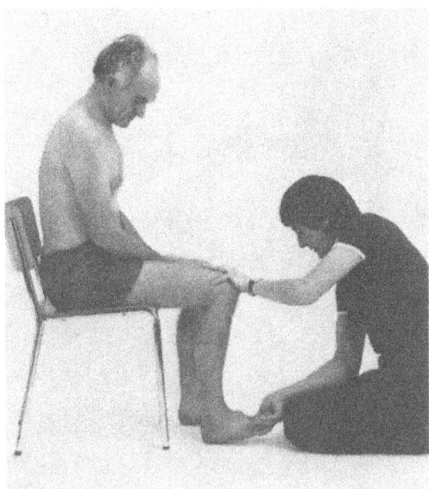

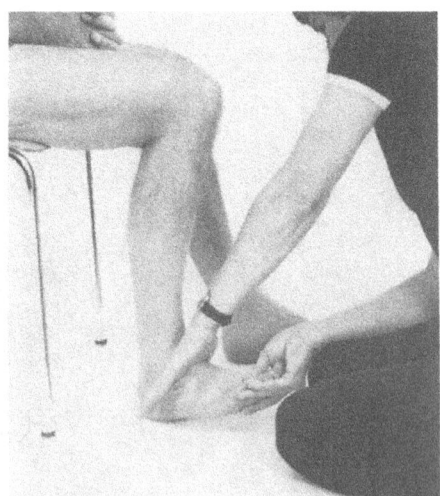

Fig. 6.17. Battere il tallone per terra per aumentare il tono in una gamba ipotonica prima di alzarsi in piedi. Viene stimolata anche la flessione dorsale attiva (emiplegia destra)

Fig. 6.18. Sfregare per terra con decisione il tallone del paziente per migliorare la sensibilità (emiplegia destra)

Se il paziente non sente il tallone, la terapista glielo può sfregare avanti e indietro sul pavimento. Mantiene la completa dorsiflessione del piede con la parte della mano compresa tra il pollice esteso e il dito indice, spingendo verso il basso sulla caviglia, mentre l'altra mano mantiene le dita del piede in estensione (Fig. 6.18).

Dalla posizione seduta alla stazione eretta

Sostenere il carico con estensione selettiva della gamba

Quando è stata effettuata un'accurata preparazione dell'arto inferiore per sostenere il carico, il paziente dovrebbe esercitarsi ad alzarsi in stazione eretta usando lo schema di movimento normale. Se non è stata correttamente rieducata, la maggior parte dei pazienti si alza spingendo con la mano sana e tenendo quasi tutto il peso del corpo sul lato sano, mentre la gamba plegica spinge con forza in uno schema globale di estensione. In questo modo il carico rimane troppo indietro, l'attività è faticosa, la postura che ne deriva è asimmetrica e lo schema spastico in estensione è accentuato.

Stando seduto con i piedi appoggiati piatti sul terreno, il paziente pone le mani intrecciate su uno sgabello sistemato davanti a sé in modo tale che quando

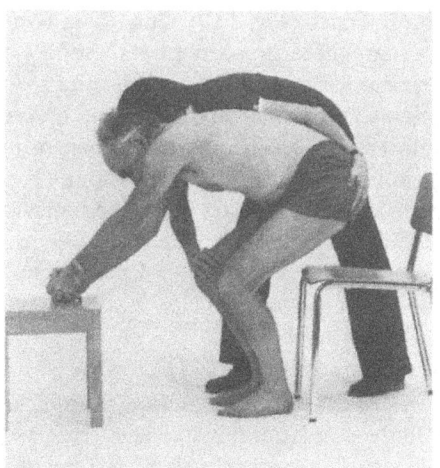

Fig. 6.19. Insegnare al paziente come alzarsi da seduto usando lo schema di movimento normale. Lo sgabello è posto in modo tale che il capo del paziente sia più avanzato rispetto ai piedi. La terapista aiuta il movimento in avanti del ginocchio plegico (emiplegia destra)

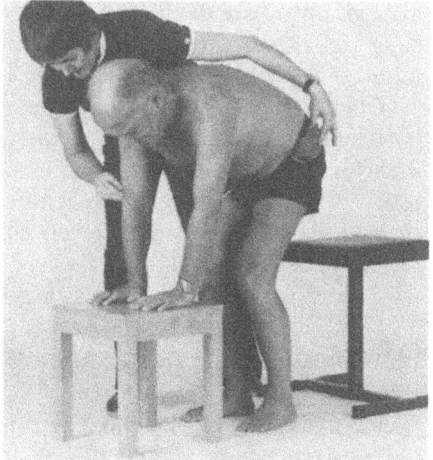

Fig. 6.20. Preparazione per alzarsi in piedi. Il paziente solleva le anche mentre le mani rimangono in posizione sullo sgabello (emiplegia destra)

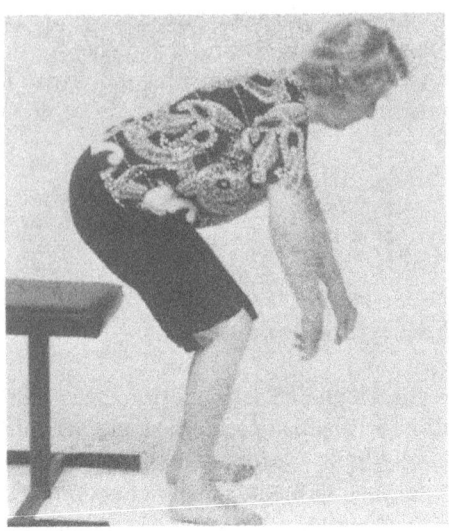

Fig. 6.21. Alzarsi con le braccia che oscillano liberamente (emiplegia destra)

le mani vi sono appoggiate con i gomiti estesi, il capo è più avanti rispetto ai piedi come avviene nello schema normale utilizzato per alzarsi. La terapista guida il paziente mentre solleva le anche dalla sedia o dal lettino, portando con una mano il ginocchio in avanti oltre il piede e aiutandolo a sollevare il peso con l'altra mano posta sul trocantere opposto. Con la spalla contro la scapola del paziente, la terapista gli impedisce di spingersi indietro con il tronco (Fig. 6.19). Quando la terapista toglie il sostegno, il paziente impara a mantenere la posizione e si esercita a muovere le anche da un lato all'altro e poi indietro verso la sedia o il lettino.

Quando il paziente può eseguire facilmente l'attività, le mani possono essere posizionate piatte e separate sullo sgabello ed egli solleva le anche mentre la mano emiplegica rimane appoggiata, senza che il braccio tiri in flessione (Fig. 6.20). Infine, il paziente esercita il movimento senza intrecciare le mani e senza lo sgabello davanti, ma con le braccia che oscillano leggermente in avanti in modo più normale (Fig. 6.21).

Estensione del tronco con le anche flesse

Spesso il paziente ha bisogno di aiuto per flettere sufficientemente le anche e per portare il tronco in avanti con la colonna estesa. La terapista ottiene l'estensione dapprima in modo passivo premendo con delicatezza sotto la colonna vertebrale con il peso delle braccia del paziente sostenuto. Può mettere un piede su uno sgabello posto davanti al paziente ed appoggiargli le braccia sul proprio ginocchio, oppure il paziente può mettere le mani intrecciate sullo sgabello (Fig. 6.22a). Quando avverte che l'estensione passiva è più libera, la terapista chiede al paziente di raddrizzare attivamente la schiena e di sollevare le braccia (Fig. 6.22b).

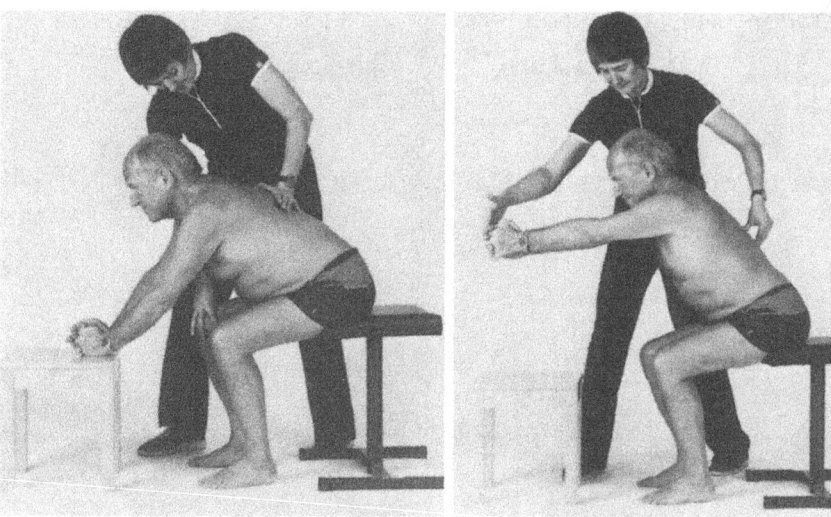

Fig. 6.22a, b. In posizione seduta il paziente impara a estendere la schiena mentre le anche sono flesse. **a** La terapista spinge verso il basso sulla colonna vertebrale flessa e la sistema passivamente in estensione. **b** Il paziente solleva le anche dallo sgabello ed estende attivamente la schiena. La terapista indica l'attività con un movimento di compressione del pollice e delle dita sulla colonna vertebrale (emiplegia destra)

Si deve anche insegnare al paziente a portare il tronco esteso in avanti con le braccia distese lungo i fianchi e le scapole addotte. Se egli non apprende a tenere indietro le spalle e la parte superiore del tronco estesa, il braccio paralizzato ruoterà internamente e penderà costantemente davanti al corpo quando è in piedi o cammina.

Per facilitare il movimento, la terapista si siede accanto al paziente e lo aiuta dapprima a estendere la colonna dorsale. Con una mano su ciascuna spalla del paziente, la terapista gli porta le scapole ravvicinate indietro e poi chiede di mantenerle in posizione (Fig. 6.23a). Se necessario, la terapista, in piedi dietro al paziente lo aiuta ad addurre la scapola utilizzando un ginocchio come punto di appoggio per il tratto dorsale (Fig. 6.23b). Ponendo una mano davanti al petto del paziente e l'altra sulla colonna dorsale per stabilizzare il torace, la terapista aiuta il movimento in avanti del tronco (Fig. 6.23c). Il paziente mantiene attivamente l'adduzione delle scapole e le braccia lungo i fianchi.

Dopo essere tornato in posizione eretta, il paziente porta nuovamente avanti il tronco, ma questa volta sollevando il sedere dal lettino fino a portare il peso su entrambe le gambe, con le anche e le ginocchia che rimangono in flessione. Rimane nella postura semi-eretta continuando a mantenere l'estensione del tronco e le spalle indietro (Fig. 6.23d).

Pazienti con tono tendenzialmente basso useranno spesso la sinergia estensoria totale della gamba quando passano dalla posizione seduta a quella eretta. Come conseguenza, la gamba plegica si adduce e ruota internamente ed è possi-

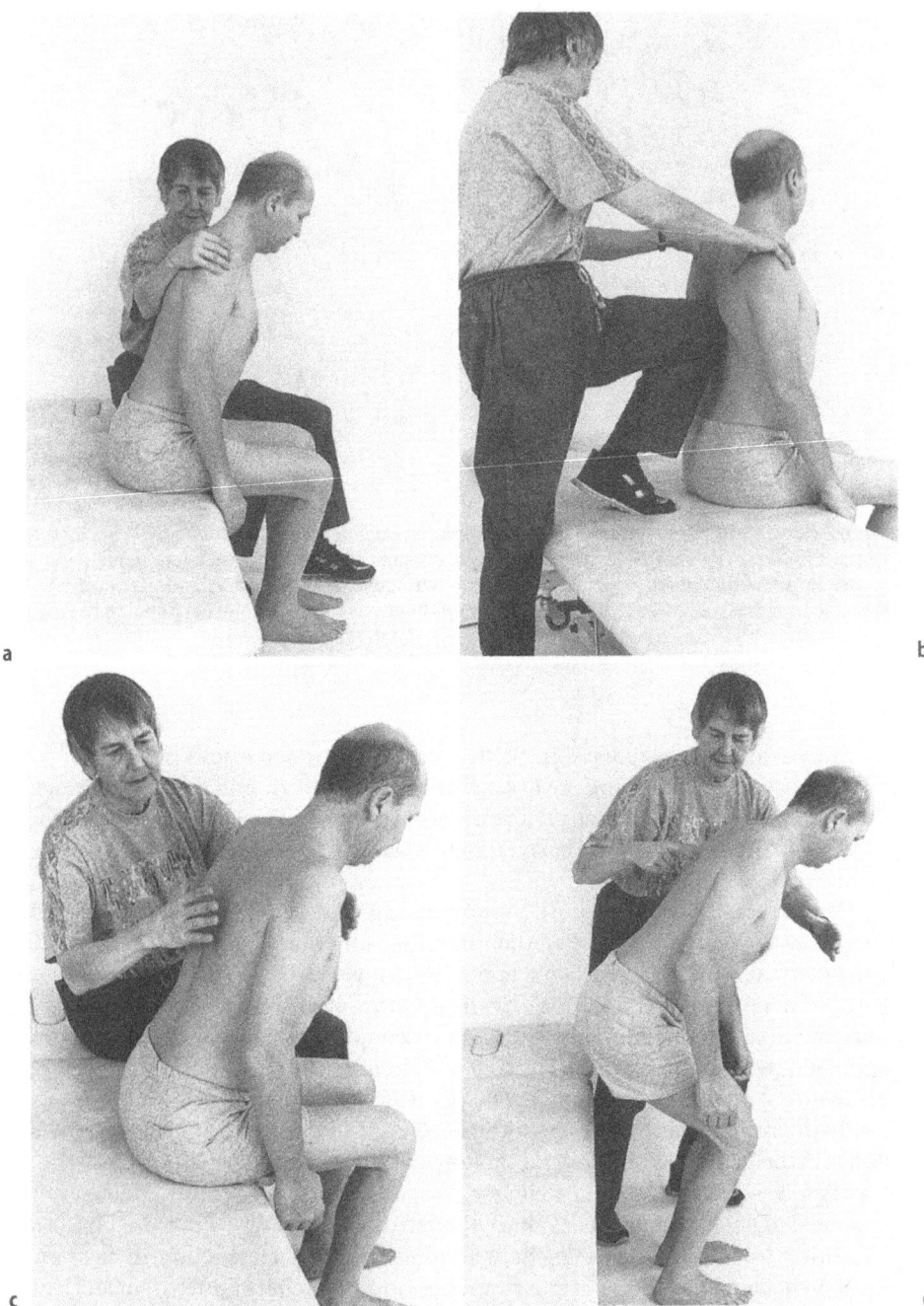

Fig. 6.23a-d. Estensione del tronco con le braccia del paziente distese lungo il fianco (emiplegia sinistra). **a** Inclinarsi in avanti con le spalle indietro. **b** Mentre mobilizza l'adduzione della scapola, la terapista usa il ginocchio per aiutare l'estesione dorsale. **c** Tenere attivamente le scapole posizionate quando si porta il tronco in avanti. **d** Quando il paziente solleva il sedere con il tronco esteso le spalle e il braccio rimangono in posizione

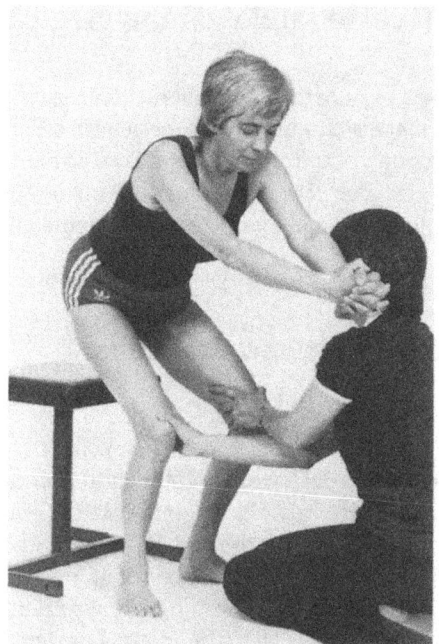 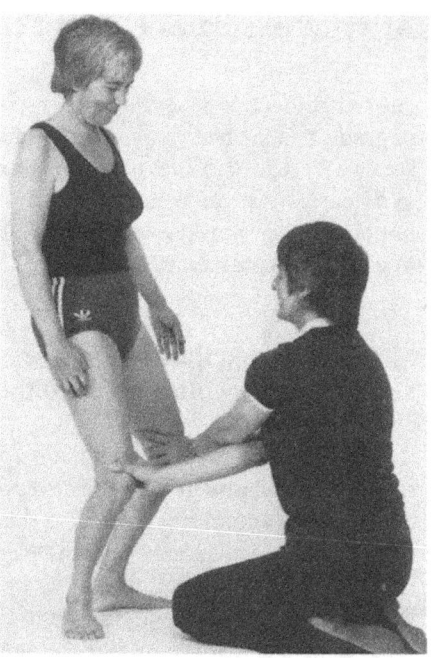

Fig. 6.24. Alzarsi in piedi senza addurre la gamba plegica. La terapista facilita il movimento corretto e la paziente cerca di mantenere divaricate le ginocchia (emiplegia destra)

Fig. 6.25. Rimanere in piedi con le anche in estensione, abduzione ed extrarotazione. La paziente flette le ginocchia e si esercita a portare selettivamente in avanti il bacino (emiplegia destra)

bile che il tallone si sollevi dal pavimento a causa dell'eccessiva attività dei flessori plantari. Per facilitare il movimento corretto, la terapista si inginocchia davanti al paziente, incrocia le mani e le pone sulle cosce del paziente appena sopra i condili femorali. Quando il paziente si alza, porta le ginocchia in avanti sopra i piedi divaricandole (Fig. 6.24). La terapista riduce progressivamente l'aiuto, rendendo consapevole il paziente che non deve spingere contro le sue mani e fornendogli sempre meno l'aiuto manuale.

Una volta in piedi, il paziente mantiene le anche in estensione, abduzione e rotazione esterna e piega il più possibile le ginocchia senza alzare i talloni dal suolo (Fig. 6.25). Con pazienti a uno stadio più avanzato è possibile arrivare direttamente alla posizione accovacciata o farli sedere su un gradino basso e farli nuovamente alzare mantenendo le ginocchia separate.

Attività in stazione eretta con il carico sulla gamba plegica

Per camminare con sicurezza e in un modo più normale, il paziente deve essere in grado di sostenere il peso sulla gamba plegica con un'estensione selettiva dell'anca e del ginocchio. È necessaria un'accurata preparazione per il trasferimento di carico dinamico nella fase di appoggio del passo, sia prima di iniziare a impostare il cammino, sia per migliorare lo schema del passo di un paziente già in grado di camminare.

Movimento oscillatorio del bacino con flessione/estensione selettiva della colonna lombare

Il paziente è in posizione eretta con i piedi separati ed entrambe le ginocchia flesse. Effettua un'antiversione e retroversione ritmica del bacino mantenendo immobili il tronco superiore, le spalle e il capo. Durante l'attività le ginocchia devono rimanere flesse a circa 40°, perché è quasi impossibile muovere il bacino avanti e indietro se sono completamente estese. Il movimento del bacino continua mentre il peso si sposta gradualmente verso il lato plegico quanto basta perché il paziente sia in grado di sollevare il piede sano dal pavimento. Nell'insegnare al paziente a muovere selettivamente il bacino, la terapista deve procedere gradualmente da movimenti globali a movimenti selettivi. La terapista si siede davanti al paziente e pone le ginocchia contro ciascun lato della gamba plegica. Adducendo le ginocchia contro i condili femorali del paziente, la terapista mantiene il grado di flessione portando in avanti con le ginocchia il ginocchio del paziente. Insegna al paziente a portare il bacino verso di lei e usa le mani per aiutarlo. Pone una mano sui muscoli addominali inferiori appena sotto l'ombelico e l'altra mano posteriormente attorno ai glutei (Fig. 6.26a). Il paziente non esercitato sarà dapprima in grado di attuare il movimento unicamente inclinando indietro tutto il tronco.

Quando cerca di fare una retroversione del bacino, il paziente invece di estendere la colonna lombare porta tutto il tronco in avanti flettendo le anche (Fig. 6.26b). La terapista all'inizio accetta il movimento compensatorio perché il paziente comprende chiaramente cosa ci si aspetta da lui, ma non è ancora in grado di isolare il movimento. In seguito gli chiede di cercare di tenere il torace dritto e di muovere unicamente la parte sotto l'ombelico. La terapista facilita il movimento con le mani e utilizza diversi suggerimenti verbali per aiutare il paziente finché vi riesce. Quando il paziente flette la colonna lombare, la terapista usa la mano posta dietro i glutei per metterli in tensione come se egli stesse ripiegando l'estremità inferiore del coccige. Con l'altra mano aiuta la contrazione degli addominali inferiori (Fig. 6.26c). Quando il paziente estende selettivamente la colonna lombare, la terapista gli dà la sensazione dell'allungamento degli addominali inferiori sollevando posteriormente i glutei verso l'alto (Fig. 6.26d).

Quando il paziente oscilla ritmicamente il bacino avanti e indietro in modo selettivo, la terapista usa le gambe per portarlo gradualmente verso il lato plegico. Una volta che tutto il peso è sulla parte plegica, il paziente solleva l'arto sano

6 • Normalizzare il tono posturale e insegnare al paziente a muoversi 165

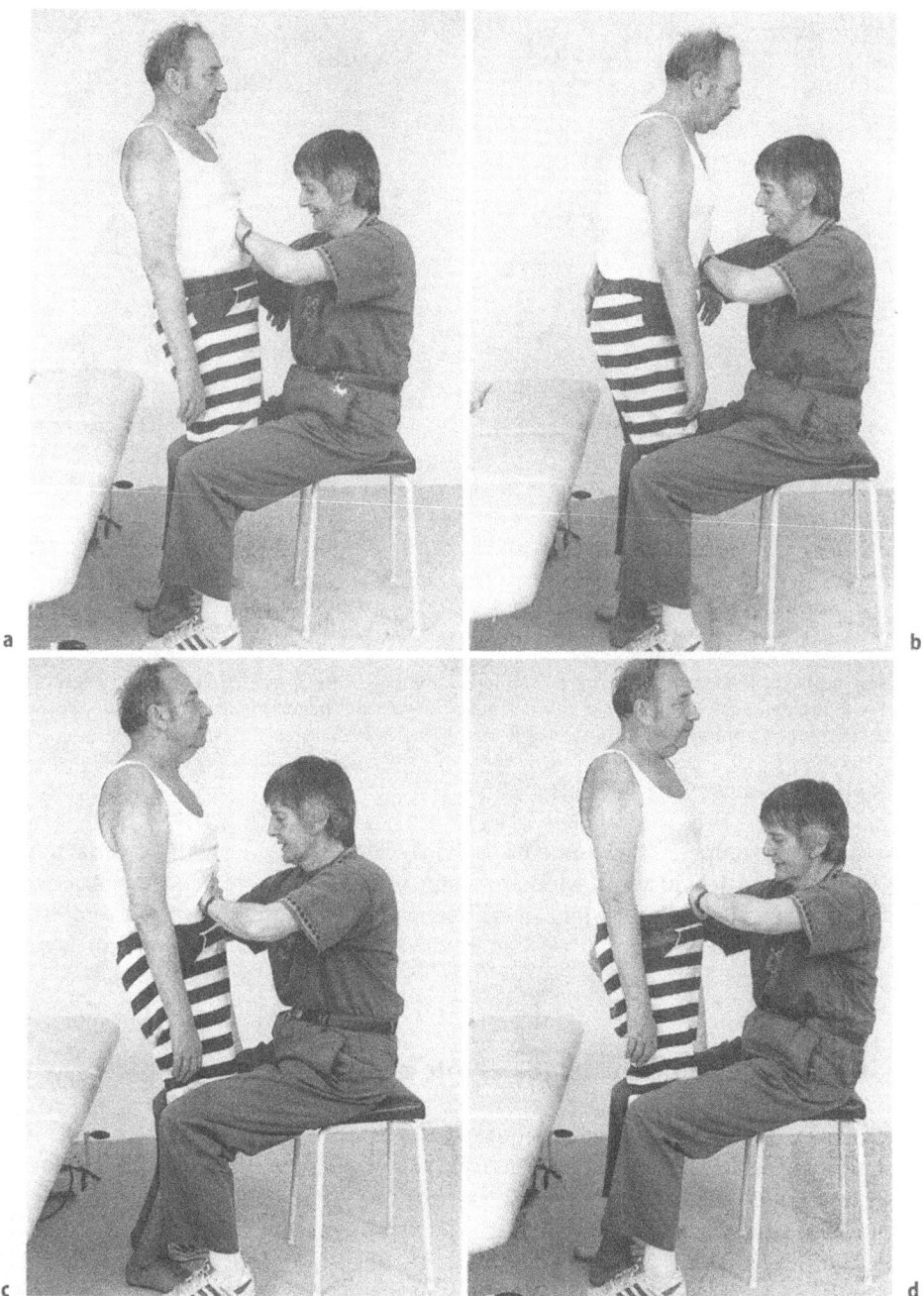

Fig. 6.26a-d. Imparare a flettere ed estendere selettivamente la colonna lombare stando in piedi (emiplegia destra). **a** All'inizio il paziente inclina indietro tutto il tronco quando cerca di estendere la colonna lombare. **b** Spingere indietro le anche invece di flettere la colonna lombare. **c** Stabilizzare il torace mentre la terapista facilita la flessione selettiva della colonna lombare. **d** Il paziente tiene le ginocchia leggermente flesse mentre estende selettivamente la colonna lombare

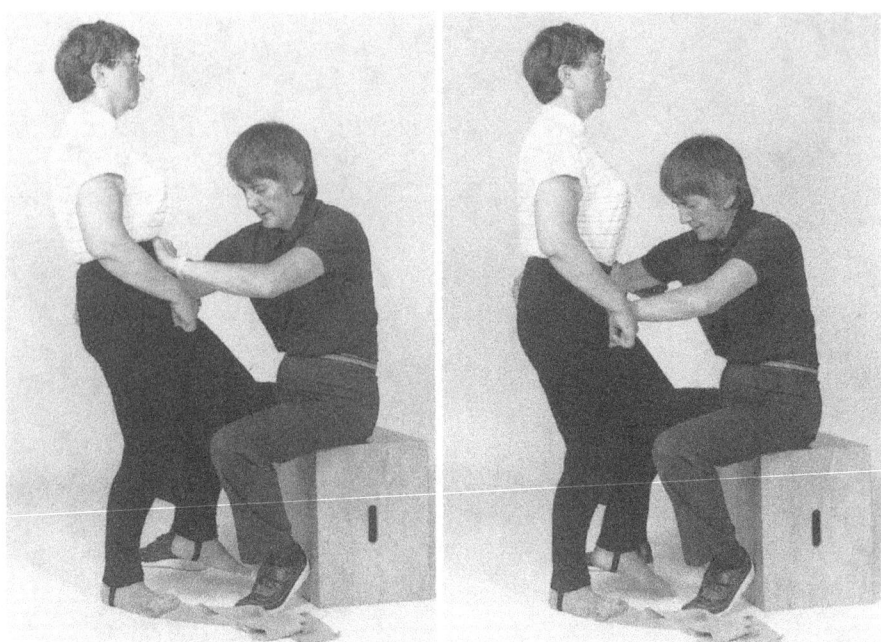

Fig. 6.27a, b. Flettere ed estendere la colonna lombare con il peso sulla gamba plegica. a Flessione della colonna lombare con il piede sollevato dal pavimento. b Estensione selettiva della colonna lombare con il torace stabilizzato (Davies 1990)

senza interrompere il movimento pelvico (Fig. 6.27a). La gamba sana non dovrebbe oscillare in avanti e indietro come tenderebbe a fare per compensare lo scarso controllo della flessione e dell'estensione dell'anca plegica. La terapista chiede invece al paziente di mantenere davanti la gamba ferma con l'anca e il ginocchio flessi (Fig. 6.27b).

Stare in piedi con una benda arrotolata sotto le dita del piede

Senza la necessaria rieducazione, quasi tutti i pazienti, quando si alzano in piedi, hanno difficoltà nell'estensione selettiva della gamba plegica. Non solo il ginocchio si iperestende in uno schema di estensione globale, ma il piede si flette plantarmente e le dita si flettono con forza. Tale problema è particolarmente evidente durante la fase di appoggio del cammino, quando tutto il peso si trova sulla gamba emiplegica. Se non si previene il problema fin dall'inizio attraverso un trattamento specifico, o se non lo si supera quando è già presente, non solo la muscolatura diviene progressivamente ipertonica, ma è anche probabile che si sviluppi un'effettiva perdita dell'ampiezza del movimento. Sino a quando il paziente non ha raggiunto una sufficiente estensione selettiva, durante le attività

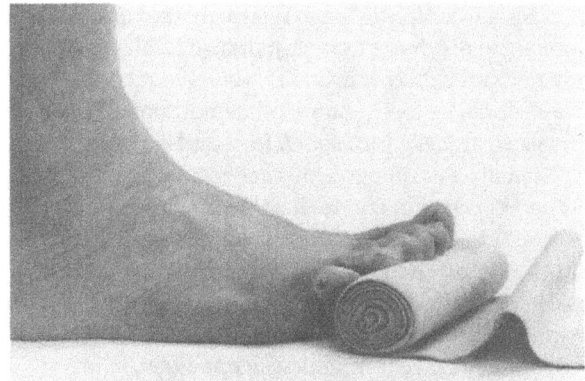

Fig. 6.28. Benda posta sotto le dita del paziente per inibire la flessione. Si aumentano le dimensioni della benda arrotolata man mano che diminuisce la spasticità (emiplegia destra)

svolte per esercitare il trasferimento di peso sulla gamba plegica è molto più utile ed efficace mettere sotto le dita del piede una benda arrotolata di dimensioni appropriate (Fig. 6.28). Con le dita mantenute in estensione dalla benda vengono inibite la flessione plantare della caviglia e la flessione delle dita e si può mantenere la piena estensibilità dei gruppi muscolari interessati, compresi i muscoli intrinseci del piede.

Se si permette al tendine di Achille di accorciarsi o diventare molto ipertonico, il piede si porterà con forza in supinazione o inversione durante la fase di oscillazione e il paziente dovrà indossare un'ortesi durante il cammino sia per mantenere la dorsiflessione, sia per prevenire traumi alla caviglia. Il problema può facilmente svilupparsi se non viene realizzato un intensivo trattamento di prevenzione; Garland (1995) dice inoltre che "l'equinismo è la deformità più comune dell'arto inferiore del paziente emiplegico".

L'ipertono o l'accorciamento dei flessori delle dita del piede determinano le dita ad artiglio e le deformità che ne conseguono possono essere tanto dolorose da impedire di camminare. Possono svilupparsi dei calli sui polpastrelli a causa della forte pressione esercitata contro il suolo. La pressione costante esercitata contro la scarpa dalla flessione delle articolazioni interfalangee può provocare aree di arrossamento o persino piaghe evidenti sulla faccia dorsale delle dita. Inoltre, qualunque contrattura dei muscoli del polpaccio o dei flessori delle dita impedirà al paziente di sentire il piede a normale contatto con il suolo, una sensazione necessaria a fornire informazioni per l'equilibrio e la sicurezza durante la stazione eretta o il cammino.

Usando la semplice procedura consistente nel portare il paziente in stazione eretta con il piede sopra la benda arrotolata e aiutandolo a muoversi prossimalmente contro l'ipertono distale, la terapista può prevenire lo sviluppo dell'ipertono e impedire la perdita dell'ampiezza del movimento. Infatti, la flessione plantare di tutto il piede è così efficacemente inibita dal movimento svolto da far sì che immediatamente dopo la terapista potrà spesso stimolare la flessione dorsale attiva della caviglia e delle dita del piede. Alla fine della fisioterapia si può anche mostrare al paziente come svolgere autonomamente il movimento a casa (Figg. 16.8; 16.9).

Alcuni terapisti, senza una piena comprensione della biomeccanica del piede, non sono disposti a usare la benda arrotolata sotto le dita del paziente, perché temono di danneggiare le articolazioni metatarso-falangee (MF) o persino di causarne la lussazione. La loro paura è tuttavia infondata, a causa della stessa struttura dell'articolazione, della protezione fornita dalla fascia plantare e della presenza di potenti legamenti. Per quanto concerne le articolazioni metatarso-falangee, "in netto contrasto con la situazione della mano, l'escursione articolare dell'estensione è maggiore di quella della flessione e ciò è associato alle necessità del cammino. Ciò vale in particolar modo per l'articolazione metatarso-falangea dell'alluce, dove la flessione è limitata a pochi gradi, ma l'estensione può essere possibile oltre i 90°" (Johnston e Willis 1954). Durante il cammino, quando il calcagno si alza dal pavimento nella fase terminale dell'appoggio, le MF si dorsiflettono (estendono) di 21° e con le dita del piede che rimangono a contatto con il terreno, i raggi metatarsali si orientano verso l'alto quando il retropiede si solleva (Boijsen-Moller e Lamoreux 1979). Nella sua dettagliata analisi del cammino, Perry (1992) descrive come "questo movimento aumenta continuamente durante la fase di preoscillazione sino alla posizione finale di estensione a 55°" e afferma che "La libertà del piede di rotolare lungo le superfici metatarsali arrotondate dipende dalla presenza di un'adeguata mobilità passiva delle articolazioni metatarso-falangee e dal controllo prodotto dai muscoli flessori". Spiega inoltre come la fascia plantare, che si estende dal calcagno fino alla fascia attorno alla base delle dita del piede, fornisce la stabilità passiva nella fase di appoggio terminale e nella preoscillazione, illustrando chiaramente come "questa fascia viene tesa dalla dorsiflessione delle articolazioni metatarso-falangee".

È chiaro, quindi, che le articolazioni MF non saranno danneggiate dall'attività di trasferimento del carico in stazione eretta con le dita mantenute in dorsiflessione dalla benda collocata sotto di esse. La dimensione del rotolo può essere adattata con cura se la terapista osserva una deviazione nella posizione del piede o se il paziente manifesta disagio. Basandosi sulle proprie osservazioni la terapista aumenta gradualmente l'altezza della benda man mano che la tensione e la rigidità diminuiscono e l'escursione del movimento aumenta.

Sicuramente è infinitamente preferibile l'attività di prevenzione rispetto al dover ricorrere in seguito a un intervento chirurgico per superare i problemi. Qualunque intervento di questo tipo, persino quelli descritti da Garland (1995) in termini molto positivi, è complesso, costoso e doloroso, prolunga la durata della riabilitazione e, in alcuni casi, può avere persino conseguenze deleterie.

Flessione ed estensione della gamba che sostiene il carico

Mentre il paziente è seduto, la terapista gli mette la benda arrotolata sotto le dita e mobilizza passivamente il piede per inibire l'eventuale ipertono, consentendo così la normale posizione della pianta del piede a contatto con il pavimento (Fig. 6.29a). La terapista mette una mano sopra il dorso del piede del paziente e lo modella verso il basso in direzione mediale per contrastare la tendenza alla supinazione. Con l'altra mano posta sul ginocchio del paziente gli muove la gamba da un lato all'altro continuando a mantenere il piede fermo posizionato correttamente sul

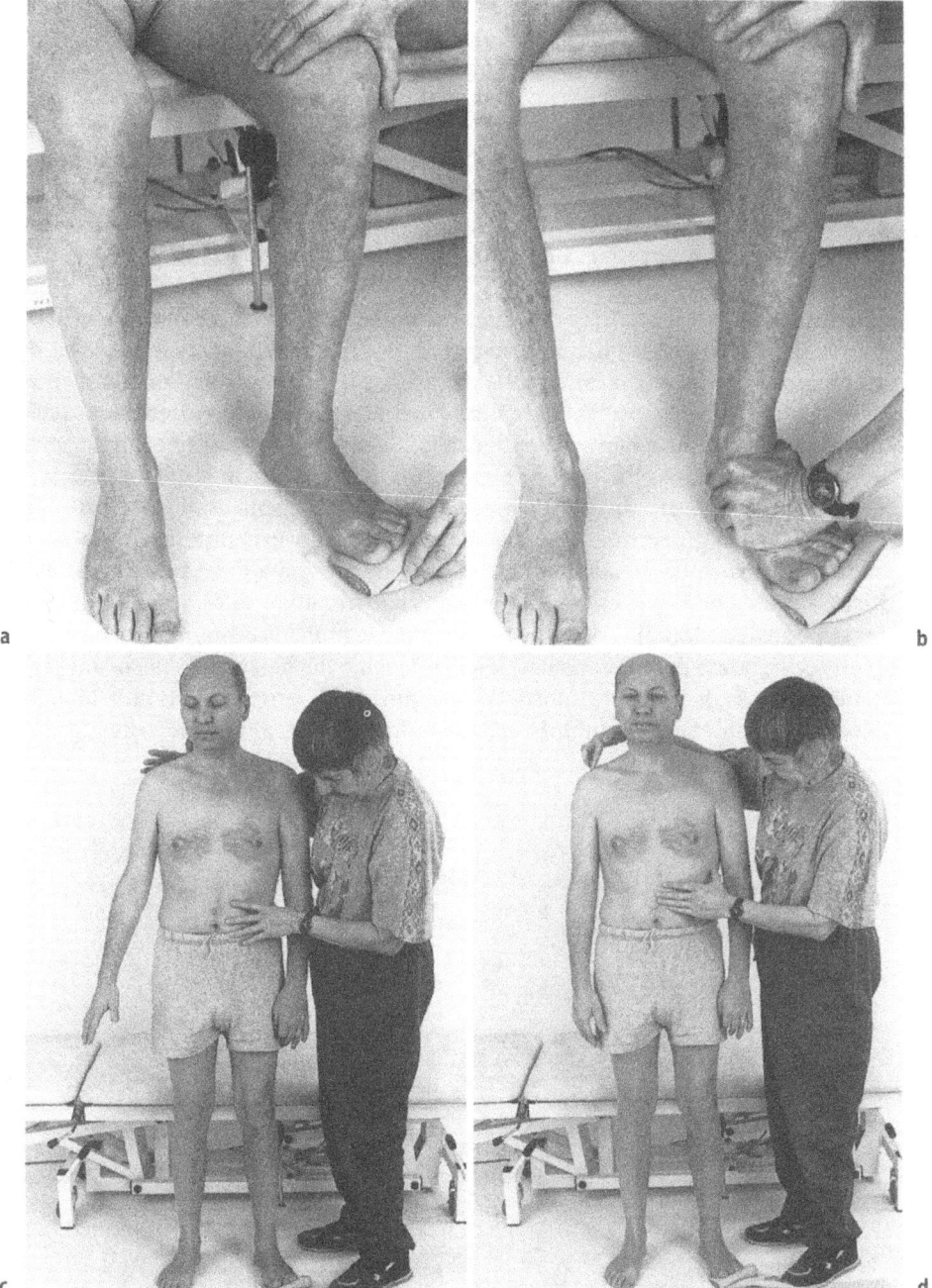

Fig. 6.29a-d. Alzarsi in piedi con una benda arrotolata posta sotto le dita del piede (emiplegia sinistra). **a** Mettere una benda arrotolata di dimensioni appropriate. **b** Mobilizzare il piede muovendo il ginocchio. **c** Eccessiva attività nella mano e nel piede sani. **d** Il paziente è in grado di rilassarsi e stare in piedi con sicurezza con la benda arrotolata in posizione

pavimento (Fig. 6.29b). Quando tutta la tensione si è sciolta e il piede rimane rilassato in posizione, la terapista aiuta il paziente ad alzarsi, facilitando il movimento del ginocchio in avanti sopra il piede. Una volta che il paziente è in stazione eretta, dovrebbe cercare dapprima di rimanere in posizione eretta simmetrica senza tensione nei gruppi muscolari non interessati e senza movimenti compensatori delle braccia o del piede sano (Fig. 6.29c, d). Il paziente trasferisce il peso sopra la gamba plegica prima di sollevare dal pavimento il piede sano. La terapista aiuta il paziente a mantenere l'equilibrio, mentre egli flette ed estende lentamente la gamba di supporto, facendo attenzione che il ginocchio non scatti in iperestensione.

■ **Facilitazione per il paziente con disturbi sensitivi.** I pazienti con disturbi sensitivi nella gamba plegica hanno bisogno di sentire correttamente il carico su di essa in modo tale da poter imparare a riprodurre il movimento autonomamente. All'inizio la terapista deve facilitare il movimento fornendo al paziente un sostegno totale. La terapista è in piedi a fianco del lato plegico e sostiene il ginocchio del paziente tenendolo tra le proprie ginocchia o cosce. Circonda con le braccia il paziente, lo porta verso di sé e gli chiede di sollevare la gamba sana (Fig. 6.30). In seguito muove il ginocchio del paziente mantenendolo sostenuto in flessione ed estensione attraverso un'adduzione e abduzione alternata delle proprie gambe. Quando sente che il paziente la sta aiutando attivamente, la terapista allontana leggermente le ginocchia da quelle del paziente e gli fornisce un feedback verbale sulla correttezza del movimento. Con il ginocchio del paziente in posizione leggermente flessa, la terapista sposta completamente le proprie ginocchia aiutandolo solo a mantenere l'equilibrio e chiedendogli di continuare l'attività.

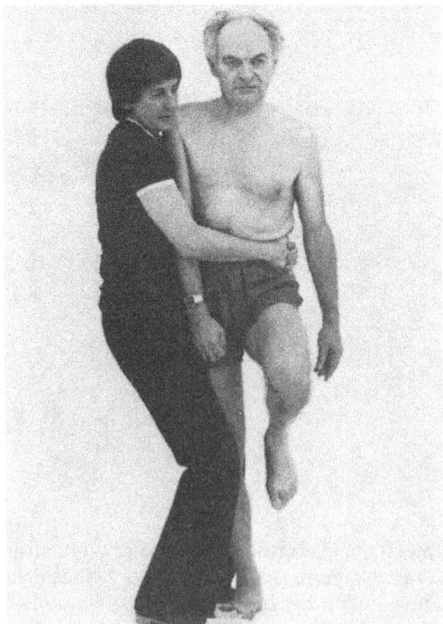

Fig. 6.30. Carico sulla gamba plegica con sostegno totale. La terapista usa le gambe per facilitare la flessione e l'estensione del ginocchio e il paziente comincia a partecipare attivamente. Il carico deve essere trasferito totalmente sulla gamba plegica (emiplegia destra)

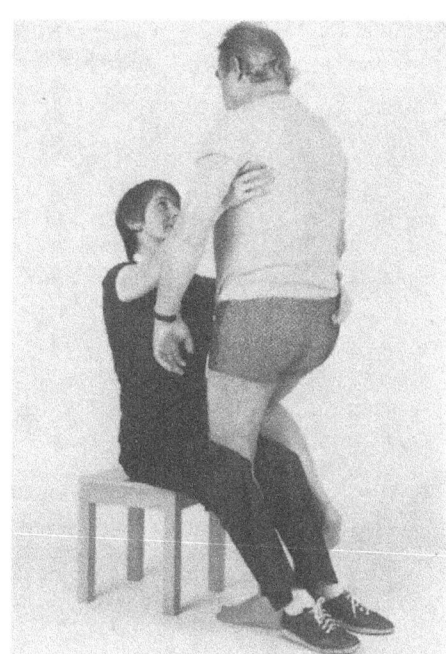

Fig. 6.31. Il paziente viene sostenuto in modo che riesca a stare in piedi con sicurezza sulla gamba plegica senza iperestensione del ginocchio. La terapista mantiene il bacino orizzontale durante il carico (emiplegia sinistra)

■ **Facilitazione per il paziente che ha paura.** Se un paziente ha paura di rimanere in piedi sulla gamba plegica, o sente di poterlo fare solo con il ginocchio iperesteso, la terapista può dargli sicurezza sedendosi di fronte a lui e sostenendogli la gamba e il tronco. Si siede su uno sgabello e mantiene il ginocchio leso tra le proprie ginocchia in modo tale che, quando adduce le gambe, i condili femorali impediscano che la gamba del paziente spinga in iperestensione. In questa posizione la terapista ha entrambe le mani libere per facilitare l'estensione dell'anca, correggere la posizione del bacino e la postura del tronco del paziente (Fig. 6.31). Usando le ginocchia, la terapista sposta con delicatezza il paziente da un lato all'altro chiedendogli di non premere con la gamba sana contro la propria gamba. Il paziente attua questa strategia utilizzando l'adduzione per rinforzare l'estensione in sinergia totale. Quando il paziente si sente più sicuro la terapista gli solleva il piede sano dal pavimento o può fargli eseguire alcuni passi laterali o posteriori con la gamba sana. Riduce gradualmente la quantità di sostegno diminuendo la pressione delle ginocchia.

Scendere da un lettino alto con la gamba plegica

Il paziente si sposta verso il bordo del lettino e appoggia il piede plegico piatto per terra con la gamba extraruotata. La terapista guida il piede del paziente al suolo, tenendo il piede e le dita in dorsiflessione. Rimanendo fermo in questa

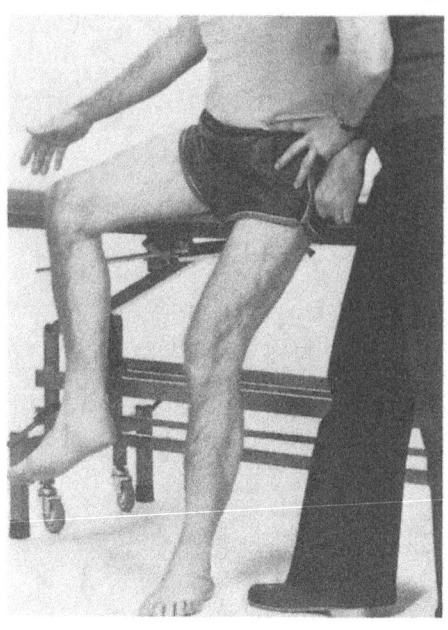

Fig. 6.32. Carico sulla sola gamba plegica mentre il paziente si alza da un lettino alto o vi si risiede. Durante tutta l'attività il ginocchio rimane leggermente flesso (emiplegia sinistra)

posizione, il paziente estende e flette selettivamente il ginocchio, muovendolo per quanto può in estensione senza che scatti indietro e senza che le dita si retraggano ad artiglio. La terapista facilita con l'altra mano il movimento del ginocchio e si assicura che il paziente rimanga diritto in verticale e non si appoggi sul lettino verso il lato sano, o non si sostenga con la mano. La terapista si alza in piedi accanto al paziente in modo da poter facilitare il movimento corretto quando egli solleva l'emibacino sano dal lettino e raggiunge la posizione eretta con i piedi uniti e con il ginocchio leso ancora flesso di qualche grado. La terapista usa la mano più distante dal corpo del paziente per aiutarlo a estendere l'anca e a portare il peso in avanti sul piede quando il sedere si solleva dal lettino. L'altra mano collocata sull'emibacino opposto ruota la parte sana in avanti. Il paziente cerca di rimanere in piedi con il peso solo sulla gamba plegica e l'altro piede ancora sollevato, mentre porta l'emibacino sano in avanti finché è in linea con l'altro. L'attività muscolare richiesta per allineare il bacino avverrà quindi nei muscoli dell'anca e dell'emitronco plegici. Per ritornare alla posizione seduta, il paziente solleva la gamba sana e ruota il bacino indietro per portare l'emibacino sano di nuovo sul lettino (Fig. 6.32). Entrambe le attività, sia quella di alzarsi dal lettino sia quella di risedersi di nuovo, sono importanti perché richiedono l'estensione dell'anca lesa indipendentemente dalla componente di rotazione.

Salire su un gradino con il peso sulla gamba plegica

Spesso i pazienti incontrano difficoltà nel portare il peso sulla gamba plegica senza fissare il ginocchio in posizione di iperestensione o di eccessiva flessione. Per dare al paziente il senso della mobilità durante il carico, si pone il piede leso su un gradino posto davanti a lui, quindi il paziente sale e mette l'altro piede sul gradino successivo. Scende portando la gamba sana ben indietro e mettendo il piede sul pavimento il più lentamente possibile. Per facilitare l'attività, per prima cosa la terapista aiuta il paziente a posizionare il piede plegico in modo corretto sul gradino. Quando il paziente sale sul gradino, la terapista guida il ginocchio in avanti sul piede usando la mano posta sulla coscia con il pollice sulla parte esterna della gamba. In piedi vicino al paziente, la terapista completa l'attività estensoria durante il movimento di salita del corpo premendo posteriormente l'anca del paziente con l'emibacino più prossimo al suo corpo. Circondando da dietro il tronco del paziente con il braccio e la spalla, la terapista tiene una mano sul lato sano per impedire che si inclini indietro e così aiuta il paziente a portare tutto il tronco verticale in avanti sul piede posto davanti (Fig. 6.33).

Quando l'abilità del paziente è sufficientemente migliorata ed egli ha bisogno di minor sostegno, si può aumentare l'altezza del gradino (Fig. 6.34a). Il gradino più alto richiede una maggiore attività estensoria all'anca e al ginocchio. La terapista facilita il movimento di salita nello stesso modo utilizzato in precedenza e chiede al paziente di mantenere il piede sano sollevato per un breve istante invece di appoggiarlo immediatamente sul gradino accanto all'altro (Fig. 6.34b).

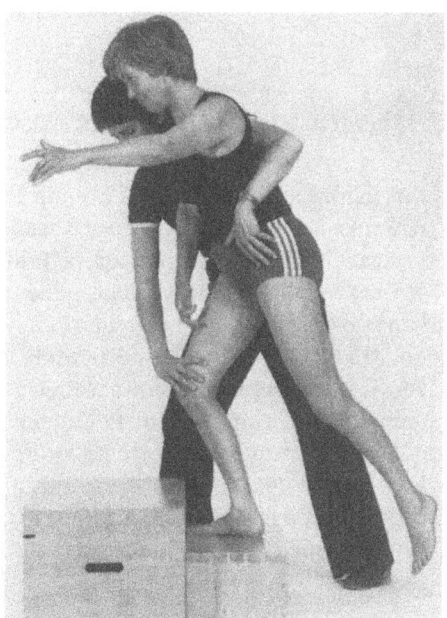

Fig. 6.33. Il piede plegico viene posto su un gradino davanti alla paziente che si esercita a salire con il piede sano e poi lo appoggia ben lontano dietro di sé per scendere (emiplegia destra)

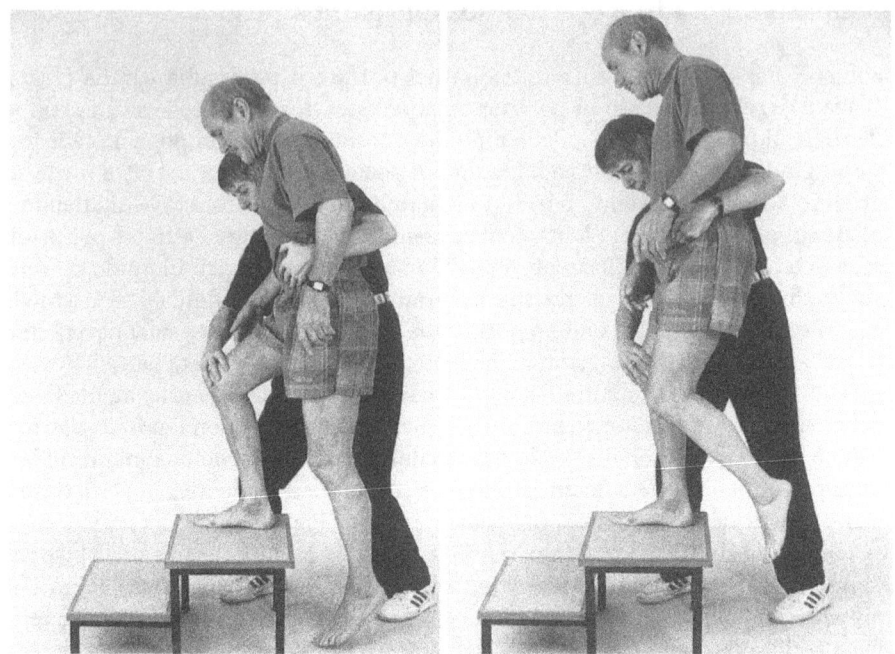

Fig. 6.34a, b. Salire su un alto scalino con il carico sulla gamba plegica. **a** La terapista facilita il movimento in avanti del ginocchio. **b** Ritardare l'appoggio del piede sano sul gradino richiede un aumento dell'attività estensoria (emiplegia destra)

Attività in stazione eretta con il carico sulla gamba sana

I pazienti hanno difficoltà a fare un passo con la gamba plegica e spesso la portano in avanti senza flettere sufficientemente, se non affatto, l'anca e il ginocchio a causa dell'ipertono estensorio. Quindi elevano il bacino dalla parte lesa come se portassero un supporto che tiene tutta la gamba rigida e usano l'attività dell'anca controlaterale per oscillarla in avanti in estensione. Altri pazienti sollevano attivamente la gamba portandola in avanti in uno schema di flessione totale con il piede supinato. Molti pazienti non sono in grado di trasferire correttamente il carico in avanti diagonalmente sulla gamba sana e tentano di muovere quella plegica mentre porta ancora parte del peso. In preparazione alla fase di oscillazione del cammino, la terapista include attività volte a rendere il paziente capace di stare in piedi sulla gamba sana e a insegnargli a muovere selettivamente la gamba plegica quando il piede si solleva dal pavimento.

Rilassare l'anca e il ginocchio

Il paziente è in stazione eretta con i piedi uniti e lascia rilassare e cadere in avanti l'anca e il ginocchio plegici. Contemporaneamente il bacino si rilassa verso il basso e in avanti. La terapista, inginocchiandosi davanti al paziente, facilita il movimento guidando con una mano il bacino in avanti e verso il basso, mentre con l'altra tira il ginocchio anteriormente (Fig. 6.35a). Se la mano esercita una pressione dietro il ginocchio, potrebbe stimolare una spinta di quest'ultimo verso di essa. Il paziente svolge la stessa attività con il piede plegico posto dietro, come se stesse iniziando la fase di oscillazione del cammino. In questa posizione il movimento è più difficile, dal momento che, con l'anca in estensione, aumenta l'ipertono estensorio in tutta la gamba. Quando il ginocchio e l'anca ricadono in avanti, il tallone deve sollevarsi da terra e la terapista aiuta a prevenire la spinta del piede in inversione chiedendo al paziente di lasciare che il calcagno cada verso l'interno (Fig. 6.35b). Quando il ginocchio si flette, la gamba tende ad abdurre in uno schema di flessione totale e il paziente dovrebbe cercare di lasciare che il ginocchio si rilassi medialmente in direzione dell'altro. Poiché la coordinazione tra le due parti è spesso difficile, la maggior parte dei pazienti piega entrambe le ginocchia per consentire la flessione di quello plegico. Se il paziente

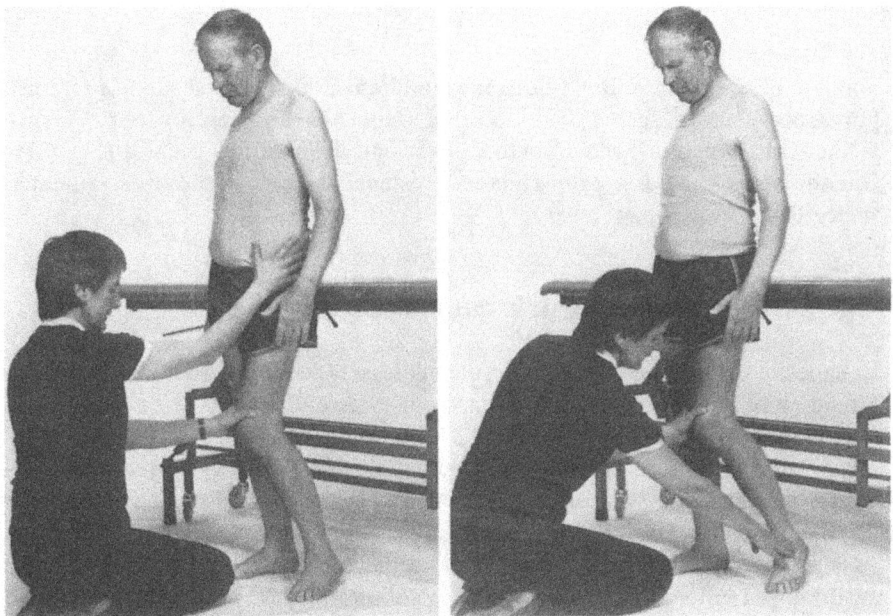

Fig. 6.35a, b. In stazione eretta con il carico dalla parte sana rilassando gli estensori della gamba plegica (emiplegia sinistra). **a** Con i piedi paralleli l'attività è più facile, dato che si ha un minor ipertono estensorio. **b** Con il piede plegico indietro, come nella deambulazione, aumenta l'ipertonicità estensoria in tutto l'arto. La terapista impedisce al piede di spingere in inversione plantare

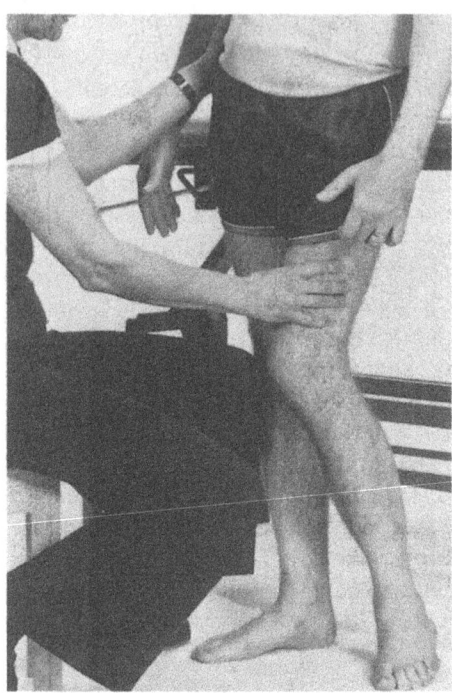

Fig. 6.36. Impedire alla gamba sana di flettersi quando quella plegica si rilassa (emiplegia sinistra)

non è in grado d'impedire la flessione simultanea della gamba sana, la terapista può sedersi su uno sgabello e bloccare il ginocchio sano con il proprio, mentre facilita con la mano il movimento di flessione della gamba plegica (Fig. 6.36). Quando sente che l'arto sano rimane in estensione, riduce progressivamente il sostegno al ginocchio.

Fare passi all'indietro con la gamba plegica

La capacità di camminare all'indietro è necessaria per molte funzioni, per esempio per andare a sedersi su una sedia, o per evitare una porta che si apre o altre persone che si avvicinano velocemente. Nella vita quotidiana essere capaci di fare rapidi passi indietro è anche molto importante per mantenere o recuperare l'equilibrio e per evitare di cadere. Esercitandosi nel movimento il paziente impara a muovere selettivamente la gamba plegica e a trasferire completamente il carico sulla gamba sana e ciò consentirà di migliorare anche il modo in cui cammina in avanti. Il paziente sta in piedi con il peso sulla gamba sana e fa una serie di piccoli passi indietro con la gamba plegica. La terapista si inginocchia dalla parte plegica e, con una mano sulla cresta iliaca, impedisce al paziente di elevare il bacino, come altrimenti egli farebbe usando uno schema globale di estensione per muovere la gamba indietro, invece di flettere il ginocchio. Con l'altra mano la terapista mantiene le dita e il piede in dorsiflessione e facilita il normale movimento di passo posteriore, cioé con il ginocchio che si flette attivamente mentre l'anca si estende (Fig. 6.37). Se la terapista non è in grado di guidare la gamba secondo uno schema di movimento normale a causa dell'eccessiva resistenza, il paziente si sostiene leggermente con la mano sana appoggiata sul lettino e la terapista gli chiede di non far nulla se non permetterle di muovergli la gamba. In seguito la terapista muove la gamba secondo uno schema di movimento corretto, facendole fare piccoli passi indietro in successione con il piede che tocca lievemente il pavimento ogni volta, in modo che egli senta cosa dovrebbe accadere. Quando sente che non c'è più alcuna resistenza, la terapista informa il paziente che in quel momento il movimento è corretto e gli chiede di muovere la gamba attivamente insieme a lei. Quando il piede è indietro, si chiede al paziente di lasciarlo dov'è senza spingere contro il pavimento. A quel punto la terapista guida il piede in avanti come se fosse un pendolo, come avviene nella normale deambulazione (Fig. 6.38). Non chiede al paziente di fare dei piccoli passi in avanti perché ciò incoraggerebbe la flessione attiva dell'anca e del ginocchio che non rientra nello schema normale. Quando il paziente è in grado di svolgere tutta l'attività, deve anche cercare di eseguirla senza il sostegno della mano. Quando il paziente è capace di fare passi all'indietro in questo modo, la terapista si alza e facilita i passi posteriori con le mani poste su entrambi i lati del bacino (vedere Cap. 9).

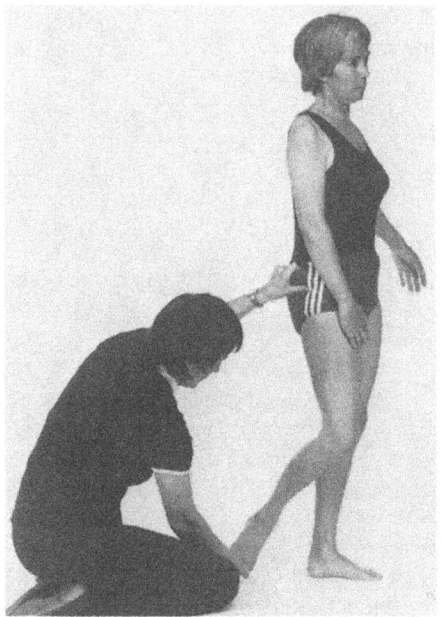

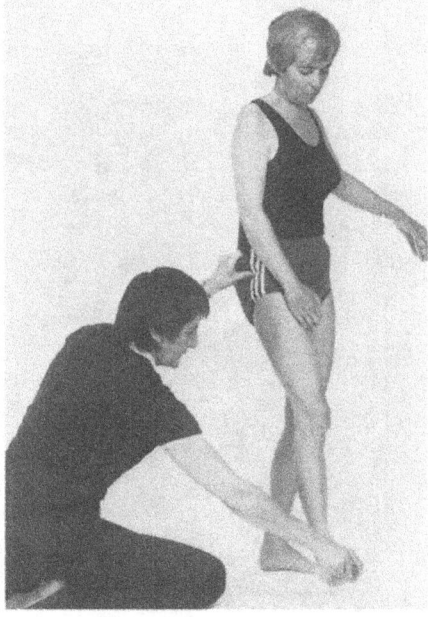

Fig. 6.37. Piccoli passi indietro con il piede plegico. Il paziente non eleva il bacino né lo sposta indietro (emiplegia destra)

Fig. 6.38. Oscillare il piede plegico in avanti come un pendolo senza sollevare attivamente la gamba (emiplegia destra)

Placing della gamba plegica

Per fare liberamente un passo avanti con la gamba lesa, il paziente deve essere in grado di stare in piedi su quella sana senza che la gamba plegica prenda parte al mantenimento dell'equilibrio. Il paziente sta in piedi con la schiena appoggiata a un alto lettino di trattamento e mantiene l'equilibrio consentendo alla terapista di sollevare e muovere liberamente la gamba plegica. Inoltre egli controlla attivamente la gamba usando un'attività eccentrica dei flessori dell'anca quando la terapista guida il piede gradualmente verso il pavimento sino a che rimane appoggiato senza carico (Fig. 6.39). Per il paziente è molto più difficile attuare il placing della gamba mentre è in stazione eretta rispetto a quando è sdraiato, perché nel primo caso deve mantenere quella posizione contro la forza di gravità e quindi il tono estensorio della gamba risulta aumentato. Inoltre deve anche stabilizzare il tronco, mentre da sdraiato la colonna è completamente sostenuta dal lettino.

La spasticità estensoria di tutta la gamba aumenta ancora di più quando è posta dietro con l'anca estesa. Per inibire l'ipertono e dare al paziente anche la possibilità di stare in piedi facilmente sulla gamba sana, la terapista, posta dietro di lui, gli sostiene con un braccio il corpo e gli flette il ginocchio sollevando il piede verso l'alto. Tiene tra le gambe il ginocchio del paziente, usando le mani per aiutarlo a mantenere il bacino orizzontale e per far scendere la coscia verso il ginocchio controlaterale (Fig. 6.40a). Quando sente che la gamba plegica non tira più in flessione né spinge in estensione, appoggia lentamente il piede a terra. Il

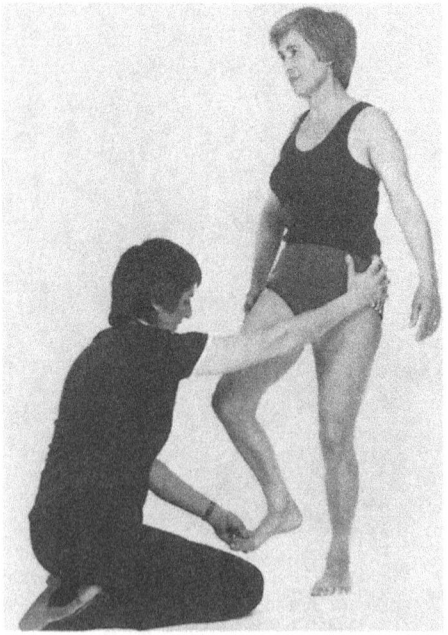

Fig. 6.39. Rimanendo in piedi sulla gamba sana, la paziente mantiene attivamente la gamba plegica per tutta l'escursione fino a quando arriva ad appoggiarla a terra (emiplegia destra)

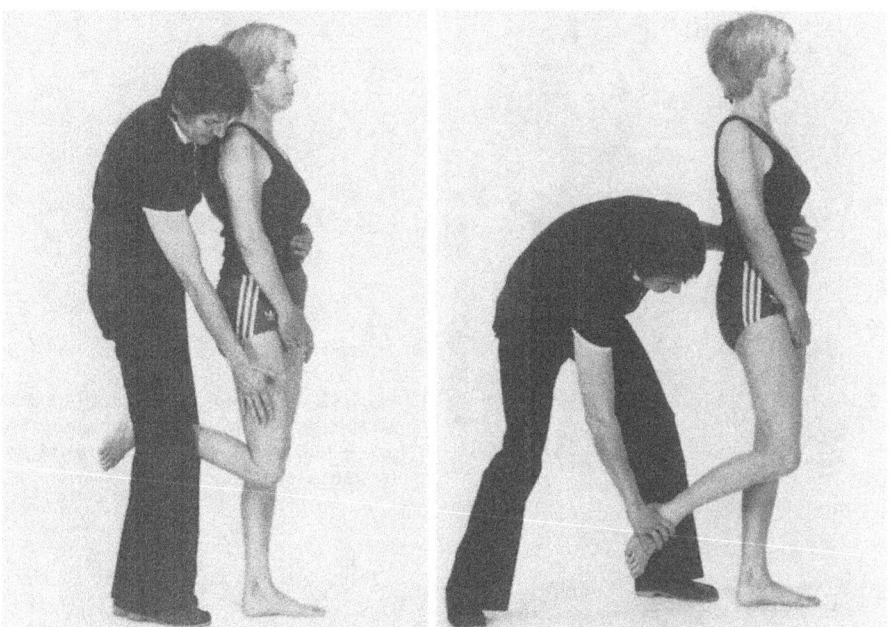

Fig. 6.40a, b. Inibizione dell'ipertono estensorio mentre la paziente è in piedi sulla gamba sana (emiplegia destra). **a** Stando in piedi dietro la paziente, la terapista tiene la gamba plegica tra le ginocchia in modo che il ginocchio sia flesso nonostante l'estensione dell'anca. **b** Quando la gamba plegica è rilassata, la terapista abbassa il piede a terra lentamente. La paziente si concentra nel far sì che la gamba non spinga in estensione

paziente si concentra per non spingere e cerca invece di lasciare che le dita del piede appoggino leggermente sul pavimento dietro di sé (Fig. 6.40b).

Consentire alla gamba di essere mossa in avanti passivamente

Si pone il piede plegico su una larga benda e, mentre il paziente cerca d'inibire l'attività di tutta la gamba, la terapista tira il piede in avanti con la benda. Il movimento è quello della fase di oscillazione del cammino; esso migliora il rilasciamento dell'anca e del ginocchio indietro e facilita l'estensione del ginocchio davanti. Poiché il paziente cerca di rimanere inattivo, quando la gamba si sposta in avanti il piede non è tirato in supinazione dall'iperattività del muscolo tibiale anteriore. Il rilasciamento dei muscoli della gamba è necessario per l'oscillazione e inizialmente il paziente può avere bisogno di appoggiarsi leggermente allo schienale di una sedia per ottenere un rilassamento sufficiente della gamba (Fig. 6.41). In seguito deve anche imparare a rilassare la gamba senza appoggiarsi a nulla, per poter camminare liberamente senza bastone.

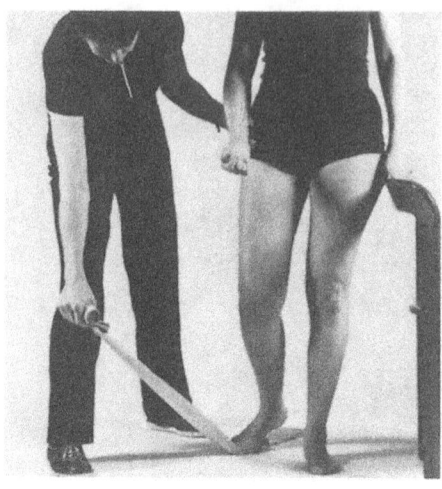

Fig. 6.41. Rilassare la gamba plegica e consentire che il piede venga tirato in avanti su una benda senza opporsi al movimento (emiplegia destra)

Considerazioni

Quando il paziente ha raggiunto lo stadio in cui è in grado di muoversi autonomamente, c'è il rischio che diventi più spastico se non si muove in modo selettivo e senza sforzo. Imparare a muoversi senza sfruttare le sinergie di massa primitive richiede un'enorme concentrazione e precisione sia da parte della terapista che del paziente. Prima di poter aiutare il paziente a non usare solo le sinergie stereotipate anormali quando si muove, la terapista deve conoscere l'esatto schema di ciascun movimento normale. Non è esercitando il cammino in sé che esso migliorerà, ma piuttosto recuperando le componenti perse. I movimenti selettivi richiesti per le fasi di carico e di oscillazione del cammino, che includono la stabilizzazione dinamica del tronco, devono essere esercitati intensamente durante la terapia. Gli stessi principi si applicano per il recupero o il miglioramento dell'uso funzionale dell'arto superiore: "La capacità di controllare la posizione del corpo nello spazio è essenziale per essere in grado di muovere una parte del corpo, in questo caso le braccia, senza destabilizzare le restanti" (Shumway-Cook e Woollacott 1995). Inoltre, il recupero dei movimenti selettivi del braccio è ugualmente importante perché: "La prestazione funzionale del braccio è fortemente associata all'abilità di muoversi nello spazio. I movimenti del braccio nello spazio sono movimenti complessi che si basano su movimenti ben coordinati e calibrati della spalla, del gomito, dell'avambraccio e del polso, al fine di posizionare efficientemente la mano per le funzioni" (Ryerson e Levit 1977). Tali autori sottolineano anche l'importanza del ruolo svolto dal tronco nella rieducazione dei movimenti del braccio. "Poiché i cambiamenti nell'allineamento del tronco e la perdita del controllo del movimento interferiscono con la funzione del braccio in stazione eretta, essi devono essere considerati parte della riabilitazione del braccio plegico". Il successo delle attività descritte in questo capitolo è interamente dipendente dalla precisione con cui viene svolta ciascuna attività e dal fatto che il paziente non usi uno sforzo eccessivo. Quanto più un paziente si sforza disperatamente per svolgere un'attività che è al di sopra delle sue capacità e senza essere sufficientemente aiutato, maggiore è il rischio che usi meccanismi compensatori per seguire le istruzioni della terapista, producendo un aumento del tono. "Influenze patologiche produrranno programmi motori non desiderati, condurranno a posture anormali e a una limitata capacità di movimento. Solo una ripetizione di programmi adeguati conduce a buoni risultati; la ripetizione di programmi inadeguati conduce a cattivi risultati e alla necessità di disapprenderli" (Brooks 1986). La terapista deve inoltre osservare attentamente, modificare la voce e le parole usate quando fornisce istruzioni o feedback e deve sempre fornire un sostegno adeguato con le mani e le altre parti del corpo per permettere al paziente di compiere l'attività senza aver bisogno di movimenti compensatori o alternativi.

7 Rieducare le reazioni di equilibrio in posizione seduta e in stazione eretta

Un obiettivo molto importante del trattamento è che alla fine il paziente possa camminare di nuovo per strada, senza timore e senza essere notato dagli altri. Per raggiungere tale scopo il paziente deve essere allenato a reagire in modo veloce e automatico contro la forza di gravità in tutte le posizioni. Inoltre dovrà riacquistare alcune forme di reazione protettiva o di difesa per evitare di cadere se dovesse perdere l'equilibrio.

Un equilibrio adeguato è necessario non solo per camminare, ma anche per qualsiasi attività svolta dal paziente quando è sveglio. La capacità di mantenere l'equilibrio in una grande varietà di posizioni costituisce la base di tutti i movimenti specializzati richiesti per la cura di sé, il lavoro o il tempo libero. Più lungo è il periodo di immobilizzazione a letto dopo l'insorgenza dell'ictus, durante il quale il paziente è completamente sostenuto e non deve reagire alla forza di gravità, maggiore sarà la sua paura quando in seguito viene rimesso in piedi. Quindi, alla prima occasione, preferibilmente entro la prima settimana, si dovrebbe aiutare il paziente a uscire dal letto e ad abituarsi a muoversi dalla linea mediana in tutte le direzioni. Inoltre gli si deve insegnare come ritornare in posizione verticale. Si dovrebbe porre la massima attenzione affinché non cada quando non è ancora capace di proteggersi, in quanto tale spavento aumenterebbe certamente la sua ansia. Inoltre, fratture degli arti superiori o inferiori prodotte durante le cadute non solo allungano considerevolmente la durata della riabilitazione, ma possono anche comprometterne significativamente l'esito. Il paziente non deve quindi mai essere lasciato da solo quando è seduto senza sostegno, nemmeno per un breve periodo, mentre l'infermiera o la terapista vanno a prendere qualcosa, rispondono al telefono o parlano a un altro paziente o collega. La necessità di prestare estrema attenzione è sicuramente sottolineata dalla quantità impressionante di cadute subite dai pazienti emiplegici. In uno studio sull'incidenza, caratteristiche e conseguenze delle cadute di pazienti ricoverati in un'unità di riabilitazione dell'ictus, si è rilevato che la maggior parte di queste avveniva quando il paziente era seduto o durante i trasferimenti. Dei 162 pazienti studiati, 62 avevano subito cadute. "Il numero totale di cadute era 153, che corrisponde a un'incidenza di 159 cadute giornaliere ogni 10.000 pazienti" (Nyburg e Gustafson 1995).

Sin dall'inizio la terapista include nel trattamento attività specifiche volte al recupero delle reazioni di equilibrio perdute. Tali attività non solo consentiranno al paziente di mantenere un sicuro equilibrio in ogni situazione, ma costituiranno anche, se svolte accuratamente, un modo eccellente per rieducare l'attività selettiva del tronco e degli arti.

Attività in posizione seduta

Le attività che seguono possono essere svolte con il paziente seduto sul bordo del letto o su un lettino di trattamento nel reparto di fisioterapia o, in seguito, su una sedia. Se si reinsegnano le reazioni di equilibrio in posizione seduta con i piedi inizialmente privi di appoggio, si stimola una maggiore attività del capo e del tronco. Con i piedi a terra, la gamba sana reagisce in modo eccessivo e ostacola o altera le reazioni normali di altre parti del corpo. È necessario, però, allenare le reazioni anche con i piedi appoggiati per terra, perché quella è la posizione in cui noi normalmente siamo soliti mantenere l'equilibrio nella vita quotidiana.

Le attività finalizzate a trasferire il carico da una parte dovrebbero essere svolte verso entrambi i lati. Se non vengono allenati, molti pazienti non sono in grado di trasferire correttamente il peso neppure sulla parte sana e riescono a farlo solo sostenendosi con la mano non lesa. Le stesse attività sono inoltre utili per i pazienti anche negli stadi successivi della riabilitazione, quando le reazioni sono ancora inadeguate o troppo lente. Man mano che le capacità del paziente migliorano, si riduce il grado di sostegno fornito e si aumenta la velocità.

Inclinarsi di lato per appoggiare sull'avambraccio

Il paziente si inclina fino a quando il gomito tocca il lettino e poi si riporta a sedere. La terapista facilita il movimento rimanendo in piedi di fronte al paziente e sostenendogli con l'avambraccio la spalla posta più in alto. L'altra mano guida la mano o il braccio del paziente in modo tale che il gomito raggiunga per primo il lettino (Fig. 7.1a). Premendo verso il basso sulla spalla del paziente con l'avam-

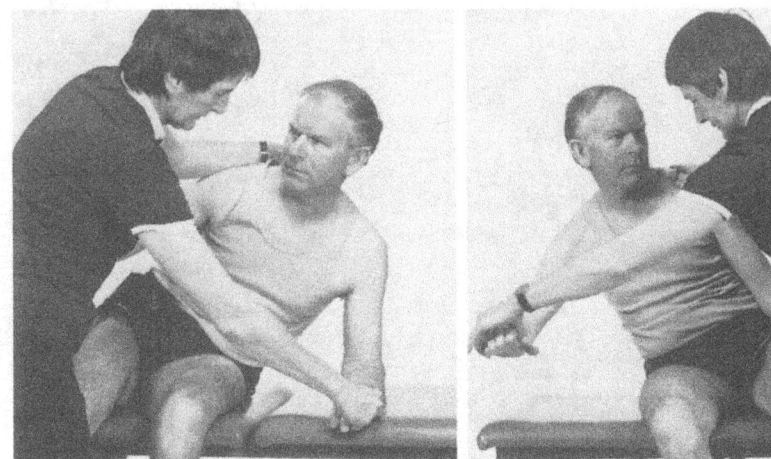

Fig. 7.1a, b. In posizione seduta inclinarsi di lato per appoggiarsi sul gomito (emiplegia sinistra). **a** Verso il lato plegico. **b** Verso il lato sano. Il paziente non usa la mano per tornare in posizione eretta

braccio, la terapista facilita la reazione di raddrizzamento del capo. Quando il paziente si rialza dalla parte sana, la terapista gli tiene leggermente da sopra la mano sana, in modo che egli non spinga contro il lettino per alzarsi e per far sì che il lato plegico lavori attivamente (Fig. 7.1b).

Trasferimento laterale del carico

La facilitazione della terapista per l'attività corretta differisce notevolmente a seconda del lato che il paziente sta muovendo. Tuttavia, sia che si trasferisca il peso a sinistra o a destra, il tronco dovrebbe rimanere eretto e le spalle dovrebbero essere fra loro allineate. Inoltre, come avviene nella normale reazione di equilibrio, il cingolo pelvico e il cingolo scapolare dovrebbero rimanere paralleli senza che un lato ruoti indietro o in avanti (vedere Cap.2).

- **Verso il lato plegico.** La terapista siede dalla parte colpita del paziente e ne porta il peso verso di sé. Quel lato del tronco non dovrebbe accorciarsi come spesso tende a fare, così la terapista previene un movimento verso il basso del cingolo scapolare ponendo la mano sotto l'ascella del paziente. Esistono tre possibili spiegazioni delle cause relative all'accorciamento del lato plegico e la terapista dovrebbe analizzare qual è il problema per ogni singolo paziente. Più comunemente, il cingolo scapolare è elevato dal paziente iperattivamente dalla parte sana nel tentativo di mantenere la posizione eretta e la spalla controlaterale si

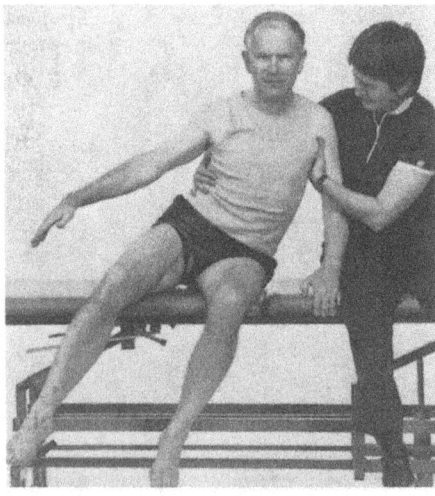
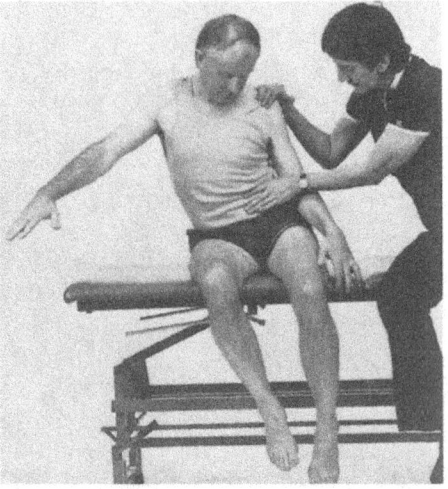

a
b

Fig. 7.2a, b. Facilitare le reazioni di equilibrio in posizione seduta (emiplegia sinistra). **a** Con il carico spostato sul lato plegico; la terapista previene l'accorciamento del lato plegico. **b** Con il carico spostato sul lato sano; la terapista stimola l'attività dei flessori laterali del tronco verso il lato sano

muove quindi verso il basso. Può essere che i muscoli elevatori del cingolo scapolare siano ipotonici o inattivi dalla parte plegica e, di conseguenza, la spalla ceda verso il basso. Un'altra possibilità è che il paziente inclini il tronco di lato invece di trasferire effettivamente il peso, perché può non sentirsi abbastanza sicuro per farlo. Per facilitare il movimento corretto della parte sana, la terapista pone l'altra mano sopra i flessori laterali del tronco per stimolarne la contrazione quando porta il paziente verso sé (Fig. 7.2a). Prima che il paziente sia in grado di muoversi liberamente e con sicurezza verso il lato plegico, la terapista non dovrebbe mai tirare il braccio leso, perché è facile traumatizzare la spalla, particolarmente in abduzione.

Si ripete il movimento e il paziente inizia a partecipare sempre più attivamente. La terapista può chiedergli di mantenere la posizione e di rimanervi mentre riduce il sostegno, o di muoversi nella posizione corretta senza aiuto.

■ **Verso il lato sano.** Quando il paziente sposta il peso sul lato sano, per mantenere il corpo contro gravità è richiesto un accorciamento attivo del lato plegico con il capo che si raddrizza sulla verticale. Usando il palmo della mano, la terapista applica una decisa pressione sui flessori laterali del tronco per stimolarne l'attività. Con l'altra mano preme verso il basso sulla spalla per facilitare la reazione di raddrizzamento del capo e per impedire che il cingolo scapolare venga tirato verso l'alto quando il paziente sposta il carico lateralmente (Fig. 7.2b). La terapista chiede al paziente di non sostenersi con la mano sana, ma di sporgere in fuori il braccio in linea con il corpo. Quando l'abilità del paziente migliora, la terapista riduce ulteriormente l'entità del sostegno ed egli partecipa più attivamente.

Progredire con l'attività per includere tutte le componenti della reazione di equilibrio

Una volta che l'attività corretta nel tronco avviene spontaneamente e il paziente può trasferire il carico liberamente e con sicurezza da entrambi i lati, si aumenta l'ampiezza del movimento. Il paziente si sposta sempre più lateralmente e la terapista facilita le normali reazioni del capo, del tronco e degli arti.

■ **Spostarsi lontano sul lato plegico.** La terapista è in piedi e appoggia il braccio del paziente contro il proprio corpo, tenendolo in posizione con il braccio. La mano della terapista sostiene l'omero da sotto per assicurare il corretto allineamento dell'articolazione glenomerale e per prevenire traumi alla spalla. In seguito il paziente sposta per bene il peso verso il lato plegico. Quando è sufficientemente lontano dall'anca di supporto, l'altra gamba dovrebbe sollevarsi reattivamente dal lettino, mantenendosi sollevata grazie ai flessori e abduttori dell'anca e agli estensori del ginocchio. All'inizio la terapista ha bisogno di chiedere al paziente di sollevare la gamba o di guidarla in posizione con la mano libera (Fig. 7.3). Senza aver ricevuto un adeguato allenamento, quando il paziente sposta il peso sull'anca plegica userà invariabilmente movimenti compensatori tipici e quelli più comuni sono visualizzati in Fig. 7.3a:

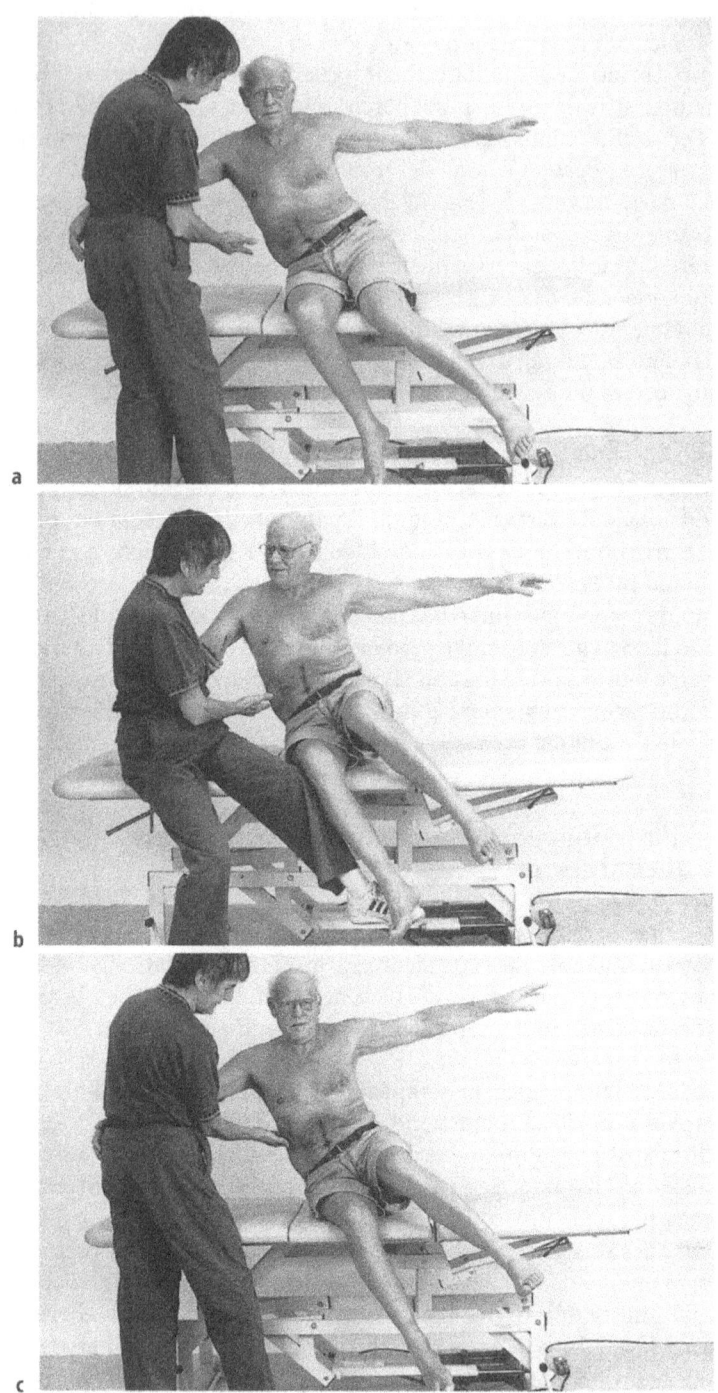

Fig. 7.3a-c. Da seduto, rieducare le reazioni di equilibrio spostando lontano il lato plegico (emiplegia destra). **a** Difficoltà più frequentemente incontrate durante il trattamento. **b** Con le dita del piede sotto il tallone del paziente, la terapista facilita l'estensione del ginocchio e la rotazione esterna dell'anca. **c** La terapista corregge le difficoltà residue, ad esempio l'inadeguata contrazione dei muscoli addominali

- Il torace del paziente è spostato lateralmente al lato di sostegno, senza che vi sia una contrazione isometrica dei muscoli addominali di quel lato per mantenere le coste abbassate. È inoltre richiesta l'attività degli addominali per permettere uno stabile ancoraggio ai muscoli del lato opposto, che devono mantenere il corpo contro la forza di gravità (Davies 1990).
- Il ginocchio plegico si flette involontariamente così che il piede è tirato indietro sotto il lettino.
- L'anca che sostiene il peso rimane leggermente ruotata internamente, impedendo al peso di trasferirsi completamente su quel lato.
- La gamba sana non si solleva sponataneamente, ma il paziente la usa per mantenersi sul lettino flettendo il ginocchio.
- Il cingolo scapolare si eleva dalla parte sana, impedendo l'accorciamento del tronco.

La terapista deve osservare e analizzare attentamente le reazioni dell'intero corpo del paziente e sforzarsi di eliminare i movimenti compensatori facilitando appropriatamente le componenti normali della reazione. Il seguente è un modo con cui le reazioni di equilibrio sono state rieducate con successo in molti pazienti: appoggiandosi al lettino di terapia posto dietro di sé, la terapista mette il piede più vicino al paziente sotto il suo tallone. Quando porta il peso del paziente verso di sé, la terapista gli guida l'anca verso la rotazione esterna muovendo il piede medialmente con il proprio. Contemporaneamente impedisce che il ginocchio venga tirato in flessione e con una leggera pressione sotto il tallone indirizzata verso l'alto aiuta la necessaria estensione del lato che sostiene il peso (Fig. 7.3b). Con le dita della mano libera la terapista indica al paziente che dovrebbe contrarre i muscoli dell'addome e allontanare le coste inferiori dalla sua mano. Il movimento laterale è ripetuto diverse volte e quando la terapista sente con il piede che la gamba del paziente non oppone più resistenza alle componenti corrette del movimento, toglie gradualmente il piede dal suo tallone. In seguito si alza di nuovo in piedi, chiede al paziente di ripetere l'attività e usa le mani per aiutare qualsiasi parte del corpo egli abbia difficoltà a controllare adeguatamente da solo, ad esempio la contrazione dei muscoli addominali del lato plegico (Fig. 7.3c).

■ **Spostarsi lontano sulla parte sana.** Si devono analizzare e superare anche le difficoltà tipiche incontrate dal paziente quando sposta correttamente il peso sul lato sano (Fig. 7.4a):
- I flessori laterali del tronco del lato plegico non si accorciano per mantenere il corpo eretto contro la gravità e il cingolo scapolare si eleva.
- La gamba plegica non si solleva dal letto reattivamente.
- Il braccio non si abduce in estensione.

Per facilitare le normali reazioni di equilibrio, la terapista si siede sul lettino accanto al paziente dal lato plegico. Gli pone una mano sopra la spalla e l'altra sopra le coste inferiori e i flessori laterali del tronco, in modo tale che la parte di mano compresa tra il pollice e il dito indice sia appoggiata al fianco. La terapista chiede al paziente di allontanarsi da lei e preme verso il basso sulla spalla per

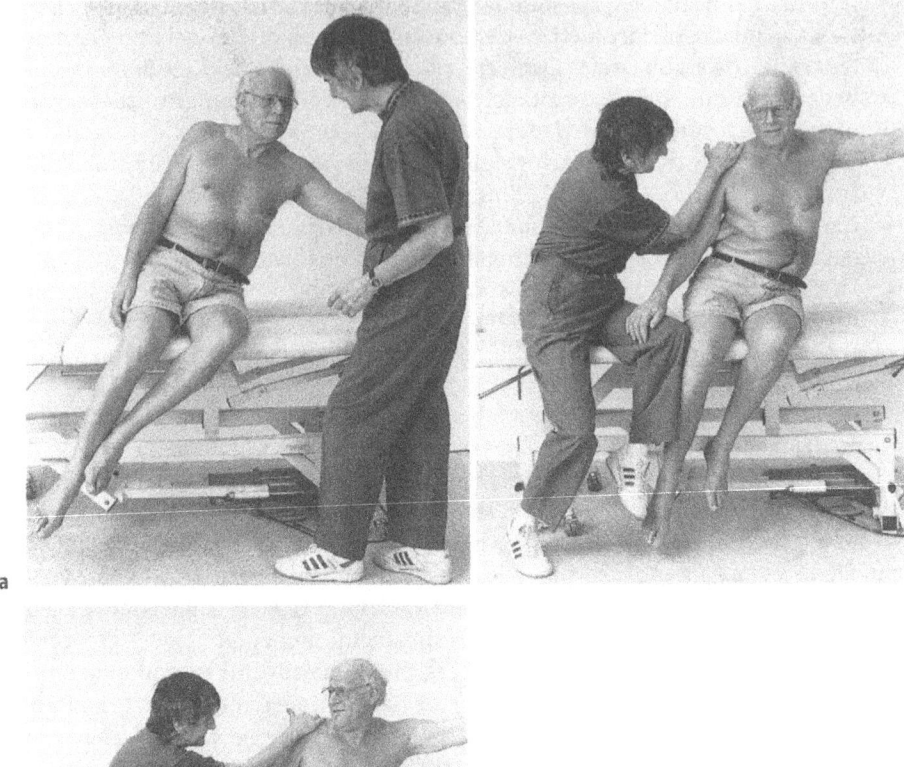

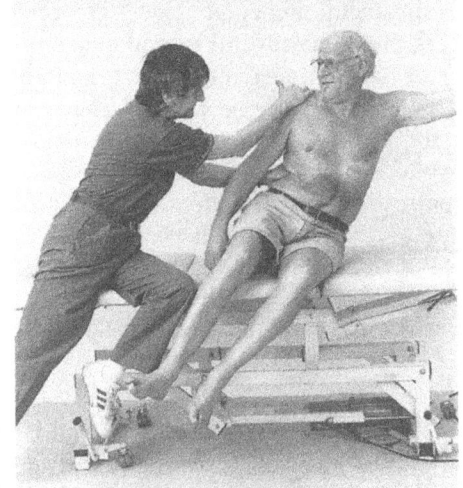

Fig. 7.4a-c. In posizione seduta, rieducare le reazioni di equilibrio quando si trasferisce il peso sul lato sano (emiplegia destra). **a** Problemi tipici. **b** Impedire l'elevazione del cingolo scapolare e aiutare la flessione laterale del tronco. **c** Aiutare il controllo attivo del tronco per facilitare il sollevamento reattivo della gamba plegica

impedire l'elevazione del cingolo scapolare. Contemporaneamente applica una pressione con la mano posta più in basso per facilitare la flessione laterale del tronco e stimolare l'attività dei muscoli addominali della parte plegica (Fig. 7.4b). In questo stadio, la terapista non dovrebbe chiedere al paziente di sollevare la gamba plegica prima che abbia raggiunto un sufficiente controllo dell'anca e del tronco, perché sarebbe indotto a usare movimenti compensatori. Tipicamente, il paziente flette tutto il tronco e solleva l'arto inferiore in uno schema di flessione globale, con sforzo enorme. Di conseguenza il bacino si retrae e il tono aumenta. Lo spostamento verso la parte sana dovrebbe invece essere esercitato meticolosamente sino a quando il paziente è in grado di attivare correttamente i flessori laterali del tronco. Solo quando è capace di trasferire con facilità il peso abbastanza lontano sul lato sano, la terapista lo aiuta a sollevare la gamba dal letto o gli dà un comando verbale affinché lo faccia autonomamente, usando parole che inibiscono l'iperattività. Per esempio, chiede al paziente: "Lasciala appena galleggiare nell'aria" e "Lascia che stia sollevata". Anche quando la gamba si solleva reattivamente senza aiuto, la terapista può ancora aver bisogno di facilitare l'azione del tronco e la posizione del cingolo scapolare (Fig. 7.4c). La terapista deve essere sicura che la propria posizione permetta al paziente di spostarsi abbastanza lontano sul lato sano prima che egli sollevi la gamba. Come nel caso del paziente che si spostava verso il lato plegico, la terapista riduce ancora una volta la quantità di aiuto e aumenta la velocità del movimento. Inoltre introduce inaspettati cambiamenti di direzione da entrambi i lati, evitando di muovere il paziente diverse volte con la stessa modalità prima da una parte e poi dall'altra, come se si trattasse di esercizi separati. Le reazioni di equilibrio devono diventare veloci e automatiche per prevenire le cadute.

Stare seduto con le gambe accavallate. Spostamento del peso verso il lato della gamba sottostante

Il paziente ha bisogno di un equilibrio stabile quando è seduto con le gambe accavallate, poiché dovrà usare questa posizione per infilarsi i pantaloni, le calze e le scarpe. L'attività è importante per riesercitare la flessione laterale selettiva della colonna lombare mantenendo il torace stabilizzato, cosa necessaria per camminare. Facilita inoltre l'estensione selettiva in rotazione esterna della gamba sulla quale si trasferisce il carico. Il paziente sposta il peso verso il lato della gamba sottostante e solleva la natica dalla superficie di sostegno, con una flessione laterale della colonna lombare. Le spalle rimangono livellate con la colonna toracica estesa e verticale rispetto al terreno. Non vi dovrebbe essere necessità di reazioni di equilibrio evidenti del capo o delle braccia e il movimento dovrebbe svolgersi ritmicamente e armoniosamente senza eccessivo sforzo.

Per facilitare il movimento corretto con il carico sul lato plegico, per prima cosa la terapista aiuta il paziente a portare il piede leso verso la linea mediana, come si fa normalmente in modo automatico prima di accavallare le gambe. La terapista mantiene il piede plegico in posizione mentre il paziente solleva l'altra gamba per accavallare il ginocchio sano sull'altro. Rimanendo in piedi davanti al paziente, la terapista posiziona il braccio sopra la sua spalla, in modo tale che l'interno del gomito possa facilitare il raddrizzamento del capo (Fig. 7.5a). La mano è posta sulla colonna toracica per poter stimolare con le dita l'estensione del tronco. L'altra mano posta sotto il trocantere controlaterale partecipa al trasferimento di carico e aiuta il paziente a sollevare il bacino dal letto (Fig. 7.5b). La terapista chiede al paziente di ripetere il movimento e di cercare di non premere

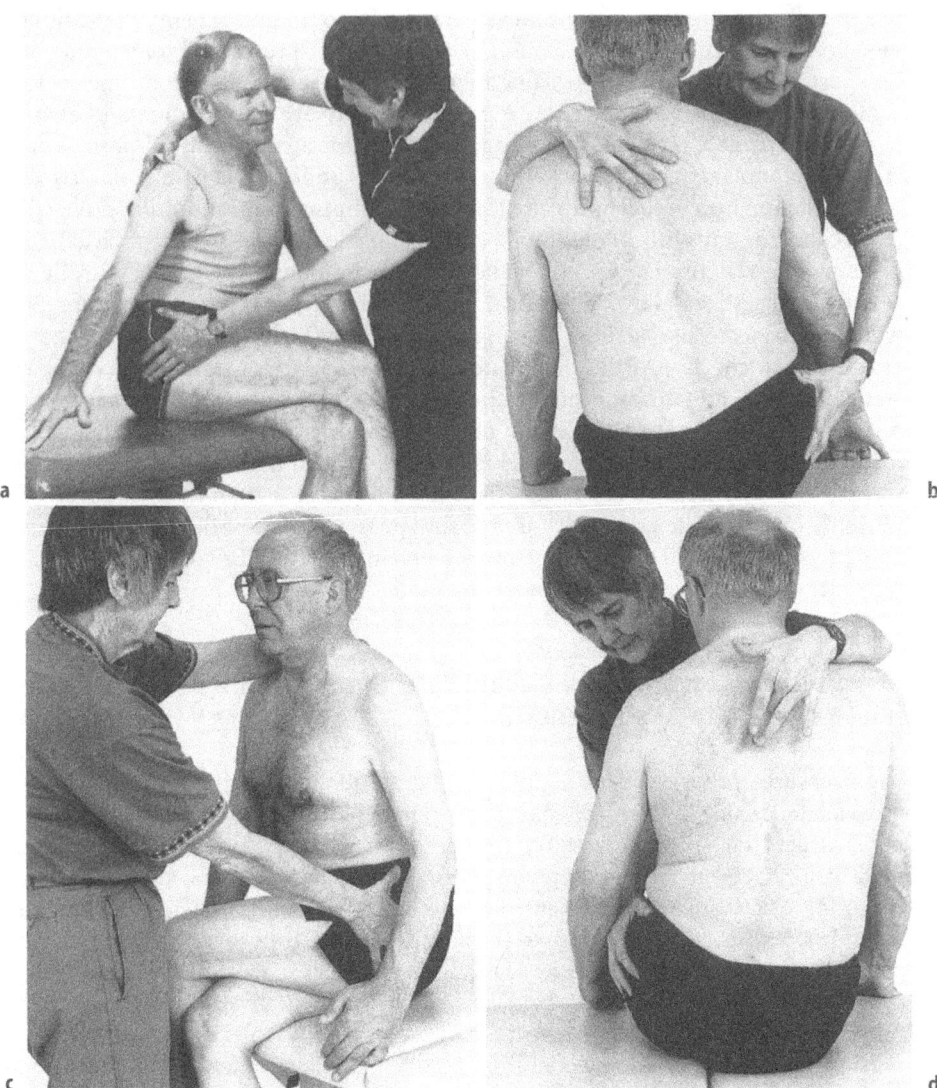

Fig. 7.5a-e. Stare seduto con le gambe accavallate e il peso sulla gamba sottostante. **a** Con il peso sulla gamba plegica viene facilitata la reazione di raddrizzamento del capo. **b** Aiutare il paziente a sollevare l'emibacino sano dal lettino. **c** Mantenere in posizione la gamba plegica. **d** Stabilizzare la colonna dorsale e sollevare l'emibacino plegico (emiplegia sinistra)

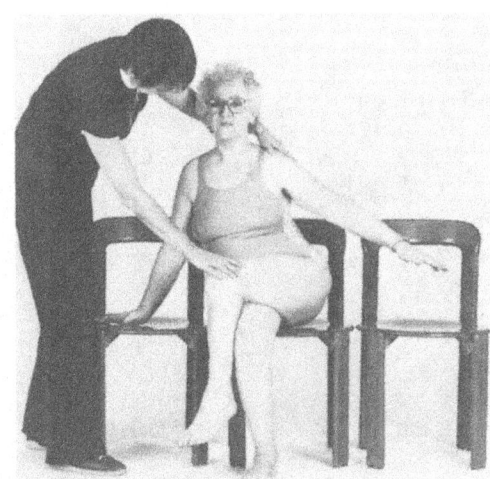

Fig. 7.5e. Sollevare l'emibacino sano con il piede plegico appoggiato per terra (emiplegia destra)

con il capo contro il suo braccio. In seguito diminuisce gradualmente il sostegno finché il paziente può eseguire autonomamente il movimento in modo corretto.

Per facilitare il movimento corretto quando il paziente sposta il carico sul lato sano, la terapista lo aiuta a sollevare la gamba plegica e ad accavallarla su quella sana. Spesso la gamba scivolerà dal ginocchio sano a causa della retrazione del bacino e dell'ipertono di alcuni gruppi muscolari. Per prima cosa la terapista dovrà mantenere la gamba in posizione utilizzando la propria coscia (Fig. 7.5c). Con le dita di una mano stimola l'estensione della colonna dorsale mentre con l'altra aiuta il paziente a sollevare il sedere dal letto (Fig. 7.5d). Man mano che il paziente si sposta sul lato sano e torna indietro sentirà una diminuzione graduale della resistenza della gamba sino a poter rimanere in posizione quando la terapista toglie il sostegno della coscia.

Una volta che il paziente è in grado di svolgere l'attività con i piedi sollevati dal lettino, si deve esercitare il trasferimento del carico da entrambi i lati con il piede della gamba sottostante appoggiato al suolo. Se l'altezza del letto non è regolabile, il paziente si siede su una sedia con due sedie poste ai lati (Fig. 7.5e). La sedia posta lateralmente fornisce al paziente una sensazione di sicurezza e può essere utilizzata per attività di carico sul braccio plegico.

Piegarsi in avanti per toccare il pavimento

Molti pazienti hanno paura di piegarsi in avanti se non c'è nulla davanti a loro, anche quando sono seduti con entrambi i piedi sul pavimento. Prima che il paziente tenti di spostare il peso in avanti attivamente deve essere aiutato a superare l'ansia e dev'essere in grado di piegarsi verso il basso con facilità e sicurezza in diverse posizioni. Questo movimento è necessario per molti compiti funzionali ed è certamente un prerequisito per imparare ad alzarsi nuovamente in

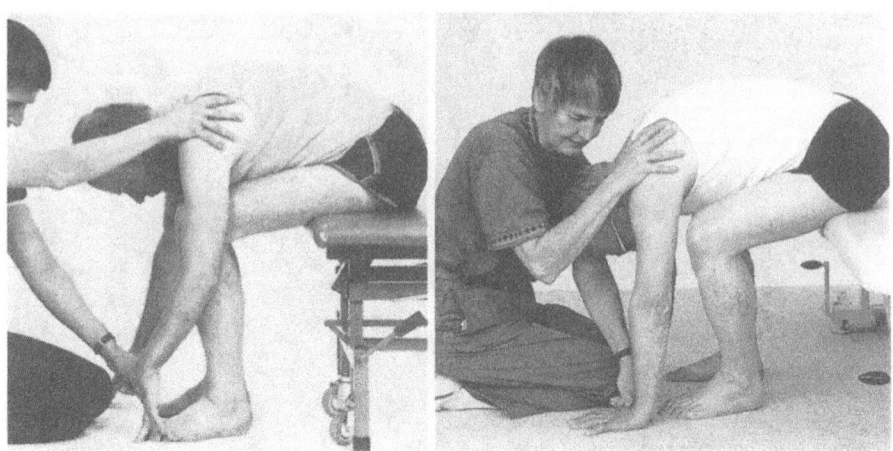

Fig. 7.6a, b. Da seduto, piegarsi in avanti (emiplegia sinistra). **a** Il paziente si tocca le dita del piede senza sollevare i talloni dal suolo. **b** Appoggiare le mani piatte sul pavimento

piedi in modo normale. Per facilitare il movimento la terapista si inginocchia davanti al paziente che ha i piedi appoggiati a terra. Guida in avanti le mani del paziente sino a toccare le dita dei piedi, facendogli capire che la mano plegica deve arrivare per prima (Fig. 7.6a). I piedi del paziente devono rimanere appoggiati al pavimento senza spingere, compito che spesso richiede un'attenta progressione. All'inizio il paziente deve muoversi in avanti quel tanto che basta perché sia in grado di ritornare nella posizione seduta senza che i talloni si stacchino dal suolo. L'attività è esercitata sino a portare le mani del paziente completamente appoggiate al terreno. Egli deve imparare a rilassare completamente il collo, il tronco e le braccia anche quando la terapista lo sta aiutando a oscillare con delicatezza da un lato all'altro (Fig. 7.6b).

Piegarsi in avanti con le mani intrecciate e il tronco esteso

Il paziente allunga le mani intrecciate in avanti e in tutte le direzioni, mentre i piedi rimangono appoggiati al suolo e con la terapista che inizialmente sostiene il ginocchio plegico. Si possono stimolare interesse e reazioni automatiche permettendo al paziente di allontare un pallone in varie direzioni o di colpirlo indirizzandolo verso un'altra persona.

Attività in stazione eretta con il carico su entrambe le gambe

Trasferimento del carico da un lato all'altro mantenendo entrambe le ginocchia flesse

In stazione eretta, ma con le anche e le ginocchia leggermente flesse, il paziente trasferisce il carico da un lato all'altro ruotando il corpo come se stesse sciando. Le braccia oscillano rilassate lungo i fianchi. La terapista facilita il movimento ponendo le mani sul bacino da entrambi i lati, mantenendo l'anca che sostiene il peso in avanti e aiutando la rotazione del corpo (Fig. 7.7a).

Allontanare un pallone con le mani intrecciate

I pazienti hanno spesso paura di portare il carico in avanti, ma quando si concentrano su un'attività come quella di allontanare un pallone, lo fanno spontaneamente. La terapista facilita il movimento o con le mani poste su entrambi i lati del bacino oppure con una delle mani sul ginocchio del paziente, stabilizzandolo mentre tiene il carico su entrambe le gambe (Fig. 7.7b). Il movimento può anche essere eseguito mentre il paziente è in stazione eretta con un piede davanti all'altro, per incoraggiare l'equilibrio su una base di appoggio ristretta e il trasferimento del peso in avanti su una gamba.

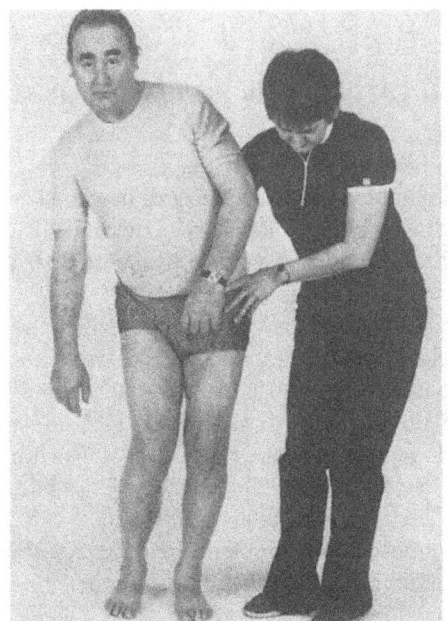
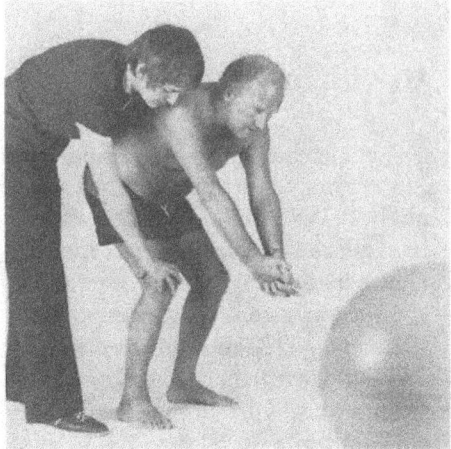

Fig. 7.7a, b. Trasferimento del carico in stazione eretta. a Da un lato all'altro con entrambe le ginocchia flesse (emiplegia sinistra). b Piegarsi per allontanare un pallone

Giocare con un palloncino

Il paziente gioca con un palloncino colpendolo per allontanarlo da sé o facendolo rimbalzare ripetutamente in aria con le mani intrecciate o con la sola mano plegica. Quando migliorano l'equilibrio e la capacità di fare dei passi, si può incoraggiare il paziente a fare dei passi in avanti mentre continua a far rimbalzare in aria il palloncino.

Spostare il baricentro corporeo all'indietro

Il paziente deve riapprendere le normali reazioni di equilibrio che hanno luogo quando si sposta il peso dietro la linea di gravità. All'inizio la terapista lo sostiene totalmente mentre tira indietro il corpo e guida la flessione del tronco e delle braccia. Senza un adeguato allenamento, le anche del paziente continuano a rimanere estese quando egli perde l'equilibrio e senza la flessione dell'anca che porta il tronco in avanti a fare da contrappeso, il paziente rischierà continuamente di cadere indietro. Il movimento corretto viene facilitato dapprima lentamente, con il paziente che corregge volontariamente la posizione del capo, del tronco e delle braccia. In seguito viene aumentata la velocità finché la reazione avviene in modo automatico, anche quando la terapista sposta il paziente indietro improvvisamente tirandolo dal bacino senza alcun avvertimento (Fig. 7.8). Dal momento che la flessione dorsale del piede è una componente normale della reazione di equilibrio, il movimento è utile anche per stimolare l'attività nel piede plegico.

Attività in stazione eretta con il carico sulla gamba plegica

Se si vuole che il paziente cammini tranquillamente senza sostegno, egli dev'essere in grado di portare il carico sulla gamba plegica senza paura di perdere l'equilibrio. Portare il peso sulla gamba produce nel paziente la sensazione dell'arto, migliora la percezione e normalizza il tono. L'anca dovrebbe rimanere estesa mentre il ginocchio plegico non dovrebbe mai iperestendersi.

L'iperestensione del ginocchio può essere causata dalla retrazione del bacino sul lato plegico, dall'insufficiente estensione attiva dell'anca o dall'eccessiva flessione plantare della caviglia che spinge la tibia all'indietro. Di conseguenza, poiché tutta l'attività muscolare avviene in uno schema di estensione globale, la gamba diventa un pilastro rigido. Essendo statico, il sostegno rende impossibili le normali reazioni dinamiche di equilibrio e risulta difficile, se non impossibile, fare un passo di protezione con la gamba per riacquistare l'equilibrio.

Durante le attività di carico con tutto il peso sulla gamba plegica, la terapista aiuta il paziente a evitare l'iperestensione del ginocchio facilitando l'estensione dell'anca con una rotazione esterna e muovendo il bacino in avanti sopra il piede.

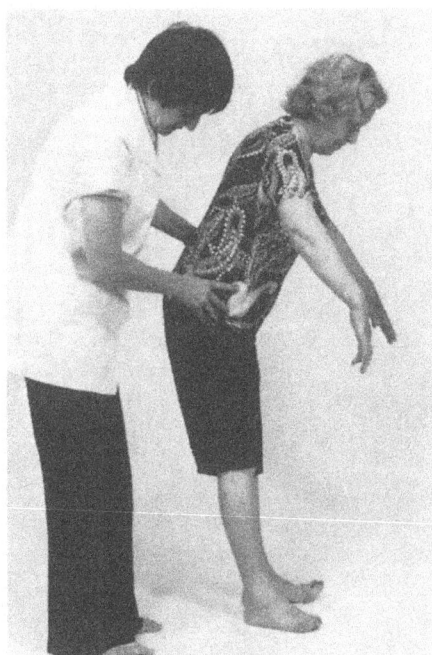 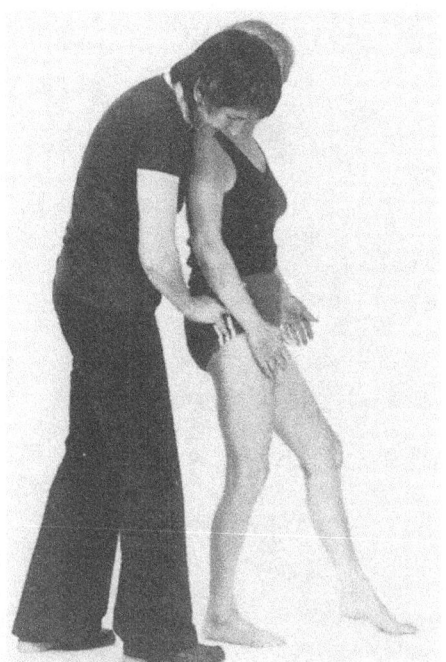

Fig. 7.8. Mentre la paziente si trova in stazione eretta allenare le reazioni di equilibrio, spostando il baricentro indietro (emiplegia destra)

Fig. 7.9. In piedi sulla gamba plegica, facendo passi avanti e indietro con l'altro piede. La terapista facilita l'estensione dell'anca (emiplegia destra)

Un modo per raggiungere il corretto allineamento dell'arto di sostegno è quello di posizionare il pollice posteriormente sulla testa del femore e di facilitarne l'avanzamento in avanti e verso l'esterno sull'arco interno della volta plantare del piede.
1. In piedi con il peso sulla gamba plegica, il paziente fa piccoli passi avanti, indietro e anche di lato con l'altro piede. Non trasferisce immediatamente il peso sulla gamba sana, ma rimane stabile sulla gamba plegica (Fig. 7.9). Per incrementare l'interesse per l'esercizio, si può chiedere al paziente di scrivere con il piede sano numeri o lettere sul pavimento.
2. Il paziente mette il piede sano su un piccolo gradino davanti a sé. Lo appoggia lentamente e con cautela, senza fretta e senza sbatterlo violentemente sopra il gradino (Fig. 7.10a). Mentre sta in equilibrio sulla gamba plegica, il paziente può battere leggermente e ritmicamente il piede sano sul gradino e in seguito, quando migliora il controllo, può batterlo da un lato e dall'altro del gradino.
Aumentando l'altezza del gradino si richiede un'attività degli estensori dell'anca molto maggiore, in modo particolare se si appoggia tutto il piede e non solo l'avampiede (Fig. 7.10b). Per facilitare l'attività dei muscoli addominali

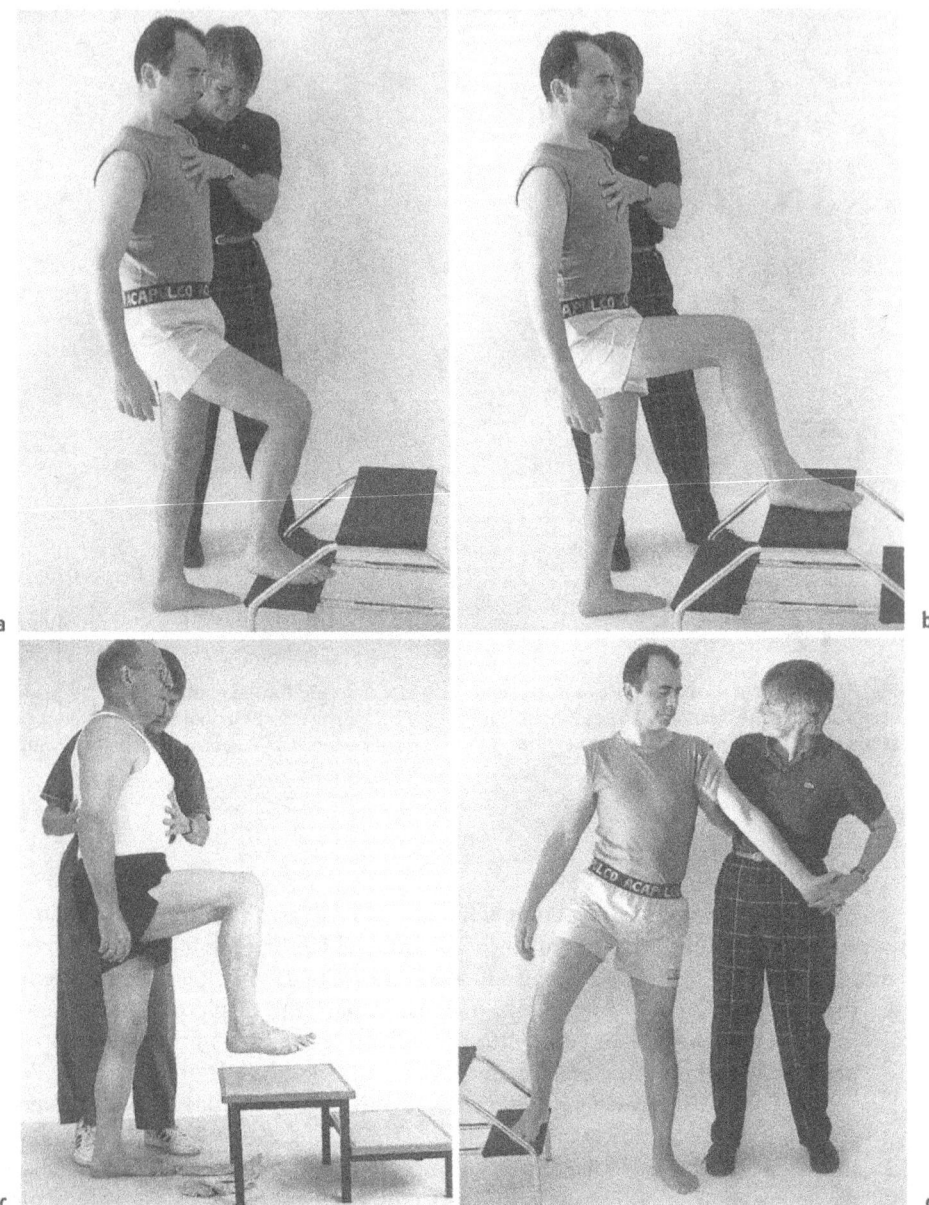

Fig. 7.10a-d. Stare in piedi sulla gamba plegica e appoggiare il piede sano su un gradino (emiplegia sinistra). **a** Con il gradino posto davanti, la terapista stabilizza il torace del paziente. **b** Viene aumentata l'altezza del gradino. **c** Mantenere il piede dritto sopra il gradino. **d** Con il gradino posto lateralmente

richiesta in questa circostanza, la terapista avrà spesso bisogno di aiutare il paziente a stabilizzare il torace. Pone una mano sulla parte inferiore dello sterno e l'altra sulla colonna dorsale pressappoco a livello della 10ª vertebra dorsale. Chiede al paziente di sollevare il piede sano e di mantenerlo parallelo al gradino per un attimo prima di riappoggiarlo; ciò richiede un'ancor maggiore attività sia da parte degli addominali che degli estensori dell'anca (Fig. 7.10c). Il paziente ripete il sollevamento e l'appoggio diverse volte prima di riportare il piede a terra (Fig. 7.10c).

3. Posizionando il piccolo gradino verso il lato sano del paziente, si può stimolare l'attività degli abduttori con un miglior controllo dell'estensione dell'anca plegica. Il paziente appoggia il piede sul gradino senza allontanare il peso dalla gamba plegica (Fig. 7.10d). È richiesta un'ancor maggiore attività dei muscoli se il paziente appoggia il piede piatto sul gradino e parallelo al bordo invece di toccarlo semplicemente con le dita.
4. Il paziente appoggia il piede sano su una bilancia, che può essere collocata in diverse posizioni davanti o di lato. Egli cerca di ridurre il peso evidenziato dallo strumento fino a quando arriva allo zero nel momento in cui il piede tocca la bilancia (Fig. 7.11).
5. Stando con il peso sulla gamba plegica, il paziente sposta o calcia un pallone con l'altro piede. Calcia la palla contro un muro o verso un'altra persona, ma impiegando solo la forza necessaria per consentirgli di essere ancora in grado di controllare la gamba plegica e di impedirle di spingere in uno schema di estensione globale. Calciare la palla con il bordo mediale del piede migliore-

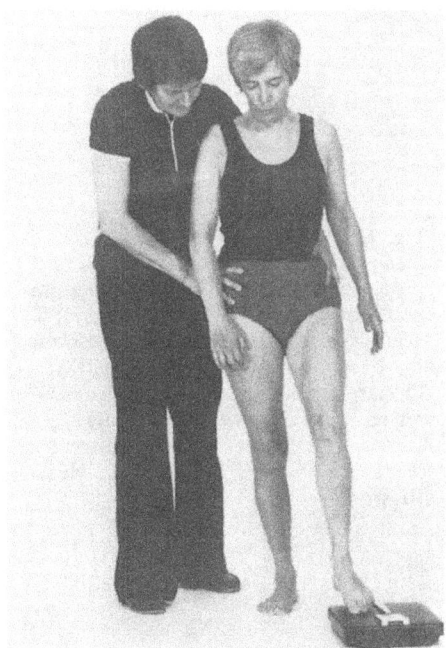

Fig. 7.11. Stare in piedi e posizionare dolcemente il piede sano su una bilancia (emiplegia destra)

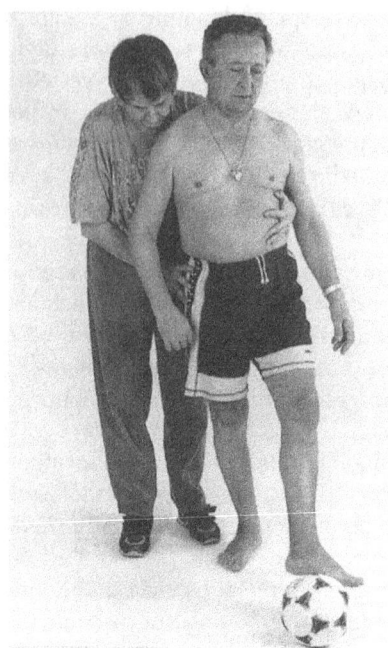
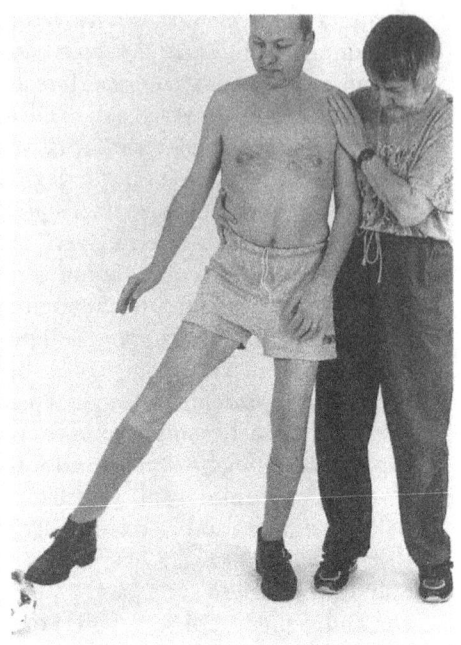
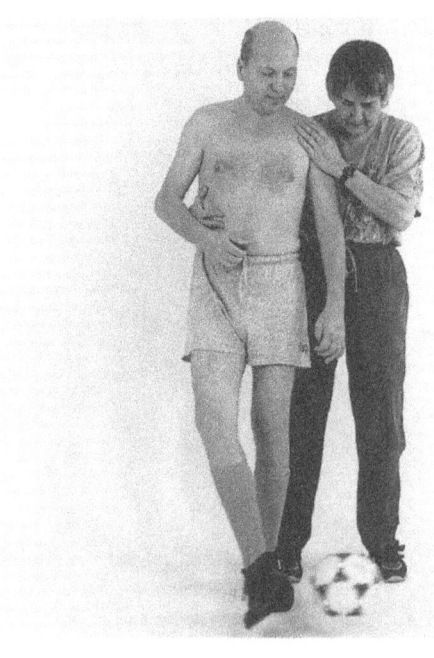

Fig. 7.12a-c. Calciare un pallone con il piede sano (a) con il bordo mediale del piede per migliorare l'estensione selettiva dell'anca plegica (emiplegia destra); **b** verso la parte sana, con abduzione dell'anca di supporto (emiplegia sinistra). **c** Calciare la palla verso il lato plegico incoraggia la rotazione del capo da quel lato e stimola l'attività dei muscoli intrinseci nel piede che sostiene il carico (emiplegia sinistra)

7 • Rieducare le reazioni di equilibrio in posizione seduta e in stazione eretta   199

rà l'estensione selettiva con rotazione esterna dell'anca che sostiene il carico (Fig. 7.12a). Se il paziente calcia la palla verso un'altra persona stando in piedi con il peso sulla parte sana, estenderà ancor più selettivamente l'anca di supporto perché le gambe sono in abduzione (Fig. 7.12b). Calciare la palla verso un'altra persona stando in piedi con il peso sulla parte plegica richiederà più attività negli abduttori dell'anca come pure negli inversori del piede (Fig. 7.12c). Infatti, in entrambi i casi possono essere elicitate nel piede piccole reazioni di equilibrio con stimolazione dell'attività del muscolo intrinseco.
Sia l'attività con la bilancia che quella con la palla sono inoltre importanti perché non solo riallenano a sostenere il carico con estensione selettiva, ma incoraggiano anche il paziente a stare in equilibrio sulla gamba plegica senza tenere il capo in una posizione fissa per stabilizzarsi. In modo automatico egli guarda la palla per calciarla o la bilancia per leggere i valori.

6. Stando in piedi con la schiena contro un lettino di trattamento, il paziente pone dolcemente il piede sano sul ginocchio della terapista, che è inginocchiata di fronte a lui (Fig. 7.13a). Poi egli pone il piede sano dietro sé mentre tiene ancora il carico in avanti sulla gamba plegica. Stando in posizione inginocchiata, la terapista ha il vantaggio di poter aiutare l'anca e il ginocchio a stimolare il sostegno dinamico del carico quando il paziente estende e flette il ginocchio. La terapista può anche porre le dita della mano sotto le dita del

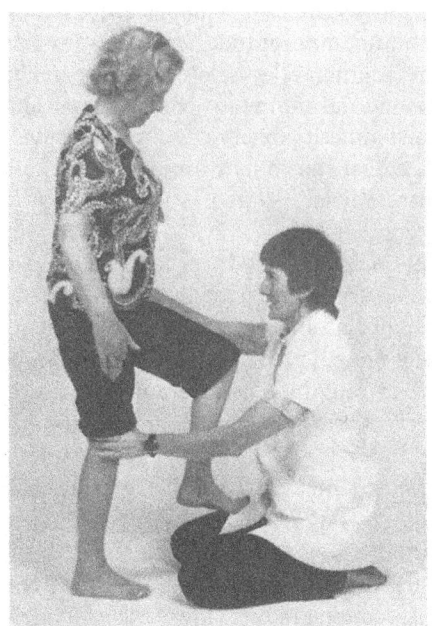 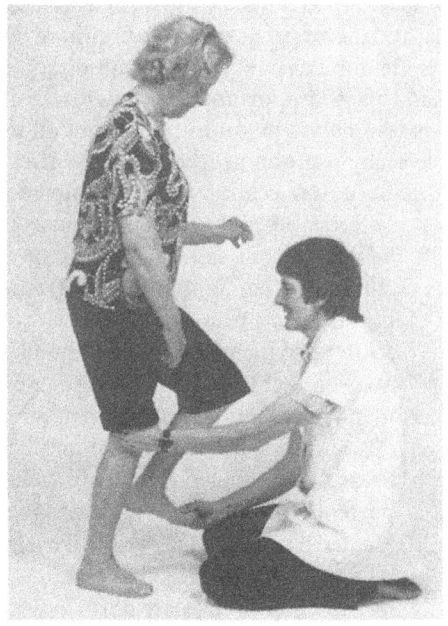

Fig. 7.13a, b. Stare in equilibrio sulla gamba plegica (emiplegia destra). **a** Posizionare in modo leggero il piede sano sul ginocchio della terapista. Il ginocchio della paziente non iperestende. **b** La terapista muove lentamente il piede sano della paziente in diverse direzioni

piede plegico per impedire che si chiudano ad artiglio e per facilitare le reazioni di equilibrio nel piede.

Man mano che l'abilità del paziente di stare in equilibrio migliora, la terapista può tenere con una mano il piede sano e muoverlo lentamente in diverse posizioni, mentre il paziente si adatta di conseguenza (Fig. 7.13b). Durante tutta l'attività le mani del paziente vengono lasciate libere e non sono intrecciate, dal momento che possono essere necessari movimenti spontanei mentre sta in equilibrio su una gamba sola. Per ragioni di sicurezza, dovrebbe esserci sempre un tavolo o un lettino dietro al paziente, perché dal momento che egli potrebbe perdere improvvisamente l'equilibrio, la terapista nella posizione inginocchiata può non essere altrimenti in grado di impedire che cada.

Attività in cui il carico è alternativamente ora su una gamba, ora sull'altra

Salire e scendere le scale

Salire le scale implica il trasferimento automatico del peso prima su una gamba e poi sull'altra. Per gli adulti è un'attività consueta e spesso determina uno schema del tutto normale nei pazienti. L'attività può essere usata con pazienti che non sono ancora in grado di camminare senza aiuto, migliorandone di conseguenza la deambulazione. La capacità di superare facilmente le scale costituisce anche una parte importante dell'intera riabilitazione dal momento che si incontrano spesso nella vita quotidiana. Sin dall'inizio si aiuta il paziente a salire e scendere le scale in modo normale, ciò significa che egli si sposta in avanti, mette un solo piede su ogni scalino senza appoggiarli entrambi sullo stesso.

La procedura per salire le scale è la seguente:
1. Se il paziente o la terapista si sentono in qualche modo incerti, egli si tiene al corrimano con la mano sana. Dovrebbe essere incoraggiato a tenersi il meno possibile e a non appoggiare tutto l'avambraccio sul corrimano. Il paziente trasferisce il carico sulla gamba plegica e pone il piede sano sul primo gradino. Per facilitare la normale sequenza di movimento la terapista mette la mano più lontana dal paziente appena sopra il ginocchio con il pollice e le dita sugli opposti condili femorali. Esercitando una delicata pressione verso il basso, la terapista tira il ginocchio plegico in avanti sul piede quando il paziente sale sul gradino con la gamba sana (Fig. 7.14a).
2. Mentre il paziente trasferisce il carico ben in avanti sul piede sano che è davanti, la terapista fa scivolare la mano oltre il ginocchio plegico fino alla tibia e con un movimento circolare porta il piede sul secondo gradino (Fig. 7.14b). All'inizio la maggior parte dei pazienti ha bisogno di tale aiuto perché, con l'anca in estensione, aumenta il tono estensorio in tutto l'arto e non è possibile una sufficiente flessione attiva dell'anca e del ginocchio. La terapista circonda da dietro con il

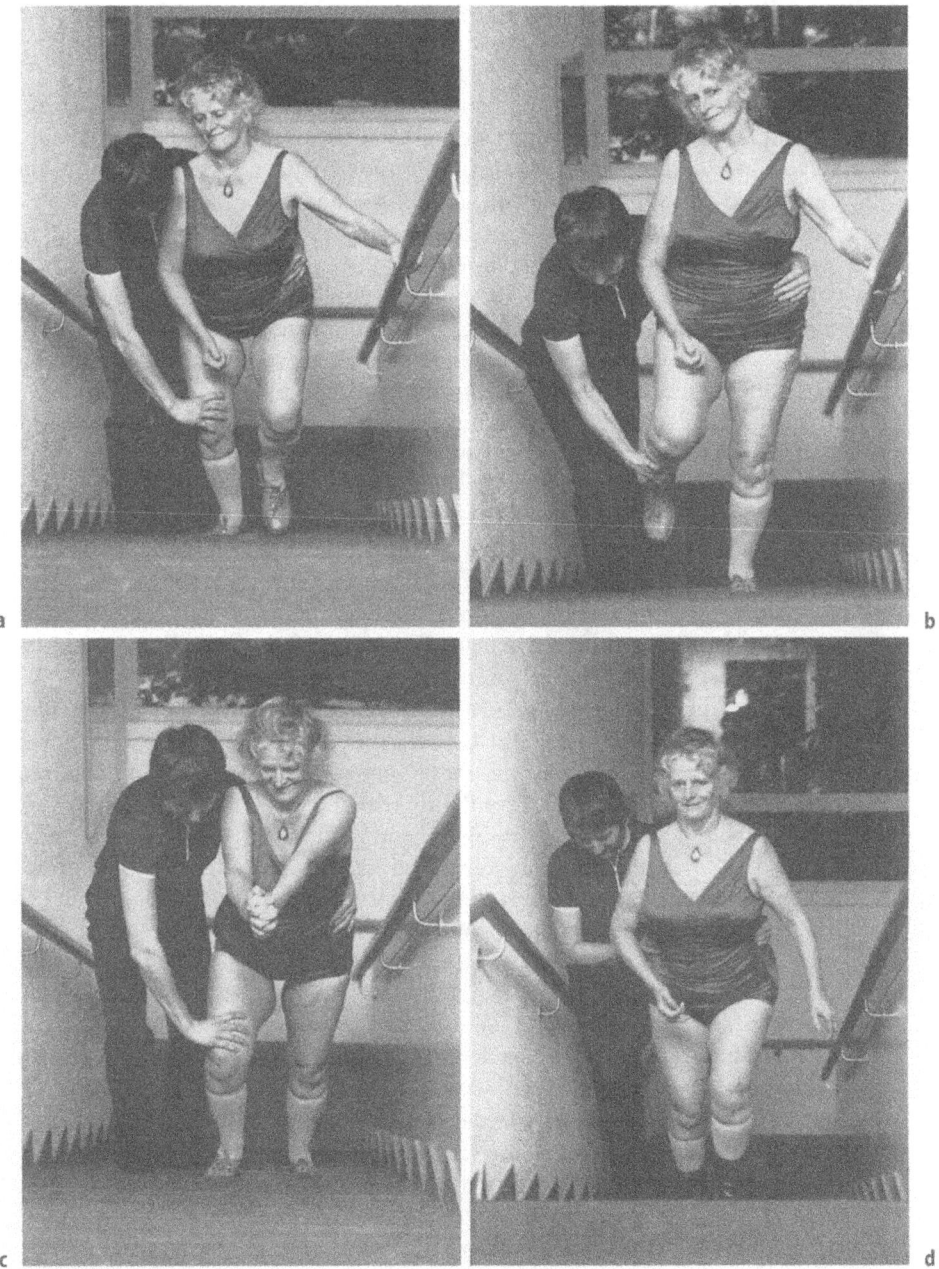

Fig. 7.14a-d. Salire le scale (emiplegia destra). **a** Con il carico sulla gamba plegica, la paziente porta il piede sano sul gradino superiore. **b** La terapista fa scivolare in basso la mano fino alla tibia e con un movimento circolare aiuta a posizionare il piede plegico sul gradino successivo. **c** Quando la paziente sale il gradino con il piede sano, la terapista le tira il ginocchio in avanti. Sentendosi più sicura, la paziente tiene le mani intrecciate. **d** La paziente non ha più bisogno di tenersi al corrimano e la terapista ha diminuito il sostegno

braccio il paziente, in modo tale che la mano sia appoggiata sul lato opposto del bacino. Usa il braccio per stabilizzare il tronco del paziente quando il peso è trasferito sulla gamba sana e quella plegica è sollevata.
3. Non appena il piede plegico è posizionato, la terapista riposiziona la mano sopra il ginocchio del paziente cosicché, quando questi sale sul gradino successivo con la gamba sana, possa aiutarlo nuovamente a spostare il ginocchio plegico in avanti sopra il piede. In nessun momento le ginocchia sono completamente estese; si verifica invece un movimento ritmico, simile all'andare in bicicletta, come nello schema normale.

Quando l'abilità e la sicurezza del paziente migliorano, egli svolge l'attività tenendo le mani intrecciate davanti a sé (Fig. 7.14c) o, meglio ancora, con le braccia rilasciate lungo i fianchi (7.14d). Quando la terapista sente che il paziente controlla attivamente il movimento delle gambe, sposta le mani e fornisce sostegno solo da un lato o dall'altro del bacino. La quantità di assistenza fornita viene gradualmente ridotta finché il paziente è in grado di farcela da solo.

Per la maggior parte dei pazienti scendere le scale è più difficile che salirle, soprattutto quando devono fare il passo verso il basso con la gamba plegica. Quando portano la gamba in avanti, essa tende a tirare con forza in adduzione incrociando l'altra gamba, mentre il piede va in inversione nello schema di estensione globale. Il paziente non è in grado di appoggiare il piede piatto sullo scalino successivo, oppure ha difficoltà a farlo. Guardando in basso dalla rampa delle scale può anche sentirsi in ansia. La procedura è la seguente:
1. Il paziente tiene leggermente il corrimano e la terapista, in piedi dal lato plegico, per prima cosa gli chiede di fare un passo in giù con la gamba sana. Per facilitare la normale sequenza del movimento, posiziona la mano posta più lontano dal paziente appena sopra il ginocchio plegico e lo tira in avanti flettendolo a sufficienza, con la caviglia che si solleva per permettere all'altro piede di raggiungere il gradino inferiore (Fig. 7.15a). L'altra mano è appoggiata sull'emibacino sano e il braccio che circonda il sacro aiuta a portare le anche in avanti sul piede più avanzato.
2. Quando il paziente si sposta in avanti, la mano posta sulla gamba plegica rimane nella stessa posizione. Per muovere la gamba, il peso del paziente dev'essere trasferito sulla parte sana e la terapista usa la spalla appoggiata al torace del paziente per facilitare lo spostamento di peso necessario. L'altro braccio posto sull'emitronco sano favorisce la stabilità e permette al paziente di muoversi sufficientemente verso il lato sano. Se la gamba plegica inizia ad addursi quando si porta verso il basso, la terapista la guida in rotazione esterna e utilizza nuovamente il braccio posto dietro per portare il bacino in avanti (Fig. 7.15b).
3. Quando il piede del paziente è sistemato correttamente sul gradino inferiore, la terapista tira il ginocchio in avanti per impedire che la gamba spinga in estensione totale, mentre il paziente inizia a trasferirvi il carico (Fig. 7.15c). Quindi il paziente fa un passo avanti con la gamba sana.

Si deve istruire accuratamente il paziente e incoraggiarlo sin dal primo tentativo ad appoggiare solo un piede per gradino. Se all'inizio l'inversione del piede

7 • Rieducare le reazioni di equilibrio in posizione seduta e in stazione eretta 203

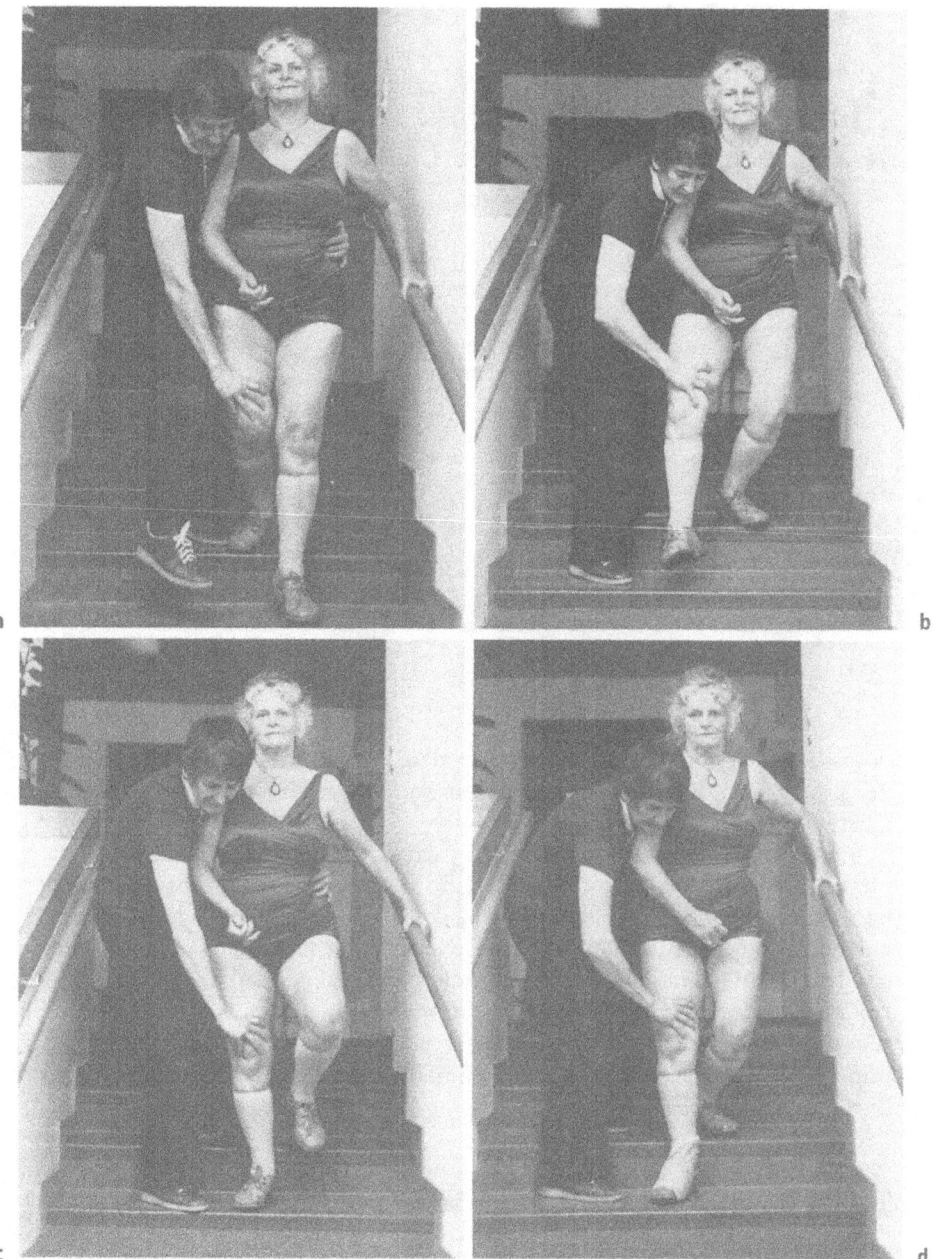

Fig. 7.15a-e. Scendere dalle scale (emiplegia destra). **a** La paziente fa un passo in giù dapprima con il piede sano. La terapista tira in avanti il ginocchio plegico. **b** Mentre la paziente scende il gradino con il piede plegico la terapista impedisce l'adduzione. **c** Quando il piede plegico è appoggiato, la terapista aiuta la paziente a portare il peso in avanti senza iperestendere il ginocchio. **d** Una benda impedisce la supinazione del piede durante la fase iniziale del trattamento

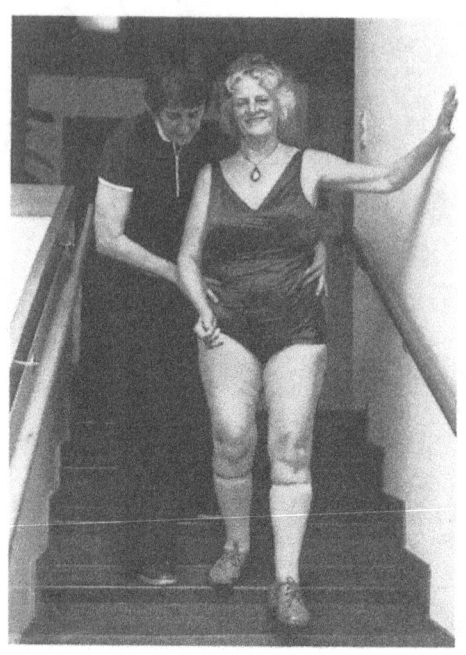

Fig. 7.15e. La paziente si sostiene da sola con la mano sana appoggiata al muro e non ha più bisogno di tenersi al corrimano

dovesse essere troppo difficile da controllare, si può fasciare ben stretto il piede per proteggerlo durante le prime fasi dell'attività e dare sicurezza al paziente e alla terapista (Fig. 7.15d).

Quando il paziente ha imparato la corretta sequenza di movimento non ha più bisogno di tenersi al corrimano. Nello stadio intermedio il paziente si mantiene stabile appoggiando la mano sana contro il muro posto di lato (Fig. 7.15e). Quando si sente sufficientemente sicuro smette di usare la mano come sostegno e la terapista facilita l'equilibrio e il movimento agendo sul bacino. Ancora una volta riduce gradatamente il sostegno fino a quando il paziente è in grado di salire e scendere le scale con sicurezza senza bisogno di alcun aiuto, cosa che sarà importante per la sua vita fuori dall'ambiente protetto dell'ospedale o del centro di riabilitazione (Fig. 9.27).

Trasferire lateralmente il carico su un piano oscillante

Il piano oscillante può essere utile quando si riallenano le reazioni di equilibrio in stazione eretta e per insegnare al paziente a spostare il peso da un lato all'altro con sicurezza. Persino i pazienti che non sono ancora in grado di camminare senza aiuto imparano a trasferire il peso correttamente, perché sentono e vedono il movimento del piano oscillante e i controlli sono molto chiari. Il piano si inclina lateralmente sino a incontrare l'assoluta resistenza del pavimento. Per evitare

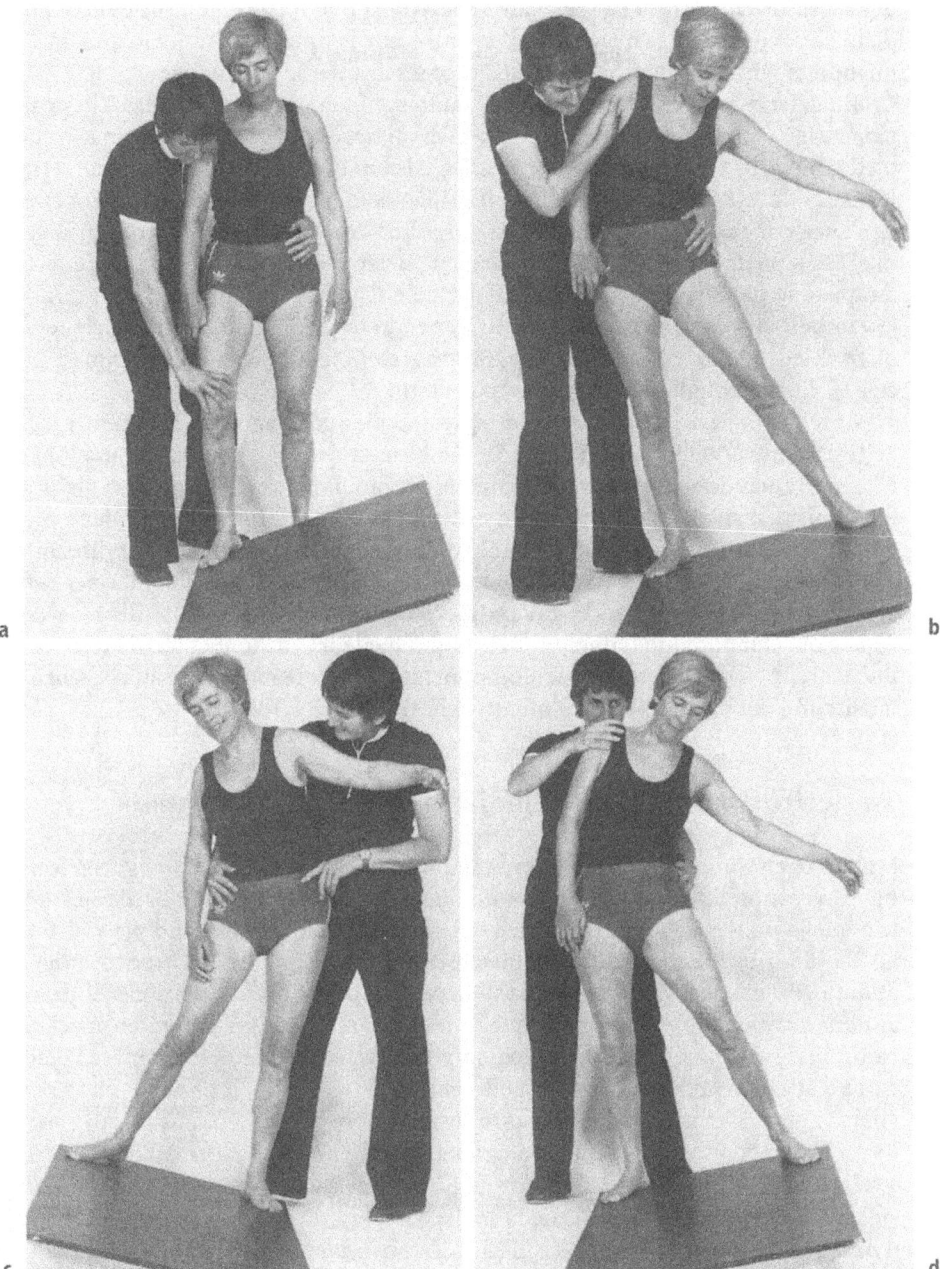

Fig. 7.16a-d. Muovere il piano oscillante lateralmente (emiplegia destra). **a** Salire sul piano mettendo prima il piede plegico. La terapista guida il ginocchio in avanti. **b** Trasferimento del carico sul lato plegico. La terapista allunga il tronco del paziente e con la propria anca mantiene in estensione quella del paziente. **c** Trasferimento del carico sulla gamba sana. La terapista ha cambiato posizione in modo che il paziente si sposti verso di lei. **d** La terapista riduce la quantità di sostegno

qualsiasi forma di ansia del paziente, la terapista può fornirgli un sostegno completo circondandolo, se necessario, con entrambe le braccia e tirandolo a sé fino a quando si sente più sicuro. Poi riduce progressivamente l'aiuto fornito.

Il paziente impara a far oscillare il piano da un lato all'altro mentre è in posizione eretta con i piedi divaricati e paralleli ai bordi. Sale sul piano prima con il piede plegico e la terapista lo aiuta a sistemarlo nella posizione corretta. Rimanendo in piedi vicina al paziente dalla parte plegica, la terapista gli sostiene l'anca con la propria e stabilizza il ginocchio con una mano mentre egli sistema l'altro piede (Fig. 7.16a). Non appena il paziente è in piedi sicuro sul piano, la terapista lo aiuta a stare eretto con il carico equamente distribuito su entrambe le gambe e con il piano orizzontale. Rimanendo in piedi dallo stesso lato, la terapista chiede al paziente di portare il peso verso di lei muovendo per prima l'anca e lo aiuta a compiere il movimento corretto.

Con una mano sotto l'ascella la terapista allunga il lato plegico mentre con l'altra accorcia quello sano (Fig. 7.16b). Le braccia del paziente rimangono lungo i fianchi. Quando egli ripete correttamente il movimento verso la parte plegica, la terapista si sposta dall'altro lato e la stessa sequenza di movimenti viene eseguita in direzione opposta (Fig. 7.16c). Molti pazienti avranno le stesse difficoltà a trasferire il carico sulla parte sana e avranno bisogno di quest'abilità per fare agevolmente un passo con la gamba plegica durante la fase di oscillazione del cammino. Quando il movimento diventa più facile da entrambi i lati, la terapista può stare in piedi dietro al paziente, apportando piccole modifiche alla postura e facilitando dal bacino il trasferimento del carico (Fig. 7.16d).

Trasferire il carico avanti e indietro in posizione di passo

Molti pazienti impareranno in breve tempo a stare in piedi con i piedi divaricati, ma troveranno difficoltà a farlo con un piede davanti all'altro, in posizione simile a quella della fase di mezzo carico del cammino. La base è molto più ristretta ed è quindi richiesta un'attività muscolare molto maggiore del tronco e degli abduttori dell'anca. Imparare a mantenere l'equilibrio nella posizione di passo aiuterà a riesercitare l'attività di questi muscoli e renderà il paziente capace di camminare con una larghezza del passo più normale, invece di mantenere i piedi troppo allargati come altrimenti tenderebbe a fare. Inoltre, il paziente può esercitarsi nel trasferimento del carico in avanti sopra il piede più avanzato senza usare i tipici movimenti compensatori o utilizzare posture anormali del tronco.

Il paziente è in piedi con il muro situato dal lato sano e appoggia la mano sana sulla parete poco sopra il livello della spalla. La terapista si inginocchia poco dietro il paziente dalla parte plegica ed egli fa un passo in avanti con il piede sano, appoggiando sul pavimento solo il tallone mentre mantiene la caviglia in dorsiflessione (Fig. 7.17a). Mentre il paziente cerca di mantenere l'equilibrio anche quando sposta leggermente la mano dalla parete, la terapista lo incoraggia ad estendere l'anca della gamba che sostiene il peso. Il cingolo scapolare e il cingolo pelvico rimangono paralleli fra loro senza rotazioni posteriori da entrambi i lati. Mantenendo la posizione del tronco, il paziente sposta completamente il peso sulla gamba sana

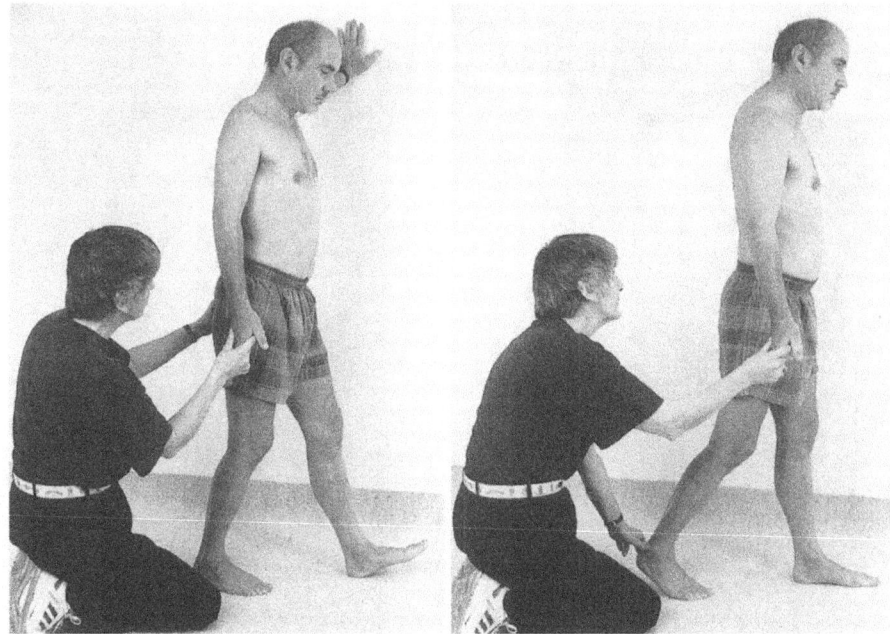

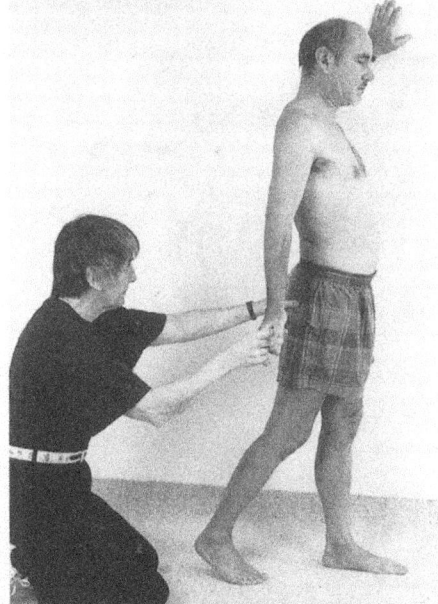

Fig. 7.17a-e. Posizione di passo con trasferimento del carico in avanti e indietro (emiplegia destra). **a** Carico posteriore sulla gamba plegica con il solo tallone della gamba sana appoggiato sul pavimento. **b** Spingere con il piede plegico sollevando il tallone. **c** Peso completamente in avanti sulla gamba sana. **d, e** Il piede della terapista sotto il tallone del paziente facilita la spinta per trasferire il peso in avanti

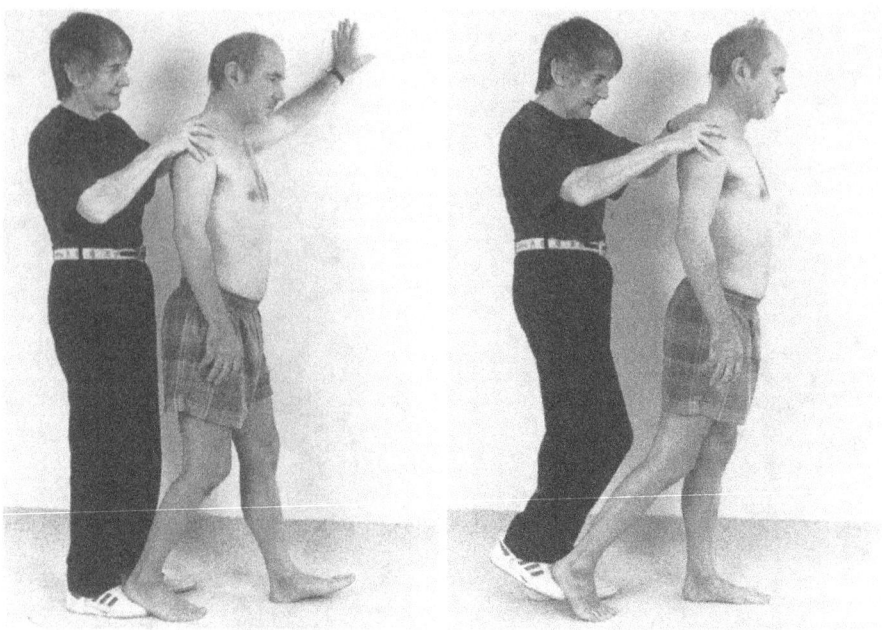

Fig. 7.17d, e. (Legenda a pagina 207)

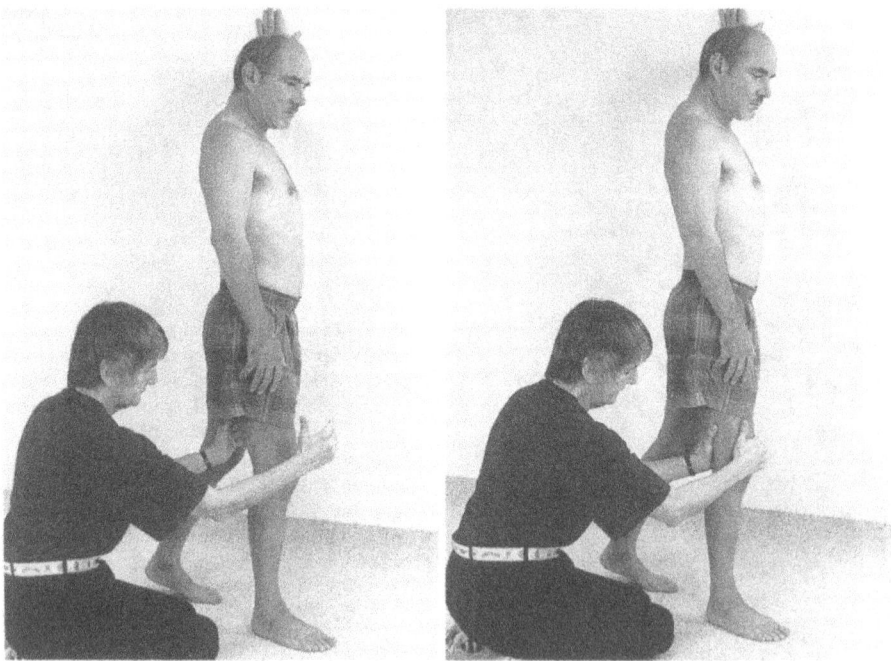

Fig. 7.18a, b. Posizione di passo con la gamba plegica davanti (emiplegia destra). Tapping pressorio per stimolare l'attività nei muscoli stabilizzatori del ginocchio. a Il paziente porta il carico in avanti e la terapista mantiene le mani a piccola distanza dal ginocchio, una davanti e l'altra dietro. b La terapista colpisce in modo deciso verso il basso con le mani a coppa i muscoli anteriori e posteriori del ginocchio

posta davanti, cercando di usare la flessione plantare del piede plegico per spingersi in avanti. La maggior parte dei pazienti piegherà il ginocchio sano per potersi spostare in avanti attraverso l'azione degli ischio-crurali di quel lato. La terapista quindi insegna al paziente a mantenere la gamba sana piuttosto dritta durante il movimento in avanti, mentre aiuta la spinta del piede plegico (Fig. 7.17b). Sostiene il tallone per impedire l'inversione del piede e così si accerta che rimanga allineato con l'altro piede. Il ginocchio dovrebbe rimanere esteso poiché il paziente non ha ancora trasferito tutto il carico in avanti sull'altra gamba. Solo quando la terapista lo ha aiutato a muovere il bacino e tutta la parte è situata sopra la gamba che sostiene il carico, il ginocchio che è collocato posteriormente comincia a flettersi come farebbe normalmente all'inizio della fase di oscillazione (Fig. 7.17c). Il paziente trasferisce nuovamente il carico indietro sulla gamba plegica, lasciando scendere il tallone verso il terreno, con la terapista che facilita ancor più il movimento del tallone e l'attività degli estensori dell'anca e del ginocchio. Quando il paziente ha il carico sulla gamba plegica, il piede posto in avanti si dovrebbe dorsiflettere e solo il tallone dovrebbe rimanere a contatto con il suolo. Il movimento viene ripetuto in avanti e indietro e il paziente cerca di usare sempre meno il braccio sano finché può spostare del tutto la mano dal muro. Una volta che il piede ha smesso di spingere con forza in flessione plantare e inversione durante la fase di spinta, la terapista si alza per facilitare il movimento in avanti, mettendo il piede sotto quello del paziente per aiutare la necessaria flessione plantare. La terapista mette l'avampiede sotto il tallone del paziente e quando egli sposta il carico sul piede posto di fronte lo aiuta a sollevare il tallone. Con le mani sulle spalle del paziente, la terapista gli stabilizza il torace in estensione, adduce le scapole e può facilitare il movimento di tutto il corpo a livello del bacino (Fig. 7.17d, e).

Si esercita l'attività anche con il piede plegico davanti e quello sano dietro e parallelo, senza rotazione esterna. La terapista si inginocchia nuovamente dietro al paziente per aiutarlo nel corretto posizionamento della gamba e del piede quando egli sposta il peso in avanti. Quando porta il peso sopra la gamba plegica, il paziente può avere difficoltà a controllare l'estensione selettiva del ginocchio. La terapista stimola la co-contrazione dei muscoli che sostengono il peso con le mani poste una davanti e l'altra dietro al ginocchio, applicandovi una pressione e dando contemporaneamente dei colpi decisi con entrambe le mani. Per avere un effetto migliore la terapista tiene le mani a coppa e le abbassa velocemente sulla muscolatura anteriore e posteriore del ginocchio operando una pressione decisa quando tutto il peso è sulla gamba (Fig. 7.18a, b).

Fare passi di lato incrociando una gamba davanti all'altra

La capacità di fare passi laterali costituisce normalmente un aspetto essenziale del nostro equilibrio e del meccanismo di protezione. Esercitare quest'attività insegnerà anche al paziente come trasferire liberamente il peso sull'altro lato. Dapprima l'attività è svolta lentamente e correttamente utilizzando la facilitazione e in seguito esercitata fino a che il paziente è in grado di fare dei rapidi passi automatici quando viene spostato lateralmente in entrambe le direzioni.

- **Spostarsi verso il lato plegico.** Il paziente porta il carico sulla gamba plegica e con l'altra gamba fa un passo incrociandola davanti, facendo attenzione che il ginocchio leso non scatti in iperestensione. Il movimento richiede una considerevole adduzione dell'anca di sostegno, con il trocantere che si allontana molto dal piede e con il lato plegico che si allunga. Con una mano posta sotto l'ascella del paziente la terapista impedisce l'accorciamento dell'emilato quando egli porta bene il carico sulla gamba plegica. Con l'altra mano posta dietro il paziente, la terapista preme verso il basso sopra il bacino in direzione del lato opposto per aiutare il movimento laterale del trocantere verso il lato plegico (Fig. 7.19a).

- **Spostarsi verso il lato sano.** La normale sequenza di movimento è la stessa, ma a causa delle tipiche difficoltà esperite dalla maggior parte dei pazienti, la facilitazione richiesta è diversa. Quando il paziente fa un passo laterale incrociando la gamba plegica, il bacino si retrae, l'anca si abduce in rotazione esterna e il piede supina come conseguenza dello schema flessorio globale attivato dalla flessione dell'anca utilizzata per muovere tutta la gamba. Il paziente ha bisogno di essere aiutato ad addurre l'arto e a rilasciare tutto l'emilato per posizionare il piede piatto sul pavimento nonostante la sua tendenza a supinare. La terapista facilita il movimento premendo con decisione verso il basso e in avanti sulla cresta iliaca e in seguito, quando il piede è in posizione corretta, aiutando il paziente a trasferire il carico sulla gamba plegica (Fig. 7.19d). Inoltre aiuta il paziente a mantenere l'anca estesa mentre fa il successivo passo laterale con la gamba sana. Camminare di lato seguendo una linea sul pavimento con entrambi i piedi posti accuratamente dietro di essa aumenta il grado di controllo e la difficoltà dell'esercizio. Il paziente, altrimenti, utilizzerebbe dei compensi camminando di lato in diagonale. Per segnare la linea si può utilizzare una benda srotolata o una striscia di nastro adesivo. Quando la capacità migliora, il paziente dovrebbe cercare di fare dei passi più ampi, di appoggiare tutto il piede contemporaneamente dopo ciascun passo, invece di appoggiare prima le dita e poi lentamente il tallone e dovrebbe cercare di mantenere i piedi paralleli fra loro. Quando il paziente è in grado di fare passi ampi e ritmici verso il lato sano, il braccio della terapista posizionato sopra il tronco lo aiuta ad allungare l'emilato in modo tale da fornirgli la sicurezza necessaria per spostare il peso abbastanza distante sulla gamba di sostegno (Fig. 7.19d).

Attività in stazione eretta con il carico sulla gamba sana

Come requisito per la normale fase di oscillazione del cammino, il paziente dev'essere capace di stare in piedi senza sforzo sul piede sano con la gamba plegica rilassata. Per esercitare quest'abilità, la terapista s'inginocchia di fronte al paziente e solleva il piede plegico con velocità sempre maggiore e con preavviso o preparazione sempre minore. Il paziente cerca di non opporre resistenza al movimento della gamba e poi di controllare attivamente la discesa durante tutta

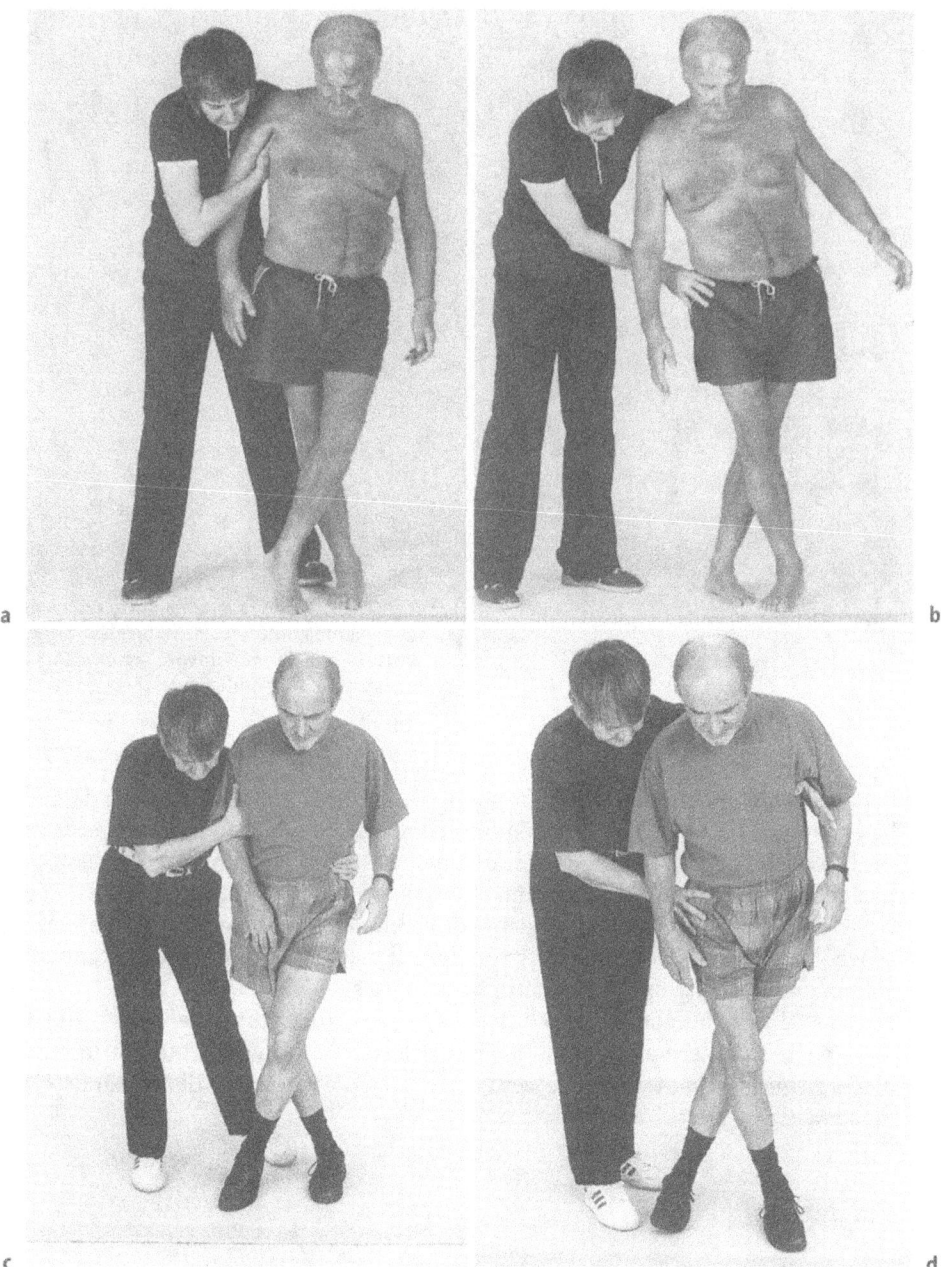

Fig. 7.19a-d. Camminare di lato incrociando una gamba davanti all'altra (emiplegia destra). **a** Verso il lato plegico. Il paziente fa un passo con il piede sano incrociando l'altra gamba senza iperestendere il ginocchio plegico. La terapista facilita l'allungamento del lato. **b** Verso il lato sano. La terapista aiuta il movimento del bacino in avanti e in basso. **c** Spostarsi lateralmente con i piedi sempre posizionati dietro una linea. **d** Passi più ampi appoggiando simultaneamente tutto il piede sul pavimento

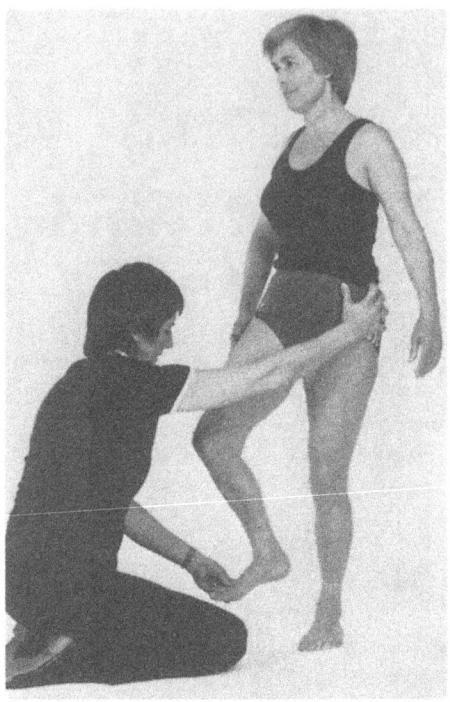

Fig. 7.20. Stando in piedi sulla gamba sana la paziente controlla quella plegica in tutta l'escursione del movimento senza spingere in estensione (emiplegia destra)

l'ampiezza del movimento mentre l'appoggia sul pavimento. All'inizio ci dovrebbe essere un lettino alto o un tavolo immediatamente dietro al paziente per sicurezza e anche perché in tal modo si può eseguire l'esercizio mentre il bacino del paziente è appoggiato al lettino sino a quando non migliora l'equilibrio e il controllo della gamba. Alla fine il paziente dovrebbe essere in grado di stare in piedi senza il sostegno del lettino e di permettere al piede di abbassarsi correttamente sul pavimento senza spingere affatto verso il basso (Fig. 7.20).
Per i molti pazienti che trovano difficile spostare adeguatamente il peso sul lato sano per permettere alla gamba plegica di oscillare in avanti, attività in cui il piede plegico sposta un oggetto vero e proprio consentiranno di spostare spontaneamente il carico.

Calciare un pallone

Si pone il pallone davanti al paziente in modo tale che egli possa fare un passo in avanti prima con la gamba sana e poi far oscillare in avanti quella plegica per dare un calcio alla palla. In alternativa, la terapista può aiutare il paziente a mettere il piede dietro di sé prima di dare un calcio al pallone. Il paziente non dovrebbe cercare di calciare quando i piedi sono vicini l'uno all'altro, perché così facendo fletterebbe attivamente la gamba per eseguire il movimento, invece di farla oscillare in avanti come nel cammino. Calciare il pallone è un movimento familiare, appreso nell'infanzia, ed è sorprendente come consenta al paziente di muoversi in modo normale, nonostante non sia in grado di muovere la gamba su comando verbale (Fig. 14.25a, b). Quest'attività piace molto ai pazienti di ogni età.

Far scivolare in avanti sul pavimento un asciugamano o un pezzo di carta

Con il piede posizionato su un asciugamano, il paziente fa scivolare quest'ultimo in avanti e viene poi aiutato a riportarlo di nuovo indietro. Se all'inizio il movimento gli risulta difficile perché spinge contro il pavimento con il piede nello schema di estensione totale o perché solleva il piede troppo in alto in flessione totale, la terapista gli insegna il movimento corretto chiedendogli di consentirle di svolgere l'attività al suo posto. Il paziente appoggia il piede sull'asciugamano, cercando di non opporre resistenza mentre la terapista tira in avanti con delicatezza quest'ultimo e mantenendovi il piede a contatto (Fig. 7.21). Sentendo il movimento corretto, il paziente impara a eseguirlo e piano piano continua l'attività attivamente. Lo stesso esercizio può essere fatto utilizzando un pezzo di carta resistente sotto il piede che scivolerà facilmente anche sulla moquette.

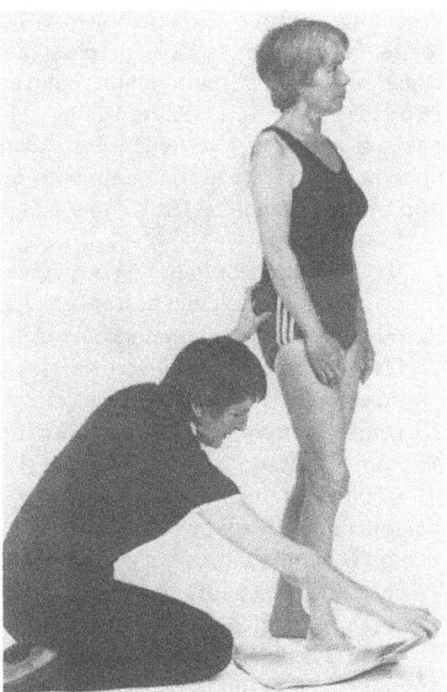

Fig. 7.21. Il piede plegico viene tirato in avanti su un asciugamano mentre il paziente si concentra per non opporre resistenza al movimento (emiplegia destra)

Considerazioni

Gli esseri umani hanno un'innata paura di cadere e ciò è più evidente in alcune persone che in altre. Il fatto che la paura sia innata e non dovuta a qualche predisposizione di tipo psicologico è dimostrato dalla sua presenza anche in bambini molto piccoli. Durante i primi tre mesi di vita si può osservare un riflesso di Moro (McCarthy e Atkinson 1986) o una "reazione di sussulto" (Bobath 1974) se la superficie di sostegno viene improvvisamente mossa o se la testa del bambino viene lasciata cadere di circa 10° in estensione mentre il bambino è mantenuto supino, con il tronco e il capo sostenuti da dietro, usando il cosiddetto metodo della testa che cade. Attraverso la reale esperienza di cadute e del dolore che ne consegue, alcune persone impareranno ad avere ancora più paura. Molte persone con disabilità quali l'emiplegia sperimenteranno un tale aumento di paura, a causa del quale vengono spesso erroneamente sgridate o persino mandate da uno psichiatra, nonostante la loro paura sia assolutamente naturale ed appropriata. Infatti, la paura di cadere è un meccanismo protettivo e aiuterà il paziente a prevenire le cadute e i traumi.

È spesso molto difficile per la terapista capire perché il paziente abbia così tanta paura anche durante sedute di terapia in cui sembra avere un controllo motorio sufficiente per mantenere l'equilibrio. Per esempio, una giovane paziente disse al marito che l'aveva rimproverata aspramente per non aver attraversato a piedi uno spazio aperto simile a quello che aveva attraversato solo il giorno prima: "Ma tu non sai cosa vedo e sento io!". La maggior parte dei pazienti che sperimentano una paura insolita e incomprensibile, in modo simile a quella dell'esempio, soffrono di disturbi percettivi che fanno apparire il mondo circostante non familiare e instabile, perché l'informazione che ricevono attraverso i vari canali sensoriali è confondente e contradditoria. Oltre a questo stato di "non corrispondenza neurale" (Reason 1978), è forse più facile capire la paura provata dai pazienti emiplegici se teniamo presente che di solito tutte o la maggior parte delle reazioni volte al mantenimento o recupero dell'equilibrio sono ridotte, se non completamente assenti, a meno che non vengano attentamente rieducate.

Riassumendo:
1. Il capo è mantenuto in una posizione fissa a causa dell'ipertono, dell'iperattività del lato sano o della postura che il paziente utilizza per mantenersi stabile. In tal modo il capo non può essere libero di muoversi per aiutare l'equilibrio.
2. Il tronco non riesce ad accorciarsi e allungarsi appropriatamente a causa dell'ipertono o ipotono e dell'iperattività del lato sano.
3. Le gambe non riescono ad abdursi per fungere da contrappeso e il paziente non è in grado di fare rapidi passi di protezione. La gamba plegica reagisce troppo lentamente, se non affatto, a causa della spasticità e/o della debolezza concomitante e il paziente spesso non è in grado di fare velocemente un passo con la gamba sana, perché ciò implicherebbe portare il carico sul lato plegico, cosa di cui ha paura.
4. Il braccio plegico non è in grado di reagire né in estensione, né in abduzione, né in estensione protettiva. L'ipertono lo tira contro il fianco del paziente, oppure l'ipotono lo rende incapace di entrare rapidamente in azione.

Il paziente non rieducato è lasciato con la sola mano sana ad aiutarlo a mantenere l'equilibrio, sostenendosi a qualcosa o spingendo contro una superficie di sostegno. Ciò significa che quando il paziente è in piedi o cammina si appoggia a un bastone e anche in questo caso non è protetto dal cadere verso il lato plegico o indietro. Solo un piccolo movimento fuori dalla linea mediana sarebbe sufficiente a causargli la perdita dell'equilibrio quando solleva il bastone dal pavimento.

Se si vuole che il paziente si muova liberamente senza paura e cammini senza bastone, si devono ripristinare le sue reazioni di equilibrio e rendere possibile un qualche tipo di meccanismo protettivo. Il paziente deve poter usare funzionalmente la mano sana per tutti i compiti quotidiani e non lo può fare quando è totalmente dipendente da essa per mantenere l'equilibrio. Sarebbe un peccato relegare l'unica mano ben funzionante unicamente al compito primitivo di mantenere l'equilibrio. Il recupero delle reazioni di equilibrio gioca quindi un ruolo importante per il successo della riabilitazione. Persino i pazienti che presentano un minimo recupero dell'attività muscolare nel braccio e nella gamba possono riapprendere molto bene le reazioni di equilibrio e riacquistare la capacità di fare dei passi veloci per ripristinare l'equilibrio in stazione eretta o nella deambulazione. Solo quando l'equilibrio è soddisfacente scomparirà la paura.

Un'altra ragione importante per rieducare le reazioni di equilibrio in posizione seduta e in stazione eretta è che tutti i movimenti attivi degli arti richiedono un aggiustamento posturale e reazioni pre-programmate per permettere "la stabilità posturale per l'arto direttamente coinvolto nel movimento principale e l'equilibrio per il capo e il tronco" (Latash e Anson 1996). Come spiegano gli autori:

"Qualunque movimento volontario costituisce in sé una perturbazione posturale soprattutto a causa dell'accoppiamento meccanico delle articolazioni. La trasmissione delle forze e dei momenti di torsione prodotti dai segmenti in movimento attraverso il collegamento dei segmenti corporei costituisce la ragione principale delle perturbazioni posturali. Le correzioni delle perturbazioni posturali indotte dal movimento volontario sono definite anticipatorie se sono innescate prima del movimento. Queste correzioni rappresentano il controllo posturale anticipatorio (feedforward) associato al controllo del movimento che previene o diminuisce i disturbi posturali e dell'equilibrio. Esse sono pre-programmate, innescate internamente e sincronizzate sul futuro inizio del movimento. Il loro effetto meccanico si oppone al disturbo posturale previsto dalla pianificazione del movimento".

La natura anticipatoria delle correzioni delle perturbazioni posturali causate dai movimenti dell'arto superiore è emersa dai risultati di Jull (1996), che ha dimostrato che il muscolo addominale trasverso interviene nello stabilizzare i segmenti della colonna persino prima di sollevare realmente l'arto in abduzione tramite la contrazione del deltoide. Il ripristino delle reazioni di equilibrio è un prerequisito per la funzione motoria attiva dell'arto superiore plegico e le attività per il ripristino delle reazioni dovrebbero essere incluse nel trattamento in combinazione con le attività finalizzate al recupero del controllo selettivo del braccio e della mano che saranno descritte nel capitolo successivo.

8 Sollecitare il recupero dell'attività del braccio e della mano e minimizzare le reazioni associate

In molti ospedali e centri di riabilitazione l'enfasi viene posta sull'insegnare al paziente a camminare di nuovo e sul suo diventare indipendente nelle attività della vita quotidiana. Di conseguenza, senza un trattamento specifico mirato al recupero dell'attività funzionale, il braccio e la mano tendono spesso ad essere trascurati. Il paziente diventa sempre più abile nel gestire tutte le attività con la mano sana e l'intero potenziale insito nella mano plegica può non essere mai sviluppato completamente. Anche se nel braccio e nella mano non compare alcuna attività è importante trattarli, in quanto ogni parte del corpo ha un effetto sulle altre. Se il braccio presenta una marcata reazione associata tirando notevolmente in uno schema spastico di flessione, ciò influirà sul modo in cui il paziente cammina, ostacolerà le reazioni di equilibrio e interferirà con la sua capacità di eseguire compiti quotidiani. Dal punto di vista estetico, il paziente sarà afflitto per la continua posizione flessa del braccio davanti al corpo che attrae immediatamente l'attenzione sulla sua disabilità.

Per migliorare i diversi disturbi percettivi che sono in qualche misura sempre presenti dopo una lesione di questo tipo, il trattamento intensivo dell'arto superiore è cruciale. L'input dato al braccio e alla mano non migliorerà solo la sensazione della parte stessa, ma avrà anche effetti positivi sulla percezione dell'intero corpo e sulla sua relazione con l'ambiente. Riferendosi al senso muscolare articolare, denominato in fisiologia sistema propriocettivo, e al suo importante ruolo nel controllo motorio, Bernstein (1996) spiega che "senso propriocettivo significa 'sentire se stesso', cioé avere un senso del proprio corpo". Come descritto nel Cap.1, l'interazione assistita con l'ambiente può aiutare a migliorare anche molte altre abilità cognitive. Si dovrebbe inoltre ricordare che per l'uso funzionale della mano, "la destrezza sembra essere non nei movimenti stessi, ma piuttosto nella loro interazione con l'ambiente" (Bernstein 1996).

Sin dall'inizio della malattia il braccio del paziente deve essere mantenuto completamente mobile e lo schema spastico di flessione inibito. Quando sono possibili, molte delle attività che seguono dovrebbero essere svolte con cura anche quando l'arto è ipotonico. La completa inibizione del tono nel braccio e nel tronco e la facilitazione di qualunque movimeno attivo possibile costituiscono parte integrante del trattamento durante tutte le fasi della riabilitazione. Le sequenze che seguono, con il paziente sdraiato, seduto e in piedi, mostrano come si possa ridurre l'ipertono nel braccio attraverso un'inibizione prossimale e distale e come si possa stimolare il movimento attivo. Se alcuni movimenti sono limitati da una retrazione dolorosa dei vari gruppi muscolari o di altri tessuti molli, la terapista deve lavorare attentamente, ma con determinazione, per recuperare la perdita di estensibilità. Lo stesso principio vale se esiste una limitazione del movimento a carico delle articolazioni. Qualunque sia la causa, il dolore o la contrattura possono inibire il recupero del movimento attivo o impedire al paziente di essere in grado di usare il movimento volontario di cui dispone. Maitland (1991) descrive 'l'inibizione da dolore' come un fattore che "può essere responsabile dell'apparente (non reale) debolezza muscolare, instabilità, limitazione dell'ampiezza di movimento".

Attività in posizione supina

1. Prima di muovere il braccio del paziente, la terapista riduce l'ipertono o l'iperattività del tronco per permettere alla scapola di muoversi liberamente. Ruota il tronco, allunga il lato plegico e porta il bacino in avanti, posiziona in flessione la gamba con il ginocchio che incrocia l'altra gamba (Fig. 8.1a). La terapista lavora fino a quando il bacino rimane in avanti dalla parte plegica e la gamba rimane nella posizione richiesta senza dover essere tenuta. Se il tono si è veramente ridotto, la gamba e il bacino rimarranno in posizione senza che il paziente debba attivamente tenerli o che la terapista debba posizionare un sacchetto di sabbia o un cuscino per stabilizzare il bacino o il piede. Se la gamba dovesse spingere in estensione, o il ginocchio cadere di lato durante le attività dell'arto superiore, la terapista deve allora ripetere l'inibizione del lato e di tutto l'arto prima di proseguire nel trattamento. Il mantenimento passivo della posizione è ciò che indica alla terapista che il tono non sta aumentando. La gamba non deve quindi tenere la posizione meccanicamente. Sarebbe controproducente mantenerla in posizione attraverso strumenti di fissazione esterna o di altro tipo, quali un sacchetto di sabbia o del materiale antiscivolo, perché si perderebbe l'importante fonte d'informazione relativa all'aumento del tono. I muscoli potrebbero essere ipertonici, ma con il posizionamento meccanico della gamba qualunque movimento causato dalla loro contrazione sarebbe impedito e l'aumento di tensione passerebbe inosservato.
2. Con il braccio plegico accuratamente posizionato contro il proprio fianco, la terapista utilizza l'altra mano per muovere la scapola del paziente in elevazione con protrazione. Con il palmo della mano sotto la spina della scapola muove il cingolo scapolare di quel lato in avanti e verso l'alto, chiedendo al paziente di consentire il movimento senza opporre alcuna resistenza (Fig. 8.1b). Quando la terapista muove la scapola, l'ipertono si riduce sia prossimalmente che distalmente e la terapista porta lentamente il braccio del paziente in rotazione esterna.
3. Non appena la scapola si muove facilmente, la terapista porta il braccio del paziente in avanti e verso l'alto in elevazione attraverso una flessione, mentre mantiene la protrazione della scapola e l'estensione del gomito. Con il gomito contro quello del paziente, la terapista applica un'adeguata quantità di pressione per assicurare che il braccio non tiri in flessione. In seguito apre la mano del

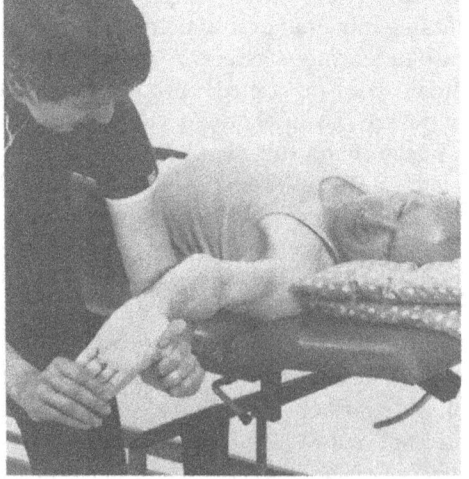

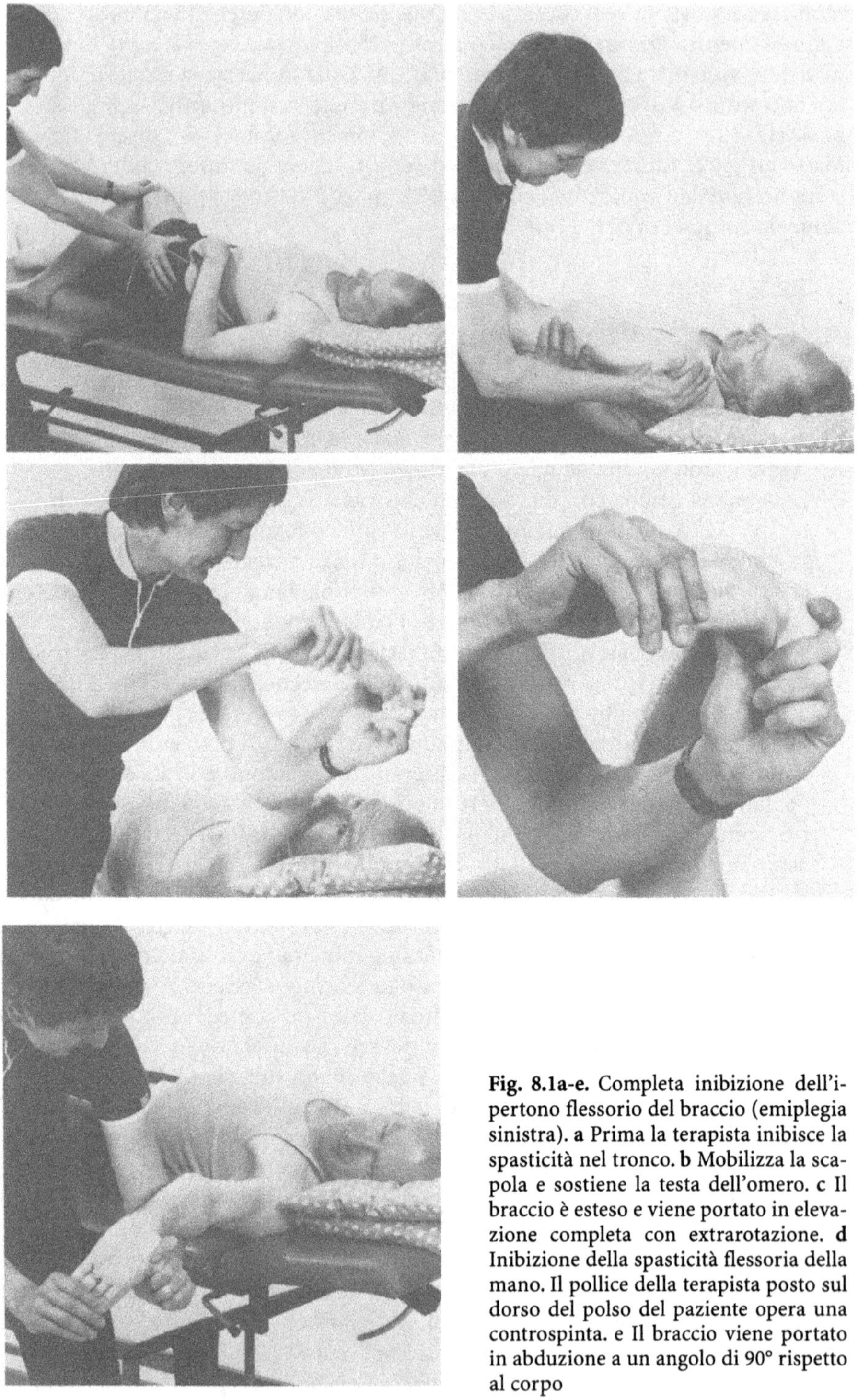

Fig. 8.1a-e. Completa inibizione dell'ipertono flessorio del braccio (emiplegia sinistra). **a** Prima la terapista inibisce la spasticità nel tronco. **b** Mobilizza la scapola e sostiene la testa dell'omero. **c** Il braccio è esteso e viene portato in elevazione completa con extrarotazione. **d** Inibizione della spasticità flessoria della mano. Il pollice della terapista posto sul dorso del polso del paziente opera una controspinta. **e** Il braccio viene portato in abduzione a un angolo di 90° rispetto al corpo

paziente tirando il pollice fuori dal palmo e facendo una completa estensione del polso e delle dita (Fig. 8.1c). Il pollice della terapista contro la parte dorsale del polso del paziente compie una controspinta, permettendo di superare la resistenza offerta dai flessori del polso e dai flessori delle dita (Fig. 8.1d).
4. Quando ha raggiunto la completa elevazione del braccio in estensione, la terapista dovrebbe muovere il braccio in abduzione orizzontale con supinazione dell'avambraccio. Con il proprio gomito sotto il gomito del paziente lo mantiene in estensione, mentre contemporaneamente impedisce la retrazione della scapola e mantiene la corretta posizione della testa dell'omero nella fossa glenoidea (Fig. 8.1e). Il movimento passivo assicura che i flessori e i rotatori interni della spalla mantengano la loro completa estensibilità.

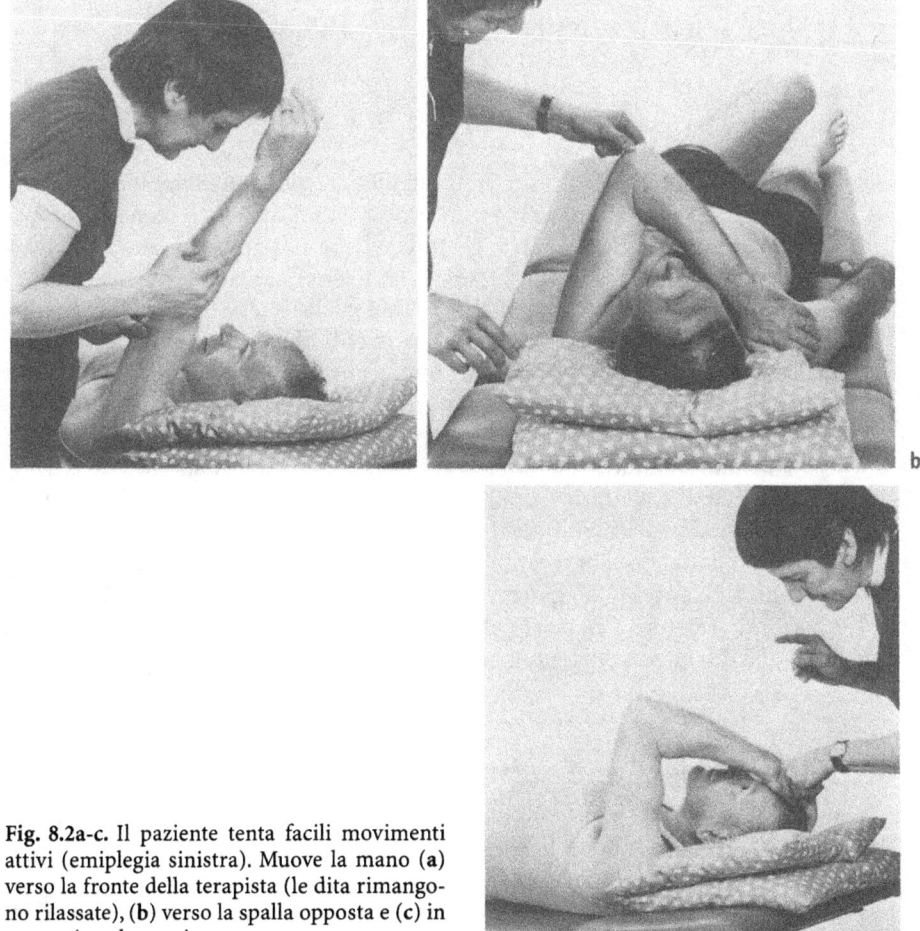

Fig. 8.2a-c. Il paziente tenta facili movimenti attivi (emiplegia sinistra). Muove la mano (a) verso la fronte della terapista (le dita rimangono rilassate), (b) verso la spalla opposta e (c) in appoggio sul proprio capo

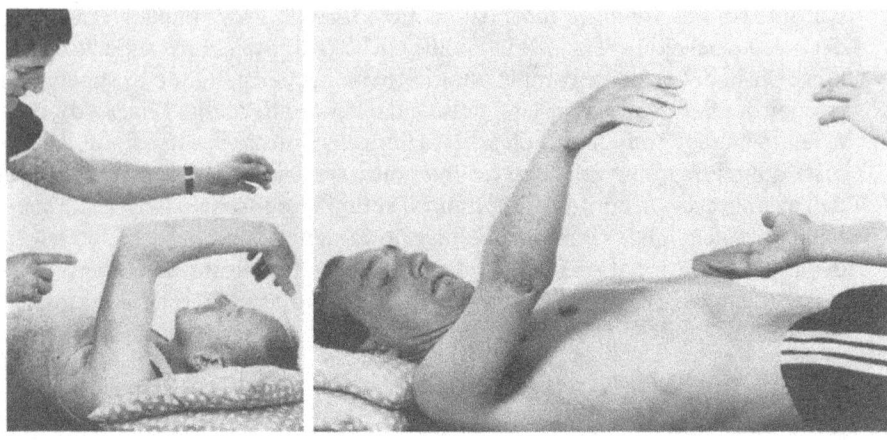

Fig. 8.3a, b. Posizionare il braccio con la mano libera. **a** In diversi gradi di flessione (emiplegia sinistra). **b** Abbassando il braccio lungo il fianco con il gomito esteso e le dita rilassate (emiplegia destra)

5. Quando l'ipertono nel braccio è stato inibito ed è possibile il movimento passivo senza resistenza, il paziente può provare a muovere attivamente il braccio, ma senza sforzo. La terapista gli chiede di lasciare che la mano rimanga a contatto con la fronte (Fig. 8.2a). Con un aiuto appropriato, il paziente può poi portare la mano sull'altra spalla e cercare di lasciarla in quella posizione senza che il braccio entri in uno schema di flessione totale (Fig. 8.2b). Analogamente, egli può spostare la mano portandola sulla testa e lasciarla ferma (Fig. 8.2c) e poi muoverla nuovamente verso la fronte della terapista.
6. Per il paziente risulta più difficile il tentativo di far rimanere il braccio inattivo e rilassato quando viene messo in diverse posizioni dalla terapista (Fig. 8.3a). Egli deve imparare a graduare i movimenti in questo modo se vuole usare il braccio e la mano per funzioni diverse. Il livello di difficoltà viene aumentato ponendo il braccio in posizioni sempre più complesse, cioé quelle che sono influenzate maggiormente dagli schemi spastici o dalle sinergie di massa. Ad esempio, il paziente abbassa il braccio lentamente lungo il fianco senza che il gomito si fletta o la mano si chiuda.

Attività in posizione seduta

Nella vita quotidiana usiamo le mani principalmente quando siamo seduti o in piedi; in queste posizioni ci vestiamo, mangiamo, scriviamo, lavoriamo e giochiamo. È quindi preferibile trattare il paziente in posizione seduta o in piedi piuttosto che supino quando cerca di muovere l'arto attivamente con una facili-

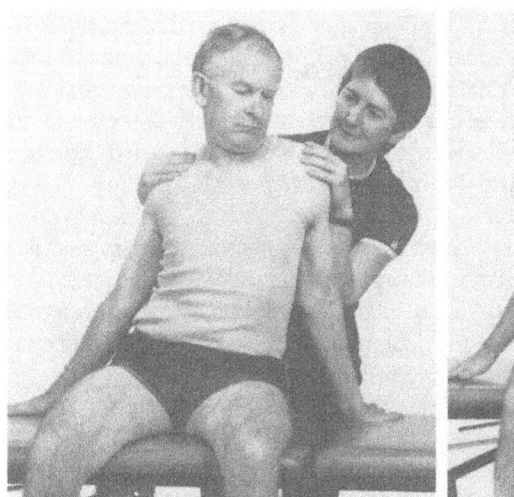 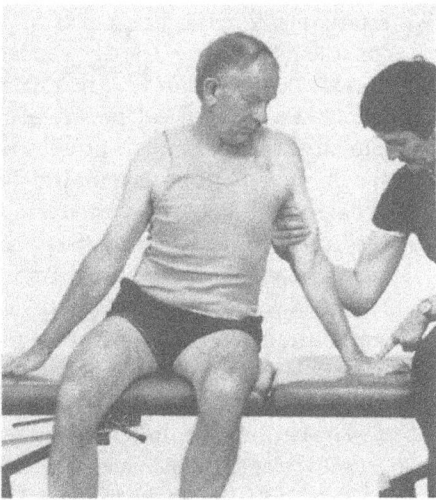

Fig. 8.4a, b. Inibire l'ipertono nel braccio muovendo il corpo prossimalmente contro le componenti spastiche distali (emiplegia sinistra). **a** Con le braccia estese e le mani appoggiate sul lettino, il paziente si muove da un lato all'altro. **b** Con il braccio plegico sostenuto da dietro in estensione, il paziente porta il carico verso il braccio. La scapola si eleva e la mano rimane estesa

tazione. Queste posizioni consentono inoltre alla terapista di sfruttre i preziosi principi dell'inibizione dell'ipertonicità, muovendo le parti prossimali del corpo contro le componenti distali ipertoniche.

1. Il paziente siede sul lettino di trattamento con le braccia estese dietro sé in rotazione esterna. Sposta il carico da una parte all'altra tenendo sempre entrambe le mani sul piano di appoggio. La terapista facilita con le mani il necessario movimento della scapola, con le parti laterali del tronco del paziente che si accorciano e si allungano alternativamente. Quando il paziente trasferisce il carico a sinistra, la parte laterale sinistra del tronco si allunga permettendo al cingolo scapolare e alla scapola sinistra di elevarsi. In modo reciproco, la parte destra si accorcia e il cingolo scapolare viene depresso per permettere alla mano di rimanere appoggiata sulla superficie di appoggio. Quando il paziente muove il tronco verso destra, la terapista aiuta l'indispensabile depressione della scapola sinistra. Durante tutta l'attività, la terapista usa i gomiti per mantenere in estensione quelli del paziente fino a quando è certa che egli sia in grado di tenerli da solo nella posizione con sicurezza (Fig. 8.4a).

2. La terapista posiziona il braccio del paziente lateralmente in rotazione esterna con le dita estese. Usando l'avambraccio per sostenere il gomito in estensione e la mano per tenere in avanti la spalla, lo aiuta a portare il peso verso quel lato (Fig. 8.4b). Si deve avere un'estrema cura per evitare traumi al polso causati da una sua eccessiva flessione dorsale. La terapista può evitare il rischio assicurandosi che il braccio e la mano siano sufficientemente ruotati

esternamente, cosicché quando sposta il paziente da un lato all'altro, il peso si sposti dal bordo mediale a quello laterale del palmo della mano senza aumento della flessione dorsale. Ancora una volta la scapola si deve muovere liberamente in elevazione e depressione quando il paziente trasferisce il peso da un lato all'altro, muovendosi prossimalmente contro il braccio spastico. Quando si è inibito l'ipertono, la terapista diminuisce il sostegno; può quindi chiedere al paziente di flettere ed estendere selettivamente il gomito, cioé senza muovere il tronco per produrre flessione ed estensione al gomito e senza sfruttare la rotazione interna della spalla per rinforzare il tentativo di estensione.

3. Poiché la scapola è molto spesso la chiave della spasticità di tutta l'estremità superiore, la terapista deve porre particolare attenzione ad inibire l'ipertonia in quest'area prima che vengano tentati movimenti attivi.

   a) Posizionando le mani del paziente appoggiate dietro di lui con le dita rivolte indietro, la terapista lo aiuta a flettere ed estendere il tronco. Il movimento prossimale inibisce l'ipertono non solo nella zona circostante la scapola, ma anche in tutto il braccio e in tutta la mano. Quando il tronco si flette, le scapole sono portate in completa protrazione. Stando in piedi dietro al paziente, la terapista preme sullo sterno verso il basso e all'indietro per incrementare la flessione della colonna dorsale, mentre con l'altra mano muove le scapole il più avanti possibile. Entrambi i lati del cingolo scapolare devono essere portati simultaneamente in avanti, perché altrimenti la scapola del lato sano verrà tirata automaticamente indietro in modo compensatorio. Ancora una volta la terapista usa i gomiti appoggiati contro quelli del paziente per mantenerne l'estensione (Fig. 8.5a). Quando il paziente estende il tronco, la terapista tira entrambe le scapole indietro in adduzione e facilita l'estensione della colonna dorsale (Fig. 8.5b).

   b) Una volta che il tronco e il cingolo scapolare si muovono liberamente, il paziente impara a muovere avanti e indietro una spalla mentre stabilizza l'altra scapola. La terapista muove per prima la spalla sana avanti e indietro ritmicamente per tre volte, mentre con l'altra mano tiene la scapola plegica posizionata (Fig. 8.5c). Insegna al paziente a lasciarsi muovere la spalla con facilità e in seguito gli chiede di muoverla insieme a lei senza sforzo. Lo stesso movimento è svolto successivamente con la spalla plegica. Quando sente che il paziente si sta muovendo attivamente, la terapista riduce gradualmente la quantità di aiuto, ma è pronta a intervenire nuovamente se il movimento dovesse procedere con difficoltà o il ritmo dovesse essere perso (Fig. 8.5d).

4. Il controllo attivo del cingolo scapolare può essere ulteriormente incoraggiato insegnando al paziente ad elevare e protrarre attivamente la scapola.

   a) La terapista muove l'apice della spalla del paziente in direzione del naso, in avanti e verso l'alto, lavorando così in contrapposizione allo schema spastico. Chiede al paziente di non cercare di opporsi al movimento e quando sente che non vi è più resistenza, il paziente può aiutare attivamente. La terapista tiene la mano del paziente in flessione dorsale completa con le dita estese mentre egli muove attivamente la scapola (Fig. 8.6a).

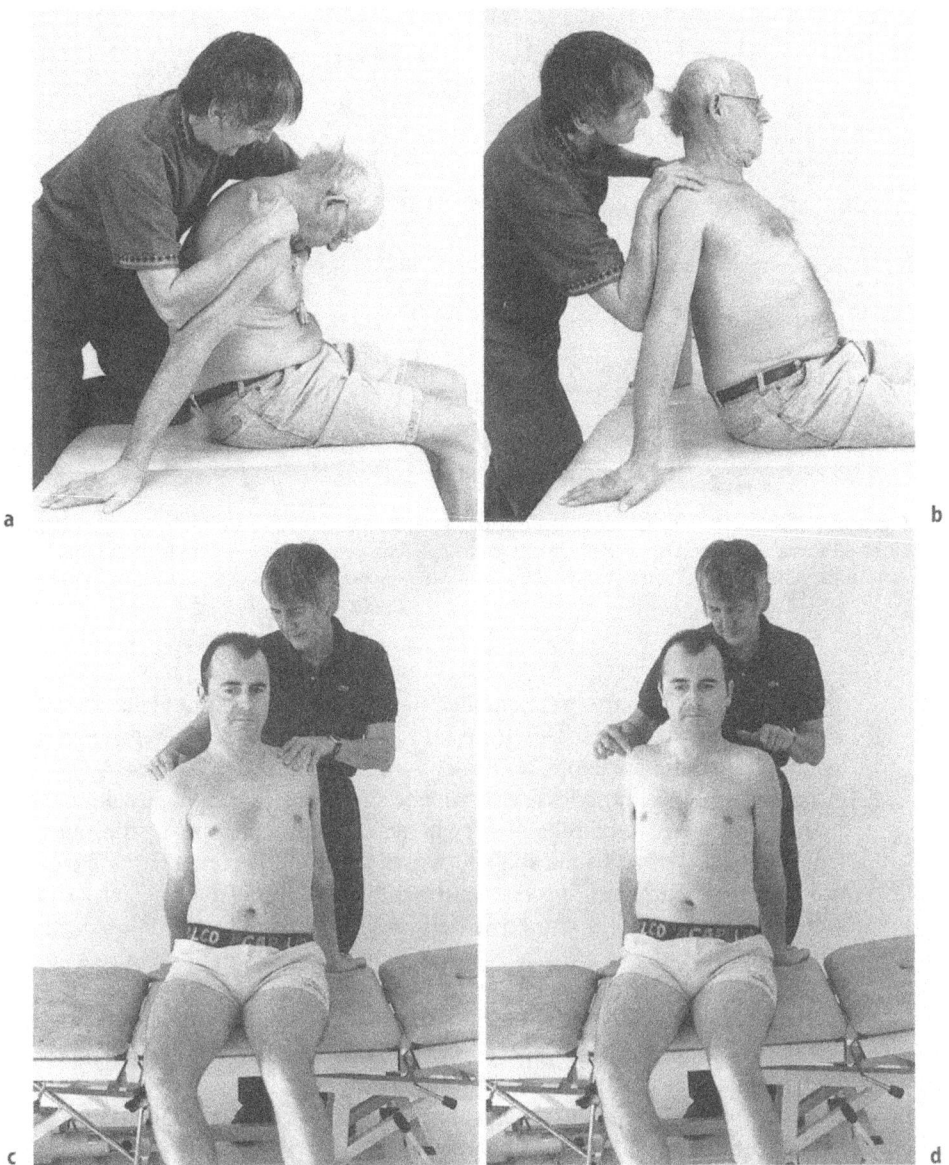

Fig. 8.5a-d. Riesercitare il controllo attivo della scapola dopo la normalizzazione del tono. **a** La completa flessione del torace permette la protrazione delle scapole. **b** Estensione del tronco con adduzione facilitata delle scapole (emiplegia destra). **c** Muovere ritmicamente avanti e indietro la spalla sana mentre si mantiene stabilizzata l'altra (emiplegia sinistra). **d** Imparare a muovere attivamente la spalla plegica, con la terapista pronta ad aiutare se necessario

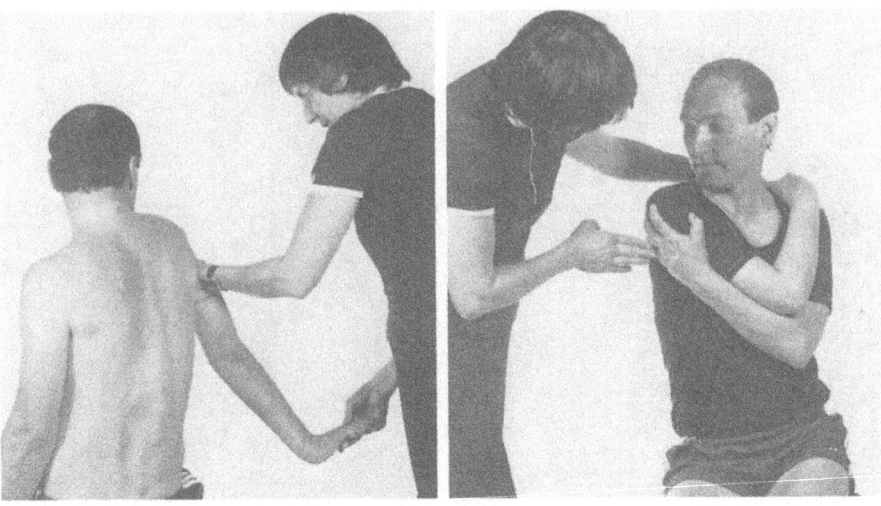

Fig. 8.6a, b. Elevazione e protrazione della scapola (emiplegia destra). **a** Con il braccio in estensione ed extrarotazione, l'apice della spalla viene spostato verso il naso. **b** Con le braccia incrociate, il paziente ruota il tronco verso il lato sano. La mano sana porta la spalla plegica in avanti

Molti pazienti trovano più semplice mantenere l'elevazione della scapola con una contrazione isometrica e solo in seguito procedere nel muoverla verso l'alto dalla posizione neutra con una contrazione isotonica.

b) Con entrambe le mani flesse e incrociate sul torace, il paziente usa la mano sana per portare la scapola plegica in avanti in protrazione. La mano plegica rimane rilassata sulla spalla opposta mentre il paziente ruota il tronco con un movimento fluido e continuo avanti e indietro (Fig. 8.6b). Ci si deve assicurare che le ginocchia del paziente rimangano nella posizione iniziale, altrimenti la rotazione avverrà a livello delle anche invece che del tronco. Quando la spasticità è sufficientemente inibita, il paziente diminuisce progressivamente il sostegno al braccio plegico finché rimane in posizione senza aver bisogno di essere sostenuto. Con l'aiuto della terapista, allontana la mano plegica dalla spalla e poi ve la riporta attivamente.

5. Il paziente è seduto con le braccia stese e le mani intrecciate appoggiate a un tavolo o a un lettino posto di fronte.

   a) Tenendo i gomiti estesi, sposta il peso prima su un lato e poi sull'altro, per inibire la spasticità nel braccio e nella mano. Quando è completamente appoggiato su un lato, una mano è posta sopra l'altra ed egli preme il braccio sottostante portando la spalla in rotazione esterna con supinazione dell'avambraccio (Fig. 8.7a). L'ipertono dei muscoli pronatori dell'avambraccio e dei muscoli flessori delle dita si riduce tramite il movimento ripetuto del tronco da un lato all'altro. Quando il pollice della mano sottostante tocca il tavolo, il paziente può mantenerlo in posizione finché sente che la tensione è diminuita e dopo prova a lasciare che la mano stia in posizione senza l'aiuto di quella sana. Il paziente può anche spingere lontano le mani lungo il tavolo verso la parte sana, portando così la scapola controlaterale in protrazione. Spingendo le mani verso l'altro lato porta invece il peso sopra il lato plegico.

b) Con i gomiti che rimangono appoggiati, la terapista aiuta il paziente a collocare i palmi delle mani sotto il mento, lasciando le dita appoggiate a lato del viso. Precauzionalmente, la terapista tiene un leggero contatto con la punta delle dita del paziente per impedire che si graffi il viso se la mano dovesse chiudersi inaspettatamente (Fig. 8.7b). Quando sente che le dita sono rilassate, la terapista allontana la mano plegica dal viso e dopo chiede al paziente di riappoggiarla dolcemente (Fig. 8.7c). Il movimento inco-

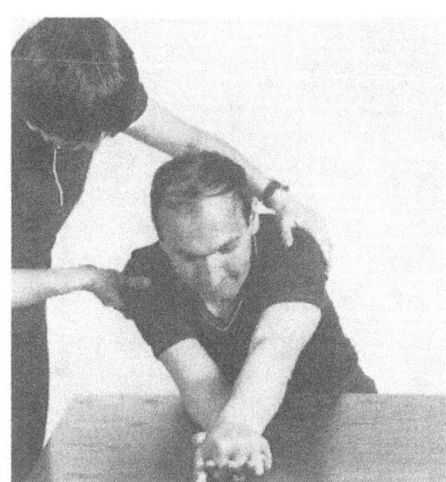
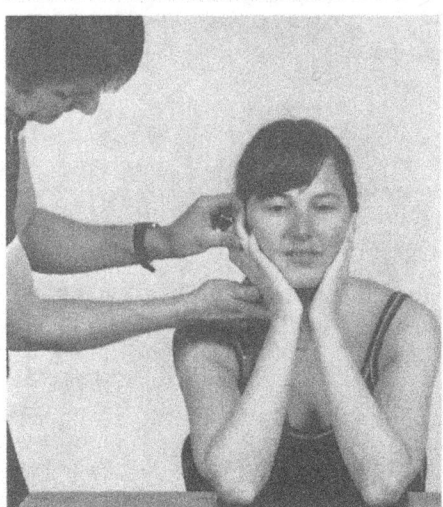
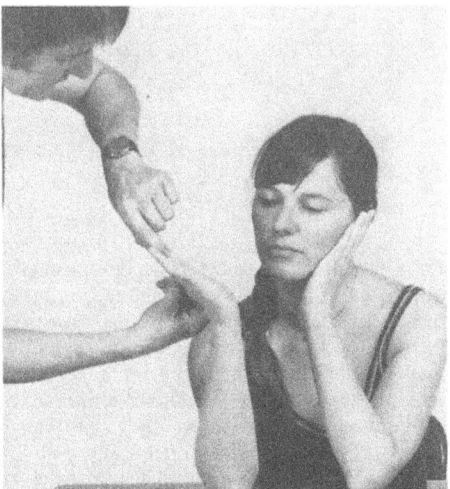

Fig. 8.7a-c. Recupero del controllo attivo del braccio (emiplegia destra). a Inibizione della pronazione dell'avambraccio. Il paziente sposta il peso da un lato all'altro. b La paziente appoggia il mento sulle mani. Le dita rimangono rilassate. c La terapista sposta la mano plegica e la paziente la riporta sul viso

raggia la flessione selettiva del gomito in supinazione senza che le dita si flettano. Se la mano rimane rilassata, si chiede al paziente di portarla in maggior estensione prima di riappoggiarla sotto il mento.

6. Per aiutare il paziente a muoversi in modo fluido e senza iperattività, la terapista gli appoggia la mano estesa sulla propria chiedendogli di seguirne i movimenti (Fig. 8.8a). Aumentando la velocità del movimento e cambiando la direzione, la terapista può accrescere il grado di complessità secondo l'abilità del paziente. Se egli pone entrambe le mani su quelle della terapista e lei gli chiede di seguire il movimento di entrambe contemporaneamente, l'attività diventa più difficile, ma ha il vantaggio d'impedire l'iperattività del braccio sano, dato che la sequenza deve svolgersi in modo adeguato (Fig. 8.8b).

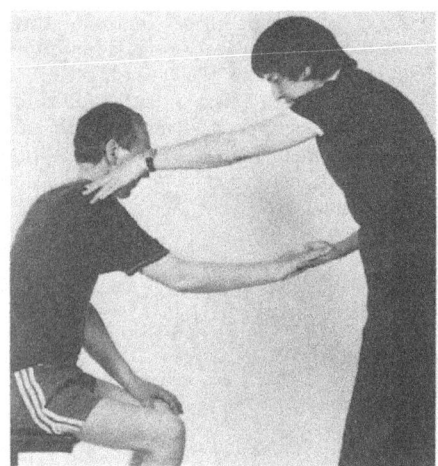
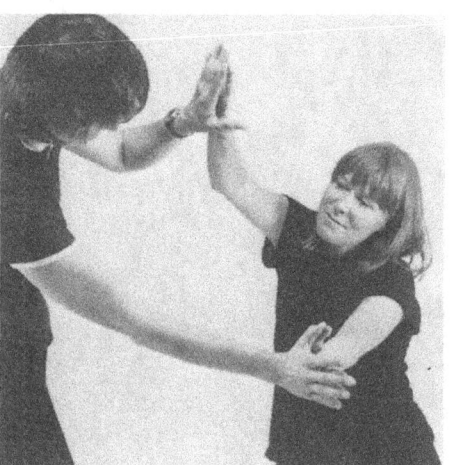
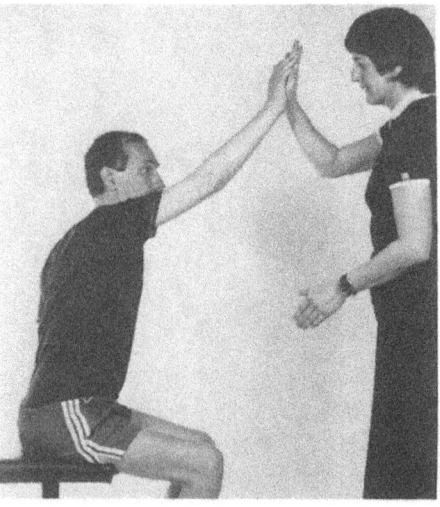

Fig. 8.8a-c. Muoversi senza sforzo (emiplegia destra). **a** Con la mano plegica appoggiata su quella della terapista il paziente ne segue i movimenti. **b** Con entrambe le mani contro quelle della terapista, la paziente segue movimenti più complessi. **c** Il paziente segue la mano della terapista in avanti e in alto. La terapista fornisce rapide e ripetute approssimazioni attraverso il palmo della mano del paziente

8 • Sollecitare il recupero dell'attività del braccio e della mano   227

7. Il paziente segue il movimento in avanti e in alto della mano della terapista e quest'ultima facilita il movimento con brevi e veloci approssimazioni attraverso il palmo della mano del paziente (Fig. 8.8c). Se il paziente dovesse avere un'attività insufficiente dei muscoli della spalla, la terapista può usare la mano libera per sostenere l'arto superiore, aiutare l'estensione del gomito e impedire qualsiasi trauma alla spalla prodotto da un movimento rapido e incontrollato.
8. L'attività del paziente sarà spesso facilitata dall'uso di un pallone, poiché il suo movimento gli è familiare e inoltre rende più interessante il trattamento.
   a) Il paziente pone le mani intrecciate sul pallone e lo spinge il più lontano possibile davanti a sé (Fig. 8.9a). Può anche allontanarlo verso la parte sana, portando in tal modo la spalla plegica in avanti. Quest'attività inibisce la spasticità e incoraggia inoltre il paziente a portare il peso in avanti. Non si sta trattando solo il braccio, ma contemporaneamente si riallenano anche altri movimenti. Portare il pallone in avanti verso il lato plegico faciliterà il trasferimento automatico del peso.
   b) Quando si è ridotto l'ipertono, si può stimolare l'attività dell'arto plegico aiutando il paziente a spostare il pallone con una mano sola. Controllando il pallone senza che le dita della mano si flettano, il paziente esercita il movimento selettivo (Fig. 8.9b). Nella stessa posizione di partenza egli può anche muovere il pallone da un lato all'altro, ma questa volta stabilizzando la spalla e muovendo il braccio solo a partire dal gomito. Inoltre può allontanare il pallone con il dorso e le dita della mano.

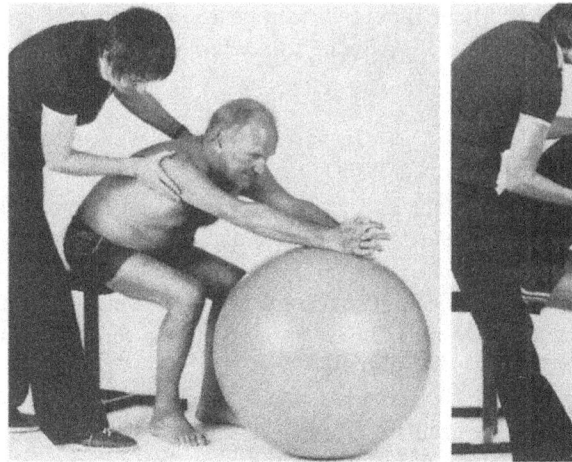 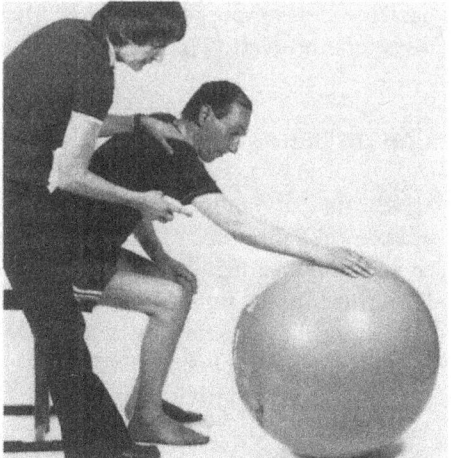

a   b

Fig. 8.9a, b. Da seduto, spostare un pallone per facilitare il movimento selettivo del braccio (emiplegia destra). **a** Con le mani intrecciate. **b** Con la mano plegica

Attività in stazione eretta

Con un pallone da ginnastica

1. Il paziente può anche esercitarsi ad allontanare il pallone con il dorso della mano stando in stazione eretta. Egli è allora in grado di oscillare più liberamente il braccio e porterà automaticamente il carico in avanti senza timore (Fig. 8.10a). La terapista facilita il movimento e aiuta a impedire che si verifichino movimenti anormali, cioé adduzione dell'anca o retrazione della spalla.
2. Il paziente può anche lasciar cadere e prendere il pallone usando entrambe le mani, guidato dalla terapista che durante l'attività gli mantiene il pollice e le dita adeguatamente estese (Fig. 8.10b,c). Quando è necessario, la terapista può anche dapprima guidare la mano sana del paziente per impedirgli di usarla con un eccesso di attività e per facilitare il movimento corretto.
3. Il paziente può imparare a far rimbalzare il pallone con la mano plegica o alternando le mani, attività più avanzata rispetto al lasciar cadere e prendere il pallone. La terapista guida la mano plegica per assicurare fluidità e ritmo (Fig. 8.10d) e se sente che il paziente si sta muovendo attivamente senza inutile sforzo, gli permette di continuare da solo (Fig. 8.10e). Se il movimento risultasse forzato o dovesse essere perso il ritmo, la terapista dovrebbe immediatamente prendere la mano del paziente e permettere all'attività di procedere di nuovo in modo armonioso.

Sia lasciar cadere e prendere il pallone, che farlo rimbalzare sono attività utili se unite alla deambulazione. Il cammino del paziente diventa più automatico ed egli guarda il pallone invece di fissare costantemente il pavimento come altrimenti farebbe. Dal momento che per far rimbalzare o lanciare in avanti il pallone il paziente si deve sporgere in avanti, anche il peso verrà portato in avanti e i passi diventeranno reattivi invece che attivi come avviene solitamente.

Con un palloncino

Spesso un palloncino servirà a stimolare l'attività estensoria del braccio, del polso e delle dita senza troppo sforzo e la coordinazione occhio-mano si verificherà spontaneamente.
1. Il paziente con un'attività volontaria minima o assente dell'arto superiore può colpire il palloncino in aria con le mani intrecciate mentre la terapista gli sostiene il braccio e la spalla.
2. Per stimolare l'attività si può aiutare il paziente a colpire il palloncino solo con la mano plegica. Egli dovrebbe far oscillare il braccio avanti insieme a tutto il lato plegico e non tentare di sollevarlo utilizzando spalla. Con un'adeguata facilitazione, il movimento è possibile anche quando non sembra esservi alcuna attività nel braccio. La terapista è in piedi dietro al paziente e ruota il tron-

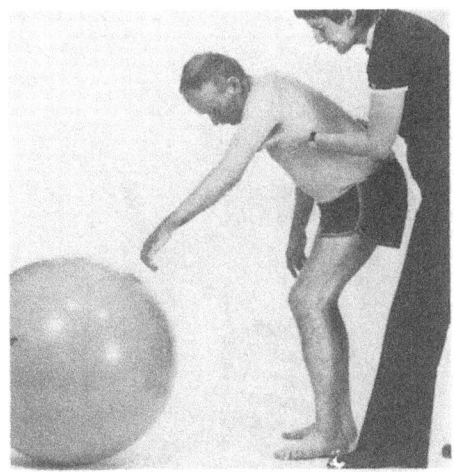

Fig. 810a-e. In stazione eretta, usare un pallone per stimolare l'attività nel braccio. **a** Allontanare il pallone con il dorso della mano (emiplegia sinistra). **b, c** Far cadere e prendere il pallone. La terapista guida la mano plegica (emiplegia sinistra). **d, e** Far rimbalzare il pallone alternando le mani. La terapista all'inizio guida la mano plegica sino a quando la paziente è in grado di continuare da sola

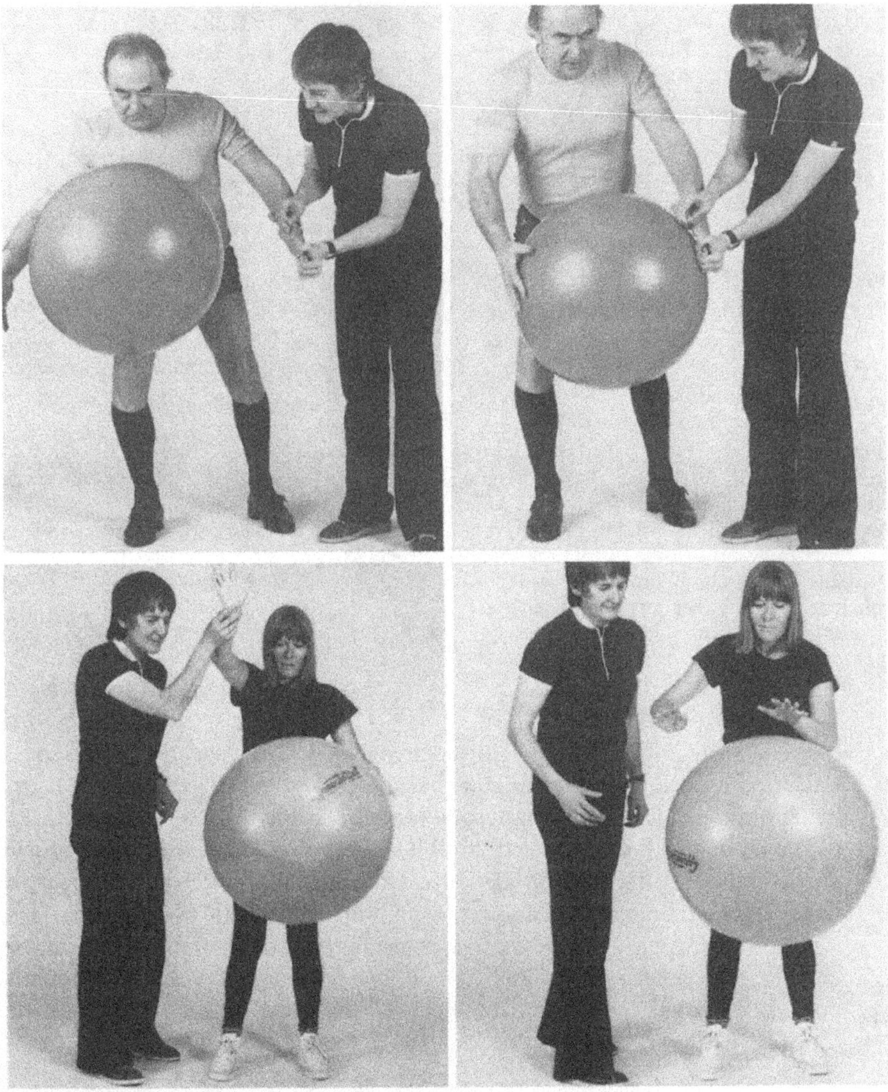

230 Passo dopo Passo

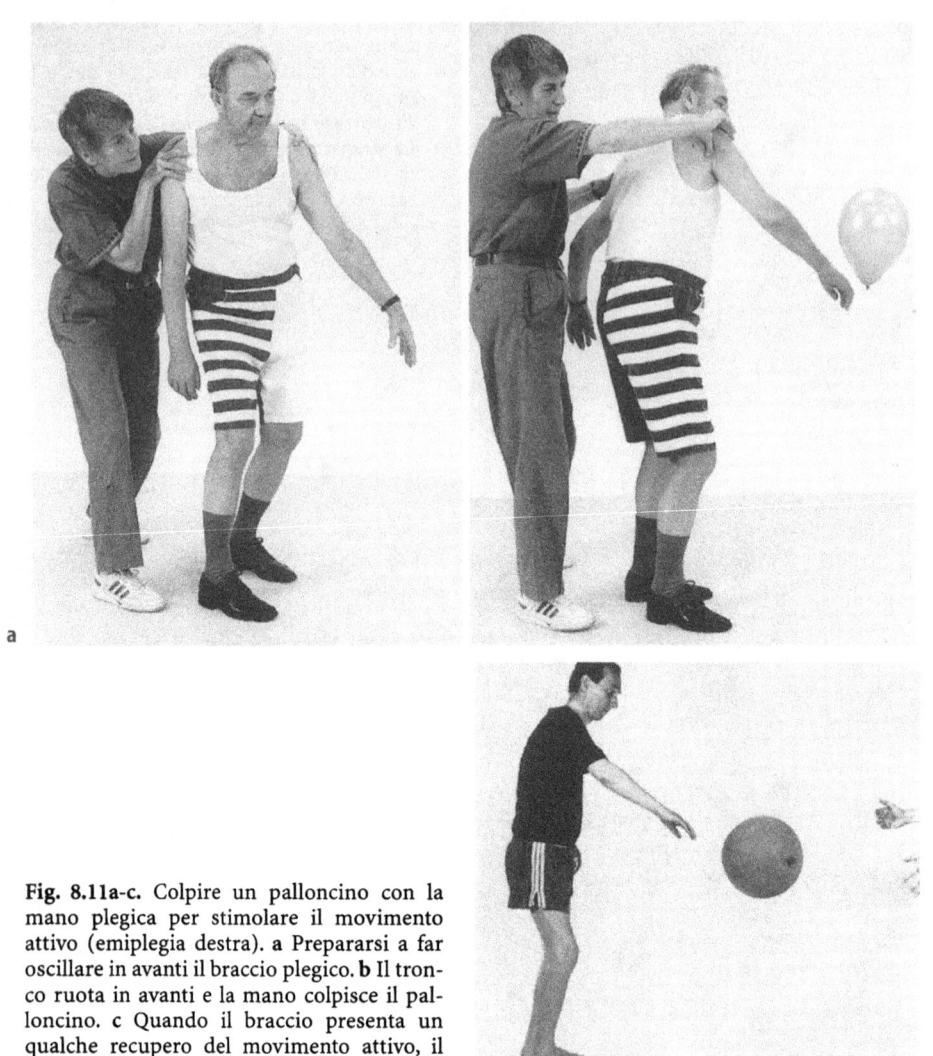

Fig. 8.11a-c. Colpire un palloncino con la mano plegica per stimolare il movimento attivo (emiplegia destra). **a** Prepararsi a far oscillare in avanti il braccio plegico. **b** Il tronco ruota in avanti e la mano colpisce il palloncino. **c** Quando il braccio presenta un qualche recupero del movimento attivo, il paziente controlla da solo il movimento

co indietro in direzione del lato plegico (Fig. 8.11a). Insegna al paziente a lasciare il braccio rilassato lungo il fianco mentre un'assistente lancia il palloncino verso di lui. Con le mani sulle spalle del paziente, la terapista facilita la rotazione in avanti del tronco tirando il lato sano indietro e spingendo quello plegico in avanti, in modo da permettere al paziente di colpire il pallone mandandolo in direzione dell'assistente con un'oscillazione del braccio (Fig. 8.11b). È interessante notare come spesso i muscoli della spalla prima inattivi entrino velocemente in azione quando, per colpire il pallone, la scapola si porta in avanti durante l'oscillazione. Quando è stato appreso il movimento

corretto ed è stata evocata una sufficiente attività muscolare, il paziente può esercitarsi a colpire il palloncino senza l'aiuto della terapista (Fig. 8.11c).
Un paziente con maggior controllo dei movimenti del braccio può tentare di mantenere in aria il palloncino colpendolo più volte. Quando si sposta per seguire il palloncino, vengono facilitati i passi automatici.

Inibizione dell'ipertono in stazione eretta

Se il tono del braccio dovesse aumentare durante l'attività volontaria, si deve nuovamente inibire la spasticità prima che il movimento richiesto possa avvenire in modo normale. La stazione eretta offre molte opportunità di sfruttare il principio del movimento prossimale per ridurre il tono eccessivo negli arti. Per ottenere una completa inibizione la terapista deve muovere il corpo del paziente oltre le sue possibilità di movimento attivo. Dopo ciascuna procedura inibitoria si dovrebbe facilitare una certa attività del braccio sfruttando il miglioramento del tono.

1. Le mani del paziente sono appoggiate su un lettino o su un tavolo posto davanti, con le dita estese. La terapista mantiene il gomito in estensione fino a quando si riduce la spasticità e il paziente riesce a tenere da solo il braccio in posizione. In questa posizione il paziente può spostare il carico da un lato all'altro o ruotare il tronco mentre le spalle rimangono ferme. Può inoltre flettere completamente la colonna dorsale, portando la scapola in protrazione e poi estendere la colonna prima di ripetere la flessione. Muove il torace in direzione opposta della scapola per inibire l'ipertono.
   Facendo un passo avanti e indietro con la gamba sana mentre tiene l'anca plegica appoggiata al lettino, il paziente porta il carico sull'emilato plegico e si stimola l'estensione attiva nel braccio di sostegno (Fig. 8.12a). Il braccio può essere posizionato sempre più in rotazione esterna e supinazione per ottenere la massima inibizione. Quando si è raggiunta l'inibizione, si può esercitare l'estensione selettiva del gomito.
2. Il paziente sta in piedi con la schiena rivolta verso il lettino e le mani appoggiate dietro, con le braccia estese ed extraruotate. Con l'aiuto della terapista, il paziente allontana il bacino dal lettino ed estende più che può le anche e la colonna vertebrale (Fig. 8.12b). L'estensione delle anche aumenta se si chiede al paziente di raddrizzare le ginocchia. In questa posizione il paziente può inoltre portare il carico da un lato all'altro, ruotare il bacino, accentuando il più possibile l'avanzamento del lato sano.
3. Per allungare il lato plegico e liberare la scapola al fine di consentirne il movimento, la terapista tiene il braccio del paziente in completa elevazione con extrarotazione. Con una mano mantiene la completa inibizione della mano del paziente e con l'altra tiene la spalla in avanti ed extraruotata. Probabilmente la terapista avrà bisogno di stare in piedi su uno sgabello per essere all'altezza necessaria.(Fig. 8.13). In seguito il paziente porta il carico sulla gamba plegica e ritorna nella posizione di partenza, per aumentare l'allungamento e l'inibizione. La spasticità di tutto il braccio viene ridotta dall'inibizione prossimale.

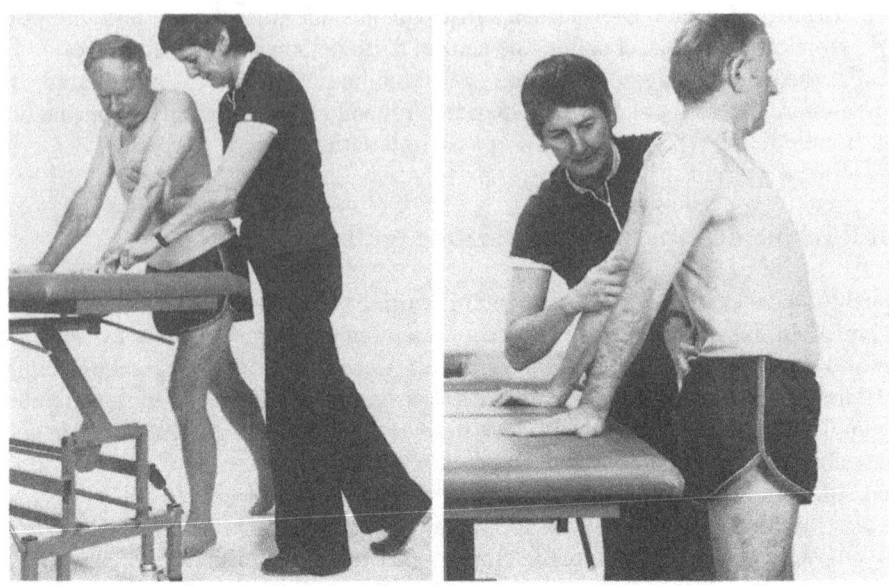

Fig. 8.12a, b. Inibizione dell'ipertono dell'arto superiore in stazione eretta (emiplegia sinistra). **a** Con le braccia estese e le mani appoggiate su un lettino posto davanti, il paziente fa dei passi indietro con la gamba sana. La terapista lo aiuta a mantenere il gomito esteso. **b** Con le mani appoggiate su un lettino posto dietro, il paziente porta le anche il più avanti possibile ed estende tutta la colonna vertebrale

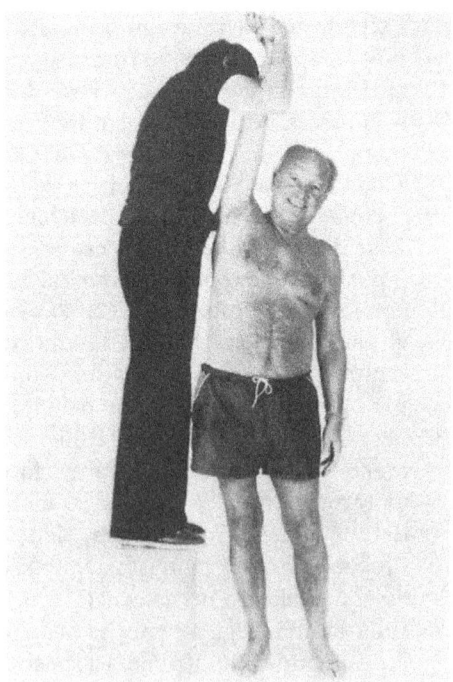

Fig. 8.13. Inibizione dell'ipertono della muscolatura scapolare in stazione eretta. La terapista mantiene il braccio esteso in completa elevazione con rotazione esterna e il paziente porta il carico sul lato plegico (emiplegia destra)

4. I pazienti hanno difficoltà a mantenere l'estensione del gomito quando abducono il braccio. Per inibire completamente la forte trazione esercitata dai muscoli flessori, la terapista sta in piedi dietro il paziente. Con una mano tiene il polso e le dita in totale flessione dorsale con il pollice abdotto (Fig. 8.14a) e con l'altra inibisce il movimento compensatorio della spalla. Mentre il braccio viene mantenuto in rotazione esterna ed estensione, il paziente ruota il più possibile dalla parte opposta mantenendo l'altro braccio disteso il più possibile (Fig. 8.14b). Poi porta la mano sana in avanti verso quella plegica. Quando sia la tensione dei muscoli che delle strutture neurali diminui-

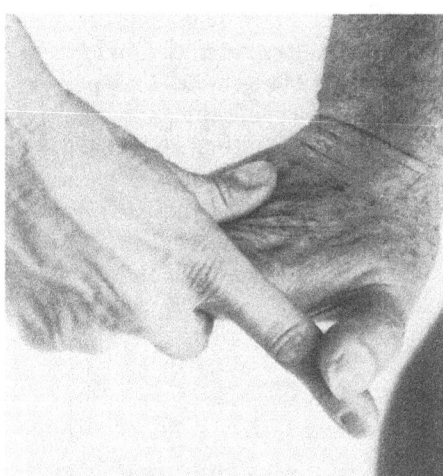

Fig. 8.14a-c. Inibizione per consentire l'estensione del gomito durante l'abduzione attiva del braccio (emiplegia destra). **a** Presa per inibire la spasticità flessoria della mano. **b** La terapista tiene il braccio esteso in abduzione mentre il paziente ruota dall'altra parte. **c** Abduzione delle braccia senza flettere il gomito

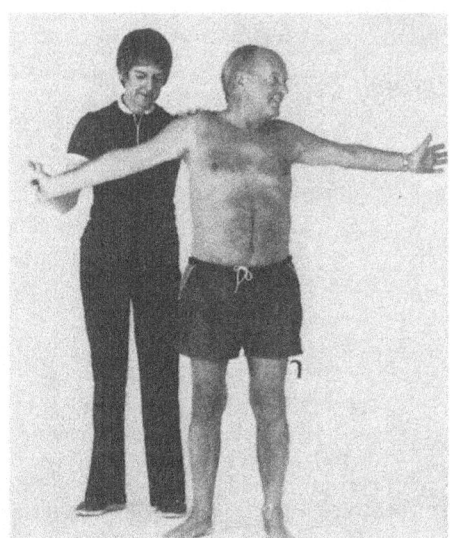

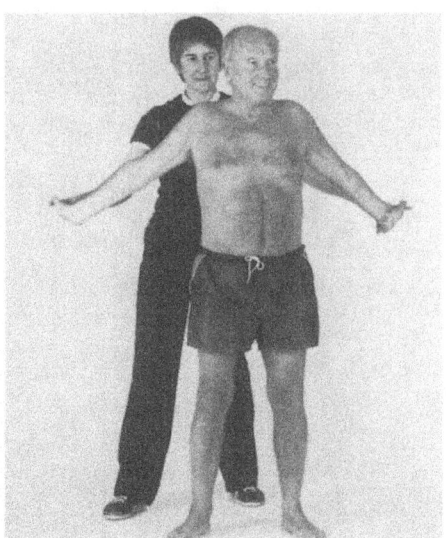

sce, il paziente cerca di andare sempre più indietro ogni volta che ripete il movimento.

5. Tenendo le mani del paziente nella stessa posizione, la terapista gli porta le braccia di lato e indietro e il paziente cerca di aiutarla attivamente (Fig. 8.14c). Il paziente cerca inoltre di concentrarsi nell'evitare che il gomito tiri in flessione quando aumenta progressivamente il grado di abduzione. Non appena la terapista sente che i gomiti iniziano a flettersi, riabbassa di nuovo le mani. Se la terapista non riesce a raggiungere entrambe le mani del paziente o se la spalla non è a rischio di traumi, si può chiedere al paziente di muovere correttamente da solo il braccio sano. Allora la terapista può aiutare o stimolare l'estensione del gomito con la mano libera o mantenere il corretto allineamento dell'articolazione glenomerale dal basso.

6. Per prima cosa il paziente intreccia le mani e poi le gira in modo che il palmo sia rivolto verso l'esterno. Le appoggia contro il torace della terapista mentre questa lo aiuta a protrarre la scapola ed a estendere i gomiti. Con le mani in questa posizione le braccia sono condotte sopra la testa del paziente sino a ottenere la completa elevazione delle spalle. Il paziente spinge le mani verso l'alto contro una mano della terapista mentre quest'ultima gli porta la spalla ben in avanti con l'altra mano. Poi il paziente sposta il peso lateralmente sulla gamba plegica e allunga il più possibile il lato plegico (Fig. 8.15). Ripete il movimento laterale e ogni volta cerca di allungare ulteriormente il lato. La spasticità flessoria della mano si riduce drasticamente e successivamente si può spesso stimolare l'estensione delle dita.

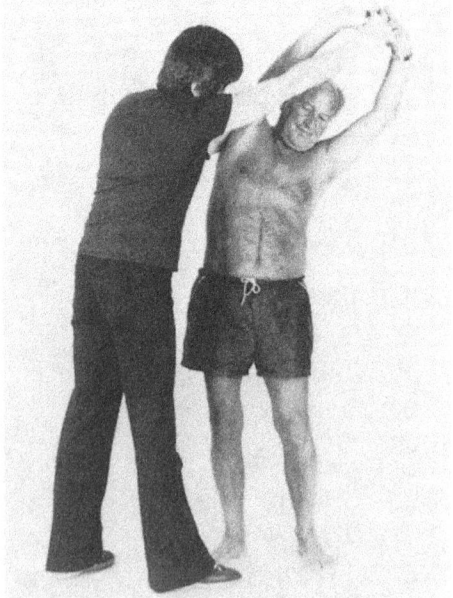

Fig. 8.15. Inibizione della spasticità flessoria del braccio e della mano (emiplegia destra). Si girano le mani intrecciate del paziente in modo che i palmi siano rivolti verso l'alto. Il paziente le inclina verso il lato sano

Stimolazione di movimenti attivi e funzionali

Mediante l'applicazione di stimoli eccitatori

Per attivare gli estensori delle dita della mano o per aumentare l'attività esistente, la terapista può servirsi di tre utili metodi di stimolazione.
1. *Sweep tapping.* Sostenendo il braccio del paziente con una mano, la terapista usa l'altra per strofinare in modo deciso e rapido sopra il gruppo muscolare estensorio dell'avambraccio, dall'inserzione prossimale sopra il gomito fino alla punta delle dita (*sweep tapping*, Bobath 1978) (Fig. 8.16a, b). Quando supera il polso, la terapista esercita una pressione verso il basso sul dorso della mano del paziente, continuando a sfregare rapidamente verso l'alto sopra le dita. Il movimento di sfregamento è effettuato con le dita della tera-

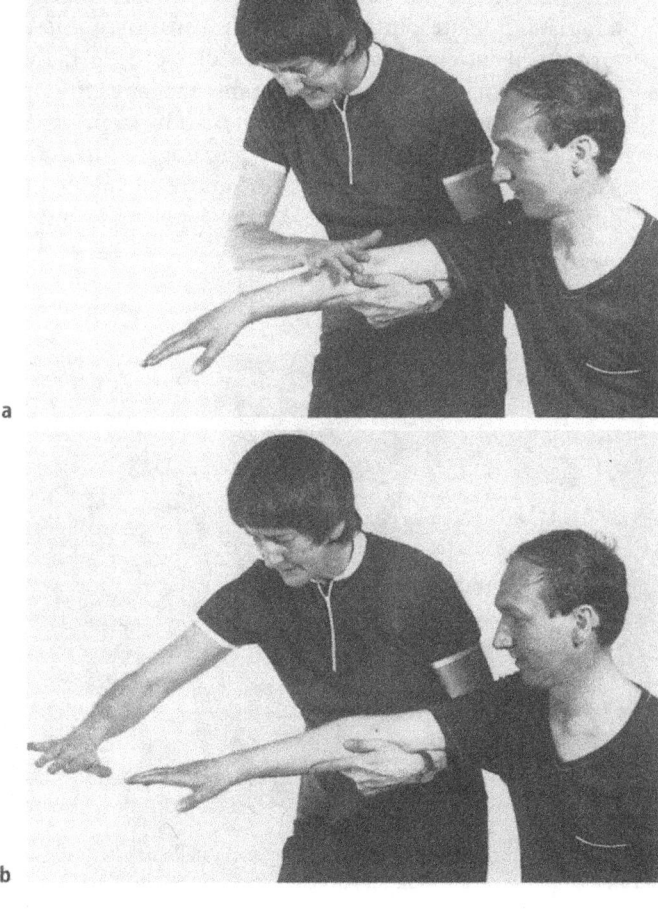

Fig. 8.16a, b. *Sweep tapping* per stimolare l'estensione delle dita (emiplegia destra)

pista mantenute saldamente in estensione e il movimento della mano è così veloce da poter essere paragonato a quello usato per far schioccare una frusta. Dopo alcuni sfregamenti, il paziente può spontaneamente estendere le dita o gli si può chiedere di provare a fare il movimento dolcemente.

Quando si rieduca l'estensione delle dita è molto importante evitare l'estensione dorsale del polso fino a quando il paziente non può mantenere l'estensione attiva delle dita mentre estende il polso. Se si incoraggia il paziente a estendere il polso prima che sia in grado di estendere le dita, la tensione tendinea rinforza la spasticità flessoria e la mano non può aprirsi o essere usata funzionalmente. Durante, o dopo lo *sweep tapping*, la terapista dovrebbe quindi chiedere al paziente di cercare di sollevare solo la punta delle dita, in modo tale che l'estensione delle dita preceda l'estensione del polso.

2. Immersione nel ghiaccio. Immergere la mano del paziente in una miscela di ghiaccio tritato e acqua produce un rilassamento riflesso della spasticità flessoria delle dita e del polso (Fig. 8.17a, b). Dopo l'immersione nel ghiaccio in molti casi non esiste più alcuna resistenza che impedisca la flessione dorsale passiva e in seguito il paziente può essere in grado di estendere le dita. Anche se l'effetto in sé non durerà a lungo, l'inibizione dell'ipertono permette alla terapista di usare più facilmente altre manovre inibitorie ed anche di incoraggiare il movimento attivo delle dita e della mano. Alcuni pazienti con minor spasticità alla mano sembrano anche reagire bene all'intensa stimolazione e di conseguenza si può elicitare il movimento. Il rapporto tra ghiaccio e acqua deve essere corretto per raggiungere i migliori risultati, si deve cioé usare solo l'acqua necessaria a consentire alla mano plegica di scorrere senza difficoltà nella miscela. La terapista tiene con la propria mano, la mano del

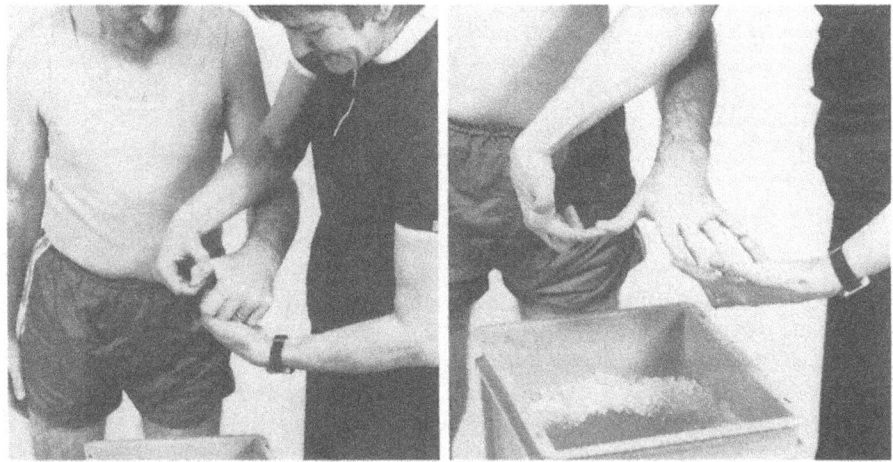

Fig. 8.17a, b. Inibizione della spasticità flessoria nella mano usando il ghiaccio (emiplegia sinistra). **a** La mano prima dell'inibizione. **b** La mano subito dopo l'immersione nel ghiaccio

8 • Sollecitare il recupero dell'attività del braccio e della mano   237

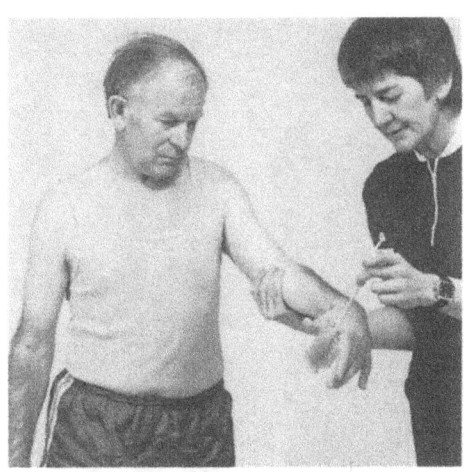

Fig. 8.18. Stimolazione dell'attività della mano con uno spazzolino per bottiglie (emiplegia sinistra)

paziente nella miscela senza indossare guanti di gomma in modo da poter valutare per quanto tempo si può tollerare il freddo. L'esperienza dimostra che sono necessarie tre immersioni, ciascuna della durata di tre secondi, che si susseguono a distanza di pochi secondi, prima di raggiungere una totale inibizione della spasticità.
3. Uno spazzolino per bottiglia. Mentre sostiene il braccio del paziente in avanti con il gomito esteso, la terapista passa strisciando uno spazzolino per bottiglie dentro la mano del paziente. Chiede al paziente di tenere lo spazzolino delicatamente e in seguito, dopo averlo tirato fuori dalla mano, gli chiede di afferrarlo nuovamente. Spesso il paziente è in grado di estendere a sufficienza le dita (Fig. 8.18). L'estensione delle dita dovrebbe anticipare la successiva prensione e quindi il paziente non dovrebbe cercare di estendere attivamente le dita, ma piuttosto pensare di afferrare di nuovo lo spazzolino.

Quando la stimolazione ha prodotto l'attività delle dita, la terapista sceglie oggetti che aiutino a produrre il recupero di movimenti di tenuta e di rilasciamento con modalità che simulino i movimenti necessari per eseguire compiti funzionali.
1. Il paziente tiene davanti a sé orizzontalmente o verticalmente un bastone di legno (Fig. 8.19a). Con la terapista che l'aiuta dove e quando necessario, il paziente rilascia la presa e sposta la mano plegica più su oltre l'altra mano per afferrare nuovamente il bastone. Poi effettua lo stesso movimento con la mano sana mentre quella plegica tiene fermo il bastone. La terapista assicura che il braccio plegico non tiri in flessione e che il paziente mantenga i gomiti estesi. Quando l'abilità aumenta, il paziente riesce a tenere il bastone verticale di fronte a sé con la mano plegica e può riprenderlo velocemente dopo averlo rilasciato leggermente per farlo cadere (Fig. 8.19b). Il paziente valuta il miglioramento delle proprie capacità contando il numero di volte in cui riesce a lasciar andare e riprendere il bastone prima di raggiungerne l'estremità superiore.
2. Un tamburello offre molte opportunità per usare la mano in diversi modi, fornendo un feedback uditivo. Il paziente può batterlo tenendo la mano piatta,

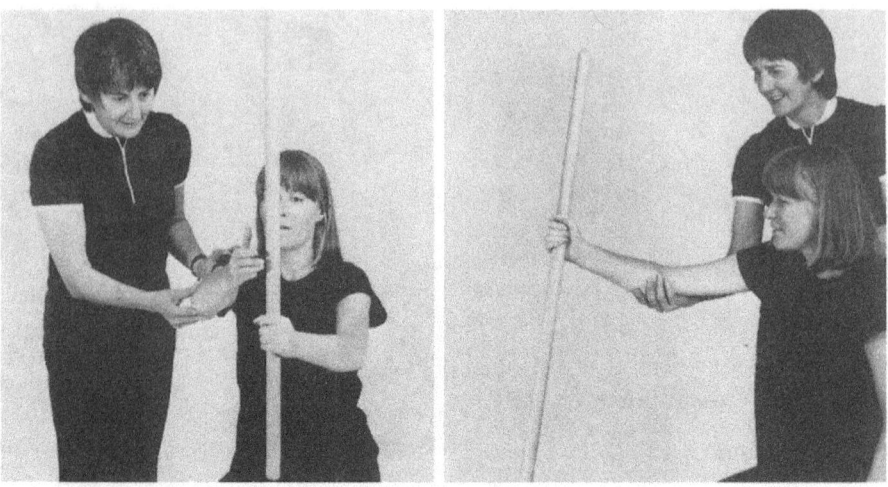

Fig. 8.19a, b. Afferrare e rilasciare un bastone di legno (emiplegia destra). **a** Muovere una dopo l'altra le mani verso l'alto lungo il bastone. **b** Lasciare cadere il bastone per un breve tratto prima di riafferrarlo

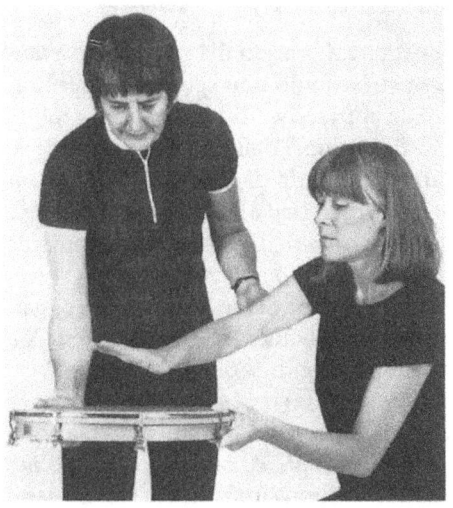

Fig. 8.20. Suonare il tamburello (emiplegia destra)

accarezzarlo con un movimento circolare e poi percuoterlo o tamburellarlo alternando le dita (Fig. 8.20). Cambiando la posizione del tamburello si incoraggiano la supinazione e la pronazione dell'avambraccio e il sollevamento del braccio esteso senza la flessione delle dita. Usare una bacchetta da tamburo per suonare il tamburello richiede un controllo del polso e delle dita ancor più fine, come anche una flessione delle dita associata a differenti posizioni del polso e dell'avambraccio.

Mediante l'uso della reazione protettiva di estensione

Quando si sbilancia verso il lato plegico, la maggior parte dei pazienti non sarà capace di fare un movimento di protezione con il braccio plegico. La cosiddetta reazione paracadute (Bobath 1990) viene meno a causa dell'insufficiente attività estensoria, soprattutto quando il tono flessorio aumenta per il timore di cadere. Con pazienti che presentano qualche movimento attivo dell'arto superiore si può facilitare l'estensione attiva. Essa è utile non solo per proteggersi, ma anche per stimolare l'attività estensoria e accelerare le funzioni motorie esistenti.

In posizione seduta

In preparazione alla reazione protettiva di estensione del braccio, si chiede al paziente di inclinarsi verso il lato plegico e di aiutare a sostenersi con il braccio. La terapista lo tira leggermente per fargli perdere l'equilibrio e poi, avendo cura di non aumentare l'estensione del polso, spinge rapidamente verso l'alto attraverso il palmo della mano. Facendo ciò, approssima le articolazioni dell'estremità superiore provocando una contrazione di stabilizzazione dei muscoli di sostegno. All'inizio la terapista sostiene il gomito in estensione con una mano (Fig. 8.21a) e in seguito, non appena aumenta l'attività, diminuisce il sostegno e ricorda verbalmente al paziente di tenere la spalla in avanti (Fig. 8.21b).

Successivamente, il paziente è seduto su un lettino e la terapista lo tira sempre più lateralmente e poi gli lascia andare la mano consentendole di appoggiar-

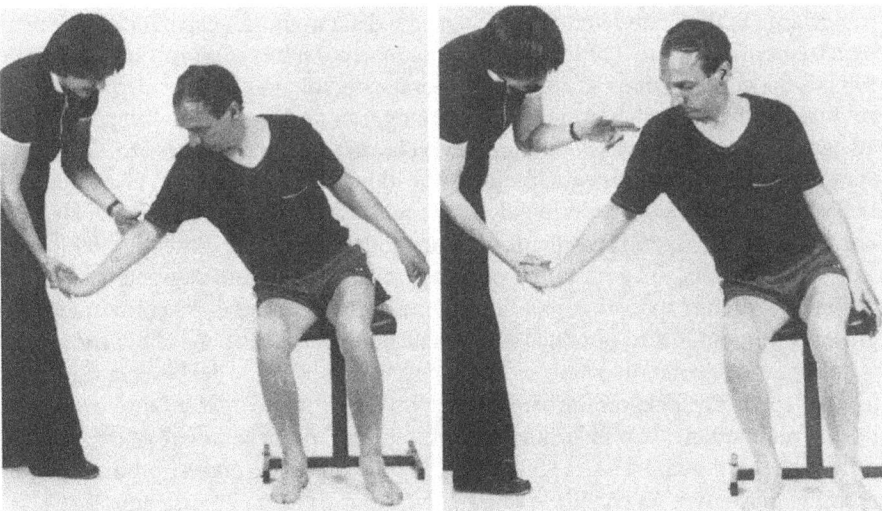

Fig. 8.21a, b. La reazione protettiva di estensione stimola l'estensione attiva (emiplegia destra). **a** La terapista assiste l'estensione del gomito. **b** Il paziente mantiene il gomito in estensione

si velocemente sul lettino. Quando la capacità del paziente migliora, si può svolgere l'attività in varie direzioni ed anche in stazione eretta.

In stazione eretta e camminando

La terapista sostiene il braccio sano e spinge il paziente in avanti o di lato in direzione del lettino, del tavolo o di una parete. Il paziente si protegge tenendo esteso il braccio plegico, mentre la terapista controlla la velocità e gli impedisce di cadere guidandolo dal braccio sano.

In ginocchio

Si può eseguire l'estensione protettiva anche sul tappeto. Stare in ginocchio ha il vantaggio di poter far perdere molto facilmente l'equilibrio al paziente per stimolare l'attività protettiva. Quando il paziente è in ginocchio, se la terapista si inginocchia davanti a lui può anche controllare l'estensione delle dita e del polso e mantenere la mano plegica aperta. Il paziente inibisce volontariamente la reazione del braccio sano perché altrimenti quest'ultimo prevarrebbe e raggiungerebbe il pavimento molto prima di quello plegico.

Rieducare le flessione selettiva del braccio e della mano

Gran parte delle attività sino ad ora descritte enfatizzano il recupero dell'estensione del braccio, del polso e delle dita. Tuttavia, si deve ricordare che, normalmente, per l'uso funzionale della mano nelle attività quotidiane è di fatto persino più importante la flessione selettiva del braccio e della mano. La capacità di tenere gli oggetti mentre si flette il braccio è fondamentale per molti compiti, quale ad esempio lavarsi, vestirsi, mangiare, e l'igiene personale, solo per citarne alcuni. Di sicuro questa capacità è richiesta per spostare oggetti necessari da un luogo all'altro, ad esempio quando si solleva un tavolo o si lavano i piatti dopo pranzo. Quando si tratta il paziente è quindi egualmente importante includere attività che riallenino la flessione selettiva del braccio e della mano. Descrivendo la necessità di lavorare per ottenere movimenti indipendenti e controllati del gomito, Bobath (1990) spiega che "la flessione del gomito con supinazione porta la mano alla bocca e verso la spalla o l'orecchio opposti. Infatti, il paziente impara a controllare i movimenti che gli serviranno in futuro per l'uso funzionale della mano" e anche che "i movimenti della mano devono diventare indipendenti dalla posizione del braccio sia a livello della spalla che del gomito". Per la funzione della mano è altrettanto importante, ma frequentemente trascurato nel trattamento, il poter sollevare attrezzi o parti di abbigliamento con le dita flesse, con il polso flesso a diversi gradi, come ad esempio per tenere un coltello o una penna, o per tirare su i pantaloni.

Tuttavia, dal momento che l'ipertono o la spasticità dei flessori del gomito, del polso e delle dita possono creare notevoli problemi al paziente, molti terapisti hanno paura di inserire nel trattamento movimenti che includano una flessione attiva. Essi temono che l'ipertono flessorio possa aumentare ulteriormente o che possa essere evocato o rinforzato un riflesso di prensione.

I terapisti non permettono perciò mai al paziente di tenere oggetti nella mano plegica e sia nelle sedute di fisioterapia che di terapia occupazionale le attività per l'arto superiore si riducono principalmente al mantenimento del carico sul braccio esteso. La maggior parte dei movimenti di flessione che vengono esercitati sono quelli che richiedono un'attività eccentrica degli estensori del gomito e non dei flessori. Durante qualunque attività in cui si permette al paziente di tenere in mano qualcosa, egli lo può fare solo con il polso esteso perché il terapista ha paura d'incoraggiare una presa primitiva in flessione.

La paura o l'idea sbagliata che la spasticità flessoria potrebbe aumentare riesercitando la flessione attiva è, tuttavia, totalmente infondata e infatti avviene proprio il contrario. I movimenti volontari eseguiti in uno schema normale e se necessario facilitati inibiranno in realtà l'ipertono. Quando la terapista "inibisce le componenti motorie non desiderate dello schema di movimento globale anormale", allora "è il recupero di questo controllo inibitorio che rende possibile la riduzione permanente della spasticità" (Bobath 1990). Come l'autrice spiega così chiaramente, "l'inibizione facilita e la facilitazione inibisce".

Inoltre, l'input che la mano riceve maneggiando oggetti familiari e reali migliora la sensazione, che a sua volta aiuterà a far diminuire il riflesso di prensione, dato che quest'ultimo è presente a causa della diminuita o disturbata sensazione nella mano.

Tutti i movimenti volontari devono quindi essere selettivi e non eseguiti in sinergie primitive globali che condurrebbero al rinforzo degli schemi anormali ed anche all'incremento del tono dei muscoli coinvolti nel movimento. È stato suggerito che "ciò che normalmente viene chiamata spasticità è, in molti pazienti colpiti da ictus, un'attività muscolare non necessaria divenuta abitudine" o che "l'esercizio di un'attività muscolare inappropriata produrrà il movimento errato che è stato esercitato e ciò che in un certo senso viene chiamata spasticità è il prodotto di risposte motorie abitudinarie e non necessarie" (Carr e Shepherd 1982).

È importante per il paziente che il comportamento motorio adattivo non venga appreso attraverso una ripetizione non assistita, quando sarebbe invece possibile un movimento più efficace e funzionale.

La terapista può aiutare il paziente a recuperare la flessione selettiva dell'arto superiore sia includendo specifiche attività nel programma di trattamento, sia assistendolo e incoraggiandolo ad usare la mano plegica per compiti semplici.

Mediante l'uso di specifiche attività terapeutiche

Un corto bastone di legno, di 2 cm di diametro, può essere d'inestimabile aiuto quando si facilitano e quindi si rieducano i movimenti selettivi dell'arto superiore. Il diametro del bastone è importante, perché con un bastone da ginnastica fine come quelli generalmente disponibili in commercio il paziente avrà difficoltà nel conformarvi adeguatamente la mano per una presa appropriata. È quindi importante avere un bastone di dimensioni corrette.

Il paziente tiene in mano il bastone mentre la terapista all'inizio lo aiuta a mantenere la posizione delle dita attorno a esso. Il paziente sente il peso del bastone e il contatto con la superficie solida e arrotondata. Quando sta imparando a muovere il braccio in differenti modi dovrebbe concentrarsi sul muovere il bastone invece di cercare di contrarre con forza la muscolatura in modo astratto. Se il bastone rimane correttamente allineato, ciò indicherà che le componenti non desiderate della sinergia globale in flessione non stanno per essere attivate. Ad esempio, quando si chiede al paziente di portare il bastone verso il capo, azioni che implica la flessione del gomito, egli cerca di mantenere il bastone in posizione orizzontale e, così facendo, evita la pronazione dell'avambraccio. Mantenendo il bastone orizzontale al torace si eliminano le componenti di rotazione interna e abduzione della spalla come anche la retrazione della scapola.

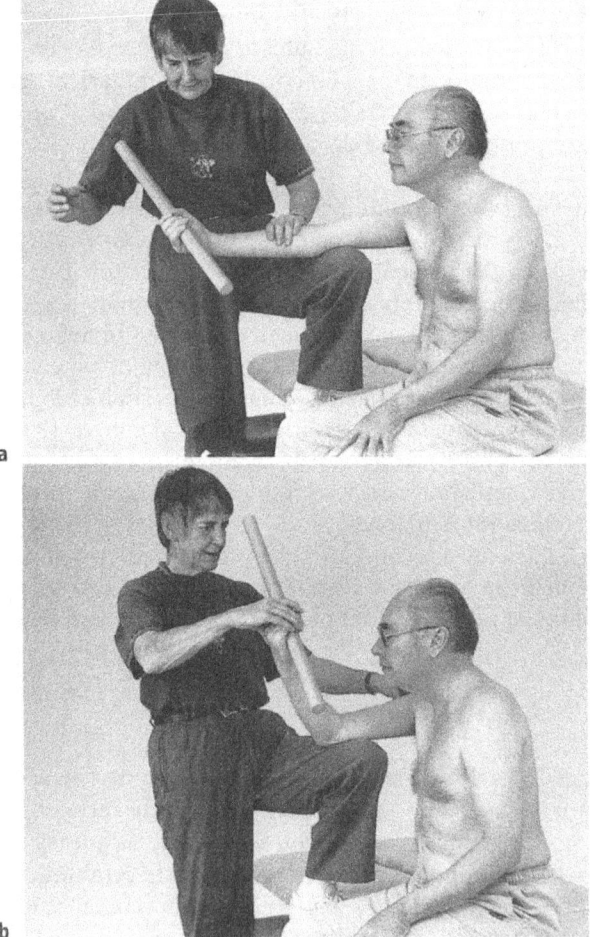

Fig. 8.22a-d. Muovere un bastone per riesercitare i movimenti selettivi del braccio (emiplegia destra). **a** Mantenere il bastone in posizione con l'avambraccio supinato. **b** Flettere il gomito senza retrazione della scapola

Alcuni esempi di attività con il bastone.
1. Tenere il bastone con l'avambraccio supinato. La terapista è in piedi a fianco del paziente con il piede appoggiato ad uno sgabello o al bordo del lettino e gli sostiene il gomito sul proprio ginocchio, così che egli non debba stabilizzare attivamente la spalla. Il paziente tiene il bastone e la terapista gli porta l'avambraccio in completa supinazione. L'ipertono dei muscoli pronatori risulta inibito se il paziente flette ed estende lentamente il tronco mentre la terapista mantiene la completa supinazione dell'avambraccio. La terapista riduce ulteriormente il tono manipolando i tessuti molli più esterni per alleviare la tensione che trascina l'avambraccio in pronazione. Quando sente che non c'è più resistenza, chiede al paziente di lasciare che il braccio stia in posizione senza aiuto. Toglie la mano e, se necessario, continua ad aiutare il paziente da un punto più prossimale al gomito, mentre le dita guidano delicatamente il movimento (Fig. 8.22a). Quando il controllo migliora, il paziente impara non solo a mantenere il bastone in posizione, ma anche a muoverlo leggermente in pronazione e poi a ritornare ancora in supinazione, aumen-

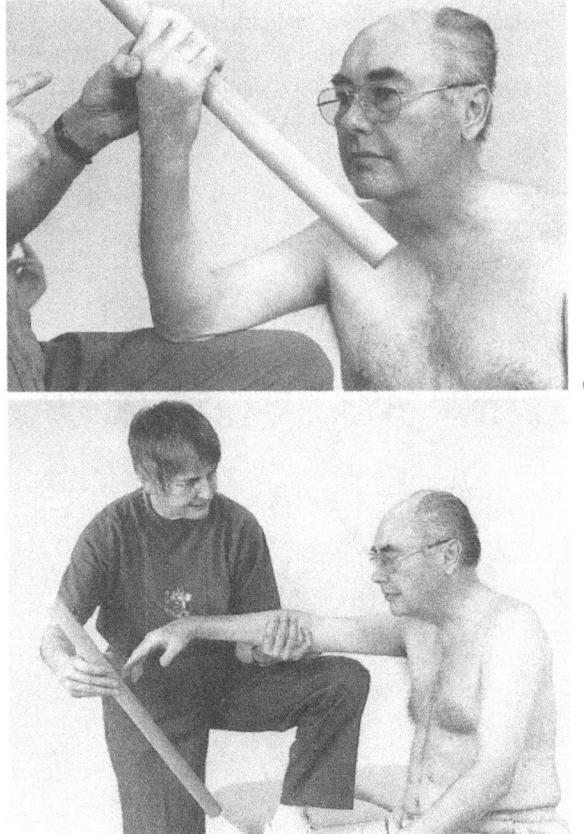

Fig. 8.22c-d. c Flessione selettiva del gomito mantenendo il bastone parallelo al pavimento. **d** Il paziente deve sempre essere in grado di rilasciare la presa del bastone

tando poco per volta l'escursione del movimento. Si intensifica l'attività aumentando sia l'ampiezza del movimento che la velocità con cui si svolge.
2. Muovere il bastone con flessione selettiva del gomito. Ancora una volta la terapista è in piedi a fianco del paziente e gli sostiene il peso del braccio con la coscia. Verifica che il paziente sia in grado di mantenere in posizione il bastone senza pronazione e in seguito gli chiede di tirarlo verso la testa mantenendolo orizzontale. Durante il movimento il paziente cerca di mantenere il gomito appoggiato sulla coscia della terapista, eliminando così la tendenza alla retrazione della scapola (Fig. 8.22b). Con la mano che aiuta quella del paziente a tenere la posizione corretta, la terapista muove il bastone verso il capo del paziente e poi di nuovo nella posizione iniziale e, quando sente che non c'è resistenza, gli chiede di muoverlo attivamente con lei. All'inizio è più facile per il paziente muoversi per piccoli gradi di movimento, cosicché non deve estendere completamente il gomito prima di fletterlo nuovamente. Monitorando ciascun tentativo, la terapista può valutare se il movimento non è eseguito con sforzo inutile o in uno schema spastico globale, chiedendo al paziente di rilasciare la presa del bastone. Se il paziente è in grado di rilasciare con facilità le dita, allora la flessione non è stata eseguita utilizzando il riflesso di prensione, ma attraverso una tenuta attiva. Si può aumentare la difficoltà dell'attività sia chiedendo al paziente di muovere gradualmente il bastone sempre più lontano dal capo in modo fluido e controllato prima di riportarlo vicino, sia riducendo la quantità di aiuto datogli fino a quando può continuare a svolgere l'esercizio autonomamente per alcune volte.

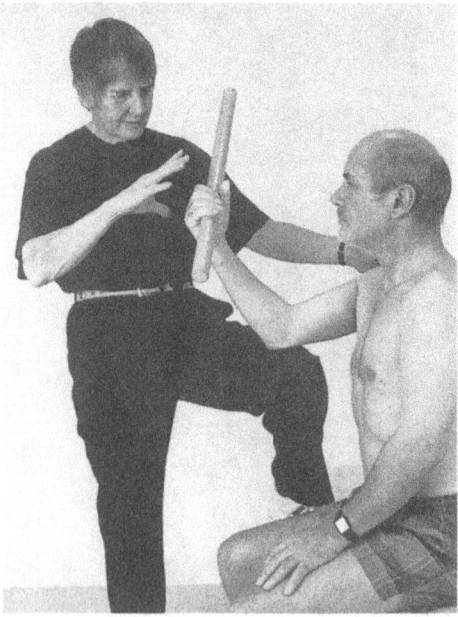

Fig. 8.23. Tenere il bastone fermo con il gomito flesso a 90°

8 • Sollecitare il recupero dell'attività del braccio e della mano 245

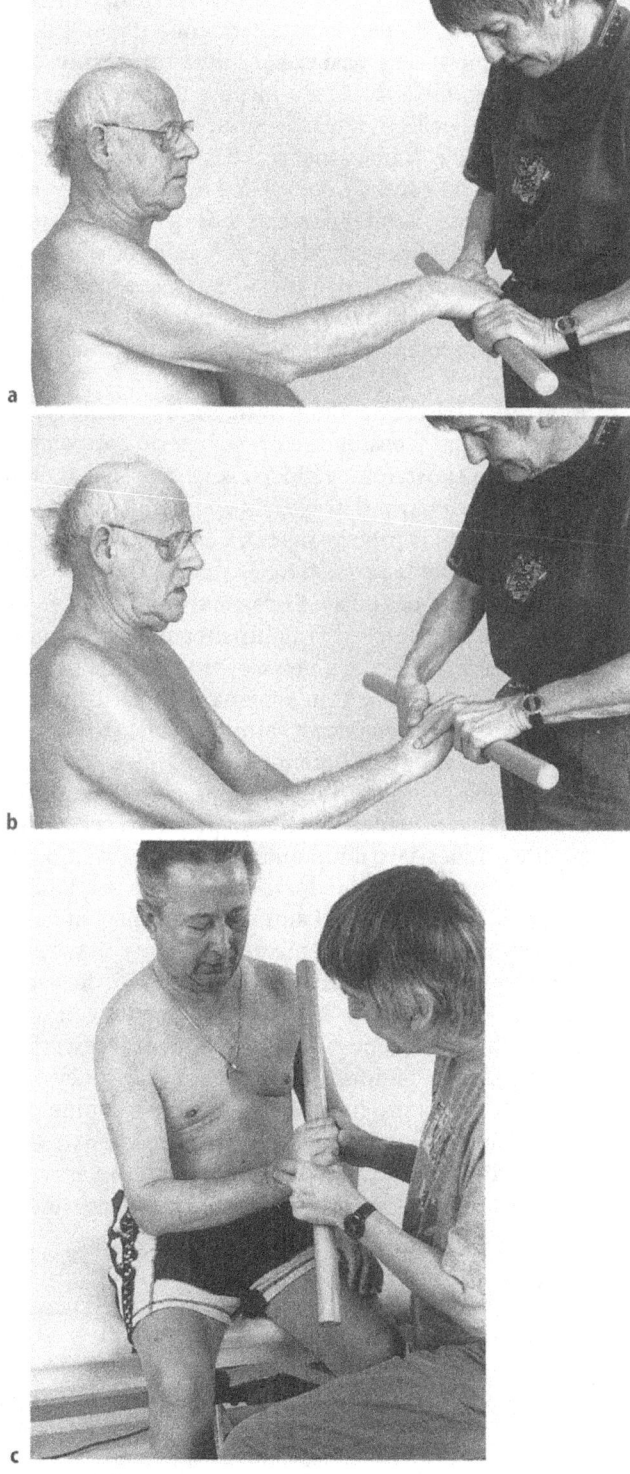

Fig. 8.24a-c. Tenere il bastone mentre si flette ed estende il polso (emiplegia destra). a Flettere il polso senza abbandonare la presa. b Estendere il polso senza spingere verso il basso il braccio. c Muovere il polso con il gomito flesso e supinato

3. Mantenere il bastone fermo in diverse posizioni. Spesso il paziente può muovere il bastone flettendo ed estendendo il gomito, ma ha difficoltà nel mantenerlo fermo in una posizione, abilità importante anche per i compiti funzionali. La terapista lo aiuta a piegare il braccio senza perdere la presa e senza pronazione dell'avambraccio e dopo gli chiede di fermarsi in una determinata posizione e di mantenervi il bastone mentre toglie le mani. Di solito è più facile iniziare con il gomito flesso approssimativamente ad angolo retto (Fig. 8.23). Una volta che il paziente può tenere il bastone in posizione senza tremare o perdere la verticale, si può esercitare la stessa attività mentre la terapista diminuisce la quantità di sostegno prossimale. La terapista toglie la coscia da sotto il gomito del paziente e gli chiede di mantenere la posizione autonomamente. L'attività diventa sempre più difficile con il gomito sempre più esteso.

4. Muovere il bastone con flessione ed estensione selettiva del polso. Il paziente tiene in mano il bastone senza stringerlo con forza e la terapista gli chiede di lasciarselo spostare su e giù agevolmente senza muovere il braccio. La terapista è in piedi davanti al paziente e gli alleggerisce parte del braccio, tenendo il bastone con le proprie mani da entrambi i lati quando il polso si flette (Fig. 8.24a). Il paziente cerca di tenere le dita in posizione nonostante il movimento di flessione del polso. Si concentra inoltre nel non allontanare il bastone dalla terapista, perché ciò significherebbe che quando cerca di flettere il polso mantenendo sollevato il braccio, produce una flessione del gomito e un'abduzione della spalla in uno schema globale di movimento. Per permettere al paziente di sperimentare l'attività isolata del polso, la terapista facilita il movimento voluto utilizzando il dito indice posto sopra il polso e il pollice sul dorso della mano. Dopo il paziente cerca di muovere il polso verso il basso senza spingere contemporaneamente il braccio verso il basso, mentre la terapista lo aiuta a fare il movimento attivo armoniosamente e senza sforzo premendo leggermente sul dorso della mano con il pollice e l'indice (Fig. 8.24b). La terapista diminuisce l'aiuto finché il paziente può continuare a eseguire il movimento autonomamente per qualche volta. Quando il paziente è in grado di muovere su e giù selettivamente il polso, dovrebbe migliorare sino a essere in grado di svolgere lo stesso movimento con il braccio in diverse posizioni e in posizioni antigravitarie, come è necessario saper fare durante l'uso funzionale. La terapista sostiene il braccio del paziente davanti al proprio corpo con il gomito flesso e l'avambraccio supinato. Il paziente cerca di estendere e flettere il polso senza modificare la posizione del braccio (Fig. 8.24c). L'attività diventa progressivamente più complessa quando si chiede al paziente di stabilizzare il braccio autonomamente in diverse posizioni mentre muove isolatamente il polso.

Mediante l'uso della mano per semplici compiti

Come descritto nel Cap.1, si può aiutare il paziente a riacquistare le abilità perse insegnandogli a muoversi in modo appropriato durante attività familiari. Il confronto con oggetti e situazioni reali aiuta il recupero degli schemi di movimento dal suo sistema d'immagazzinamento o memoria. Durante l'esecuzione di un compito della vita reale con oggetti da manipolare, le spiegazioni verbali diventano ridondanti e ciò costituisce un grande vantaggio. È molto difficile spiegare e comprendere il movimento quando si utilizzano le parole e l'uso dei comandi verbali può inoltre andare ad aggiungersi ai problemi motori che il paziente già possiede. In uno studio sulle traiettorie tridimensionali del braccio comprendente l'esecuzione di movimenti di adulti normali in seguito a un comando verbale, Morasso (1983), riferendosi alle difficoltà, fa il sintetico commento "semplici esperimenti di questo tipo rivelano la drammatica inadeguatezza del linguaggio naturale ad esprimere movimenti e relazioni spaziali". Ancor più positivo è il modo in cui l'uso della mano può aiutare a migliorare il controllo dell'intero arto superiore. Il numero di articolazioni e i gradi di libertà del movimento che devono essere controllati per la produzione della traiettoria della mano desiderata e la velocità rendono difficile comprendere come il SNC pianifichi e controlli la traiettoria di un movimento e come sia selezionata una strategia tra le molte possibili. In uno studio sulla formazione della traiettoria del braccio umano, sembra che "queste scoperte sono coerenti con l'idea che le traiettorie sono inizialmente pianificate nei termini della collocazione della mano e successivamente trasformate nelle posizioni articolari richieste e nei momenti di torsione di forza" (Abend e coll. 1982). Come citano gli autori, lo stesso punto di vista era stato precedentemente sostenuto da Bernstein (1967). Quindi sembrerebbe ragionevole supporre che, durante il trattamento, portare la mano a contatto con superfici stabili o oggetti necessari per l'esecuzione di compiti possa servire a fornire punti di riferimento e così aumentare i movimenti attivi del braccio prossimalmente.

Quando è ricomparso qualche movimento attivo nel braccio o nella mano plegici, il paziente dovrebbe essere aiutato ad usarli il più spesso possibile, non solo durante il trattamento, ma anche durante la vita quotidiana per svolgere compiti reali. L'esecuzione del compito è un fattore importante, "perché l'abilità motoria non è una formula di movimento e certamente non è una formula che riguarda forze muscolari permanenti impressa in qualche centro motorio. L'abilità motoria è l'abilità di risolvere diversi tipi di problemi motori" (Bernstein 1996) e persino dove il movimento attivo è ancora assente, la mano del paziente dovrebbe essere guidata durante le attività come forma di terapia. In questo modo si possono migliorare la sensazione e la consapevolezza del lato plegico e sarà stimolato il recupero del potenziale movimento attivo. L'uso del braccio e della mano anche per compiti molto semplici è il modo migliore per prevenire la comparsa di reazioni associate, poiché queste si verificano quando il paziente si sforza di eseguire un'attività con la sola mano sana.

I seguenti sono esempi di attività durante le quali si può usare la mano plegica, anche nella fase in cui è presente solo un piccolissimo ritorno del movimento volontario.
1. Vestirsi fornisce diverse attività relativamente semplici per il braccio plegico, ad esempio attività in cui è richiesta una minima stabilizzazione della scapola e della spalla. (a) Il paziente raccoglie il calzino con la mano plegica (Fig.

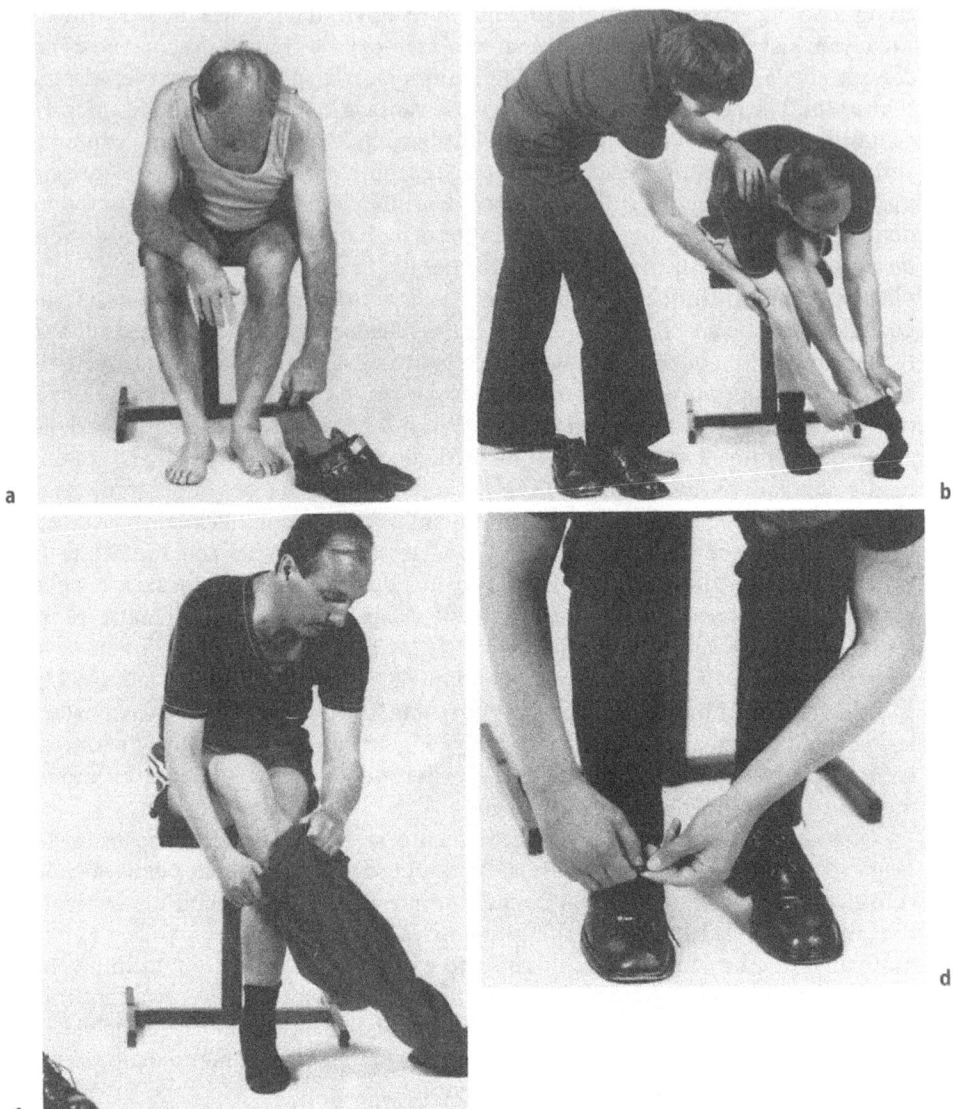

Fig. 8.25a-d. Semplici attività per la mano plegica mentre il paziente si veste. **a** Raccogliere un calzino (emiplegia sinistra). **b** Mettersi il calzino con entrambe le mani. **c** Infilarsi i pantaloni con entrambe le mani. **d** Aiutarsi ad allacciare le scarpe

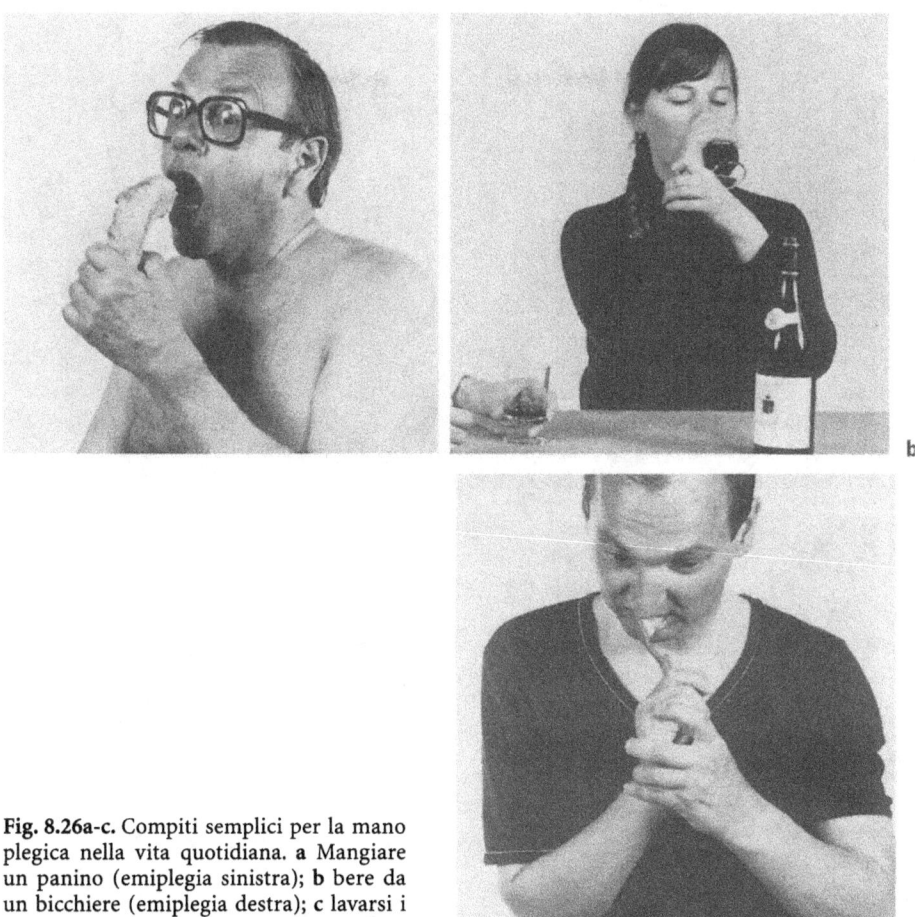

Fig. 8.26a-c. Compiti semplici per la mano plegica nella vita quotidiana. **a** Mangiare un panino (emiplegia sinistra); **b** bere da un bicchiere (emiplegia destra); **c** lavarsi i denti con l'aiuto della mano sana (emiplegia destra)

8.25a) e poi lo infila con la mano sana. (b) Se appena possibile, il paziente infila i calzini usando entrambe le mani, mentre la terapista lo aiuta minimamente (Fig. 8.25b). (c) Il paziente usa entrambe le mani per infilarsi i pantaloni (Fig. 8.25c). (d) Con attività minime delle dita e del pollice, il paziente può allacciarsi le scarpe usando la mano plegica solo per tenere un'estremità del laccio (Fig. 8.25d).

2. Altre attività nella vita quotidiana offrono l'opportunità di usare la mano plegica per compiti semplici, come: (a) mangiare una fetta di pane tostato o un panino (Fig. 8.26a); (b) bere da un bicchiere (Fig. 8.26b); (c) mettere il dentifricio sullo spazzolino e lavarsi i denti. Lo spazzolino è tenuto con la mano plegica mentre si applica il dentifricio. L'azione dello spazzolare i denti richie-

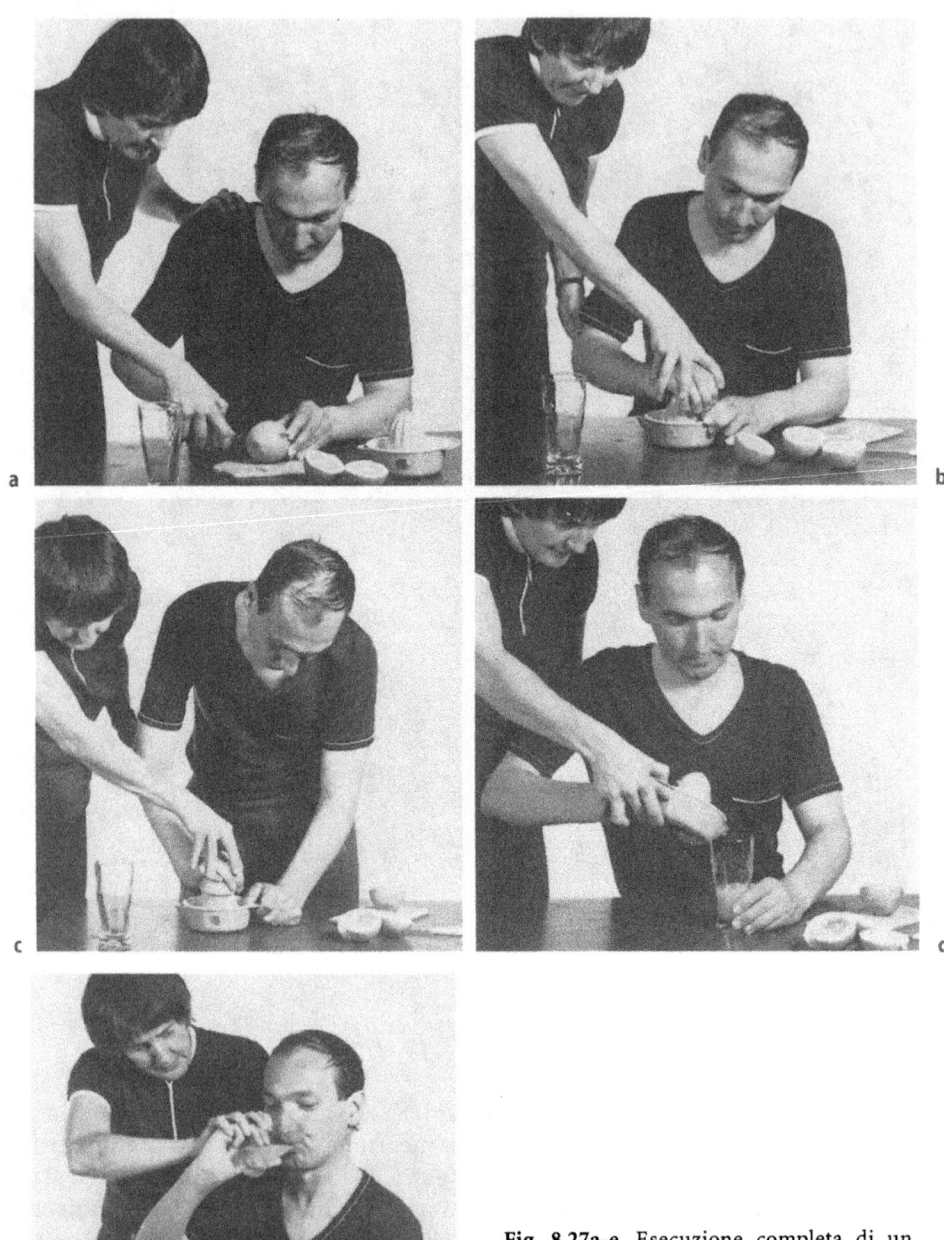

Fig. 8.27a-e. Esecuzione completa di un compito quale fare una spremuta usando entrambe le mani. La terapista guida la mano plegica (emiplegia destra). **a** Tagliare le arance a metà. **b** Spremere un'arancia. **c** Stare in piedi per spremere un'arancia (stare in piedi in modo automatico migliora l'equilibrio). **d** Versare il succo in un bicchiere. **e** Bere un sorso di succo

de un fine controllo motorio, cosicché all'inizio il paziente ha bisogno di aiutare la mano plegica con quella sana (Fig. 8.26c). Quando il paziente sente che può svolgere qualche attività senza l'aiuto della mano sana, ne riduce gradualmente l'intervento in diversi momenti della sequenza.
3. Per compiti più complessi composti da diverse fasi e che richiedono l'uso di entrambe le mani, la terapista guida la mano plegica del paziente per permettergli di svolgere tutti i movimenti necessari in modo normale. Un esempio di tali compiti è tagliare a metà delle arance (Fig. 8.27a), spremerne il succo (Fig. 8.27b, c), versarlo in un bicchiere (Fig. 8.27d) e infine berlo (Fig. 8.27e). Riordinare dopo aver finito, pulire il tavolo, lavare e asciugare gli utensili fanno parte dell'intero esercizio. Il paziente non dovrebbe lottare per usare la mano in un modo anormale, che potrebbe essere l'unico per lui possibile senza l'aiuto della terapista, perché "se uno studente ripete unicamente movimenti non specializzati e goffi, l'esercizio non condurrà ad alcun miglioramento" (Bernstein 1996). Come l'autore fa correttamente notare "L'essenza e l'obiettivo dell'esercizio è migliorare i movimenti, cioé cambiarli. Quindi l'esercizio corretto è di fatto una ripetizione senza ripetizione".
4. Usare entrambe le mani per svolgere un'attività che si potrebbe eseguire con una sola mano previene reazioni associate nel braccio plegico e incoraggia il recupero del controllo attivo. La partecipazione della mano plegica è, quindi, molto importante anche prima del ritorno del movimento attivo nell'arto superiore leso. Ad esempio:
    a) Tritare le cipolle. Se il paziente usa solo la mano sana, il braccio plegico tira immediatamente in flessione (Fig. 8.28a). Forse impiegando un altro tipo di utensile possono essere usate entrambe le mani, con la mano sana che tiene in posizione quella plegica. La reazione associata viene prevenuta; l'intero corpo diventa più simmetrico e il movimento più normale (Fig. 8.28b).
    b) Spolverare o lucidare i mobili. Il paziente può usare le mani unite per spolverare o lucidare i mobili o la sua automobile. Se possibile, la mano plegica è appoggiata piatta sullo straccio e l'altra mano le viene sovrapposta (Fig. 8.28c).
    c) Spalare la neve, rastrellare le foglie o passare l'aspirapolvere. Durante questi compiti, anche la mano plegica tiene il manico dell'attrezzo sebbene nel corso dell'attività sia necessario tenerla in posizione con la mano sana (Fig. 8.28d).
    d) Stirare. Stirare richiede molto tempo e se viene fatto solo con la mano sana determina la flessione del braccio plegico per un periodo prolungato. Usare entrambe le mani trasforma l'attività in una terapia benefica (Fig. 8.29a) e il paziente a volte è capace di continuare il movimento con la sola mano plegica, mentre con l'altra liscia l'indumento davanti al ferro (Fig. 8.29b). Se necessario, si può applicare una striscia protettiva di legno intorno al ferro tra il manico e la piastra per evitare il rischio che le dita si scottino.
5. Portare qualcosa con la mano plegica, per esempio una borsetta o una cartella, anche se è possibile solo l'attività riflessa, aiuta a focalizzare l'attenzione del paziente sull'arto. Le reazioni associate vengono ridotte e, inoltre, il paziente è libero di usare l'altra mano per attività più specializzate (Fig. 8.30).

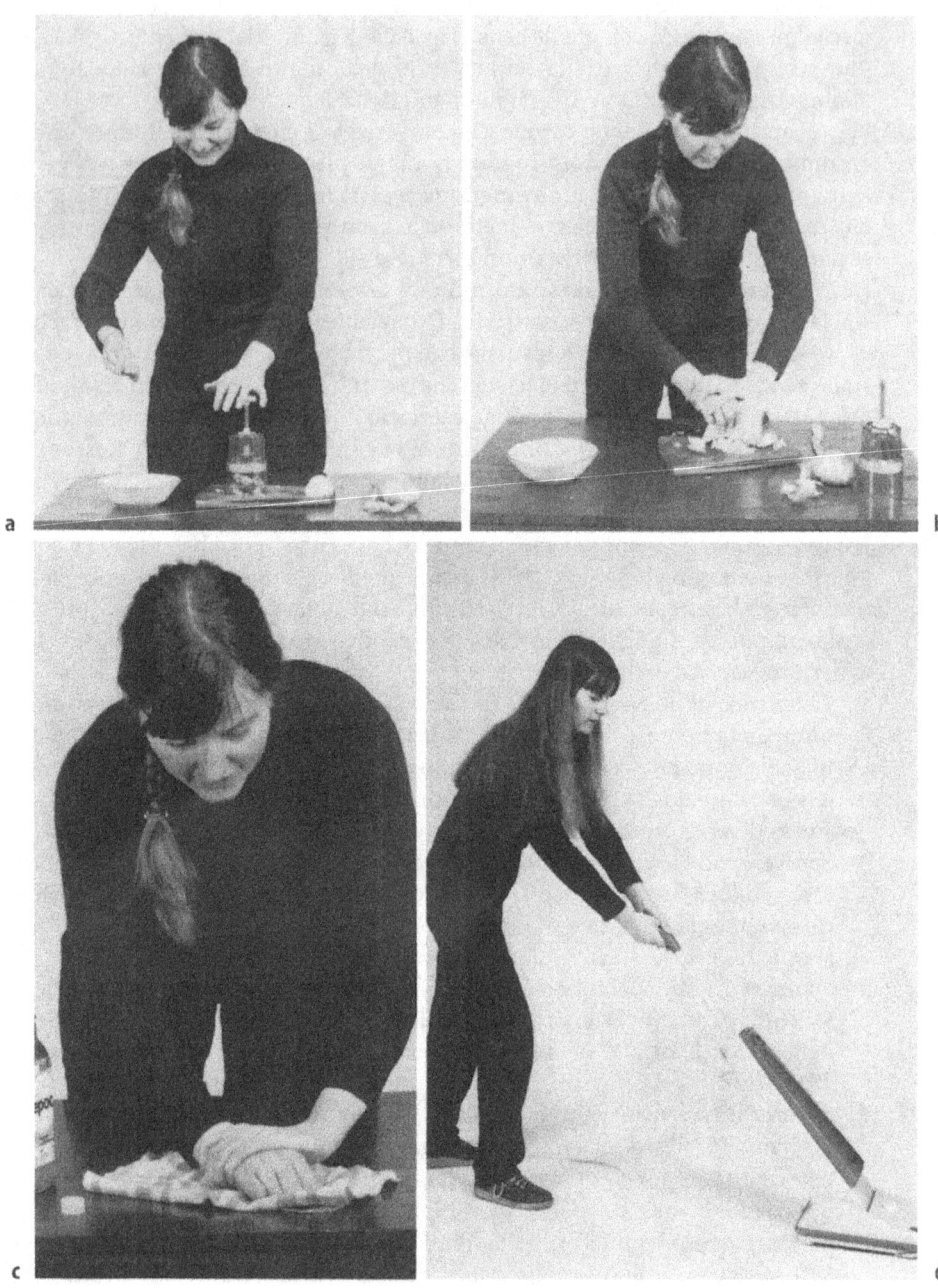

Fig. 8.28a-d. Prevenire l'insorgenza delle reazioni associate e stimolare il recupero usando entrambe le mani (emiplegia destra). **a** Tagliare le cipolle usando solo la mano sana provoca la flessione dell'arto plegico. **b** Tagliare le cipolle usando entrambe le mani; il braccio partecipa al movimento. **c** Lucidare i mobili. **d** Passare l'aspirapolvere

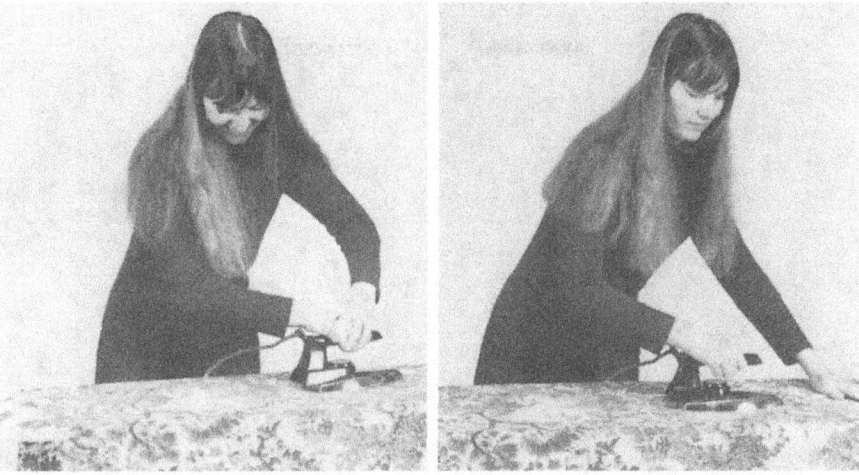

Fig. 8.29a, b. Stimolazione del movimento attivo usando entrambe le mani (emiplegia destra). **a** Stirare con entrambe le mani. **b** Continuare con la sola mano plegica per un tempo breve

6. Mentre cammina, il paziente può inibire le reazioni associate tenendo la mano plegica dietro la schiena con extrarotazione della spalla, usando la mano sana per tenerla in posizione (Fig. 9.17). Quando è fuori con un amico intimo o un parente, il paziente tiene per mano l'altra persona, assicurando un aspetto naturale e una buona oscillazione del braccio, senza che esso tiri in flessione. Le braccia dovrebbero oscillare in avanti in modo alternato con la gamba controlaterale e poi di nuovo indietro durante la fase di oscillazione della gamba omolaterale. Può facilmente accadere che l'assistente e il paziente facciano il primo passo con la stessa gamba, per esempio entrambi iniziano a camminare muovendo il piede destro per primo. Di conseguenza l'oscillazione del braccio del paziente sarà sfasata – nel caso di un'emiplegia destra, il braccio destro oscilla in avanti con la gamba destra quando il partner porta in avanti la mano sinistra (Fig. 8.31). Per garantire l'oscillazione alternata del braccio con la gamba controlaterale, sia il paziente che il suo compagno devono iniziare il cammino con il piede più esterno o con quello più interno.

Considerazioni

Se il braccio e la mano non vengono inseriti nei movimenti e nelle attività quotidiane, non riceveranno sufficiente esperienza o input. La sensibilità non viene stimolata e i movimenti attivi possono rimanere latenti. La mano viene abbandonata come uno strumento inutile, a differenza dell'arto inferiore che viene sol-

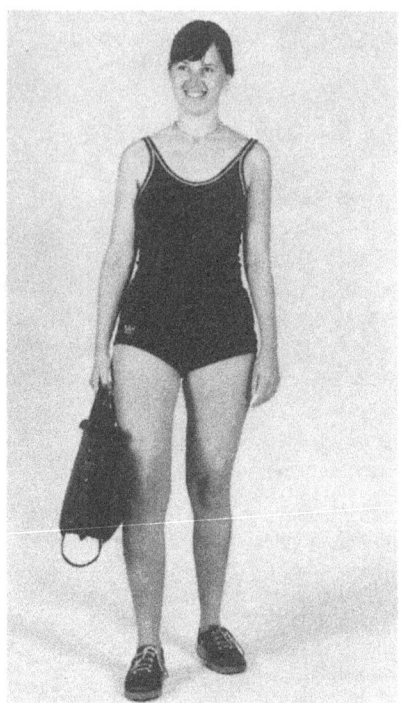 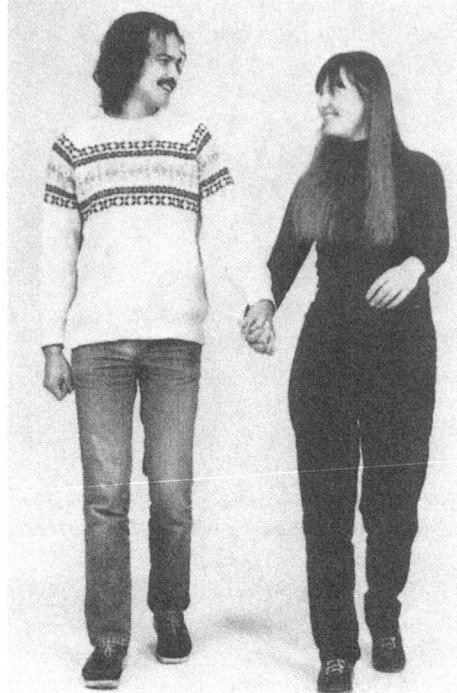

Fig. 8.30. Portare una borsetta, anche quando è possibile solo un'attività riflessa, impedisce la flessione del braccio e dell'emitronco (emiplegia destra). Confrontare Fig. 3.14

Fig. 8.31. Camminare tenendosi per mano previene le reazioni associate del braccio

lecitato ad ogni passo del paziente. Si potrebbe ipotizzare che questo sia il motivo per cui la sensibilità nella gamba tende a migliorare, mentre quella nella mano rimane più deficitaria.

Il paziente dovrebbe adottare come regola personale l'uso della mano plegica in ciascuna e in tutte le funzioni possibili, anche se può essere più veloce e più facile adoperare unicamente quella sana. "Naturalmente alcuni pazienti possono non riacquistare alcuna funzione indipendentemente da quello che si fa, ma sembra un peccato condannare il braccio all'oblio sin dall'inizio prima di avergli dato una qualche possibilità" (Semans 1965).

9 Rieducazione del cammino funzionale

"La capacità di camminare ritti su due gambe svolge un ruolo chiave nello stile di vita dell'uomo da oltre 3 milioni di anni" (Sagan 1979). Tale capacità ha ampliato le nostre possibilità nella vita e ci ha consentito di acquisire innumerevoli abilità che altrimenti non sarebbero state possibili. "Il cammino è il più comune di tutti i movimenti umani. È uno dei movimenti più complessi globalmente integrati ed è probabilmente ancora quello maggiormente dato per scontato. Ma il cammino non avviene automaticamente come la respirazione. Deve essere appreso" (Winter 1988). A causa della base relativamente ristretta in stazione eretta, abbiamo bisogno di reazioni estremamente complesse per mantenere l'equilibrio nella deambulazione. Tali reazioni di equilibrio dipendono dal tono posturale e dalla capacità di effettuare movimenti selettivi come descritto nei Capp. 2 e 3. Sulla base dei risultati ottenuti da esperimenti con animali, si è ipotizzato che le sinergie di base del movimento di locomozione siano prodotte a diversi livelli del midollo spinale chiamati generatori centrali di pattern (GCP) (Brooks 1986; Grillner 1981; Smith 1980). Tuttavia, quando vengono stimolati dall'attività tonica, tali circuiti spinali "producono, nella migliore delle ipotesi, una brutta caricatura del cammino dovuta alla mancanza di importanti influenze modulatrici provenienti dal midollo allungato e dal cervelletto" (Shumway-Cook e Woollacott 1995). In realtà, come accade generalmente con i movimenti umani, i movimenti richiesti per il cammino funzionale nascono dall'interazione di una molteplicità di processi, che includono sia processi percettivi che motori, come pure dall'interazione tra l'individuo, il compito e l'ambiente. "Rispetto alla locomozione effettuata su arti, il livello delle sinergie può generare schemi di movimento relativi al controllo del singolo arto e della coordinazione tra gli arti, ma non genera una reale locomozione funzionale, perché questa richiede aggiustamenti continui e significativi in grado di anticipare le condizioni future" e "il livello di abilità della sinergia volto a garantire la coerenza interna di un movimento è in contrasto con la sua incapacità di adattare i movimenti complessi e armonici prodotti ai cambiamenti ambientali" (Turvey e Carello 1996). Nella vita reale, i movimenti implicati nella deambulazione sono dettati da piani, intenzioni, dal desiderio di eseguire un compito o risolvere un problema e, ovviamente, dalla necessità di adattarsi all'ambiente e agli oggetti che vi si trovano. Entro ciascun ciclo del passo, i movimenti sono sintonizzati finemente sulle necessità del compito (Grillner e Zangger 1979). Poiché la locomozione umana è fondamentalmente così complessa e dipendente da molti centri superiori, la rieducazione del cammino comporta molto più della semplice stimolazione degli arti inferiori o del rinforzo dei muscoli pertinenti. È facile capire perché alcuni pazienti possono aver bisogno di un trattamento lungo e intenso prima di riapprendere a camminare e perché molti altri, nonostante siano in grado di tornare in piedi in breve tempo, avranno bisogno di una terapia specifica per migliorare il modo in cui camminano. Nonostante i diversi tipi di problema, non si dovrebbe limitare il tempo e l'impegno spesi per assicurare il miglior risultato possibile.

Per tutti i pazienti colpiti da emiplegia, riprendere a camminare è uno degli obiettivi principali della riabilitazione. Essere in grado di camminare nuovamente è l'aspettativa e la speranza più grande, un obiettivo che il paziente può comprendere appieno. Secondo alcuni studi si è stimato che il 60-75% (Lehmann e coll. 1975, Marquardsen 1969; Satterfield 1982) dei pazienti affetti da emiplegia successiva ad ictus non fatale era in grado di camminare senza aiuto dopo la degenza in ospedale; altri indicano una percentuale ancora più alta, l'85% (Skilbeck e coll. 1983; Moskowitz e coll. 1972). Questi studi non includevano parametri quali la velocità del cammino, lo schema del passo e non dicevano se i pazienti dipendevano per camminare da ausili quali ortesi o bastoni. Non era chiaro inoltre se i pazienti erano in grado di camminare su diverse superfici sia in luoghi chiusi che in luoghi aperti e se erano in grado di camminare sicuri mentre svolgevano compiti della vita quotidiana. Camminare per 20 metri in una situazione sperimentale è molto diverso dal camminare mentre ci si concentra su un compito svolto dalla mano e ci si adatta ad un ambiente che cambia in continuazione. Mulder e coll. (1995) avvertono del rischio significativo di sovrastimare l'abilità dei pazienti, perché "la distanza tra situazione di laboratorio e vita di ogni giorno sembrerebbe essere molto ampia". Kesselring e coll. (1992) sottolineano anche l'inadeguatezza dello studiare il cammino nell'artificioso mondo del laboratorio, dove le influenze ambientali sono eliminate il più possibile e dove si dà importanza alla contrazione dei singoli muscoli o a fasi separate del cammino. Gli autori credono che sia particolarmente importante studiare la sequenza del movimento del cammino nel "mondo reale", perché la locomozione costituisce un tipo particolare d'interazione tra l'organismo e l'ambiente, cosa che ne caratterizza il comportamento. Così, secondo Kesselring e collaboratori, quegli studi che si occupano del cammino effettuato su tappeti rotanti o con apparati di sostegno che sgravano il corpo di parte del peso non possono essere considerati validi, perché le stesse condizioni tecniche provocano sequenze di movimento innaturali.

Considerazioni per il trattamento

Se si migliora la rieducazione, non solo dovrebbe essere possibile raggiungere una percentuale di successo più elevata nell'autonomia del cammino, ma anche uno schema di cammino più normale ed economico.

Per essere realmente funzionale, il cammino deve essere:
- Sicuro, in modo tale che il paziente non abbia paura e non rischi costantemente di farsi male cadendo.
- Relativamente privo di sforzo, cosicché non tutta l'energia a disposizione del paziente venga spesa per spostarsi.

- Abbastanza veloce da permettere al paziente di attraversare una stanza o spostarsi in un supermercato in un lasso di tempo accettabile e con una cadenza che gli consenta di andare di pari passo con le persone che lo accompagnano.
- Esteticamente gradevole, in modo tale che il paziente possa camminare tra le altre persone senza essere costantemente notato.
- Possibilmente senza uso di un bastone, così che il paziente possa usare la mano sana per svolgere altri compiti.
- Svolto a un livello automatico per consentire al paziente di concentrarsi su altre attività.

Se si vogliono raggiungere questi obiettivi, la terapista avrà bisogni di conoscere le diverse componenti del passo e di rieducare i movimenti pertinenti, così da poter aiutare il paziente a raggiungere lo schema di movimento più normale possibile per lui. Non si può raggiungere nessuno di questi obiettivi se si consente o incoraggia il paziente a camminare con quello che è stato chiamato il "tipico schema emiplegico", dipendendo da un bastone o da un quadripode per il sostegno. Diversi anni fa si pensava che camminare in questo modo molto limitato fosse l'unica possibilità per i pazienti colpiti da ictus – una credenza sfortunatamente ancor oggi sostenuta da qualcuno. L'esperienza ha tuttavia dimostrato che con una terapia ben condotta si può raggiungere un cammino più fluido, più sicuro e meno faticoso.

Come Bobath (1978) ha giustamente raccomandato:

"Al fine di preparare il paziente per una deambulazione ragionevolmente normale si debbono esercitare l'equilibrio, il carico e il trasferimento di peso. Per la fase di oscillazione il paziente ha bisogno di rilassare la spasticità all'anca, al ginocchio e alla caviglia per sollevare la gamba e fare un passo. Ha inoltre bisogno di controllare l'estensione della gamba quando appoggia il piede a terra. Se tutte queste componenti sono prima esercitate in stazione eretta, il paziente svilupperà uno schema di cammino migliore di quello che si otterrebbe se lo si facesse camminare immediatamente senza aver raggiunto il necessario controllo della gamba".

Quando iniziare il cammino

È estremamente importante che la deambulazione sia inclusa nel programma di trattamento non appena possibile. Un paziente che è rimasto seduto troppo a lungo in carrozzina avrà paura della nuova altezza quando inizia nuovamente a portarsi in stazione eretta. Persino i pazienti senza danno neurologico che sono stati a lungo immobili a letto a causa della malattia o di problemi ortopedici hanno manifestato paura quando sono stati in grado di alzarsi e di camminare di nuovo. Inoltre, stare su una carrozzina per un periodo prolungato aumenta la flessione di tutto il corpo, rendendo in seguito più difficile per il paziente estendersi contro gravità.

Anche se molti dei movimenti richiesti per camminare e mantenere l'equilibrio possono essere preparati in posizione supina, l'acquisizione di questo controllo relativamente semplice non è in alcun modo paragonabile alla rapida selezione e inibizione dei gruppi muscolari contrapposti necessari per mantenere l'equilibrio in postura verticale. "Così, anche se la posizione supina può sembrare un precursore della verticalità in individui con danno motorio, sembra più probabile che le strategie necessarie per controllare una colonna verticale di segmenti corporei siano così specifiche da poter essere acquisite solo tramite esperienze in posizione verticale." (Butler e Major 1992).

Quando iniziare a fare camminare il paziente può essere una decisione difficile per tutti coloro che lo assistono, poiché è sempre individuale ed evitare tentativi infruttuosi e risultati negativi dipenderà da una molteplicità di fattori. Tuttavia, le seguenti linee guida e criteri possono essere utili per aiutare la terapista a decidere se può iniziare a far camminare il paziente.

- Durante i primi tentativi di cammino, non dovrebbe essere necessaria un'eccessiva quantità di sostegno manuale, né la terapista dovrebbe avere bisogno di un aiutante per mantenere eretto il paziente o per muovergli passivamente le gambe.
- Il paziente può portare il peso sulla gamba plegica e tuttavia non deve appoggiarsi su un bastone, un quadripode o una stampella per fare un passo in avanti con la gamba sana.
- Prima di esercitare il cammino, il paziente deve essere in grado di portare il carico sulla gamba plegica senza che il ginocchio rimanga costantemente in iperestensione e il piede in flessione plantare. Diversamente, il paziente imparerà attraverso la ripetizione lo schema di movimento anormale con i suoi numerosi svantaggi e ciò sarà difficile da modificare in seguito, poiché, come sottolineano Bach-y-Rita e Balliet (1987), "se incontrollato, il programma di controllo motorio improprio può diventare un programma altamente rinforzato". Per questo motivo, se un paziente dovesse ancora avere difficoltà nel mantenere in posizione corretta l'arto inferiore, la terapista deve per prima cosa risolvere il problema modificando il modo in cui lo sostiene o riesercitando l'estensione selettiva della gamba.
- Quando è sostenuto dalla terapista, il paziente può trasferire il carico sul lato sano e fare un passo con la gamba plegica senza che avvengano evidenti torsioni del tronco e senza che la terapista debba spingere o tirare in avanti il piede.
- Con un adeguato sostegno il paziente è capace di camminare con uno schema relativamente normale e senza un marcato incremento dell'ipertono agli arti.
- Se il paziente precipita nel panico ogni volta che prova a camminare nonostante l'incoraggiamento e la rassicurazione della terapista, non dovrebbe mai essere forzato a procedere e sicuramente non dovrebbe essere punito per la mancanza di coraggio, anche se il suo potenziale motorio sembra essere adeguato. Invariabilmente la causa sottostante il problema è un disturbo della percezione, che può anche rendere il camminare un'esperienza terrificante. Esercitare isolatamente il cammino tenderà a rinforzare la reazione, producendo scoraggiamento e mancanza di motivazione a riprovare. Lo stesso vale se il

paziente riferisce di sentirsi instabile o di provare nausea quando si muove in stazione eretta. Questi sintomi sono molto probabilmente causati dalla discordanza degli indicatori di movimento che egli riceve, la "non corrispondenza neurale" descritta da Reason (1978). In entrambi i casi, i sintomi spiacevoli si superano meglio proponendo, quando il paziente cammina, compiti finalizzati ad un obiettivo e continuando a trattare i disturbi percettivi come descritto nel Cap.1.

Facilitazione del cammino

Secondo il breve *Oxford Dictionary*, facilitare significa "rendere più facile; promuovere, aiutare in anticipo, ridurre il lavoro di, assistere (una persona)" e la facilitazione è "l'azione, il processo o il risultato del facilitare". Persino il tipo di scarpa può facilitare la deambulazione e il paziente dovrebbe indossare sin dall'inizio scarpe robuste con suola di cuoio e tacchi bassi di gomma. Esse danno un miglior sostegno e si può chiedere al paziente di ascoltare il ritmo del cammino, il rumore della scarpa sul pavimento. Le pantofole incoraggiano a strisciare i piedi e non forniscono sostegno al piede. Tutti noi tendiamo a camminare diversamente quando indossiamo le pantofole!

Esistono molti modi diversi con cui la terapista può aiutare il paziente a camminare con uno schema più normale, ciascuno dei quali scelto in base alla sua utilità per superare le particolari difficoltà individuali. La scelta della facilitazione dipende dal modo in cui il paziente risponde alla manipolazione e se di conseguenza migliora lo schema del cammino. Per facilitare le normali sequenze di movimento e le reazioni di equilibrio, Bobath (1990) raccomanda l'uso di quelli che chiama "punti chiave di controllo" prossimali e distali. Si riferisce al tronco, cioé alla colonna vertebrale con le connessioni al capo, al cingolo scapolare e al cingolo pelvico, quando parla di punti chiave prossimali e a parti degli arti come il ginocchio, il gomito, la mano e il piede quando parla di punti chiave distali. Entrambi i punti chiave sono usati in combinazione perché, secondo l'autrice, il loro effetto sul tono e sul movimento si sovrappone. "L'uso di punti chiave prossimali facilita i movimenti degli arti, mentre quello dei punti chiave distali facilita i movimenti del tronco". Per decidere dove posizionare le mani perché risultino più efficaci nell'aiutare un paziente, Bobath fornisce il seguente consiglio:

> "*I punti chiave sono intercambiabili e devono essere adattati alle risposte del paziente. Per controllare le sequenze di movimento è necessario cambiare i punti chiave mentre il paziente si muove e modificarli a seconda del tipo di schema che il terapista desidera inibire o facilitare durante il movimento. Quindi, nessun punto chiave può essere responsabile o usato per ottenere intere sequenze di movimento*".

Il luogo e il modo in cui le mani della terapista facilitano il paziente quando si osserva il miglior risultato, indicheranno anche dove risiede la sua maggior difficoltà e quindi costituiscono parte integrante della valutazione.

Istruire il personale infermieristico e i familiari

Una volta che la terapista ha accertato qual è il modo più soddisfacente per facilitare il cammino di ogni paziente, dovrebbe insegnare allo staff infermieristico e ai familiari del paziente come possono farlo camminare nel miglior modo possibile. Il paziente sarà allora in grado di camminare più spesso di quanto farebbe se si esercitasse solo durante le sedute di terapia e può così abbandonare la carrozzina molto prima. Con un'attenta educazione, che deve includere anche un'esperienza pratica, si può evitare il rischio che il paziente sviluppi abitudini indesiderate. Senza questa educazione le persone che assistono il paziente lo faranno automaticamente camminare mettendosi dalla parte sana, permettendogli di appoggiarsi con forza a loro con la mano sana e di inclinarsi verso la parte non lesa. Il modo migliore per insegnare la facilitazione corretta è quello di permettere a coloro che assistono il paziente di sentire dapprima su di sé le mani della terapista, in modo tale che capiscano quali movimenti sta facilitando e in che direzione sta esercitando la pressione con le mani. Successivamente, mentre l'assistente cammina con il paziente, la terapista mette le proprie mani sulle sue e gli chiede di lasciarle rilassate così che possa sentire esattamente cosa stanno facendo prima di continuare da solo (Fig. 9.1). Quando qualcuno lo facilita, il paziente non ha bisogno di usare un bastone per sostenersi, perché l'assistente può aiu-

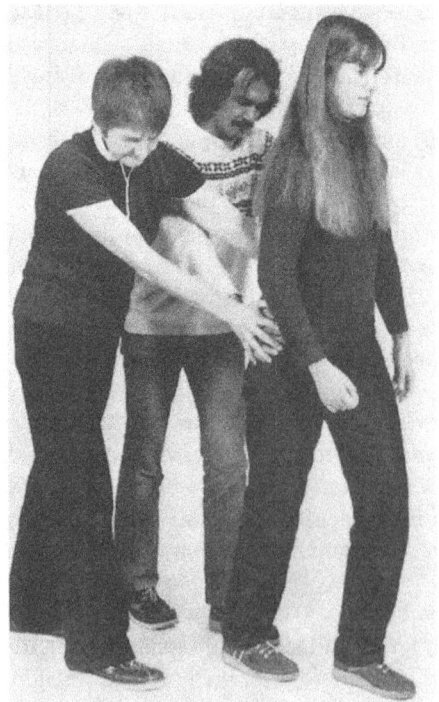

Fig. 9.1. Il marito di una paziente impara a facilitare il cammino (emiplegia destra)

tarlo a mantenere l'equilibrio e assicurargli il corretto trasferimento di carico mentre cammina.

Caratteristiche importanti del cammino e problemi associati

Qualsiasi modo la terapista scelga per facilitare il paziente, deve avere in mente certe caratteristiche del cammino normale e anticipare i problemi che il paziente molto probabilmente incontrerà. Osservare il modo in cui il cammino del paziente si differenzia dal cammino normale guiderà la terapista anche a identificare dove risiedono i problemi principali su cui indirizzare il trattamento. Le caratteristiche del cammino normale presentate in seguito forniscono alla terapista non solo gli obiettivi per la facilitazione, ma anche un termine di paragone quando analizza le difficoltà del cammino del paziente. Montgomery (1987) sottolinea l'importanza dell'osservazione per la valutazione e il trattamento: "Lo strumento più utile durante la valutazione clinica della disfunzione del cammino del paziente emiplegico è un osservatore esperto. L'uso di questo strumento presuppone una profonda conoscenza delle posture, dei movimenti articolari, dell'attività muscolare, delle caratteristiche temporali e delle sfumature del cammino".

1. Alzarsi e sedersi da una sedia

La capacità di alzarsi e sedersi con facilità e sicurezza costituisce parte integrante della normale deambulazione funzionale. Si è descritta la corretta postura eretta come lo stato di predisposizione al cammino e, quindi, come cammino potenziale (Klein-Vogelbach 1976). Quando una persona si alza da una sedia, il tronco esteso si piega simmetricamente in avanti muovendosi a livello delle anche, con il carico distribuito uniformemente su entrambe le gambe. Il sedere si solleva dalla sedia e le gambe si estendono selettivamente, mentre le ginocchia e le caviglie rimangono flesse sino a quando il peso si è trasferito sui piedi (Fig. 2.4). Solo dopo le anche e le ginocchia si estendono per portare il tronco verticale. Sedersi implica movimenti simili del tronco e degli arti per quel che riguarda gli angoli articolari e la distribuzione del carico, ma quando il bacino si abbassa verso la sedia, l'attività dei muscoli estensori è eccentrica invece che concentrica. Prima che una persona inizi a sedersi, i piedi si muovono per allineare il corpo alla sedia e le natiche sono già predisposte per raggiungere il sedile secondo una posizione preselezionata che può variare in relazione alla situazione, ma che tuttavia permette l'equilibrio e la stabilità.

Problemi generali. Se il paziente non porta il peso sufficientemente in avanti sui piedi, alzarsi in piedi richiede uno sforzo considerevole e l'ipertono del braccio e della gamba aumentano. I pazienti che si alzano in modo asimmetrico, inclinandosi verso il lato sano e con tutto il peso sulla gamba sana, presenteranno una postura scorretta quando raggiungono la posizione eretta (Fig. 9.2a, b). Lo schema del cammino sarà negativamente influenzato sin dal primo passo. Sedersi nuovamente su una sedia può essere precario, perché quest'attività

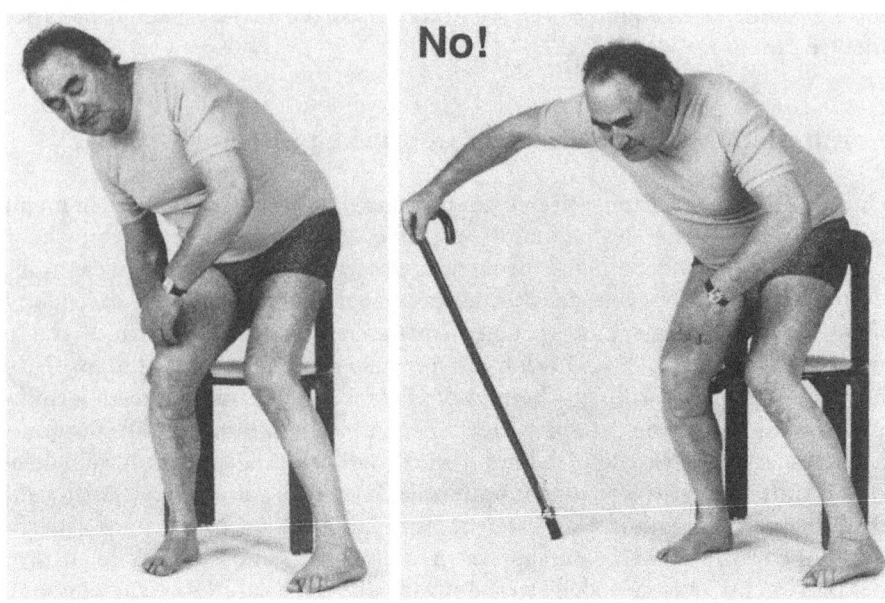

Fig. 9.2a, b. Paziente che si alza in modo asimmetrico (emiplegia sinistra). **a** Aiutandosi con la mano sana. **b** Usando un bastone

richiede diverse sequenze di movimento piuttosto complesse per essere veramente sicura. Pazienti che non riescono a girarsi completamente per essere allineati alla sedia, o che sottostimano la distanza dalla sedia ancor prima di iniziare a sedersi, rischiano realmente di cadere. I pazienti che non portano il peso sufficientemente indietro mentre abbassano il sedere sul sedile, ma spingono indietro in estensione e si siedono troppo velocemente, possono provocare lo spostamento della sedia o persino ribaltarsi. A causa del disturbo percettivo, un paziente potrà spesso sedersi spostandosi eccessivamente sul lato plegico e scivolare dal bordo della sedia.

2. Progressione in avanti

Carslöö (1966) ha dimostrato che l'inizio della deambulazione partendo da una postura di sostegno è il risultato della "perdita dell'equilibrio del corpo in seguito alla cessazione dell'attività dei muscoli posturali (compresi gli estensori della colonna vertebrale e alcuni muscoli della coscia e della gamba)". I passi successivi sono prodotti dal continuo spostamento in avanti del centro di gravità (Klein-Vogelbach 1976). "I diversi momenti di torsione del peso del corpo spostano la linea di gravità, prima lateralmente e posteriormente e in seguito anteriormente, verso una posizione in cui i muscoli propulsori sono in grado di contribuire al primo passo e portarlo a termine" (Basmajian 1979). Durante la fase di carico si genera una forza propulsiva necessaria per mantenere il corpo in movimento.

"La strategia più comune utilizzata per generare forze propulsive utili alla progressione comprende la contrazione concentrica dei flessori plantari (gastrocnemio e soleo) alla fine della fase di appoggio del passo. L'abilità del corpo di muoversi liberamente sul piede, in concomitanza all'azione concentrica esercitata dal gastrocnemio, sta a indicare che alla fine della fase di sostegno il centro di movimento del corpo sarà anteriore al piede di supporto, creando così una caduta in avanti del peso del corpo indispensabile per la progressione durante il cammino" (Shumway-Cook e Woollacott 1995).

Secondo Winter (1988), il piede si flette plantarmente in modo attivo quando il gastrocnemio si accorcia per fornire il più importante impulso energetico, con il soleo che genera "una spinta esplosiva verso il basso".

"La forza che produce la progressione in avanti durante il cammino è l'energia potenziale ottenuta quando il corpo cade davanti al piede di sostegno. L'energia cinetica si produce durante questa caduta e viene in seguito utilizzata per recuperare energia potenziale quando il corpo si sposta sul piede controlaterale nella successiva fase di carico" (Knuttson 1981).

Probemi generali. Per diversi motivi, la maggior parte dei pazienti cammina con il baricentro spostato indietro. Il primo passo e i successivi comportano quindi un sollevamento della gamba e un appoggio al suolo del piede attivi, dal momento che non si produce la spontanea azione di pendolo derivante dal trasferimento del peso in avanti o dalla caduta anteriore del corpo sul piede di sostegno. I pazienti possono avere difficoltà a portare il peso in avanti sopra la gamba di sostegno a causa delle forze prodotte dai muscoli estensori e dalla perdita di schemi selettivi di movimento. Molti pazienti hanno semplicemente paura di cadere in avanti a causa degli inadeguati meccanismi protettivi e quindi si sentono più sicuri quando mantengono il peso più indietro rispetto a quanto avviene nel cammino normale. Forse il più comune fattore che contribuisce a questo problema è l'incapacità di flettere plantarmente il piede in modo attivo e selettivo, un problema che è presente nella maggior parte dei pazienti. I terapisti tendono a concentrarsi sul recupero della flessione dorsale del piede, ma senza flessione plantare attiva c'è una perdita o una diminuzione delle forze propulsive necessarie per portare il peso del corpo in avanti. Si è scoperto che molte significative anomalie del passo sono un diretto risultato della paralisi del tricipite surale; "Le anomalie includevano modificazioni della lunghezza del passo, della velocità del cammino, della zona di carico durante l'avanzamento, della successione delle fasi del cammino, delle forze ammortizzanti il contatto al suolo e dei momenti articolari" e anche la stabilità del ginocchio veniva compromessa (Lehmann e coll. 1985). Senza l'azione di spinta dei flessori plantari i passi sono più corti, perché il ginocchio non si estende alla fine della fase di oscillazione e quindi il piede si appoggia al suolo con molto anticipo. La velocità del cammino si riduce quindi considerevolmente e si stima che la riduzione sia del 50% (Waters e coll. 1978). Per compensare la perdita della propulsione generata dalla flessione plantare, il ginocchio sano rimane flesso nella fase di contatto iniziale del piede e durante la fase di risposta al carico, poiché il paziente usa i muscoli della gamba per tirare il peso in avanti durante la fase di carico sul lato sano.

3. Lunghezza del passo

Si è osservato che la lunghezza di un passo normale è compresa tra 70 e 80 cm; la lunghezza individuale dipende da molti fattori. Murray e coll. (1964) trovarono che soggetti sopra i 60 anni facevano passi più corti rispetto a quelli sotto i 20 anni e che quelli più alti tendevano a fare passi più lunghi. Tuttavia, come indica Klein-Vogelbach (1995), "sarebbe troppo semplicistico dire che soggetti con gambe lunghe fanno passi lunghi e soggetti con gambe corte fanno passi corti". L'autrice spiega che la lunghezza del passo dipende non solo dalla lunghezza dell'arto, ma che hanno un ruolo importante anche la distanza tra le articolazioni delle anche, la dimensione del piede e l'ampiezza dell'estensione e della rotazione dell'anca. Stima che la lunghezza ipotetica di un passo normale sia compresa tra le 2.5 e 4 volte la lunghezza del piede del soggetto o, in altre parole, sia compresa tra i 60 e 96 cm durante un cammino a velocità normale.

Problemi generali. I pazienti fanno passi significativamente più corti, sia con la gamba sana che con quella plegica. Spesso il piede sano si appoggia al suolo vicino a quello plegico o solo pochi centimetri più avanti. Se la gamba plegica è portata in avanti in sinergia flessoria, il ginocchio non si estende alla fine della fase di oscillazione e quindi il passo è più corto. Di conseguenza, il cammino è molto più lento e l'energia spesa per coprire la distanza è molto maggiore.

4. Velocità e ritmo

Il normale cammino è simmetrico sia rispetto alla durata che alla lunghezza di ogni singolo passo. La durata del tempo di carico da entrambi i lati è uguale, così come è uguale la lunghezza del passo destro e di quello sinistro. "La velocità più adeguata del cammino si aggira intorno ai 3 piedi al secondo (0.91 m al secondo) per minimizzare il consumo energetico e consentire una ragionevole velocità di propulsione" (Basmajian 1979).

La velocità ideale del cammino dal punto di vista dell'economia è quella che richiede il minimo sforzo per coprire la distanza relativamente più lunga nell'unità di tempo con il minimo consumo energetico, "quando si permette a un soggetto di camminare senza imporgli una frequenza di passo, egli seleziona una frequenza del passo in modo tale da consentirgli la minima attività muscolare" (Basmajian 1979). Klein-Vogelbach (1995) ha indicato che la velocità economica del cammino è di circa 108-120 passi al minuto. Nell'ampio campione di soggetti studiato da Drillis (1958), la cadenza media era di 112 passi al minuto, mentre Murray e coll. (1964) hanno osservato una cadenza compresa tra i 111 e 112 passi al minuto. "Si può raggiungere un incremento nella velocità diminuendo la durata del passo (aumentando la cadenza) o aumentando la lunghezza del passo; normalmente si osserva una combinazione di entrambi" (Wall e Ashburn 1979). Se la velocità del cammino diminuisce sotto i 70 passi al minuto, la rotazione del bacino è quasi completamente assente e le braccia non produrranno quindi movimenti pendolari (Klein-Vogelbach 1995).

Problemi generali. Il paziente emiplegico cammina in modo asimmetrico sia rispetto al tempo, che alla distanza e il cammino è privo di ritmo. Egli compie un passo breve e veloce con la gamba sana, probabilmente per evitare di mantenere il carico e l'equilibrio sulla gamba plegica, ma anche per evitare lo schema spastico estensorio che sarebbe provocato dalla estensione dell'anca quando il piede plegico è posto dietro. Camminare lentamente e con attenzione con una cadenza più bassa rispetto alla norma richiede un equilibrio e un'energia maggiori e il paziente si stanca velocemente. A causa della riduzione di velocità e della rigidità del tronco, cessano la rotazione del bacino e i movimenti pendolari degli arti superiori. L'ipertono stesso del braccio ne impedisce l'oscillazione. Aumentare la velocità del cammino migliorando sia la lunghezza del passo che la cadenza è l'obiettivo più importante del trattamento e della facilitazione. In altro modo, il paziente camminerà da solo, rimanendo indietro rispetto agli altri, o gli altri dovranno adattarsi alla sua lentezza, con difficoltà e frustrazione per tutti quelli che lo assistono. Nonostante gli anziani tendano a camminare più lentamente in ogni circostanza, le ricerche indicano che altri cambiamenti nel passo possono essere conseguenti a qualche patologia sottostante invece che ai soli processi d'invecchiamento. In uno studio, infatti, anziani senza patologia non dimostravano alcun cambiamento nei parametri del passo (Gabell e Nayak 1984).

5. Larghezza del passo

La larghezza del passo è stata descritta come la misura della distanza orizzontale tra i punti posti sull'asse longitudinale-centrale del piede durante la fase di doppio appoggio al suolo di entrambi i piedi. In un ampio studio, la larghezza media del passo era di 8 cm, senza differenze sistematiche associate all'età e all'altezza dei soggetti (Murray e coll. 1964). La distanza è considerevolmente inferiore rispetto a quella tra le articolazioni delle anche, a causa dell'inclinazione del femore e per permettere un cammino economico. In questo modo, come si può facilmente immaginare, i piedi non sono posti perpendicolarmente alle anche durante il cammino. Persino per Murray e coll., i risultati delle loro ricerche furono inaspettati: "Anche se le larghezze del passo erano ampie, fummo sorpresi nel vedere come in molti casi le larghezze del passo fossero strette. Infatti, il punto centrale di un piede dei nostri soggetti normali incrociava l'altro in modo tale che la larghezza del passo assumeva valori negativi". Nel suo stile inimitabile, Klein-Vogelbach (1995) evita di dare una misura assoluta, ma riconosce le differenze individuali nella propria definizione: "La larghezza del passo è la più piccola distanza possibile che permette ancora all'oscillazione del piede di oltrepassare la gamba che sostiene il carico senza esserne ostacolata. Quando ciò avviene, il bordo mediale del tallone tocca quasi il malleolo mediale della gamba che sostiene il carico".

La base di appoggio relativamente ristretta è importante, perché se gli arti inferiori fossero paralleli sarebbe necessario un notevole spostamento laterale del baricentro per trasferire il peso su ogni gamba che lo sostiene e ciò produrrebbe un decremento della velocità e un incremento del consumo energetico (Saunders e coll. 1953).

Problemi generali. Quasi tutti i pazienti camminano con i piedi troppo distanti rispetto alla larghezza del passo precedente all'ictus, per diversi motivi. Se l'equilibrio è deficitario, il paziente può sentirsi più sicuro; il peso non è più mantenuto sopra la gamba plegica o può essere più semplice fare un passo con la gamba plegica se le gambe sono abdotte. I pazienti possono persino essere incoraggiati a camminare più lentamente e con una base di appoggio più ampia dal terapista stesso, che pensa che così facendo il paziente si sentirebbe più sicuro. Tuttavia, per mantenere l'equilibrio durante il cammino lento è necessario un controllo muscolare selettivo molto maggiore e uno studio recente ha dimostrato che per i pazienti più anziani "contrariamente alle aspettative, una maggior larghezza del passo non aumenta necessariamente la stabilità, ma sembra invece essere predittiva dell'aumento della probabilità di cadere" (Maki 1997). Con i piedi più distanti l'uno dall'altro rispetto alla norma, si deve trasferire il peso non solo in avanti, ma anche lateralmente da un piede all'altro e ciò riduce la lunghezza del passo. Secondo Klein-Vogelbach (1995) il cammino assomiglia a quello di un marinaio che cammina su una barca che oscilla.

6. L'angolo del piede

Quando il piede arriva a contatto con il terreno, l'angolo che l'asse longitudinale di ciascun piede forma con la linea mediana o linea di progressione del cammino è identico da entrambi i lati, ma gli angoli presentano variabilità tra gli individui. L'angolo dipende dal tronco e dal grado di rotazione interna o esterna delle anche. Houtz e Fischer (1961) mostrarono che "un movimento del tronco e dell'anca, che ne sposta la posizione sul piede, origina il movimento di ciascun piede durante la deambulazione. I movimenti che iniziano nel tronco producono automaticamente cambiamenti nella posizione della gamba e del piede". Anche se l'altezza del soggetto non influenzava gli angoli del piede, soggetti oltre i 60-65 anni stavano decisamente con i piedi volti all'esterno in modo maggiore rispetto a soggetti più giovani (Murray e coll. 1964). Gli autori ipotizzano che l'aumento degli angoli del piede dei soggetti più anziani potrebbe rappresentare il loro modo di raggiungere una maggiore stabilità laterale.

Problemi generali: Molti pazienti non sono capaci di stabilizzare adeguatamente il tronco quando camminano e ciò provoca una flessione laterale o un'eccessiva rotazione. Altri pazienti flettono o estendono il tronco, o utilizzano una vigorosa estensione dell'anca sana per portare in avanti la gamba plegica. La torsione del tronco e i movimenti che iniziano dall'anca determinano un'anormalità anche nel passo successivo, quindi persino il piede sano non assume una posizione normale, ma tende a ruotare internamente verso la linea mediana. Spesso il piede plegico si posiziona con le dita che indicano l'esterno e con la gamba che, come conseguenza, ruota internamente.

7. Il movimento in avanti delle anche

Nel cammino normale, la direzione di movimento di entrambe le anche, osservabile a livello dei trocanteri del femore, non è mai indietro e durante le diverse fasi del cammino le anche non sono mai ferme. Durante tutto il ciclo del passo entrambe le anche si muovono continuamente in avanti nello spazio seguendo una traiettoria ondulata (Klein-Vogelbach 1976).

Problemi generali. Le anche non si muovono in avanti come nel cammino normale, ma la direzione del movimento varia e spesso l'anca si muove indietro in direzione opposta a quella in cui il paziente sta camminando. Il movimento indietro avviene sia durante la fase di carico se il ginocchio si iperestende, sia durante la fase di oscillazione quando il bacino si eleva per portare attivamente la gamba plegica in avanti in sinergia flessoria.

8. La fase di oscillazione

"La fase di oscillazione durante l'andatura normale è a bassa energia. Una volta iniziata, il peso della gamba la fa oscillare in avanti come un pendolo, ma la direzione è regolata da diversi muscoli della coscia e della gamba" (Basmajian 1979). "Durante tutta la fase di oscillazione l'anca ruota esternamente in seguito alla rotazione del bacino in concomitanza con lo slancio controllato in avanti della gamba" (Basmajian 1979). Klein-Vogelbach (1984) sottolinea che il movimento della gamba nella fase di oscillazione è sempre accompagnato dall'extrarotazione dell'anca e descrive come reattivo il movimento in avanti dell'arto, causato dalla fase di carico attivo sul lato controlaterale. Durante l'oscillazione dell'arto, l'attività muscolare avviene quindi per lo più all'inizio e alla fine della fase di oscillazione, poiché la gamba oscilla in avanti come un pendolo articolare sotto l'influenza della forza di gravità. Perché il piede oscilli senza impedimenti, la gamba deve accorciarsi e, secondo Perry (1992), "nell'oscillazione, la possibilità del ginocchio di flettersi è il fattore principale per la libertà di avanzamento dell'arto". Alla fine della fase di carico, la gamba si sgrava rapidamente del peso e il ginocchio si flette passivamente di circa 30° per iniziare la fase di oscillazione. Il ginocchio si flette progressivamente sino a raggiungere i 60° nel momento in cui supera l'arto opposto che sostiene il peso a metà della fase di oscillazione. Inoltre, per permettere alla gamba di accorciarsi e oscillare liberamente in avanti, il peso è mantenuto in sospensione verso l'alto attraverso un'attività appropriata dei muscoli addominali del tronco che sostengono il bacino (Davies 1990).

Perché durante questa fase le dita si sollevino facilmente dal pavimento, il piede deve essere flesso dorsalmente in modo attivo. È importante sapere che la flessione dorsale della caviglia è ottenuta tramite il tibiale anteriore con l'aiuto dell'estensore lungo delle dita del piede e dell'estensore dell'alluce. Durante la flessione dorsale i muscoli peronei rimangono inattivi."A metà della fase di oscillazione il tibiale anteriore diventa inattivo per un certo periodo per permettere al piede di andare in eversione e rimanervi per questa fase. Ciò consente un sollevamento adeguato, mentre l'inattività dei muscoli inversori del piede risponde al principio di inibizione reciproca degli antagonisti" (Basmajian 1979).

Si dovrebbe quindi rivedere l'opinione corrente secondo cui la supinazione del piede è dovuta alla debolezza dei peronei. Durante la fase di carico i peronei sono attivi e molto importanti per impedire l'eccessiva inversione del piede e mantenere quindi un contatto appropriato con il suolo. Il muscolo peroneo lungo aiuta a stabilizzare la gamba e il piede durante la fase intermedia del carico e Walmsley (1977) ha riscontrato che il muscolo peroneo breve agisce sincronicamente con il muscolo peroneo lungo durante il cammino normale.

Problemi generali. I pazienti emiplegici hanno difficoltà a raggiungere una fase di oscillazione normale quando camminano. Esiste una grande variabilità nel tipo e nel grado di difficoltà, ma per la maggior parte dei pazienti l'incapacità a rilasciare il ginocchio per raggiungere i 30° di flessione passiva all'inizio della fase di oscillazione e ad aumentare sino ai 60° la flessione del ginocchio a metà della fase di oscillazione, è la causa più significativa dell'anormale movimento in avanti della gamba plegica. Tre fattori principali contribuiscono a un'anormale fase di oscillazione della gamba plegica.

- L'ipertono estensorio impedisce il necessario accorciamento della gamba. Dopo un passo in avanti con la gamba sana, quella plegica, in posizione arretrata, presenta un marcato ipertono di tutti i gruppi muscolari estensori. L'estensione dell'anca aumenta l'ipertono estensorio di tutta la gamba secondo lo schema di estensione globale (Fig. 9.3a). Essendo difficile, se non impossibile, la flessione dell'anca, del ginocchio e della caviglia (Fig. 9.3b), il paziente eleva l'emibacino plegico e porta la gamba estesa in avanti con una circonduzione per sollevarla da terra (Fig. 9.3c).
Dimitrijevic e coll. (1981) affermano che "la paralisi osservata nel piede dei pazienti emiplegici sembra essere, nella maggior parte dei casi, una paralisi 'attiva' causata dalla forza di trazione esercitata dai muscoli tricipiti della sura ipertonici". Il piede si appoggia piatto a terra alla fine della fase di oscillazione e spesso i metatarsi prendono contatto con il suolo per primi. Il piede rimane spesso ruotato esternamente, mentre il bacino si retrae da quella parte. Alcuni pazienti possono riuscire a portare tutto l'emitronco in avanti e quindi la gamba è ruotata in avanti verso la linea mediana quando raggiunge il pavimento davanti a sé.
- Perdita del movimento selettivo con inibizione reciproca disturbata. Quando predomina questo problema, il paziente solleva la gamba plegica per fare un passo in avanti e l'emibacino si solleva in uno schema globale di flessione, l'anca è flessa in abduzione e rotazione esterna, il ginocchio è flesso e la caviglia e il piede sono flessi e supinati con le dita in flessione. La continua attività del tibiale anteriore senza inibizione reciproca provoca la supinazione del piede durante tutto il movimento in avanti (Fig. 9.4). La gamba si porta in avanti senza che il ginocchio si estenda prima dell'appoggio a terra del piede e quindi la lunghezza del passo risulta fortemente ridotta.
- Incapacità di trasferire il carico adeguatamente sulla gamba sana e di liberare quella plegica per l'oscillazione. Quasi tutti i pazienti che hanno difficoltà nella fase di oscillazione, avranno problemi nel trasferire correttamente il carico sulla gamba sana, mentre contemporaneamente sostengono l'emibacino controlaterale con la muscolatura del tronco. Quando quest'attività è ina-

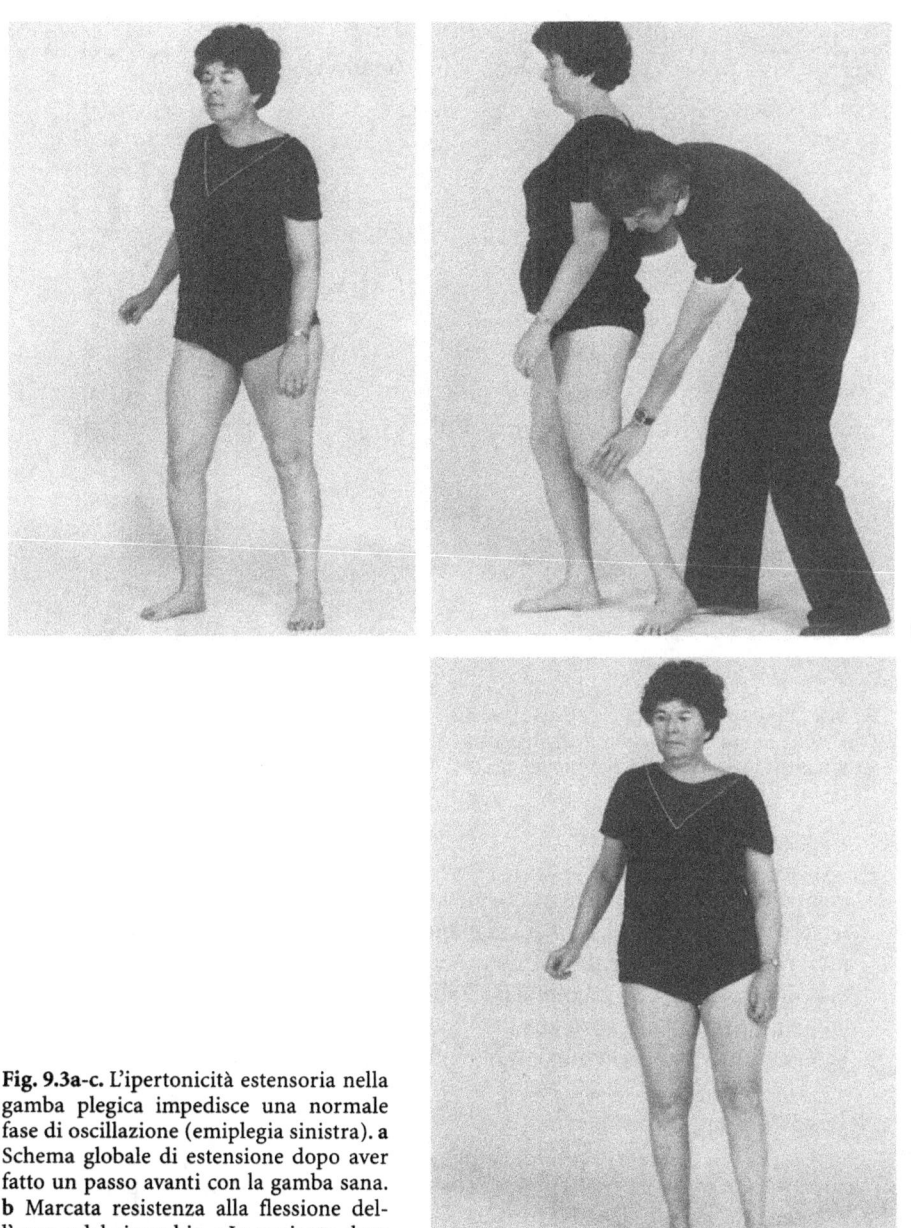

Fig. 9.3a-c. L'ipertonicità estensoria nella gamba plegica impedisce una normale fase di oscillazione (emiplegia sinistra). **a** Schema globale di estensione dopo aver fatto un passo avanti con la gamba sana. **b** Marcata resistenza alla flessione dell'anca e del ginocchio. **c** La paziente eleva il bacino e attua una circonduzione con la gamba estesa per alzarla da terra

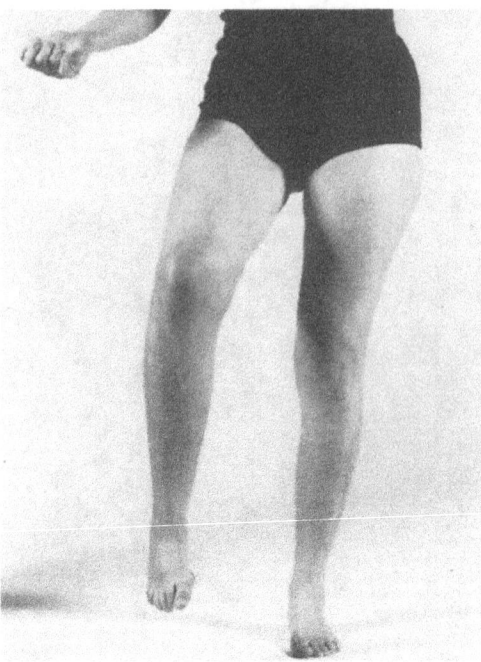 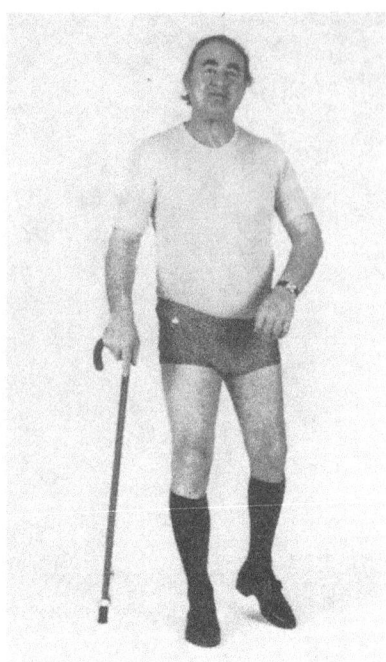

Fig. 9.4. Supinazione del piede durante la fase di oscillazione causata dall'assenza di inibizione dell'attività del tibiale anteriore (emiplegia destra)

Fig. 9.5. Il paziente ha difficoltà a trasferire il carico sulla parte sana nonostante l'uso del bastone (emiplegia sinistra)

deguata, rimane un carico eccessivo sulla gamba plegica perché quest'ultima deve sostenere l'emibacino sorreggendolo dal basso (Fig. 9.5). Il piede continua a spingere contro il pavimento e non può rilassarsi in preparazione alla fase di oscillazione. Il paziente deve allora sollevare attivamente con sforzo la gamba, scaricando il peso attraverso una flessione laterale del tronco verso il lato sano o elevando l'emibacino prima di fare un passo.

9. La fase di carico

Durante la fase di carico, la gamba di sostegno deve essere stabilizzata per sostenere il peso del corpo; deve fornire la forza di propulsione necessaria alla progressione e deve anche adattarsi ai cambi di velocità, direzione e alla superficie di sostegno.

Durante la normale deambulazione, il ginocchio non è mai completamente esteso. Nelle diverse fasi in cui si può osservare l'estensione, ci sono sempre tra i 5° e i 10° di flessione rispetto all'estensione completa. Il mantenimento di questa piccola quantità di flessione serve ad ammortizzare l'urto e consente una transizione fluida e agevole dalla fase di carico a quella di oscillazione. Il massimo grado di estensione non avviene durante la fase di carico, ma alla fine della fase di oscillazione per permettere che il contatto del tallone al suolo avvenga sufficientemente lontano.

Problemi generali.
- Un'ampia percentuale di pazienti, se non è correttamente rieducata sin dall'inizio, avrà un'iperestensione del ginocchio durante la fase di carico (Fig. 9.6). L'iperestensione del ginocchio ha numerosi svantaggi e dovrebbe essere evitata quando il paziente riprende a imparare a camminare, o dovrebbe essere risolta se fa già scattare il ginocchio durante la fase di sostegno. Un uso continuato dello schema totale di estensione può inoltre causare un progressivo aumento dell'ipertono, un accorciamento del tendine di Achille e modificazioni biomeccaniche nell'articolazione della caviglia. Senza la necessaria quantità di flessione del ginocchio durante il carico, la gamba non si porterà in avanti con la quantità di moto necessaria per attivare la successiva fase di oscillazione e molte altre attività funzionali che richiedono la flessione della gamba, come mettersi le scarpe e le calze, salire le scale ed entrare nella vasca da bagno, risulteranno egualmente deficitarie. Il ginocchio in genere è iperesteso o "bloccato" perché:
- Il paziente non riesce a effettuare l'estensione selettiva attiva dell'anca e di conseguenza non è in grado di portare il carico in avanti sopra il piede plegico. Egli fa un passo avanti con la gamba plegica e l'anca plegica si sposta indietro, interrompendone il movimento continuo in avanti. Poiché il femore è inclinato posteriormente, il ginocchio si iperestende e il peso grava sui legamenti e sui tessuti molli dell'anca e del ginocchio.

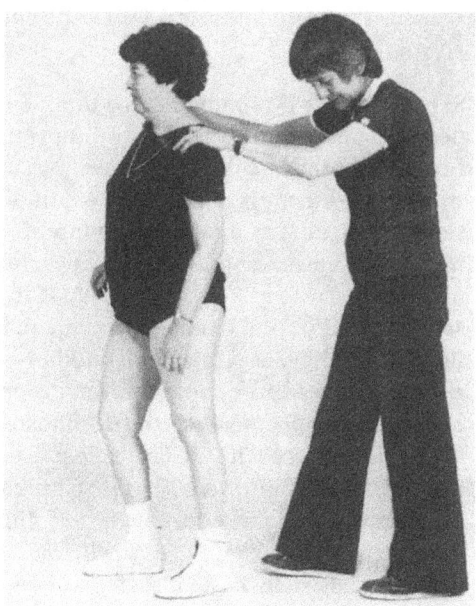

Fig. 9.6. Iperestensione del ginocchio plegico durante la fase di carico. L'anca si è spostata indietro (emiplegia sinistra)

- Nel tentativo di estendere l'anca e il ginocchio per trasferire il carico, tutto l'arto inferiore si estende secondo uno schema di massa che include la flessione plantare della caviglia. Il piede spinge contro il pavimento e il conseguente movimento posteriore della tibia produce l'iperestensione del ginocchio.
  Knuttson (1981) ha descritto come durante la deambulazione del paziente emiplegico "l'attività del tricipite della sura può verificarsi prematuramente iniziando immediatamente o poco dopo il contatto del piede al suolo, dato che tale contatto si verifica spesso appoggiando il piede piatto a terra o con una leggera estensione delle dita". La precoce attivazione dei muscoli surali porta di solito a un aumento della tensione sufficientemente grande da accorciare i muscoli prima che il corpo abbia sopravanzato il piede.
- Bobath (1978) descrive come frequentemente il tallone della gamba plegica venga appoggiato solo dopo che le dita hanno toccato il suolo. "La resistenza spastica della muscolatura del polpaccio rende impossibile la completa flessione dorsale durante la fase di carico e durante lo spostamento in avanti del peso. Il paziente, quindi, si inclina in avanti e piega l'anca per portare il peso sulla gamba dritta. Ciò determina l'iperestensione del ginocchio". Bobath afferma inoltre che se si induce il paziente a estendere l'anca e portarla bene in avanti, il ginocchio si estende, ma senza iperestensione.
- Con una percezione inadeguata della gamba il paziente fa scattare il ginocchio per essere assolutamente certo che sia esteso e che sostenga il peso. Quando il ginocchio è leggermente flesso, solo cambiamenti molto piccoli provenienti dalla tensione dei tessuti molli e dalle articolazioni forniscono informazioni sulla sua esatta posizione, ma al limite dell'escursione meccanica di movimento, il paziente sente una totale resistenza che lo informa che il ginocchio è completamente esteso.

10. Equilibrio

Si può pensare il cammino come una costante perdita e recupero dell'equilibrio, perché il peso si trasferisce in avanti prima che il piede incontri il pavimento alla fine di ciascuna fase di oscillazione. "Nel cammino, il baricentro non rimane dentro la base di appoggio del piede e quindi il corpo è in uno stato continuo di disequilibrio. L'unico modo per evitare di cadere è appoggiare davanti e lateralmente al centro di gravità il piede che oscilla mentre si muove in avanti" (Shumway-Cook e Woollacott 1995). Ciò comporta, quindi, una successione di schemi di utilizzo, abbandono e recupero dell'equilibrio nella fase di carico alternando le gambe. Le strategie di equilibrio sono adattative, perché sono necessarie per poter eseguire compiti diversi, o per evitare di sbattere contro persone od oggetti, o per mantenersi eretti nonostante i cambiamenti della superficie di appoggio. La capacità di fare veloci passi automatici in qualunque direzione necessaria, sembra essere la strategia più sicura e più utilizzata per mantenere o recuperare l'equilibrio durante il cammino. Maki e McIlroy (1997) scrivono che: "contrariamente al punto di vista tradizionale, le reazioni che portano ad un cambiamento della base di sostegno non sono solo strategie estreme, ma iniziano spesso molto prima che il centro di massa sia vicino ai limiti della base di sostegno" e che i soggetti sembrano scegliere queste reazioni quando si dà loro l'opportunità.

Problemi generali. Senza uno specifico allenamento, il paziente in genere non è in grado di fare dei veloci passi reattivi in tutte le direzioni e, di conseguenza, si sente giustamente insicuro. L'aumento del tono e la perdita dell'attività selettiva impediscono i passi reattivi con la gamba plegica e l'incapacità di portarvi il carico impedisce i passi con il piede sano. Il paziente può fare un singolo passo con la gamba sana, ma spesso un passo non è sufficiente per ripristinare l'equilibrio. Questo caso particolare avviene quando il paziente sta cadendo verso il lato plegico, perché una volta che la gamba sana ha incrociato davanti quella plegica, egli non è capace di flettere il ginocchio per liberare il piede e fare quindi un veloce passo laterale con la gamba plegica. Perciò si aggrappa con forza con la mano sana a oggetti stabili posti nelle vicinanze, o si appoggia pesantemente a qualunque tipo di sostegno stabile.

11. Movimenti del capo

Per camminare con sicurezza in spazi chiusi ed aperti, il capo deve essere libero di muoversi indipendentemente senza compromettere lo schema o il ritmo o la velocità del cammino. L'equilibrio dipende dalle informazioni che provengono dai recettori delle vertebre cervicali e dai muscoli del collo e tali informazioni risultano alterate o assenti se il collo è mantenuto rigidamente in una posizione (Wyke 1983). Essere in grado di guardare da entrambi i lati è essenziale per evitare di scontrarsi con oggetti, automobili ed altre persone e normalmente, quando ci giriamo, il capo ruota per primo come se indicasse la direzione. Movimenti liberi del collo sono necessari per svolgere compiti mentre ci si alza in piedi e passeggiare comporta la rotazione del capo per parlare con gli amici, guardare le vetrine o godere della natura in tutte le sue manifestazioni.

Problemi generali. Il collo è spesso tenuto rigidamente in una posizione; ciò contribuisce automaticamente alla povertà dell'equilibrio e se il paziente non può ruotare il capo liberamente rischierà di sbattere contro gli oggetti circostanti. Il rischio è accentuato se il paziente ha anche una emianopsia, perché non sarà in grado di compensare il deficit di campo visivo ruotando il capo. Molti pazienti trovano difficile camminare in avanti lungo un linea retta quando il capo si gira per osservare qualcosa, mentre altri sentono di poter camminare solo se fissano il pavimento o un punto direttamente di fronte a loro. Quando i pazienti girano su se stessi, il capo non gira per primo, ma rimane allineato al resto della colonna vertebrale. A causa dell'influenza dei riflessi tonici del collo, la posizione del capo influenzerà il tono di tutto il corpo, ma in particolare degli arti.

Modalità pratiche per facilitare il cammino

Quando facilita il cammino, la terapista usa le mani in diversi modi, tutti mirati a impedire che insorgano problemi generali. Le mani possono facilitare gli sche-

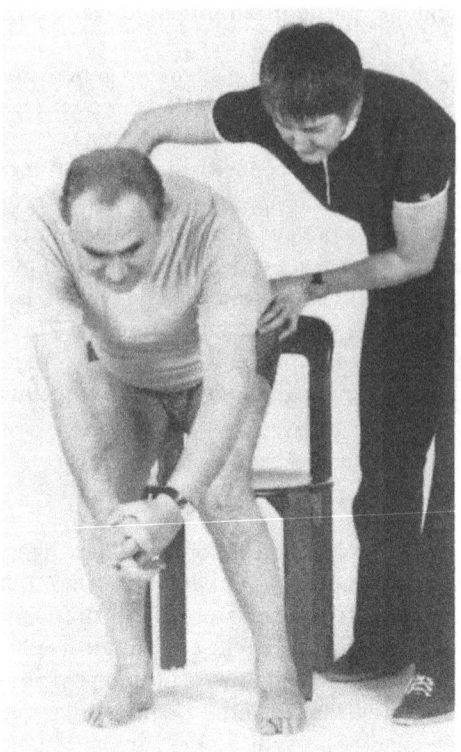

Fig. 9.7. Alzarsi dalla posizione seduta senza usare la mano come appoggio (emiplegia sinistra)

mi di movimento selettivi, inibire o prevenire attività non necessarie e aiutare il paziente a trasferire appropriatamente il carico. La facilitazione richiede che il paziente sia in grado di sostenere il carico sulla gamba plegica senza iperestendere il ginocchio, di oscillare in avanti la gamba senza elevare il bacino o senza fare una circonduzione e che le lunghezze del passo si ripetano simili nel tempo e nello spazio. La facilitazione dovrebbe rendere il cammino meno faticoso, più veloce e più ritmico. Qualsiasi tipo di facilitazione che aiuti il singolo paziente a camminare facilmente e ritmicamente può essere considerata appropriata per il trattamento, ma i metodi che seguiranno si sono dimostrati i più utili.

Per alzarsi in piedi

La preparazione ad alzarsi in piedi correttamente è stata descritta esaustivamente nel Cap. 6. Le attività dovrebbero essere esercitate con cura sino a quando il paziente è in grado di portare il peso in avanti sopra i piedi senza difficoltà e di ritornare in posizione eretta senza dover usare la mano sana come sostegno. Quando il paziente si alza con prontezza in piedi per camminare, gli si dovrebbe dare la quantità di aiuto necessaria per consentirgli di farlo con uno schema normale. La terapista appoggia le mani sui lati del bacino del paziente e quando egli si alza in piedi lo aiuta ad estendere selettivamente l'anca, per evitare l'iperestensione del ginocchio (Fig. 9.7). Se necessario, la terapista usa la spalla posta dietro il torace del paziente per impedirgli di spingere indietro in uno schema globale di estensione quando si alza. Non blocca meccanicamente il movimento, ma chiede invece al paziente di cercare di non premere contro la sua spalla.

Una volta che il paziente è in stazione eretta, la terapista lo incoraggia a rilassare le braccia lungo i fianchi, a mantenere il carico egualmente distribuito su entrambe le gambe e ad espirare con calma prima di iniziare a camminare.

Per sedersi

La terapista ricorda al paziente di non sedersi prima di essersi spostato in una posizione appropriata rispetto alla sedia e, per prima cosa, lo aiuta a girare su se stesso. Quando il paziente inizia a sedersi, la terapista gli dice di piegare le ginocchia e di appoggiare le natiche bene indietro sulla sedia senza lasciarsi cadere pesantemente. Con una mano posta sul ginocchio plegico, la terapista tira quest'ultimo in avanti verso il piede e verso l'esterno per impedire l'adduzione della gamba. Con l'altra mano posta sopra il trocantere del lato opposto, guida il bacino del paziente in basso verso il centro della sedia. Il braccio e la spalla della tera-

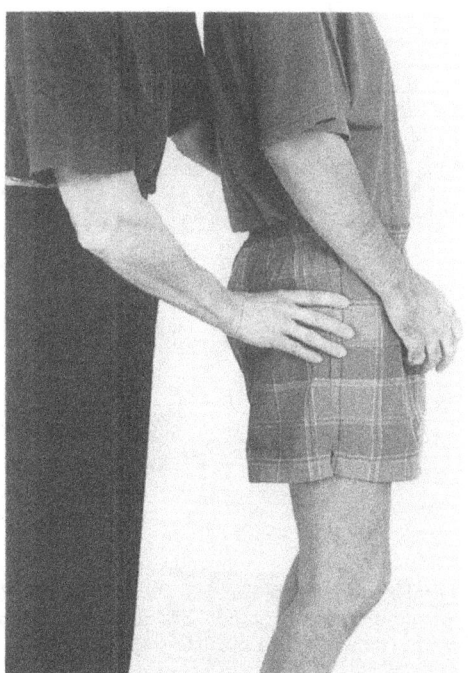

Fig. 9.8a-e. Facilitazione del cammino dal bacino (emiplegia destra). **a** Il pollice destro della terapista è posto immediatamente dietro la testa del femore

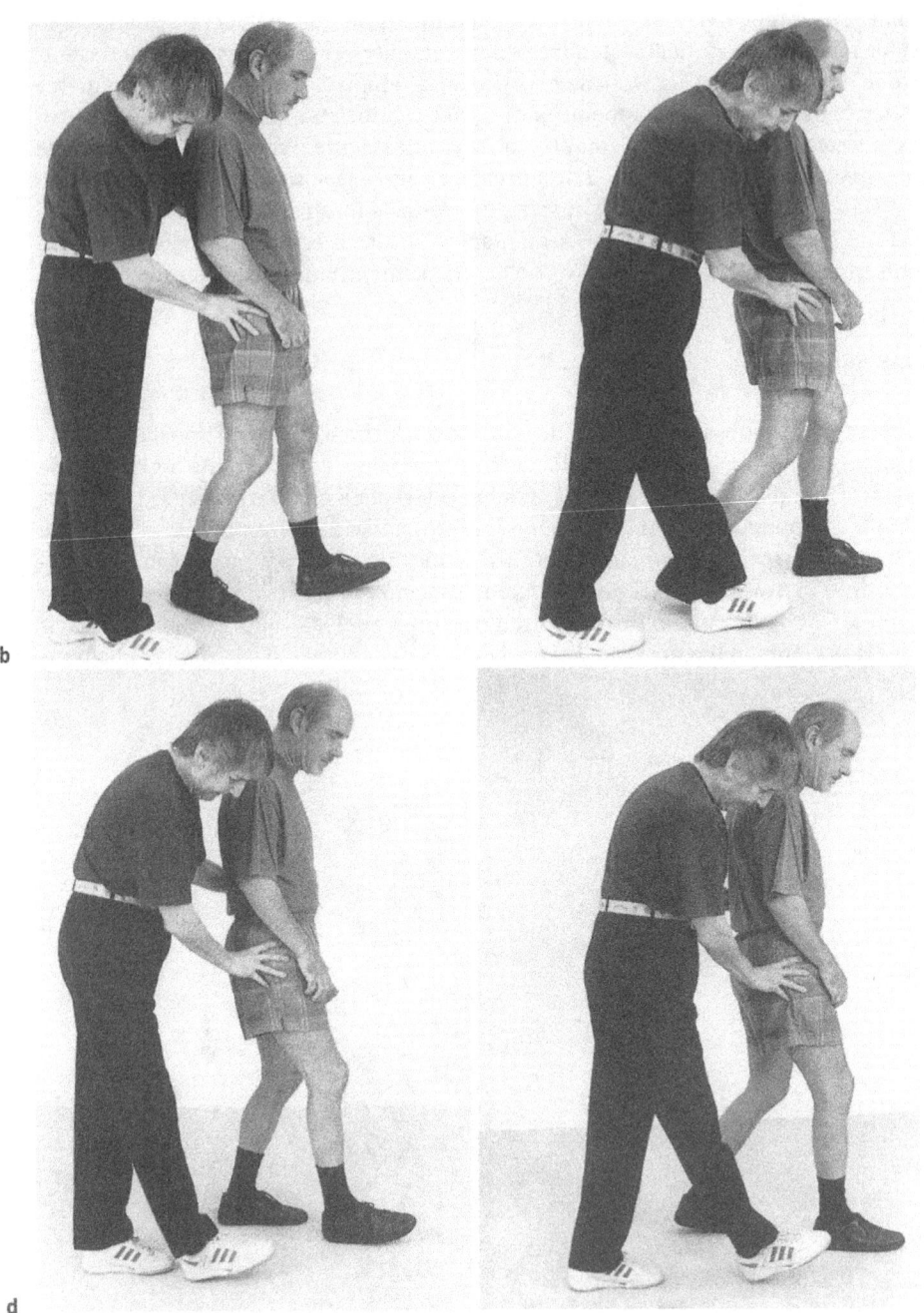

Fig. 9.8b-e. b Premere l'anca in avanti e verso il basso per impedire l'iperestensione del ginocchio durante la fase di carico. **c** Facilitare la flessione del ginocchio per l'inizio della fase di oscillazione con il peso ben spostato sulla gamba sana. **d** Impedire l'elevazione del bacino quando la gamba plegica si muove in avanti. **e** Mantenere la pressione sulla testa del femore in avanti e in basso con rotazione esterna quando il piede si appoggia al terreno per assicurare l'estensione selettiva dell'anca durante la fase di accoglimento del carico

pista posti dietro il torace del paziente regolano la velocità del movimento, aiutandolo a portare il tronco sufficientemente in avanti sui piedi.

Per camminare

Impedire l'iperestensione del ginocchio facilitando l'estensione dell'anca

Con il paziente che ha ancora bisogno di aiuto per estendere l'anca ed evitare di iperestendere il ginocchio, la terapista si pone in piedi verso il lato plegico e appoggia una mano su ciascun lato del bacino. La mano sul lato plegico è posta in modo tale che il pollice sia direttamente dietro la testa del femore, che è collocata approssimativamente a metà del rigonfiamento formato dai glutei (Fig. 9.8a). L'articolazione dell'anca è più mediale di quanto si immagini solitamente e c'è bisogno di un'attenta palpazione per evitare che la terapista posizioni invece in modo errato il pollice sul trocantere. Le dita della terapista rimangono rilassate sulla parte laterale dell'anca.

La terapista chiede al paziente di lasciare le ginocchia leggermente flesse e dopo lo aiuta a portare il peso sul lato plegico. Quando il paziente fa un passo avanti con la gamba sana, gli guida l'anca in avanti in estensione e in rotazione esterna, usando il pollice posto dietro la testa del femore per facilitare il movimento corretto. La pressione del pollice è attuata in direzione anteriore, verso il basso e in direzione rotatoria e ciò muove il ginocchio del paziente lungo la linea longitudinale del piede di supporto. La fase reattiva di oscillazione della gamba sana viene facilitata aiutando il paziente ad estendere l'anca e a spostare il carico sufficientemente in avanti sulla gamba di sostegno, senza che il ginocchio spinga indietro in iperestensione (Fig. 9.8b). Il paziente viene incoraggiato a fare un passo di lunghezza il più possibile vicino al normale e cerca di appoggiare per primo il tallone sul pavimento con dorsiflessione del piede e ruotato leggermente verso l'esterno.

In seguito il peso è portato diagonalmente in avanti sopra l'arto sano esteso fino a quando la gamba plegica è libera di flettersi per iniziare la fase di oscillazione. Il braccio e la mano della terapista sostengono il lato sano del paziente dandogli la sicurezza per trasferire sufficientemente il peso (Fig. 9.8c).

Il paziente rilassa l'anca e il ginocchio e permette al tallone di cadere verso l'interno, cioè con l'anca ruotata esternamente in preparazione alla fase di oscillazione. Quando l'anca e il ginocchio si flettono, la terapista preme sul bacino verso il basso e in avanti, lungo la linea del femore. Impedisce che il paziente elevi il lato plegico del bacino e lo aiuta a ruotare in avanti quando la gamba oscilla in avanti (Fig. 9.8d).

Nel momento esatto in cui il piede plegico raggiunge completamente il terreno davanti, la terapista guida velocemente l'anca sulla gamba plegica per evitare che il ginocchio spinga in iperestensione e per correggerne la posizione (Fig. 9.8e).

In seguito si ripete la sequenza, partendo con la fase di oscillazione della parte sana. Le fasi del cammino sono svolte lentamente ed esattamente sin dall'inizio e

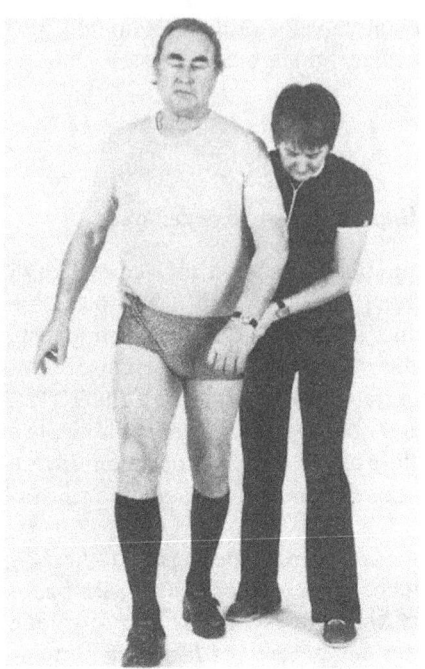

Fig. 9.9. Facilitazione dell'oscillazione del braccio assistendo la corretta rotazione del bacino (emiplegia sinistra)

al paziente viene dato un feedback positivo per informarlo quando sono svolte correttamente. La terapista controlla e organizza completamente il cammino fino a quando il paziente ha appreso la sequenza, la scansione temporale dei movimenti e lo schema di movimento. La terapista struttura il ritmo con le mani e con la voce e aumenta il ritmo quando sente che il paziente è pronto per farlo. Man mano che l'abilità del paziente aumenta, la terapista riduce gradualmente la quantità di sostegno sia manuale che verbale e quando il cammino è sufficientemente veloce, si può facilitare dal bacino l'oscillazione delle braccia (Fig. 9.9).

Aiutare il paziente a stabilizzare la colonna toracica

Se il paziente non può stabilizzare adeguatamente la colonna toracica, i movimenti delle gambe risulteranno anormali. La terapista usa le mani per stabilizzare il torace del paziente e muoverlo in avanti, in modo tale che la successione dei passi avvenga in modo reattivo e secondo uno schema di movimento più selettivo. Quando si facilita il cammino in questo modo, si eliminano i movimenti sinergici, persino senza manipolare direttamente gli arti. Il paziente che ha difficoltà nell'orientare correttamente il tronco sopra il bacino, trae beneficio dal sentire le mani della terapista davanti e dietro di sé che fungono da punto di riferimento.

La terapista posiziona una mano dietro il torace del paziente, circa a livello dell'8ª-10ª vertebra dorsale e l'altra mano davanti tra l'angolo sternale e le coste

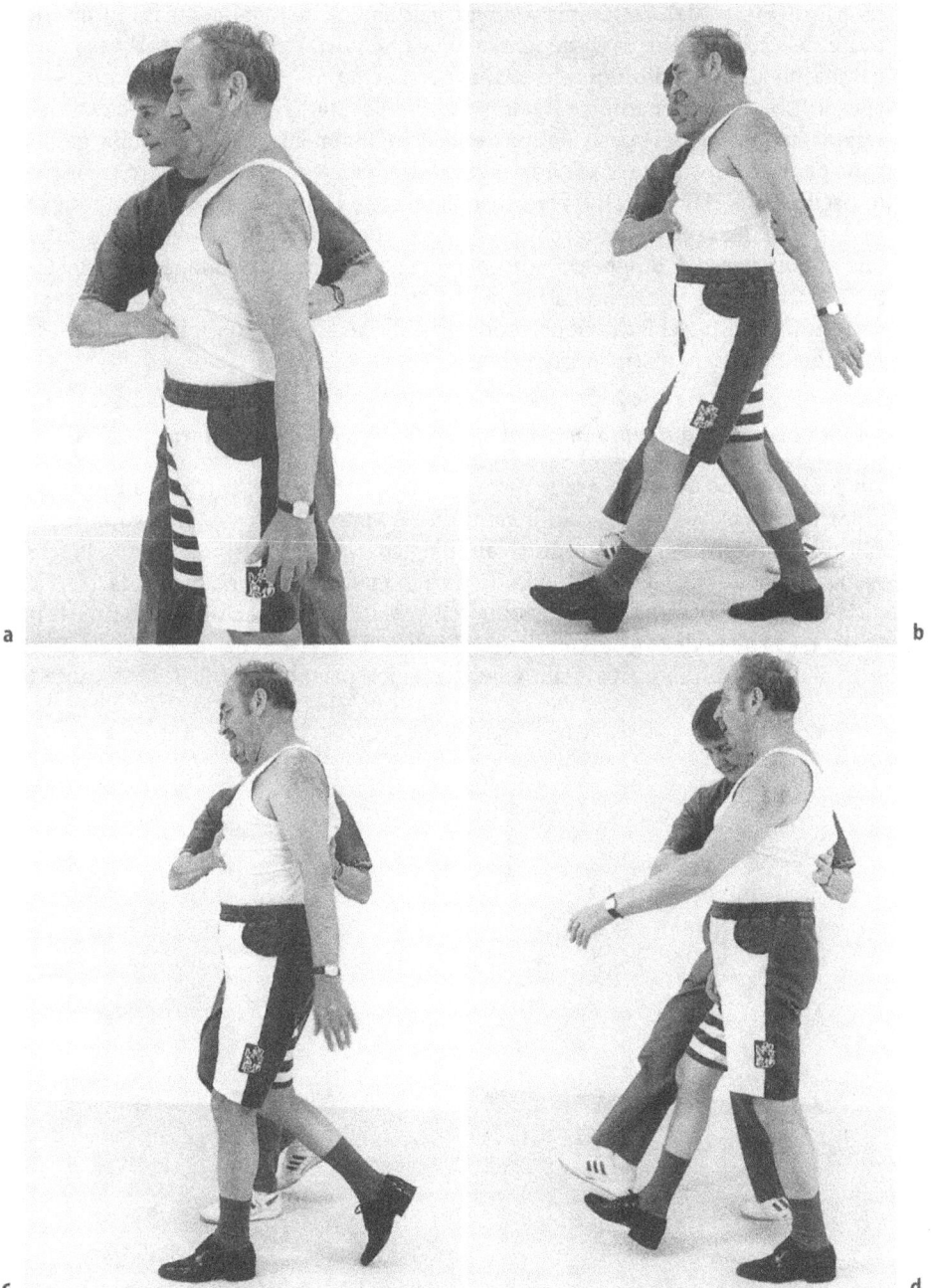

Fig. 9.10a-d. Stabilizzare la colonna toracica per facilitare il cammino (emiplegia destra). **a** La terapista sostiene saldamente con le mani la parte inferiore del torace del paziente, con una mano contro lo sterno e l'altra contro la colonna dorsale. **b** Il peso spostato in avanti e lateralmente sulla gamba plegica evoca un passo reattivo con il piede sano. **c** Tutto il corpo è spostato diagonalmente avanti verso il lato sano per l'inizio della fase di oscillazione. **d** Un normale passo reattivo con la gamba plegica che segue spontaneamente

inferiori (Fig. 9.10a). La terapista preme saldamente le mani contro il torace del paziente e con un lieve movimento di sollevamento del tronco sposta il peso sulla gamba plegica e subito dopo in avanti per elicitare il passo con la gamba sana (Fig. 9.10b). Immediatamente il tallone prende contatto con il terreno davanti; la terapista trasferisce il peso del paziente diagonalmente in avanti sulla gamba sana per una nuova fase di carico e il ginocchio plegico si flette per iniziare la fase di oscillazione (Fig. 9.10c). Il piede oscilla mentre la terapista continua a muovere il tronco in avanti e il ginocchio si estende con la forza di propulsione prodotta; dopo un passo di lunghezza normale segue il contatto del tallone al suolo (Fig. 9.10d). Quando il cammino ha raggiunto una velocità sufficiente il tronco ruota sotto il livello di stabilizzazione prodotto dalle mani della terapista e le braccia iniziano a oscillare reattivamente.

Con un braccio mantenuto in avanti ed elevato in rotazione esterna

Un paziente può essere in grado di camminare autonomamente, ma a causa dell'ipertono flessorio nel braccio il cammino è lento e faticoso e il peso è troppo spostato indietro. Per evitare che il lato plegico e la spalla tirino indietro, la terapista può facilitare il trasferimento del carico in avanti sostenendo il braccio plegico ben davanti al paziente in uno schema inibitorio mentre cammina (Fig. 9.11). Il paziente deve già essere in grado di camminare senza aiuto ed avere un sufficiente controllo attivo della gamba plegica per portarvi il peso durante la

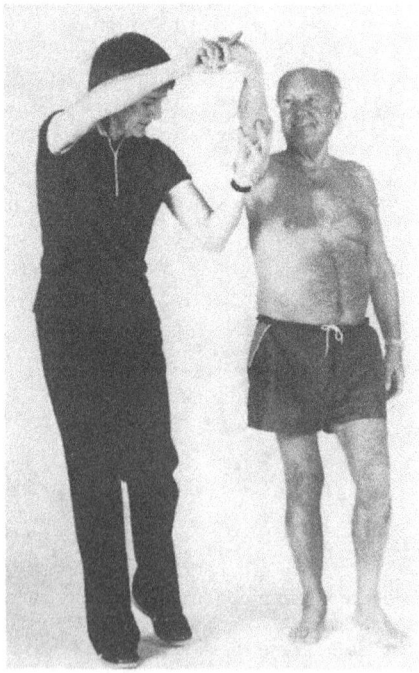

Fig. 9.11. Facilitare il cammino tenendo il braccio plegico in avanti ad un angolo di 90° in direzione del tronco (emiplegia destra)

fase di carico, perché dal momento che la terapista sostiene il braccio in posizione inibitoria con entrambe le mani, si potrebbe altrimenti danneggiare la spalla se egli dovesse perdere l'equilibrio o dovesse cedergli la gamba.

Per prima cosa la terapista inibisce la spasticità del braccio mobilizzando la scapola in elevazione e protrazione. Con la mano più vicina al paziente posizionata sotto la testa dell'omero appena prossimale al gomito, la terapista mantiene il gomito del paziente esteso e solleva il braccio in avanti e verso l'alto in linea con il tronco, finché la spalla è flessa a 90°.

Per stabilizzare il tronco del paziente e impedire che le coste siano tirate verso l'alto quando solleva il braccio, la terapista preme decisamente l'avambraccio contro la gabbia toracica del paziente. Con l'altra mano tiene il polso, la mano e le dita in flessione dorsale usando la presa inibitoria mostrata in Fig. 8.14a.

Utilizzando una presa effettuata con i muscoli lombricali, la mano che sostiene il braccio del paziente guida con delicatezza i condili omerali in avanti quando il paziente fa un passo con la gamba sana e inizia a camminare. Lo spazio compreso tra il pollice e le dita sostiene il peso del braccio in leggera rotazione esterna, per mantenere il corretto allineamento dell'articolazione della spalla e prevenire traumi ai tessuti molli che la circondano.

Con il lato plegico che non si porta più in retrazione e il peso bene in avanti, i passi si susseguono reattivamente l'uno all'altro in modo fluido.

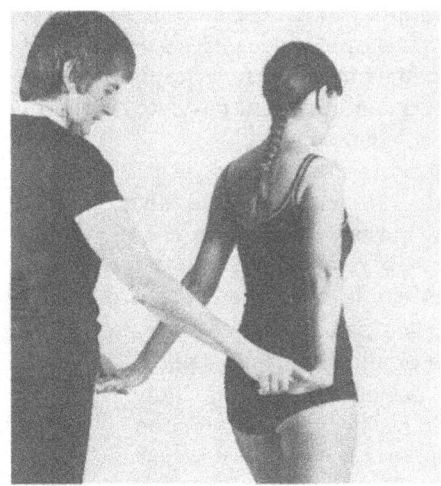
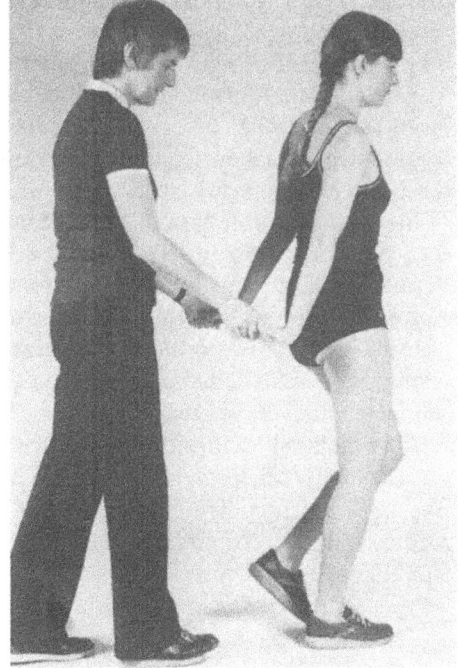

Fig. 9.12a, b. Facilitare la deambulazione con le braccia del paziente tenute dietro la schiena e in rotazione esterna (emiplegia destra)

Con entrambe le braccia del paziente tenute dietro

Con il paziente in grado di controllare adeguatamente l'estensione dell'anca e del ginocchio, la terapista cammina dietro a lui, mantenendogli le braccia in estensione e rotazione esterna e la mano e le dita in flessione dorsale (Fig. 9.12a; vedere anche Fig. 8.14a). Questa facilitazione consente al paziente di estendere le anche e il tronco con più facilità, contrastando la flessione del tronco e delle spalle. Quando la terapista mantiene ferme le braccia in una posizione mentre il paziente cammina, si riduce l'ipertonia nel braccio plegico. Il movimento prossimale del tronco contro il braccio distalmente inibisce la spasticità e ostacola l'insorgenza delle reazioni associate all'arto superiore (Fig. 9.12b). Usando lo stesso tipo di presa, la terapista può facilitare la rotazione durante la deambulazione muovendo la spalla appropriata in avanti, mentre le braccia rimangono estese ed extraruotate.

Quando si facilita in questo modo il cammino, è importante che il peso del paziente non sia tirato indietro dalla tensione delle braccia. Con le dita poste sui palmi delle mani del paziente, la terapista esercita quindi una leggera ma costante pressione verso l'alto e in avanti condotta attraverso le braccia estese, che aiuta il paziente a portare in avanti tutto il peso del corpo sui piedi durante il ciclo del passo.

Facilitare la rotazione del tronco dalle spalle

Quando la terapista sente che le braccia del paziente si sono rilassate ed egli cammina con un ritmo adeguato, può iniziare a facilitare l'oscillazione reattiva del braccio. Appoggia leggermente le mani sulle spalle del paziente, con le dita davanti e i pollici dietro, così da poterlo aiutare ad addurre la scapola ed estendere la colonna dorsale. La terapista muove con i pollici il paziente di lato e in avanti sulla gamba che di volta in volta sostiene il carico.

Mentre aiuta il paziente a stabilizzare la parte alta del torace, la terapista ruota in modo ritmico i due lati alternativamente in avanti e indietro, sincronizzando il movimento con la fase di oscillazione di ciascun arto inferiore, come avviene nel cammino normale. Le spalle non si dovrebbero muovere in avanti e indietro; le mani della terapista, invece, assicurano che la rotazione del tronco avvenga sotto il livello dell'8ª vertebra dorsale e le braccia oscillino di conseguenza (Fig. 9.13). Si dovrebbe ricordare che le braccia oscilleranno solo quando il ritmo del cammino è sufficientemente elevato. Se il paziente sta camminando troppo lentamente, muoverà le braccia attivamente in modo rigido e artificioso nel tentativo di simulare l'oscillazione del braccio.

In alcuni casi, tuttavia, la terapista può aver bisogno di chiedere al paziente di far oscillare attivamente il braccio per superare la tendenza a mantenerlo fisso contro il fianco, o a mantenerlo rigidamente in una posizione per aumentare la stabilità di tutto il corpo.

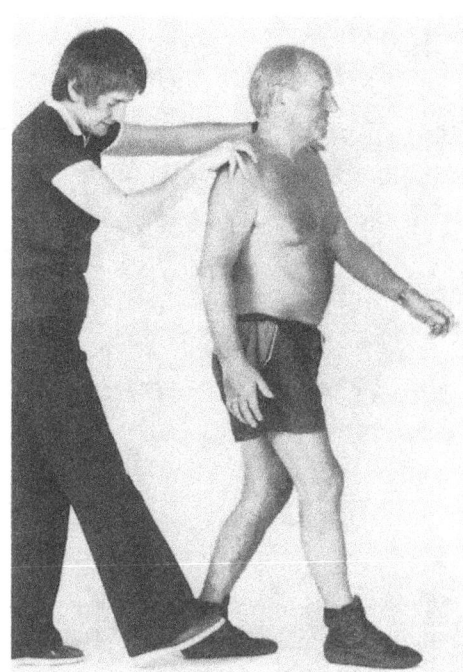

Fig. 9.13. Facilitare l'oscillazione del braccio dalle spalle del paziente (emiplegia destra)

Con il braccio plegico appoggiato alla spalla della terapista

È sconsigliato facilitare il cammino ponendosi di fronte al paziente con entrambe le braccia appoggiate alle spalle della terapista, perché la posizione aumenta la flessione nel tronco e nelle anche (Fig. 9.14). Quando si sollevano le braccia in avanti, flettere le anche per mantenere l'equilibrio costituisce una normale reazione compensatoria (Klein-Vogelbach 1976). Quindi la terapista pone solo il braccio plegico del paziente sulla propria spalla e lo mantiene in posizione con il braccio, con la mano sulla scapola per tenerla in avanti. La terapista può inoltre usare l'altra mano per aiutare il paziente a portare l'anca avanti in estensione sulla gamba che sostiene il peso (Fig. 9.14b). Questa tecnica di facilitazione può essere utile per ottenere la rotazione del bacino sulla gamba che sostiene il carico, se la terapista chiede al paziente di ruotare alcune volte il bacino avanti e indietro in modo ritmico prima di fare ogni passo.

La facilitazione del cammino con la terapista davanti al paziente ha alcuni svantaggi. Si impedisce un'andatura ritmica libera, dato che la terapista cammina all'indietro. Il paziente tende ad appoggiarsi a lei ottenendo quindi l'estensione dalle braccia invece che dalle anche. Inoltre la posizione può abituarlo a dipendere da qualcuno che cammini di fronte a lui, mentre in effetti deve imparare a camminare avendo dello spazio libero davanti a sé, come accade nella vita quotidiana.

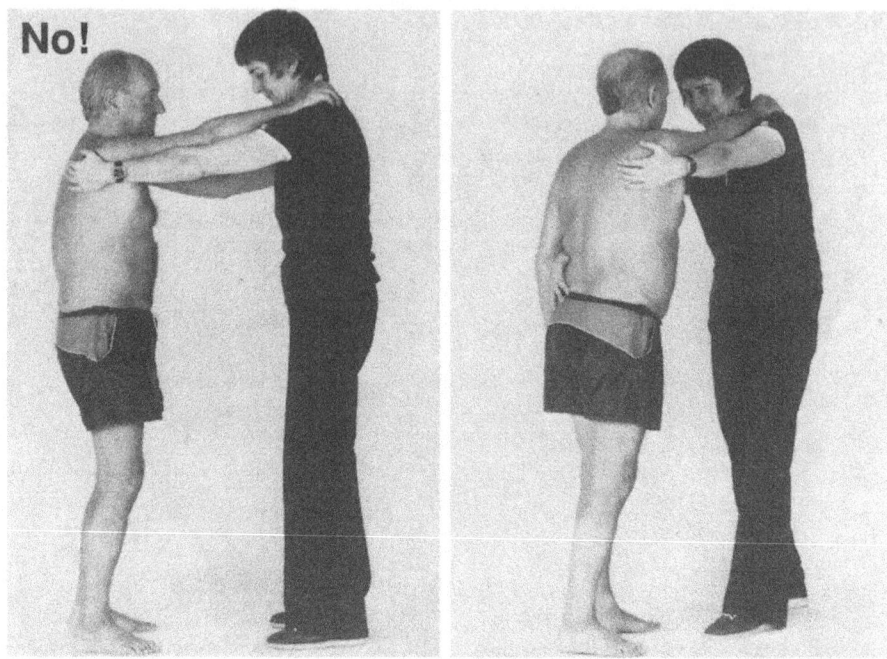

Fig. 9.14a, b. Facilitare il cammino con il braccio plegico appoggiato alle spalle della terapista (emiplegia destra). **a** Appoggiare entrambe le braccia sulle spalle della terapista aumenta la flessione del tronco e delle anche. Si osserva la normale reazione compensatoria anche nella postura della terapista. **b** Con il solo braccio plegico appoggiato, la terapista può usare l'altra mano per facilitare l'estensione dell'anca

Evitare posizioni fisse delle braccia

Quando imparano nuovamente a camminare molti pazienti terranno il braccio sano in una posizione fissa, nel tentativo di stabilizzare il tronco o perché il loro equilibrio è ancora inadeguato. Se è presente ipertono, le reazioni associate nel braccio plegico sono un fenomeno comune e la posizione flessa persistente non solo è brutta a vedersi, ma avrà anche ripercussioni negative sullo schema del passo. Introdurre attività con oggetti che richiedano al paziente di usare entrambe le mani, può aiutare a superare i due problemi. Le attività possono risultare piacevoli e anche rendere il cammino un'esperienza meno spaventosa per il paziente che ha ancora paura di stare in posizione eretta.

Il paziente può far rimbalzare un pallone davanti a sé mentre cammina, oppure lanciarlo in aria e riprenderlo (Fig. 9.15). Se il paziente fa rimbalzare o lancia la palla in sincronia con ciascun passo, l'attività produce anche l'effetto di migliorare il ritmo del cammino.

Il paziente può suonare ritmicamente un tamburello mentre cammina. Sincronizza il ritmo del tamburello con quello del cammino e cerca di mantenere

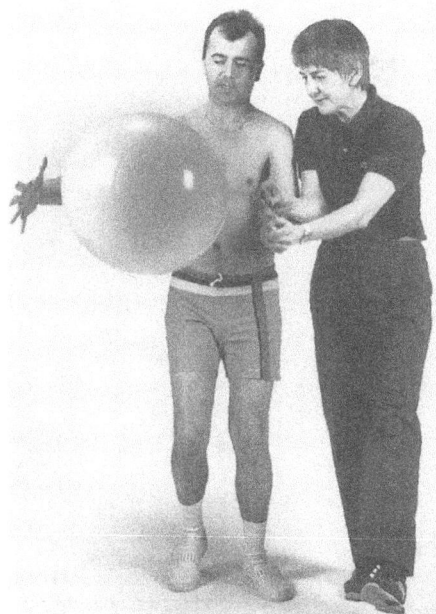
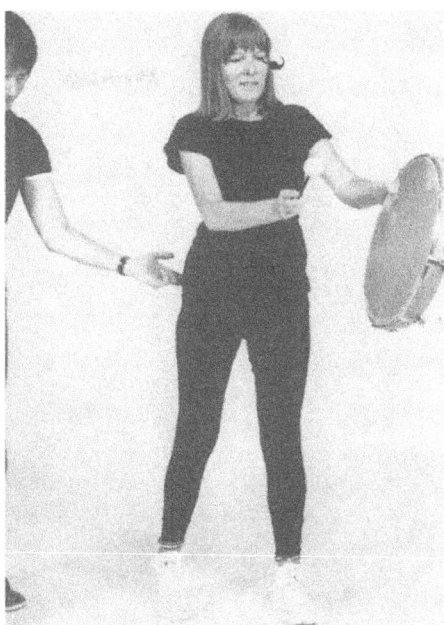

Fig. 9.15. Camminare facendo rimbalzare e lanciando una palla inibisce nel braccio plegico le reazioni associate e migliora il ritmo. La terapista guida la mano plegica del paziente sino a quando è in grado di farlo da sé (emiplegia sinistra). (Tratto da *Right in the Middle*, Davies 1990)

Fig. 9.16. Camminando ritmicamente mentre batte il tempo con un tamburello, la paziente non guarda per terra (emiplegia destra). Confrontare con la Fig. 3.16

un battito regolare. Può sostenere da solo il tamburello se ha qualche movimento attivo nella mano plegica (Fig. 9.16), ma in caso contrario la terapista lo sostiene per lui. Cambiando la posizione del tamburello, la terapista incoraggia il paziente a muovere il capo liberamente e a non mantenere lo sguardo fisso sul pavimento.

Autoinibizione delle reazioni associate

Se il braccio plegico si flette con forza durante il cammino, può essere sconsigliabile per il paziente o per la terapista prendere in considerazione l'uso della mano sana per impedire la reazione spastica, perché è esteticamente spiacevole e perché produce un ulteriore incremento di tono.

Non si dovrebbe chiedere al paziente di tenere le mani intrecciate davanti a sé mentre cammina, perché la posizione rinforzerà la flessione del tronco e delle anche e impedirà l'oscillazione delle braccia. Inoltre, la forza necessaria per con-

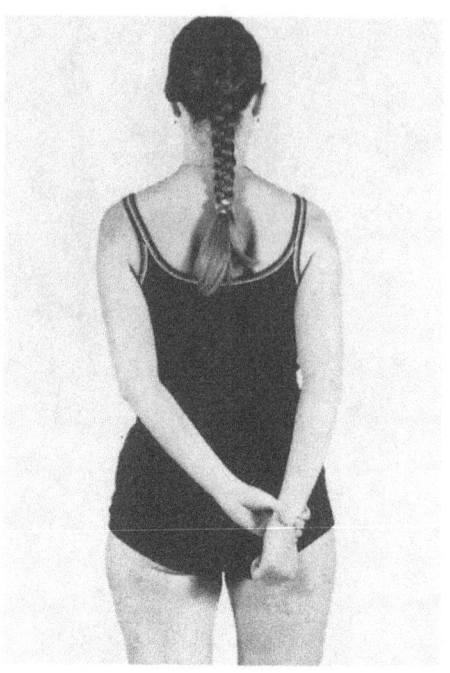

Fig. 9.17. La paziente inibisce la spasticità flessoria del braccio plegico quando cammina da sola (emiplegia destra). Confrontare con Fig. 3.14

trollare il braccio ipertonico accentuerà unicamente il problema. In seguito, quando sono stati esercitati l'equilibrio e l'attività selettiva e il paziente ha imparato a camminare con più sicurezza e senza sforzo eccessivo, il braccio tirerà in flessione con minor forza e rimarrà lungo il fianco.

Comprensibilmente, alcuni pazienti scelgono di tenere le mani dietro la schiena quando camminano all'esterno da soli, per impedire la postura anormale del braccio plegico, che porta l'attenzione sulla loro disabilità. Se un paziente desidera camminare in questo modo in pubblico, gli si dovrebbe insegnare a tenere il braccio plegico in rotazione esterna, in modo tale che il tronco sia più eretto e si contrasti la rotazione interna della spalla (Fig. 9.17). Sebbene sia preferibile all'intrecciare le mani davanti, la posizione fissa delle braccia ha gli stessi svantaggi.

Passi di protezione per riacquistare l'equilibrio

Per camminare con sicurezza e in modo funzionale, il paziente deve essere in grado di fare automaticamente rapidi passi in qualsiasi direzione sia necessario con l'una o l'altra gamba indifferentemente. Spesso all'inizio è necessario eseguire i passi lentamente e con cautela per poi aumentare progressivamente la velocità. Anche la capacità di fare passi indietro e di lato è essenziale per le attività funzionali. Per sistemare la posizione quando si siede a tavola, sulla toilette o quando entra in auto, il paziente deve essere in grado di muovere i piedi in qualsiasi direzione sia necessaria.

Indietro

Quando sono state esercitate le singole componenti necessarie per fare un passo indietro descritte nel Cap.6, il paziente impara a camminare all'indietro in uno schema normale. Durante i rapidi passi di protezione all'indietro, il corpo si piega in avanti a livello delle anche. La terapista facilita il movimento tenendo il bacino del paziente bilateralmente tirandolo indietro verso di sé a velocità sempre maggiore e infine senza preavviso o preparazione (Fig. 9.18).

Di lato

Esercitarsi a camminare di lato consentirà al paziente non solo di fare passi di protezione, ma migliorerà anche le fasi di carico e di oscillazione del cammino. Il paziente incrocia una gamba di fronte all'altra ad ogni passo e la velocità viene gradualmente aumentata (Fig. 9.19).

Passi in successione

Per essere del tutto sicuro e non correre rischi, il paziente deve essere in grado di fare rapidi passi automatici in ogni direzione. La terapista facilita la successione

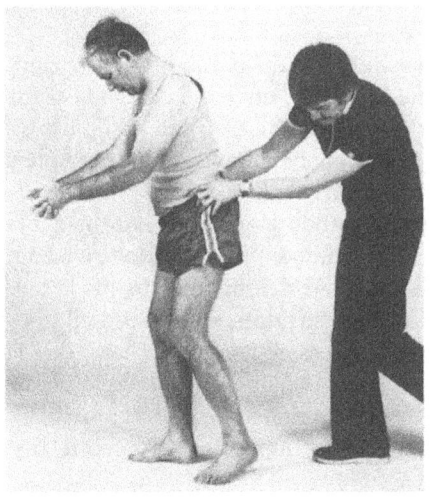

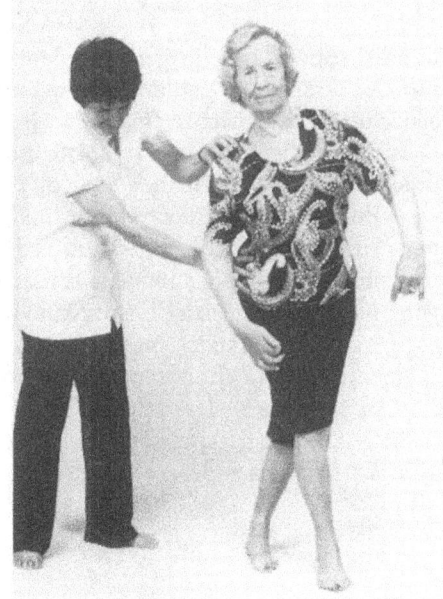

Fig. 9.18. Passi di protezione all'indietro (emiplegia sinistra)

Fig. 9.19. Passi di protezione di lato ▷ (emiplegia destra)

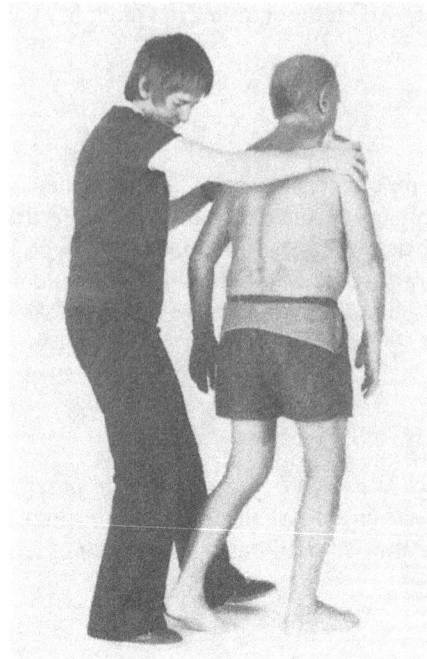 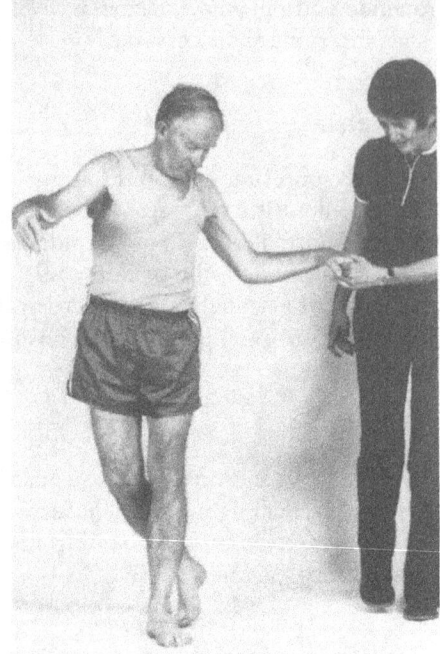

Fig. 9.20. Passi in successione in tutte le direzioni (emiplegia destra)

Fig. 9.21. Veloci passi automatici in una direzione inaspettata (emiplegia sinistra)

di passi appoggiando leggermente le mani sulle spalle del paziente. Mentre cammina, la terapista lo guida inaspettatamente in tutte le direzioni ed egli la segue senza opporre resistenza (Fig. 9.20). Il paziente dovrebbe essere in grado di fare passi automatici quando la terapista indica la direzione muovendo unicamente il braccio plegico e non fornendo alcun comando verbale (Fig. 9.21).

È importante ricordare che normalmente, quando ci giriamo, la testa ruota per prima in modo che possiamo vedere dove stiamo andando. Molti pazienti non ruotano spontaneamente la testa nella direzione del movimento, ma la tengono fissa in una posizione. Guardano nella nuova direzione solo quando il tronco si è girato, portando con sé anche il capo. Può essere necessario esercitare la rotazione corretta girando per prima cosa volontariamente la testa. Esercitarsi a rotolare richiede lo stesso tipo di rotazione e aiuta a riallenare questo movimento. Attività quali far rimbalzare un pallone o battere un tamburello mentre ci si gira, serviranno a superare queste difficoltà.

Sostenere il piede plegico

Per uno schema di deambulazione corretto, il paziente ha bisogno di una certa quantità di dorsiflessione attiva della caviglia e di estensione delle dita del piede. Deve inoltre essere capace di inibire l'iperattività del tibiale anteriore, che altrimenti tira fortemente il piede in supinazione durante la dorsiflessione. Per molti pazienti la fase di oscillazione del cammino, con le sue componenti flessorie, risulta influenzata dalla sinergia flessoria totale di massa di tutta la gamba includente la supinazione. Una marcata supinazione o inversione plantare alla fine della fase di oscillazione può provocare una distorsione alla caviglia o persino una frattura se il peso è portato prematuramente sulla gamba plegica, prima che il piede sia stato posizionato correttamente.

Con un trattamento accurato, in cui si esercitano individualmente le varie componenti della deambulazione, di solito si può superare questa difficoltà. La decisione di utilizzare un'ortesi permanente o qualche altro tipo di supporto rigido al piede non dovrebbe essere presa troppo presto, perché molti pazienti impareranno a cavarsela senza. La prima considerazione che il terapista deve fare è valutare la calzatura del paziente, perché le sole scarpe possono fare una grossa differenza per la sicurezza e lo schema del cammino. Sfortunatamente, poiché la moda attuale favorisce calzature sportive di marca, molti pazienti, a dispetto della loro età arrivano al trattamento indossando proprio questo tipo di scarpe, ovviamente nuove e acquistate per l'occasione. La suola di gomma che si estende fin sotto le dita del piede aumenta invece la difficoltà di sollevare il piede da terra e l'effetto ammortizzante per cui le scarpe sono famose riduce ulteriormente la quantità di informazioni che i pazienti con scarsa sensibilità sono in grado di percepire. Si dovrebbero quindi provare diversi tipi di scarpe prima di giudicare necessario qualunque tipo di supporto definitivo. Sebbene ci possano essere sorprendenti differenze individuali, la maggior parte dei pazienti troverà giovamento da scarpe che idealmente abbiano le seguenti caratteristiche:

- Una larga suola più ampia dei bordi della tomaia.
- Suole di cuoio lisce che non rimarranno "incollate" al suolo durante la fase di oscillazione.
- Un tacco alto circa 2-3 cm. per facilitare la propulsione in avanti in assenza della flessione plantare attiva.
- Un ampio tacco di gomma per aumentare la stabilità durante il sostegno del carico.
- Tomaie senza cuciture ruvide che potrebbero provocare piaghe da pressione.
- Fibbie o allacciature in velcro per evitare la frustrazione di cimentarsi con i lacci della scarpa.

Una scarpa con tutte queste caratteristiche è stata progettata e costruita nei particolari in Svizzera dalla Bally e ha aiutato a migliorare lo schema di cammino di molti pazienti emiplegici e ha consentito ad altri di camminare senza ortesi aggiuntive (Fig. 9.22a). Per alcuni pazienti la scarpa può essere troppo costosa, ma è possibile trovare nei negozi scarpe simili con molte di queste importanti

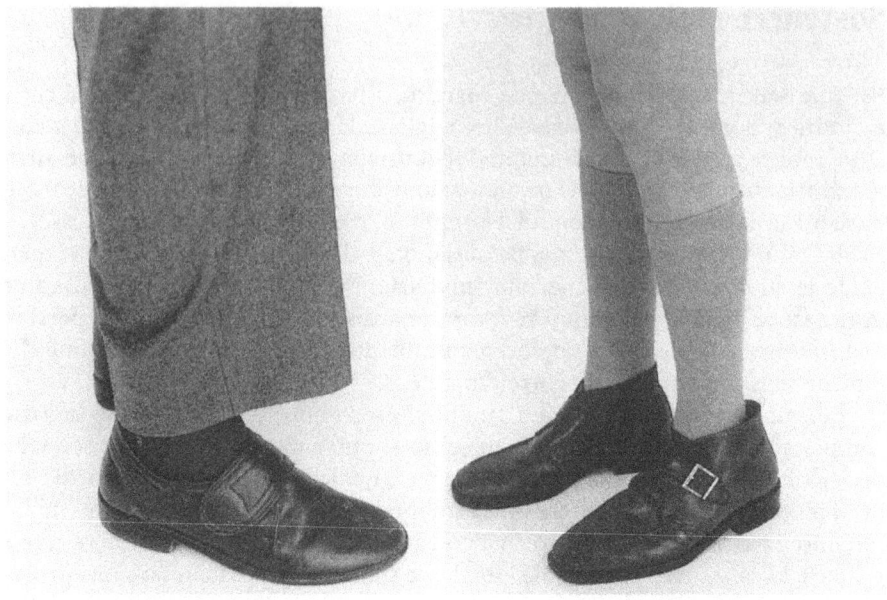

a   b

Fig. 9.22a, b. Scarpe appropriate. a Una scarpa con caratteristiche speciali, costruita dalla Bally/Svizzera (emiplegia destra). b Una polacchina fornisce sostegno laterale che dà sicurezza (emiplegia sinistra)

caratteristiche (vedere Fig. 10.21). Una scarpa del tipo polacchina fornisce un ulteriore sostegno laterale, che aiuta altri pazienti a camminare con maggior sicurezza (Fig. 9.22b).

Usare una benda come sostegno provvisorio

Prima che il paziente abbia recuperato un controllo attivo sufficiente della gamba, il piede deve essere mantenuto in posizione corretta, sia quando il cammino è facilitato dalla terapista, sia quando il paziente cammina autonomamente. In altro modo il paziente avrà paura di camminare liberamente e sarà di fatto a rischio di traumi alla caviglia (Fig. 9.23a). Se la flessione dorsale attiva è assente o insufficiente, il paziente tenderà a flettere con troppa forza tutto l'arto per permettere alle dita del piede di sollevarsi dal pavimento. La fase di oscillazione diventa anomala e si perde la naturale cadenza del cammino.

Tuttavia non è necessario ritardare la deambulazione fino a quando il paziente è in grado di controllare attivamente il piede. Una benda elastica avvolta strettamente attorno alla scarpa, terrà il piede in flessione dorsale e impedirà la supinazione nonostante la spasticità e/o la perdita di attività selettiva. Mettere la benda esternamente alla scarpa fa sì che la scarpa sia ancora comoda e che il paziente mantenga un contatto normale tra il piede e la suola della scarpa. Il bendaggio, che deve essere solo leggermente estensibile, può essere legato abbastanza stretto da mantenere la posizione corretta del piede, perché la protezione della suola evita disturbi di circolazione.

Applicazione della benda

- Il paziente sta seduto su una sedia e la terapista si inginocchia davanti a lui e inibisce l'ipertono del piede.
- Con il ginocchio del paziente flesso ad angolo retto, la terapista mobilizza il piede sino a quando il tallone rimane saldamente appoggiato a terra con le dita del piede sostenute sul ginocchio della terapista.
- La terapista avvolge la benda due volte intorno all'avampiede per ottenere una buona tenuta, con la direzione del bendaggio eseguita dal bordo mediale a quello laterale passando sotto il piede.
- La terapista tira saldamente verso l'alto la benda sul bordo laterale della scarpa e poi avvolge quest'ultima passando la benda attorno alla caviglia prima davanti e poi dietro. Contemporaneamente, preme con decisione il ginocchio del paziente verso il basso per impedire che il tallone si sollevi da terra (Fig. 9.23b). La benda non è tirata con forza quando passa attorno alla caviglia, ma solo quando passa sotto la suola della scarpa.
- La fasciatura continua e si estende lungo la suola della scarpa dalla testa del quinto metatarso sino al punto in cui inizia il tacco della scarpa. Il tacco è lasciato scoperto, per eliminare il rischio di scivolare. Particolare attenzione è posta a sostenere l'area immediatamente sotto e davanti al malleolo laterale, dove si può controllare meglio la tendenza alla supinazione.

Con la benda applicata correttamente in questo modo, il paziente è in grado di portare con facilità avanti il piede in posizione plantigrada durante la fase di oscillazione (Fig. 9.23c). Se il paziente rischia continuamente di farsi male alla caviglia, applicare il bendaggio dovrebbe essere la prima cosa da fare al mattino, perché la caviglia si può traumatizzare anche durante i trasferimenti della giornata, o a causa di una posizione scorretta mantenuta dal piede per lungo tempo mentre il paziente è seduto in carrozzina. Questi pazienti hanno spesso un edema localizzato al piede e sulla parte laterale della caviglia, a causa dei ripetuti traumi. L'edema scompare rapidamente dopo pochi giorni se si protegge la caviglia per tutto il tempo, ma la fasciatura deve essere tolta ogni poche ore per togliere la pressione e in seguito nuovamente rimessa.

Indicazioni per l'uso della benda

1. Pericolosa supinazione o inversione del piede in posizione seduta, in stazione eretta o durante il cammino.
2. Inadeguata dorsiflessione attiva durante la deambulazione.
3. Durante i primi tentativi di imparare a salire e scendere le scale correttamente (Cap. 7).

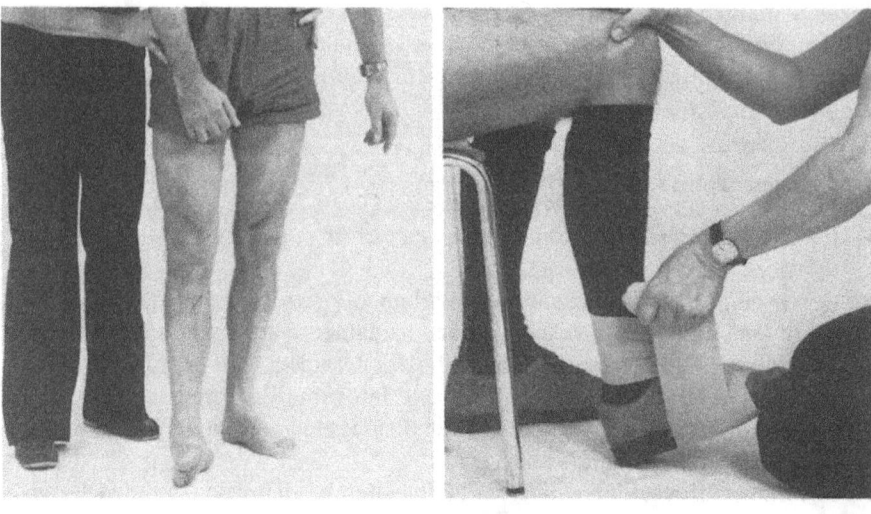

Fig. 9.23a-c. Sostenere il piede con una benda (emiplegia destra). **a** Tentativo di camminare senza la benda; **b** applicazione del bendaggio - forte trazione in pronazione; **c** deambulazione con il piede ben protetto e in grado di oscillare facilmente in avanti

4. Con pazienti giovani, per i quali la decisione di ordinare un'ortesi permanente viene posticipata nella speranza di poter raggiungere un controllo sufficiente con un trattamento intensivo.
5. Come ausilio temporaneo per i pazienti che hanno portato un'ortesi alla caviglia per un certo tempo e stanno cercando di imparare a camminare senza di essa (si diminuisce progressivamente il sostegno fornito dalla benda).

Scelta di un'ortesi

La parola ortesi, sebbene non appaia nel dizionario *Oxford*, verosimilmente deriva dalla radice greca *ortho*, che significa "dritto, giusto, corretto". È un termine che nell'uso comune indica qualunque tipo nella grande varietà degli splint e dei sostegni per il piede, che varia dai diversi tipi di ortesi in plastica piede-caviglia (AFO) ai sostegni con staffe in metallo e fasce per mantenere il piede in posizione. Per chiarezza nel testo il termine ortesi verrà usato per indicare i sostegni piede-caviglia in plastica e la parola staffa (Hornby 1975) per riferirsi a sostegni che includono quelli in metallo.

La decisione di prescrivere una staffa o un'ortesi comporta una grossa responsabilità, perché la maggior parte dei pazienti troverà difficile farne a meno in uno stadio più avanzato, una volta che si sono abituati ad avere il piede sostenuto. Alcuni pazienti, tuttavia, abbandonano il sostegno quando sono diventati più sicuri dopo averci camminato per un certo periodo. È particolarmente importante per il paziente camminare in casa per brevi distanze senza che il piede sia sostenuto meccanicamente, ad esempio per tornare a letto dopo un bagno o per andare in bagno durante la notte. Talvolta è necessaria un'ortesi o una staffa quando il paziente deve imparare a trasferire correttamente il carico sulla gamba plegica senza utilizzare lo schema estensorio spastico in estensione con il ginocchio iperesteso. L'attività estensoria selettiva dell'anca e del ginocchio durante la fase di carico elimina l'eccessiva attività in flessione plantare e permette al paziente di rilassare il ginocchio prima di fare un passo in avanti. Con una sufficiente flessione del ginocchio durante la fase di oscillazione è necessaria pochissima dorsiflessione attiva del piede e in genere per il paziente l'attività è possibile quando appartiene allo schema del cammino.

Tuttavia, se nonostante una rieducazione intensiva e competente persiste la supinazione e non ritorna alcuna dorsiflessione attiva, sarà necessario sostenere in qualche modo il piede. Per il paziente è certamente preferibile indossare un'ortesi o una staffa, piuttosto che essere obbligato ad usare un bastone, perché nel primo caso la mano è libera di essere utilizzata per compiti funzionali, quali, tenere una tazza di caffè, o un piatto o qualunque altra cosa, mentre il paziente cammina. Quando si decide che tipo di ortesi o staffa sia più appropriato prescrivere ad un particolare paziente, è interessante sottolineare che, durante lo studio eseguito da Ofir e Sell (1980), "il numero di pazienti che migliorano il cammino funzionale sembra non cambiare e non essere in relazione con il tipo di ortesi o staffa utilizzati".

Sono attualmente disponibili diverse marche e tipi di ortesi e tutte presentano alcuni svantaggi, di cui il più comune sembra essere il fatto che mantengono il piede in una posizione fissa, contrastando spesso considerevoli forze muscolari. Quelle meno rigide, per permettere un certo grado di mobilità articolare, tendono a stimolare maggiormente l'ipertono dei flessori plantari a causa della resistenza elastica con cui si oppongono ai muscoli.

Tuttavia, due tipi di sostegno correggono adeguatamente la posizione del piede senza bloccare i movimenti necessari e sembrano essere i meno dannosi.

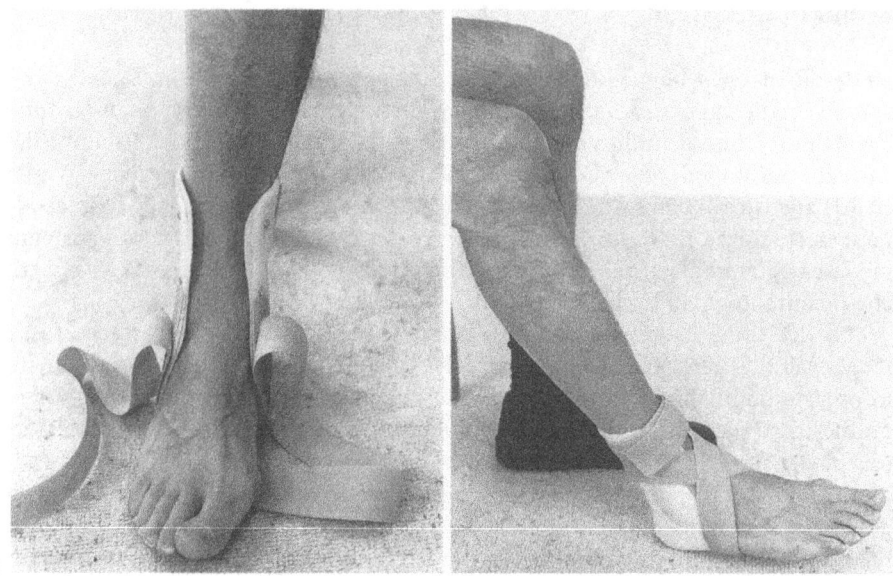

Fig. 9.24a, b. Ortesi Artrofix per caviglia e retropiede. **a** Leggera e facile da mettere con una mano. **b** Non blocca l'avampiede

■ **Un sostegno in plastica per la caviglia.** Un piccolo e leggero sostegno, pensato originariamente per pazienti con danno ai legamenti della caviglia, contrasta la supinazione del piede plegico e facilita la flessione dorsale. L'ortesi di caviglia non solo è esteticamente gradevole per il paziente, poiché si infila con facilità dentro una scarpa normale, ma permette anche movimenti liberi dell'avampiede. L'ortesi, che è molto meno costosa di altri tipi, è disponibile in differenti misure, per il piede destro o sinistro e può facilmente essere adattata ai singoli pazienti. La caviglia si adatta comodamente all'ortesi ed è mantenuta saldamente in posizione da chiusure in velcro (Fig. 9.24a). È facile da infilare e togliere con una sola mano e la parte anteriore del piede non è immobilizzata (Fig. 9.24b). Questo sostegno è ideale per un paziente che può camminare senza un'ortesi, ma che deve camminare lentamente e con cautela a causa della supinazione e della dorsiflessione inadeguata del piede (Fig. 9.25a). Mentre esegue le normali attività della vita quotidiana o quando cammina all'esterno, il paziente rischia continuamente distorsioni alla caviglia o di inciampare con le dita del piede su superfici irregolari e cadere. Con l'ortesi, il piede si stacca dal pavimento con facilità durante la fase di oscillazione e si impedisce la supinazione, permettendo di trasferire il carico con sicurezza sulla gamba plegica all'inizio della fase di carico (Fig. 9.25b). Poiché l'ortesi non impedisce il movimento dell'avampiede, il tallone può sollevarsi dal pavimento dopo che il piede si è flesso plantarmente prima dell'inizio della successiva fase di oscillazione (Fig. 9.25c).

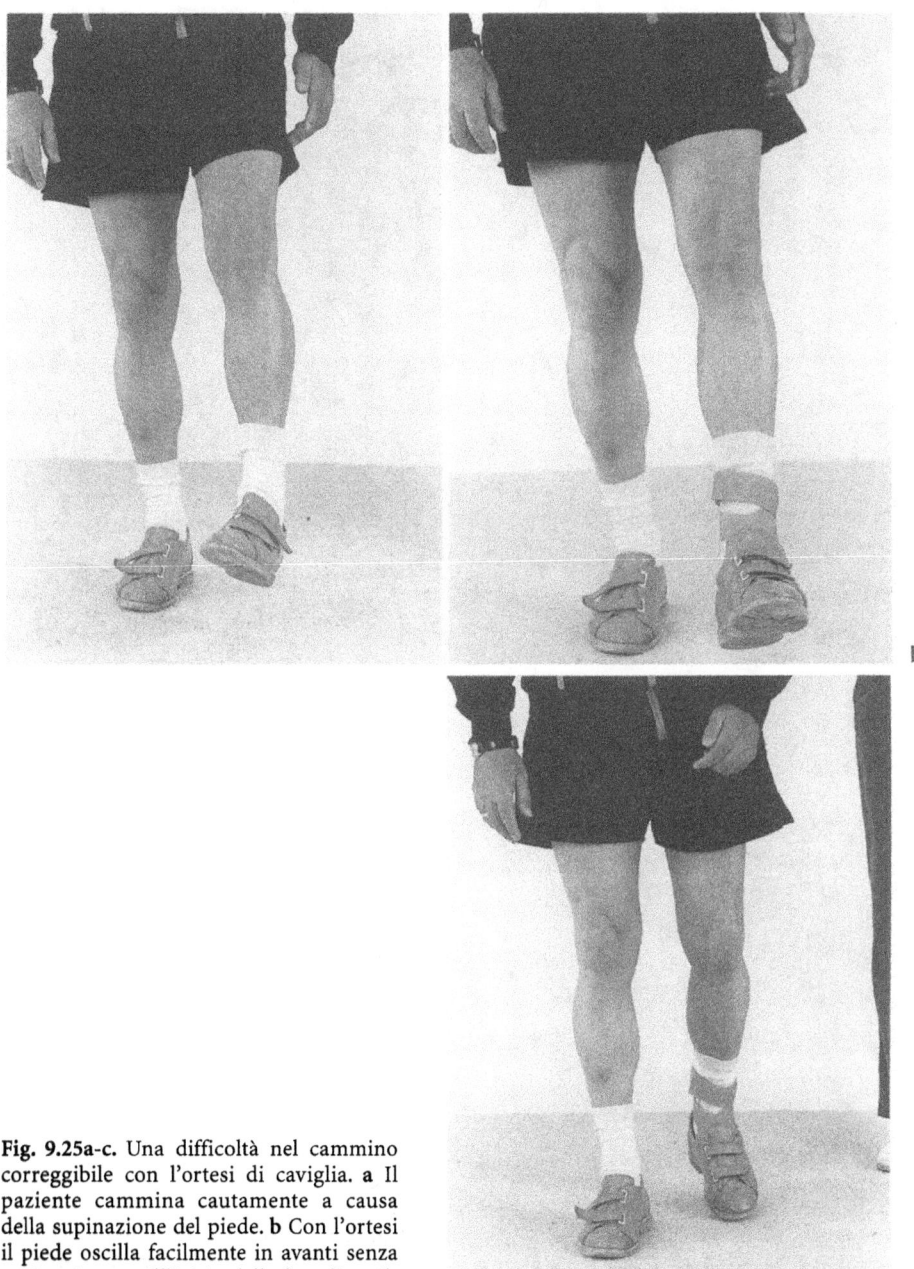

Fig. 9.25a-c. Una difficoltà nel cammino correggibile con l'ortesi di caviglia. **a** Il paziente cammina cautamente a causa della supinazione del piede. **b** Con l'ortesi il piede oscilla facilmente in avanti senza supinazione. **c** All'inizio della fase di oscillazione è possibile fare la flessione plantare del piede

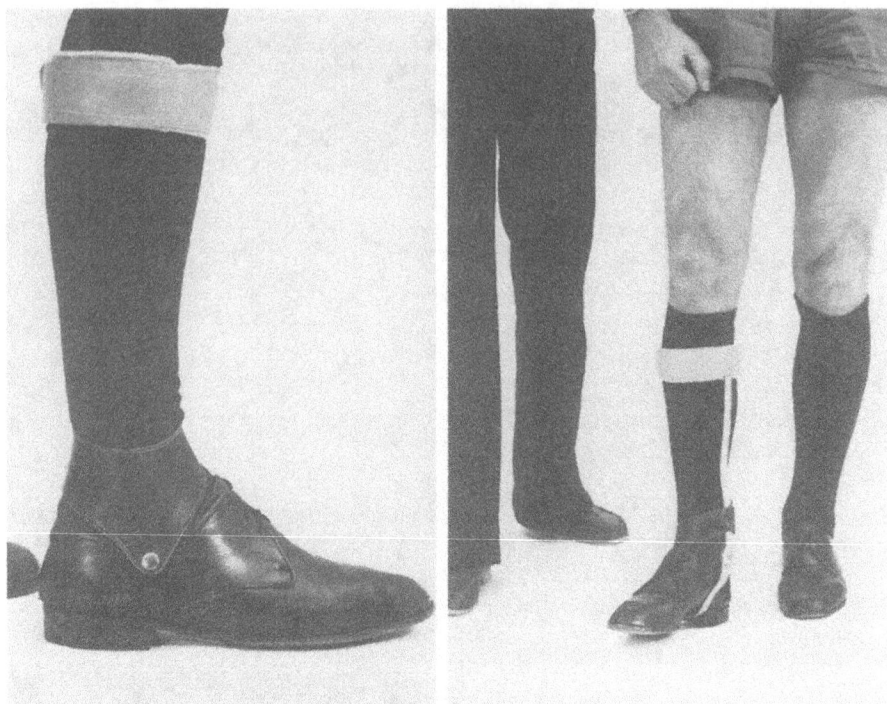
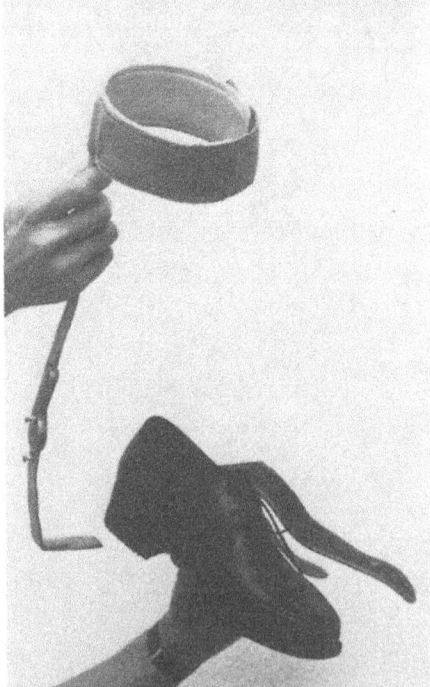

Fig. 9.26a-c. Staffa consigliata. **a** La cinghietta impedisce la supinazione esercitando una pressione sul collo dell'astragalo (emiplegia destra). **b** La fase di oscillazione è facilitata dal grado variabile di sostegno alla flessione dorsale (emiplegia destra). **c** La staffa si può togliere dalla scarpa quando il paziente si esercita a camminare senza sostegno (emiplegia sinistra)

La terapista può avere a disposizione alcuni tipi di ortesi poco costose e facilmente disponibili, per scegliere quelle più adatte ai diversi pazienti. Questo tipo di ortesi può essere anche utilizzato come sostegno provvisorio per proteggere la caviglia del paziente quando inizia a camminare le prime volte e non ha ancora recuperato il controllo attivo del piede. L'ortesi può inoltre fornire una protezione temporanea alla caviglia quando si facilita il cammino ad una maggior velocità o quando s'introducono oggetti per stimolare il ritmo e i movimenti indipendenti del capo.

- **Una staffa per impedire la supinazione e facilitare la flessione dorsale.** Se l'ortesi in plastica non corregge la posizione del piede o non fornisce un aiuto sufficiente alla flessione dorsale, può essere necessario al paziente indossare una staffa, che è più stabile. Sono stati descritti e sono disponibili molti tipi di staffa, ma si consiglia il modello elaborato dal tipo originario inglese con il sostegno di ferro nella parte interna e con esternamente una cinghia a forma di T (Fig. 9.26a, b). Questa staffa ha il vantaggio di impedire la supinazione mediante una pressione diretta sopra l'articolazione tibio-astragalica e astragalo-calcaneare. Altri tipi di staffa tendono ad aumentare l'ipertono dei muscoli flessori plantari ed inversori del piede, perché agiscono principalmente sulla pianta del piede attraverso la scarpa stessa o una suola interna. Di solito non riescono a controllare la marcata supinazione, a meno che il paziente non indossi uno stivale. La staffa consigliata, divenuta nota come staffa di "Valens", poiché è stata ideata nell'omonima clinica di riabilitazione, è piacevole esteticamente, soprattutto per i pazienti che indossano i pantaloni, rendendo visibile solo una piccola parte del sostegno metallico.

Lo snodo articolare alla caviglia della staffa non blocca la flessione plantare e possiede un pratico meccanismo mediante cui, stringendo o allentando una piccola vite, si varia il grado di sostegno fornito alla flessione dorsale del piede. Il sostegno può essere variato da totale a del tutto assente; ciò è importante perché molti pazienti hanno bisogno del solo aiuto necessario a impedire la supinazione del piede e un sostegno totale della dorsiflessione eliminerebbe la richiesta di una contrazione muscolare attiva.

La staffa è facile da indossare con una mano e si può anche togliere dalla scarpa e adattare ad altre scarpe del paziente (Fig. 9.26c). Poiché può essere rimossa, si può continuare ad allenare la deambulazione senza la staffa, lasciando portare al paziente le sue solite scarpe.

Salire e scendere le scale

Esercitarsi a salire e scendere le scale ha un effetto positivo sull'andatura e il cammino non può essere definito realmente funzionale se il paziente non è in grado di affrontare le scale. Non appena il paziente abbandona i confini protetti dell'ospedale, del centro di riabilitazione, o della propria casa, si troverà sempre di fronte a gradini quando entra nei teatri, nei ristoranti, nei bagni, in vecchi edifi-

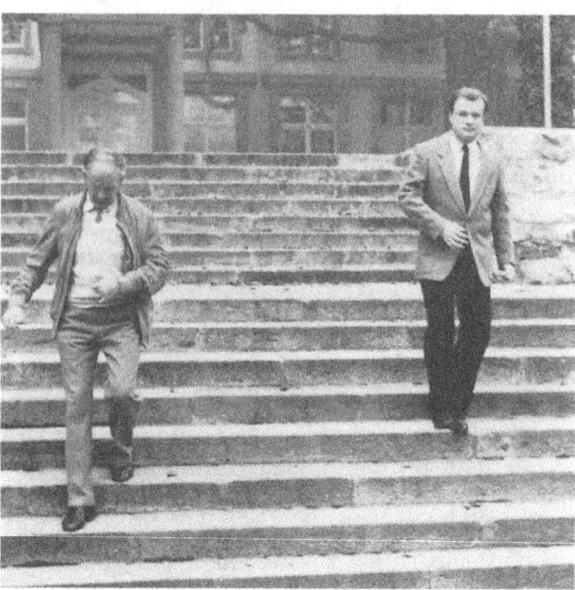

Fig. 9.27. Due pazienti lasciano un vecchio edificio pubblico, superando le scale senza potersi servire di un corrimano (emiplegia sinistra ed emiplegia destra)

ci pubblici e persino quando attraversa la strada deve salire sul marciapiede. Quando entra o lascia un edificio, spesso non troverà il corrimano (Fig. 9.27).

Se si include il fare le scale in una fase precoce della riabilitazione, il paziente avrà meno difficoltà ad apprendere tale sequenza di movimenti e imparerà più rapidamente a camminare senza aiuto. Sin dal primo tentativo si insegna al paziente a salire e scendere le scale in modo normale, cioé alternando i piedi. All'inizio la terapista fornisce il sostegno necessario, in modo che il movimento diventi ritmico e armonioso e il paziente non abbia paura (vedere Cap. 7). Man mano che la sua sicurezza aumenta, il paziente dipende sempre meno dal corrimano e la terapista riduce l'aiuto.

Usare un bastone

Non si dovrebbe presupporre che dare al paziente un bastone cui appoggiarsi gli consentirà di camminare sicuro. Se il paziente emiplegico cadesse invariabilmente verso il lato plegico o indietro, il bastone gli sarebbe di scarso aiuto per proteggersi. Per la terapista è quindi utile applicare la regola alquanto paradossale secondo cui "si dovrebbe dare un bastone al paziente quando è in grado di camminare senza". Questo significa che il paziente non dovrebbe appoggiarsi ad un bastone durante le fasi precoci del trattamento del cammino, ma gli si dovrebbe insegnare come mantenere l'equilibrio in altri modi. Se il paziente usa il bastone troppo presto, in seguito troverà difficile farne a meno e quindi sarà incapace di fare qualunque altra cosa mentre cammina o di eseguire un compito in stazione eretta, perché la mano sana gli serve per mantenere l'equilibrio. Quando il paziente è in grado di camminare nell'ambiente protetto dell'ospedale o della propria casa senza un bastone, la terapista può decidere se ha realmente bisogno di un ulteriore sostegno.

A molti pazienti, soprattutto ai più anziani, piace avere il bastone con sé quando si avventurano fuori casa per strada. Hanno la sensazione che gli altri riconosceranno i loro problemi di equilibrio ed avranno più riguardo. Se possibile, si dovrebbero superare anche questi problemi con ulteriori esercizi ed esperienze in situazioni reali. Tuttavia, il fatto che il paziente si senta sicuro e sia disposto ad uscire da solo è di primaria importanza ed è meglio che porti il bastone con sé piuttosto che rimanga seduto in casa. La presenza del bastone può anche essere di aiuto per i familiari, che temono che il paziente si sbilanci verso il lato sano e che quindi sono in questo modo incoraggiati a camminare al suo fianco dalla parte plegica. Si deve sempre ricordare che se una persona ha un sostegno in una mano, tenderà a inclinarsi verso quel lato e che l'altro braccio tenderà ad essere in adduzione.

Se proprio si deve usare il bastone, quello tradizionale da passeggio in legno è consigliato. È più accettabile esteticamente, può infatti essere elegante e non attira subito l'attenzione sulla persona etichettandola come invalida. Il bastone di metallo regolabile in altezza dovrebbe essere usato unicamente per scegliere l'altezza giusta per il singolo paziente. Talvolta usare un bastone un po' più lungo dell'altezza consigliata a livello del trocantere può aiutare il paziente ad evitare di appoggiarsi troppo pesantemente su di esso.

Alcuni terapisti pensano che non si dovrebbe usare la stampella canadese perché incoraggia il paziente a sostenersi ancora di più o potrebbe causare un maggior grado di asimmetria. Infatti, la stampella non offre al paziente emiplegico una maggior sicurezza e non esiste alcuna ragione perché lo si debba indurre ad inclinarsi ancor di più di quanto già faccia con un bastone. Alcuni pazienti preferiscono una stampella con il sostegno al gomito rispetto al bastone da passeggio, perché sembra meno da vecchi ed essendo disponibile in colori moderni, come sono attualmente, le rende maggiormente accettabili esteticamente.

Non si dovrebbero mai usare i quadripodi o i tripodi, perché sono ingombranti da maneggiare e offrono un maggior sostegno solo se si trasferisce il carico direttamente su di essi, cioé allontanandosi dal lato plegico. Essendo di metallo, vengono decisamente associati agli ospedali e alla disabilità e inducono un cambiamento di atteggiamento da parte delle altre persone verso il paziente. Qualunque sostegno manuale di questo tipo causa lo spostamento del centro di gravità sul lato sano e incrementa la retrazione del lato plegico. In alcuni casi il paziente camminerà quasi lateralmente e il lato del corpo che è mantenuto costantemente indietro sarà sempre più trascurato.

Se il paziente usa ancora un bastone da passeggio o una stampella, dovrebbe comunque cercare di mantenere alcuni schemi normali di movimento. Per esempio, quando si alza dalla posizione seduta il paziente dovrebbe portare la punta del bastone o della stampella sul pavimento il più possibile lontano davanti a sé, mentre il braccio plegico rimane avanti in estensione. In questo modo porta il

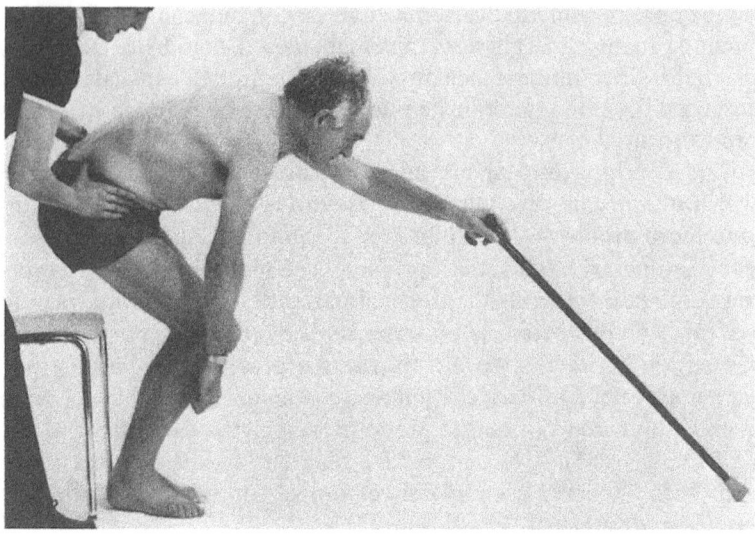

Fig. 9.28. Nonostante il bastone, il paziente si alza in piedi con uno schema normale

capo ben oltre i piedi e ciò lo aiuterà ad alzarsi in piedi con uno schema di movimento normale (Fig. 9.28). Lo stesso principio vale quando si mette di nuovo a sedere. Con i piedi paralleli, il paziente fa scivolare ben in avanti il bastone prima di abbassarsi a sedere sulla sedia. Un paziente che si alza spingendo su un sostegno con la mano sana, porta subito tutto il peso da quella parte e assumerà una posizione asimmetrica già all'inizio della deambulazione. Spesso il piede plegico, essendo assolutamente privo di carico, si solleva persino da terra.

Considerazioni

Per gli esseri umani, camminare è un'attività naturale e piacevole e migliora la qualità della vita. Ogni paziente è desideroso di imparare di nuovo a camminare e sarà più che disposto a lavorare duramente per raggiungere questo obiettivo, perché è quello che può veramente capire. Quando inizia la rieducazione al cammino, il paziente sente che sta facendo dei progressi e il morale migliora notevolmente. Vedere il paziente nuovamente in piedi incoraggia non solo i familiari, ma anche l'équipe che si prende cura di lui. Per il medico responsabile della continuazione del trattamento, camminare costituisce un miglioramento oggettivo, misurabile e osservabile e quindi più utile dei resoconti del terapista in corsia sul fatto che, ad esempio, il tono muscolare o l'equilibrio è "un po' meglio questa settimana". Dal punto di vista fisico, la stazione eretta migliora la circolazione, l'elasticità muscolare e l'attività, come anche altre funzioni vitali.

Quando arriva per un ulteriore ciclo di trattamento un paziente che già cammina non dovrebbe essere rimesso in carrozzina, anche se il suo cammino è lontano dall'essere ideale, perché ciò è terribilmente demoralizzante e lunghi periodi di posizione seduta non miglioreranno né lo schema di cammino, né ridurranno l'ipertono. Invece, il paziente continua a camminare durante il giorno e la terapista analizza le difficoltà e lavora sulle componenti che le causano, aiutando il paziente a cambiare le caratteristiche abituali anormali del cammino poco per volta e giorno dopo giorno.

I pazienti che non raggiungono un cammino completamente indipendente trarranno comunque beneficio dallo stare in posizione eretta e dall'attività che essa richiede. Persino se un paziente può camminare solo con l'aiuto di un'altra persona, molti aspetti della sua vita quotidiana saranno più semplici e più piacevoli. Essere in grado di camminare migliora la possibilità di accedere a luoghi dove sarebbe impossibile entrare con una carrozzina e il paziente ha quindi una maggior libertà di scelta. I pazienti che camminano in modo funzionale raggiungeranno una maggior autonomia e saranno maggiormente in grado di mantenere la mobilità e il livello di autonomia raggiunto quando il trattamento viene interrotto.

10 Alcune attività della vita quotidiana

La riabilitazione mira al più alto livello possibile di indipendenza del paziente con emiplegia nella vita quotidiana. Per il paziente adulto, essere indipendente è il primo passo indispensabile per poter ritornare al precedente stile di vita. Autonomia significa non sentirsi più un invalido, non dipendere più dall'aiuto degli altri per le attività quotidiane. Essere indipendente consente al paziente di scegliere dove, quando e con chi gli piacerebbe essere in qualsiasi momento e persino di scegliere di stare solo. Sapere di potersi arrangiare da solo è importante per il paziente, ma spesso un piccolo aiuto può significare molto e non dovrebbe essere rigidamente negato.

Considerazioni terapeutiche

- Il modo in cui il paziente svolge le attività di routine nella vita quotidiana influirà non solo sulla qualità del movimento in generale, ma anche sul mantenimento del livello dei risultati raggiunti. Si è già discusso dell'importanza di adottare un certo modo di vivere 24 ore su 24 (vedere Cap. 5). Tutti gli sforzi saranno stati inutili se, dopo un trattamento intensivo con completa inibizione della spasticità, il paziente tenta poi di vestirsi in modo scorretto e si verificano evidenti reazioni associate.
  Tutte le attività della vita quotidiana dovrebbero essere eseguite in modo tale da evitare le reazioni associate. I movimenti dovrebbero essere il più possibile economici e normali e si dovrebbero incoraggiare le posture corrette. Spesso sarà necessaria una rieducazione attenta e ripetuta, con una guida sufficiente, prima di poter svolgere automaticamente e correttamente le sequenze in modo cha siano terapeutiche. Attraverso esperienze ripetute, devono diventare parte del repertorio comportamentale del paziente, così che egli le possa riprodurre in tutte le situazioni in cui ne ha bisogno e non solo in presenza della terapista.
- Dal momento che le attività vengono svolte regolarmente, possono costituire una terapia continua molto importante e, in seguito, diventare parte integrante del programma domiciliare del paziente. Per lo stesso motivo, se vengono eseguite in modo scorretto possono causare danni non indifferenti.
- Il paziente imparerà più facilmente in situazioni quotidiane e durante i compiti reali viene facilitato il recupero di funzioni precedentemente immagazzi-

nate in memoria (vedere Cap. 1). Nelle attività della vita quotidiana il paziente può imparare a pianificare, muoversi e percepire. Operazioni quali lavarsi e vestirsi aiutano a superare la negligenza del lato plegico.
- Le reazioni di equilibrio vengono migliorate considerevolmente rimanendo in posizione eretta, o camminando durante le attività quotidiane che normalmente si svolgono in piedi.

Ogni paziente avrà per la propria vita aspettative e desideri diversi dagli altri. Sono state scelte poche attività comuni alla maggior parte delle persone e si possono applicare gli stessi principi alle esigenze individuali, quali le condizioni lavorative o le attività del tempo libero. Non è mai troppo presto per iniziare a includere queste attività nel programma di trattamento, purché la terapista guidi adeguatamente il paziente per evitargli frustrazioni o insuccessi (Cap. 1).

Igiene personale

Lavarsi

Il paziente siede davanti al lavandino, preferibilmente su uno sgabello o su una sedia con lo schienale diritto. Quando ha riempito il lavandino e controllato la temperatura dell'acqua, vi immerge il braccio plegico. Viene inibita la tendenza del lato plegico a tirare verso il basso e può essere raggiunta una postura eretta e simmetrica. Inoltre, è più facile lavarsi il braccio e l'ascella in questa posizione (Fig. 10.1).

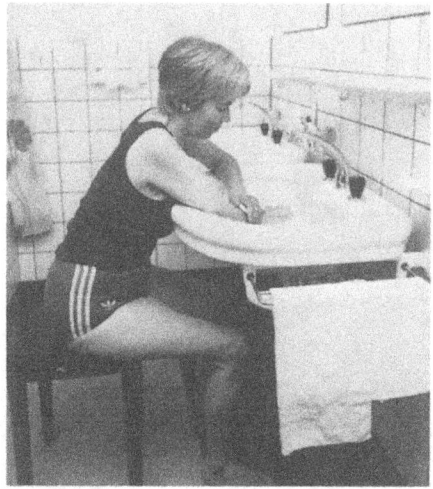

Fig. 10.1. Posizione al lavandino (emiplegia destra)

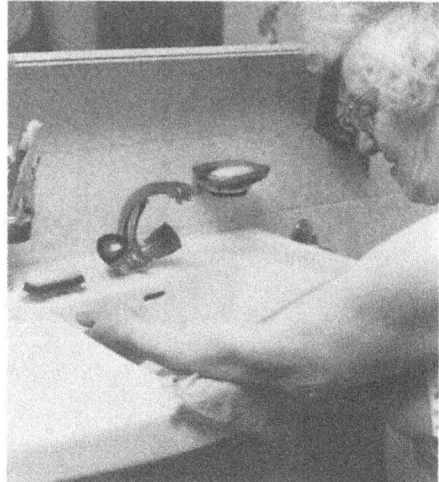

Fig. 10.2. Lavarsi il braccio sano (emiplegia destra)

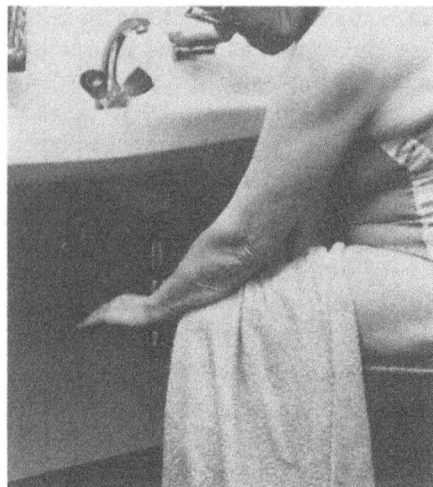

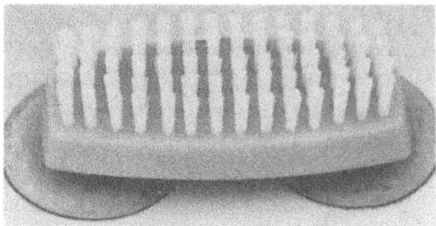

Fig. 10.4. Adattamento dello spazzolino per pulirsi le unghie o la dentiera

Fig. 10.3. Asciugare il braccio sano (emiplegia destra)
◁

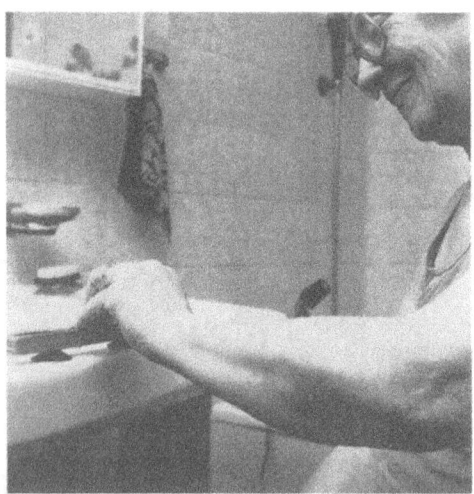

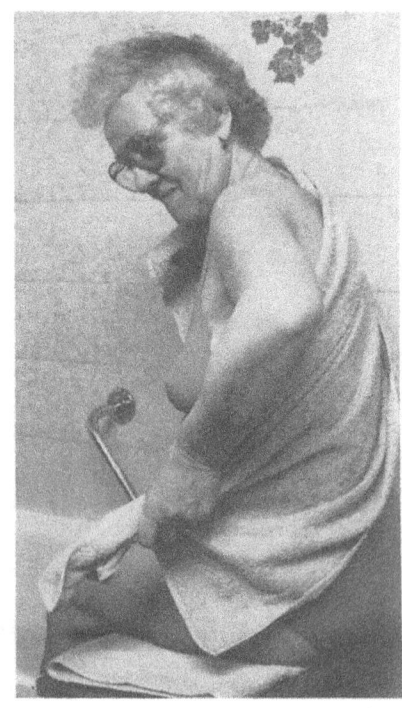

Fig. 10.5. Lima da unghie adattata (emiplegia destra)

Fig. 10.6. Asciugarsi la schiena tirando l'asciugamano con la mano sana dopo averlo posto sopra l'altra spalla (emiplegia destra)   ▷

Per lavare il braccio sano, il paziente fissa la pezzuola insaponata sul bordo del lavandino e vi sfrega sopra il braccio e la mano (Fig. 10.2). Per asciugare il braccio sano, appoggia l'asciugamano su una delle gambe e ve lo strofina (Fig. 10.3). Uno spazzolino fissato con delle ventose consente al paziente di pulirsi le unghie (Fig. 10.4).

Solo pochissimi pazienti possono tagliare o regolare le unghie. Due ventose possono tenere ferma su una superficie di supporto una lima da unghie attaccata a una striscetta di legno, consentendo al paziente di limarsi le unghie (Fig. 10.5).

Per asciugarsi la schiena, il paziente porta l'asciugamano su una spalla e lo passa dietro di sé, afferra l'altro capo e tira l'asciugamano verso il basso di traverso sul dorso. Ripete la stessa procedura sull'altra spalla. Può usare la procedura dopo aver fatto il bagno o la doccia, o in ogni altra circostanza in cui ne abbia bisogno (Fig. 10.6).

Lavarsi i denti

All'inizio il paziente si lava i denti da seduto, mettendo il braccio plegico lungo il bordo del lavandino se lo spazio è sufficiente. Invece di mettere lo spazzolino in equilibrio sul bordo del lavandino, persino un minimo recupero del movimento attivo consente di usare la mano plegica per tenere lo spazzolino da denti mentre si stende il dentifricio con l'altra mano. Appena possibile il paziente si lava i denti stando in piedi. Quando è ritornata un'attività sufficiente nella mano plegica, il paziente può tenersi con la mano al bordo del lavandino, altrimenti può lasciare il braccio in avanti in una posizione inibita.

Fare il bagno

È importante insegnare al paziente come entrare e uscire con sicurezza e facilità dalla vasca da bagno, preferibilmente senza aiuto, non solo per motivi igienici, ma anche di piacere. La maggior parte dei pazienti che sono in grado di camminare senza aiuto riuscirà a cavarsela utilizzando il metodo seguente. Il paziente ha bisogno di essere aiutato dalla terapista per imparare la sequenza di movimento, che sembra spesso difficile quando la si prova per la prima volta. Il metodo è stato elaborato dai pazienti stessi e vale la pena di utilizzarlo, poiché non richiede una vasca speciale o dei corrimano.

Entrare nella vasca da bagno.
(Fig. 10.7a) Il paziente sta in piedi con il lato sano dalla parte della vasca, indipendentemente da dove sono situati i rubinetti e lo scarico. L'acqua è già dentro la vasca alla giusta temperatura. Il paziente solleva la gamba sana portandola dentro alla vasca, mentre si tiene con la mano sana al bordo più vicino. La terapista lo aiuta tenendo il bacino da entrambi i lati.

(Fig. 10.7b) Il paziente sposta la mano sana sul lato opposto della vasca e solleva la gamba plegica in alto e in avanti, portandola dentro la vasca. La terapista lo aiuta a portare il ginocchio e l'anca in sufficiente flessione. È quasi sempre impossibile per il paziente sollevare la gamba all'indietro per entrare nella vasca,

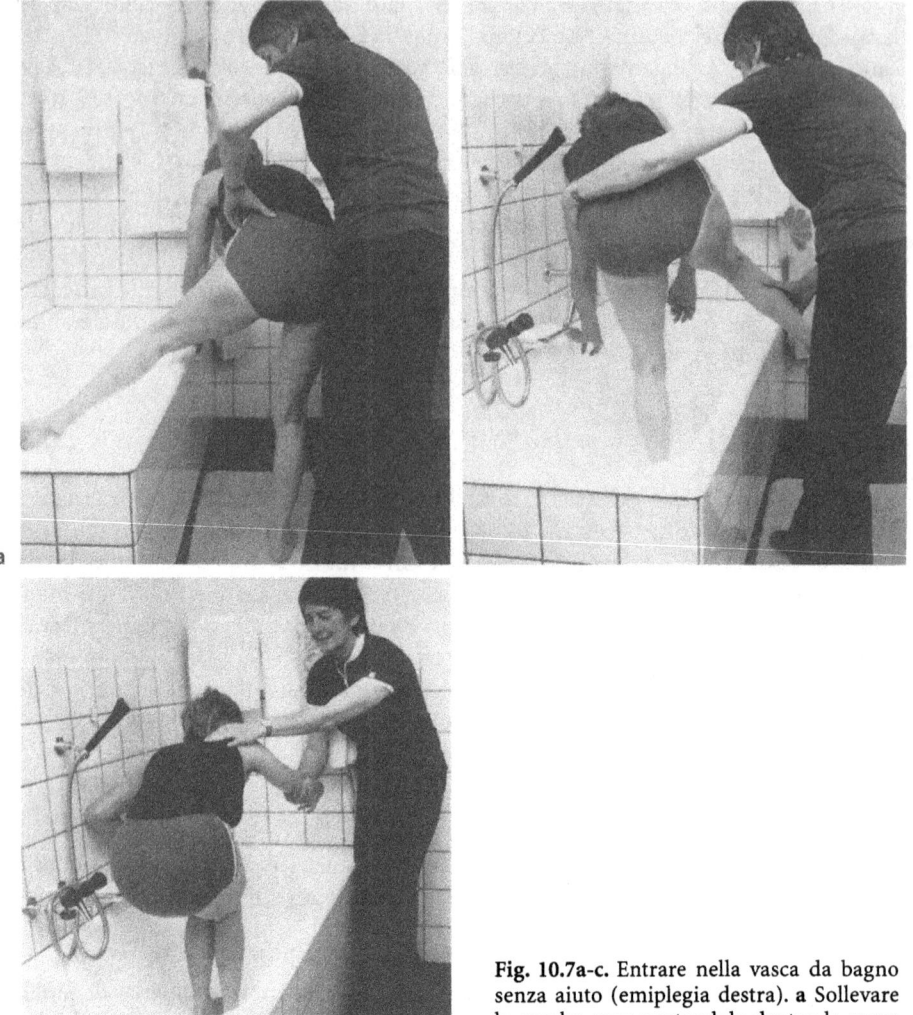

Fig. 10.7a-c. Entrare nella vasca da bagno senza aiuto (emiplegia destra). **a** Sollevare la gamba sana portandola dentro la vasca da bagno; **b** portare la gamba plegica dentro la vasca; **c** sedersi nella vasca

dal momento che questo è un movimento troppo selettivo, cioé richiede una flessione selettiva del ginocchio con l'anca in estensione.

(Fig. 10.7c) Il paziente si tiene allora al bordo della vasca o ai rubinetti e si china mettendosi a sedere. Viene facilitato dall'acqua, che sostiene una parte del peso corporeo. La terapista, con una mano sulla scapola del paziente, si sposta indietro, in modo da controbilanciare il movimento di discesa con il peso del

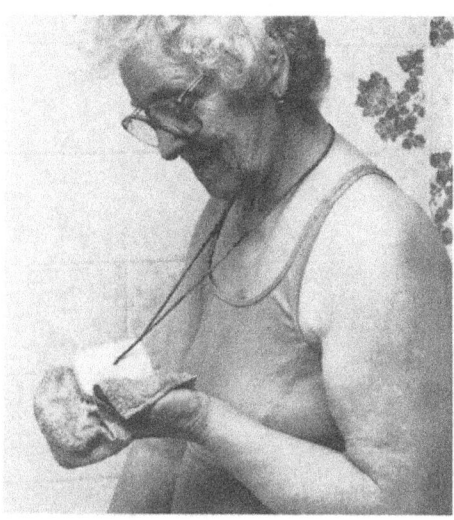

Fig. 10.8. Sapone legato a un cordino (emiplegia destra)

proprio corpo. Con l'altra mano facilita il movimento in avanti del braccio del paziente, per impedire la reazione associata in flessione.

(Fig. 10.8) Il paziente si lava da solo, con una saponetta legata a un cordoncino e appesa al collo, che lo facilita nel maneggiare il sapone strofinandolo contro la pezzuola o sulla mano sana.

Uscire dalla vasca da bagno.

(Fig. 10.9a) Quando si è completamente lavato, il paziente toglie il tappo e si prepara a uscire dalla vasca flettendo il più possibile le ginocchia. Il paziente usa la mano sana per girare le ginocchia verso il lato sano, con i piedi posti il più possibile verso il lato opposto della vasca. Con la mano sana porta il braccio plegico in avanti incrociandolo lungo il corpo e ruota il più possibile il lato plegico verso il lato sano, così che la spalla sia bene avanti e il tronco in rotazione.

(Fig. 10.9b) Il paziente dopo appoggia la mano sana il più possibile dietro di sé per sostenersi al fondo o ad un'estremità della vasca e solleva il bacino mentre si gira completamente su se stesso per portare il carico su entrambe le ginocchia. La terapista tiene il bacino da entrambi i lati per facilitare il sollevamento e la rotazione del paziente.

(Fig. 10.9c) A quel punto il paziente è inginocchiato con le anche ben avanti in estensione.

(Fig. 10.9d) Tenendosi al bordo della vasca, il paziente mette un piede avanti (preferibilmente quello sano) per portarsi nella posizione a cavalier servente.

(Fig. 10.9e) Portando avanti il carico sul piede più avanzato, si alza in piedi continuando a tenere la mano sul bordo della vasca e dopo porta la gamba sana fuori dalla vasca.

(Fig. 10.9f) Il paziente tiene la mano in posizione, mentre appoggia il piede sul pavimento con l'anca in extrarotazione. Mette il braccio dietro, gira la mano

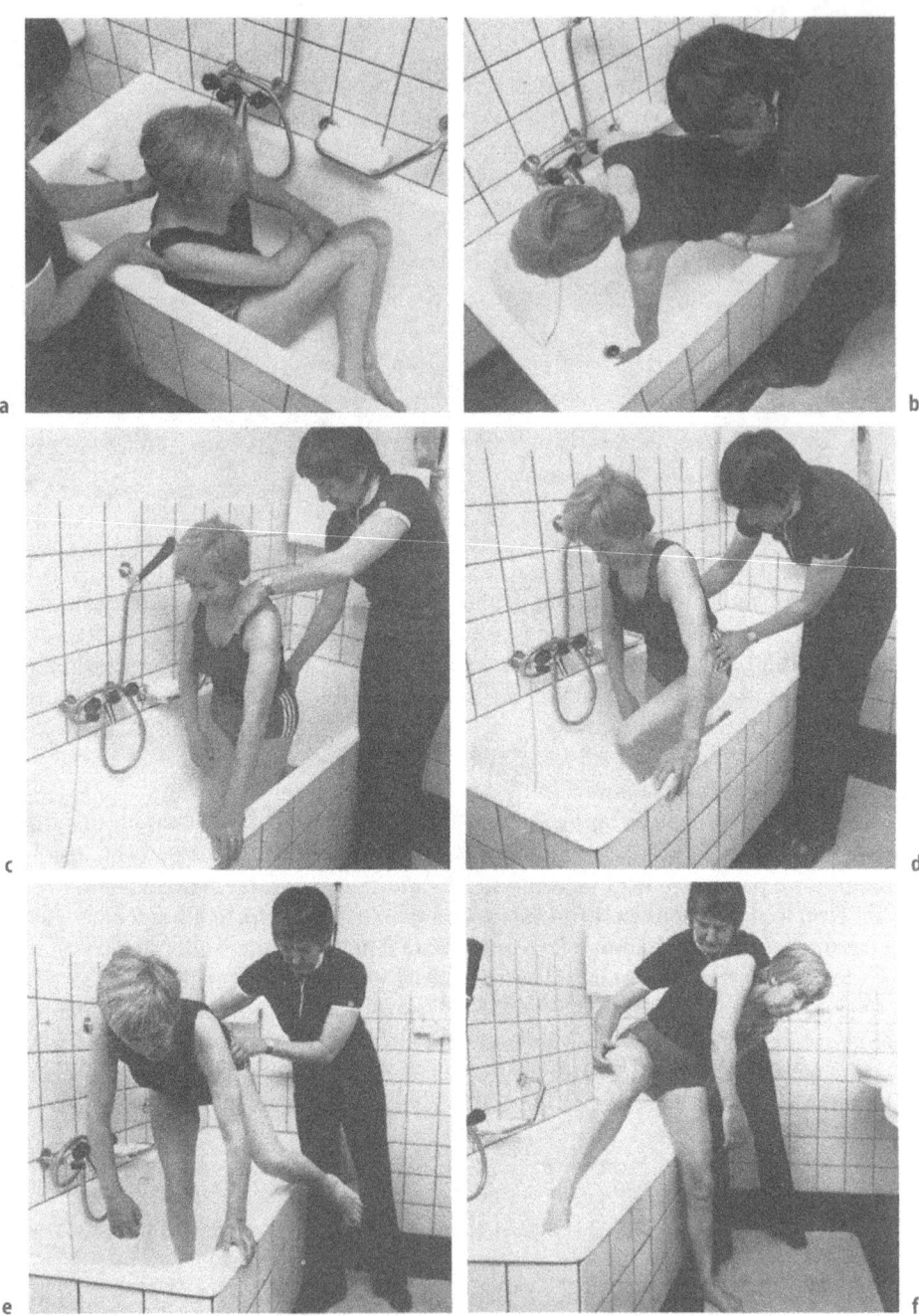

Fig. 10.9a-f. Uscire dalla vasca senza ausili (emiplegia destra). **a** Prepararsi a girare sulle ginocchia. **b** Girarsi sulle ginocchia con la terapista che aiuta dal bacino. **c** Arrivare in posizione inginocchiata. **d** Stare inginocchiati sulla gamba plegica con il piede sano avanti. **e** Alzarsi in piedi e sollevare la gamba sana fuori dalla vasca. **f** Girarsi e portare la gamba plegica fuori dalla vasca da bagno

Fig. 10.10a-d. Entrare nella vasca da bagno con aiuto (emiplegia destra). **a** Si sistema una tavola sopra la vasca. **b** Trasferimento dalla carrozzina verso il lato plegico per sedersi sulla tavola. **c** Sollevare la gamba plegica per portarla dentro la vasca. **d** Seduto sulla tavola: la tenda della doccia è rimboccata sotto il gluteo

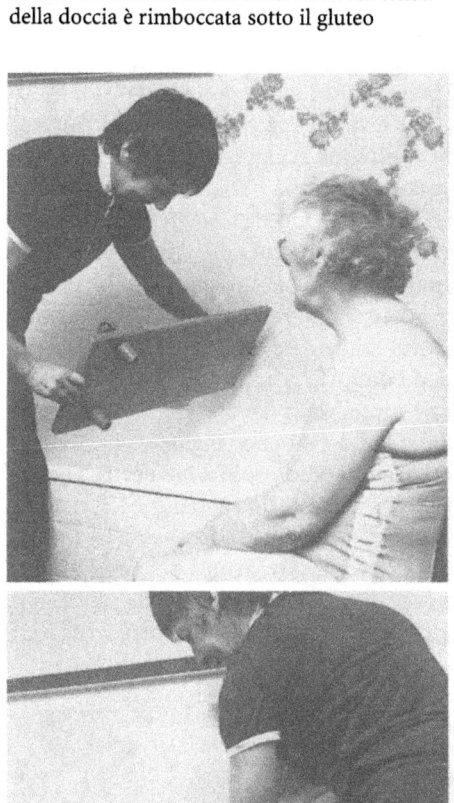
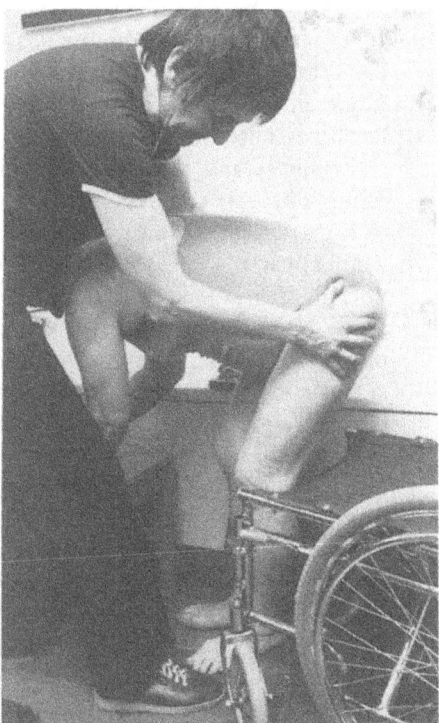
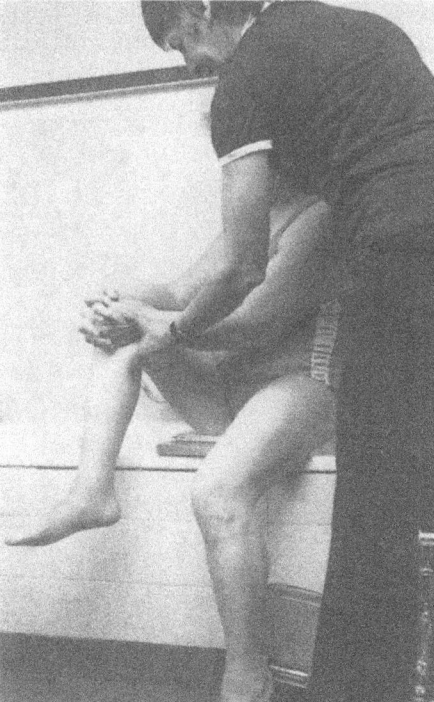
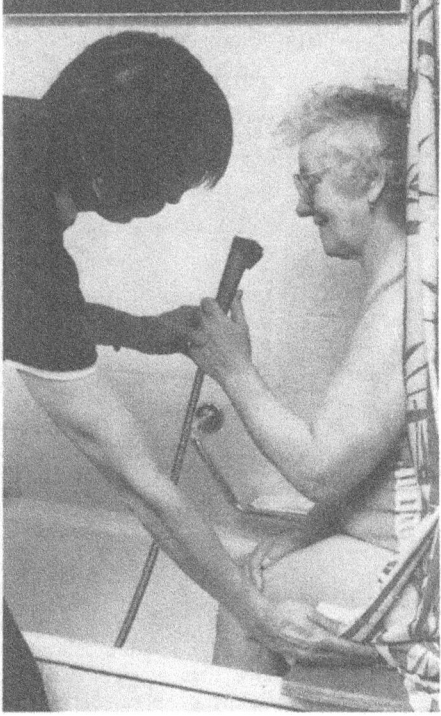

per afferrare il bordo della vasca vicino al lato sano e alza la gamba plegica portandola fuori dalla vasca con una flessione.

Per i pazienti che non riescono ancora ad entrare ed uscire dalla vasca in questo modo, può essere d'aiuto passare attraverso due fasi intermedie:

1. Per il paziente che usa ancora una carrozzina e ha difficoltà ad alzarsi dalla posizione seduta, si mette una tavola all'estremità della vasca. La tavola è fissata saldamente con dei tappi di gomma avvitati sotto (Fig. 10.10a). Il paziente si trasferisce dalla carrozzina alla tavola con l'aiuto della terapista, muovendosi verso il lato plegico (Fig. 10.10b) e solleva la gamba plegica portandola dentro la vasca, mantenendo le mani intrecciate (Fig. 10.10c). Dopo mette attivamente dentro la vasca anche la gamba sana. Un asciugamano posto sulla tavola aiuta a scivolarvi nel mezzo. Dopo il paziente fa la doccia e si lava rimanendo seduto sulla tavola. Una tenda da doccia rimboccata sotto il gluteo sano impedirà all'acqua di spandersi sul pavimento (Fig. 10.10d). Il paziente si asciuga e viene aiutato a trasferirsi nuovamente sulla carrozzina.

2. Si pone uno sgabello da bagno basso sotto la tavola e si riempie la vasca d'acqua. Il paziente viene trasferito o si siede dapprima sull'asse, come nella fase 1. Poi si piega bene in avanti e solleva i glutei dalla tavola per aiutare chi lo assiste a toglierla e a guidarlo nel sedersi sullo sgabello (Fig. 10.11a). In questa posizione il paziente può lavarsi ed asciugarsi da solo e far uscire l'acqua dalla vasca quando ha finito. Poi solleva il sedere dallo sgabello e l'assistente riposiziona la tavola su cui il paziente può nuovamente sedersi. Poiché il sedile è basso, il paziente può aver bisogno di piegarsi in avanti per raggiungere ed aggrapparsi al bordo della vasca, invece di intrecciare insieme le mani (Fig. 10.11b). Con aiuto, il paziente si trasferisce nuovamente sulla carrozzina.

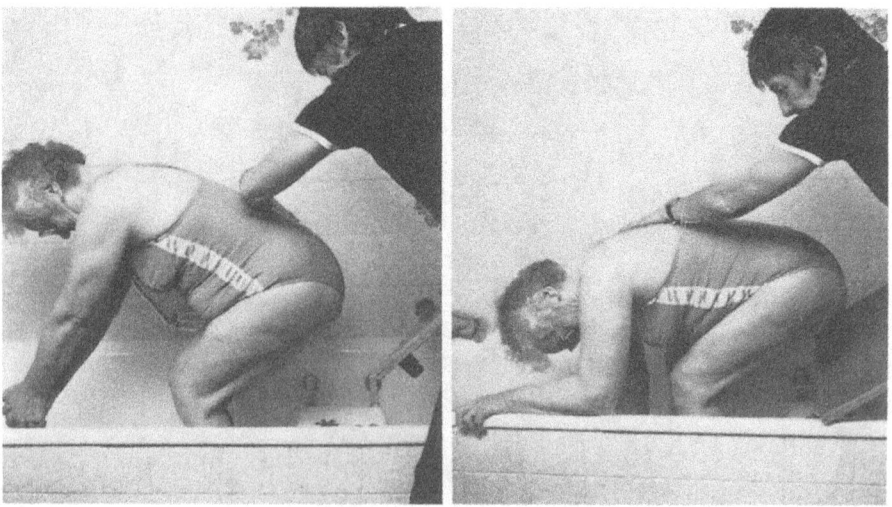

Fig. 10.11a, b. Fare il bagno stando seduti su uno sgabello basso da bagno (emiplegia destra). **a** L'assistente rimuove la tavola e il paziente si siede sullo sgabello. **b** Dopo aver fatto il bagno, il paziente solleva i glutei per permettere all'assistente di riposizionare la tavola

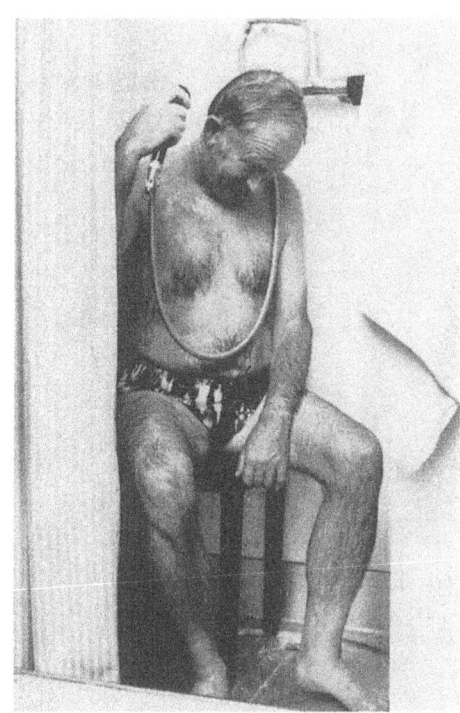

Fig. 10.12. Fare una doccia seduti su uno sgabello (emiplegia sinistra)

Fare la doccia

Alcuni pazienti preferiscono, o trovano più semplice, fare una doccia. Si deve fornire loro un sedile su cui poter stare mentre si lavano. In una doccia separata, il sedile può essere di tipo ribaltabile, fissato al muro, o si può sistemare uno sgabello da bagno, mettendolo in un angolo perché sia ancora più stabile (Fig. 10.12). Nel caso in cui la doccia sia sopra la vasca, il paziente vi deve entrare come descritto precedentemente ed avere un qualche tipo di sedile dentro, o attaccato alla vasca da bagno. La saponetta legata alla cordicella è ancora una volta molto importante.

Vestirsi

Non si deve dimenticare che per vestirsi c'è bisogno di decidere cosa mettersi e di prendere gli abiti dal guardaroba (Fig. 10.13). Il paziente non dovrebbe stare seduto sul bordo del letto, ma su una sedia con lo schienale diritto, con i piedi appoggiati al pavimento. Infatti il materasso è instabile e comporterebbe un grosso sforzo per mantenersi in equilibrio e spesso l'altezza del letto non è adeguata. Alla fine i pazienti dovrebbero essere in grado d'indossare abiti scelti da loro, ma all'inizio abiti comodi e semplici consentono di imparare in modo più agevole e

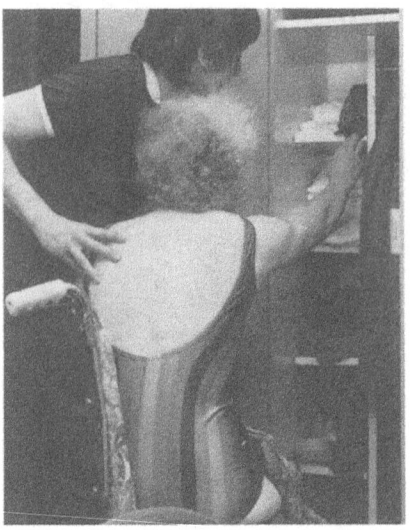

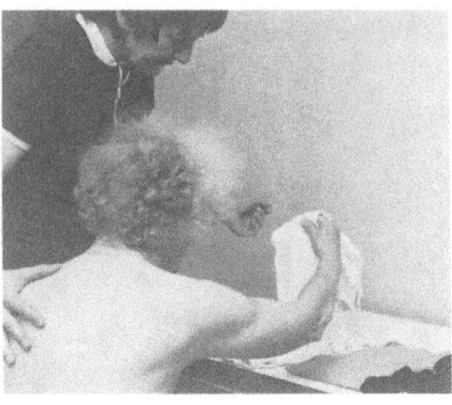

Fig. 10.14. I vestiti sistemati nell'ordine giusto davanti alla paziente semplificano il compito (emiplegia sinistra)

Fig. 10.13. Scegliere cosa indossare e prendere i vestiti dal guardaroba (emiplegia sinistra)

rapido la sequenza e la disposizione degli indumenti (Leviton-Rheingold e coll. 1980).

Quando i vestiti sono disposti davanti al paziente, cioé entro il suo campo visivo e nel giusto ordine, il compito diventa molto più semplice, in quanto avviene a quel punto solo a livello del riconoscimento (Fig. 10.14). In seguito, i vestiti vengono disposti già pronti vicino al lato plegico, in modo che il paziente si giri da quella parte, mentre si allunga per prendere ciascun indumento.

All'inizio, quando il paziente comincia ad apprendere a vestirsi da solo, non è necessario che si metta tutti gli indumenti autonomamente. Ciò richiederebbe troppo tempo se ha difficoltà percettive. La terapista o l'infermiera eseguono invece con lui la procedura, guidandolo a mettersi uno o due capi di vestiario. L'importante è che sin dall'inizio, ogni persona che assiste il paziente segua la stessa procedura, così che egli possa imparare la sequenza per vestirsi.

Esistono molti diversi metodi per infilarsi i vestiti con una mano, ma la decisione a proposito dipende dalla singola terapista. Ciò che è importante è che il paziente riesca, senza inutili sforzi e senza comparsa di reazioni associate. Per la maggior parte dei pazienti si raccomanda il metodo seguente. Una regola semplice consiste nell'iniziare ogni sequenza vestendo per primo l'arto plegico.

Biancheria intima

I vestiti sono sistemati su una sedia dal lato plegico e il paziente si mette prima la biancheria intima. Si infila le mutande come fa con i pantaloni, prima accavallando la gamba plegica sull'altra per essere in grado di tirare l'indumento sopra il piede (Fig. 10.16a).

Calzini

Per mettersi i calzini, il paziente accavalla per prima cosa la gamba plegica sull'altra. Se non è in grado di farlo attivamente, la solleva usando le mani intrecciate (Fig. 10.15a). Non dovrebbe mai afferrare la gamba plegica e sforzarsi di por-

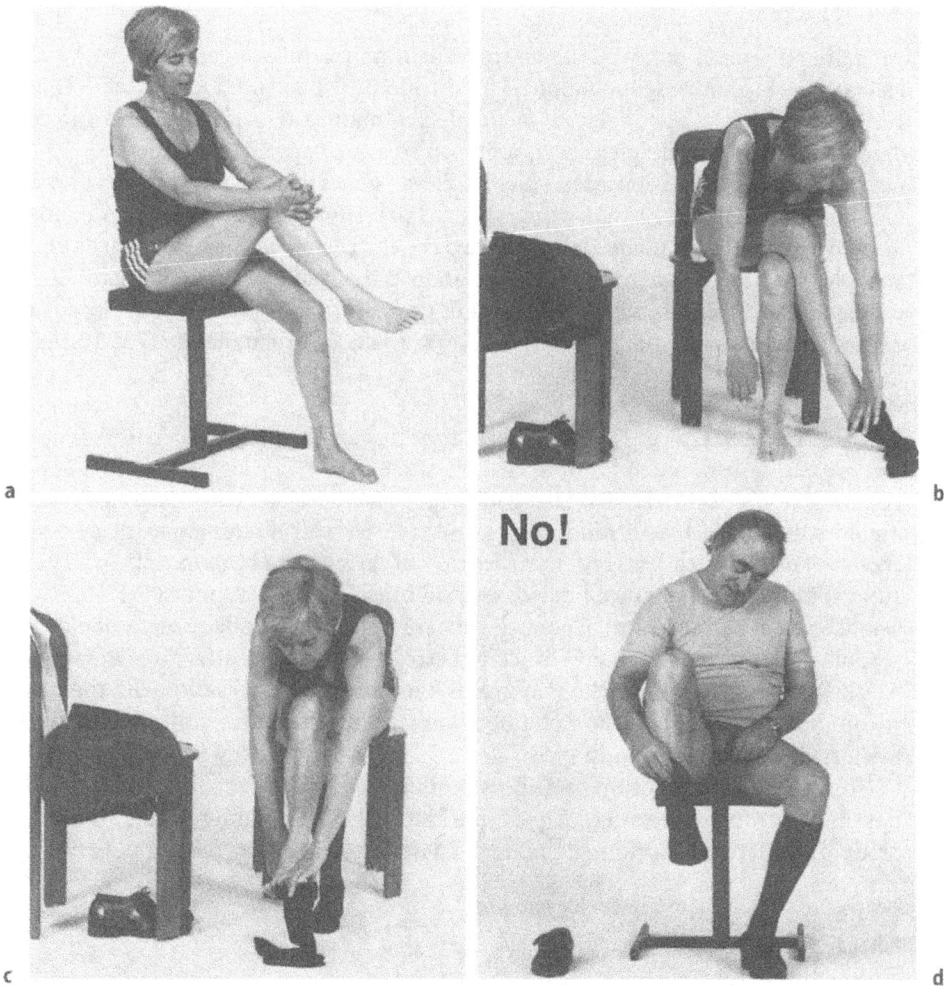

Fig. 10.15a-d. Infilarsi i calzini (emiplegi destra). **a** Accavallare la gamba plegica sull'altra. **b** Infilare il calzino sul piede plegico. Il braccio rimane in avanti. **c** Infilare il calzino sul piede sano con la gamba accavallata. **d** Quando la gamba sana non è accavallata sull'altra si verificano le reazioni associate

tarla nella posizione voluta solo con la mano sana, perché ciò causerebbe una notevole retrazione del lato plegico secondo uno schema spastico indesiderato. Poi il paziente allarga l'apertura del calzino usando il pollice e le prime dita e si piega ben in avanti per infilarlo sul piede. Prima di fare questo, porta il braccio plegico in avanti con la spalla protratta ed il gomito esteso (Fig. 10.15b). Dovrebbe infilarsi l'altro calzino esattamente nello stesso modo, perché allora il peso sarà sopra il lato plegico e si preverranno le reazioni associate del braccio e della gamba (Fig. 10.15c, d).

Pantaloni

Per infilarsi i pantaloni, il paziente accavalla innanzi tutto la gamba plegica sull'altra e tira la gamba dei pantaloni il più in alto possibile sopra il ginocchio (Fig. 10.16a). Quando ha appoggiato il piede plegico piatto a terra, infila l'altra gamba dei pantaloni. Il braccio plegico rimane ben in avanti per tutto il tempo.

Portando il peso su entrambi i piedi, solleva i glutei dalla sedia e tira su i pantaloni fino alla vita (Fig. 10.16b), prima di allacciarli rimanendo in piedi o sedendosi di nuovo. All'inizio la mano del paziente deve essere guidata per assicurare che il lato plegico non venga trascurato, lasciando giù i pantaloni da quel lato. Se il paziente ha difficoltà a mantenere l'equilibrio mentre è in piedi, un tavolo posto davanti sarà un grande aiuto, fornirà sicurezza ed anche orientamento (Fig. 10.16c).

Camicia o giacca

Per infilare una camicia, un cardigan o una giacca, il paziente sistema l'indumento sulle ginocchia in modo che la manica penzoli liberamente tra di esse, creando un semplice passaggio attraverso cui far passare la mano plegica (Fig. 10.17a). Dopo tira la manica bene in alto sul braccio fino alla spalla (Fig. 10.17b). Con il braccio ben in avanti, il gomito rimarrà esteso grazie alla protrazione della scapola. Poi il paziente ruota il braccio dietro la schiena per afferrare la giacca e tirarla verso l'altro lato finché è in grado d'infilare il braccio sano nella manica. Alcuni pazienti dotati di buon equilibrio in stazione eretta troveranno più facile mettersi la camicia stando in piedi.

Il problema di abbottonare il polsino del braccio sano si risolve cucendo il bottone con un filo elastico. Il paziente lascia il polsino abbottonato, ma è in grado di infilare il braccio nella manica passando anche attraverso il polsino.

Maglione o maglietta

Per mettere un maglione o una maglietta a maniche corte, il paziente sistema l'indumento sulle ginocchia con il collo distante da sé e l'etichetta sopra. La manica per il braccio plegico pende ancora una volta tra le ginocchia aperte. Avendo fatto passare il braccio plegico nella manica con l'aiuto della mano sana, il paziente tira

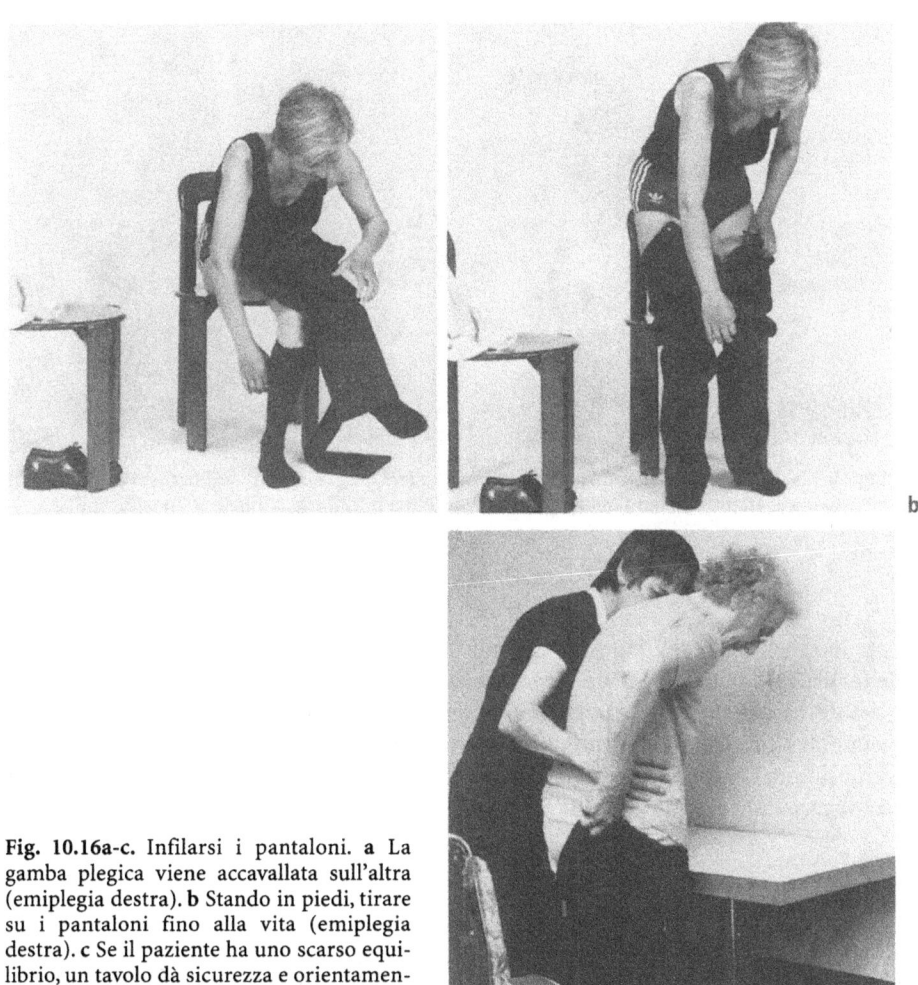

Fig. 10.16a-c. Infilarsi i pantaloni. **a** La gamba plegica viene accavallata sull'altra (emiplegia destra). **b** Stando in piedi, tirare su i pantaloni fino alla vita (emiplegia destra). **c** Se il paziente ha uno scarso equilibrio, un tavolo dà sicurezza e orientamento (emiplegia sinistra)

la manica sin sopra la spalla prima di far passare la mano sana nell'altra manica. Afferrando il dorso del maglione con la mano sana, fa passare la testa piegandosi ben in avanti in modo che il braccio plegico rimanga esteso (Fig. 10.18).

Scarpe

Il paziente infila le scarpe come fa con i calzini (Fig. 10.19), ma può allacciarle quando i piedi sono appoggiati al pavimento. Se il paziente porta scarpe con i lacci si dovrebbe passare la stringa attraverso i fori in modo che possa allacciarla con una mano sola se necessario (Fig. 10.20a-c). Le scarpe tipo mocassino

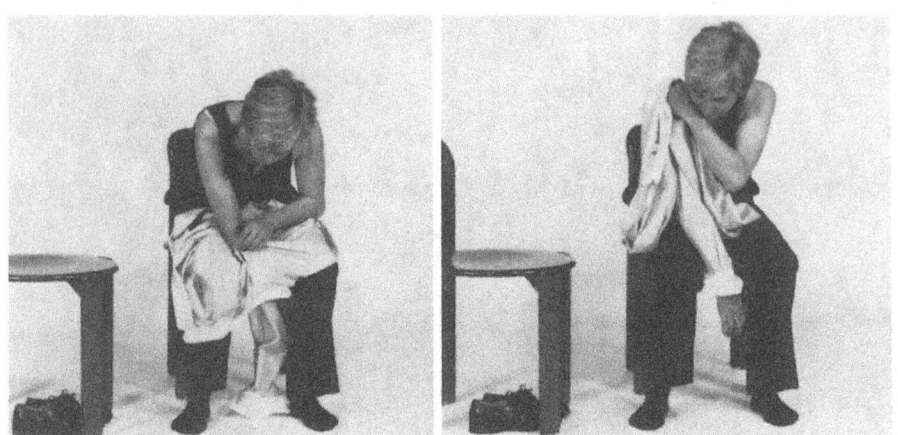

Fig. 10.17a, b. Infilare una camicia o una camicetta (emiplegia destra). **a** Il braccio plegico viene fatto passare attraverso la manica sistemata con cura. **b** Infilarsi la manica fin sulla spalla

appaiono eleganti, evitano la necessità di far fronte al problema dell'allacciatura e forniscono ugualmente un buon sostegno (Fig. 10.21a). Alcuni pazienti trovano che uno stivaletto con la cerniera sia più facile da indossare e accolgono positivamente l'ulteriore sostegno che esso fornisce alla caviglia. Alcune scarpe o stivaletti sono disponibili con chiusure in velcro, oppure il paziente può farsele applicare dal calzolaio (Fig. 10.21b).

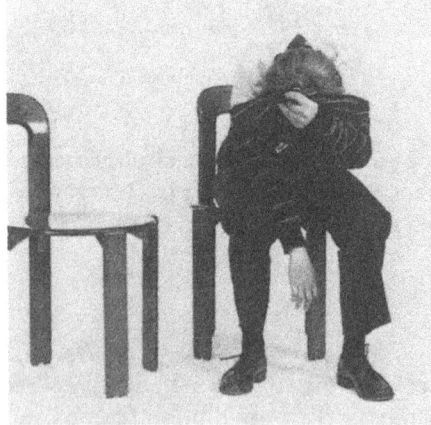

Fig. 10.18 Infilarsi un maglione (emiplegia destra)

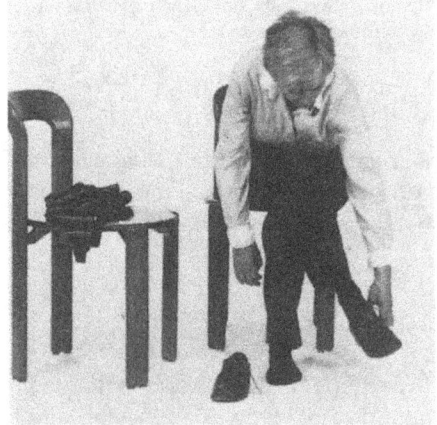

Fig. 10.19. Infilare la scarpa sul piede plegico (emiplegia sinistra)

Cappotto

Il cappotto s'infila meglio quando il paziente è in piedi e può essere messo nello stesso modo in cui si infila la giacca. Se il braccio plegico è molto spastico, o l'indumento è molto pesante, il paziente può aver bisogno di sistemare il cappotto sopra un tavolo, in modo da poter infilare la mano plegica aiutandosi con quella sana.

Infilare il reggiseno

Infilarsi un reggiseno con una mano è un argomento che ha bisogno di una trattazione separata, perché le soluzioni sperimentate in precedenza si sono rivelate

Fig. 10.20a-c. Laccio per legare le scarpe con una mano sola. **a** Si incomincia facendo un nodo sulla stringa e infilandola sul primo foro laterale della scarpa. **b** Il laccio viene tenuto fermo se lo si fa passare due volte nell'ultimo foro. **c** Allacciare la stringa

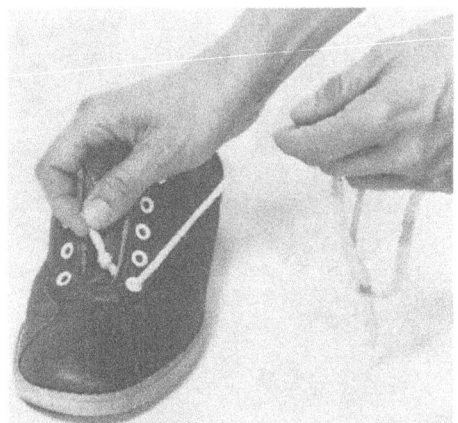

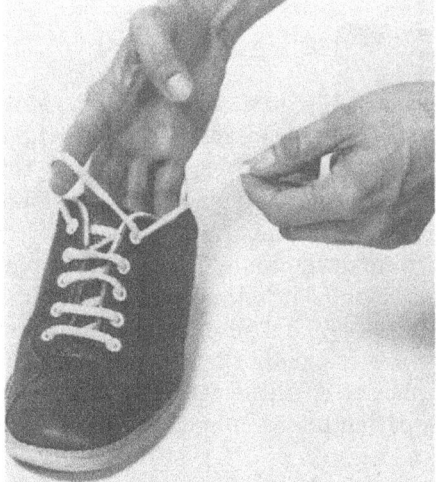

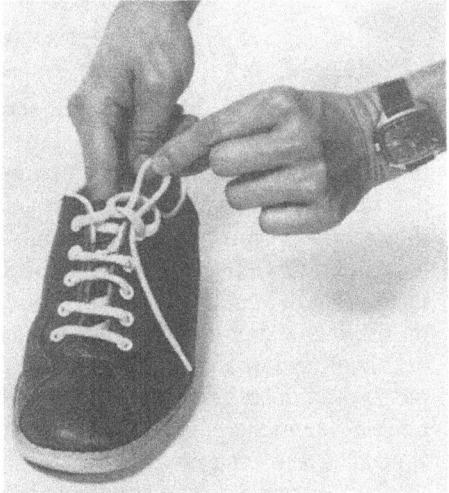

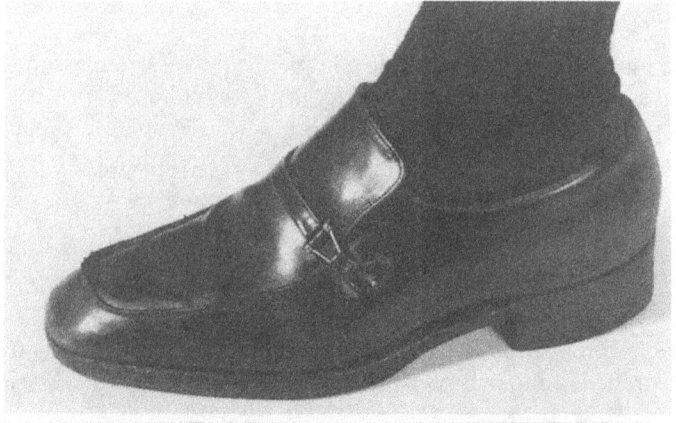
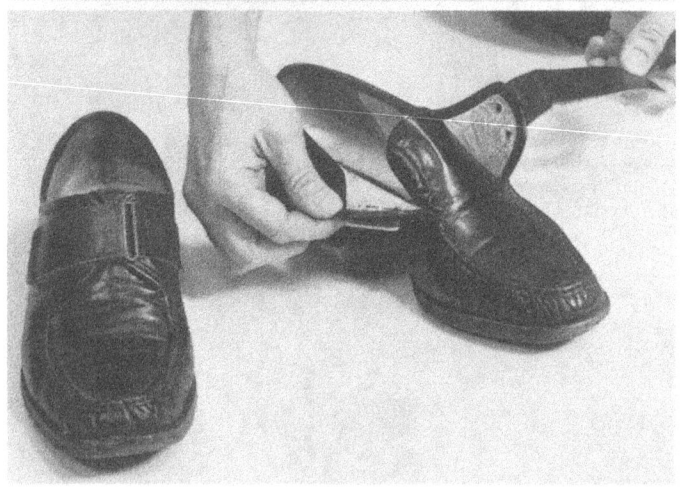

Fig. 10.21a, b. Come evitare i lacci. a Una scarpa tipo mocassino fornisce un supporto stabile. b Chiusure in velcro applicate sulla scarpa del paziente possono sostituire le stringhe originarie

insoddisfacenti, se non inattuabili per la maggior parte delle pazienti. Molte donne moderne per scelta non indossano il reggiseno, ma le pazienti che lo indossavano prima di diventare emiplegiche non dovrebbero rinunciarvi solo perché non sono in grado d'infilarselo da sole. Le pazienti più anziane si sentono inoltre molto scomode senza il reggiseno. Esiste inoltre un'altra ragione per cui le pazienti dovrebbero indossarlo, soprattutto quelle con seni più grandi e piuttosto pesanti. Mantenere l'estensione della colonna dorsale quando si cammina è un problema comune nell'emiplegia (Davies 1990) e il peso dei seni non sostenuti aggiunge una considerevole difficoltà. Una signora che ha sofferto di emiplegia anni fa ha scoperto un modo semplice ed efficiente per infilare il reggiseno con una mano e da allora molte altre pazienti hanno imparato a farlo utilizzando lo stesso metodo.

Per una paziente con emiplegia sinistra.

- La paziente appoggia il reggiseno sulla coscia sinistra vicino al corpo, in modo che la coppa di destra sia posta più in alto e la spallina destra sia orientata verso il ginocchio.
- Con la mano sana aggancia la spallina destra sul pollice sinistro e tira il reggiseno verso sé sino a quando la spallina preme nello spazio della mano compreso tra il pollice e il dito indice. Si assicura che la parte terminale del reggiseno rimanga appoggiata sulla coscia con i gancini che guardano verso l'alto (Fig. 10.22a).
- Dopo incrocia davanti al corpo la mano sana e posiziona l'altra estremità del reggiseno facendola passare il più possibile dietro alla schiena.
- Riporta la mano sana davanti e la fa passare dietro il gluteo di destra per sentire ed afferrare l'estremità del reggiseno, tirandola poi davanti al corpo fino a raggiungere l'altra estremità con i gancini che guardano verso l'alto (Fig. 10.22b). Nonostante la resistenza dell'elastico, l'estremità del reggiseno rimane in posizione grazie alla spallina tenuta ferma con la mano plegica.
- Tenendo l'estremità del reggiseno con la mano sana in modo tale che gli occhielli guardino verso il basso, li porta sopra i gancini e preme verso il basso e a destra per agganciarli (Fig. 10.22c).
- Dopo aver tolto la spallina dalla mano plegica, ruota il reggiseno verso sinistra sino a quando l'altra spallina è stata portata sufficientemente avanti da permetterle di infilare la mano sinistra aiutandosi con la mano sana (Fig. 10.22d).
- Usando la mano sana, tira la spallina sulla spalla sinistra e avvicina un po' di più il reggiseno tirandolo verso l'alto, in modo tale che il seno sinistro stia esattamente nella coppa (Fig. 22e).
- Infilando la mano destra dentro l'altra spallina (Fig. 10.22f), la paziente la posiziona sulla spalla e dopo tira la coppa sul seno destro e sistema il resto del reggiseno in modo che sia comodo (Fig. 10.22g).

Per una paziente con emiplegia destra la procedura è la stessa, ma naturalmente con le parti invertite. La principale differenza è che con la mano destra che tiene la spallina sinistra in posizione, l'estremità del reggiseno con gli occhielli rimarrà sulla coscia della paziente e gli occhielli saranno rivolti verso il basso. Inoltre la paziente dovrà girarli verso l'alto prima di ruotare in avanti l'estremità con i gancini per allacciare il reggiseno.
- La paziente appoggia il reggiseno sulla coscia destra vicino al corpo, in modo tale che l'interno della coppa sinistra sia rivolto verso l'alto e la spallina di quel lato sia rivolta verso il ginocchio.
- Con la mano sana aggancia la spallina sinistra al pollice destro e tira il reggiseno verso sé sino a quando la spallina preme contro lo spazio compreso tra il pollice e il dito indice. Si assicura che l'estremità del reggiseno sia appoggiata sulla coscia con gli occhielli rivolti verso l'alto.
- Dopo incrocia davanti al corpo la mano sana e posiziona l'altra estremità del reggiseno facendola passare il più possibile dietro alla schiena.
- Riporta la mano sana davanti e la fa passare dietro il gluteo di sinistra per sentire ed afferrare l'estremità del reggiseno, tirandola poi davanti al corpo fino a raggiungere l'altra estremità con gli occhielli che guardano verso l'alto.

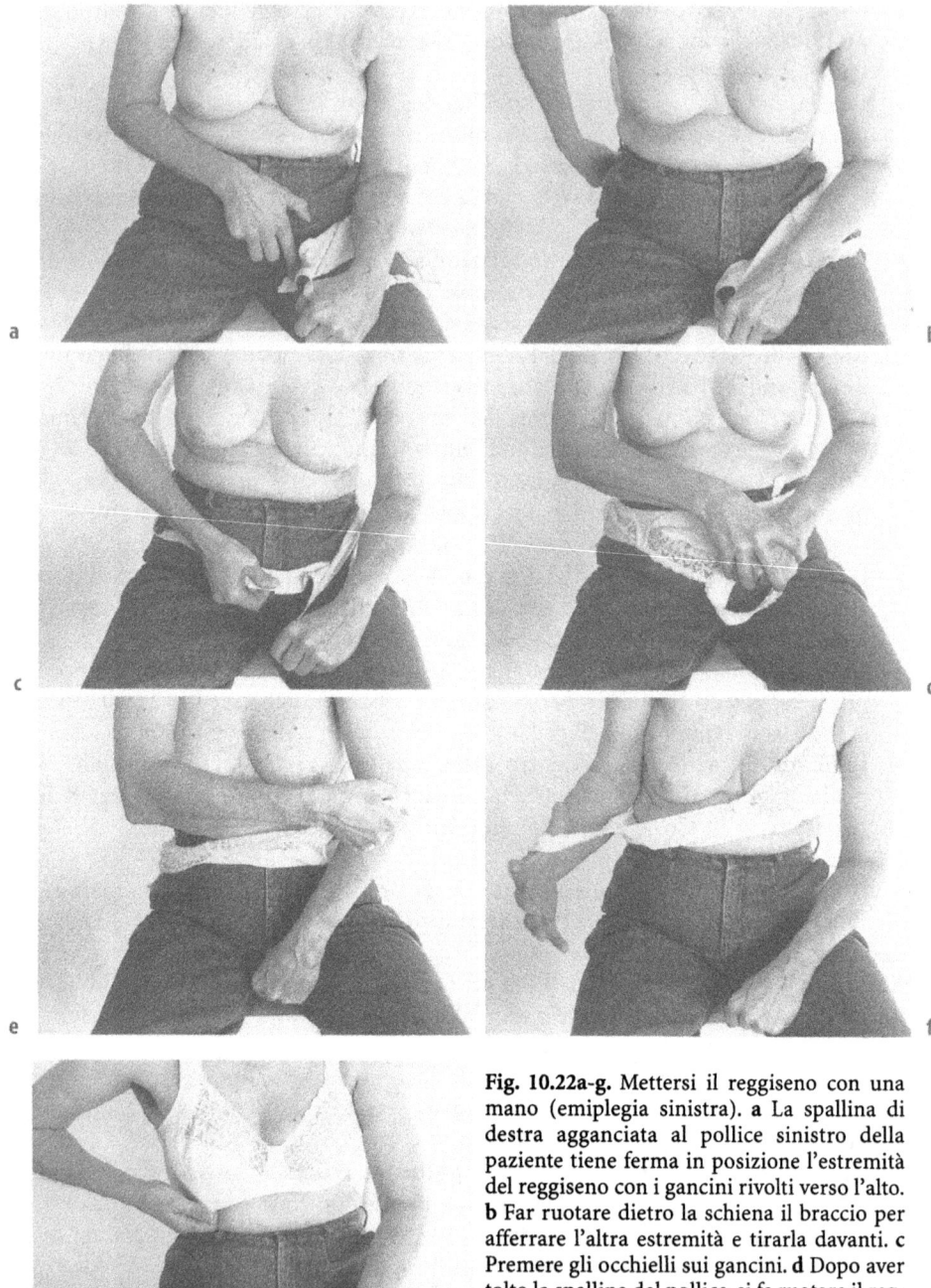

Fig. 10.22a-g. Mettersi il reggiseno con una mano (emiplegia sinistra). **a** La spallina di destra agganciata al pollice sinistro della paziente tiene ferma in posizione l'estremità del reggiseno con i gancini rivolti verso l'alto. **b** Far ruotare dietro la schiena il braccio per afferrare l'altra estremità e tirarla davanti. **c** Premere gli occhielli sui gancini. **d** Dopo aver tolto la spallina dal pollice, si fa ruotare il reggiseno in modo da poter infilare la mano plegica nella spallina di sinistra. **e** Infilare la spallina sulla spalla sinistra. **f** Usando la parte di mano compresa tra il pollice e l'indice, sollevare la spallina di destra e infilarla sulla spalla. **g** Aggiustare la posizione del reggiseno con la mano sana

Nonostante la resistenza dell'elastico, l'estremità del reggiseno rimane in posizione grazie alla spallina tenuta ferma con la mano plegica.
- Tenendo l'estremità del reggiseno con la mano sana, in modo che i gancini guardino verso il basso, li posiziona e preme verso il basso e verso sinistra per agganciarli agli occhielli. Se gli occhielli dovessero spostarsi quando tira l'altra estremità davanti, può correggerne la posizione appena prima di premere i gancini verso il basso usando le dita della mano sana, mentre tiene ancora tra il pollice ed il dito indice l'estremità del reggiseno con i gancini.
- Togliendo la spallina dal pollice della mano plegica, ruota il reggiseno sufficientemente a destra finché l'altra spallina è abbastanza avanti da permettere di infilarvi la mano destra con l'aiuto della mano sana.
- Usando la mano sana, tira la spallina sulla spalla destra e avvicina un po' di più il reggiseno tirandolo verso l'alto, in modo tale che il seno destro stia esattamente nella coppa.
- Infilando la mano sinistra dentro l'altra spallina, la paziente la posiziona sulla spalla e dopo tira la coppa sul seno sinistro e sistema il resto del reggiseno in modo che sia comodo.

Togliere il reggiseno

Togliere il reggiseno con una mano solitamente non presenta problemi, soprattutto per le pazienti con emiplegia destra. Con la mano sinistra sganciano da dietro il reggiseno, togliendo dalle spalline prima il braccio sano e poi quello plegico. Se per la paziente dovesse essere difficile raggiungere l'allacciatura posta dietro, sfila prima il braccio sano e dopo quello plegico dalle spalline e poi porta davanti l'allacciatura.

Svestirsi

Svestiri è più semplice che vestirsi, perché il paziente riconosce le singole fasi da eseguire (livello di riconoscimento; Affolter 1981). I movimenti vengono svolti nella stessa sequenza e schema di quando ci si veste, cioé accavallando le gambe, tenendo il braccio plegico avanti in estenzione, ecc. Il paziente deve però spogliare prima gli arti sani per poter togliere gli indumenti dalla parte plegica. Nella vita normale, riporre i vestiti o sistemarli in un certo ordine dopo averli tolti fa parte della routine e dovrebbe essere incluso nella sequenza da far svolgere al paziente.

Mangiare

I problemi incontrati dai pazienti quando mangiano sono descritti in modo completo nel Cap. 13. È importante inoltre insegnare al paziente come sedersi e avvicinare a sufficienza la sedia al tavolo da pranzo. Il paziente cammina fino al tavolo e sposta la sedia abbastanza da sedersi. Quando è seduto afferra il bordo della sedia tra le cosce e si piega in avanti quanto basta per riuscire a sollevare il sedere e a tirare la sedia il più possibile vicino al tavolo (Fig. 10.23a). Il paziente appoggia il braccio plegico in avanti sul tavolo, accanto al posto preparato per lui. La posizione corretta del braccio lo aiuterà a mantenere una postura eretta e simmetrica mentre mangia (Fig. 10.23b). Quando ritorna un certo movimento attivo nel braccio plegico, il paziente può usare la mano lesa per portare il cibo alla bocca (il cibo che normalmente mangiamo con le mani). Usare una forchetta o un cucchiaio richiede un movimento ed un controllo molto più fine. All'inizio le cose più semplici da maneggiare per il paziente sono la frutta, il pane tostato e i biscotti. Bere da un bicchiere richiede un minimo movimento attivo e il paziente può persino aiutarsi nell'attività usando la mano sana per tenere l'altra ferma (Fig. 10.24). Non appena possibile, il paziente dovrebbe essere incoraggiato a usare entrambe le mani per mangiare con coltello e forchetta, anche se è diventato abile a cavarsela con la sola mano sana.

Guidare un'automobile

Essere in grado di guidare nuovamente dà maggiore libertà e indipendenza al paziente e migliora la qualità di vita. Si dovrebbe prenderne in considerazione la possibilità tutte le volte che un paziente ha fatto sufficienti progressi. Ci si dovrebbe informare sulla normativa di legge del Paese per consentire al pazien-

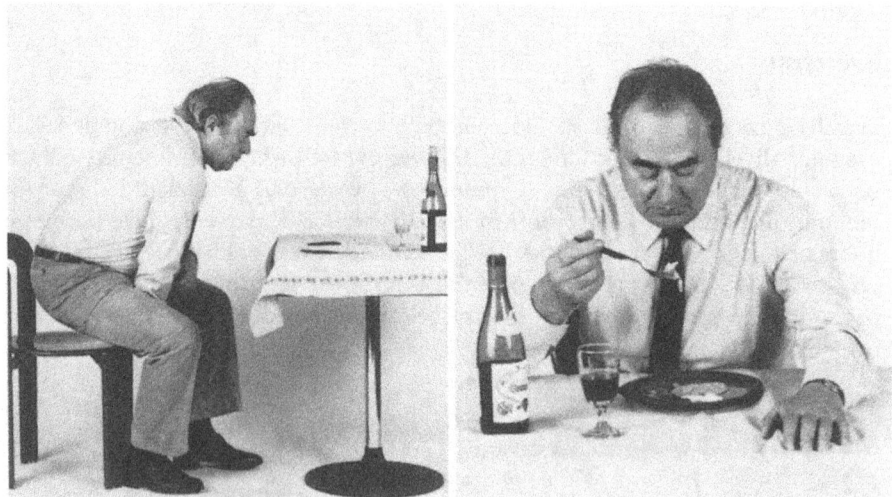

Fig. 10.23a, b. Sedersi correttamente quando si mangia (emiplegia sinistra). **a** Avvicinare a sufficienza la sedia al tavolo. **b** Postura eretta simmetrica con il braccio plegico appoggiato al tavolo

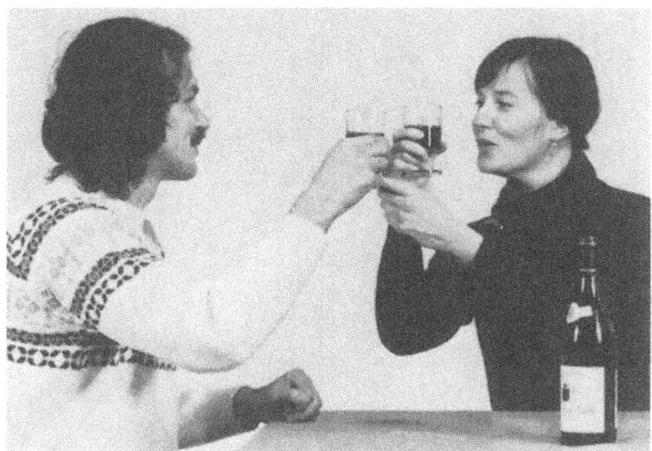

Fig. 10.24. Bere da un bicchiere con la mano plegica (emiplegia destra)

te di guidare in modo sicuro, legale e con competenza. L'adattamento dell'auto per il guidatore emiplegico è relativamente semplice ed è molto migliorato grazie ai recenti sviluppi tecnologici. Se si possiede una sola automobile in famiglia, è importante che gli adattamenti possano essere riconvertiti in pochi minuti per rendere nuovamente normali i comandi dell'auto, per permettere al partner normale di fruirne.

I criteri base sono i seguenti:
- L'automobile deve avere un cambio automatico.
- È molto più semplice guidare con il servosterzo ed una manopola appositamente applicata sul volante permette di ruotarlo facilmente con una mano.
- L'acceleratore ed il freno devono essere azionati con il piede sano; per un paziente con emiplegia destra, ciò significa che il pedale dell'acceleratore dev'essere spostato o ulteriormente allungato dall'altro lato (Fig. 10.25a).
- Deve essere possibile azionare le luci e il tergicristallo senza staccare la mano sana dal volante (Fig. 10.25b).
- Un bracciolo per sostenere il braccio plegico aiuta il paziente a mantenere la postura simmetrica durante la guida.

Considerazioni

È naturale che la capacità del paziente di alzarsi in piedi, camminare ed affrontare le scale liberamente e con facilità incrementerà notevolmente sia l'indipendenza quotidiana, che il piacere stesso della vita. Un buon equilibrio è essenziale per svolgere tutte le attività della vita quotidiana con facilità e sicurezza. Anche se aiutare il paziente a diventare indipendente è uno dei principali obiettivi della riabilitazione, dovrebbe sempre essere un'indipendenza che è allo stesso tempo terapeutica, così da permettere al paziente di fare ulteriori progressi anche

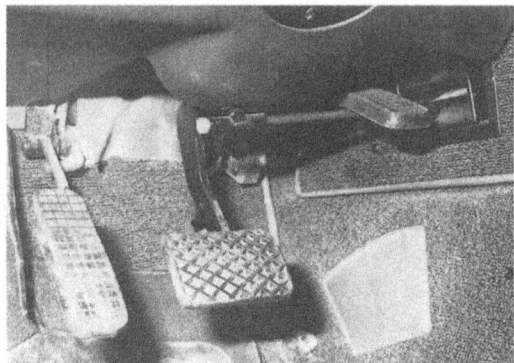
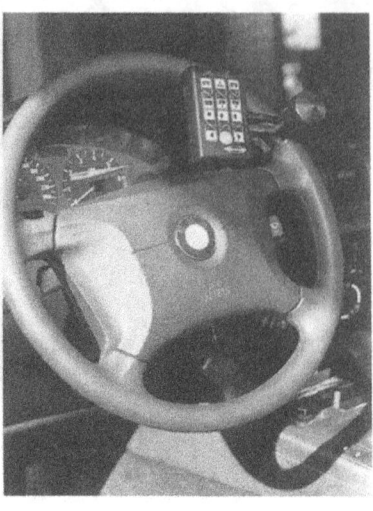

Fig. 10.25a, b. Adattamento dell'automobile. a Il piede sano controlla i pedali dell'acceleratore e del freno. b La mano sana può controllare luci, frecce e tergicristalli senza abbandonare la manopola posta sul volante (emiplegia sinistra)

quando viene dimesso dal trattamento. La questione da considerare è quindi non solo, per esempio, se il paziente può vestirsi da solo, ma anche come lo fa. L'uso ripetuto di movimenti faticosi e anormali durante le attività quotidiane incrementerà l'ipertono e, una volta divenuti abitudini, risulterà difficile cambiarli in seguito. Ci si deve assicurare che certe posture ripetute non portino ad un'ulteriore perdita di simmetria. La maggior parte dei pazienti, ad esempio, porta una borsa sulla spalla per essere più libera di usare la mano sana. Se la borsa è portata sulla spalla sana, il paziente mantiene quest'ultima in costante elevazione per impedire che la cinghia scivoli. L'elevazione della spalla sana incrementa l'accorciamento del lato plegico. Quando si porta la borsa in differenti posizioni, la postura migliora immediatamente. Tali osservazioni e la ricerca di soluzioni alternative possono svolgere un ruolo importante nel mantenere il livello raggiunto dal paziente, sia dal punto di vista estetico che funzionale.

Il lavoro di gruppo è quindi della massima importanza durante tutte le fasi della riabilitazione. Durante il periodo in cui il paziente sta imparando a svolgere le attività della vita quotidiana in modo terapeutico, tutti quelli che lo assistono devono seguire le stesse procedure e principi di trattamento. È confusivo quando membri diversi del gruppo di lavoro danno aiuto o consigli in contrasto tra loro. Ad esempio, anche quando il paziente dev'essere aiutato a vestirsi con una certa fretta per essere puntuali ad un appuntamento, la persona che lo aiuta dovrebbe usare la stessa sequenza che il paziente ha imparato per vestirsi da solo. I familiari del paziente sono elementi importanti del gruppo di lavoro e con un'educazione attenta saranno in grado di aiutarlo correttamente, permettendogli di fare ulteriori progressi.

11 Attività a tappeto

Le attività a tappeto sul pavimento svolgono un ruolo importante nel trattamento del paziente emiplegico. Sul tappeto egli impara a muovere di nuovo il corpo e a sentirlo in contatto con una superficie ferma quando cambia le posture. I pazienti con disturbi della sensibilità incontrano difficoltà quando si esercitano nello spazio libero, dove dipendono totalmente dai propri sistemi di feedback per ottenere informazioni circa la correttezza o meno di un movimento. Il tappeto fornisce una resistenza assoluta e il paziente è maggiormente in grado di orientarsi, perché quando si muove sente i cambiamenti di resistenza sulle diverse parti del corpo. Il paziente può muoversi liberamente in una situazione in cui non ha paura di cadere. I pazienti che hanno paura di camminare o di muoversi in spazi aperti, possono essere aiutati a superare il timore lavorando sul tappeto e imparando ad alzarsi da terra. Spesso la paura diminuisce quando il paziente si abitua alla distanza che lo separa dal tappeto e sa che è in grado di rialzarsi se cade a terra. Nessun paziente è completamente indipendente finché non è in grado di alzarsi in qualche modo dal pavimento. Molti pazienti sono caduti mentre erano soli e sono stati costretti a rimanere a terra per ore, anche se non si erano fatti male, fino a quando qualcuno li ha trovati.

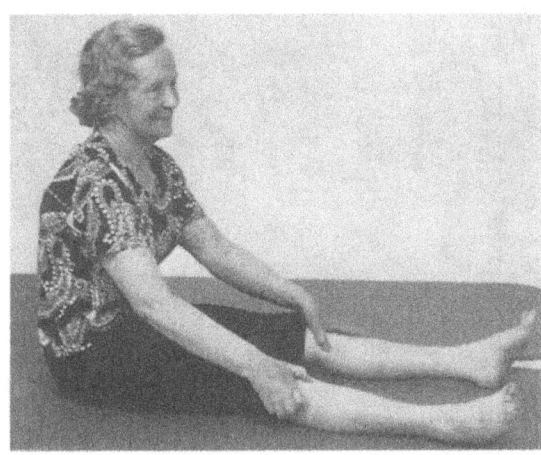

Fig. 11.1. Persino ad una paziente di 80 anni piace il programma a tappeto (emiplegia destra)

Aiutare il paziente a muoversi sul tappeto non deve tuttavia essere considerato solo un modo per insegnargli a rialzarsi nel caso in cui cada. Le attività a tappeto possono essere usate terapeuticamente anche in molti altri modi. Esse forniscono opportunità terapeutiche durante le quali si può ridurre notevolmente la spasticità distale muovendo prossimalmente il corpo contro gli arti e per recuperare i movimenti selettivi del tronco e degli arti. Pazienti di tutte le età si divertono con questi esercizi (Fig. 11.1) e ne traggono beneficio purché siano adeguatamente sostenuti e la facilitazione sia appropriata, soprattutto quando tentano per la prima volta di eseguire le diverse attività. La progressione graduale è essenziale e se all'inizio il paziente e la terapista si sentono insicuri nello scendere sul pavimento e nel rialzarsi, le diverse sequenze di movimento possono dapprima essere esercitate su un materasso alto finché entrambi non hanno raggiunto una sufficiente sicurezza.

Scendere a tappeto

Lo scopo dell'attività è quello di insegnare al paziente a inginocchiarsi sul tappeto, passando per la posizione intermedia inginocchiato solo sulla gamba plegica e poi sedersi di lato. Dalla posizione seduta di lato il paziente può sia sdraiarsi che sedersi con le gambe davanti. Se all'inizio il paziente si sente insicuro, o se la terapista non è certa che egli sarà in grado di sostenersi mentre si inginocchia, gli si può chiedere di mettersi a terra in qualsiasi modo preferisca fornendogli la quantità necessaria di aiuto. Il modo più semplice è di solito quello in cui la tera-

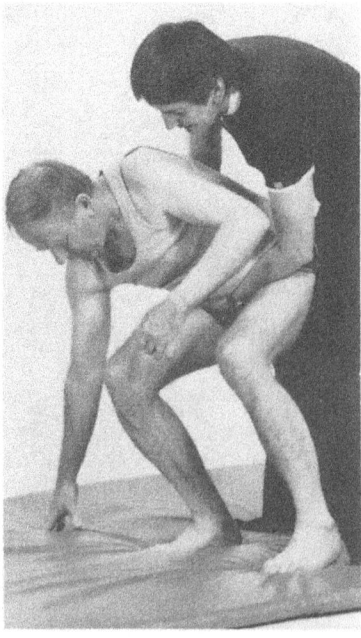

Fig. 11.2. Aiutare un paziente impaurito a scendere con sicurezza sul tappeto prima che abbia imparato il metodo corretto (emiplegia sinistra)

pista sta in piedi dietro al paziente e lo sostiene saldamente mentre appoggia la mano sana sul tappeto, piega lentamente le ginocchia e si siede (Fig. 11.2). A questo stadio non è importante come il paziente scende a tappeto, purché sia veloce, sicuro e fluido. Non appena il paziente è sul tappeto, si possono esercitare le singole sequenze di un movimento più normale e terapeutico.

La sequenza corretta si facilita nel modo seguente.

- Il paziente cammina fino al centro del tappeto e fa un passo avanti con il piede sano, preparandosi a inginocchiarsi sul ginocchio plegico (Fig. 11.3a). In genere è necessario fare un passo in avanti con la gamba sana, perché la maggior parte dei pazienti prima di inginocchiarsi non è in grado di fare un passo indietro con la gamba plegica nel modo normale in flessione. Questo movimento è molto selettivo e richiede una flessione del ginocchio, mentre l'anca si estende attivamente e il piede si flette plantarmente.
- La terapista, che ha facilitato il paziente posizionando le mani sulle anche, passa le mani sulle spalle del paziente e sta in piedi dietro a lui rimanendogli ben vicina. Facilita la flessione del ginocchio portandolo in avanti attraverso il proprio ginocchio posto dietro quello plegico (Fig. 11.3b).

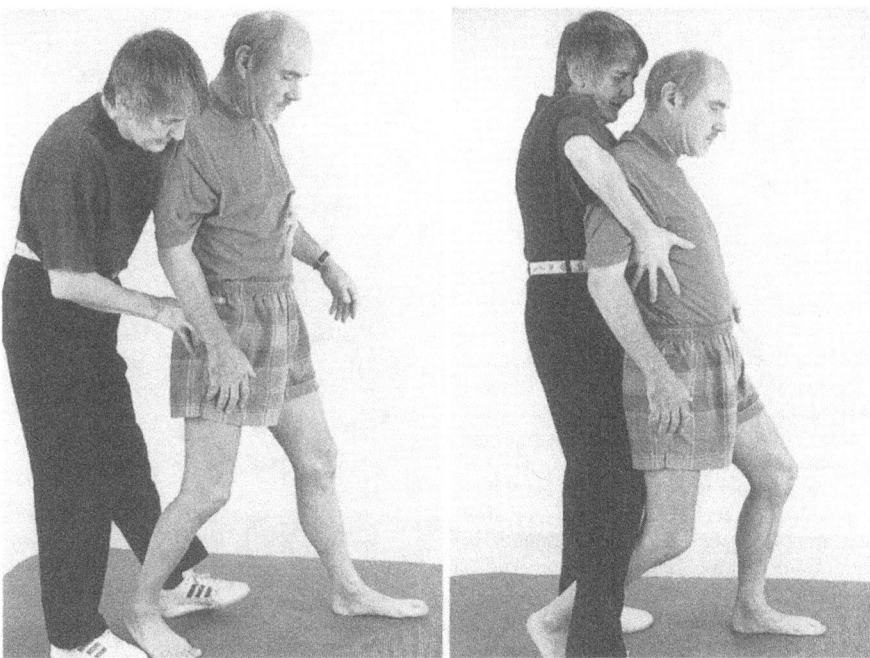

Fig. 11.3a-e. Facilitazione quando si insegna al paziente come scendere a tappeto in modo più normale e terapeutico (emiplegia destra). **a** La terapista aiuta l'estensione dell'anca mentre il paziente fa un passo in avanti con il piede sano. **b** La terapista inizia la flessione del ginocchio plegico guidandolo con delicatezza in avanti con il ginocchio

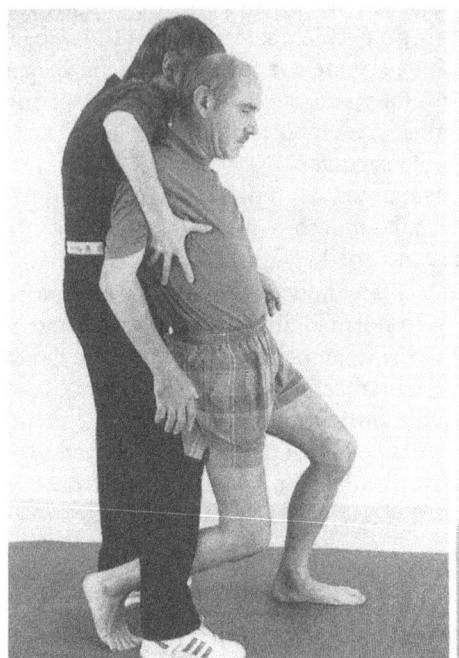
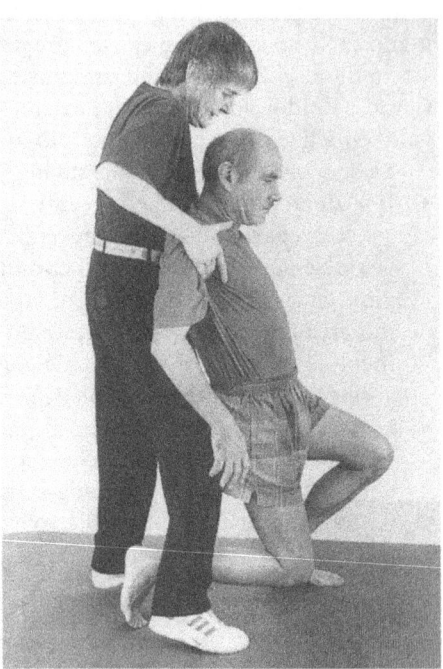
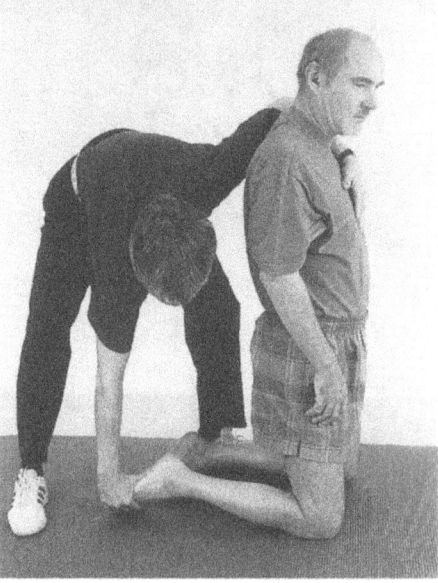

Fig. 11.3c-e. c Stando in piedi ben vicina al paziente, la terapista regola la velocità del movimento quando il paziente scivola verso il basso sul ginocchio. **d** La terapista preme saldamente con il ginocchio contro gli estensori dell'anca per impedire che l'anca si fletta quando il ginocchio raggiunge il tappeto. **e** Non appena il paziente è inginocchiato su entrambe le gambe, la terapista corregge la posizione del piede plegico

- Mentre il paziente s'inginocchia lentamente, la terapista gli sostiene parte del peso del corpo permettendo all'anca di scivolare verso il basso sulla propria coscia e controllando la velocità del movimento per impedire che avvenga troppo rapidamente (Fig. 11.3c).
- Quando il ginocchio del paziente raggiunge il tappeto, la terapista preme saldamente da dietro con il ginocchio contro l'anca del paziente per impedirle di collassare in flessione e per guidargli il bacino e il tronco in avanti sulla gamba di sostegno (Fig. 11.3d). Le mani della terapista poste davanti alle spalle del paziente, lo aiutano ad estendere il tronco e a correggere la posizione dell'anca di appoggio. Una volta corretta la posizione, inginocchiato su una sola gamba, il paziente porta indietro il ginocchio sano accanto all'altro, rimanendo inginocchiato su entrambe le gambe.
- Non appena il paziente ha appoggiato entrambe le ginocchia, la terapista verifica se il piede plegico è posizionato correttamente. Con le ginocchia flesse spesso il piede tirerà in supinazione, con le dita che premono dolorosamente contro il tappeto. In questo caso la terapista usa una mano per correggere immediatamente la posizione del piede (Fig. 11.3e). L'altra mano rimane davanti sul torace del paziente per assicurarsi che non cada in avanti.

Spostarsi per sedersi da un lato

Il paziente si siede sul tappeto da un lato, sostenendosi inizialmente con la mano sana. Quando ha appreso il movimento e ha un sufficiente controllo del tronco, si sposta da una parte all'altra senza usare la mano per aiutarsi.
Si facilita la sequenza del movimento nel modo seguente.
- Quando il paziente si muove per sedersi sulla parte destra, la terapista sta in piedi dietro a lui e mette la mano sinistra sulla parte anteriore della cresta iliaca sinistra. La mano destra aiuta il paziente a portare in avanti la spalla destra e ad allungare il fianco, mentre quella sinistra preme in basso e lateralmente per guidare il gluteo destro sul tappeto (Fig. 11.4a).
- La terapista muove rapidamente i piedi per poter sostenere tra le gambe il tronco del paziente quando egli si abbassa lentamente sul tappeto. La gamba destra della terapista aiuta la rotazione in avanti del tronco da quel lato e impedisce al paziente di cadere lateralmente e indietro, come inizialmente tenderà a fare (Fig. 11.4b). Se il capo non si raddrizza da solo automaticamente, la terapista può aiutare la reazione.

Per spostarsi in modo da sedersi sull'altro lato, il paziente porta le ginocchia insieme davanti a sé (Fig. 11.4c) e le gira sino a sedersi sul gluteo sinistro, la gamba sottostante appoggiata al tappeto e le ginocchia si toccano.
  La terapista aiuta usando una mano per facilitare il movimento appropriato del ginocchio plegico; muovendosi cambia la posizione dei piedi, in modo da posizionarsi correttamente per sostenere il tronco del lato opposto con la parte mediale della gamba sinistra (Fig. 11.4d). A causa della perdita di rotazione del

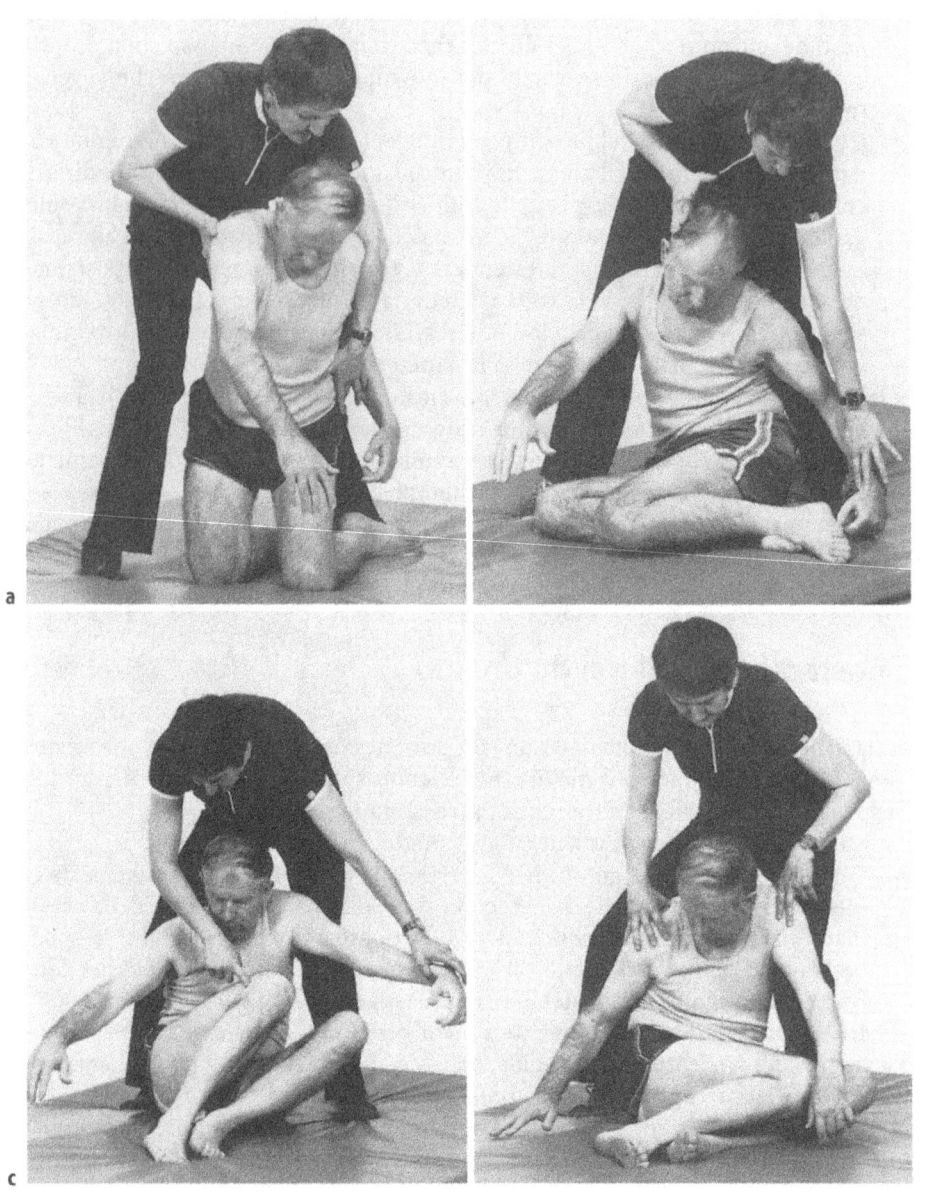

Fig. 11.4a-d. Sedersi a tappeto sul fianco (emiplegia sinistra). **a** Quando il paziente si muove dalla posizione in ginocchio alla posizione seduta sul fianco sano, la terapista facilita la rotazione del tronco e si sposta per essere pronta a sostenere il tronco con la parte mediale della gamba destra. **b** Il paziente prova a mantenere la posizione corretta senza usare la mano sana. **c** Spostarsi per sedere sul lato plegico. **d** La terapista sostiene il tronco del paziente con le gambe

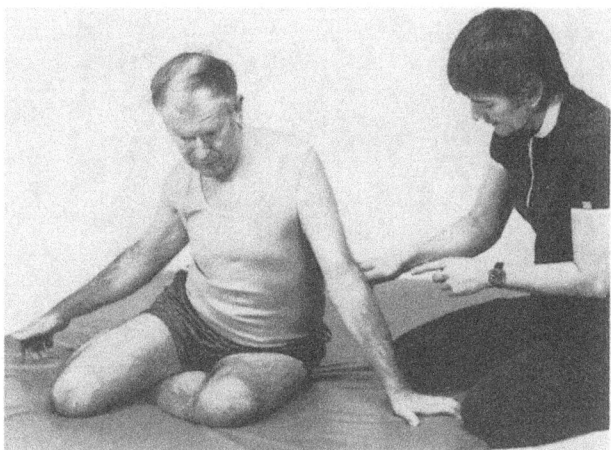

Fig. 11.5. Seduto su un lato con estensione selettiva del braccio plegico

tronco e di un'adeguata capacità di allungarsi dei flessori laterali del tronco, all'inizio il movimento può risultare difficile ed anche fastidioso. Se si muovono con cautela e lentezza le ginocchia del paziente da una parte all'altra, senza necessariamente raggiungere subito la posizione finale, il movimento diventa gradualmente più facile man mano che la tensione del tronco diminuisce e il paziente può infine sedersi completamente su un lato o sull'altro.

Stare seduti sul lato plegico inibisce l'ipertono del tronco e di conseguenza libera la scapola. Si può aumentare l'effetto portando in completa elevazione e rotazione esterna le braccia del paziente e chiedendogli di spostare il carico verso il lato plegico, per poi ritornare verso la parte sana. Nella stessa posizione la terapista può appoggiare la mano plegica verso quel lato, con il gomito esteso, per esercitare il sostegno del carico attraverso il braccio ed aumentare il controllo attivo del gomito in estensione (Fig. 11.5).

Attività da seduto con le gambe distese

Partendo dalla posizione seduta su un lato, il paziente allunga le gambe davanti a sé e vi appoggia sopra le mani. Tenendo le ginocchia più dritte possibili, fa scivolare dolcemente le mani lungo le gambe verso i piedi. La terapista è inginocchiata davanti al paziente e guida il braccio plegico in modo che il movimento sia svolto senza sforzi. Quando sente che tutto il braccio non tira più indietro a partire dalla scapola, chiede al paziente di lasciare le mani appoggiate sulle gambe (Fig. 11.6a). Se necessario, la terapista tiene il piede in dorsiflessione. Quando il paziente appoggia la mano plegica sulla gamba opposta, si ottiene la protrazione della scapola e la rotazione del tronco superiore. Il paziente è aiutato dalla sensazione della gamba sana che lo aiuta a inibire la retrazione della scapola e, di fatto, di tutto lo schema spastico in flessione del braccio e della mano. Mentre muove

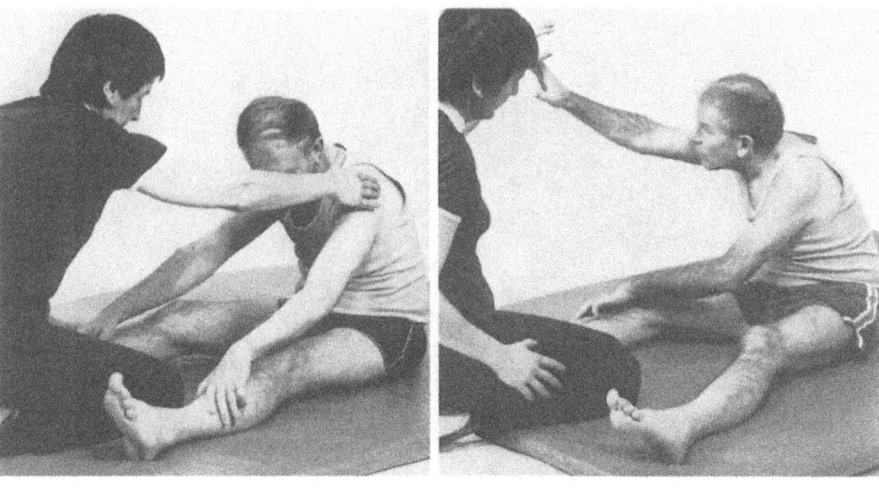

Fig. 11.6a, b. Stare seduti con le gambe distese inibendo l'ipertono flessorio di tutto il braccio (emiplegia sinistra). **a** Il paziente lascia le mani rilassate sulle gambe, il più vicino possibile ai piedi. **b** La mano plegica resta in posizione sulla gamba sana mentre il paziente muove attivamente il braccio sano

la mano sana attivamente, il paziente cerca di lasciare in posizione la mano plegica (Fig. 11.6b).

Con le mani appoggiate sul tappeto dietro a sé, il paziente sostiene il peso sulle braccia ruotate esternamente ed estese. Mentre la terapista lo aiuta a mantenere l'estensione del gomito, il paziente trasferisce il carico da una parte all'altra, in modo che la scapola si muova liberamente sulla parete toracica. I palmi delle mani dovrebbero rimanere appoggiati piatti a terra. La spasticità flessoria viene inibita e contemporaneamente si stimola l'attività estensoria. Il paziente può anche inibire la spasticità dei muscoli che circondano la scapola curvando la colonna dorsale, mentre le mani rimangono nella stessa posizione, facendo quindi protrarre completamente entrambe le scapole (Fig. 11.7a). In seguito il paziente estende il più possibile la colonna vertebrale, inibendo l'ipertono del braccio e della spalla, muovendo il tronco contro le braccia mantenute fisse (Fig. 11.7b).

Le stesse attività possono essere svolte in stazione eretta e da seduti con le mani appoggiate a un lettino, come descritto nel Cap.8. Il paziente appoggia davanti le mani piatte tra le gambe sul materassino e la terapista inibisce la retrazione e la depressione della scapola (Fig. 11.8). Quando sente che l'ipertono è inibito, la terapista chiede al paziente di mantenere il gomito in estensione. In seguito il paziente permette ai gomiti di flettersi leggermente prima di estenderli attivamente.

Per muoversi dalla posizione seduta a quella supina e tornare nuovamente seduto, il paziente si sdraia lentamente verso il lato sano con un'adeguata rotazione del tronco, mentre la terapista mantiene la completa inibizione del braccio portandolo in avanti e in estensione. La spalla plegica rimane ben in avanti e il

11 • Attività a tappeto 333

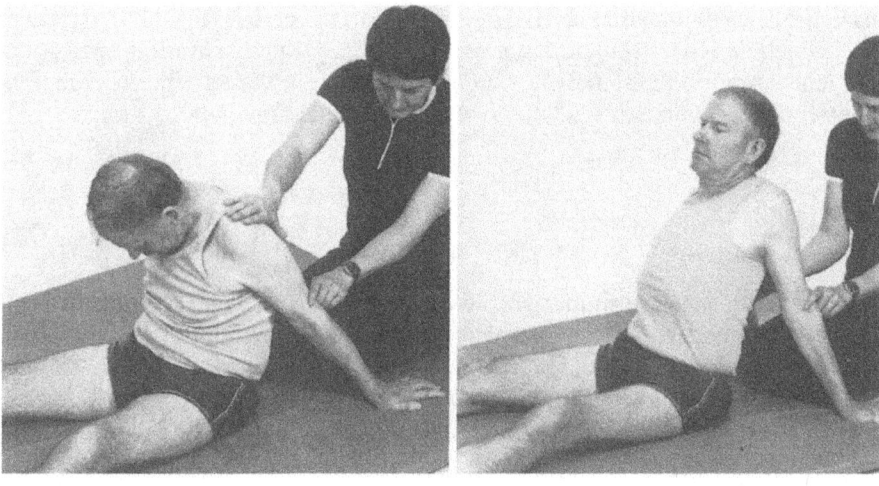

Fig. 11.7a, b. In posizione seduta con le gambe distese, le mani mantenute dietro in estensione, inibizione dell'ipertono distale muovendo prossimalmente il tronco: **a** in flessione; **b** in estensione (emiplegia sinistra)

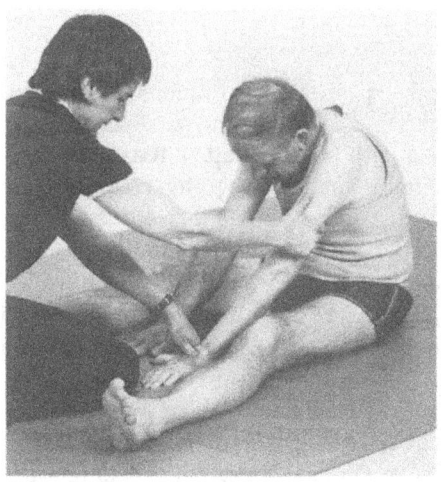

Fig. 11.8. Appoggiare entrambe le mani piatte sul materassino per inibire la retrazione della scapola

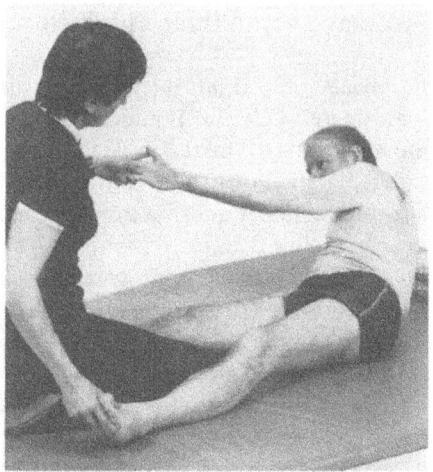

Fig. 11.9. Sdraiarsi e sedersi accentuando la rotazione del tronco (emiplegia sinistra)

paziente cerca di impedire che tiri indietro mentre si muove (Fig. 11.9). Il paziente si rimette a sedere sul lato sano. Porta la spalla plegica in avanti e la terapista gli tiene il braccio in estensione. Con il paziente supino, le attività che comprendono il rotolamento ben si adattano alla sequenza di movimento.

Rotolare

Per il paziente rotolare su un fianco è un movimento semplice e può essere così facilitato da divenire leggero e ritmico. Indipendentemente dal fatto che il rotolamento avvenga da una o dall'altra parte o in posizione prona, la terapista deve assicurarsi che venga utilizzato lo schema di movimento normale. Spesso il paziente non allenato userà la gamba sana per spingersi lontano dal pavimento o per appoggiare il piede sano davanti a sé per rallentare il rotolamento verso il basso. Il paziente può tenere la testa in eccessiva estensione o appoggiare davanti la mano sana usandola come sostegno mentre rotola in avanti, o appoggiarla dietro sé prima di rotolare indietro. La terapista adatta di conseguenza la facilitazione, finché il paziente è in grado di rotolare senza aiuto in modo normale fino alla posizione prona con un movimento continuo.

Poiché rotolare ha un effetto così benefico, può essere usato durante tutte le fasi del trattamento, ma sempre con la giusta quantità di aiuto e una sempre maggior precisione. Usando un tappeto ampio e rialzato o due lettini uniti insieme per aumentare la superficie, si può esercitare il rotolamento prima che il paziente sia in grado di scendere a tappeto. Rotolare sarà spesso utile per inibire l'ipertono prima di esercitare i movimenti attivi del braccio.

Rotolare verso il lato plegico

Rotolare verso il lato plegico è la sequenza di movimento più semplice per il paziente ed egli può imparare ad effettuarla secondo lo schema di movimento normale sin dall'inizio, persino quando è a letto (vedere Cap.5). Essendo vulnerabile, la spalla va protetta nelle fasi iniziali e anche in seguito se continua ad essere dolente. A questo scopo la terapista tiene il braccio del paziente tra il proprio braccio e il fianco, sostenendo l'arto superiore con la mano e in questo modo mantiene la scapola in protrazione e la spalla in avanti. Con l'altra mano facilita il movimento della gamba sana, che il paziente deve sollevare e portare in avanti oltre l'altra gamba, senza spingere contro il lettino o il tappeto. Generalmente la gamba plegica non ruota verso l'esterno quando il paziente vi rotola sopra, ma spinge in rotazione interna come parte dello schema spastico in estensione. La terapista a quel punto posiziona la mano libera sulla coscia del paziente per facilitare la rotazione esterna dell'arto (Fig. 5.19). Quando il paziente porta in avanti la gamba sana, la terapista sposta rapidamente la mano per permetterle il movimento. Il paziente muove liberamente in avanti il braccio sano. Rotola nuovamente indietro, con la gamba sana che ritorna in posizione di estensione e

11 • Attività a tappeto   335

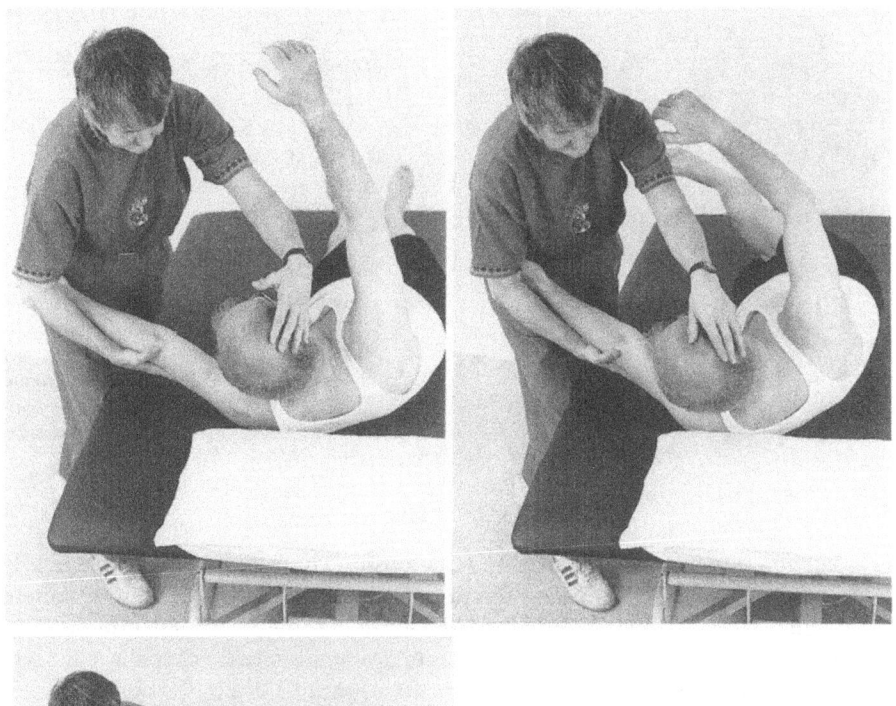

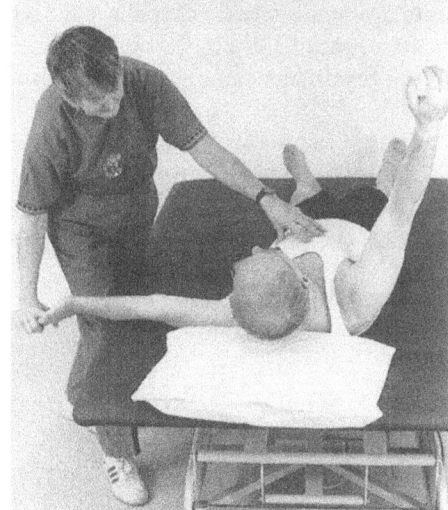

Fig. 11.10a-d. Rotolare verso il lato plegico e ritornare in posizione supina (emiplegia sinistra). a Per prima cosa il paziente solleva il capo dal cuscino e la terapista protegge la spalla plegica sostenendo l'omero. b La testa ruota nella direzione del movimento e la gamba ed il braccio sani si sollevano senza spingere contro la base di appoggio. c Ritornare in posizione supina mentre il braccio plegico rimane appoggiato al tappeto

abduzione, appoggiandosi sul materasso. Per garantire che il movimento si svolga con un'attività flessoria del tronco e non usando uno schema globale di estensione, la terapista chiede al paziente di sollevare il capo prima d'iniziare a rotolare, posizionandoglielo con le dita nella posizione corretta (Fig. 11.10a). Dopo il paziente solleva dal letto la gamba sana e rotola verso il lato plegico (Fig. 11.10b).

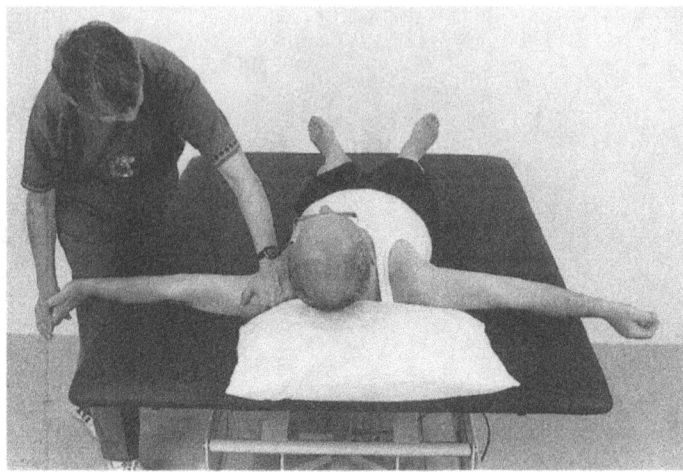

Fig. 11.10d. Continuare il movimento fino a quando le braccia possono rimanere completamente estese in abduzione senza provocare dolore

Quando il movimento ha diminuito la tensione in tutto l'emisoma plegico, la terapista guida il braccio plegico sempre più in abduzione, finché può rimanere appoggiato al materasso quando il paziente rotola indietro tornando in posizione supina (Fig. 11.10c). Alla fine il paziente dovrebbe cercare di lasciare il braccio esteso e abdotto con l'aiuto della terapista, senza tirarlo in flessione o provocare alcun dolore, persino quando l'altro braccio rimane completamente esteso e abdotto sul tappeto (Fig. 11.10d).

Per ottenere una totale inibizione della spasticità prossimale, il paziente rotola verso il lato plegico e la terapista tiene la scapola in completa protrazione. La terapista posiziona la propria mano sotto la scapola del paziente e, con le dita, tiene in avanti il bordo mediale (Fig. 11.11). Mantenendola stabilmente in posizione cor-

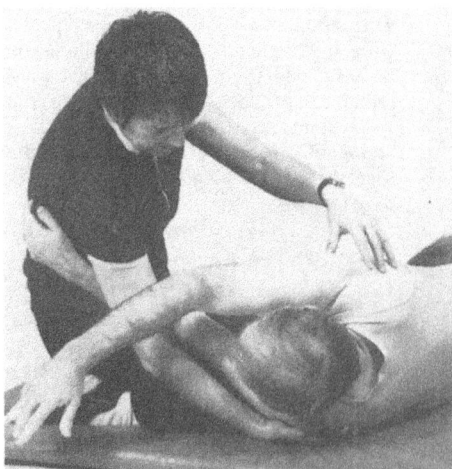

Fig. 11.11. Stando sul lato plegico, il paziente si muove dolcemente avanti e indietro mentre la terapista mantiene la scapola in protrazione (emiplegia sinistra)

retta, la terapista chiede al paziente di muoversi dolcemente avanti e indietro senza che la scapola si muova.

Rotolare verso il lato sano

La terapista s'inginocchia dal lato sano del paziente per aiutarlo a portare in avanti la gamba plegica secondo uno schema di movimento normale. Il paziente intreccia le mani con le braccia estese per garantire la protezione del braccio plegico. La gamba sana rimane appoggiata sul tappeto, ruotando in rotazione esterna quando l'altra gamba oscilla in avanti (Fig. 5.20). Quando il paziente è in grado di portare in avanti la gamba plegica, la terapista gli tiene la mano plegica mentre egli rotola avanti e indietro con una crescente rotazione del tronco. Con una mano la terapista tiene quella del paziente in dorsiflessione, mentre con l'altra impedisce la retrazione della spalla durante il rotolamento dal fianco verso la posizione supina. Il paziente cerca di portare la gamba plegica ben indietro in abduzione sulla superficie di appoggio.

Quando la terapista sente che l'ipertono del braccio si è ridotto, tiene unicamente la mano del paziente e gli chiede di rotolare indietro senza che torni contemporaneamente indietro anche la spalla. Con la mano libera la terapista aumenta il grado di rotazione del tronco, facilitando il rotolamento del bacino all'indietro (Fig. 11.12).

Rotolare in posizione prona

Rotolare in posizione prona è in un certo senso un'esperienza molto positiva per il paziente, che percepisce il corpo da una prospettiva completamente diversa, contro la resistenza offerta dal tappeto. Durante il rotolamento si deve prestare

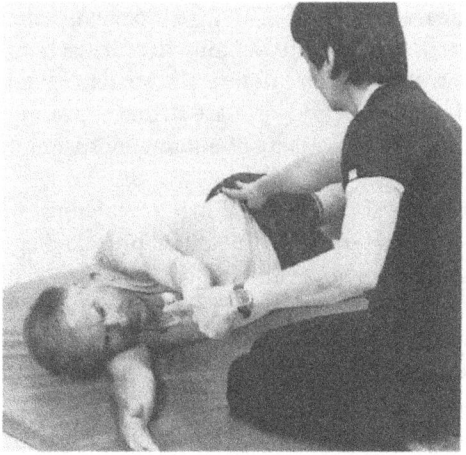

Fig. 11.12. Rotolare indietro in posizione supina partendo dalla posizione sul fianco e con crescente rotazione del tronco (emiplegia sinistra)

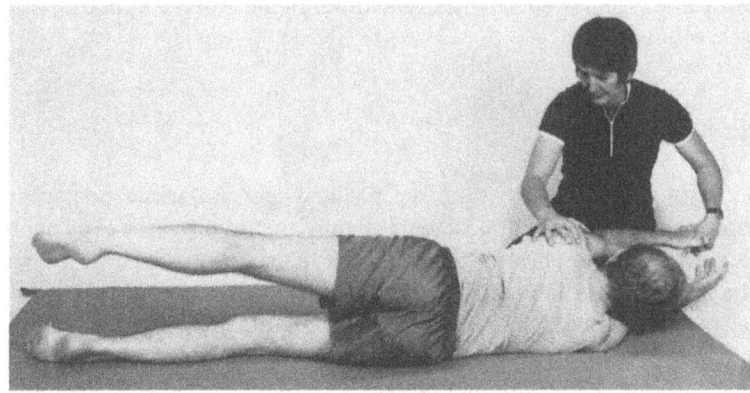

Fig. 11.13.

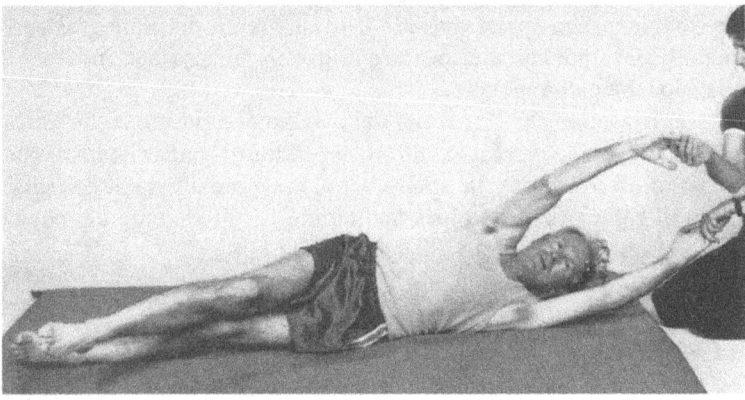

Fig. 11.14.

Fig. 11.13. Rotolare in posizione prona sul lato sano mentre la terapista guida il braccio plegico in avanti (emiplegia sinistra)
Fig. 11.14. Rotolare in posizione prona sul lato plegico (emiplegia sinistra)

attenzione che la spalla sia protetta da eventuali traumi. Mentre il paziente rotola in posizione prona, ci potrebbe essere un incremento del tono flessorio e la sua influenza sul braccio e sulla scapola potrebbe causare dolore alla spalla. Per tale motivo è più sicuro esercitare il movimento facendo rotolare prima il paziente verso il lato sano, perché la spalla vulnerabile può essere attentamente sostenuta dalla terapista.

Il paziente rotola sul lato sano per portarsi prono con il carico sostenuto sui gomiti, o con le braccia estese davanti a sé. La terapista controlla il braccio plegico per tutta la durata del movimento, guidandolo in avanti in posizione senza che la spalla si retragga (Fig. 11.13).

Se la spalla è completamente mobile e priva di dolore, il paziente può anche rotolare verso il lato plegico mantenendo il braccio plegico in elevazione (Fig. 11.14). Egli arriva in posizione prona con entrambe le braccia ben estese davanti a sé.

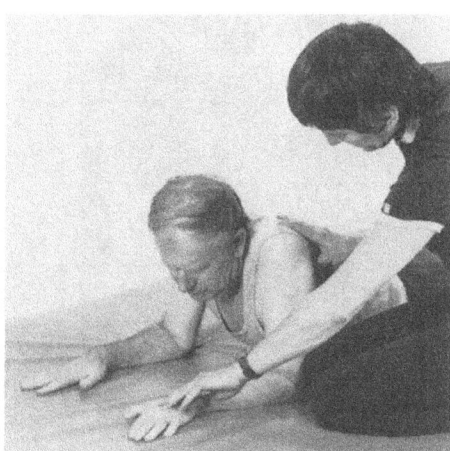

Fig. 11.15. Spostarsi da un lato all'altro in posizione prona con il carico sui gomiti (emiplegia sinistra)

Posizione prona

Mentre il paziente è sdraiato in posizione prona con il peso sostenuto sui gomiti, lo si può aiutare a muoversi in modo tale da ridurre l'eccessivo tono presente attorno alla scapola e stimolare un'attività selettiva. Quando il paziente curva la colonna dorsale e allontana il torace dal pavimento, la scapola si protrae e il movimento delle parti prossimali contro le parti distali inibisce la spasticità. Se il paziente trasferisce il peso da un lato all'altro, la scapola si muove sulla gabbia toracica e il tono di tutto il braccio si riduce (Fig. 11.15). Per inibire l'ipertono dei pronatori dell'avambraccio, la terapista può mantenere il braccio plegico in rotazione esterna con l'avambraccio supinato, mentre il paziente si sposta lateralmente.

Portarsi in posizione quadrupedica

Il paziente si porta in posizione quadrupedica rotolando sul lato sano, flettendo le ginocchia e le anche, spingendosi con il braccio sano per portarsi a sedere su un lato e poi girandosi per sostenersi sul ginocchio e mano sani.

Se il paziente ha ancora difficoltà a portarsi in posizione quadrupedica, la terapista sta in piedi dietro a lui e appoggia le mani su entrambi i lati del bacino. Lo aiuta a sollevare il sedere da terra e a girarsi per mettersi sulle ginocchia (Fig. 11.16a). Quando il paziente è inginocchiato, la terapista si sposta mettendosi di fronte a lui e posiziona in modo corretto la mano plegica sul tappeto. Quando il paziente è in grado di portarsi da solo in posizione quadrupedica, la terapista gli s'inginocchia davanti e guida il braccio plegico per tutta la sequenza di movimento (Fig. 11.16b).

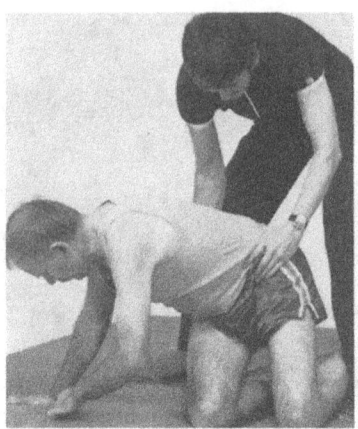 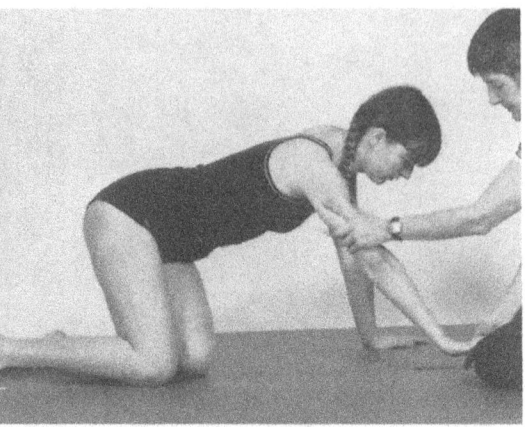

Fig. 11.16a, b. Portarsi dalla posizione seduta lateralmente alla posizione quadrupedica con facilitazione (a) dal bacino (emiplegia sinistra), (b) dal braccio plegico (emiplegia destra)

In alternativa, il paziente potrebbe passare dalla posizione inginocchiata con il tronco eretto alla posizione quadrupedica, come quando si abbassa per sedersi sul tappeto. Deve però imparare la sequenza necessaria a passare da seduto di lato alla posizione quadrupedica, per essere in grado di alzarsi da terra se dovesse cadere. (Indipendentemente dal rischio di cadere, a molti pazienti piace potersi sedere sull'erba o distendersi sulla spiaggia e vorrebbero essere in grado di rialzarsi facilmente.)

Attività in posizione quadrupedica

- Inginocchiandosi davanti al paziente dal lato plegico, la terapista lo aiuta a raggiungere la posizione corretta, con le spalle e le anche flesse a 90° e il peso uniformemente distribuito su entrambe le mani e le ginocchia. La coscia della terapista appoggiata al braccio del paziente aiuta l'estensione del gomito e la mano più vicina a lui sostiene la spalla in rotazione esterna. La terapista posiziona il pollice anteriormente contro la testa omerale, mentre le altre dita poste attorno alla parte prossimale del braccio ruotano la spalla e aiutano l'estensione del gomito. Con la mano libera la terapista incoraggia il paziente ad estendere la colonna vertebrale (Fig. 11.17a). Dopo il paziente curva il più possibile la schiena e così facendo muove la scapola in protrazione (Fig. 11.17b). La terapista lo aiuta a mantenere l'estensione del gomito mentre le dita rimangono completamente estese. Il paziente cavizza poi nuovamente la schiena estendendo la colonna vertebrale e ripete il movimento. Man mano che aumenta la sua abilità nel mantenere il braccio esteso, la terapista muove

11 • Attività a tappeto 341

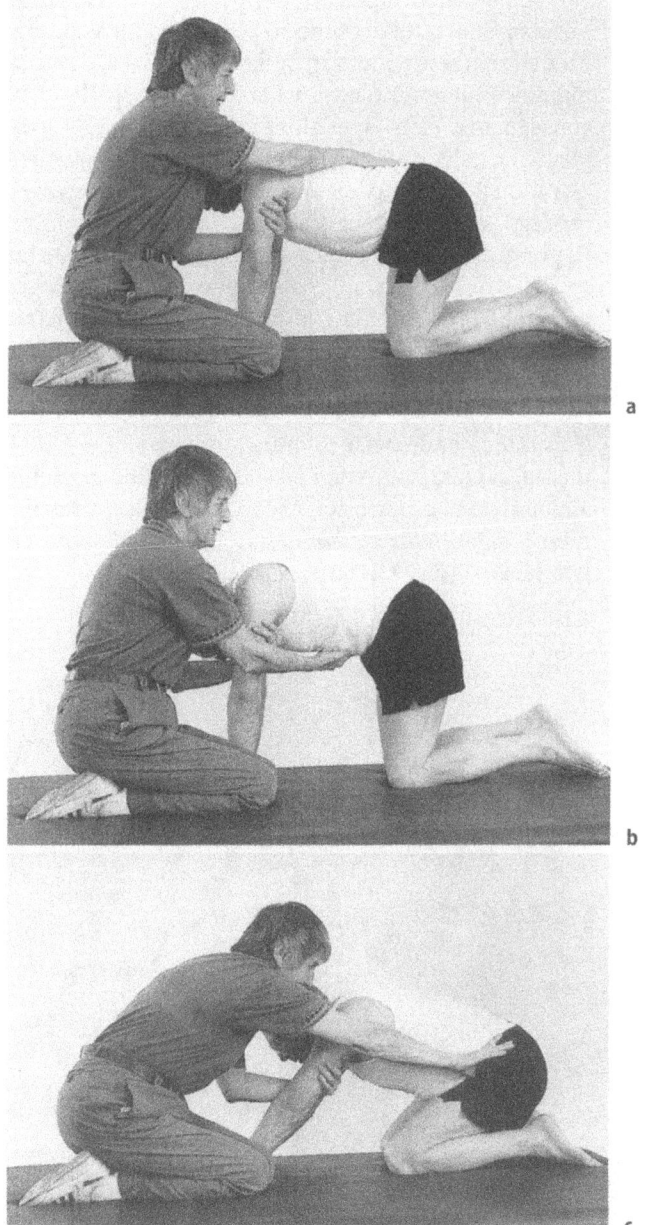

Fig. 11.17a-c. Flettere ed estendere il tronco in posizione quadrupedica (emiplegia sinistra). a Estensione del tronco con la spalla ben sostenuta. b Flessione del tronco. c Sedersi sui talloni mentre il braccio plegico rimane in posizione

gradualmente le mani per aumentare la rotazione esterna della spalla e la supinazione dell'avambraccio.
- Dalla posizione quadrupedica il paziente si siede sui talloni mantenendo le mani distese davanti a sé sul tappeto (Fig. 11.17c). Con la mano ancora posi-

zionata sull'arto superiore del paziente, la terapista lo aiuta a mantenere la posizione corretta del braccio plegico, mentre allunga il lato plegico premendo delicatamente indietro sulla cresta iliaca. Se necessario, usa la coscia per mantenere il gomito esteso e stabilizza la spalla in avanti con la mano. Come conseguenza della ripetizione del movimento si riduce la spasticità nel lato plegico e talvolta il paziente è in grado di estendere attivamente il gomito quando ritorna in posizione quadrupedica. L'attività inibisce anche l'ipertono degli estensori del ginocchio.

- In posizione quadrupedica si può anche esercitare la flessione laterale selettiva del tronco inferiore, con il peso del paziente egualmente sostenuto da entrambe le ginocchia e le mani. La terapista allarga un po' le ginocchia, in modo tale da poter mantenere le spalle del paziente avanti e i gomiti in estensione appoggiando la gamba al suo braccio. Posiziona le mani su entrambi i lati del bacino del paziente e lo aiuta ad accorciare l'emitronco sano con una flessione laterale della colonna lombare (Fig. 11.18a). Per selettivare il movimento, la terapista stabilizza il torace del paziente tenendolo saldamente appoggiato al proprio corpo con le braccia. Cambiando la direzione del movimento delle mani sul bacino, la terapista facilita l'accorciamento attivo del lato plegico (Fig. 11.18b).

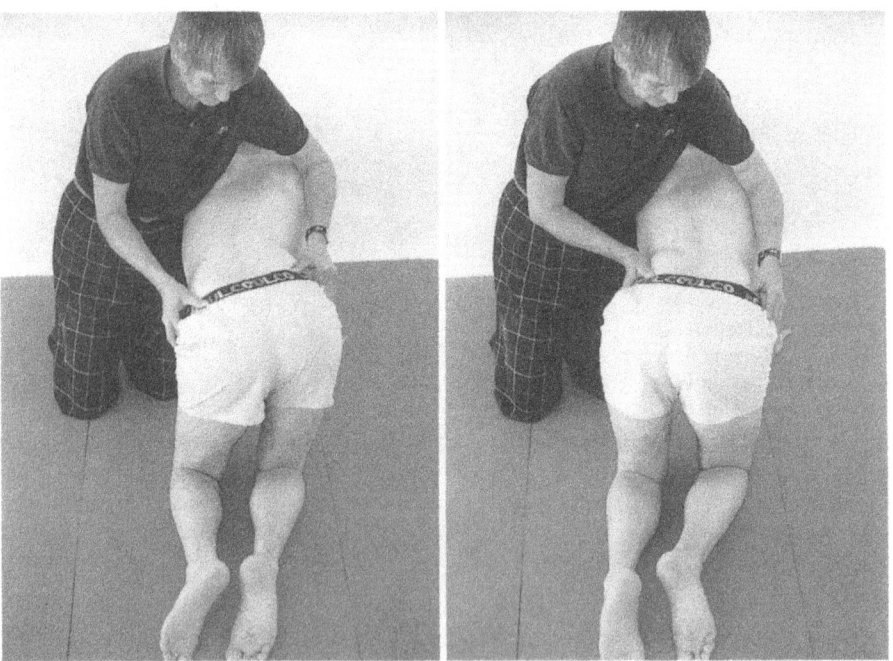

Fig. 11.18a, b. Flessione laterale selettiva della colonna lombare in posizione quadrupedica (emiplegia sinistra). **a** Quando la parte inferiore del tronco si accorcia dalla parte sana, la terapista stabilizza il torace. **b** Con le mani su entrambi i lati del bacino facilita l'accorciamento del lato plegico

Attività in ginocchio

Il paziente passa dalla posizione quadrupedica a quella in ginocchio, mentre la terapista sta in piedi e si posiziona dietro di lui per poter aiutare con le ginocchia l'estensione dell'anca. Anche se tale estensione è spesso difficile in questa posizione, essa fornisce un'utile opportunità di lavoro sull'attività selettiva degli estensori dell'anca. Con il ginocchio flesso, il paziente non è in grado di utilizzare la sinergia estensoria globale e il controllo dell'anca è quindi estremamente selettivo. Inoltre, il ginocchio flesso può aumentare l'ipertono flessorio di tutto l'arto e il paziente dovrà anche contrastare la tendenza alla flessione delle articolazioni vicine.

Durante le attività in ginocchio e in posizione inginocchiata su una sola gamba, il paziente non dovrebbe tenere unite le mani. Le braccia dovrebbero essere libere per consentirgli di estendere la colonna toracica più facilmente senza peso aggiuntivo. Anche le normali reazioni di equilibrio nel braccio possono essere stimolate. La posizione del braccio plegico sarà anche un indicatore per verificare se si sta sostenendo sufficientemente il paziente o se egli si sta sforzando per eseguire i movimenti.

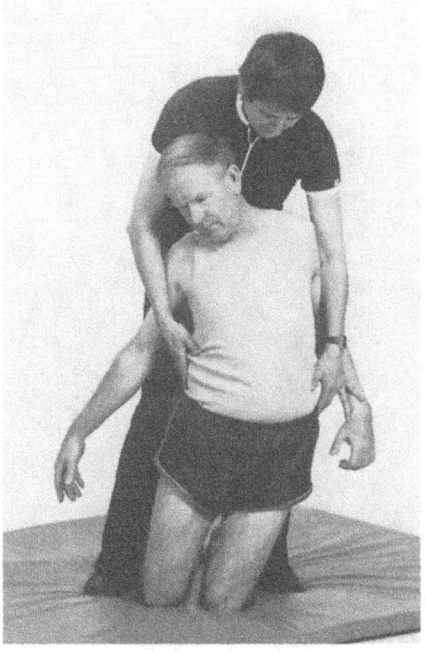

Fig. 11.19. In ginocchio con il peso sul lato plegico (emiplegia sinistra)

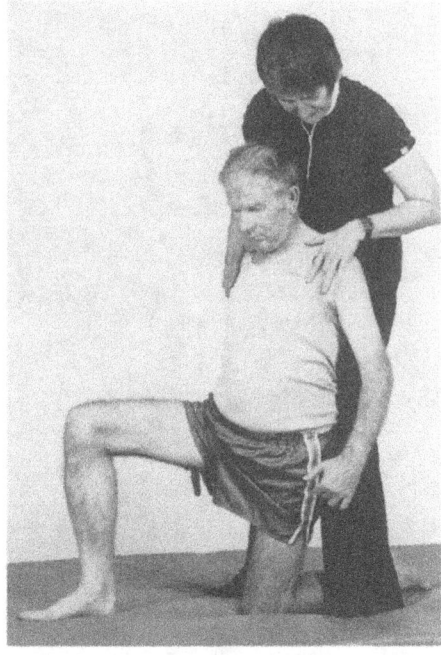

Fig. 11.20. Posizione inginocchiata sulla gamba plegica con la gamba sana davanti. La terapista sostiene con il ginocchio l'anca plegica (emiplegia sinistra)

Il paziente sposta il carico prima su una gamba e poi sull'altra. Quando si sposta sul lato plegico, tutto il lato si dovrebbe allungare e il trocantere diventa il punto più laterale (Fig. 11.19). Le anche rimangono estese e la terapista ne facilita l'estensione con le ginocchia. Quando sente che il controllo attivo sta migliorando, chiede al paziente di tenere i glutei staccati dalle proprie ginocchia e riduce gradualmente il sostegno. Con le mani aiuta il movimento laterale del bacino. Con tutto il peso sulla gamba plegica, il paziente porta avanti il piede sano e lo appoggia leggermente sul pavimento davanti a sé (Fig. 11.20).

Attività in ginocchio su una gamba

Il paziente si esercita a riportare la gamba sana in ginocchio e poi a sollevarla di nuovo in posizione semi-inginocchiata, senza strisciare il piede sul pavimento mentre esegue il movimento. Quando il paziente porta avanti il piede sano, il ginocchio tenderà a muoversi medialmente, a causa della mancanza di estensione selettiva con extrarotazione della gamba plegica (Fig. 11.21a). Si chiede al

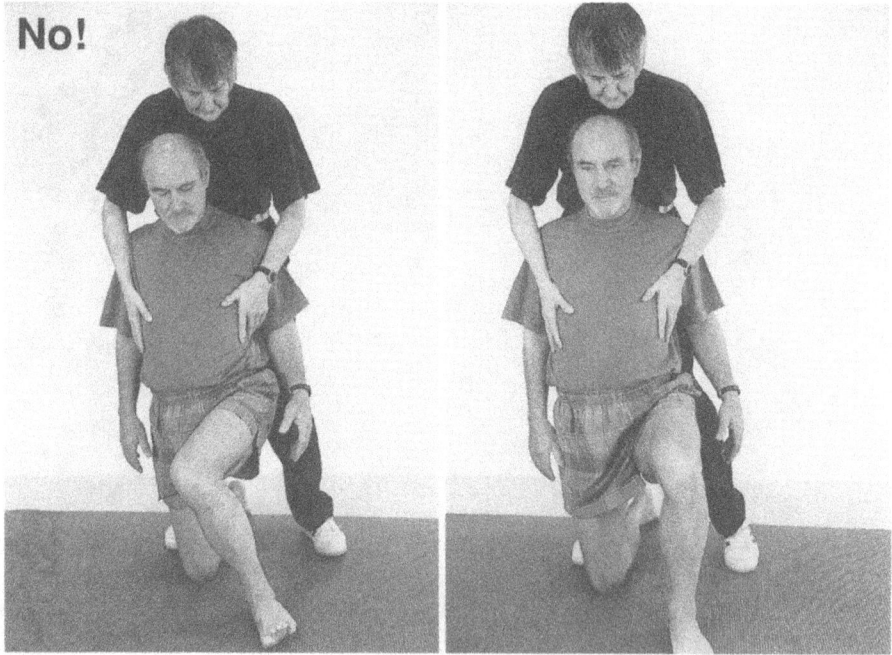

Fig. 11.21a, b. Posizione semi-inginocchiata con il peso sulla gamba plegica (emiplegia destra). a La gamba sana si porta in adduzione a causa della mancanza di estensione selettiva dell'anca plegica. b Il paziente tiene la coscia sana in linea con il piede, che rimane appoggiato al suolo

paziente di mantenere il ginocchio allineato all'asse longitudinale del piede, mentre il piede rimane appoggiato al pavimento (Fig. 11.21b). La terapista continua ad aiutare l'estensione dell'anca e l'equilibrio. Il paziente batte leggermente il piede sano sul pavimento e continua finché è in grado di batterlo prima più vicino e poi oltre la linea mediana e anche distante lateralmente.

Alzarsi dalla posizione inginocchiata su una gamba

Per alzarsi da terra, il paziente trasferisce il carico sulla gamba plegica e porta avanti il piede sano. Si ferma in posizione semi-inginocchiata e poi inclina il tronco in avanti fino quando il capo è sopra il piede più avanzato. Si alza e porta il piede plegico in avanti verso l'alto.

Eseguire l'attività con le mani intrecciate e le braccia estese aiuterà il paziente a portare il peso sufficientemente in avanti. Man mano che l'abilità migliora, le mani possono essere lasciate oscillare liberamente quando il paziente si porta in piedi. La terapista facilita il movimento posizionando le mani sotto le ascelle da dietro e guidando il paziente in avanti e verso l'alto (Fig. 11.22a). Può inoltre facilitare il movimento sostenendo con le mani il bacino da entrambi i lati e aiutan-

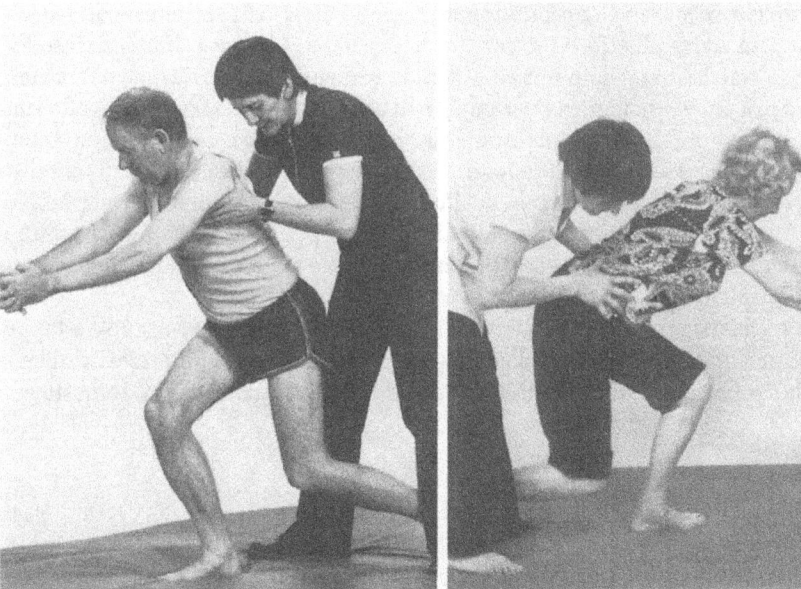

Fig. 11.22a, b. Alzarsi in piedi da terra con facilitazione. a Con le mani sotto le ascelle del paziente, la terapista guida il movimento in avanti (emiplegia sinistra). b Con le mani su entrambi i lati del bacino, la terapista aiuta la paziente a mantenere l'equilibrio e a portare il peso sulla gamba sana (emiplegia destra)

do il paziente ad alzarsi (Fig. 11.22b). Se all'inizio il paziente o la terapista sono preoccupati per la sequenza da svolgere, si può sistemare davanti al paziente una sedia su cui può appoggiare le mani intrecciate mentre si alza in piedi.

Considerazioni

Fare esercizi a tappeto dovrebbe essere per il paziente un'esperienza piacevole e ci si dovrebbe assicurare che il grado di sostegno fornito all'inizio sia adeguato. Per il terapista è facile commettere l'errore di tenere il paziente troppo a lungo in posizione inginocchiata, mentre per esempio si esercita nel trasferimento di carico. Le ginocchia del paziente incominciano ad accusare dolore e in seguito egli detesterà svolgere ancora esercizi a tappeto, poiché si ricorderà la sensazione spiacevole. Se il piede del paziente tira fortemente in flessione e provoca un dolore da pressione sulle dita, si può posizionare sotto al piede un piccolo cuscino per ridurre la pressione iniziale. Quando i movimenti diventano più semplici, il piede smette di tirare in flessione. Sarebbe un peccato rinunciare al prezioso effetto terapeutico derivante dagli esercizi a tappeto semplicemente perché il primo tentativo non è riuscito. Dopo tutto, è spostandoci per terra che tutti noi impariamo originariamente a muoverci nella più tenera infanzia per prepararci alla stazione eretta e al cammino.

Portare un paziente a tappeto è faticoso anche per il terapista e alcuni possono sentire che lo sforzo è sproporzionato rispetto ai benefici ottenuti con l'attività. Tuttavia, a parte gli effetti terapeutici, la capacità di inginocchiarsi o di sedersi a terra e rialzarsi non solo incrementerà l'indipendenza funzionale del paziente, ma aprirà anche delle porte per godere di altre attività piacevoli. A livello funzionale, il paziente sarà in grado di trovare un oggetto che è caduto sul pavimento e che non riesce a vedere. Sarà in grado di diserbare il giardino, piantare nuovi semi, o asciugare con uno straccio del liquido sparso sul pavimento. Dal punto di vista del tempo libero, potrà sedersi su un prato per un picnic, far divertire il nipotino giocando sul pavimento, o prendere il sole sulla calda superficie accanto a una piscina.

Forse il vantaggio più importante che si può raggiungere lavorando a tappeto è che per molti pazienti abituarsi a sedere sul pavimento ed alzarsi riduce la paura di camminare indipendentemente, dentro e fuori dalle mura domestiche.

12 Problemi della spalla associati all'emiplegia

La spalla umana è certamente un'articolazione molto mobile. È necessario avere un'ampia escursione di movimento per portare le mani nelle posizioni adeguate per eseguire gli innumerevoli compiti della vita quotidiana e per rendere possibili le abilità motorie fini. Dal punto di vista biomeccanico, la stabilità è stata quindi sacrificata a favore della mobilità e ciò è evidente quando si confronta la spalla con l'articolazione dell'anca, per la quale il contrario è la norma. Comunque, l'articolazione della spalla non è la sola a produrre i movimenti del braccio in così tante direzioni possibili. Infatti, come spiega Cailliet (1980), almeno sette articolazioni devono muoversi insieme in modo sincronizzato e coordinato per permettere movimenti regolari, fluidi ed attività.
Le articolazioni implicate sono:
1. Gleno-omerale
2. Sopra-omerale
3. Acromio-clavicolare
4. Scapolo-costale
5. Sterno-clavicolare
6. Costo-sternale
7. Costo-vertebrale

È quindi facile comprendere perché pazienti con emiplegia, che hanno una paralisi o un tono anormale nei muscoli che controllano la scapola e il braccio, possono a ragione sviluppare problemi alla scapola se non ricevono una terapia e un trattamento attento e competente, soprattutto durante la fase acuta della malattia. Il problema più comunemente descritto è rappresentato dal dolore e dalla limitazione del movimento, una complicanza secondaria prevenibile e che non dovrebbe essere considerata un sintomo inevitabile dell'ictus.

Sfortunatamente, persino oggi, in molti ospedali e centri di riabilitazione di tutto il mondo, i pazienti emiplegici soffrono ancora di forti dolori alla spalla e il problema è estremamente penoso sia per il paziente che per il personale. Caldwell e coll. (1969) hanno illustrato che il dolore colpisce il 70% dei pazienti, mentre in uno studio condotto con 219 pazienti, il 72% manifestava dolore alla spalla, una cifra sconvolgente che raggiungeva l'85% nel caso di quelli con spasticità (Van Ouwenaller e coll. 1986). Tali cifre sono inaccettabili e, come scrive Roper (1982), "il dolore alla spalla rappresenta il principale ostacolo per l'intero programma di riabilitazione, perché il paziente con una spalla addotta e ruotata internamente non fa alcun tentativo per usare il braccio leso e spesso non riesce a partecipare al trattamento per la deambulazione". Infatti, le conseguenze del dolore sono persino più ampie.

- Il paziente non può concentrarsi sull'apprendimento di nuove abilità, perché è costantemente distratto dal dolore. Ha difficoltà a riacquistare l'autonomia nelle attività della vita quotidiana, perché il dolore e la rigidità interferiscono con il vestirsi, lavarsi, girarsi a letto, ecc.
- Le reazioni di equilibrio sono ostacolate sia da seduto che in piedi e il paziente ha paura di muoversi liberamente per svolgere i compiti che gli sono richiesti. Il morale si abbassa drasticamente e, come ogni persona con dolore costante, il paziente diventa depresso. Ne consegue un circolo vizioso.
- Il paziente non riesce a dormire e quindi non può collaborare pienamente durante le sedute di terapia. Di conseguenza fa pochi, se non alcun progresso e la mancanza di successo lo rende ancor più depresso. "Il paziente che ha dolore quando si muove, rimarrà immobile. Se ha anche dolore a riposo, solitamente si ritirerà da qualsiasi programma di riabilitazione attiva" (Braun e coll. 1971).
- Il dolore stesso può inibire l'attività muscolare ed è molto difficile stimolare il ritorno del movimento attivo nel braccio plegico quando il dolore persiste. "Esitono situazioni in cui il dolore è così forte che la risposta è un'inibizione neurologica dell'attività muscolare" (Guymer 1988).

Con così tanti effetti negativi, il corretto trattamento della spalla dovrebbe certamente avere un'estrema priorità nell'intera riabilitazione. Fortunatamente, il dolore alla spalla può essere evitato curandolo e trattandolo appropriatamente sin dall'inizio e, se si dovesse verificare o già esiste, può essere superato. Avendo avuto un ictus con tutti gli effetti devastanti che ne derivano, il paziente non dovrebbe essere costretto a convivere anche con il dolore.

Prima di poter condurre con successo il trattamento, è necessario comprendere sia i normali meccanismi della spalla, che i problemi che insorgono in associazione all'emiplegia. Esiste la tendenza ad usare un termine generico quale "dolore alla spalla plegica" per descrivere qualsiasi condizione di dolore manifestata dal paziente, ma, di fatto, i problemi possono essere suddivisi in tre categorie distinte e possono essere osservati isolatamente o come una combinazione di due o persino di tutte e tre:
1. La sublussazione della spalla.
2. La spalla dolorosa.
3. La sindrome spalla-mano.

Il successo del trattamento varia a seconda del problema ed è quindi importante differenziare i diversi aspetti.

La sublussazione o alterato allineamento della spalla

La spalla sublussata non è in sé causa di dolore (Diethelm e Davies 1985). Tuttavia, è estremamente vulnerabile e può essere facilmente traumatizzata. La sublussazione della spalla è molto comune, soprattutto quando esiste una paralisi totale dell'arto superiore ed è stata rilevata in percentuali superiori al 73%, 66% e 60% in gruppi di pazienti emiplegici con grave paralisi del braccio (Najenson e coll. 1971; Najenson e Pikielni 1965; Smith e coll. 1982). Si pensa spesso in modo errato che la sublussazione sia la causa del dolore; questa scorretta associazione deriva dal fatto che solitamente la spalla plegica del paziente è sottoposta a radiografia solo se il paziente riaccusa dolore. Quando l'esame radiologico rivela una sublussazione, questa è immediatamente ritenuta essere la causa del dolore, anche se molto probabilmente l'alterato allineamento è stato presente per diverso tempo senza che il paziente manifestasse alcun disagio.

Durante le ricerche condotte al King's College Hospital si trovò che tutti i pazienti emiplegici con una paralisi totale del braccio mostravano una sublussazione della spalla quando venivano sottoposti a radiografia in posizione seduta nelle prime tre settimane dopo l'ictus (Fig. 12.1a). Nonostante la comune marcata sublussazione, tutti i pazienti avevano un'escursione di movimento della spalla priva di dolore e fu interessante notare che quando il braccio veniva sollevato passivamente, la testa dell'omero si posizionava correttamente nella fossa glenoidea (Fig. 12.1b).

Ciò nonostante, i pazienti accusavano persistente senso di disagio o dolore se lasciavano pendere il braccio lungo il fianco per troppo tempo. Il dolore cessava immediatamente se si sosteneva passivamente il braccio o lo si appoggiava su un tavolo posto davanti. Dato che questi pazienti non avevano dolore ed erano stati posizionati e trattati con cura sin dall'inizio della malattia, si potrebbe ipotizzare che la sublussazione si verifichi spontaneamente quando il paziente comincia a stare seduto o ad alzarsi in piedi contro la forza di gravità nelle fasi immediatamente successive all'ictus e non, come è stato talvolta ipotizzato, in seguito a mobilizzazioni traumatiche o scorrette.

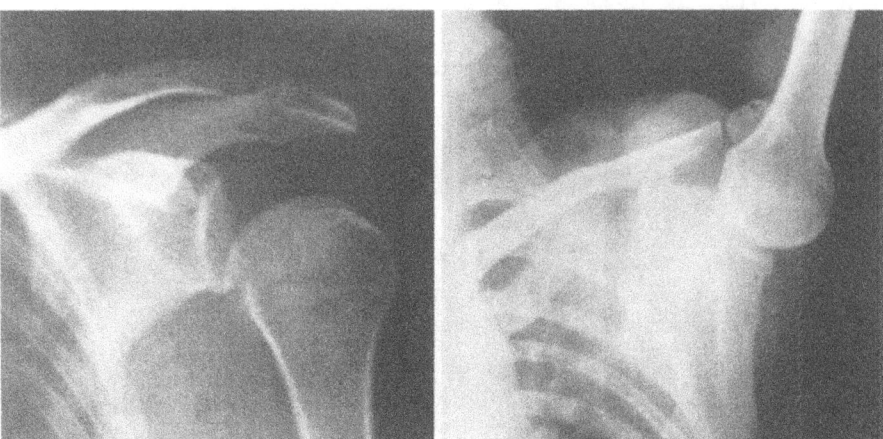

Fig. 12.1a, b. Radiografia tratta dalla serie fatta ai pazienti del King's College Hospital. **a** Sublussazione della spalla; **b** posizione corretta quando il braccio viene passivamente sollevato

Roper (1975) ha descritto una lunga serie di pazienti affetti da emiplegia ricoverati al Rancho Los Amigos Hospital per sostenere un intervento chirurgico volto a ridurre gli acuti dolori alla spalla. All'esame radiologico nessuno di essi mostrava una lussazione. Dato che i pazienti soffrivano di emiplegia da 2 o più anni, si potrebbe supporre che la sublussazione diminuisca progressivamente con il passare del tempo, cioé con il ritorno del tono muscolare o dell'attività volontaria, fino a scomparire del tutto e "certamente è molto rara quando i pazienti vengono riesaminati dopo la stabilizzazione del quadro neurologico" (Roper 1982).

Fattori che predispongono alla sublussazione

L'articolazione della spalla è per sua stessa natura instabile, per permettere l'enorme ampiezza di movimento richiesta dalla mano e dalle dita per le fini attivi-

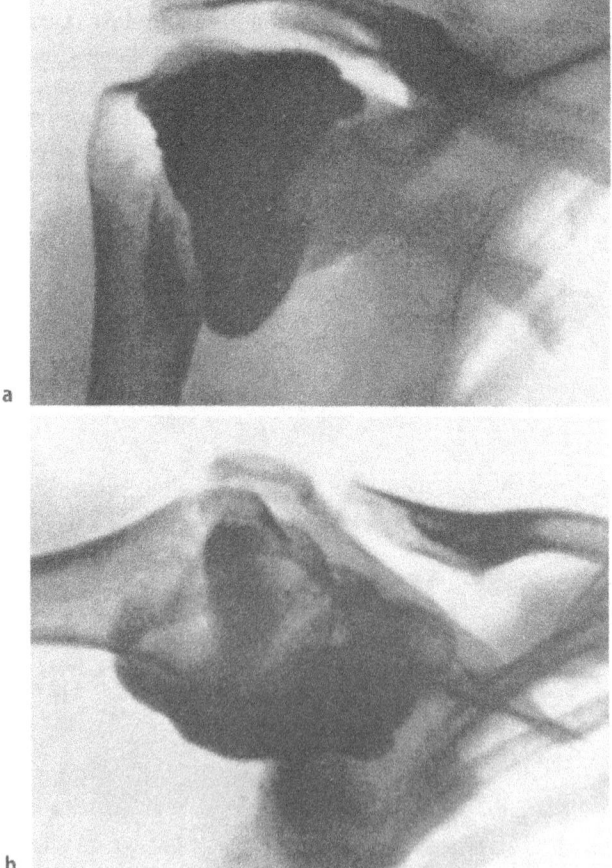

Fig. 12.2a, b. Artogramma: spalla normale. **a** Braccio addotto, porzione superiore della capsula articolare in tensione. **b** Braccio abdotto, porzione superiore della capsula articolare rilasciata

tà di manipolazione. La glena articolare è relativamente poco profonda se confrontata con quella dell'anca, così che i due terzi della testa omerale non sono coperti dalla fossa glenoidea. Zinn (1973) illustra come la perdita di stabilità è stata compensata con una forte muscolatura circostante.

Sia Basmajian (1979, 1981) che Cailliet (1980) hanno descritto in modo chiaro ed esauriente i fattori che impediscono l'abbassamento o la sublussazione in condizioni normali, spiegandone anche le cause nei pazienti emiplegici. Se la scapola è orientata in modo corretto, la fossa glenoidea è rivolta verso l'alto, in avanti e lateralmente. L'orientamento verso l'alto della fossa glenoidea svolge un ruolo importante nell'impedire la dislocazione in basso, perché la testa omerale dovrebbe muoversi lateralmente per poter scendere. Con il braccio addotto, la parte superiore della capsula e il legamento coraco-omerale sono tesi e quindi si oppongono allo spostamento verso il basso della testa omerale, ciò che Basmajian chiama "meccanismo di blocco dell'articolazione della spalla" (Fig. 12.2a). Il muscolo sovraspinoso rinforza la tensione orizzontale della capsula quando il braccio è sottoposto a un peso e in alcuni soggetti anche quando il braccio è rilassato di fianco al corpo.

Con l'abduzione dell'omero, il meccanismo di blocco non interviene più. Quando l'arto è sollevato lateralmente in abduzione o in avanti, la capsula supe-

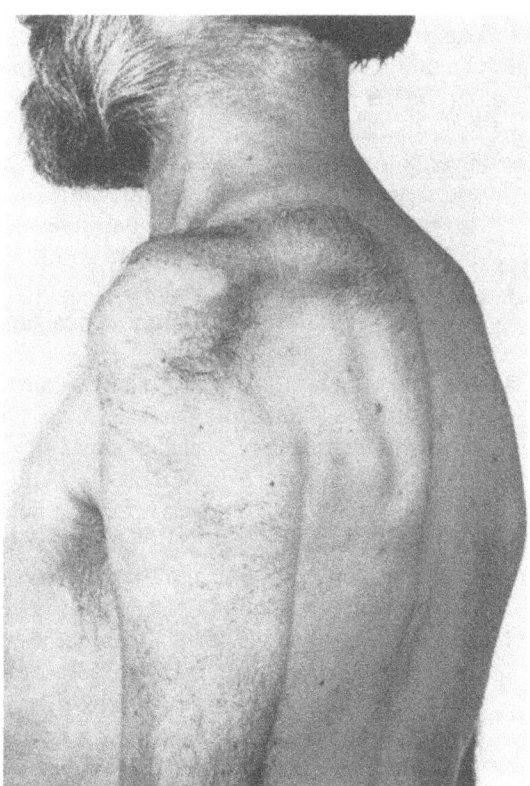

Fig. 12.3. Un paziente con lesione del plesso brachiale da 9 anni non presenta sublussazione

riore si detende, eliminando il sostegno prestato e quindi la stabilità dell'articolazione dev'essere fornita dalla contrazione muscolare (Fig. 12.2b). L'integrità dell'articolazione dipende allora quasi escusivamente dalla cuffia dei rotatori, "di cui si dovrebbe parlare come del guardiano della spalla" (Basmajian 1981).

I muscoli più importanti per prevenire la sublussazione dell'articolazione glenomerale sono quelli le cui fibre hanno decorso orizzontale, soprattutto il sovraspinoso, le fibre posteriori del deltoide e il sottospinoso. Tuttavia, un paziente che ha una paralisi dei muscoli della spalla in seguito a una lesione del plesso brachiale, non mostra una sublussazione dal momento che è in grado di mantenere attivamente la posizione corretta della scapola (Fig. 12.3). Il meccanismo di blocco passivo della spalla è intatto se la fossa glenoidea rimane orientata normalmente e la capsula è in tensione.

Cause della sublussazione nell'emiplegia

La sublussazione della spalla nell'emiplegia è più frequentemente causata da uno dei seguenti fattori.

Causa A

I pazienti che hanno perso non solo il meccanismo passivo di blocco quando l'arto pende lungo il fianco, ma anche il sostegno dell'attività muscolare riflessa o volontaria dei muscoli implicati, presenteranno inevitabilmente una sublussazione della spalla. Si evidenzia una combinazione dei seguenti segni clinici:
- Il cingolo scapolare si abbassa per la mancanza di tono o attività degli elevatori della scapola, soprattutto nella loro azione combinata con il gran dentato per sollevare la fossa glenoidea attraverso una rotazione anteriore della scapola. La fossa glenoidea si orienta quindi verso il basso (Fig. 12.4a).
- Vista da dietro, la scapola è più vicina alle vertebre, ma, in modo particolare, il suo angolo inferiore è addotto e posizionato più in basso rispetto a quello controlaterale (Fig. 12.4b).
- Il bordo vertebrale della scapola è staccato dalle costole e, significativamente, esiste una resistenza alla correzione passiva dello scollamento (Fig. 12.5). Si deve quindi presumere che, nonostante l'arto appaia flaccido, il tono sia aumentato in alcuni gruppi muscolari. Anche se l'aumento di tono è relativamente lieve, l'effetto è marcato a causa dell'ipertono dei muscoli antagonisti. L'aumento incontrastato del tono del muscolo piccolo pettorale potrebbe essere responsabile dell'allontanamento del bordo vertebrale della scapola dalle costole, causando la resistenza alla correzione e anche il cambiamento nell'angolazione della fossa glenoidea con la rotazione verso il basso della scapola. Dal momento che la scapola ruota verso il basso e si adduce o si retrae, l'omero si trova in posizione di relativa abduzione, mentre il braccio rimane lungo il fianco del corpo. La capsula non è più in tensione e la testa omerale è libera di scivolare verso il basso dentro la fossa glenoidea.
- Il sovraspinoso, il sottospinoso e la porzione posteriore del deltoide mostra-

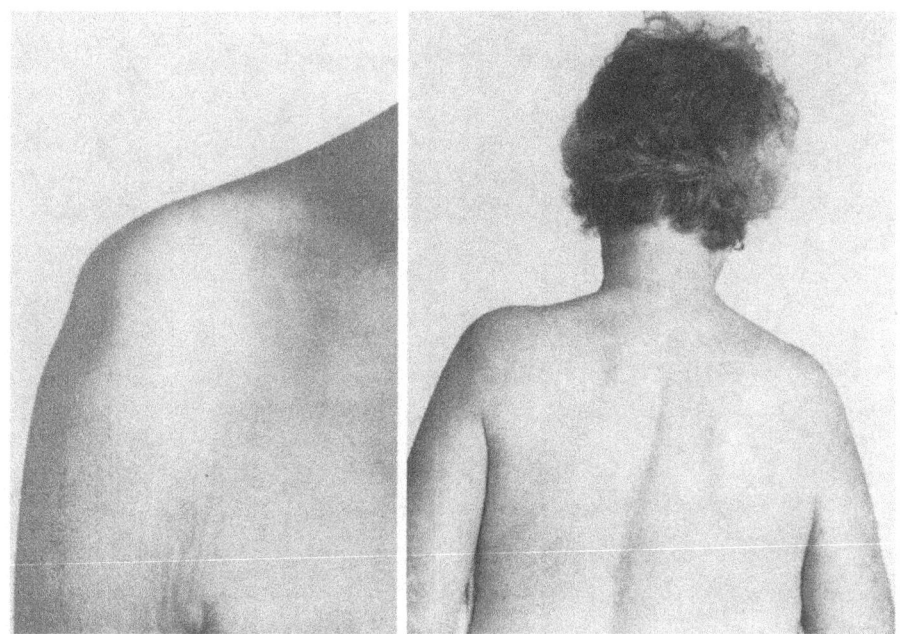

Fig. 12.4a, b. Il cingolo scapolare è abbassato dal lato plegico (emiplegia destra). **a** La visione anteriore mostra la tipica sublussazione. **b** La visione posteriore mostra la posizione della scapola

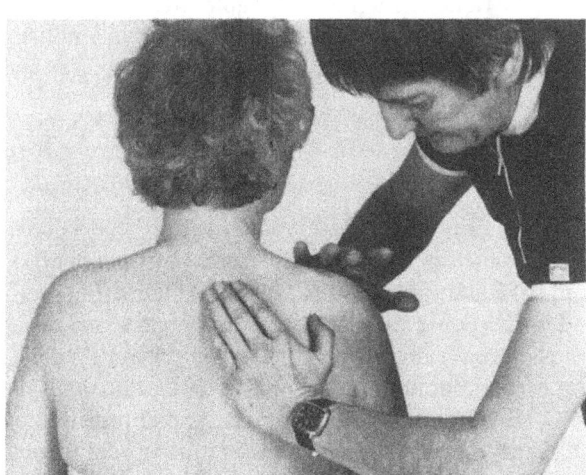

Fig. 12.5. Resistenza alla correzione passiva della scapola alata (emiplegia destra)

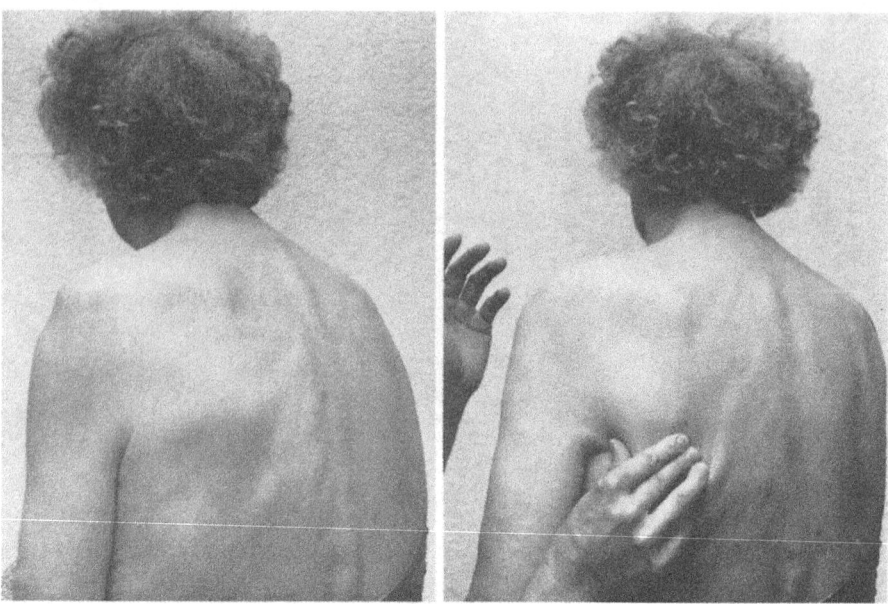

Fig. 12.6a, b. Effetto della posizione della scapola (emiplegia destra). **a** Con la scapola ruotata verso il basso e l'angolo inferiore addotto - evidente marcata sublussazione. **b** Con allontanamento dell'angolo inferiore dal bordo vertebrale - sublussazione corretta

no tutti una marcata atrofia e non entrano in azione per subentrare alla lassità capsulare. La sublussazione è quindi inevitabile (Fig. 12.6a). L'effetto è ancor più evidente se si alza passivamente in abduzione il braccio del paziente, causando un ulteriore rilassamento del contenimento operato dalla scapola. Se la posizione della scapola viene corretta passivamente dall'esaminatore, che tiene fermamente l'angolo inferiore della scapola e lo allontana sufficientemente dal margine vertebrale, la spalla non è più sublussata. Poiché il braccio è maggiormente addotto, si ristabilisce il meccanismo di blocco passivo (Fig. 12.6b).

Causa B

In anni recenti, le osservazioni cliniche e l'ulteriore informazione scientifica hanno messo in luce un'altra combinazione di fattori, che conducono forse anche più frequentemente alla sublussazione della spalla del paziente. Butler (1991) descrive come si sviluppa un'aumentata e contraria tensione neurale in seguito a una lesione del sistema nervoso e Davies (1990) spiega che nell'emiplegia i muscoli addominali sono inattivi e ipotonici.
- L'aumentata tensione neurale nella regione cervicale eleva la clavicola e la scapola, con la flaccidità dei muscoli del tronco che non riesce a contrastare dal basso l'elevazione del cingolo scapolare (Fig. 12.7).

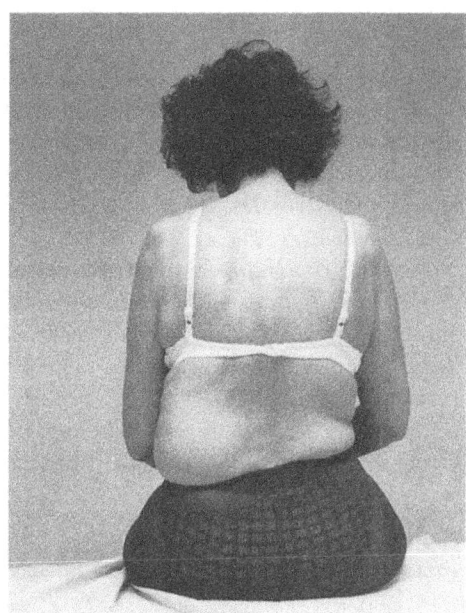

Fig. 12.7. Sublussazione conseguente alla causa B: l'aumentata tensione del sistema nervoso eleva il cingolo scapolare di una paziente con muscoli addominali ipotonici (emiplegia sinistra)

- La fossa glenoidea, l'acromion e la clavicola sono tirati verso l'alto e allontanate dalla testa omerale, il cui movimento viene impedito dal peso dell'arto plegico.
- In aggiunta all'influenza esercitata dalla posizione dell'articolazione, l'aumentata tensione neurale può inibire il ritorno dell'attività tonica e la contrazione dei muscoli ipotonici del tronco e di quelli che stabilizzano la spalla. Ciò può anche condurre a sintomi dolorosi, che vengono avvertiti nelle aree innervate dai nervi colpiti.

Trattamento della spalla sublussata

Gli obiettivi del trattamento sono quindi:
1. Ripristinare il normale meccanismo di blocco della spalla correggendo la posizione della scapola e quindi della fossa glenoidea.
2. Ridurre la tensione contraria del sistema nervoso così da poter riposizionare l'articolazione della spalla e recuperare l'attività muscolare protettiva.
3. Stimolare l'attività o il tono dei muscoli stabilizzatori della spalla.
4. Mantenere l'escursione completa senza dolore del movimento passivo senza traumatizzare l'articolazione e le strutture che la circondano.
5. Proteggere la spalla vulnerabile da traumi durante le procedure di routine.

Correzione della posizione della scapola

Dopo aver inibito qualsiasi ipertono che provochi la rotazione della spalla verso il basso e all'indietro, si insegna al paziente a elevare anteriormente la spalla in direzione del naso (Fig. 8.6). "Il ripristino della postura normale della scapola porta a ristabilire una funzione passiva (ma efficace) dell'articolazione della spalla (glenomerale) – il meccanismo di blocco dell'articolazione della spalla" (Basmajian 1979, 1981).

La terapista riduce la spasticità usando quelle attività che muovono il tronco prossimalmente contro la scapola distalmente, come ad esempio il rotolamento sul lato plegico, il carico sul braccio con il trasferimento laterale del peso, la mobilizzazione manuale della scapola nella direzione desiderata. Quando mobilizza la scapola in completa elevazione e protrazione, la terapista deve muovere contemporaneamente in avanti le spalle del paziente. In altro modo, la spalla sana ruoterà posteriormente e la protrazione del lato plegico sarà apparente e incompleta.

Riduzione della tensione contraria del sistema nervoso per correggere la sublussazione e riacquistare il controllo muscolare attivo

Quando l'aumento della tensione nel sistema nervoso centrale è la causa principale della sublussazione, la correzione della postura della scapola e della posizione della testa omerale nella fossa glenoidea richiede un diverso approccio, perché in questo caso il cingolo scapolare è già elevato, con il capo del paziente trazionato sull'altro lato (Fig. 12.8). Per superare il problema la terapista deve mobilizzare il sistema nervoso in un'ampia gamma di posizioni di partenza, nei modi descritti nel Cap. 15. Ad esempio, in posizione seduta, l'escursione della flessione laterale del collo può essere progressivamente aumentata, così che le strutture neurali responsabili dell'eccessiva elevazione del cingolo scapolare recuperino la possibilità di allungarsi. Mentre con una mano aiuta le ripetute flessioni laterali del collo del paziente, la terapista deve usare l'altro braccio per impedire che contemporaneamente avvengano movimenti compensatori. Con la mano posizionata sulla spalla, la terapista mantiene abbassato il cingolo scapolare e usa il palmo della mano per tenere ferma la scapola che altrimenti tenderebbe a scollarsi. L'avambraccio preme sulle coste inferiori del paziente per stabilizzare la gabbia toracica e il tronco superiore (Fig. 12.8b). Immediatamente dopo la mobilizzazione, la sublussazione della spalla scompare completamente quando la terapista aiuta il paziente a mantenere la corretta posizione del cingolo scapolare e le coste posizionate in basso e verso la linea mediana del corpo (Fig. 12.8c).

Stimolazione dell'attività o del tono dei muscoli stabilizzatori della spalla

Quando si sono superati i fattori che provocano le cause A o B ed è stata corretta la posizione anormale della scapola, il controllo muscolare volontario diventa di primaria importanza per mantenere la protezione dell'articolazione della spalla anche quando il braccio è in movimento.

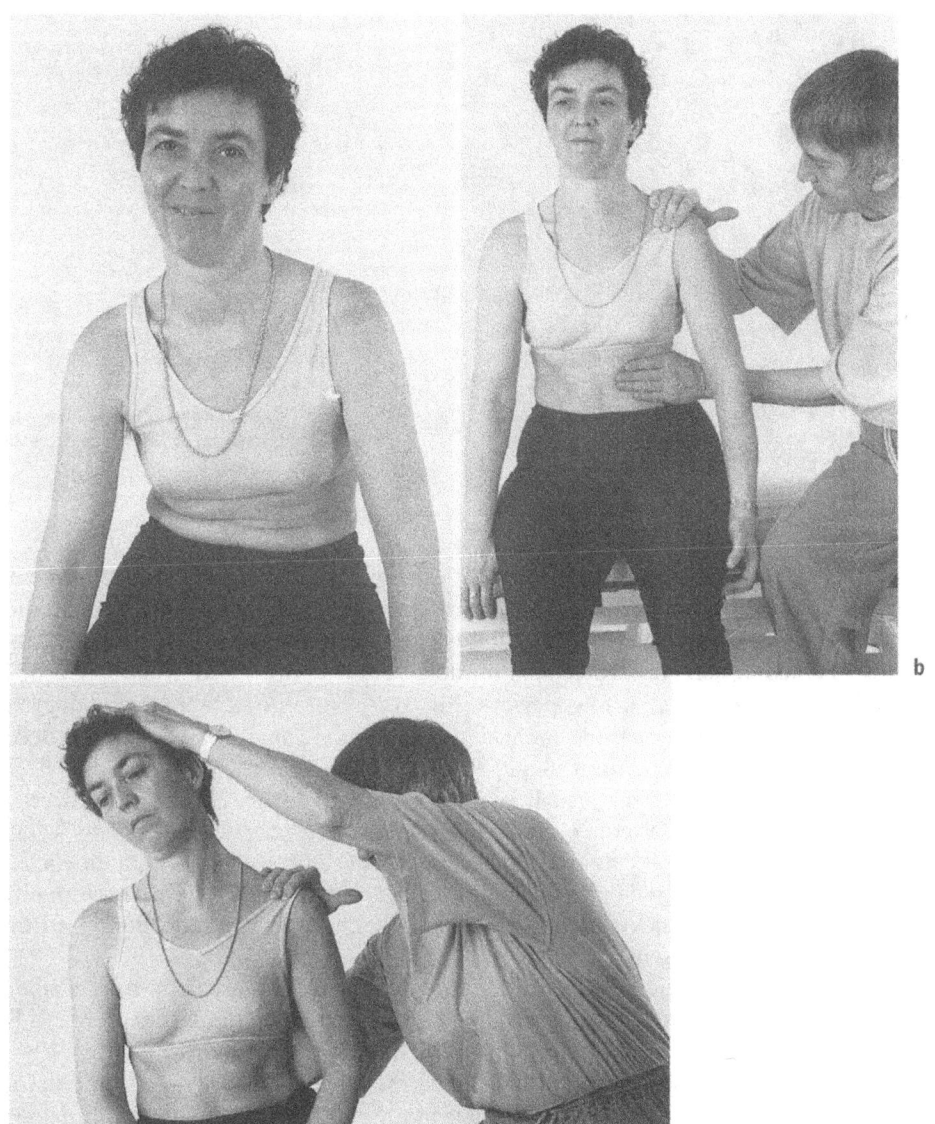

Fig. 12.8a, c. Correzione della sublussazione causata da un'eccessiva tensione del sistema nervoso (emiplegia sinistra). **a** Postura tipica con flessione laterale del collo, elevazione del cingolo scapolare e allungamento dell'emitronco plegico. **b** Stabilizzazione della scapola e del torace durante la flessione laterale del collo per mobilizzare i nervi cervicali. È chiaramente visibile l'incremento della tensione neurale. **c** Mantenendo la postura corretta delle coste e del cingolo scapolare non si osserva più la sublussazione della spalla

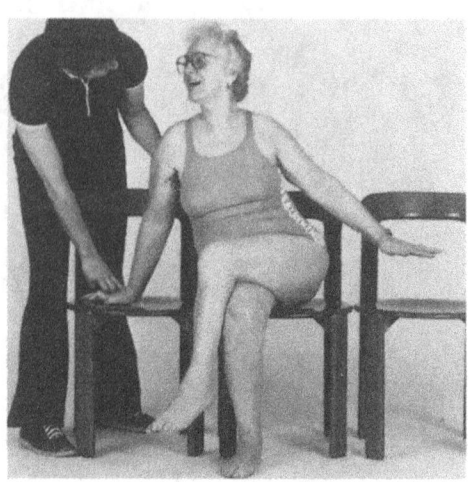

Fig. 12.9. Trasferimento di carico sul braccio plegico con la spalla sostenuta (emiplegia destra)

Tutte le attività descritte nel Cap. 8 per stimolare il ritorno della funzione nel braccio possono venire usate per attivare i muscoli che circondano e stabilizzano la spalla. Sono particolarmente utili quelle in cui si trasferisce il carico sul braccio plegico e, per via indiretta, si stimola l'attività attraverso la compressione delle articolazioni dell'arto superiore (Fig. 12.9). Durante tutte le attività di carico, la terapista deve usare le mani per assicurare il corretto allineamento della scapola, del tronco e, naturalmente, delle stesse articolazioni della spalla.

Inoltre, l'attività dei muscoli implicati può essere incoraggiata più direttamente attraverso un'attenta e graduale stimolazione.

- La terapista sostiene in avanti il braccio del paziente e con l'altra mano dà dei colpetti rapidi verso l'alto sotto la testa dell'omero (Fig. 12.10a). S'incrementa il tono e l'attività del deltoide e del sovraspinoso elicitando dal basso un riflesso di stiramento.
- Tenendo il braccio del paziente in avanti, la terapista dà un'approssimazione veloce e ripetuta lungo il palmo della mano e gli chiede di tenere avanti la mano senza che la spalla si muova indietro (Fig. 12.10b).
- Con le dita estese, la terapista striscia in modo deciso con la mano sui muscoli sottospinoso, deltoide e tricipite, muovendola rapidamente in direzione prossimo-distale (Fig. 12.10c).
- Sfregamenti veloci con un cubetto di ghiaccio possono aiutare a stimolare l'attività dei muscoli quando vengono applicati prima di tentare il movimento attivo.

Mantenere indolore la piena escursione di movimento passivo

Si può ottenere il mantenimento dell'escursione di movimento passivo e indolore senza traumatizzare l'articolazione e le strutture che la circondano, svolgendo con cura e accuratezza le attività descitte nei Cap. 5 e 8. Quando muove passiva-

12 • Problemi della spalla associati all'emiplegia

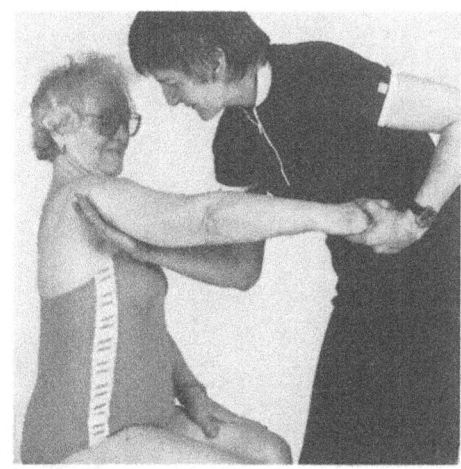
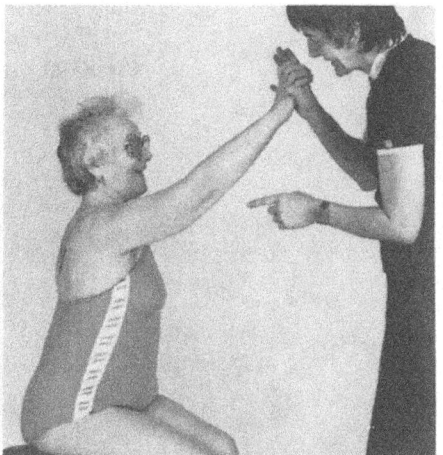
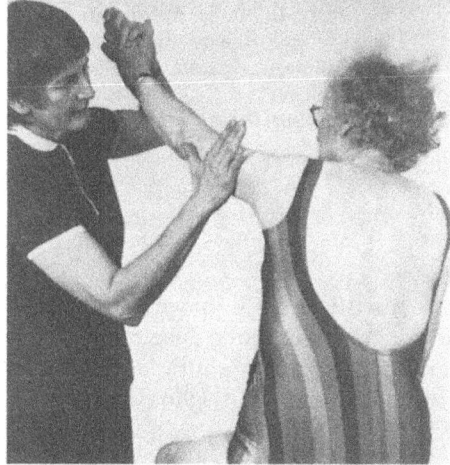

Fig. 12.10a-c. Stimolazione dell'attività nei muscoli che stabilizzano la spalla. **a** Tapping sulla testa dell'omero. **b** Approssimazione ripetuta attraverso il palmo della mano. La paziente non manifesta attività volontaria del braccio (emiplegia destra). **c** Veloce strofinamento prossimo-distale sui muscoli estensori

mente il braccio del paziente, la terapista si deve assicurare che la testa dell'omero sia posizionata correttamente dentro la fossa glenoidea per tutta l'escursione del movimento. Circondando la testa dell'omero con le dita di una mano, la terapista la ruota esternamente e facilita il lieve movimento verso il basso che avviene quando la spalla si flette. Con l'altra mano muove con attenzione in alto verso l'elevazione il braccio del paziente mantenuto passivamente esteso. Durante il movimento passivo, la punta delle dita della terapista forma un cuscinetto che protegge la testa omerale dalla compressione contro il cercine articolare o il processo dell'acromion (Fig. 12.11).

Durante le attività terapeutiche non si dovrebbe mai produrre dolore nell'articolazione della spalla o attorno ad essa. Il dolore indica che qualche stuttura sta venendo compromessa e la terapista deve reagire immediatamente sia dimi-

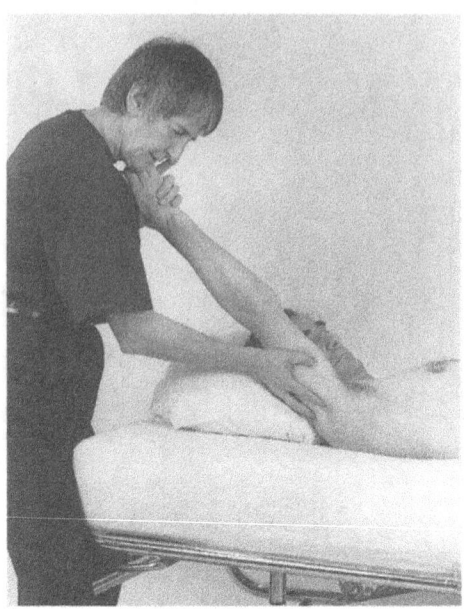

Fig. 12.11. Durante i movimenti passivi del braccio, le dita della mano della terapista allineano la testa dell'omero nella fossa glenoidea e gli impediscono di urtare contro le altre superfici ossee

nuendo l'ampiezza del movimento, sia modificando il proprio sostegno. Correggendo la posizione della scapola e sostenendo in modo adeguato l'articolazione scapolare, si eliminerà di solito il problema e si consentirà un'escursione indolore del movimento, ma se ciò non accadesse, è molto meglio non muovere per niente la spalla, piuttosto che muoverla causando dolore.

Proteggere la spalla da traumi durante le procedure di routine

Si deve evitare il dolore non solo durante i movimenti passivi del braccio o le altre attività terapeutiche, ma anche quando si aiuta il paziente a muoversi nel letto o a trasferirsi su una carrozzina. L'intera équipe dev'essere consapevole dei rischi potenziali ed essere attentamente informata su come proteggere la spalla del paziente mentre lo si posiziona, sposta, o aiuta nelle attività della vita quotidiana. Quando esamina l'escursione del movimento e l'allineamento dell'articolazione della spalla, anche il medico può causare traumi alle sensibili strutture se solleva il braccio dall'estremità distale senza sostenere prossimalmente la scapola e la testa dell'omero. Ugualmente importanti sono i familiari del paziente, che possono altrimenti inavvertitamente traumatizzare la spalla quando lo assistono durante il giorno. Come indicano così giustamente Smith e coll. (1982), "la corretta manipolazione del paziente nelle fasi precoci dell'ictus è importante per prevenire le conseguenze dell'alterato allineamento della spalla".

Sostenere il braccio senza immobilizzazione

Quando il paziente è disteso a letto, la sublussazione della spalla si riduce in modo automatico e non è necessario alcun ulteriore supporto se egli viene accuratamente girato e posizionato. Naturalmente, il posizionamento corretto è importante e ogni volta che il paziente sta seduto per lungo tempo dovrebbe starvi con il braccio sostenuto in avanti su un tavolo. Tuttavia, dev'essere incoraggiato a sollevare il braccio frequentemente durante il giorno, usando la mano sana per aiutare la completa elevazione. Quando il paziente cammina per brevi distanze, si sposta tra i diversi reparti per la terapia o esegue compiti routinari della vita quotidiana, il braccio dovrebbe essere lasciato libero di muoversi e partecipare attivamente per quanto possibile.

Non si dovrebbe usare un bendaggio a triangolo per sostenere il braccio, perché ciò non diminuisce la sublussazione e può avere ripercussioni negative (Fig. 12.12). In un attento studio, anche se condotto con un piccolo gruppo di pazienti emiplegici recentemente colpiti da ictus, Hurd e coll. (1974) non hanno trovato alcuna apprezzabile differenza tra i pazienti trattati con una fascia al collo e quelli senza, usando come parametri l'escursione di movimento della spalla, il dolore e la sublussazione. Friedland (1975) concorda con il fatto che "non c'è alcun bisogno di sostenere una spalla non dolente per prevenire o correggere la sublussazione, perché il sostegno non previene, migliora, cura o riduce la deformità". Carr e Shepherd (1982) sostengono che "Sembra che gli studi radiografici mostrino che nessun bendaggio a triangolo è efficace", opinione confermata da più recenti studi radiografici che non hanno rilevato alcuna soddisfacente riduzione della sublussazione (Braus 1990).

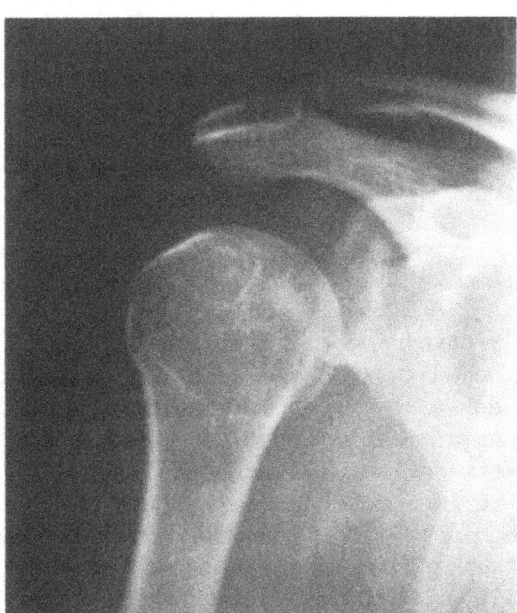

Fig. 12.12. La radiografia della spalla con il braccio sostenuto da un bendaggio a triangolo non mostra alcuna riduzione della sublussazione

Voss (1969) riferisce l'accordo di un gruppo di terapisti contrari all'utilizzo della fascia per il braccio, perché interferisce sulla percezione dello schema corporeo, immobilizza il braccio, rinforza il tono flessorio, condiziona la postura e impedisce il cammino normale. Semans (1965) descrive con chiarezza gli effetti deleteri che può avere il "legare il braccio con una fascia contro il corpo":
- Anosognosia di Fosters o dissociazione funzionale dal movimento globale del corpo.
- Accentua e incoraggia lo schema spastico (in flessione) del braccio.
- Impedisce l'uso del braccio a fini posturali o di sostegno quali girarsi, alzarsi da una sedia o tenere fermo un oggetto per l'altra mano.
- Impedisce l'oscillazione compensatoria del braccio o la possibilità di essere guidato dal lato plegico durante la rieducazione del cammino.
- Depriva il paziente delle infomazioni discriminative estero e propriocettive, producendo un'iperestesia da squilibrio di regolazione dell'input spinotalamico.
- Aumenta la tendenza al ristagno venoso e linfatico conseguente all'immobilità.

Sono stati elaborati e propugnati molti mezzi alternativi per sostenere la spalla, ma ciascuno presenta svantaggi, nonostante si sostenga il contrario (Zorowitz e coll. 1995). Molti tendono a compromettere una circolazione già a rischio, comprimendo l'ascella o utilizzando un cuscinetto di sostegno per il peso del braccio. Il "rotolo ascellare Bobath", una volta molto diffuso, è stato ritenuto sconsigliabile per questo preciso motivo. Un supporto protesico sviluppato in Olanda e progettato da Sodring (1980) evita la compressione, ma, come il bendaggio a triangolo, priva il braccio delle informazioni derivanti dall'uso attivo e dall'attenzione portatavi, con ulteriore negligenza dell'arto e può facilmente condurre a un "non utilizzo appreso" come quello descritto da Taub (1980).

L'osservazione di centinaia di pazienti in un periodo di 25 anni, per i quali non è stata usata alcuna forma di sostegno, fornisce prove convincenti del fatto che l'accurato trattamento attivo, la corretta mobilizzazione e posizionamento danno i migliori risultati.

Conclusione

Si dovrebbe ricordare che la sublussazione della spalla è estremamente comune nella popolazione colpita da ictus, ma non è la causa principale di condizioni dolorose o della limitazione di movimento. Quando la scapola è mobile, la sublussazione non è dolorosa (B. Bobath 1978). Il braccio che pende flaccido e ipotonico diverrà sublussato, ma ciò non è un fattore del quale ci si dovrebbe preoccupare eccessivamente (Johnstone 1978) e la sublussazione è innocua sino a quando l'escursione passiva di movimento non è dolorosa (Mossman 1976). La sublussazione della spalla non è di per sé dolorosa (Davies 1980) (Fig. 12.13a, b). Tuttavia è estremamente importante che la spalla sublussata non protetta o male allineata non diventi una spalla dolorosa, con riduzione dell'escursione di movi-

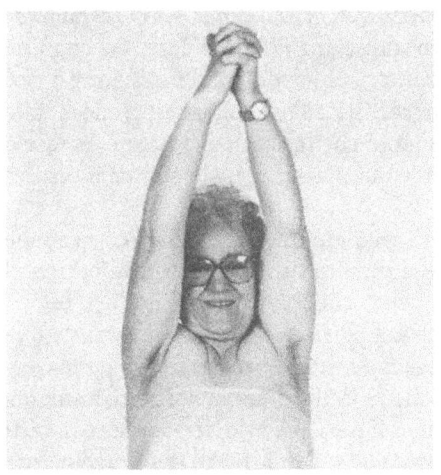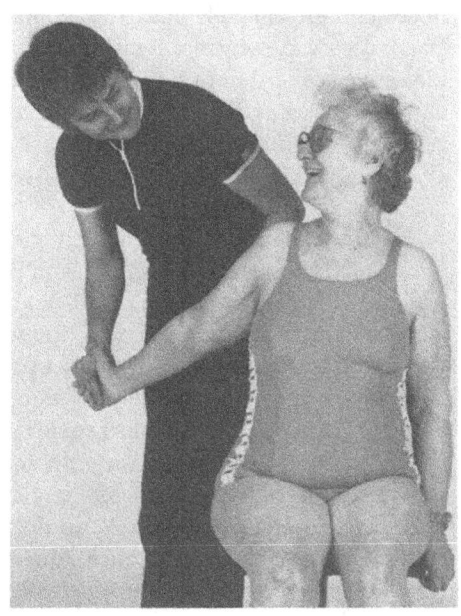

Fig. 12.13a, b. La spalla sublussata non è di per sé dolorosa (emiplegia destra). **a** L'elevazione completa autoassistita è indolore. **b** Non si provoca dolore persino nelle posizioni estreme (stessa paziente della Fig. 12.4)

mento passivo o attivo, perché l'obiettivo principale inizia dal recupero del controllo motorio di un complesso articolare integro.

Se la sublussazione non è la causa del dolore alla spalla, allora secondo Ring e coll. (1993) la sua insorgenza deve essere attribuita a cause diverse. Tali autori non hanno trovato alcuna correlazione tra grado di sublussazione e dolore riferito negli stadi precoci e persino cronici dell'emiplegia. Non è stata trovata correlazione tra quantità del dolore e sublussazione, spasticità, forza o sensibilità (Joynt 1992).

La spalla dolorosa

La spalla dolorosa in genere si sviluppa abbastanza presto dopo l'insorgenza dell'ictus, quando il paziente è particolarmente vulnerabile e ha bisogno dell'aiuto delle altre persone per ogni movimento. Del 61% dei pazienti che svilupparono un diffuso dolore alla spalla a seguito dell'emiplegia, due terzi lo svilupparono nelle prime 4 settimane successive all'insorgenza dell'ictus e i rimanenti nei 2 mesi successivi (Braus 1990). Il dolore, tuttavia, si può sviluppare in uno stadio più avanzato, persino dopo alcuni mesi. L'arto superiore può apparire piuttosto flaccido o mostrare una notevole spasticità. La sublussazione può essere o meno presente, ma poiché molti pazienti emiplegici mostrano segni di sublussazione negli stadi iniziali della malattia, è logico dedurre che molti pazienti che manifestano dolore presentino anche un cattivo allineamento articolare. La comune idea errata che il dolore alla spalla sia il diretto risultato della sublussazione nasce dal fatto che, in genere, le indagini radiografiche all'articolazione glenomerale vengono eseguite solo se il paziente si lamenta che la spalla è dolente. La lastra evidenzia una sublussazione e ne consegue automaticamente l'erronea interpretazione causa-effetto.

Il dolore alla spalla si sviluppa in genere secondo uno schema tipico, sebbene possa anche subentrare improvvisamente a seguito di un evento traumatico. Il paziente inizia a lamentarsi di un dolore acuto che insorge alla fine dell'escursione articolare, quando il braccio viene mosso durante la terapia o durante una visita. Egli è in grado di indicare con precisione la zona circoscritta in cui avverte il dolore. Se non si eliminano i fattori che lo determinano, il dolore aumenta dopo un certo periodo o anche rapidamente e il paziente manifesta dolore in tutti i movimenti, in particolare durante l'elevazione e l'abduzione del braccio. Può provare dolore solo con il braccio in alcune posizioni, o persino di notte quando è sdraiato a letto. Può avvertire un dolore forte e improvviso non solo ai gradi estremi del movimento, ma anche quando il braccio viene abbassato per rimetterlo lungo il corpo, o in determinate fasi del movimento.

Il paziente incontra difficoltà sempre maggiori a mostrare il punto esatto in cui avverte dolore e indica l'area circostante il deltoide passando la mano sul ventre muscolare. Se non si modifica l'approccio terapeutico, il paziente soffre sia di giorno che di notte e non è in grado di tollerare neppure il minimo movimento del braccio. Si lamenta di un dolore diffuso, che in alcuni casi interessa tutto il braccio ed anche la mano. Il dolore dev'essere davvero molto intenso se può ridurre uomini forti ed energici in uno stato d'impotenza, a gemere e pregare la terapista di non muovere il braccio o a rifiutare aggressivamente che il braccio sia anche solo toccato. Alcuni pazienti possono cercare addirittura di evitare del tutto la terapia.

La condizione dolorosa non deve essere accettata come parte o sintomo della malattia. Se non è presente sin dall'inizio, è chiaro che dev'essere accaduto qualcosa che l'ha provocata.

Possibili cause del dolore alla spalla

"La spalla è essenzialmente un insieme di sette articolazioni, che si muovono tutte in modo sincrono e che si sovrappongono l'una all'altra per assicurare movimenti completi e indolori" (Cailliet 1980). Qualsiasi interruzione di questa coordinata interazione potrebbe causare dolore o limitazione dei movimenti. Per capire i meccanismi alterati che causano dolore nella spalla emiplegica, si devono prendere in particolare considerazione i seguenti aspetti del funzionamento della spalla normale.
1. Il ritmo scapolo-omerale descritto da Codman (1934) e da Cailliet (1980) consente al braccio di sollevarsi gradualmente sino alla completa elevazione (Fig. 12.14). Quando si sta in piedi normalmente con il braccio lungo il fianco, si

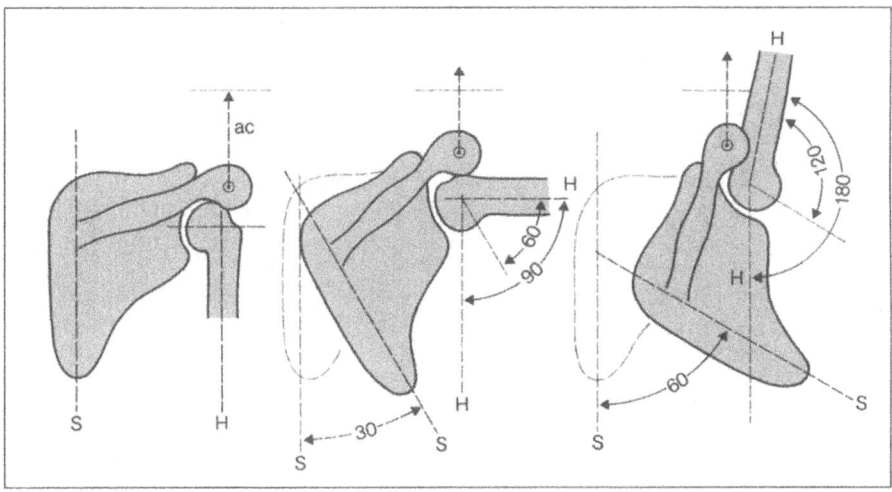

Fig. 12.14. Il ritmo scapolo-omerale (Codman 1934). O, Omero; S, scapola

può dire che la scapola e l'omero sono posti a 0°. Mentre si abduce il braccio, esiste un rapporto di 1:2 tra la rotazione della scapola e il movimento gleno-omerale. Ciò significherebbe che quando il braccio è addotto a 90° si verificano 60° di movimento all'articolazione gleno-omerale e 30° di rotazione della scapola. L'elevazione completa del braccio a 180° viene effettuata con un movimento gleno-omerale di 120° e 60° di rotazione della scapola. Il movimento avviene seguendo uno schema ritmico, fluido che il tono muscolare consente senza ostacoli. La scapola ruota per modificare l'allineamento della fossa glenoidea e senza la rotazione il braccio non può né abdursi, né elevarsi completamente.
2. La rotazione esterna dell'omero è essenziale per permettere al braccio di abdursi completamente, dato che essa permette alla grande tuberosità dell'omero di passare dietro l'acromion. "Con il braccio intraruotato, la grande tuberosità urta contro l'arco coraco-acromiale e impedisce che l'abduzione vada oltre i 60°" (Cailliet 1980).
3. Un movimento di scivolamento verso il basso della testa dell'omero nella fossa glenoidea deve accompagnare la rotazione esterna per far sì che la grande tuberosità passi liberamente sotto la volta coraco-acromiale.

Nell'emiplegia, se il paziente accusa dolori e una perdita dell'escursione articolare della spalla, è molto probabile che uno o tutti questi meccanismi siano stati alterati dal tono e dall'attività muscolare anormale e non equilibrata. Nell'arto superiore predomina lo schema in spasticità flessoria. Le componenti di depressione e retrazione della scapola e di rotazione interna dell'omero assumono un particolare rilievo per la genesi del dolore.

Il dolore insorge in seguito a traumi all'articolazione e/o ai tessuti molli che la circondano, traumi di diversa gravità causati da:

Perdita del ritmo scapolo-omerale

Quando il braccio del paziente viene sollevato allontanandolo dal corpo, esiste un ritardo nella rotazione della scapola. Le strutture poste tra il processo dell'acromion e la testa omerale sono meccanicamente compresse tra i due elementi

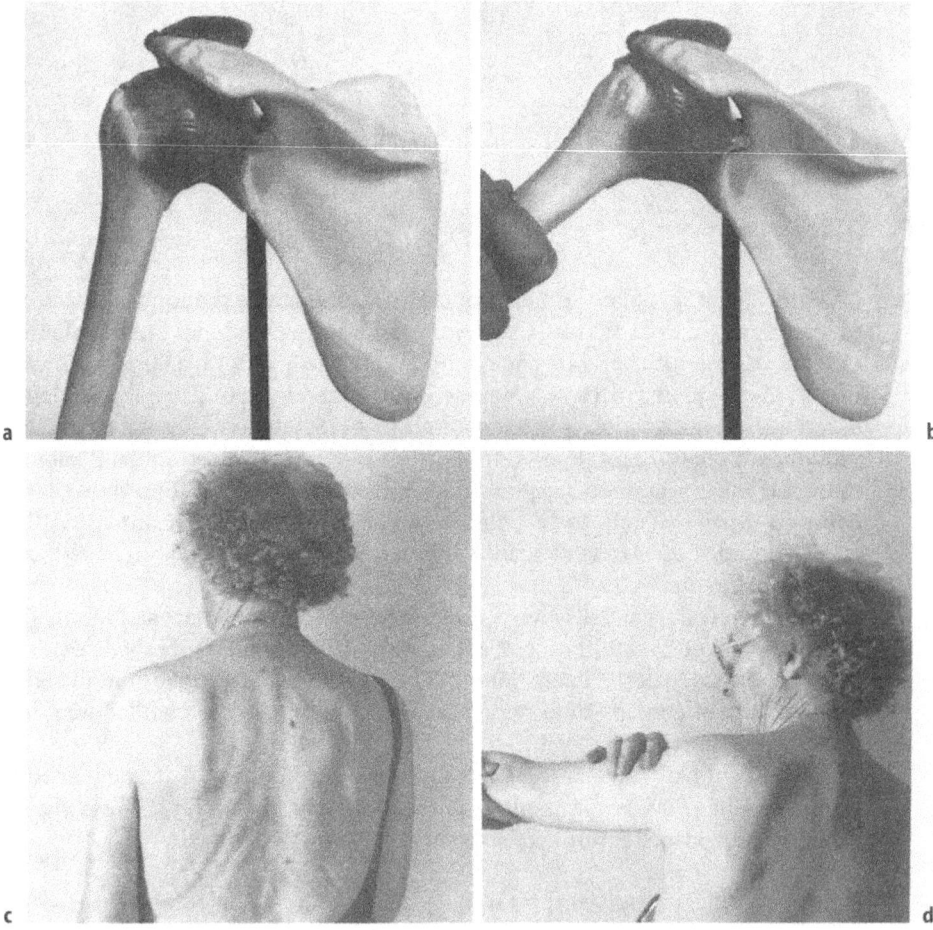

Fig. 12.15a-d. La perdita del ritmo scapolo-omerale provoca un trauma alla spalla (emiplegia sinistra). **a** Modello dell'articolazione della spalla con l'omero in posizione neutra. **b** Modello dell'articolazione della spalla che mostra il meccanismo del trauma quando l'omero è abdotto. **c** Paziente con il braccio lungo il fianco. **d** Quando il braccio viene sollevato, la scapola non ruota e la paziente prova dolore alla spalla

ossei. Un modello della spalla mostra chiaramente l'effetto di pizzicamento che avviene quando l'omero si solleva lateralmente e la scapola rimane fissa (Fig. 12.15a, b).

In modo simile, se la scapola non si muove a sufficienza quando il braccio è sollevato passivamente, si verifica un trauma e il soggetto avverte dolore nella zona in cui si trovano le strutture complesse (Fig. 12.15c, d). Lo stesso può accadere se il paziente esegue scorrettamente il movimento autoassistito del braccio, effettuando una flessione, senza una sufficiente protrazione e rotazione della scapola (Fig. 12.16).

Il ritardo della rotazione della scapola è causato dall'aumento di tono nei muscoli che ne provocano la retrazione e la depressione. Il braccio può sembrare flaccido, ma persino un lieve aumento del tono prossimale a livello della scapola è sufficiente per ritardare la sua simultanea rotazione. Nei punti in cui il tono dei muscoli che circondano la scapola è lo stesso di quello dei muscoli del braccio, il ritmo rimane inalterato e braccio e scapola si muovono insieme alla stessa velocità, fornendo una naturale protezione all'articolazione.

Se, ad esempio, il paziente è ugualmente spastico sia prossimalmente che distalmente, egli può muovere solo lentamente il braccio "pesante" in abduzione e ciò dà anche alla scapola il tempo di ruotare lentamente. Alcuni pazienti con marcato ipertono non presenteranno quindi alcun dolore o limitazione di movimento. Allo stesso modo, pazienti con un marcato ipotono possono non avere dolore pur avendo fatto poca o nessuna terapia. In questi casi il braccio flaccido può essere sollevato facilmente e la scapola libera lo segue come un'ombra.

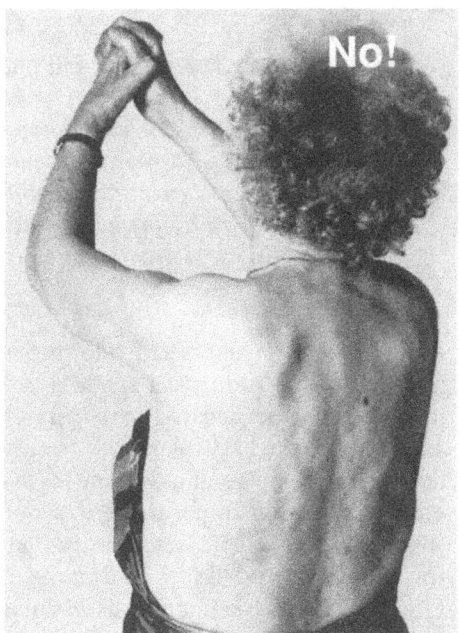

Fig. 12.16. Attività autoassistita del braccio eseguita scorrettamente (emiplegia sinistra)

Qualunque squilibrio, con il tono dei muscoli che circondano la scapola maggiore del tono di quelli che circondano la spalla, provocherà dolore da trauma se il paziente non viene manipolato correttamente.

Insufficiente extrarotazione dell'omero

A causa dell'ipertonicità e dell'accorciamento dei potenti rotatori interni della spalla, il braccio del paziente non riesce ad extraruotare. La grande tuberosità urta contro l'arco coraco-acromiale durante il movimento passivo e provoca dolore. Spesso il paziente sperimenta dolore e debolezza se viene applicata una pressione locale sulla tuberosità. Un comune meccanismo di rottura della cuffia rotatoria è un "pinzamento della zona d'inserzione del legamento della cuffia sulla tuberosità contro l'acromion, che ha luogo quando il braccio viene abdotto con forza senza concomitante extrarotazione perché la tuberosità superi l'acromion" (Bateman 1963).

Una prova convincente che il dolore è causato dall'insufficiente extrarotazione del braccio durante l'elevazione e non dalla sublussazione della spalla è presentata in Fig. 12.17. La paziente fotografata aveva sviluppato un fortissimo dolore alla spalla attraverso una successione di traumi minori. Si sarebbe potuto superare il problema con successo attraverso le procedure terapeutiche descritte in questo capitolo, ma sfortunatamente tale terapia non era disponibile per lei a quel tempo. Invece, un anno dopo l'inizio della malattia, la paziente è ricorsa alla fine a un intervento chirurgico, perché il dolore alla spalla plegica era diventato intollerabile e interferiva con la qualità della vita. Alla visita, il medico che la paziente aveva consultato notava una "contrattura della spalla estremamente fissa in intrarotazione e adduzione" (R. Dewar, comunicazione personale).

È stato eseguito in anestesia generale un intervento chirurgico a sinistra secondo Severs e nella relazione sull'intervento si afferma:

> *"Il braccio è stato ruotato esternamente e sono state identificate le fibre del sottoscapolare. La fascia sovrastante quest'ultimo è stata fortemente tirata e il muscolo sottoscapolare è stato tagliato nettamente, senza recidere la capsula, a circa 1,5 cm medialmente rispetto alla sua inserzione sull'omero. È stato individuato il grande pettorale e reciso a circa 5 cm medialmente dalla sua attaccatura all'omero".*

Il dolore è scomparso recidendo due muscoli la cui azione è quella di ruotare internamente e addurre la spalla e probabilmente perché il braccio è rimasto immobilizzato nel decorso post operatorio e sono stati eliminati i movimenti che traumatizzavano l'articolazione. Un anno dopo l'operazione la spalla non era più dolente, sebbene la sublussazione fosse ancora chiaramente visibile (Fig. 12.17a) e una radiografia confermasse una notevole sublussazione della spalla plegica (Fig. 12.17b). L'attività autoassistita del braccio era possibile senza disagio e la rotazione esterna della spalla durante il movimento era maggiore di quella sana (Fig. 12.17c). Non compariva alcun dolore, neppure quando il braccio veniva portato passivamente in completa elevazione con rotazione esterna (Fig. 12.17d).

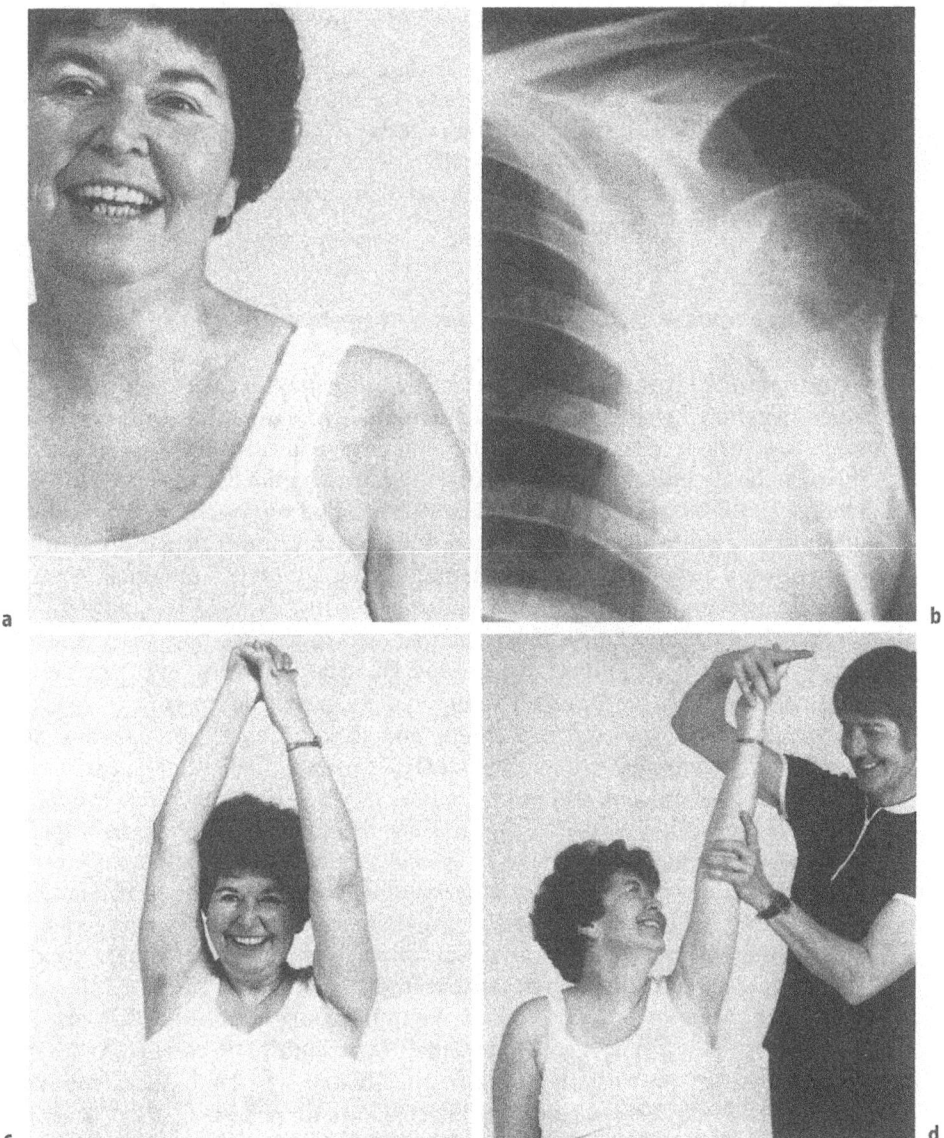

Fig. 12.17a-d. a La paziente un anno dopo l'intervento secondo Severs (emiplegia sinistra). **b** La radiografia effettuata nella stessa posizione conferma una notevole sublussazione (per gentile concessione del Dr. R. Dewar). **c** L'elevazione autoassistita del braccio è indolore. **d** Nonostante la sublussazione, la completa elevazione e rotazione esterna del braccio non provoca dolore

Insufficiente scivolamento verso il basso della testa dell'omero nella fossa glenoidea

In casi meno frequenti c'è dolore nonostante un adeguato movimento della scapola. Alla palpazione si può sentire che la testa dell'omero viene tenuta fortemente sotto l'acromion. Qualunque tentativo di abdurre il braccio causerà dolore, perché l'ipertono impedisce il normale scivolamento verso il basso della testa dell'omero nella fossa glenoidea.

Attività che spesso provocano traumi dolorosi

- *Escursione di movimenti passivi senza che la scapola venga portata nella posizione corretta e l'omero in extrarotazione.* Se, invece di mobilizzare prima la scapola e sostenere la spalla da sotto come dovrebbe, la terapista o l'infermiera solleva il braccio in modo scorretto dall'estremità distale (Fig. 12.18a), i tessuti molli vengono compressi (Fig. 12.18b). Una volta elicitato il dolore, si instaura un circolo vizioso. Nell'uomo, dolore e paura aumentano il tono flessorio e così il paziente che ha sperimentato dolore durante il movimento passivo avrà un aumento nel tono flessorio ancor prima di svolgere di nuovo l'esercizio. L'aumento del tono nello schema flessorio spastico fissa la scapola in depressione e il braccio in intrarotazione. Qualsiasi tentativo di forzare l'elevazione del braccio porterà a un aumento della gravità del trauma.
- *Aiutare il paziente a trasferirsi dal letto alla sedia tirandolo per il braccio.* Se l'infermiera o la terapista aiuta il paziente a trasferirsi dal letto alla carrozzina tenendogli il braccio, non può sostenere la pesantezza del tronco e, quando egli si muove, il peso del corpo costringe l'abduzione della spalla. La spalla viene facilmente danneggiata. Lo stesso può accadere quando si aiuta il paziente a camminare e lo si assiste tenendogli la mano e il braccio, o sostenendo l'arto plegico sulle proprie spalle. Qualsiasi perdita di equilibrio o movimento improvviso causa immediatamente l'abduzione forzata del braccio e l'avvicinamento dell'omero all'acromion.
- *Sollevare il paziente portandolo indietro in modo scorretto sulla carrozzina.* L'assistente cerca di correggere la postura del paziente dopo che è scivolato in giù sulla carrozzina. L'assistente sta in piedi dietro il paziente e, mettendo la mano sotto il suo braccio, cerca di spingerlo indietro nella sedia (Fig. 12.18c). La spalla plegica senza protezione è forzata in abduzione dal peso del corpo. La stessa cosa può accadere se l'assistente cerca di sollevare il paziente per farlo uscire dalla vasca da bagno quando egli non è ancora in grado di aiutare attivamente con il movimento.
- *Sollevare il braccio prendendolo dalla mano durante le attività infermieristiche.* La spalla non è sostenuta in modo adeguato durante le procedure che implicano il movimento del braccio, quali misurazione della pressione, lavare l'ascella, girare a letto il paziente o vestirlo in modo passivo (Fig. 12.18d).
- *Usare pulegge reciproche.* Si è spesso supposto erroneamente che il paziente possa mantenere la totale ampiezza del movimento della spalla lavorando con

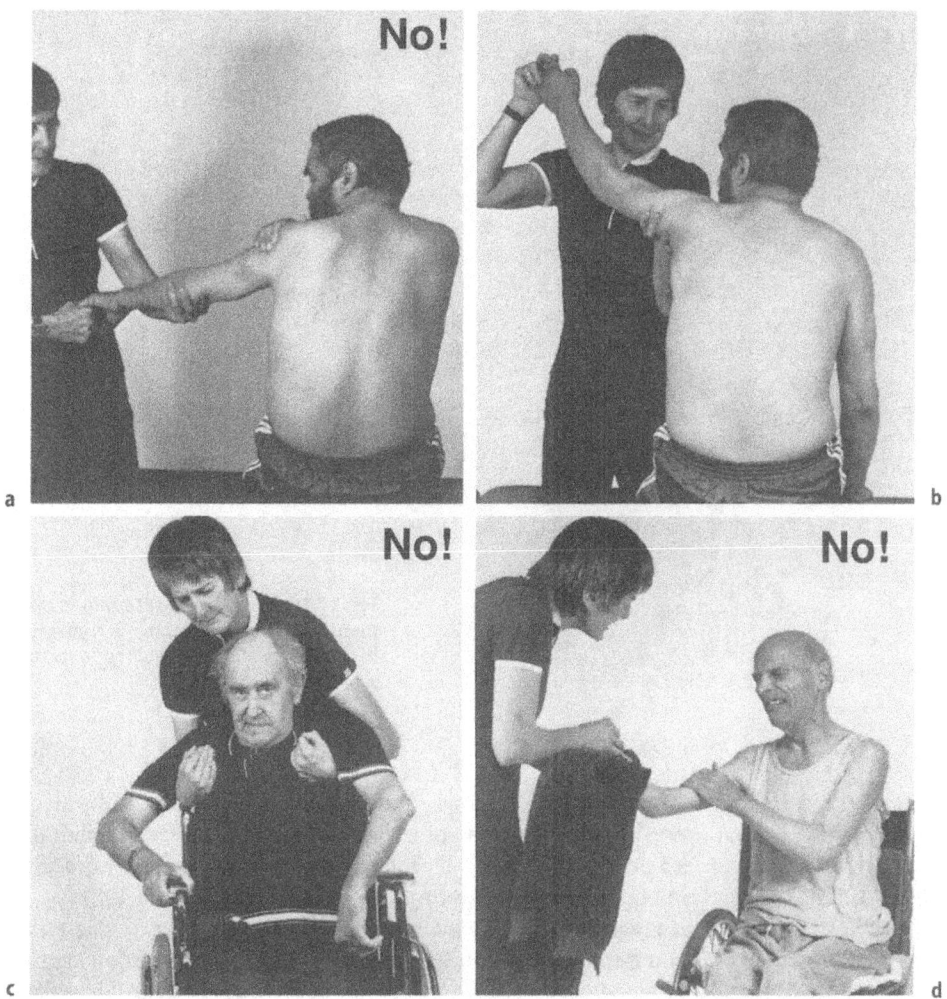

Fig. 12.18a-d. Senza adeguato sostegno, la spalla si traumatizza facilmente durante le attività di routine. **a** Quando si solleva il braccio senza ruotare la scapola. **b** Il corretto sostegno della spalla e la rotazione della scapola rendono indolore il movimento (emiplegia sinistra). **c** Quando si solleva il paziente portandolo indietro sulla carrozzina in modo scorretto. **d** Quando si infila il braccio del paziente nella manica (emiplegia destra)

pulegge reciproche, perché con la mano plegica tenuta alla maniglia può tirare ripetutamente il braccio plegico verso l'alto in abduzione ed elevazione con la mano sana. Al contrario, facendo ciò il paziente traumatizza la spalla cercando di forzare la rotazione interna ed elevazione del braccio, con conseguente dolore e diminuzione dell'escursione articolare. Najenson e coll. (1971) e Irwin-Carruthers e Runnals (1980) descrivono il danno prodotto alle

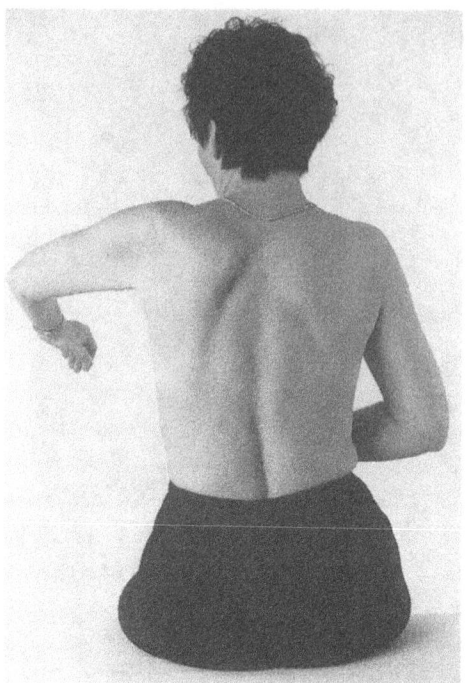

Fig. 12.19. Se il paziente esercita movimenti attivi ripetuti con un controllo insufficiente della scapola può traumatizzare la spalla

strutture circostanti alla spalla durante gli esercizi con le pulegge. "Le pulegge per la spalla non forniscono una rotazione della scapola e una rotazione esterna dell'omero adeguate e non dovrebbero essere usate come mezzo per ottenere l'elevazione passiva del braccio plegico" (Griffin e Reddin 1981).

- *Esercitare troppo vigorosamente l'elevazione attiva del braccio.* Il paziente che ha un controllo della scapola inadeguato esercita ripetutamente l'elevazione del braccio in modo attivo, sia da solo che su incoraggiamento del terapista (Fig. 12.19). A causa della difficoltà della scapola nel fornire un'origine stabile ai muscoli che partecipano al movimento, l'attività muscolare produce una compressione delle sensibili strutture comprese tra le superfici ossee.

Prevenzione e trattamento

Quando le cause che provocano la spalla dolorosa vengono attentamente evitate, si può prevenire del tutto tale condizione. Si dovrebbe porre particolare attenzione alla posizione del paziente quando è disteso a letto o seduto in carrozzina e a come viene assistito quando si sposta. Tutti i movimenti passivi del braccio devono essere preceduti dalla completa mobilizzazione della scapola e, durante i movimenti distali del braccio, la scapola deve essere sostenuta in modo tale che la fossa glenoidea continui a rimanere orientata in alto e in avanti.

La prevenzione e il successo del trattamento della spalla dolorosa dipendono dal fatto che tutti i membri dell'équipe comprendano ed evitino le possibili cause. Qualunque posizione o attività che causi dolore deve essere immediatamente modificata o svolta in modo da eliminare il dolore. Il paziente deve essere istruito a segnalare immediatamente alla terapista quando qualunque movimento gli sta provocando sofferenza e la terapista, guidata dal feedback del paziente, può evitare di danneggiare le strutture sensibili. Le informazioni del paziente sul dolore costituiscono l'unico modo con cui la terapista può sapere con sicurezza che non sta danneggiando i tessuti, perché altrimenti le è impossibile sentire o vedere il momento in cui provoca il trauma. Per nessun motivo la terapista deve pensare che il paziente stia facendo storie inutili, o credere che il paziente dovrebbe sopportare un certo grado di dolore "per il suo bene". Rispetto a ciò, è importante accettare pienamente il principio che solo chi soffre può valutare la gravità del dolore (Waddel e coll. 1993) e che la percezione del dolore è unicamente individuale e fortemente dipendente dalla condizione delle strutture neurali (Van Cranenburgh 1995).

Superare i primi segnali di dolore

Se un paziente che fino a quel momento non si è mai lamentato, un giorno accusa inaspettatamente dolori alla spalla, la terapista dovrebbe lavorare per ottenere l'escursione completa del movimento indolore quello stesso giorno. Presta parti-

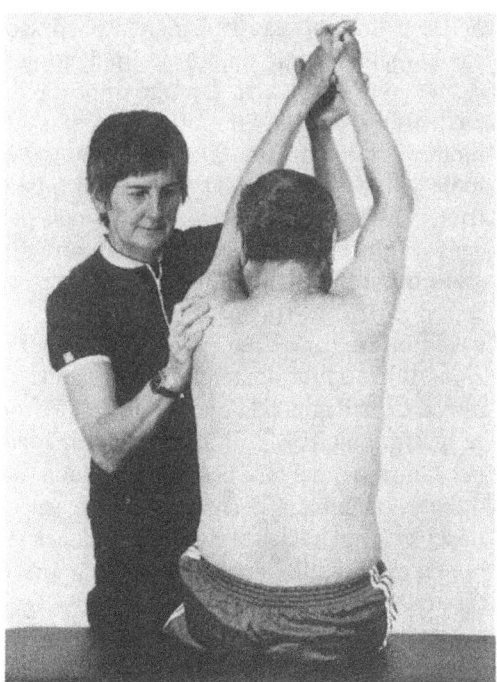

Fig. 12.20. Correggere l'attività autoassistita del braccio del paziente (emiplegia sinistra)

colare attenzione a mobilizzare la scapola e a utilizzare la rotazione del tronco per inibire l'ipertono prima di muovere il braccio. Il paziente dovrebbe essere incoraggiato a continuare gli esercizi autoassistiti del braccio e la terapista controlla che li svolga con cura e in modo corretto senza causarsi dolore (Fig. 12.20).
È importante incoraggiare il paziente a continuare a muovere il braccio, perché quando qualcosa provoca dolore la maggior parte delle persone tenderà a tenere ferma quella parte e, cosa più grave, in flessione. Ad esempio, se qualcuno sbatte il gomito contro lo spigolo della porta, flette il braccio tenendolo saldamente contro il corpo e sorregge il gomito con l'altra mano, assumendo una postura completamente flessa. Se il paziente avverte dolore alla spalla, la tiene flessa ed è restio a muoverla. L'ipertono flessorio aumenta e fissa più fortemente la scapola in depressione e retrazione e la spalla in rotazione interna. Se non si interrompe il circolo vizioso, l'escursione passiva di movimento sarà quasi certamente più dolorosa il giorno successivo. È molto importante prevenire il ripetersi del trauma e si dovrebbe porre particolare attenzione ai trasferimenti, al modo in cui il paziente viene aiutato a vestirsi e a come viene assistito dagli altri durante la deambulazione. Si dovrebbe controllare il posizionamento a letto e il paziente dovrebbe stare il più possibile nella posizione corretta sul lato plegico, con la spalla ben in avanti in protrazione.

Trattamento della spalla fortemente dolorosa

Per un paziente che ha già sviluppato una spalla rigida e dolorosa prima dell'inizio del programma di trattamento corretto, l'approccio è diverso. Quando arriva per la prima seduta di trattamento, spesso dirà immediatamente alla terapista che la spalla è molto dolorosa, chiedendole contemporaneamente di non muovere, per favore, il braccio. È molto importante che la terapista rispetti i desideri del paziente e trattenga l'impulso immediato di valutare esattamente come il movimento è realmente limitato. Se la terapista solleva il braccio, sicuramente gli farà male e la relazione paziente/terapista risentirà di un cattivo inizio. Inevitabilmente, dal momento in cui il paziente si è lamentato del dolore alla spalla, sia medici che terapisti gli avranno mosso il braccio per verificare l'escursione di movimento e ogni volta egli avrà provato dolore.

■ **Diminuire l'ansia.** La terapista all'inizio non dovrebbe prendere in considerazione il braccio e dovrebbe trattare tutti gli altri aspetti della disabilità, finché non si è guadagnata la piena fiducia e la confidenza del paziente. Per raggiungere questo obiettivo, egli ha bisogno di sperimentare dei successi nell'equilibrio, nel cammino, nel fare le scale o in qualsiasi altra attività. Il tempo richiesto per ottenere la fiducia del paziente sarà variabile e per qualcuno possono essere necessarie anche delle settimane, ma sarà tempo ben speso. La rigidità della spalla non si sviluppa improvvisamente e un'altra settimana o due non comprometteranno il risultato finale.

Se il paziente ha paura perché anticipa il dolore, il dolore si produrrà prima ancora di muovere il braccio. La paura incrementa il tono soprattutto nei gruppi muscolari flessori; le persone tendono a ripiegarsi su se stesse quando hanno paura. Allo stesso modo il paziente aumenterà il tono nei gruppi muscolari flessori già ipertonici, compresi quelli che deprimono e retraggono la scapola e ruotano l'omero internamente. La terapista dovrebbe dire al paziente che non gli tirerà il braccio e rassicurarlo, convincendolo che lavorando insieme supereranno completamente il dolore. Le aspettative del paziente giocano un ruolo fondamentale sull'esito positivo del trattamento, così come le aspettative e l'entusiasmo della terapista (Wall 1995). La comunicazione è importante, perché l'aspettativa di sollievo riduce l'ansia. La riduzione dell'ansia, a sua volta, riduce il tono muscolare e l'attivazione del sistema nervoso simpatico e, se la contrazione muscolare o il tono simpatico contribuiscono al dolore, il rilassamento è estremamente benefico (Fields 1987).

- **Posizionamento a letto.** Il paziente che ha una spalla rigida e dolente è stato quasi invariabilmente assistito in posizione supina. I posizionamenti sul fianco sono essenziali per liberare la scapola, ma dovranno essere introdotti gradualmente. Il paziente viene posizionato sul lato plegico, con la possibilità di girarsi solo per circa un quarto. Gli si chiede di stare in quella posizione per 15 minuti, o fino a quando avverte dolore e poi lo si aiuta nuovamente a girarsi. Il tempo viene prolungato nei giorni successivi ed è sorprendente con quanta velocità il paziente giunga a stare completamente coricato sul fianco. Raggiungere una posizione comoda per il paziente quando è posizionato sul lato sano è spesso più difficile. Il braccio plegico deve essere ben sostenuto prima che la spalla possa appoggiarsi senza dolore. In genere, per impedire che il braccio vada in abduzione, è necessario un ulteriore cuscino posto contro il torace.

- **Attività generali.** Il paziente che ha una spalla rigida e dolente avrà anche bisogno di migliorare altre sequenze di movimento. Avrà ad esempio difficoltà a trasferire correttamente il carico sul lato plegico. La terapista lavora su tutte le attività descritte nei capitoli precedenti per migliorare l'equilibrio, il passo e il movimento privo di sforzo.

- **Attività più specifiche.** Si muove la spalla senza usare il braccio come leva mobile. Sono particolarmente utili le attività in cui la scapola e la spalla si muovono nelle componenti prossimali, invece di sollevare il braccio distalmente dalla mano.
1. La terapista facilita il trasferimento del carico verso il lato plegico in posizione seduta, accentuando l'allungamento di quella parte del tronco del paziente. Siede accanto al paziente e, ponendogli una mano sotto l'ascella, gli chiede di portare il carico verso di lei. Mentre il paziente esegue il movimento, la terapista solleva con la mano il cingolo scapolare. Il movimento viene ripetuto ritmicamente e ogni volta il paziente cerca di spostarsi sempre più verso il lato plegico. L'allungamento del lato inibisce l'ipertono che impedisce alla scapola di muoversi liberamente. Il tronco si muove contro la scapola. L'effetto è ulteriormente accresciuto se il paziente appoggia la mano piatta sul lettino accanto a lui e trasferisce il peso verso il braccio esteso. La terapista gli tiene il gomito in estensione.

2. La terapista si inginocchia davanti al paziente seduto e gli chiede di piegarsi sino a toccare i piedi, lasciando che le mani pendano in avanti. Il paziente si concentra nel non spingere con i piedi e all'inizio può essere in grado di arrivare solo fino alle ginocchia della terapista. La terapista facilita il movimento appoggiandogli le mani sulle scapole e rimanendo vicino a lui. Quando il paziente può toccare la punta dei piedi, la spalla si sarà portata a 90° senza che la mano si sia sollevata.
3. Il paziente, ancora seduto, viene aiutato ad intrecciare le mani e poi ad appoggiarle su un pallone posto di fronte. Si piega in avanti, allontanando il pallone dalle ginocchia e riportandolo indietro. Il movimento vero e proprio avviene attraverso la flessione delle anche, ma, allo stesso tempo, la spalla si muove ulteriormente in elevazione. Poiché le mani sono appoggiate, non si provoca alcun dolore e il paziente è in grado di controllare l'ampiezza del movimento, riportando il pallone verso di sé se la spalla comincia a far male.
4. Stando seduto davanti a un tavolo o a un lettino, il paziente appoggia le mani intrecciate su un asciugamano e lo spinge in avanti il più possibile. Non creando attrito, la superficie facilita il movimento fluido e senza sforzo e, ancora una volta, la spalla si muove grazie al movimento del tronco quando le anche si flettono (Fig. 12.21).
5. Rotolare dalla posizione supina verso il lato plegico inibisce la spasticità del tronco e dell'arto superiore. Con una mano la terapista tiene la spalla plegica bene in avanti in protrazione. Con l'altra mano aiuta il paziente a rotolare dolcemente e in modo fluido verso il lato plegico. Il paziente inizia a rotolare verso la posizione solo parzialmente e poi torna indietro per evitare di farsi male alla spalla. Quando rotola indietro, la terapista gli solleva il braccio dal lettino, in modo che non inizi con la completa abduzione. Il paziente continua a rotolare avanti e indietro con facilità, mentre la terapista aiuta il braccio a

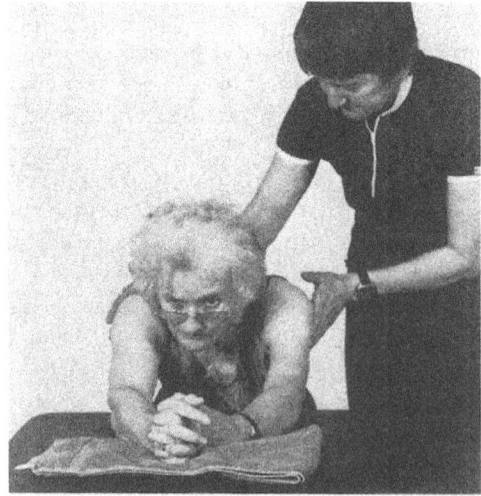

Fig. 12.21. Spingere un asciugamano in avanti con le mani intrecciate (emiplegia sinistra)

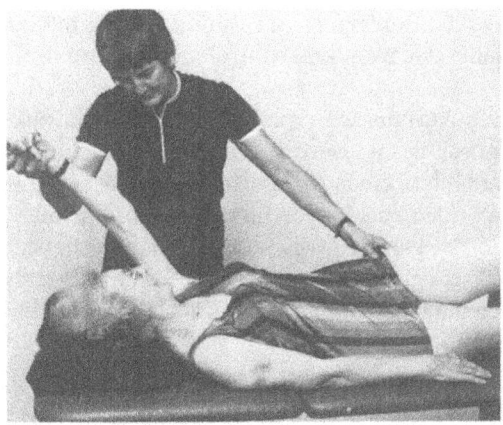
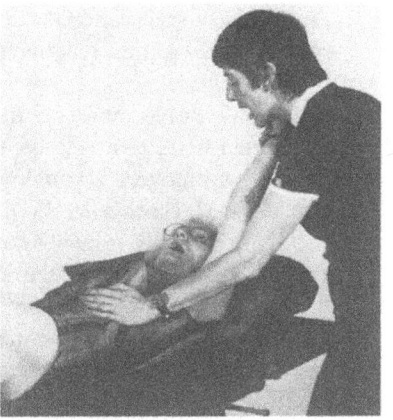

Fig. 12.22a, b. Inibizione dell'ipertono volto a liberare la scapola per il movimento (emiplegia sinistra). **a** Rotazione ritmica del bacino. **b** Espirazione assistita

portarsi verso un'ulteriore elevazione. Quando l'attività cessa, la terapista tiene il braccio egli in alto, conservando il grado di escursione appena raggiunto e egli intreccia le mani e svolge movimenti autoassistiti per aumentare l'elevazione.

6. Mentre il paziente è supino con la gamba plegica flessa ed appoggiata all'altra, la terapista facilita un leggero dondolamento del bacino (Fig. 12.22a). L'oscillazione ritmica fa ruotare il tronco e riduce l'ipertono in tutto il lato.

La terapista tiene il braccio del paziente a un grado di elevazione che non provoca dolore con il gomito esteso e mentre il paziente continua a ruotare il bacino, la terapista percepisce un rilassamento dei muscoli che circondano la spalla. Porta il braccio in ulteriore elevazione, mentre guarda con attenzione il viso del paziente. Se nota qualunque tensione nell'espressione del volto, riduce subito leggermente l'elevazione del braccio.

Durante l'attività è molto importante la voce della terapista. Con un tono di voce basso e suadente riduce lo sforzo con il quale il paziente ruota il bacino e anche l'ipertonia globale. In questo modo si può ottenere un grado di elevazione sorprendente, purché il paziente sia sicuro che la terapista non tirerà improvvisamente il braccio facendogli compiere un'escursione dolorosa.

7. Lasciando la gamba plegica flessa e rilassata contro l'altra gamba, la terapista assiste l'espirazione profonda. Ponendo una mano sulle coste del paziente, con le dita in direzione trasversale al movimento delle stesse, facilita l'espirazione premendo verso il basso e verso la linea mediana quando egli espira. Con l'altra mano tiene il braccio ruotato esternamente, al massimo grado di elevazione privo di dolore (Fig. 12.22b). Il movimento assistito delle costole muove il torace contro la scapola e la spalla e inibisce la spasticità intorno a esse. Subito dopo si può muovere facilmente il braccio verso un'ulteriore elevazione. Chiedendo al paziente di emettere suoni vocalici prolungati e chiari mentre

espira, non solo si rende l'attività più interessante, ma si aiuta anche a migliorare contemporaneamente la qualità della voce e il controllo del respiro.

- **Aumento dell'escursione del movimento passivo.** Quando il paziente ha sufficiente fiducia nella terapista ed è possibile muovere agevolmente la scapola, si può iniziare a muovere gradualmente il braccio stesso in elevazione passiva e, in seguito, attiva. È essenziale che il lato plegico sia allungato e protratto prima di tentare il movimento con il braccio. La gamba plegica deve rimanere flessa e appoggiata contro l'altra, assicurando che il bacino sia in avanti da quella parte e che l'ipertono di tutto il lato plegico sia stato inibito a sufficienza. Se la gamba non rimane rilassata in posizione inibitoria, la terapista non dovrebbe muovere per nessun motivo il braccio, perché potrebbe in tal modo provocare dolore alla spalla. Invece ripete i movimenti inibitori del tronco inferiore e dell'arto, fino a quando la gamba rimane posizionata senza essere mantenuta. La terapista muove con cautela il braccio in avanti e verso l'alto, con la spalla in rotazione esterna e il gomito esteso. Se il paziente è anche solo minimamente preoccupato, gli si può chiedere di muovere autonomamente il braccio più che può senza avvertire dolore, usando le mani intrecciate. In questo modo si garantisce l'extrarotazione e il paziente sa che può interrompere il movimento in qualsiasi istante. Egli è, per così dire, responsabile della procedura.

A quel punto la terapista sa in quale fase il paziente inizia a sentire disagio e subentra tenendo il braccio con una mano, mantenendo la protrazione e l'extrarotazione con una leggera trazione. Con l'altra mano sostiene la testa dell'omero in modo da poter impedire con le dita che batta contro le prominenze ossee vicine (Fig. 12.23). Le dita assicurano il normale allineamento della testa dell'omero nella fossa glenoidea, mentre la terapista ne facilita lo scivolamento verso il basso per consentire l'ulteriore elevazione indolore.

I movimenti finalizzati aiutano il paziente a muoversi senza paura di sentire dolore. Dal momento che è rilassato e concentrato sull'attività, esiste una minor

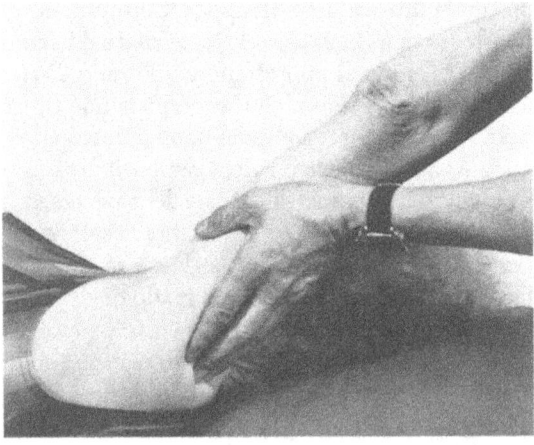

Fig. 12.23. La terapista sostiene la testa dell'omero e facilita il normale movimento di scivolamento verso il basso nella fossa glenoidea durante l'elevazione del braccio (emiplegia sinistra)

spasticità flessoria e può muovere il braccio più liberamente e in modo più completo. Può ad esempio spingere un pallone o colpire un palloncino, indirizzandolo con le mani intrecciate verso un compagno. Stando in piedi o seduto, può tirare un pallone per far cadere dei birilli, o mirare a un bersaglio o a un contenitore.

■ **Attività autoassistita del braccio.** Alla fine il paziente deve imparare a muovere correttamente la spalla, usando la mano sana per muovere il braccio plegico in elevazione. Quando non sono istruiti correttamente, molti pazienti cercano di sollevarlo piegando il gomito e, così facendo, traumatizzano la spalla o rinunciano dopo i primi tentativi in cui avvertono dolore.

Se il paziente solleva il braccio con la scapola retratta e il gomito flesso, riprodurrà il meccanismo del dolore (Fig. 12.16). Dal momento che il braccio tira verso il basso in flessione e adduzione, è pesante e il paziente deve fare un grosso sforzo per sollevarlo. Lo sforzo incrementa ulteriormente l'ipertono. Con l'aiuto della terapista, impara a portare preventivamente in avanti le braccia, per assicurare la protrazione della scapola. Poi, con i gomiti estesi e i palmi delle mani uniti, porta le braccia nella massima elevazione possibile. All'inizio può essere in grado di sollevarle dal tavolo davanti a sé solo per pochi centimetri, ma la qualità del movimento è più importante della quantità per assicurare un movimento adeguato. Il paziente viene incoraggiato da tutti i membri dell'équipe, dagli altri pazienti e dalla famiglia a ripetere correttamente i movimenti molte volte durante il giorno. Quando è in grado di muovere il braccio da solo con successo e lo fa autonomamente, la spalla non sarà più dolorosa e il problema scompare.

Se il programma descritto viene accuratamente eseguito, si può eliminare del tutto il dolore alla spalla in 2-3 mesi e spesso molto prima. È interessante notare che le strutture dei tessuti molli che circondano l'articolazione della spalla non si sono realmente accorciate. L'escursione completa di movimento passivo viene riacquistata completamente non appena il dolore scompare. Tuttavia, dal momento in cui il paziente ha iniziato a lamentarsi per la prima volta del dolore alla spalla e sicuramente se i sintomi persistono nonostante il trattamento e l'attenta manipolazione, è importante ricordare che altre strutture possono essere parimenti responsabili nel causare o esacerbare i problemi alla spalla.

Condizioni patologiche in altre strutture

Il medico e la terapista devono sempre considerare che il dolore e la limitazione del movimento può derivare da condizioni diverse dal trauma reale e dal danno alla spalla o alle strutture immediatamente vicine. Per scoprire da cosa è esattamente provocato il dolore, è necessario un esame attento e competente. La diagnosi differenziale è importante, perché non riuscire a stabilire la causa reale del problema può condurre a risultati insoddisfacenti del trattamento e a una sofferenza prolungata del paziente. Non solo il dolore può derivare da altre parti del corpo, parimenti si possono anche presentare sintomi che assomigliano strettamente a quelli associati all'emiplegia.

Le strutture che potrebbero essere responsabili di evidenti problemi alla spalla comprendono:
1. *La colonna cervicale.* Sintomi localizzati di dolore, limitazione del movimento articolare e debolezza muscolare, possono derivare da strutture spinali, anche se questi sintomi possono assomigliare strettamente alla presentazione clinica di disturbi locali. "Condizioni classiche, come tendiniti del sovraspinoso e capsuliti, hanno frequentemente la loro completa o parziale origine nella colonna cervicale o nella colonna dorsale alta" (Wells 1988). L'autore spiega che un paziente con una diagnosi di artrosi cervicale può presentare anche una debolezza dei muscoli della spalla o del braccio, deficit neurologici da compressione o irritazione delle radici nervose e un'articolazione della spalla rigida e dolorante. Quando esiste una patologia cervicale, anche i tessuti molli coinvolti nella struttura dell'articolazione gleno-omerale possono essere dolorosi alla palpazione (Gunn e Milbrandt 1977).
"Uno studio clinico sulle condizioni di limitazione dolorosa della mobilità della spalla ha mostrato che (...) la limitazione della mobilità, in alcuni casi, può essere dovuta a una patologia che comprende le radici dei nervi cervicali e/o le loro guaine" (Elvey 1984). L'autore descrive come, quando esiste un danno alla colonna cervicale, altri sintomi all'articolazione gleno-omerale possono mimare una disfunzione dell'articolazione stessa.
Persino quando non esiste alcuna storia di traumatismi o problemi al collo prima dell'ictus, il paziente emiplegico presenta dei fattori predisponenti che potrebbero facilmente condurre a un dolore proveniente dalla regione cervicale. La continua estensione del collo, secondaria alla postura cifotica della colonna dorsale, è particolarmente comune in quei pazienti che stanno seduti in carrozzina per la maggior parte della giornata. Inoltre, il collo è frequentemente tenuto in flessione laterale, con rotazione verso il lato sano. Ciascuna di queste componenti, o una loro combinazione, può provocare dolore se la postura è mantenuta per lunghi periodi. I pazienti più anziani sono quelli che probabilmente ne risentono maggiormente e la maggior parte dei pazienti emiplegici è sopra i 60 anni.
2. *Tensione contraria del sistema nervoso.* Poiché qualunque lesione del sistema nervoso può produrre un aumento di tensione in tutto il sistema, un paziente emiplegico presenterà invariabilmente questa tensione anormale, con una perdita della capacità di allungamento selettivo delle strutture neurali (Buttler 1991). I movimenti del cingolo scapolare e dell'arto superiore richiedono che i tessuti neurali si muovano, si plasmino e si estendano in lunghezza (Yakley e Jull 1991). Ne consegue, secondo Elvey (1988), che se i tessuti neurali presentano una relativa mobilità nelle strutture dinamiche del sistema muscolo-scheletrico, allora la sensibilità del tessuto neurale può causare una limitazione della mobilità articolare. L'autore spiega come "L'irritazione di una radice cervicale potrebbe in qualche circostanza alterare la mobilità dell'articolazione gleno-omerale e di tutto il complesso articolare della spalla, mimando così una vera problematica gleno-omerale". Il dolore alla spalla e l'evidente limitazione articolare possono talvolta essere diagnosticati in modo errato, a causa dell'area in cui il dolore viene percepito (Elvey 1986).

3. *Posture anormali della costola e delle articolazioni.* L'elevazione o la depressione della prima costola può produrre una compressione o una trazione del plesso brachiale e delle radici nervose cervicali e causare dolore nella regione dell'articolazione gleno-omerale. Nell'emiplegia, quando il braccio ipertonico si muove attivamente, il cingolo scapolare si solleva verso l'alto insieme alla prima costa, mentre il peso passivo del braccio plegico ipotonico tende a trascinare entrambi verso il basso (Rolf 1999).

Il dolore nella regione dell'articolazione gleno-omerale, compatibile con la sindrome da conflitto acromion-claveare e/o alla rottura parziale della cuffia dei rotatori, può essere ricondotto a una distorsione dell'articolazione costo-vertebrale della seconda costola o a una sublussazione cronica della seconda costa a livello delle articolazioni vertebrali. L'estensione di una colonna toracica superiore rigida, può produrre una sublussazione superiore della costola sul segmento toracico fisso e il dolore e la disfunzione che ne risultano sono compatibili con una falsa sindrome da conflitto acromion-claveare. Inoltre, i muscoli della cuffia dei rotatori possono essere trovati deboli (Boyle 1999). L'autore descrive che due pazienti inizialmente diagnosticati come aventi una sindrome da conflitto, presentarono una scomparsa dei sintomi dopo un trattamento diretto unicamente alla seconda costola. Entrambi i pazienti furono trattati con una mobilizzazione oscillatoria della costa in direzione postero-anteriore, come descritto da Maitland (1986).

Ulteriori possibilità di trattamento
Esistono diverse ulteriori possibilità per trattare la spalla fortemente dolorosa.

1. *Infiltrazione locale di un anestetico con o senza preparato cortisonico.* Infiltrare una spalla acutamente dolorosa può dare un sollievo momentaneo al paziente, ma è chiaro che non viene eliminata la causa sottostante il dolore e il sollievo sarà di breve durata. L'anestetico non dovrebbe essere somministrato prima di effettuare un'escursione passiva di movimento, perché priva il paziente di un importante meccanismo protettivo (Diethelm e Davies 1985). Come già accennato, l'unico modo che la terapista ha per sapere se sta provocando un trauma è che il paziente la informi quando qualcosa gli provoca dolore. In alcuni casi si è ottenuto il sollievo dal dolore, con un conseguente aumento dell'escursione di movimento, dopo un'infiltrazione sub-acromiale, all'1% di lidocaina (Joynt 1992).

2. *Uso del ghiaccio.* L'uso del ghiaccio è stato descritto come mezzo per alleviare il dolore e ridurre la spasticità (Palastanga 1988). Si dovrebbero applicare asciugamani umidi ghiacciati intorno a tutta la scapola e la spalla, perché il ghiaccio sciolto raffredda più efficacemente del freddo applicato in altri modi (McMaster e coll. 1978). Il tempo e lo sforzo solitamente impiegati non ne giustificano l'uso, perché le attività descritte assicureranno invece un risultato rapido e più duraturo.

3. *Mobilizzazione passiva.* Alcune delle tecniche di mobilizzazione passiva della spalla descritte da Maitland (1973, 1991) possono essere utili per ottenere sol-

lievo dal dolore se inserite in un trattamento globale. Le tecniche sono particolarmente utili nei seguenti casi:
- Quando il dolore, invece della rigidità, è la caratteristica predominante. Nel trattamento del dolore, i movimenti passivi accessori, cioé quei movimenti dell'articolazione che una persona non può eseguire attivamente e selettivamente da solo, sono i più benefici. Irwin-Carruthers e Runnals (1980) descrivono la loro esperienza condotta usando un trattamento combinato di inibizione seguita da mobilizzazione con movimenti accessori passivi, progressivi e accurati dell'articolazione della spalla.
- Quando il dolore è avvertito solo alla fine della totale escursione di movimento, probabilmente perché la testa dell'omero non riesce a scendere nella fossa glenoidea.
- Quando il dolore non è più presente, ma gli ultimi gradi dell'elevazione sono meccanicamente bloccati. Ancora una volta, è probabile che la testa dell'omero non scivoli in basso per permettere il movimento completo.
- Certamente quando il dolore è dovuto a stati patologici della colonna cervicale o delle articolazioni costali, la mobilizzazione passiva delle articolazioni implicate sarà il trattamento più adeguato.
- Quando l'aumento di tensione nel sistema nervoso è responsabile del dolore e della limitazione di movimento, le procedure di mobilizzazione per ridurre la tensione descritte nel Cap. 15 sono essenziali. Infatti, indipendentemente dalla causa reale iniziale del dolore, sarà invariabilmente presente un significativo aumento della tensione neurale, così che si dovrebbe sempre includere nel trattamento la mobilizzazione del sistema nervoso.

Conclusione

La terapista deve rimanere di mentalità aperta, essere attenta alle nuove idee e, se necessario, preparata a cercare aiuto da terapisti specializzati in altri campi di trattamento. La mancanza di successo può portare altrimenti a colpevolizzare il paziente per la non risposta al trattamento e per non esercitarsi abbastanza da solo. Molto dipende dal convincere il paziente che si può risolvere il dolore e che egli deve informare precisamente tutte le volte che sente dolore durante il trattamento o le procedure infermieristiche. Anche il medico deve essere pienamente consapevole di tutte le possibili cause del dolore, perché altrimenti potrebbe inavvertitamente traumatizzare la spalla durante le ripetute visite. Evitare la ripetizione di traumi minori all'articolazione e ai tessuti molli è la chiave per superare il problema del dolore. La limitazione dell'escursione di movimento è direttamente correlata al dolore e la mobilità ritorna quando il dolore scompare. È quindi molto meglio non muovere del tutto la spalla, piuttosto che muoverla e causare dolore.

La sindrome "spalla-mano"

Il rapido sviluppo di una mano gonfia e dolorosa come complicanza secondaria dell'emiplegia è una condizione molto disturbante e disabilitante. Secondo Davis e coll. (1977), colpisce cira il 12.5% dei pazienti e si manifesta più frequentemente tra il primo e il terzo mese dall'insorgenza dell'ictus. Braus (1990) ha riportato persino una percentuale più alta, del 27%. La condizione estremamente dolorosa interferisce con tutti gli aspetti della riabilitazione del paziente, ma, cosa ancor più grave, se non viene trattata porta a una deformità fissa, permanente e irreversibile della mano e delle dita, che ne preclude in seguito l'uso funzionale. Oltre al termine SSM, sono stati frequentemente usati molti altri nomi, tra i quali i più comuni sono stati distrofia simpatica riflessa o sindrome distrofica riflessa, algodistrofia, causalgia e atrofia o sindrome di Sudeck.

Questi diversi termini hanno solo aggiunto confusione rispetto alle cause e inducono un'attitudine negativa verso le possibilità del trattamento. La condizione dolorosa è tuttavia prevenibile in quasi tutti i casi e i problemi possono essere risolti quando si sviluppano i sintomi.

È importante comprendere le cause del quadro clinico, perché solo allora si possono adottare appropriate misure preventive o può avere successo il trattamento. Il primo passo è considerare i sintomi che si manifestano nella mano come separati da quelli della spalla dolorosa.

Sindrome mano (SM) e non sindrome spalla-mano (SSM)

Se, come è stato riportato, una percentuale compresa tra il 60% e l'80% dei pazienti soffre di spalla dolorosa, diventa statisticamente probabile che il 12%-30% dei pazienti che sviluppano una mano edematosa, sviluppi il più delle volte anche un dolore alla spalla. Le cause del dolore alla spalla e della limitazione articolare sono quelle esposte in precedenza e, infatti, l'esame autoptico delle capsule delle spalle di alcuni pazienti diagnosticati come aventi una sindrome spalla-mano mostrava segni di traumi precedenti alla spalla plegica (Braus e coll. 1994).

Quando si accetta che il dolore alla spalla è il risultato dei fattori meccanici che sono stati descritti e non parte della sindrome, diventa possibile una reale prevenzione e un trattamento dei problemi del polso, della mano e delle dita. È anche più facile spiegare i risultati di Moskowitz e coll. (1958) ottenuti usando il blocco del ganglio stellato e la simpatectomia toracica alta nel trattamento della sindrome. I sintomi relativi alla mano erano diminuiti, ma, come notavano gli autori, "I sintomi riferibili alla spalla, comprendenti il dolore e la limitazione di movimento, non furono favorevolmente influenzati né dal blocco, né dalla simpatectomia". Davis e coll. (1977) descrivono il trattamento positivo di 68 pazienti usando steroidi per via orale in associazione al programma di trattamento e citano che: "Due pazienti non inclusi in questo studio avevano segni e sintomi solo alla mano e furono trattati con successo utilizzando gli stessi metodi...". Se

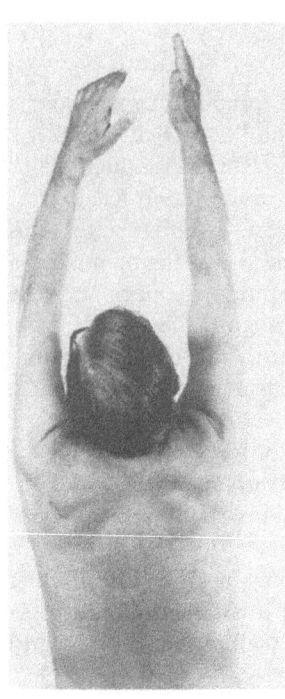
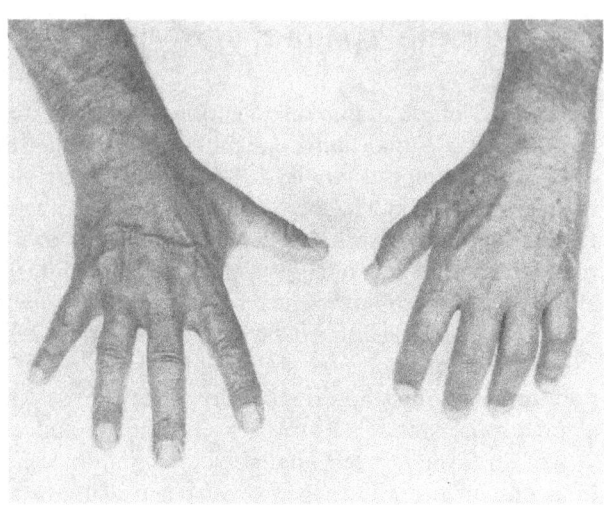

Fig. 12.24a, b. Movimento indolore della spalla nonostante sintomi marcati alla mano (emiplegia sinistra)

la spalla del paziente è stata protetta e mossa accuratamente come descritto precedentemente in questo capitolo, il movimento della spalla sarà completo e indolore nonostante gli evidenti sintomi presentati dalla mano (Fig. 12.24a, b).

Il fatto che il gomito sia privo di dolore e non presenti limitazioni di movimento, supporta ulteriormente l'ipotesi che i problemi della spalla e della mano debbano essere considerati separatamente. Se la stessa sindrome fosse invece responsabile del dolore di entrambe, sarebbe logico pensare anche a una compromissione del gomito, collocato anatomicamente tra le due. In letteratura si postula una sindrome spalla-mano, tuttavia non si fornisce alcuna spiegazione sull'assenza del coinvolgimento dell'articolazione intermedia.

Sintomi che insorgono nella mano

Fase iniziale

La mano del paziente diventa in brevissimo tempo edematosa e si verifica rapidamente una marcata limitazione dell'escursione di movimento. L'edema è evidente soprattutto sul dorso della mano, comprese le articolazioni metacarpofalangee ed anche le dita e il pollice. Scompaiono le pieghe della pelle, soprattutto sulle nocche e sulle articolazioni interfalangee prossimali e distali. L'edema è

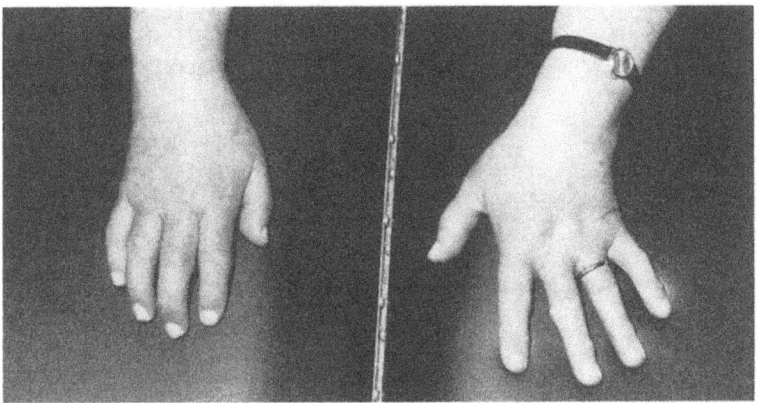

Fig. 12.25. Aspetto tipico della mano edematosa (emiplegia destra)

soffice e corposo e solitamente termina proprio prossimalmente all'articolazione del polso (Fig. 12.25). I tendini della mano non sono più visibili. Il colore della mano cambia, assumendo una sfumatura rosea o violacea, particolarmente evidente se si lascia pendere il braccio lungo il fianco. La mano si presenta calda e talvolta umida al tatto. Le unghie iniziano a subire dei cambiamenti e appaiono più bianche o più opache di quelle dell'altra mano.

La limitazione dell'escursione di movimento si presenta come segue.
- Perdita della supinazione passiva con dolore solitamente avvertito al polso (Fig. 12.26a).
- L'estensione del polso è limitata e il dolore è avvertito sulla faccia dorsale quando si tenta di muoverlo passivamente aumentando l'escursione articolare. Il dolore viene elicitato anche nelle attività di sostegno del carico durante la terapia, quando il braccio è esteso e la mano appoggiata piatta sul lettino.
- Esiste una marcata perdita della flessione delle articolazioni metacarpofalangee, senza che siano visibili le prominenze ossee (Fig. 12.26b).
- L'abduzione delle dita è molto limitata. Ad esempio il paziente ha una difficoltà crescente a intrecciare le mani. Le dita della mano sana sembrano essere troppo grosse per entrare negli spazi tra le dita dell'altra.
- Le articolazioni interfalangee prossimali sono rigide e ingrossate. È possibile una minima flessione e si nota anche una perdita della completa estensione. Il paziente avverte dolore quando si tenta di flettere le articolazioni passivamente.
- Le articolazioni interfalangee distali sono estese e la flessione è scarsa o del tutto assente. Anche se queste articolazioni si sono irrigidite in leggera flessione, qualunque tentativo di flessione passiva è doloroso e limitato.

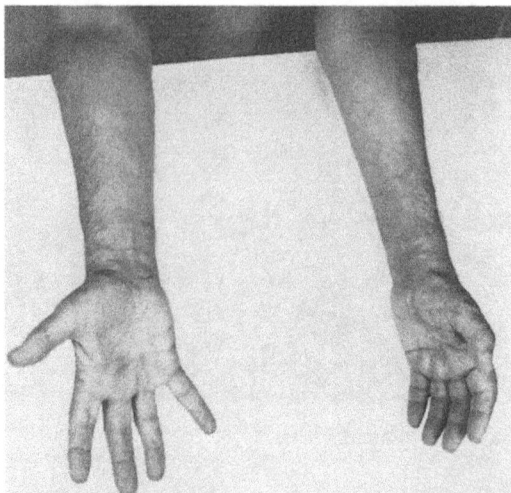

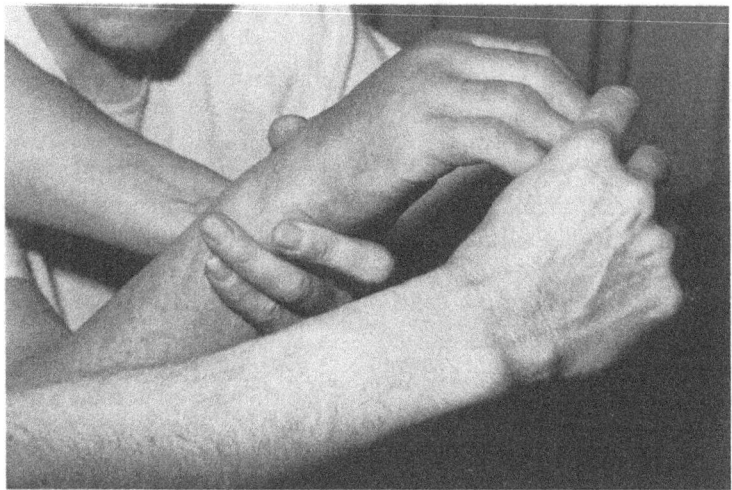

Fig. 12.26a, b. Limitazione dell'escursione di movimento. **a** Perdita della supinazione causata dalla limitazione distale al polso (emiplegia sinistra). **b** Perdita della flessione delle articolazioni metacarpo-falangee (emiplegia destra)

Fasi successive

Se la mano non viene accuratamente trattata durante le prime fasi, i sintomi diventano più marcati. Il dolore aumenta fino a quando il paziente non può sopportare che venga esercitata alcuna pressione sulla mano o sulle dita. Apparirà una grossa e dura prominenza centralmente sulla parte dorsale dell'area intercarpica e sulla sua giunzione con le articolazioni metacarpali. Tipici cambiamenti osteoporotici sono riscontrabili con un esame radiografico, ma non sono sempre correlati alla sindrome. Raramente vengono effettuate radiografie alle mani di pazienti che non hanno alcun sintomo, ma quando sono state eseguite, si sono osservati cambiamenti simili.

Fase finale o degli esiti

La mano non trattata si fissa in una deformità tipica. L'edema scompare completamente, come pure il dolore, ma la mobilità è persa per sempre.

- Il polso è flesso in deviazione ulnare e l'estensione è limitata. La prominenza sulle ossa carpali è dura e più evidente per l'assenza dell'edema (Fig. 12.27a).
- La supinazione dell'avambraccio è gravemente limitata (Fig. 12.27b).
- Il palmo della mano è piatto, con una marcata atrofia della muscolatura tenare e ipotenare.
- Non è possibile la flessione delle articolazioni metacarpo-falangee e l'ampiezza dell'abduzione è mimima (Fig. 12.27c). La membrana interdigitale tra il pollice e l'indice è ridotta e priva di elasticità.
- Le articolazioni interfalangee distali e prossimali sono fisse in posizione leggermente flessa e non consentono un'ulteriore flessione.

"L'edema, contenente proteine, si trasforma in tessuto cicatriziale diffuso simile a una ragnatela che aderisce ai tendini e alle capsule articolari, impedendo l'ulteriore movimento. Le articolazioni subiscono un processo di atrofia della cartilagine da non uso, con un ispessimento della capsula" (Cailliet 1980). La fibrina contenuta nell'essudato infiammatorio si organizza in tessuto cicatriziale e nelle

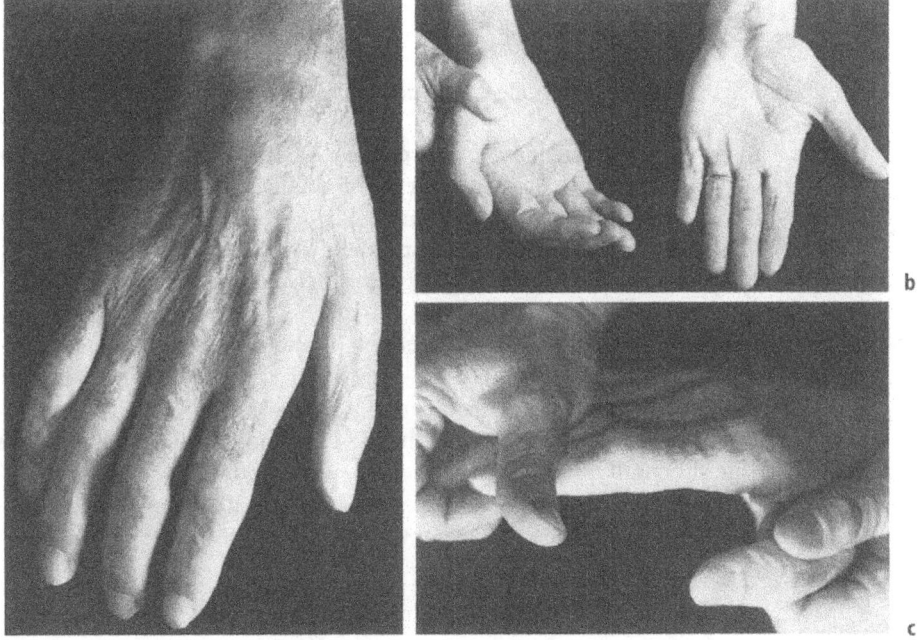

Fig. 12.27a-c. Fase finale o degli esiti (emiplegia destra). **a** L'edema scompare; la prominenza sull'area carpica è dura, si ha flessione del polso con deviazione ulnare e le dita sono irrigidite. **b** Notevole limitazione della supinazione. **c** Assenza di flessione delle articolazioni metacarpo-falangee

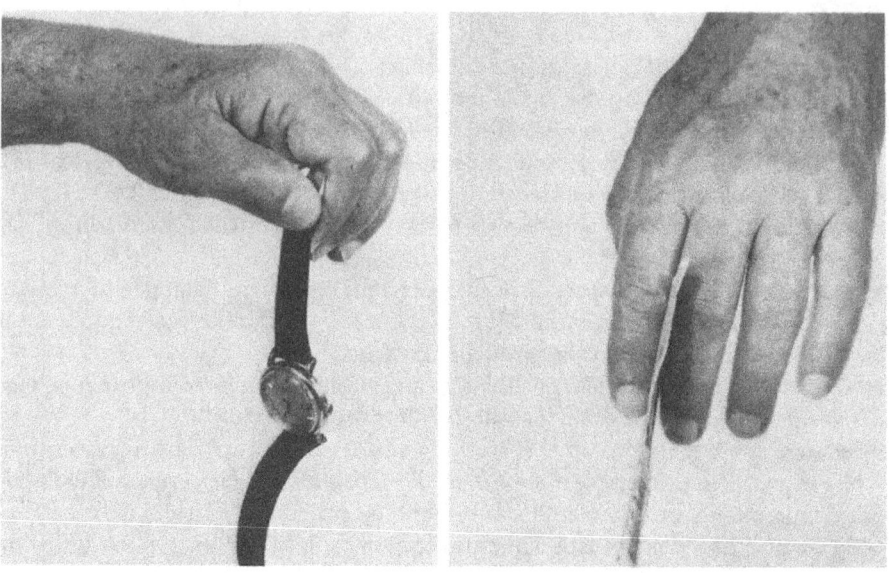

Fig. 12.28a, b. La mano edematosa mostra spesso movimenti volontari (emiplegia sinistra). a Prensione a pinza; b adduzione selettiva delle dita

articolazioni sinoviali l'esito finale è una capsula articolare ispessita e contratta (Evans 1980).

Senza un trattamento adeguato per prevenire lo stadio finale atrofico, si ha l'anchilosi delle articolazioni, particolarmente di quelle delle dita (Wilson 1989). Durante un intervento chirurgico alla mano in questa fase al King's College Hospital di Londra si scoprì che i legamenti delle articolazioni interfalangee si erano realmente ossificati e l'esame di laboratorio rivelò una vera e propria formazione ossea.

Costituisce, quindi, un imperativo trattare la mano edematosa nelle fasi iniziali, così da poter prevenire a tutti i costi l'insorgenza dello stadio finale. Evitare deformità fisse è particolarmente significativo per il possibile recupero di un'attività funzionale, poiché le osservazioni cliniche indicano che molti pazienti che soffrono di questa condizione recuperano in seguito movimenti selettivi volontari della mano e delle dita (Fig. 12.28a, b). Davis e coll. (1977) confermano queste osservazioni, perché il 70.5% dei pazienti da loro studiati aveva solo una "parziale perdita di movimento".

Cause della sindrome mano nell'emiplegia

Sebbene si sia scritto molto sulla sindrome spalla-mano nell'emiplegia, poche delle tesi avanzate si sono dimostrate convincenti o fondate rispetto alla causa reale. La condizione non è certamente dovuta a un disturbo di personalità o alla bassa tolleranza al dolore del paziente, anche se sono state fatte delle affermazioni sulla "predisposizione psicologica " o "personalità causalgica" (Wilson 1989). Attribuire una causa psicologica al problema può essere estremamente umiliante per il paziente e ha un impatto negativo sull'atteggiamento dell'équipe nei suoi confronti. Qualunque disturbo psicologico possa manifestare il paziente è secondario, conseguente al continuo dolore. Come spiega Charlton (1991): "Esistono gli stessi cambiamenti reattivi che possono avere luogo con qualunque paziente algico e possono includere ansia, depressione e disperazione". Quando con un trattamento competente scompare il dolore, scompaiono anche i supposti disturbi psicologici e il miglioramento dell'umore e l'entusiastica cooperazione del paziente sono un piacere per tutti quelli che lavorano con lui.

Sarebbe troppo semplicistico attribuire la colpa della condizione della mano dolorosa ed edematosa unicamente alla perdita di attività motoria o alla posizione pendente del braccio, se così fosse un numero maggiore di pazienti presenterebbe questa complicazione relativamente rara. Dopo l'attenuazione dei sintomi in seguito al trattamento, i pazienti possono continuare ad avere una perdita completa dell'attività motoria e una posizione pendente del braccio, ma non mostrano una ripresa dei sintomi originali, quali il dolore e l'edema.

Deve verificarsi un evento specifico che scatena la sindrome, evento che è poi perpetuato dall'inattività e dalla posizione pendente del braccio. L'improvvisa insorgenza dei sintomi sperimentata da molti pazienti che non avevano prima di allora dolore o limitazione del movimento supporta questa ipotesi. Un'ipotesi logica è che un evento meccanico provochi un edema primario o un edema secondario al danno nei tessuti o nel nervo con infiammazione, un edema che la pompa muscolare inadeguata non riesce a risolvere. S'instaura un circolo vizioso tra edema, dolore, perdita dell'escursione di movimento e coinvolgimento del sistema nervoso simpatico. Diverse cause dell'edema alla mano possono accelerare lo sviluppo della sindrome mano.

Flessione palmare prolungata del polso sottoposto a pressione

Il paziente è sdraiato a letto, o seduto in carrozzina per lunghi periodi, con il braccio lungo il fianco e il polso, inosservato, in una posizione di flessione palmare forzata (Fig. 12.29a, b). Tale flessione è al limite dell'escursione articolare, perché i muscoli antagonisti sono ipotonici e perché esiste più del semplice peso passivo del braccio che preme sul polso. L'ipertono dei muscoli che retraggono e deprimono il cingolo scapolare e di quelli che adducono e ruotano internamente il braccio aumenta considerevolmente la pressione sul polso non protetto. L'effetto è maggiore quando il paziente è seduto in carrozzina, perché tutto il peso del corpo è tipicamente inclinato verso il lato colpito. Il drenaggio venoso della mano è gravemente compromesso dalla flessione palmare forzata del polso. La radiografia di una mano e di un polso normali illustra come una delle grandi vene sia effettivamente completamente compressa in posizione flessa quando il braccio esercita una forza verso il basso. Per l'esperimento è stato iniettato distalmente sul dorso della mano un mezzo di contrasto che si osservava scorrere

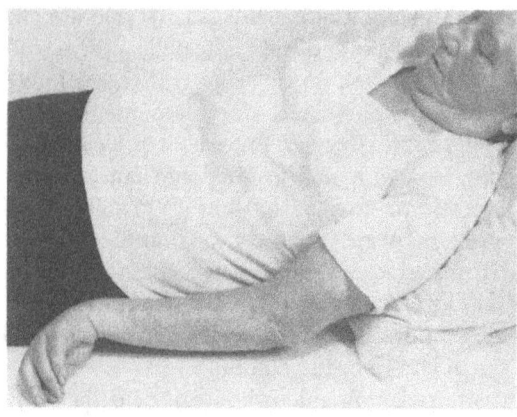 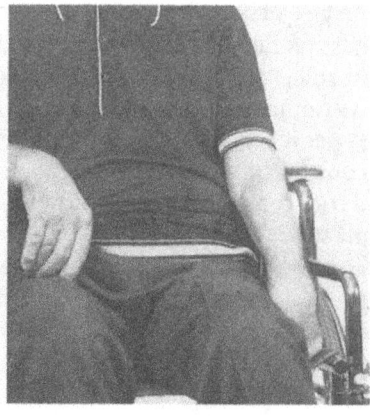

Fig. 12.29a, b. Posizioni di flessione forzata del polso comunemente osservate (emiplegia sinistra). **a** A letto; **b** in carrozzina

liberamente mentre il polso era in posizione neutra (Fig. 12.30). Il soggetto dopo ha flesso il polso, con le teste metacarpiche che premevano verso il basso sul tavolo. Ha esercitato un'ulteriore pressione deprimendo la spalla e mettendo in tensione gli adduttori del braccio, imitando le componenti spastiche. Si è visto che il flusso del mezzo di contrasto si interrompeva (Fig. 12.30b). Il fatto interessante è che il soggetto ha provato dolore alla flessione dorsale del polso dopo aver ridotto la pressione.
I risultati di questo piccolo esperimento diventano particolarmente significativi se si considerano i seguenti punti in relazione allo sviluppo della sindrome spalla-mano nell'emiplegia.
- Nella maggioranza dei casi la sindrome si sviluppa tra il primo e il terzo mese dall'esordio dell'emiplegia. Davis e coll. (1977) indicano una percentuale del 66% di pazienti in quel periodo. Il paziente ha quindi raggiunto lo stadio in cui non viene più sottoposto a cure intensive e tenuto sotto costante osservazione come accadeva durante le prime settimane. Possono trascorrere alcune ore prima che la posizione a letto o seduta in carrozzina venga modificata, o siano fornite prestazioni infermieristiche. La mano del paziente può quindi rimanere per un tempo considerevole senza essere notata, in una posizione di flessione relativamente forzata.
- Il tono del braccio è ancora relativamente basso, anche se può essere già presente l'ipertono dei muscoli flessori del polso e lo schema flessorio a livello della spalla. Gli estensori del polso sono tuttavia quasi certamente ancora ipotonici e non offrono alcuna resistenza protettiva alla flessione del polso.
- Nella fase iniziale della malattia molti pazienti non portano attenzione al braccio plegico e non lo notano quando assume una posizione scomoda. Oltre alla scarsa attenzione prestata al braccio, ci può essere una reale perdita o disturbo della sensibilità: il 91% dei pazienti esaminati da Davis e coll. (1977) presenta una moderata o severa perdita di sensibilità.

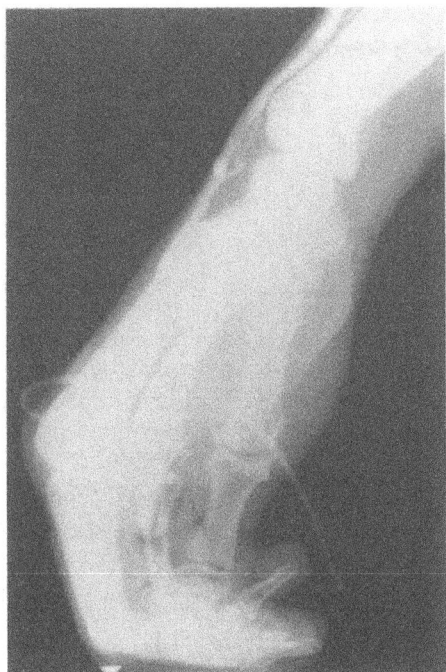
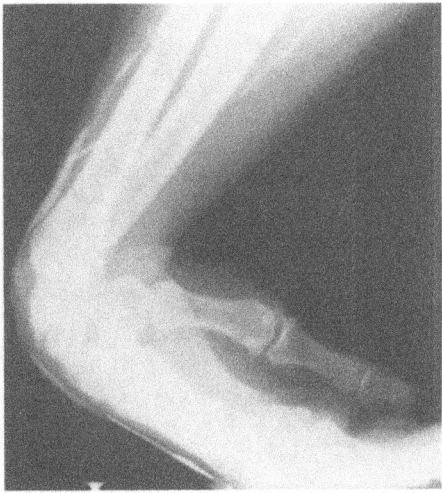

Fig. 12.30a, b. Radiografia del polso di un soggetto normale con mezzo di contrasto iniettato in una vena dorsale. **a** Con il polso in posizione neutra - il mezzo di contrasto scorre liberamente. **b** Polso in flessione palmare, con sovracompressione - il mezzo di contrasto non scorre

- La maggior parte del drenaggio linfatico della mano avviene nella parte dorsale (Cailliet 1980). Nelle prime fasi della sindrome, l'edema appare prevalentemente sul dorso della mano del paziente.
- L'edema è localizzato e solitamente finisce proprio a livello prossimale rispetto all'articolazione del polso.
- Durante tutto il giorno e la notte, il polso del paziente è posizionato quasi esclusivamente ad un certo grado di flessione, in particolar modo se non viene posizionato e sorvegliato con cura. La flessione è persino più pronunciata se il paziente indossa un bendaggio a triangolo di qualche tipo, o sta seduto con la mano in grembo.

L'osservazione clinica ha evidenziato che la flessione palmare dell'articolazione del polso, che interferisce con il drenaggio venoso, è la causa principale più comune della sindrome mano nell'emiplegia.

L'eccessivo stiramento delle articolazioni della mano può produrre una reazione infiammatoria con edema e dolore

La quantità di movimento possibile nelle numerose articolazioni della mano varia considerevolmente da persona a persona. La terapista può, senza volerlo, far compiere forzatamente alla mano del paziente un'escursione articolare per lui

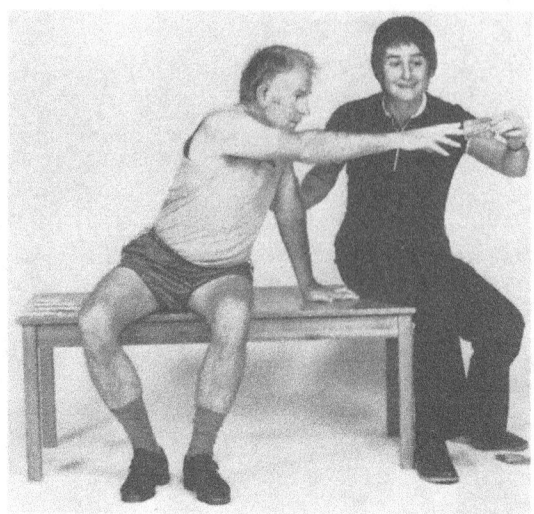

Fig. 12.31. Flessione dorsale forzata del polso mentre il paziente si concentra su un compito (emiplegia sinistra)

eccessiva e, quindi, traumatizzare le articolazioni o le strutture che la circondano. La flessione dorsale del polso oltre il limite meccanico di escursione articolare può avvenire con facilità, ad esempio quando il paziente viene incoraggiato a portare il peso sul braccio esteso. La mano è posizionata a fianco del paziente sul lettino e la terapista mantiene il gomito in estensione. Si chiede al paziente di trasferire il peso il più possibile da quella parte. Il movimento laterale del corpo porta il polso in ulteriore flessione dorsale, che, se effettuata con notevole slancio o in modo incontrollato, può essere forzata oltre la normale escursione articolare. Può accadere la stessa cosa se i movimenti passivi vengono eseguiti troppo energicamente.

Un evento simile può aver luogo durante la terapia occupazionale, quando il paziente svolge compiti con la mano sana mentre cerca di sostenersi con il braccio plegico. Mentre si concentra nell'eseguire il compito con successo, il paziente può non accorgersi che sta forzando la flessione dorsale del polso (Fig. 12.31).

L'eccessiva flessione dorsale del polso costituisce un rischio anche durante tutte le attività in cui il peso del paziente è trasferito sulle braccia in estensione, mentre è in posizione quadrupedica, in stazione eretta, o seduto. Se si chiede al paziente di esercitarsi nella flessione e nella estensione del gomito mentre trasferisce il carico, il polso può inavvertitamente essere eccessivamente forzato in dorsiflessione. Si deve prestare particolare attenzione quando si fanno esercizi a tappeto, perché il grado di flessione dorsale aumenta quando la soffice superficie del materasso si affossa sotto il peso del paziente, provocando una maggior discesa del palmo della mano rispetto alle dita.

I pazienti il cui edema è provocato in uno dei modi descritti sono spesso quelli in cui la sindrome si manifesta in una fase successiva, o sono quelli particolarmente attivi nelle prime fasi della malattia. Un esempio tipico è rappresentato dal paziente colpito in modo lieve all'arto inferiore e che è in grado di camminare e fare esercizio a un livello molto superiore rispetto a quello che è in grado di svolgere con il braccio.

Il liquido di una fleboclisi fuoriesce nei tessuti della mano

È prassi comune utilizzare le vene della mano plegica quando è richiesto un gran numero di infusioni e la maggior parte dei medici è restia ad usare la mano sana perché il paziente non sarebbe in grado di aiutarsi negli spostamenti a letto. Tuttavia, se, come frequentemente accade, il liquido d'infusione fuoriesce nei tessuti circostanti, si verifica un edema marcato.

Lesioni minori alla mano

È facile che il paziente subisca minime lesioni alla mano soprattutto in presenza di perdita della sensibilità, o perché ignora il lato plegico. Può accadere che cada verso quel lato e traumatizzi la mano. Può accadere che si bruci la mano per il contatto occasionale con un piatto bollente, una sigaretta o una boule di acqua calda. La mano può impigliarsi nella ruota della carrozzina e il paziente la spinge senza accorgersi di quello che è successo. Tutti questi traumi possono causare edemi alla mano.

Prevenzione e trattamento

Prevenzione

La prevenzione della sindrome mano mira ad evitare tutte le cause che provocano edema nella mano. Il paziente viene sistemato con cura quando è a letto e quando è seduto su una sedia come descritto nel Cap. 5. Se non è ancora in grado di stare attento che il polso non rimanga posizionato in flessione totale o che il braccio non penzoli fuori a fianco della carrozzina, un tavolino da carrozzina può impedire questi pericoli finché il paziente non è migliorato a sufficienza nel controllare l'arto plegico (Fig. 12.32).

Si deve prestare particolare attenzione quando si praticano attività che prevedono il trasferimento di carico sull'arto plegico. Quando necessario, la terapista dovrebbe aiutare il paziente a controllare il movimento. Prima d'intraprendere tali attività o qualsiasi tipo di movimento passivo, la terapista deve stabilire con cura l'escursione articolare di ogni paziente, confrontandola con quella della mano sana. Se il paziente dovesse riferire un senso di disagio o dolore durante la terapia, la terapista dovrebbe cambiare la posizione della mano. Ad esempio, una maggiore extrarotazione del braccio appoggiato di fianco mentre il paziente è seduto riduce il grado di flessione dorsale richiesta mentre il paziente sposta il carico sul braccio esteso. Si dovrebbe interrompere l'attività se il dolore persiste.

Si dovrebbe fare ogni sforzo per evitare fleboclisi nelle vene della mano plegica. Le vene sottoclavicolari forniscono un'alternativa soddisfacente e non impediscono al paziente di usare la mano sana.

Non si dovrebbe mai usare la borsa dell'acqua calda.

Se vengono completamente informati sui fattori di rischio, tutti i membri dell'équipe e anche i familiari del paziente possono aiutare ad evitare traumi minori alla mano. La capacità del paziente di prendersi cura della mano può essere facilmente sovrastimata, soprattutto se ha una buona attività motoria e se parla bene. Seguendo attentamente i criteri esposti in precedenza, Braus e coll. (1994) sono riusciti a ridurre la frequenza della sindrome mano dal 27% (36/132) all'8% (6/86) in due gruppi clinicamente confrontabili.

Trattamento della sindrome manifesta

I migliori risultati si raggiungono se il trattamento inizia negli stadi precoci dell'insorgenza della sindrome, non appena si nota l'edema, il dolore, o la perdita di escursione di movimento. Il trattamento può però essere efficace anche persino dopo alcuni mesi, se la mano è ancora infiammata o se sono presenti dolori acuti o edema. Una volta che la situazione si è consolidata e la mano ha riacquistato la sua normale dimensione e colore, si può fare ben poco, se non niente, per risolvere le contratture fisse. Il principale obiettivo del trattamento è chiaramente di ridurre l'edema il più velocemente possibile e, in seguito, il dolore e la rigidità. "Il disuso e la perdita della funzione normale sembrano giocare un ruolo importante nella genesi del problema clinico, ne consegue che la ripresa dei movimenti è essenziale per mantenere i benefici e promuovere la completa risoluzione" (Charlton 1991). La condizione della mano dev'essere considerata acuta e infiammatoria, per cui vengono utilizzati i tre rimedi classici: raffreddamento, compressione ed elevazione per ridurre l'edema. Evans (1980) sintetizza gli elementi essenziali del trattamento dell'edema infiammatorio aggiungendo una M, per

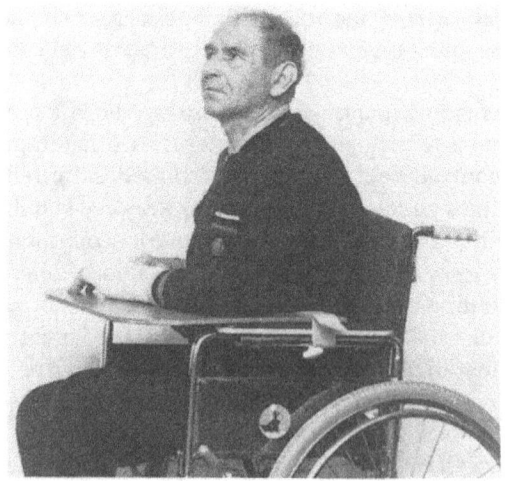

Fig. 12.32. Un tavolino da carrozzina. Il paziente porta un palmarino al polso per sostenere la mano edematosa (emiplegia sinistra)

indicare i movimenti muscolari dolci, una I per ghiaccio, una C per compressione, una E per elevazione, formando l'acronimo "MICE".

- **Posizionamento.** A letto si continuano a mantenere le posizioni descritte nel Cap.5 per impedire che la condizione si estenda alla spalla. Quando il paziente è seduto, il braccio è posizionato avanti su un tavolo ed elevato per tutto il tempo. Si può mettere un cuscino sotto al braccio perché quest'ultimo sia posto in ulteriore elevazione e sia comodo. Può essere necessario usare un tavolo da carrozzina per assicurare che la mano non penda senza controllo quando il paziente si sposta nell'ospedale (Fig. 12.32).

Si raccomanda di mantenere sospeso il braccio sopra il livello del cuore sia quando il paziente è sdraiato, sia quando è seduto, ma, sfortunatamente, questa posizione è controindicata. La trazione verso il basso della scapola contro il braccio abdotto o elevato traumatizza inevitabilmente la spalla, producendo un dolore acuto.

- **Evitare la flessione del polso.** Il mantenimento della flessione dorsale del polso nel corso delle 24 ore è estremamente importante per migliorare il drenaggio venoso e impedire l'estensione prolungata delle articolazioni metacarpo-falangee che avviene meccanicamente se la mano è abbandonata in grembo e persino quando è sostenuta su un tavolo o è distesa piatta a letto (Fig. 12.33).

Si consiglia un piccolo palmarino piegato verso l'alto per mantenere il polso nella posizione corretta, oltre all'attento posizionamento e controllo dell'arto. Il palmarino è costruito sulla forma della mano di ciascun paziente con un gesso di Parigi, utilizzando circa dieci strati di benda di 8 cm di larghezza.

Quando si fa il palmare, il paziente è seduto a un tavolo con il braccio appoggiato in avanti. Un assistente sta in piedi accanto a lui per mantenere la spalla in avanti e sostenere il polso in flessione dorsale appropriata. La terapista sta di fronte al paziente e sistema con cura la benda bagnata (Fig. 12.34a). È essenziale che l'estremità distale del palmare, quando è secco, non limiti la flessione delle articolazioni metacarpofalangee. Il palmare non dovrebbe quindi andare oltre la piega distale del palmo della mano e dovrebbe essere inclinato verso il basso in

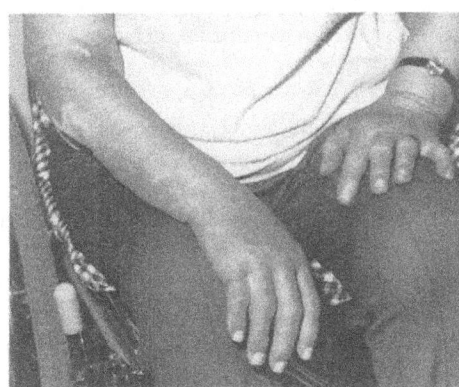

Fig. 12.33. Estensione prolungata delle articolazioni metacarpofalangee (emiplegia destra)

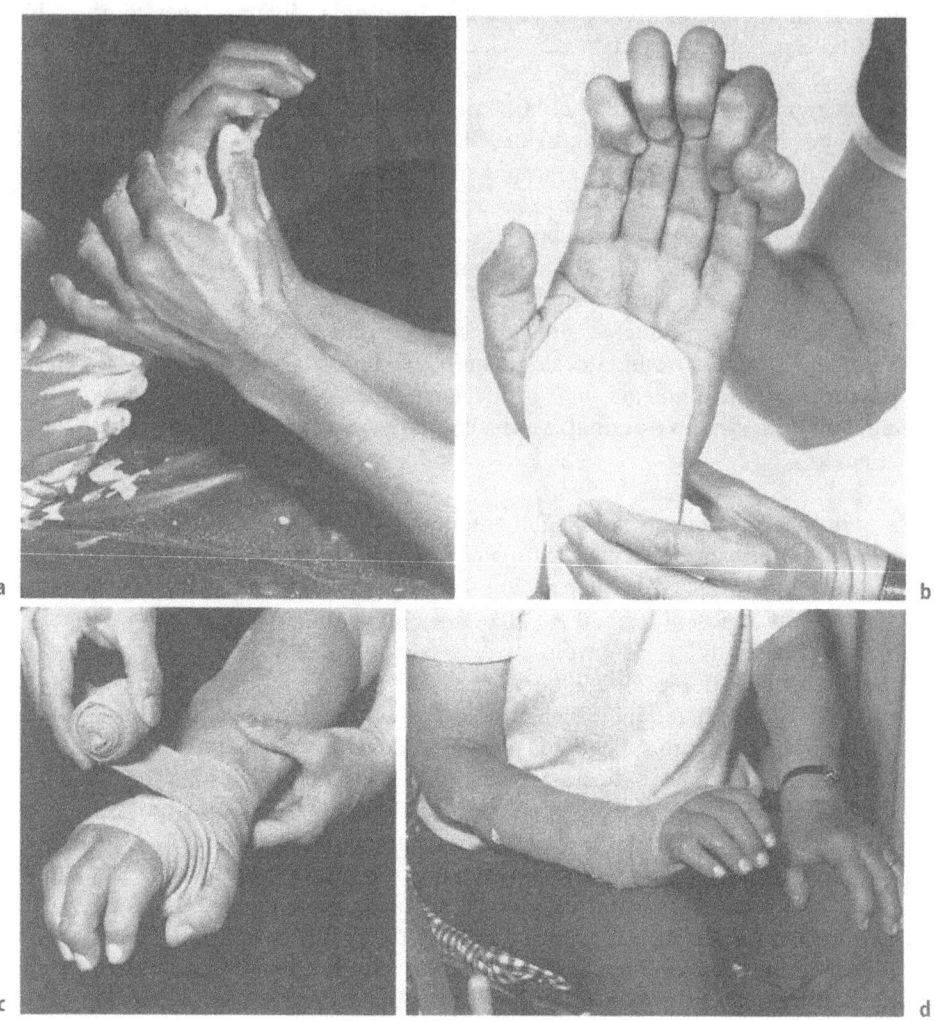

Fig. 12.34a-d. Un palmare per sostenere il polso. **a** Applicazione della benda di gesso di Parigi bagnata. **b** Corretta posizione del palmare. **c** Bendaggio in posizione. **d** Prevenzione della flessione del polso

modo appropriato dalla prima alla quinta articolazione metacarpofalangea. Il pollice è lasciato libero (Fig. 12.34b). L'assistente liscia la parte del gesso che copre l'avambraccio per darle forma, mentre la terapista si concentra nel modellare correttamente l'impronta della mano. La terapista ripiega indietro il gesso all'altezza desiderata sotto le articolazioni metacarpofalangee e preme con i pollici sul palmo della mano del paziente per riprodurne la forma tondeggiante. Le dita della terapista sul dorso della mano del paziente danno una contropressione per mantenere il polso in flessione dorsale e in lieve inclinazione radiale.

Quando il palmarino è asciugato, viene fissato attraverso una fasciatura con una piccola benda elastica (Fig. 12.34c). Il bendaggio viene arrotolato, ma non tirato con forza, perché altrimenti la pressione della benda provocherebbe nel paziente un dolore difficile da tollerare. Persino pochi gradi di flessione del polso spingeranno la valva in direzione distale e limiteranno la flessione delle articolazioni metacarpofalangee. Il dorso della mano è ben coperto dalla benda, che parte sopra le nocche e continua sino all'estremità prossimale del palmarino. Il paziente indossa il palmare giorno e notte e gli viene tolto per controllare la pelle, perché si lavi e durante la terapia. Si assicura così l'estensione del polso in ogni momento, indipendentemente da dove il paziente tiene la mano (Fig. 12.34d).

Il palmare viene continuamente portato finché l'edema e il dolore sono scomparsi e il colore della mano torna normale. Persino quando il paziente indossa il palmare, è in grado di svolgere attività autoassistite che mantengono la completa escursione articolare della spalla.

Quando esistono particolari fattori di rischio, ad esempio come nel caso di molti pazienti ricoverati in ospedale per acuti, di pazienti più anziani con lesioni gravi, o di pazienti con emiplegia sinistra ed eminattenzione multimodale, si raccomanda l'uso profilattico del palmare per il polso per prevenire la flessione palmare e proteggere la mano vulnerabile (M. Brune 1998, comunicazione personale; E. Panturin 1997, comunicazione personale).

■ **Avvolgimento centripeto compressivo.** "L'avvolgimento centripeto delle dita o delle estremità si è dimostrato un trattamento semplice, sicuro ed estremamente efficace per ridurre l'edema periferico e i fattori dannosi concomitanti" (Cain e Liebgold 1967). Usando un pezzo di spago di circa 1,2 mm di diametro, la terapista avvolge il pollice e poi ciascun dito in direzione disto-prossimale. Poi prosegue avvolgendo la mano e arriva appena sopra l'articolazione del polso. L'avvolgimento inizia facendo una piccola asola nella regione dell'unghia, in modo da non premere sulla cuticola sensibile del derma (Fig. 12.35a). Poi la terapista avvolge il dito strettamente e rapidamente fino a che raggiunge la mano e non può andare oltre (Fig. 12.35b). Toglie immediatamente lo spago tirando l'estremità libera dell'asola.

Quando è stato avvolto singolarmente ciascun dito, la terapista prosegue con la mano. Comincia nuovamente con una piccola asola e avvolge lo spago sulle articolazioni metacarpofalangee procedendo prossimalmente. Quando ha raggiunto la base del pollice lo adduce, in modo da includere nell'avvolgimento le articolazioni prossimali. L'ultima fase della procedura riguarda l'articolazione del polso e la terapista comincia la fasciatura dove ha interrotto quella per la mano.

I familiari del paziente possono imparare in breve a svolgere la procedura, per risparmiare tempo prezioso durante la terapia. I risultati sono estremamente gratificanti e possono essere molto positivi. "La quantità di benefici riscontrata varia dal rilevamento di una traccia di movimento in una mano apparentemente del tutto paralizzata, a una completa e duratura funzione normale in una mano che prima era gonfia, dolorosa e inabile" (Cain e Liebgold 1967). Sicuramente la cir-

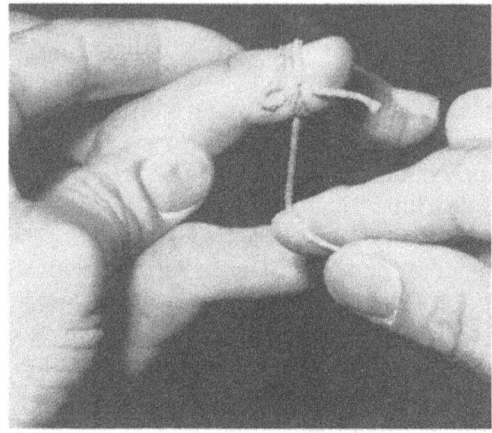
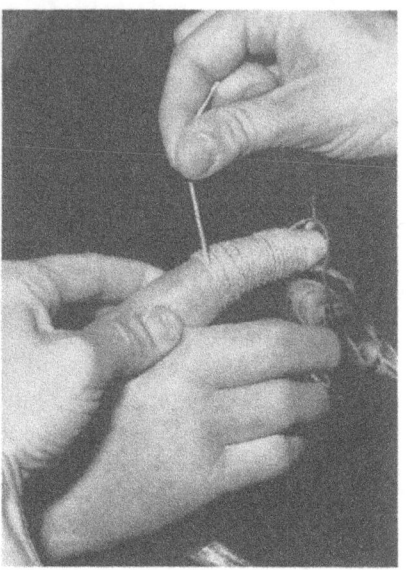

Fig. 12.35a, b. Avvolgimento centripeto compressivo. **a** Si inizia con una piccola asola che facilita la rimozione veloce dello spago. **b** Ciascun dito viene avvolto singolarmente in direzione disto-prossimale senza lasciare spazi tra gli avvolgimenti dello spago

colazione migliora immediatamente grazie alla riduzione dell'edema, il paziente sente più chiaramente la mano e si può procedere più efficacemente con altre forme di terapia.

Le paure che l'avvolgimento centripeto potesse danneggiare i tessuti molli e i vasi linfatici si sono rivelate infondate. Durante gli ultimi 30 anni, in California, nel Regno Unito e in numerosi centri dell'Europa, sono stati trattati con successo attraverso il bendaggio centripeto innumerevoli pazienti con una mano dolorosa ed edematosa, senza evidenziare alcun danno. Al contrario, tutti i pazienti hanno tratto beneficio dalla positiva riduzione dei sintomi e molti hanno recuperato l'uso funzionale della mano plegica senza che si ripresentassero i problemi originari.

■ **Ghiaccio.** Quando è disponibile del ghiaccio tritato, la terapista immerge la mano del paziente in un secchio contenente un miscuglio di ghiaccio e acqua. Le proporzioni ideali consistono in circa un terzo di acqua e due terzi di ghiaccio, in modo da poter introdurre facilmente la mano mentre il ghiaccio che si scioglie produce ancor più freddo (Fig. 12.36). L'esperienza consiglia di immergere per tre volte la mano del paziente nel ghiaccio con una breve pausa tra le immersioni. La sensazione provata dalla mano della terapista la guiderà nel valutare per quanto tempo può rimanere immersa quella del paziente.

■ **Movimenti attivi.** I movimenti effettuati durante la terapia dovrebbero essere il più possibile attivi, piuttosto che passivi. Si dovrebbe includere nel trattamento

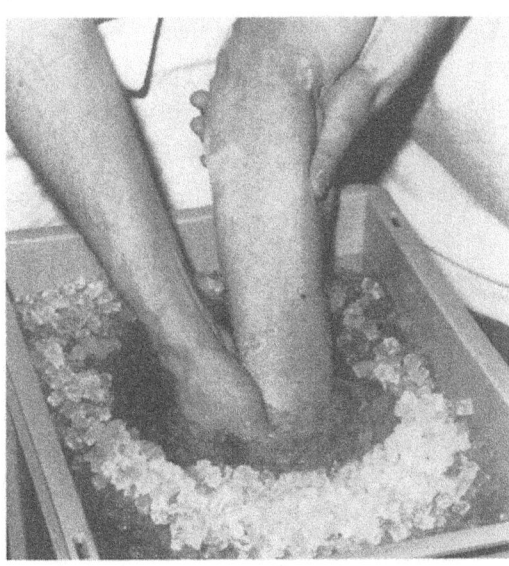

Fig. 12.36. Immersione della mano in una mistura di ghiaccio tritato e acqua

qualsiasi funzione muscolare attiva presentata dal paziente, anche se la mano in sé è completamente paralizzata, perché la contrazione muscolare fornisce la miglior azione di pompa per ridurre l'edema.

Ad esempio, anche se il braccio sembra essere completamente paralizzato, è in genere possibile stimolare una qualche attività negli estensori del gomito con il paziente supino e il braccio tenuto in elevazione (Fig. 12.37). Le attività svolte con

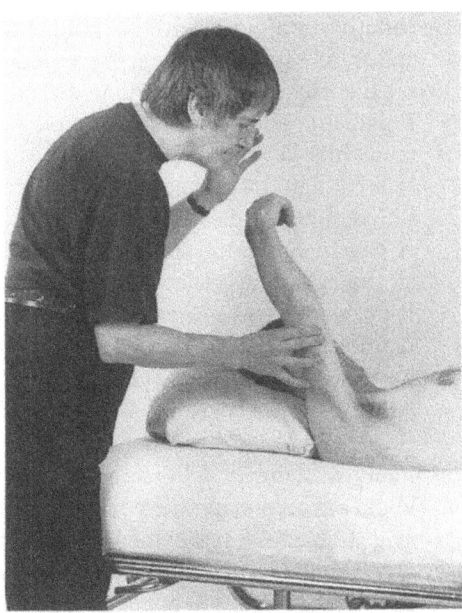

Fig. 12.37. In posizione supina con il braccio elevato è in genere possibile ottenere una qualche attività in estensione attiva del gomito (emiplegia destra)

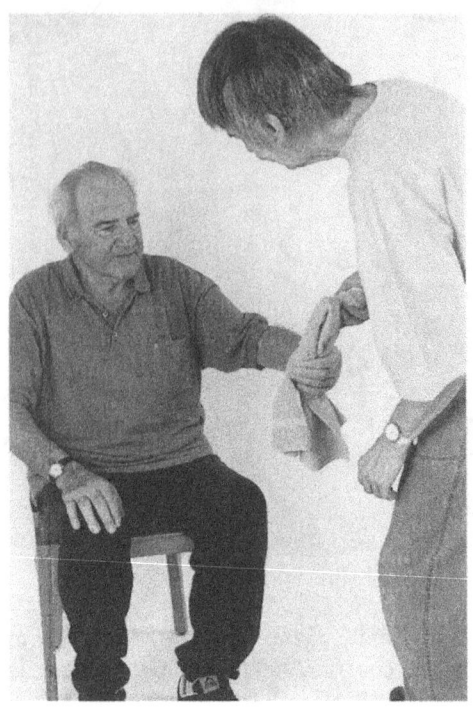

Fig. 12.38. Tenere un asciugamano arrotolato, mentre la terapista lo muove liberamente in diverse direzioni

il braccio in elevazione dopo aver mobilizzato la scapola sono benefiche, perché l'elevazione combinata con le contrazioni muscolari riduce notevolmente l'edema.

Da seduto, si può utilizzare qualunque attività che stimoli o faciliti i movimenti volontari del braccio plegico, in particolare attività di afferramento di un oggetto in cui si richiede una flessione delle dita.

- Il paziente afferra con la mano plegica l'estremità di un asciugamano piegato, mentre la terapista tiene l'altra estremità. L'asciugamano è sufficientemente arrotolato da permettere al paziente di tenerlo saldamente, nonostante la limitazione alla flessione delle articolazioni delle dita. La terapista fa oscillare l'asciugamano in diverse direzioni e il paziente segue il movimento senza sforzo e senza rilasciare la presa (Fig. 12.38).
- Il paziente tiene con entrambe le mani un bastone di legno di circa 2 cm di diametro. Rilascia una mano e la porta sopra l'altra che mantiene dritto il bastone. Dopo rilascia l'altra mano e fa la stessa cosa.
- Afferrare e rilasciare un asciugamano spesso si è dimostrato molto utile per ridurre l'edema e recuperare l'escursione passiva di movimento e il movimento volontario della mano. L'asciugamano è appoggiato piatto su un tavolo davanti alla mano del paziente, che cerca di tirarlo verso sé flettendo le dita (Fig. 12.39a). La terapista aiuta il paziente a mantenere il polso in posizione quando afferra e riafferra l'asciugamano per tirarlo sotto la mano facendo delle pieghe. Dopo il paziente lascia che le dita si estendano nuovamente, sia

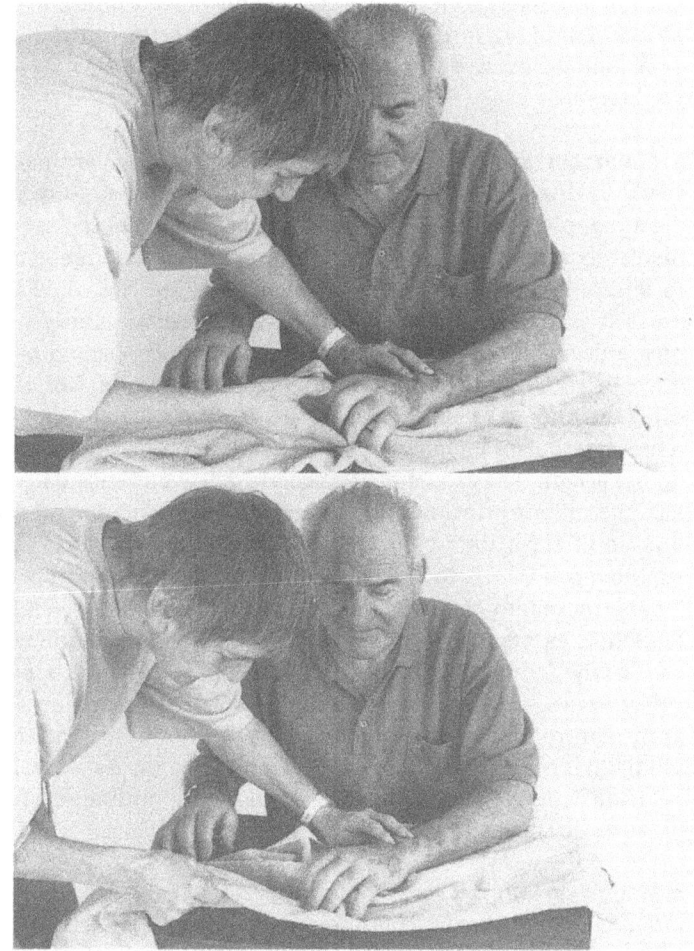

Fig. 12.39a, b. Attivare l'azione di pompa muscolare della mano accartocciando un asciugamano. a Flessione delle dita per accartocciare l'asciugamano sotto la mano. b Estensione assistita delle dita quando si riporta l'asciugamano disteso

contraendo attivamente gli estensori, sia rilassando i flessori, in modo da permettere all'asciugamano di tornare nella posizione di partenza, mentre la terapista facilita il movimento dell'asciugamano (Fig. 12.39b). Al paziente piace questo semplice esercizio e i familiari possono aiutarlo ad eseguirlo con successo in altri momenti della giornata. Non appena il paziente è in grado di flettere attivamente le dita senza flettere il polso, può essere incoraggiato a fare da solo l'esercizio.

AVVERTIMENTO. Le attività o gli esercizi che implicano un carico completo sulla mano con il polso in dorsiflessione e il gomito esteso non dovrebbero essere eseguiti fino a quando sono scomparsi tutti i segni di dolore ed edema. Questi esercizi posono essere stati la causa scatenante la sindrome e in qualche caso spesso provocheranno dolore e perpetueranno il problema. Infatti, qualunque attività o posizione che evoca dolore dev'essere assolutamente evitata. Lo stesso vale quando il terapista esegue movimenti passivi.

■ **Movimenti passivi.** Un'accurata escursione articolare passiva impedisce alla spalla di diventare dolorosa e non si dovrebbero eseguire i movimenti passivi della mano e delle dita, o, a dire il vero, si dovrebbero eseguire molto delicatamente per non provocare dolore. La terapista non dovrebbe mai cercare di flettere le dita con il polso in flessione palmare, perché con l'edema i tendini dei muscoli estensori si elevano verso il dorso della mano e il movimento risulta meccanicamente bloccato. Forzare anche di poco il movimento condurrebbe al grave peggioramento della condizione infiammatoria. Non si dovrebbe dimenticare la perdita della supinazione associata ai problemi del polso e della zona carpale. La terapista include nel trattamento questa componente, facilitando senza dolore la completa escursione articolare dell'avambraccio il più possibile in supinazione, aiutata attivamente dal paziente. Tutti i movimenti vengono svolti con il braccio in elevazione per migliorare il drenaggio venoso, mentre il paziente è supino o con il braccio sostenuto su un tavolo posto di fronte a lui.

Dal momento che i terapisti tremano all'idea dello sviluppo di contratture, tendono a essere troppo vigorosi quando trattano la mano edematosa. In questa condizione il molto poco è infinitamente preferibile al troppo.

Utilizzate per ciò che servono, le tecniche di mobilizzazione passiva sono anche controindicate sino a quando tutti i sintomi dell'infiammazione non sono scomparsi, perché condurrebbero veramente a un'esacerbazione della condizione acuta. Quando l'edema si risolve e il dolore diminuisce, l'escursione attiva di movimento viene recuperata in breve tempo.

■ **Mobilizzazione del sistema nervoso.** Nonostante esistano diversi fattori precipitanti, il denominatore comune nelle condizioni cliniche dovute al dolore mantenuto a livello simpatico sembra essere il danno neurologico (Wilson 1989). Secondo Butler (1991), a seguito di qualsiasi danno delle strutture nervose si sviluppa un aumento della tensione nel sistema nervoso, in modo che quando si evidenziano sintomi nella mano esiste anche sempre un aumento di tensione nel sistema nervoso. Clinicamente si è osservata, ad esempio, una marcata riduzione nel movimento di sollevamento della gamba con il ginocchio esteso in tutti i pazienti emiplegici aventi una mano edematosa, in particolar modo ciò avveniva nel sollevamento della gamba sana.

Durante il trattamento, quindi, il sistema nervoso dev'essere progressivamente mobilizzato utilizzando i movimenti passivi e attivi descritti nel Cap. 15. Il vantaggio di questa mobilizzazione è che si possono alleviare notevolmente i sintomi, senza muovere affatto l'arto plegico doloroso. Poiché il sistema nervoso è un continuum, i movimenti del collo, del tronco, delle gambe e del braccio controlaterale spesso migliorano in modo sorprendente l'intera situazione della mano.

■ **Drenaggio linfatico assistito.** È stato consigliato di aumentare l'uso di tecniche di drenaggio linfatico, per i buoni risultati riferiti dopo la loro inclusione nel trattamento della sindrome della mano edematosa. Il bendaggio di sostegno si è dimostrato utile per controllare l'edema, ma si deve evitare l'uso di guanti elastici seguito da tecniche di massaggio. I guanti tengono le articolazioni metacarpofalangee e interfalangee in estensione, causandone l'irrigidimento in posizione non funzionale, nonostante la riduzione dell'edema. Quando si usano tecniche di drenaggio linfatico assistito, tutti i principi di trattamento devono essere ancora seguiti, in particolare le indicazioni relative a non provocare dolore durante le attività, a posizionare l'arto in elevazione e a indossare il palmarino per il polso.

■ **Cortisone per via orale.** Se i sintomi continuano a essere un problema nonostante sia stato seguito accuratamente il protocollo di trattamento, diventano un fatto grave e si devono mettere in atto urgenti provvedimenti per risolverli. Le ragioni sono le seguenti:
- Se il paziente ha un qualche recupero dell'attività nella mano, come accade a molti, la futura funzione potrebbe essere messa in pericolo dalla pronunciata atrofia muscolare associata a contratture e anchilosi permanente delle articolazioni, soprattutto di quelle delle dita.
- Il dolore permanente e atroce può rendere intollerabile la vita del paziente e interferire con l'intera riabilitazione.
- Il tempo dedicato durante le sedute di terapia al trattamento della mano può essere sproporzionato e il paziente può non progredire in altri settori.

Si è dimostrato che la somministrazione per via orale di preparati cortisonici è estremamente e definitivamente efficace in questi casi (Davis e coll. 1977; Diethelm e Davies 1985; Braus e coll. 1994; Christensen e coll. 1982). Spesso il dolore scompare entro pochi giorni e il paziente può nuovamente partecipare appieno al programma di riabilitazione. Il farmaco è talvolta necessario, ma dovrebbe essere preso in considerazione definitivamente se il trattamento non ha apportato alcun miglioramento effettivo entro una o due settimane. Si continua come al solito il programma di trattamento globale, ma aggiungendo la somministrazione di steroidi per via orale. Nonostante il rapido sollievo dai sintomi, il farmaco non dovrebbe essere sospeso troppo presto. È necessario in genere continuare la somministrazione per 2-3 settimane per ottenere risultati stabili, ripetendo il trattamento se i sintomi dovessero ripresentarsi.

Considerazioni

Le condizioni dolorose angoscianti della spalla e della mano plegiche sono sfortunatamente ancor oggi troppo comuni in molti ospedali e centri di riabilitazione. I pazienti soffrono non solo a causa del dolore, ma anche perché diventano incapaci di trarre un completo beneficio dal programma di riabilitazione a loro disposizione. Alcune condizioni di rigidità dolorosa possono portare a deformità permanenti, producendo una limitazione della funzione. Con un controllo e trattamento attenti, le complicanze dolorose possono in genere essere del tutto evitate una volta comprese le cause. Se i problemi dovessero manifestarsi nonostante le attente misure di prevenzione, possono essere risolti in breve tempo, soprattutto se individuati precocemente. Tutta l'équipe deve essere coinvolta nella prevenzione o nel trattamento sia della spalla dolorosa, che della mano edematosa. Il paziente e i suoi familiari sono parte integrante dell'équipe riabilitativa e devono essere attentamente istruiti e incoraggiati per partecipare alle misure terapeutiche necessarie a prevenire e risolvere i problemi. Quando il dolore è diminuito o scomparso, il paziente è in grado di cooperare appieno e il suo rapido miglioramento fisico ed emozionale sono la più grande ricompensa.

13 Il viso, una parte trascurata

Molti pazienti affetti da emiplegia avranno qualche disturbo del movimento o della sensibilità nella regione del volto e del tratto orale. Per quanto lieve, il disturbo sarà estremamente penoso per il paziente. Il viso svolge un ruolo importante nella nostra vita, perché, per ciascuno di noi, è come se dietro gli occhi si celasse la nostra vera identità. A differenza di altre parti del corpo, il volto è sempre visibile e non si può nascondere o mascherare con i vestiti. Quando incontriamo una persona nuova, ci formiamo la prima impressione in base al suo viso e alla sua espressione. Diciamo che qualcuno ha "un sorriso accattivante", "un viso intelligente", "uno sguardo vigile". Dall'informazione che riceviamo decidiamo se ci piacerebbe conoscere meglio quella persona e ciò influisce anche sul nostro modo di parlare e di comportarci nei suoi confronti. Con i sottili, riccamente innervati, muscoli del viso siamo in grado di modificare la nostra espressione attraverso un'ampia gamma di movimenti molto piccoli. Insieme ai movimenti del capo, l'espressione del volto è una delle fonti principali di comunicazione e noi usiamo costantemente entrambi a sostegno di quanto diciamo, oppure in completa sostituzione della parola in determinate occasioni. Con minimi cambiamenti possiamo esprimere piacere, incredulità, amore, disapprovazione ecc.

Per imparare a conoscere meglio una persona che sta parlando, ascoltiamo non solo ciò che dice, ma anche la qualità del suo tono di voce. Apprezziamo il suono della voce con la sua melodia, tono e il modo in cui vengono pronunciate le parole e mentre ascoltiamo qualcuno che parla, formuliamo ulteriori giudizi su di lui o lei.

Quando le persone s'incontrano e si parlano, di solito mangiano o bevono qualcosa insieme. Noi mangiamo e beviamo non solo per nutrirci, ma anche per piacere e come aspetto del nostro costume sociale. Continuiamo a formarci un'opinione dell'altra persona mentre sta mangiando. Qualsiasi anormalità o stranezza nell'espressione del viso, nella voce o nelle abitudini alimentari viene immediatamente notata e disturba la comunicazione e la facilità di contatto con gli altri. La maggior parte di noi ha avuto la sensazione di essere fissato da tutti dopo una visita dal dentista che ha comportato un'anestesia locale con caduta del labbro, o quando un piccolo brufolo ha assunto nella nostra immaginazione le proporzioni di un grosso foruncolo.

Nel programma globale di riabilitazione, in cui il paziente impara a camminare e a prendersi cura della propria persona, vengono spesso dimenticati i problemi del viso e del tratto orale, che rimangono così esclusi dal trattamento. Le difficoltà persistenti peggioreranno la qualità di vita del paziente e interferiran-

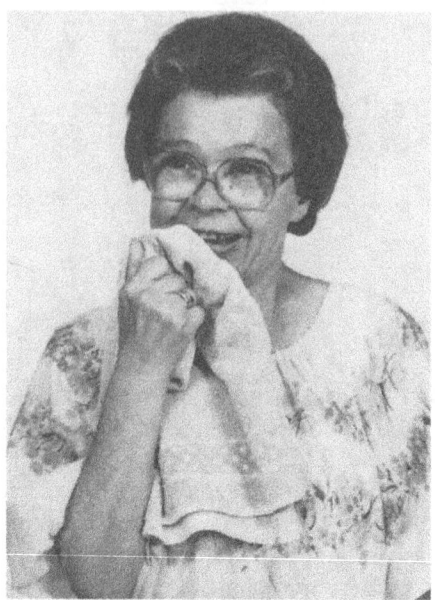
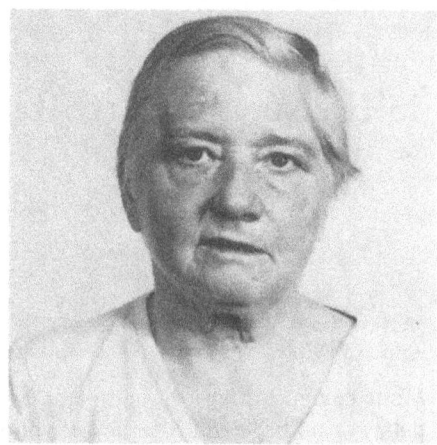

Fig. 13.2. Leggera asimmetria facciale (emiplegia sinistra)

◁**Fig. 13.1.** Una paziente che non è in grado di mangiare e parlare tiene un asciugamano per raccogliere la saliva che fuoriesce costantemente dalla bocca (emiplegia destra e sinistra)

no con il reinserimento sociale. Egli non potrà più godere nel mangiare e bere da solo o con altre persone. A causa dell'espressione facciale inappropriata o ridotta, le altre persone possono giudicarlo erroneamente o mal interpretare le sue reazioni. Se il paziente non può parlare come faceva prima, può avere difficoltà a instaurare nuove relazioni, o a conservare le precedenti. Gli altri reagiranno diversamente nei suoi confronti ed è possibile che conversino con lui ad un livello inappropriato.

Il grado e il tipo di difficoltà variano notevolmente, poiché si passa da un paziente totalmente incapace di mangiare (Fig. 13.1) ad uno il cui viso non è esattamente simmetrico (Fig. 13.2). Quando si nota una qualsiasi difficoltà, sono necessarie un'osservazione e un'indagine accurate per aiutare il paziente a superare i problemi. Poiché in genere la terapista incontra il paziente dopo l'ictus, è possibile che non si accorga dell'esistenza di qualche problema. Se chiesto adeguatamente, il paziente e i suoi familiari possono essere più in grado di fornire informazioni sui cambiamenti subentrati.

Considerazioni importanti per facilitare i movimenti del viso e della bocca

Prima di poter osservare, analizzare e trattare i problemi che i pazienti emiplegici incontrano nella regione del volto e della bocca, la terapista deve capire i movimenti basilari normali associati alla comunicazione ed all'alimentazione. Nonostante l'esistenza di differenze individuali, tutti abbiamo schemi di movimento simili, in parte riflessi e in parte appresi fin dalla prima infanzia, così da poter ricevere un'adeguata nutrizione ed essere contemporaneamente accettati dalle persone che ci circondano.

Movimenti associati alla comunicazione non verbale

Movimenti della testa

Le posture e i movimenti della testa possono esprimere in sé un'ampia gamma di segnali e di emozioni. Indubbiamente li usiamo per rinforzare quello che stiamo cercando di esprimere verbalmente. Fare un piccolo cenno di saluto e chinare il capo quando incontriamo e salutiamo qualcuno, fare cenno di sì e scuotere la testa per esprimere accordo, disaccordo o sorpresa e la posizione con il naso in su per tenere le distanze, non sono che alcuni esempi. Giriamo la testa per guardare chi ci sta parlando e per adottare una postura di ascolto, muovendo spesso il capo per raccogliere o sottolineare quello che l'altro sta dicendo. Ruotare il capo dall'altra parte è spesso un segnale negativo.

Quelle che seguono sono le difficoltà comunemente osservate.
- La testa del paziente rimane rigida in una posizione causata dall'eccessiva trazione di alcuni gruppi muscolari. Nel tentativo di rimanere in posizione eretta in piedi o di compensare reazioni di equilibrio inadeguate, il paziente può tenere il capo in una posizione fissa e non compie i gesti consueti che gli altri si aspettano.
- A causa della perdita o della riduzione delle modalità sensoriali sul lato plegico, il paziente non gira la testa per guardare chi si rivolge a lui, in particola-

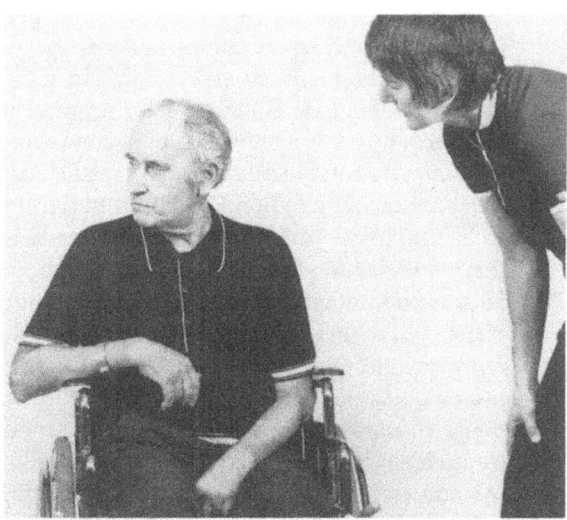

Fig. 13.3. Il paziente non gira il capo quando qualcuno si rivolge a lui (emiplegia sinistra)

re se lo fa dalla parte lesa (Fig. 13.3). Spesso i pazienti hanno difficoltà a stabilire un contatto oculare con le persone, soprattutto con quelle sedute o in piedi dal lato plegico.

Movimenti del viso

Il viso, con la sua ampia varietà di espressioni, costituisce la prima fonte di comunicazione, inoltre rinforza o sottolinea ciò che stiamo dicendo. Possiamo mostrare a qualcun altro che lo stiamo ascoltando. Aggrottiamo le sopracciglia e sorridiamo, abbassiamo o stringiamo gli occhi e con centinaia di questi piccoli movimenti possiamo rivelare cosa proviamo o scegliere di mascherare i nostri reali sentimenti. "I muscoli che determinano l'espressione del volto donano all'uomo gradazioni estremamente sottili di movimento per le abilità comunicative non verbali" (Moore 1980).

Quando comunichiamo con altre persone, il nostro viso si muove continuamente in grado maggiore o minore. Noi diamo per scontati i movimenti consueti del volto e del capo, ma è del tutto sconcertante essere presentati ad una persona che non muove la testa e non sorride quando saluta, o parlare con qualcuno che non instaura un contatto visivo e il cui viso rimane completamente immobile.

Le difficoltà comunemente osservate comprendono le seguenti:
- Il lato leso del volto non si muove adeguatamente e l'asimmetria diventa più evidente quando il paziente ride, parla o mangia (Fig. 13.4).
- Il viso assume una continua postura anomala, forse con la bocca leggermente aperta (Fig. 13.5) o con le labbra sollevate sopra i denti, o tenute decisamente in basso contro di essi.
- Il viso del paziente può apparire diverso da quello che era in precedenza a causa dei cambiamenti nel tono muscolare e nell'attività. Ad esempio, il profilo del viso è talvolta alterato a causa della retrazione della mandibola, che provoca un mento cadente e fa protrudere l'arcata dentaria superiore.
- Tutto il viso può essere completamente inespressivo e immobile, o mostrare minimi cambiamenti di espressione. In molti di questi casi le sopracciglia sono costantemente sollevate e ciò produce un'espressione allarmata o sorpresa. Se i muscoli della mandibola sono ipotonici, l'elevazione delle sopracciglia mostra tutta l'iride circondata dalla cornea e ciò fa sembrare il paziente depresso anche se non lo è. Molti pazienti non sono in grado di aprire gli occhi senza sollevare contemporaneamente le sopracciglia, ciò significa che durante il giorno i muscoli della fronte sono continuamente attivati a scapito dei muscoli antagonisti. L'incapacità di chiudere gli occhi non permette al paziente di strizzarli leggermente come farebbe per esprimere dispiacere, disapprovazione, o concentrazione, o la necessità di ricevere chiarimenti mentre guarda qualcuno. Infatti, senza uno specifico trattamento per superare il problema causato dall'inibizione reciproca, molti pazienti non sono affatto in grado di aggrottare le sopracciglia.
- Possono esistere solo cambiamenti stereotipati nell'espressione del volto, che hanno luogo in modo incongruo rispetto alle reali emozioni del paziente e al

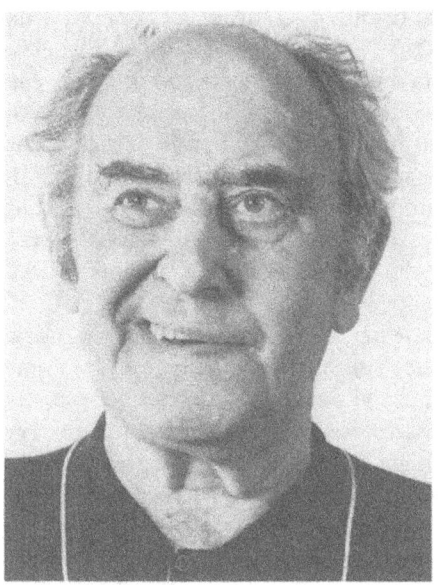

Fig. 13.4. Sorridere accentua l'asimmetria facciale (emiplegia sinistra)

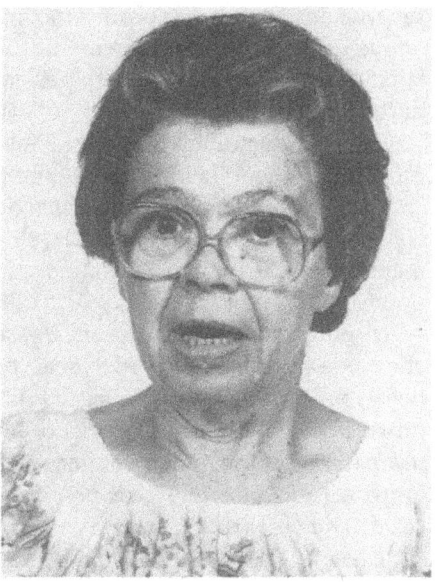

Fig. 13.5. La paziente non riesce a chiudere volontariamente la bocca e, a causa della notevole limitazione dei movimenti della lingua, non può evitare la sciallorrea (emiplegia destra e sinistra)

momento e alla situazione in cui si trova. Ad esempio, si osserva un sorriso ripetitivo ed esagerato anche se il paziente non ha alcun motivo per sorridere.
- Il paziente ha difficoltà a controllare la sciallorrea (Fig. 13.5), in particolare quando si concentra su qualcos'altro, ad esempio quando infila le scarpe. Egli si asciuga costantemente le labbra con un fazzoletto per prevenire la fuoriuscita della saliva. Poiché può usare solo una mano, dover tenere per tutto il tempo a disposizione il fazzoletto rappresenta un inconveniente e il paziente è completamente distratto dagli altri compiti a causa del bisogno di prendere o riporre il fazzoletto.

Movimenti associati al linguaggio

La capacità di parlare chiaramente e in modo espressivo dipende da molti movimenti complessi e coordinati. Per formare le consonanti si usano la lingua e le labbra e la chiara articolazione svolge un ruolo così determinante nel parlare, che siamo persino in grado di capire quando qualcuno bisbiglia senza alzare la voce. I movimenti utilizzati per parlare si sono sviluppati da quelli originariamente creati per la sopravvivenza, cioè i movimenti per mangiare e bere. Per parlare, tali movimenti sono molto più rapidi e coordinati. Sono necessari movimenti agili e selettivi della lingua per produrre consonanti come "t" e "d", in cui la punta della lingua dev'essere accuratamente posta dietro gli incisivi e come "g" e "k", in cui la punta della lingua dev'essere posizionata dietro l'arcata dentaria inferiore e la parte centrale della lingua deve sollevarsi velocemente. La lingua deve spostarsi senza che la mandibola si muova simultaneamente in una sinergia di massa primitiva. Movimenti lenti e accuratamente graduati delle labbra producono i suoni "p" e "b". Un linguaggio lento e inarticolato tende generalmente ad essere associato alla stanchezza, alla malattia, all'influsso dell'alcol o persino alla debolezza mentale, per cui un paziente che ha difficoltà ad articolare chiaramente i suoni può facilmente essere mal giudicato dagli altri.

Il controllo della respirazione è essenziale per la produzione della voce. L'aria che passa attraverso le corde vocali produce i suoni e noi cambiamo il volume della voce modificando la quantità di aria che vi passa. Parliamo a voce più alta o bassa per enfatizzare, aggiungere interesse o esprimere diverse emozioni. Per usare frasi o espressioni di lunghezza adeguata, dobbiamo essere in grado di prolungare il suono senza sforzo per 15-20 secondi. Un cantante allenato può riuscire ad arrivare a circa 1 minuto.

La laringe si muove in alto o in basso quando cambiamo il tono di voce per aggiungere intensità o per esprimere un'emozione. Questa abilità è soggetta al controllo volontario e dipende dal tono normale dei muscoli del collo, della gola e delle stesse corde vocali. Il suono della voce è chiaro grazie alla tensione coordinata delle corde vocali. Per la limpidezza e la qualità del suono è essenziale un'azione efficace del palato molle, che, unitamente alla costrizione del pavimento faringeo, chiude l'accesso dell'aria nelle cavità nasali per impedire che fuoriesca dal naso durante la produzione dei suoni. Il palato molle deve inoltre muoversi verso il basso per produrre i suoni nasali. Il movimento deve essere molto rapido e coordinato, perché la posizione del palato molle cambia ripetutamente durante una frase o persino una parola. I suoni vocalici sono modificati dai cambiamenti della forma della bocca legati ai movimenti delle labbra e della mandibola.

Le difficoltà comunemente osservate comprendono:
- Le consonanti sono inarticolate o inaccuratamente prodotte e di conseguenza il linguaggio può essere difficile da comprendere.
- Il paziente parla lentamente e cautamente o persino in modo laborioso con un grosso sforzo.
- Il paziente parla a voce troppo bassa e ha difficoltà a farsi sentire. Usa frasi brevi e può aver bisogno di fare un'ulteriore inspirazione dopo aver detto solo una o due parole. Molto spesso è in grado di prolungare un suono solo per 5 secondi.
- La voce è monotona, con scarsa o nulla variazione del tono. Può essere più alta o più bassa di quanto non fosse prima.
- Il paziente sembra rauco, come se avesse costantemente bisogno di schiarirsi la gola. La voce può apparire forzata e faticosa.
- Il paziente parla con un suono nasale, oppure si può sentire l'aria fuoriuscire dal naso durante alcuni suoni.
- La saliva fuoriesce mentre il paziente sta parlando.

Movimenti associati al mangiare e al bere

Noi mangiamo e beviamo per sopravvivere, ma anche per piacere. Per essere accettati all'interno del nostro gruppo sociale, ci viene chiesto di aderire a molte regole apprese e connesse al mangiare. Pur tenendo conto delle diverse abitudini e costumi, lo schema di base del mangiare e bere rimane costante.

La maggior parte delle persone si siede a tavola con una postura eretta, per consentire al capo e al collo di essere in una posizione ottimale per mangiare. Per tale ragione molte società hanno sedie da sala da pranzo con lo schienale diritto. Nella posizione eretta la bocca è orizzontale al cibo o al liquido presenti e i movimenti di masticazione e manipolazione del cibo all'interno della bocca da parte della lingua sono eseguiti con più facilità. La laringe può muoversi liberamente in alto e in basso, perché i muscoli che la circondano non sono stirati e tesi. Il cibo viene posizionato nella parte centrale e anteriore della bocca e le labbra si chiudono ricevendo il boccone. Negli adulti il programma di deglutizione inizia con la chiusura della mandibola.

Cibi solidi

La masticazione inizia automaticamente, quando la porzione di cibo o bolo viene spostata da una parte della bocca e sistemata dalla lingua posteriormente tra i denti. Il bolo viene mantenuto in posizione corretta dal tono muscolare delle guance lateralmente e dall'azione della lingua medialmente. La masticazione è un movimento asimmetrico di macinazione del cibo e il bolo viene trasportato dalla lingua da una parte all'altra della bocca a intervalli regolari. Il numero di masticazioni è individuale e continuo fino a quando il bolo è sufficientemente morbido e umido per consentire un'agevole deglutizione. L'integrità dei recettori sensoriali permette che la forza della masticazione sia appropriata e che si adatti automaticamente man mano che il bolo diventa più soffice. Durante il ciclo della masticazione vengono selezionate dalla lingua piccole quantità di cibo sufficientemente pronte per essere deglutite. Tutto il bolo non viene quindi deglutito in un'unica volta.

Il movimento della deglutizione inizia con il bolo posizionato centralmente sulla lingua, che compie un veloce movimento ondulatorio per spingere indietro il boccone verso la gola. La punta della lingua si alza per prima, seguita dalle porzioni centrale e posteriore, muovendosi all'indietro come un pistone (Fig. 13.6a). Il palato molle si solleva per chiudere ermeticamente il nasofaringe, impedendo efficacemente al cibo di essere spinto in alto verso il naso (Fig. 13.6b). Il bolo inclina verso il basso l'epiglottide e scivola sulla sua superficie liscia e convessa per essere guidato nell'esofago (Fig. 13.6c). La laringe, che si è sollevata, viene ermeticamente chiusa dall'epiglottide per proteggere le vie aeree. Le corde vocali stesse forniscono un secondo meccanismo di sicurezza, chiudendosi a scatto l'una contro l'altra per espellere eventuali particelle di cibo entrate accidentalmente nel canale laringeo. Quando il bolo è al sicuro nell'esofago, l'epiglottide ritorna nella posizione originaria e il palato molle si rilassa per consentire la ripresa della normale respirazione (Fig. 13.6d). La deglutizione stessa avviene in modo riflesso.

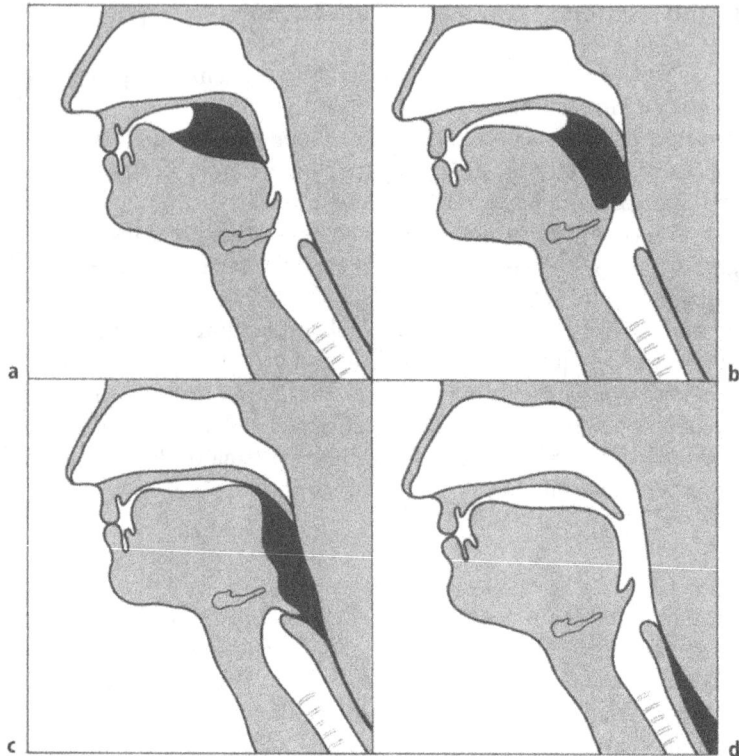

Fig. 13.6a-d. Deglutizione normale. **a** Il bolo viene spinto indietro verso la gola dalla lingua. **b** Il palato molle si eleva per chiudere ermeticamente la cavità nasale. **c** L'epiglottide si inclina temporaneamente verso il basso per proteggere la laringe. **d** Quando il bolo è al sicuro nell'esofago, il palato molle si rilassa

Liquidi

Quando si sta bevendo, il liquido viene posto centralmente sulla lingua utilizzando una suzione attiva per trasportarlo da una tazza o da un cucchiaio sul labbro inferiore, che si è sporto in avanti per riceverlo. Il fluido viene trasportato nella parte posteriore della bocca per essere deglutito con lo stesso movimento ondulatorio della lingua utilizzato per deglutire i solidi. Normalmente avviene un primo grande movimento essa seguito da uno o altri due più piccoli, per liberare completamente la faringe. Se si è rilassati, gli altri non sentono la deglutizione e negli adulti essa è possibile solo quando la bocca è chiusa.

Dopo aver mangiato o bevuto, i denti e la bocca sono immediatamente puliti nel modo più completo dalla lingua e dal movimento delle labbra e delle guance sui denti. Tutta la cavità orale viene pulita anche dalla saliva. Mangiare e bere in compagnia è un passatempo piacevole. Noi assumiamo solidi e liquidi in rapida successione e, contemporaneamente, possiamo conversare agevolmente, persino tenendo il cibo ai lati della bocca con discrezione.

Le difficoltà comunemente osservate comprendono:
- Il paziente non è in grado di raggiungere una postura eretta simmetrica. Con il tronco flesso, per portare il cibo alla bocca è obbligato ad estendere il collo portando il mento verso l'alto e la muscolatura viene quindi stirata anteriormente. I movimenti della lingua e della laringe risultano più difficoltosi.
- Quando il tronco e il capo sono inclinati verso il lato plegico, portare il cibo al centro della bocca è un problema e all'interno di essa il controllo diventa quasi impossibile. Il cibo cade tra i denti e le guance, o fuoriesce dall'angolo della bocca, poiché il lato plegico è inclinato verso il basso.
- Pezzi di cibo rimangono nella bocca e possono essere notati per molto tempo dopo la fine del pasto. Possono rimanere nelle guance del paziente o sul palato e si possono notare quasi sempre sugli incisivi, sulle labbra e sul mento. Molti pazienti usano un dito per rimuovere pezzi di cibo rimasti incastrati in bocca.
- Il paziente mastica solo con la parte sana e aumenta la spasticità sul lato plegico. Quando tale lato è ipotonico e ha una scarsa sensibilità, non viene stimolata alcuna attività.
- La masticazione è più spesso un movimento rumoroso in su e in giù della mandibola, invece di essere il movimento rotatorio tipico della modalità adulta e non presenta alcun adattamento al progressivo ammorbidirsi del bolo. Il paziente mastica sia un toast che del crème caramel con lo stesso vigore e forza.
- Poiché la masticazione è lenta e inefficace, il paziente mastica per un tempo più lungo ed evita spesso cibi duri, o mastica piccole porzioni.
- A causa della ridotta sensibilità o del tono anormale, il paziente spesso si morde accidentalmente le guance e, se si effettua un controllo, si possono sentire all'interno della bocca piccole ulcerazioni dolorose.
- La deglutizione è rumorosa e faticosa e il bolo viene deglutito in un'unica volta. Il paziente deve deglutire più volte prima di riuscire a ripulire la faringe.
- Spesso il paziente tossisce, soprattutto quando beve.

Avendo tali problemi, mangiare e bere diventa un lavoro lento e laborioso e il paziente deve concentrarsi intensamente. Non è in grado di sostenere una conversazione a tavola e spesso il cibo diventa freddo e non appetitoso prima di aver finito di mangiare.

Protesi dentarie

La dentiera può rappresentare un problema per il paziente sia a livello di comunicazione che di alimentazione. La protesi che precedentemente era mantenuta al proprio posto grazie alla normale attività muscolare, ora continua a scivolare a causa dell'alterazione del tono e della sensibilità. Si dovrebbero portare le dentiere il più presto possibile dopo l'ictus e tenerle saldamente a posto con una specifica pasta adesiva. Quando il paziente ha fatto sufficienti progressi per andare dal dentista, si possono apportare le modifiche necessarie per assicurare che la protesi calzi bene. Le dentiere dovrebbero venire pulite dopo ogni pasto, perché pezzi di cibo tendono a incastrarsi tra la placca palatina della dentiera e il palato duro e il paziente non è più in grado di toglierli con la lingua come faceva in precedenza.

Trattamento appropriato delle difficoltà più comuni

I problemi che sono stati descritti sono causati da:
- *Tono anormale*. Il tono muscolare del viso, della bocca e del collo è troppo alto o troppo basso.
- *Sensibilità inadeguata*. Il paziente non è in grado di sentire adeguatamente il lato del viso o l'interno della bocca.
- *Perdita di movimento selettivo*. Per il paziente è difficile muovere le labbra, le guance e la lingua in modo selettivo. Può muoverle solo in schemi globali stereotipati.

Riconoscere l'esistenza dei problemi e includerne il trattamento nel programma di riabilitazione costituisce il primo passo importante. La regione del viso e della bocca tende altrimenti a rimanere una specie di "terra di nessuno" e di conseguenza viene spesso trascurata. L'infermiera si occupa dell'igiene orale e si assicura che il paziente si nutra a sufficienza. La terapista occupazionale mette il paziente nelle condizioni di potersi preparare e mangiare il cibo con una mano, usando, se necessario, degli ausili. La fisioterapista si occupa dell'abilità di muoversi a sufficienza per raggiungere la sala da pranzo e sedersi correttamente. Nella maggior parte dei casi la logopedista si preoccupa principalmente dei problemi di linguaggio, piuttosto che degli aspetti non verbali della comunicazione o dell'alimentazione.

Il programma di trattamento che segue sarà appropriato e utile per la maggior parte dei pazienti e potrà essere svolto da tutti coloro che se ne prendono cura. Il trattamento dovrebbe essere incentrato sulle difficoltà specifiche di ciascun paziente, anche se ogni difficoltà influenza in modo considerevole gli altri movimenti. Per le difficoltà più complesse sarà necessario un intervento di tipo specialistico, ma è sorprendente notare come il viso risponde bene all'attenzione che riceve, anche a misure terapeutiche relativamente semplici.

Quando si valuta o si tratta il viso e la bocca, sono particolarmente utili due tipi di presa che possono anche essere usate quando si aiuta il paziente a mangiare, bere e pulirsi i denti.
- Presa A. Stando in piedi a fianco del paziente, in genere dal lato plegico, la terapista gli circonda la testa da dietro con un braccio. Con l'incavo del gomito e con la parte superiore del braccio mantiene il capo sulla linea mediana e allunga la parte posteriore del collo, sollevando leggermente l'occipite con il braccio. Flette palmarmente il polso, in modo da poter appoggiare leggermente il pollice contro l'articolazione temporo-mandibolare per sentire il movimento anormale o il tono muscolare. Tiene il mento del paziente tra l'indice e il medio, per guidare i movimenti adeguati della mandibola. Con il dito

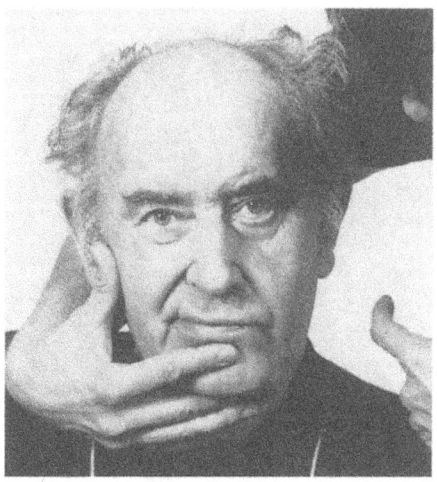 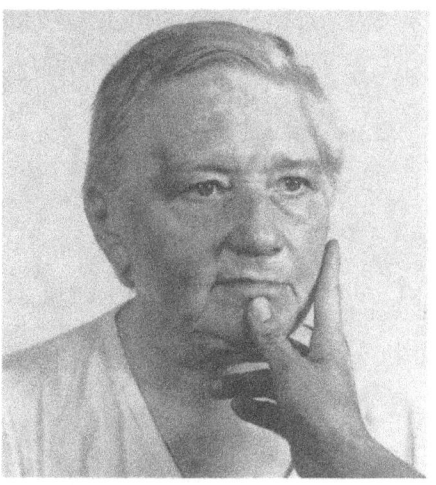

Fig. 13.7. Presa usata per il paziente che non può essere in grado di sostenere il capo in posizione normale corretta (emiplegia sinistra)

Fig. 13.8. Presa utilizzabile per pazienti che sono in grado di mantenere una corretta posizione del capo (emiplegia sinistra)

indice facilita la chiusura del labbro e con il medio può rilassare la lingua dal basso, o facilitarne i movimenti (Fig. 13.7).

- Presa B. Stando seduta di fronte al paziente, la terapista appoggia il pollice sul mento e il dito medio da sotto nello spazio compreso tra i rami mandibolari. L'indice appoggia sul lato del viso (Fig. 13.8). Il pollice facilita la chiusura della bocca e il medio influenza la muscolatura della lingua. L'indice fornisce informazioni sui movimenti laterali della mandibola e sul tono della muscolatura della guancia. La presa si usa quando il paziente ha un adeguato controllo del capo in posizione seduta e può inibire volontariamente l'estensione del collo. È particolarmente utile quando il paziente ha difficoltà di linguaggio, perché può vedere la faccia della terapista e seguire cosa gli si chiede di fare. Per il paziente che non è ancora in grado di mantenere il capo in posizione corretta, si può comunque usare la presa, se necessario, per trattarlo in decubito laterale con il capo ben sostenuto.

Quando la terapista aiuta il paziente a mangiare e bere, è di solito consigliato l'uso della prima presa. Il paziente può stare seduto al tavolo in modo normale e vedere il cibo nel piatto davanti mentre sta per essere imboccato. Se il paziente avesse bisogno di aiuto per portare il cibo o gli utensili per bere alla bocca, la terapista può guidargli la mano più facilmente, poiché il movimento è uguale a quello che lei stessa eseguirebbe mangiando o bevendo (Fig. 13.9).

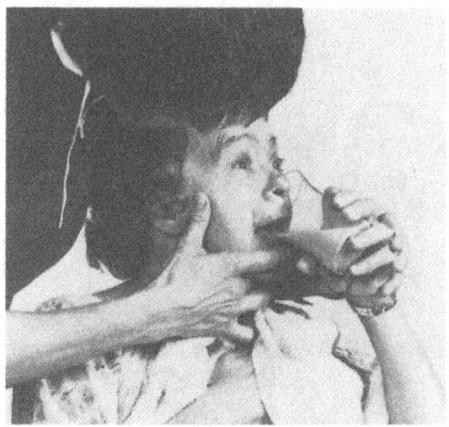

Fig. 13.9. Aiutare il paziente a bere (emiplegia bilaterale)

Trattamento delle difficoltà correlate alla comunicazione non verbale

Movimenti del collo e del capo

Il collo dovrebbe essere mantenuto completamente mobile e si dovrebbe ridurre l'ipertono o l'eccesso di attività. La terapista innanzi tutto muove passivamente il capo del paziente, accentuando la completa escursione di movimento ed egli cerca di permettere il movimento senza opporre resistenza (Fig. 13.10). È spesso più semplice ottenere la completa escursione di movimento quando il paziente è supino. La terapista deve mantenere con una mano la posizione della spalla del paziente, mentre gli muove con l'altra il capo in completa inclinazione laterale o in rotazione verso il lato opposto. Quando la resistenza è scomparsa, si può chiedere al paziente di muovere il capo attivamente. Inoltre, tutti i movimenti dovrebbero essere completi e liberi anche in posizione seduta e in stazione eretta, dato che queste sono le posizioni in cui in genere avviene la comunicazione. Attività di gruppo con musica, palloni o palloncini aiutano il paziente a superare il problema della posizione fissa del capo e della difficoltà a mantenere il contatto oculare con gli altri.

Movimenti facciali

Si dovrebbero facilitare i movimenti del viso sin dalle prime fasi, per mantenerne la mobilità e stimolarne la sensazione.
- La terapista usa la punta delle dita per muovere la fronte diagonalmente in basso verso la linea mediana, corrugandola (Fig. 13.11). Le dita non dovrebbero scivolare sulla cute, ma muovere i muscoli situati proprio sotto di essa. Il movimento verso il basso è alternato al sollevamento delle sopracciglia verso l'alto e verso l'esterno, per produrre un'espressione di sorpresa. Prima

il paziente sente l'attività e dopo aiuta attivamente, mentre la terapista lo aiuta sempre meno. In molti casi sarà necessario accentuare il movimento di corrugamento verso il basso, finché il paziente è in grado di mantenerlo con gli occhi aperti, la posizione rilassata senza elevare le sopracciglia e di ripetere diverse volte in rapida successione piccoli movimenti di aggrottamento.

All'inizio possono essere possibili solo movimenti globali grossolani, con gli occhi che si chiudono con forza per rinforzare l'aggrottamento (Fig. 13.12) e che si aprono ampiamente quando si sollevano le sopracciglia. Quando l'abilità del paziente aumenta, i movimenti diventano sempre più selettivi e vari,

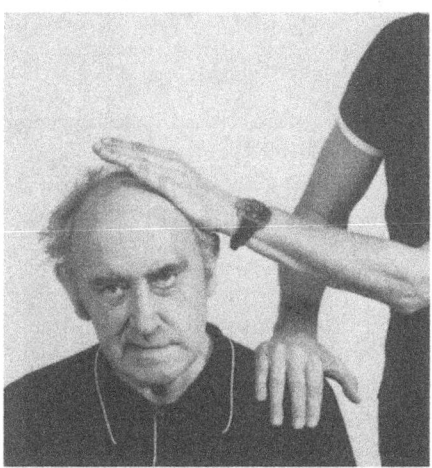

Fig. 13.10. Muovere passivamente il capo (emiplegia sinistra)

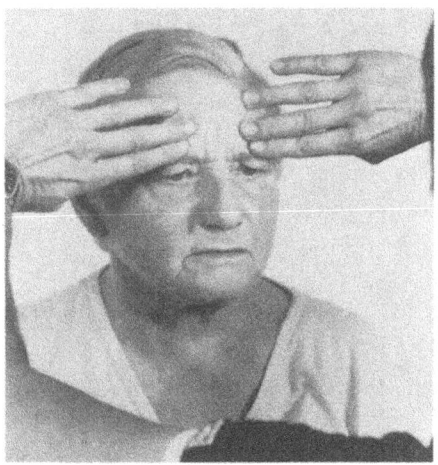

Fig. 13.11. Aggrottare le sopracciglia (emiplegia sinistra)

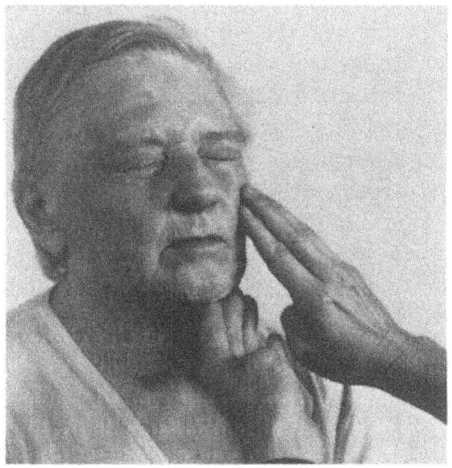

Fig. 13.12. Chiudere con forza gli occhi (emiplegia sinistra)

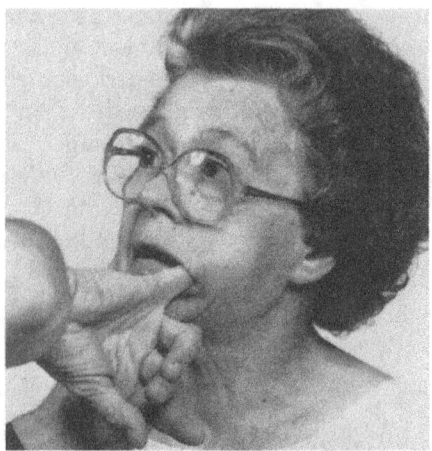 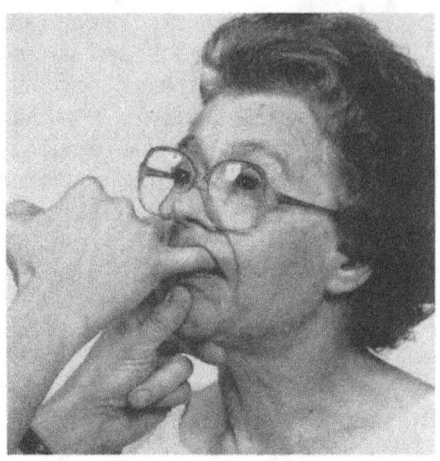

Fig. 13.13. Massaggio delle gengive (emiplegia bilaterale)

Fig. 13.14. Rilassare la spasticità nella guancia (emiplegia bilaterale)

finché è in grado di chiudere gli occhi senza muovere la fronte, chiudere un occhio o sollevare un sopracciglio.
- Il paziente cerca di stringere gli occhi come se stessero guardando lontano o come se il sole fosse accecante. La terapista facilita i movimenti desiderati, appoggiando il dito medio appena al di sotto dell'occhio e il dito indice sulla palpebra e poi avvicinando leggermente le dita.
- La terapista muove le guance del paziente per normalizzare il tono, prima dall'esterno e poi dall'interno della bocca. Passa il dito mignolo lungo le gengive (Fig. 13.13) e poi sulla parte interna delle guance, allontanandole lateralmente dai denti con un movimento semicircolare (Fig. 13.14). Il movimento di stiramento riduce la spasticità, ma stimola anche l'attività in una guancia ipotonica. La terapista può confrontare il tono del muscolo con quello dell'altra guancia.
- Il paziente gonfia le guance e poi le mantiene (Fig. 13.15). L'attività richiede una stretta chiusura delle labbra e il movimento del palato molle per impedire la fuoriuscita di aria dal naso. Il paziente sposta l'aria da una guancia all'altra, stimolando così l'attività dei muscoli delle guance e del palato molle (Fig. 13.16).
- La terapista facilita il movimento di sorriso simmetrico, seguito dall'avvicinamento delle labbra come per "fare boccuccia". Se il lato sano è troppo attivo, la terapista usa il dorso di una mano per inibire l'attività e stimola la parte plegica dando dei veloci sfregamenti verso l'alto con l'altra mano (Fig. 13.17).

13 • Il viso, una parte trascurata 419

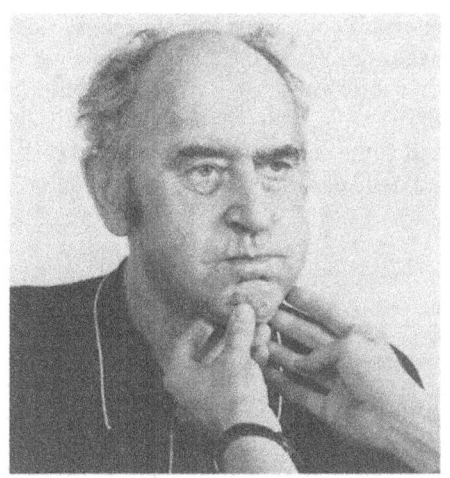

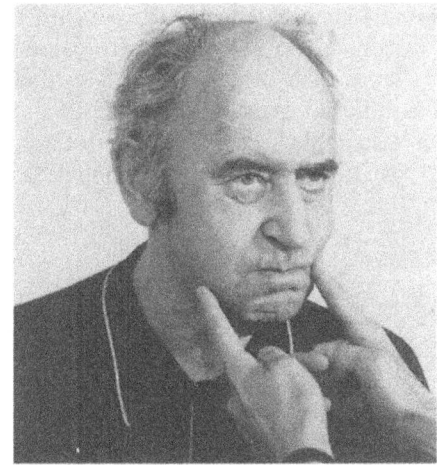

Fig. 13.15. Gonfiare le guance (emiplegia sinistra)

Fig. 13.16. Gonfiare una guancia per volta, passando l'aria da una parte all'altra (emiplegia sinistra)

Fig. 13.17. Facilitare il sorriso simmetrico (emiplegia sinistra)

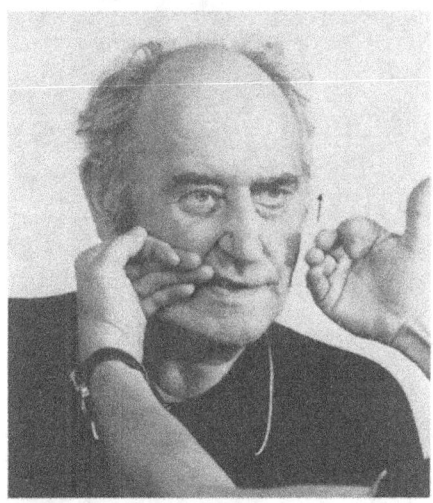

Fig. 13.18a, b. Usare il retro di uno spazzolino elettrico (emiplegia bilaterale). **a** Per normalizzare il tono nella guancia. **b** Per stimolare la chiusura della bocca
▽

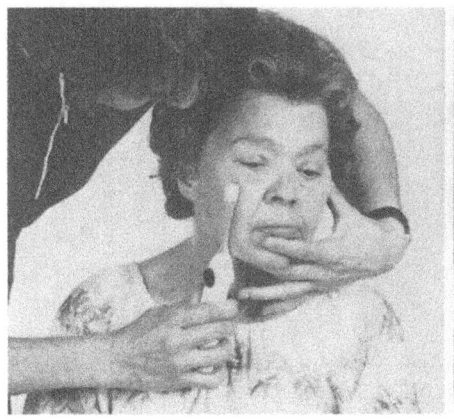

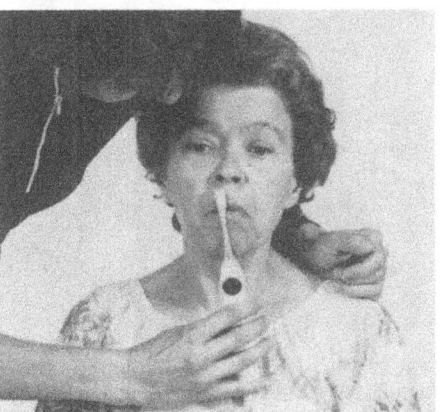

- La guancia e le labbra possono essere stimolate passando velocemente del ghiaccio o usando il retro di uno spazzolino elettrico. Lo spazzolino viene mosso in direzione latero-mediale e la vibrazione migliora la sensibilità e aiuta a normalizzare il tono (Fig. 13.18a, b).
- Si chiede al paziente di arricciare il naso come se stesse annusando un cattivo odore. La terapista appoggia la punta delle dita sui lati del naso e facilita il

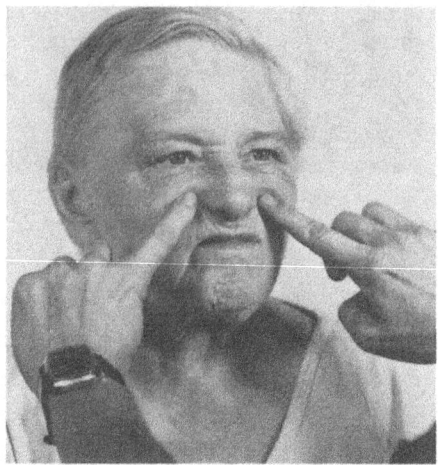

Fig. 13.19. Arricciare il naso (emiplegia sinistra)

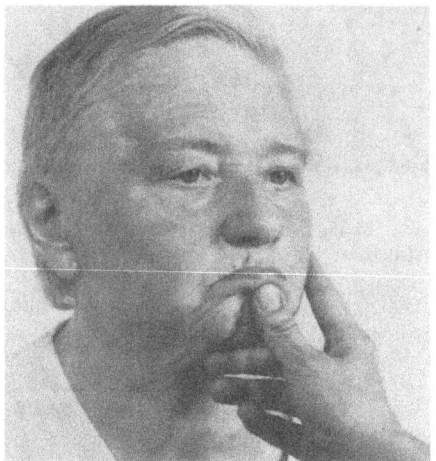

Fig. 13.20. Portare il labbro inferiore sopra quello superiore (emiplegia sinistra)

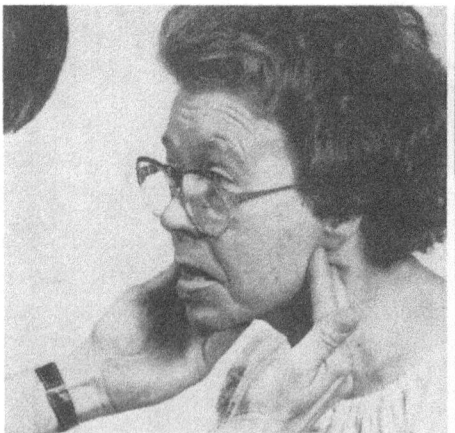

a

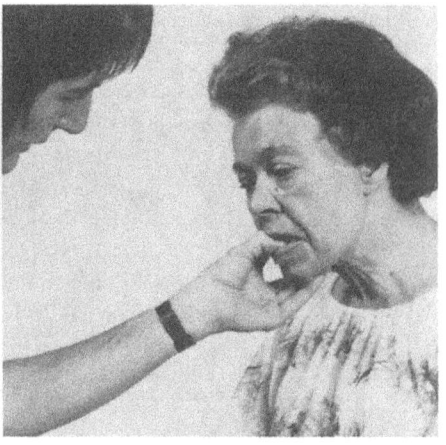

b

Fig. 13.21a, b. Facilitare la protrazione della mandibola (emiplegia bilaterale). a Da dietro gli angoli della mandibola. b Con la terapista che tiene il pollice agganciato ai denti dell'arcata inferiore

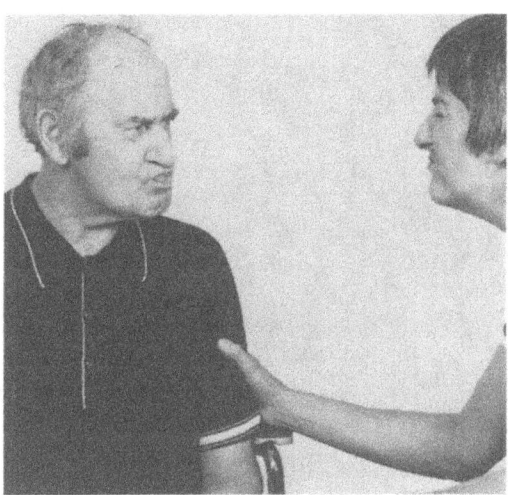

Fig. 13.22. Imitare le espressioni del volto (emiplegia sinistra)

movimento (Fig. 13.19). Quando il paziente diventa più abile, cerca di arricciare il naso velocemente e ripetutamente senza muovere contemporaneamente le altre parti del viso.
- Si chiede al paziente di sollevare il labbro verso l'alto, come per mostrare alla terapista i denti dell'arcata superiore e la parte interna del labbro.
- Il paziente porta un labbro sopra l'altro, sovrapponendo quello inferiore a quello superiore e viceversa (Fig. 13.20).
- Per combattere la retrazione spastica della mandibola, il paziente può anche muovere la mascella inferiore in avanti e cercare di posizionare i denti dell'arcata inferiore sopra il labbro superiore. La terapista facilita il movimento usando le dita poste dietro gli angoli della mandibola (Fig. 13.21a). Dal momento che la regione è sensibile alla pressione, la terapista può, in questo modo, non essere in grado di fornire sufficiente aiuto. Se il paziente presenta notevole spasticità nel retrarre la mandibola, la terapista può mettere il pollice dietro i denti anteriori dell'arcata inferiore e l'indice sotto il mento (Fig. 13.21b). Poi tira la mandibola in avanti diverse volte e quando il movimento ha ridotto l'ipertono, il paziente subentra attivamente.
- La terapista aiuta il paziente a realizzare diverse espressioni facciali, usando le dita per muovergli il viso. Il paziente può esercitarsi a imitare le espressioni che gli vengono mostrate, o ad esprimere con varie espressioni diverse emozioni che la terapista deve interpretare (Fig. 13.22).

Trattamento delle difficoltà associate al linguaggio verbale

La respirazione viene aiutata dalla terapista, che posiziona le mani su entrambi i lati del torace per facilitare la respirazione costale laterale. A causa dell'ipo-ipertono, spesso la parte plegica non riesce a muoversi adeguatamente. La terapista

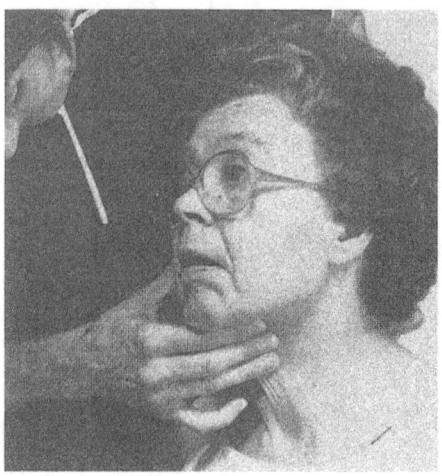

Fig. 13.23. Movimento passivo della laringe per normalizzare il tono (emiplegia bilaterale)

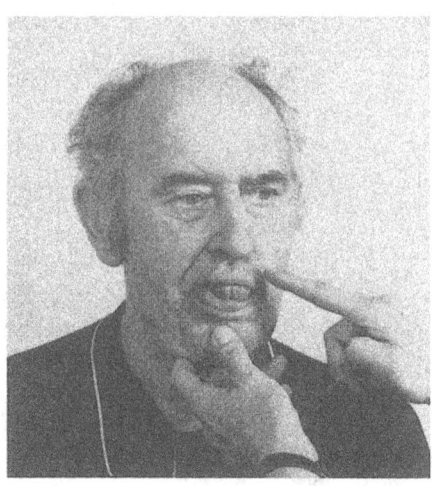

Fig. 13.24. Movimento della lingua sopra i denti dell'arcata superiore (emiplegia sinistra)

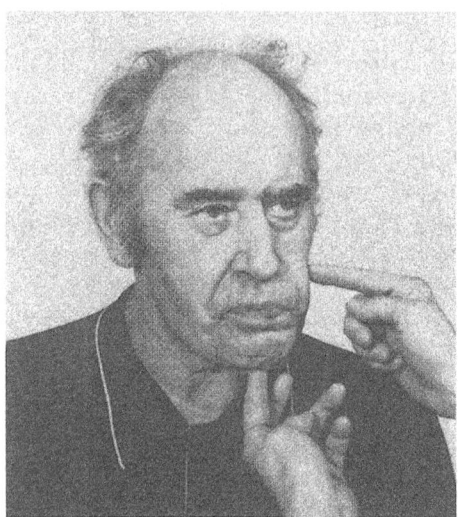

Fig. 13.25. Portare la lingua ben indietro nella guancia (emiplegia sinistra)

incoraggia una lunga espirazione attraverso una vibrazione verso il basso sullo sterno e chiede al paziente di produrre un suono prolungato senza sforzo mentre espira. Si può cronometrare il suono e il paziente cerca di prolungarlo senza sforzo per i 15 secondi richiesti.
- Si muove passivamente la laringe, diagonalmente verso l'alto e verso il basso da entrambi i lati (Fig. 13.23). Poi il paziente emette dei suoni cambiando il tono per muovere attivamente la laringe. Si possono anche esercitare suoni

alti e bassi variando i suoni vocalici associati a cambiamenti di tono, come "ooh - aah" o "eeh - ooh".
- Il paziente si lecca le labbra, muovendo la lingua in cerchio all'esterno. Poi muove la lingua all'interno delle labbra, allontandandole dai denti (Fig. 13.24).
- La terapista guida il paziente a mettere la lingua ben indietro all'interno della guancia, là dove gli sta indicando con il dito (Fig. 13.25). Il paziente cerca di stirare e massaggiare la guancia con la lingua, muovendola in alto e in basso aumentando la velocità.

Se i movimenti della lingua dovessero essere gravemente ridotti, la terapista dovrà stimolarli in modo più diretto.

- Ponendo il dito mignolo nella bocca del paziente, la terapista spinge in basso sulla lingua e fa piccoli spostamenti verso il retro (Fig. 13.26a). Rapidi movimenti di striscio sopra la lingua possono attivare i muscoli intrinseci (Fig. 13.26b). Spingere contro il bordo laterale della lingua ne facilita i movimenti laterali e il paziente può cercare di spingere attivamente la lingua contro il dito.

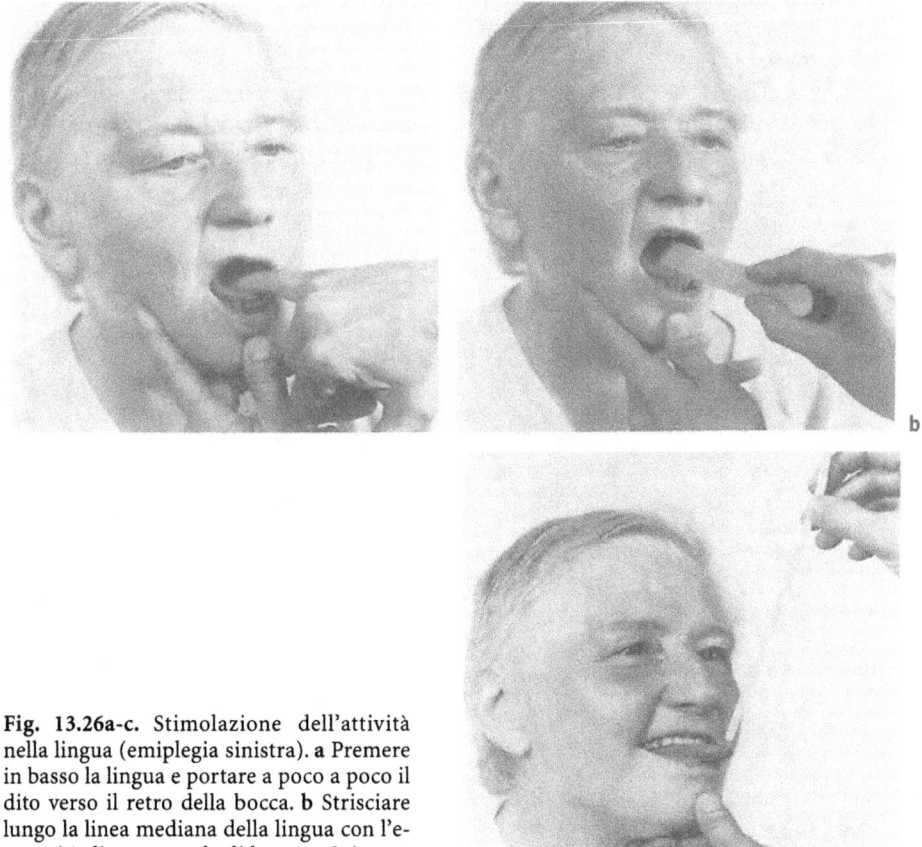

Fig. 13.26a-c. Stimolazione dell'attività nella lingua (emiplegia sinistra). **a** Premere in basso la lingua e portare a poco a poco il dito verso il retro della bocca. **b** Strisciare lungo la linea mediana della lingua con l'estremità di una spatola di legno. **c** Spingere la punta della lingua contro una cannuccia

- La terapista chiede al paziente di spingere la lingua contro una spatola o una cannuccia e di seguirne i movimenti sia all'interno che all'esterno della bocca (Fig. 13.26c).

Prima di facilitare i movimenti attivi della lingua, la terapista dovrebbe inibire qualsiasi ipertono.

- La terapista mette il dito sotto la mandibola del paziente, nella regione del tessuto molle del pavimento inferiore della bocca. Usando un movimento semicircolare, preme il dito in alto e in basso per influire sul tono dei muscoli della lingua e facilitare il movimento in avanti (Fig. 13.27). La terapista fornisce lo stesso tipo di aiuto, per facilitare il movimento ondulatorio necessario alla deglutizione, ma in questo caso il dito si muove con un movimento semicircolare verso l'alto e all'indietro.
- Se il paziente può muovere a malapena la lingua, la terapista all'inizio ne guida completamente i movimenti. Mettendo un pezzo di garza bagnata attorno alla lingua, la terapista può tenerla tra l'indice e il pollice e muoverla nelle diverse direzioni necessarie (Fig. 13.28). Tira la lingua in avanti, sollevandola dolcemente con il dito medio per evitare di ferirla contro i denti inferiori e la sposta da entrambi i lati. La terapista insegna al paziente a sentire il movimento e poi cerca di renderlo partecipe in modo attivo chiedendogli di aiutarla.

Con un paziente con la lingua molto retratta e ipertonica, la terapista avrà bisogno di più tempo per ridurre il tono prima di cercare di muoverla passivamente o di chiedere al paziente di muoverla attivamente. La terapista sta in piedi

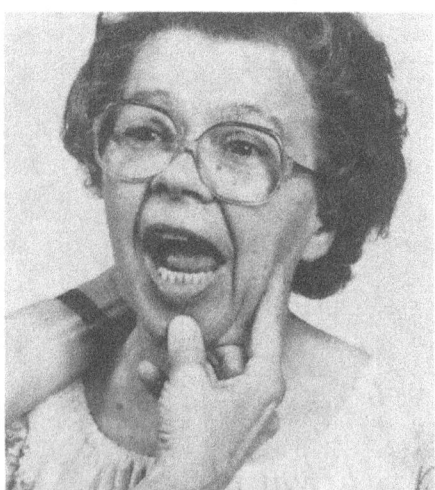

Fig. 13.27. Inibizione della spasticità della lingua dal basso e mobilizzazione della lingua in avanti (emiplegia bilaterale)

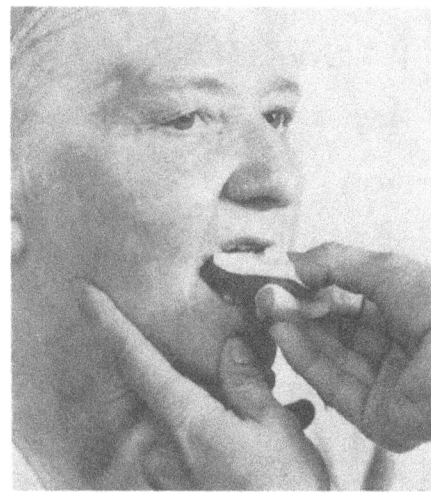

Fig. 13.28. Facilitazione dei movimenti della lingua tenendola con una garza bagnata e muovendola in diverse direzioni (emiplegia sinistra)

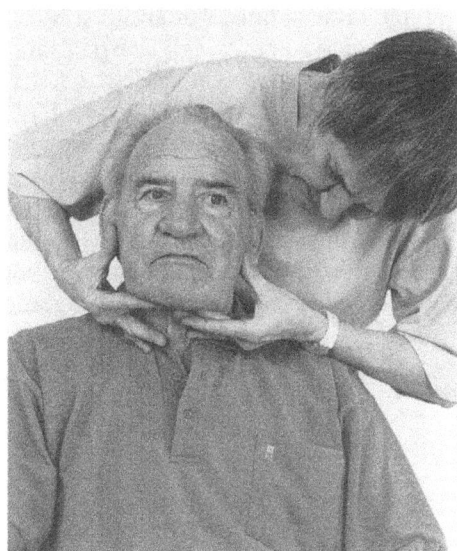

Fig. 13.29. La terapista usa le dita centrali per mobilizzare la lingua dal di sotto (emiplegia sinistra)

dietro al paziente e posiziona entrambe le dita centrali sotto il mento nell'area compresa tra le mandibole, in modo da poter manipolare direttamente i muscoli della lingua. Poi muove lentamente e ripetutamente le dita verso l'alto e in avanti, rilassando così la muscolatura e portando tutta la lingua verso la parte anteriore della bocca (Fig. 13.29).
- Il paziente cerca di produrre accuratamente i suoni "d" e "t", ponendo la punta della lingua contro il retro dei denti superiori. Si aumenta gradualmente la velocità e il paziente cerca di produrre i suoni senza muovere contemporaneamente la mandibola inferiore. I suoni "g" e "k" vengono esercitati con la

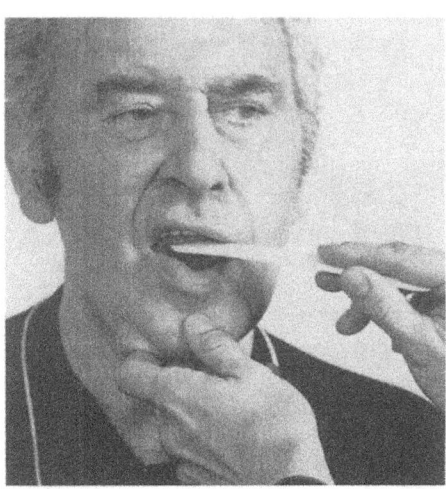

Fig. 13.30. Sollevare la punta della lingua con una spatola per toccare il retro dei denti superiori (emiplegia sinistra)

punta della lingua in avanti contro i denti inferiori. Quando la capacità del paziente aumenta, egli alterna i suoni "g" e "d". Questi movimenti sono quelli necessari anche per la deglutizione, cioè prima i suoni "d" o "t" elevano la punta della lingua e poi i suoni "g" o "k" sollevano la parte posteriore della lingua. All'inizio può essere necessario guidare la lingua del paziente nella posizione corretta, usando una spatola per elevarne la punta o indicarne la posizione corretta dietro i denti superiori (Fig. 13.30). Premendo la spatola sulla parte posteriore della lingua, la terapista può facilitare il movimento di elevazione necessario per produrre il suono "g". Per aumentare l'effetto o per facilitare un paziente che non è in grado di portare in avanti la lingua, la terapista la tiene in posizione con un pezzo di garza, mentre contemporaneamente

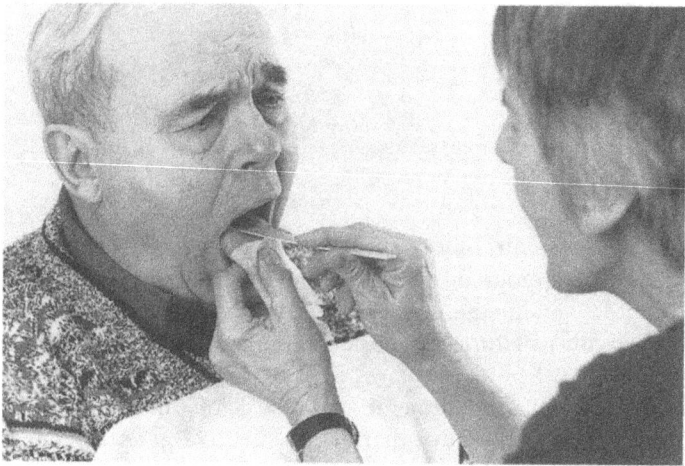

Fig. 13.31. Tenere in avanti la lingua con una garza e premere verso il basso con una spatola per facilitare il movimento necessario per pronunciare il suono "ga" (emiplegia destra)

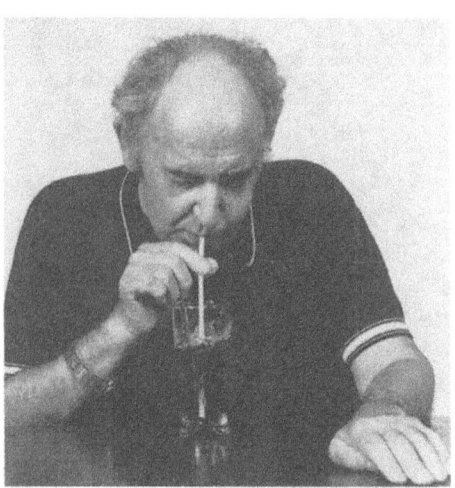

Fig. 13.32. Soffiare dentro una cannuccia per produrre un flusso di bollicine

stimola il movimento necessario per produrre il suono "ga" premendo intensamente verso il basso con la spatola (Fig. 13.31). Con la lingua in avanti e fuori dalla bocca si accentua l'attività della porzione posteriore. Il movimento della porzione posteriore della lingua influenzerà inoltre positivamente la chiusura del palato molle.

- Il palato molle può venire stimolato attivamente chiedendo al paziente di fare le bollicine soffiando con una cannuccia dentro un bicchiere pieno di liquido colorato. Il paziente cerca di mantenere costante il flusso delle bollicine per periodi sempre più lunghi e ciò migliorerà contemporaneamente il controllo della respirazione (Fig. 13.32).
- Se il palato molle rimane inattivo, un bastoncino cotonato messo nello scomparto congelatore del frigorifero fornisce un utile metodo di stimolazione con il ghiaccio. La terapista tiene abbassata la lingua con una spatola e passa velocemente il palato molle con il bastoncino ghiacciato, muovendone la punta

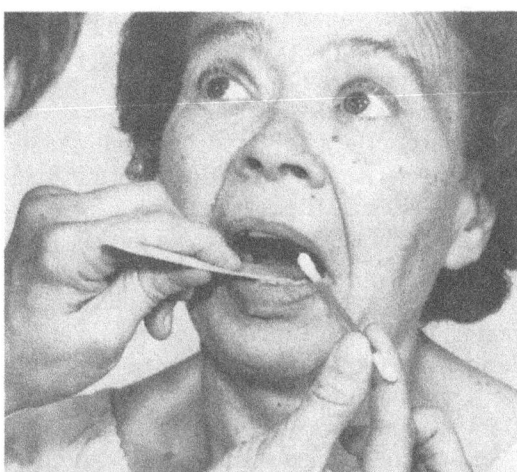
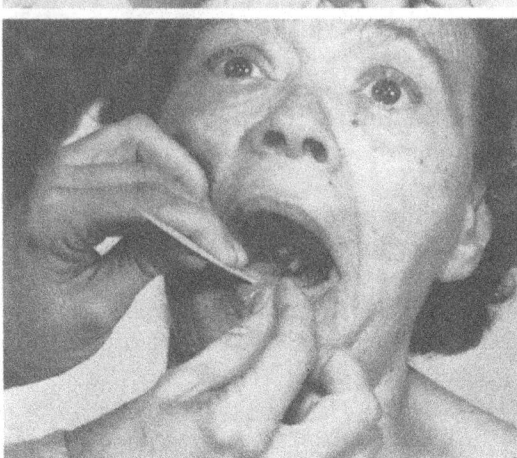
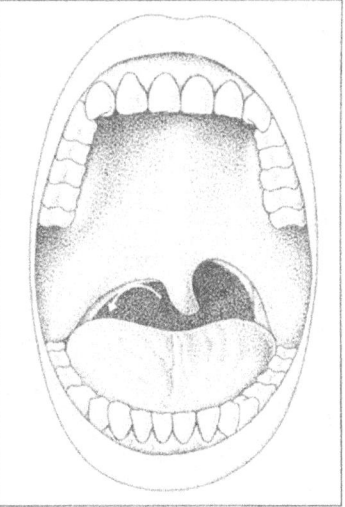

Fig. 13.33a-c. Stimolazione del palato molle con il ghiaccio (emiplegia bilaterale). **a** Tenere abbassata la lingua con una spatola. **b** Strisciare un bastoncino cotonato ghiacciato sul palato molle. **c** La direzione del movimento è verso l'alto e lateralmente

verso l'alto e lateralmente (Fig. 13.33a-c). Dopo il trattamento con il bastoncino ghiacciato il paziente emette degli "ah" brevi e acuti per elevare il palato molle.
- Per migliorare la prosodia e l'espressività della voce, si chiede al paziente di pronunciare una breve frase in diversi modi, per esempio: "Che cosa stai facendo" in tono irritato, sorpreso, con gioia o con rabbia.

Trattamento delle difficoltà associate all'alimentazione

Tutte le attività per migliorare l'articolazione della parola aiuteranno anche a migliorare lo schema di movimento utilizzato dal paziente per mangiare. Analogamente, movimenti corretti per mangiare gioveranno anche all'articolazione del linguaggio. Si dovrebbero trattare persino i pazienti che sono ancora alimentati con il sondino, in modo che reimparino più velocemente ad assumere il cibo per bocca. Essi trarranno particolare beneficio da tutti i movimenti e dalla stimolazione all'interno della bocca. Effettuare una buona e chiara fonazione e cambiamenti di tono, garantirà che le corde vocali e la laringe si muovano adeguatamente per impedire al paziente di aspirare particelle di cibo e in seguito di soffocare quando inizia a mangiare e bere.

Forse il fattore di gran lunga più importante è la postura del paziente quando mangia. Se egli ha difficoltà nel mangiare e nel deglutire, non dovrebbe mai mangiare o bere a letto. La posizione flessa del tronco e la presentazione e la manipolazione non abituali del cibo rendono il compito persino più difficile (Fig. 13.34a). Bere in posizione semisdraiata è quasi impossibile per un paziente con problemi di deglutizione. Non solo rovescerà gran parte del liquido, ma, cosa più grave, correrà il rischio di soffocare (Fig. 13.34b). Persino quando è seduto in carrozzina il tronco del paziente tende ad essere troppo flesso. Si deve quindi trasferire il paziente su una sedia con lo schienale diritto davanti al tavolo, per permettergli di raggiungere una migliore postura seduta. Appoggiare il braccio plegico davanti sul tavolo facilita l'estensione del tronco e previene la trazione in flessione verso il basso del lato plegico, migliorando la posizione del capo (Fig. 13.34c). Se il paziente dovesse avere difficoltà nel preparare e portare alla bocca una cucchiaiata o una forchettata di cibo, l'assistente dovrebbe guidargli le mani nel modo descritto nel Cap. 1 (Fig. 13.35a). Utilizzando lo stesso modo lo aiuta quando ha finito di mangiare e deve pulirsi la bocca con il tovagliolo (Fig. 13.35b).

All'inizio i cibi densi, che scendono lentamente come il purè, sono i più facili da mangiare, ma per stimolare la masticazione e la sensibilità della bocca è necessario dare al paziente cibi croccanti con maggior consistenza. Si può provare con verdure poco cotte, biscotti e pane tostato. È quasi impossibile per la terapista facilitare meccanicamente la masticazione se il cibo che il paziente ha in bocca non ha bisogno di essere masticato.

Si dovrebbe incoraggiare il paziente a masticare sul lato plegico e a mettere il cibo prima da quella parte. Se mastica solo dal lato sano, la faccia diventa più asimmetrica e il lato plegico non viene stimolato a partecipare attivamente. Se la

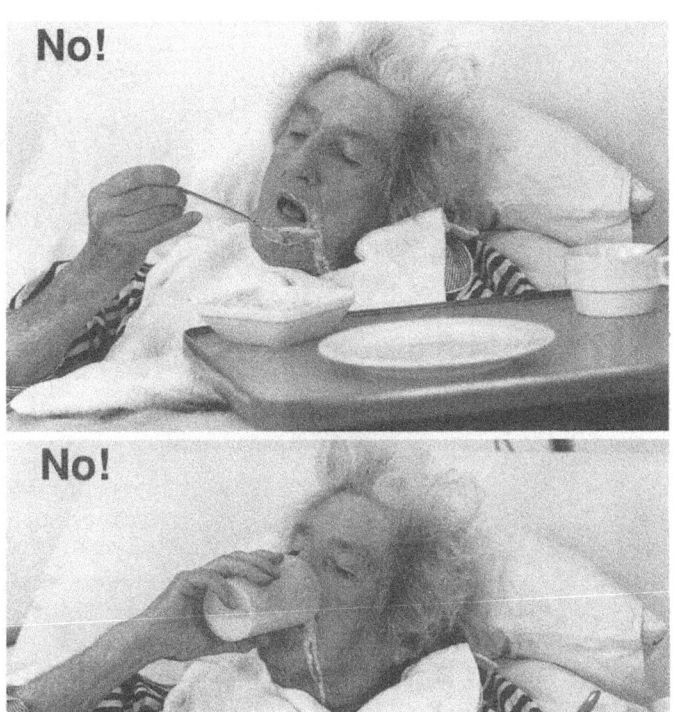
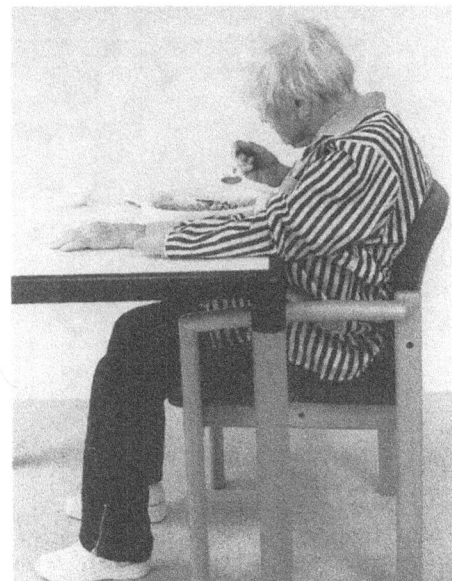

Fig. 13.34a-c. Una postura corretta facilita la deglutizione. **a** Mangiare a letto presenta problemi aggiuntivi. **b** Quando la paziente beve in posizione semisdraiata, risulta difficoltoso controllare il liquido ed aumenta il rischio di soffocamento. **c** Seduta ad un tavolo su una sedia con lo schienale diritto, la stessa paziente si gode il pranzo (emiplegia sinistra)

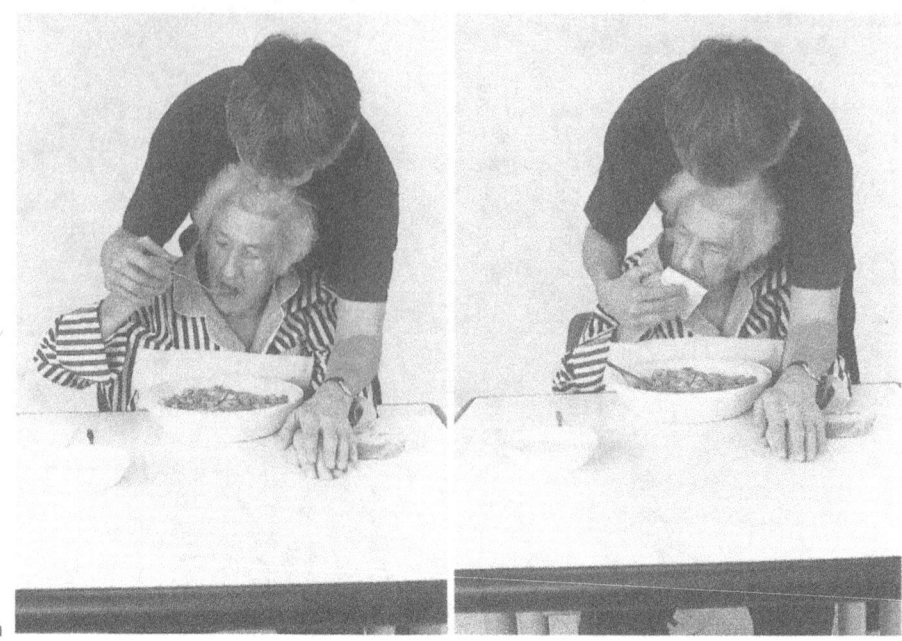

Fig. 13.35a, b. Dare assistenza nel momento del pranzo guidando le mani della paziente (emiplegia sinistra). **a** Prendere un boccone. **b** Pulire la bocca con un tovagliolo

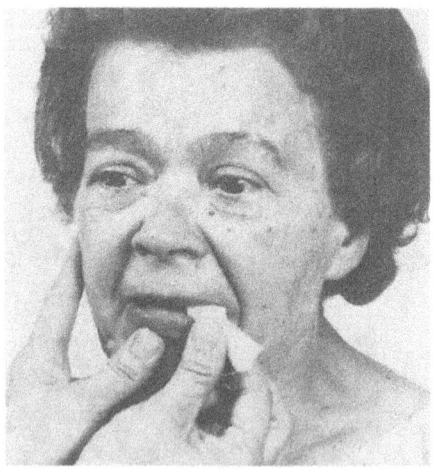

Fig. 13.36. Facilitare la masticazione con un pezzo di mela avvolto in una garza e posto tra i denti posteriori (emiplegia bilaterale)

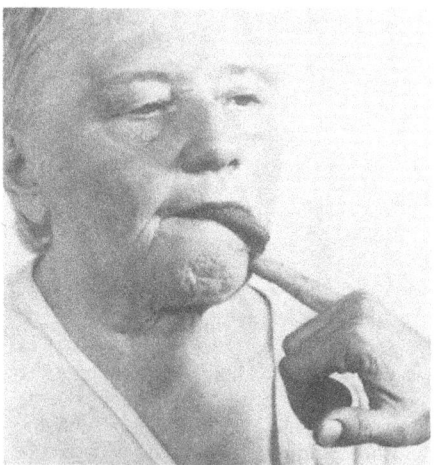

Fig. 13.37. Il paziente usa la lingua per togliere dal mento un pezzo di biscotto (emiplegia sinistra)

masticazione è inadeguata, o se sussiste il rischio di aspirazione del cibo, si può avvolgere il cibo croccante in un pezzo di garza e metterlo tra i denti dalla parte plegica (Fig. 13.36). Il paziente può allora masticare qualcosa di solido e sentire contemporaneamente i diversi gusti. L'attività di masticazione favorirà anche il movimento della lingua e delle labbra.

Dopo aver mangiato invece di continuare a pulire la bocca con il tovagliolo, viene chiesto al paziente di cercare di eliminare con la lingua i pezzetti di cibo rimasti sulle labbra o sul mento, o muovendo un labbro sopra l'altro (Fig. 13.37). Inoltre il paziente può usare la mano per togliere con il tovagliolo piccole particelle di cibo o di saliva, come si fa normalmente.

Igiene orale

Quando i movimenti della lingua sono difficoltosi o il mangiare si limita all'assunzione di cibi molli, si deve avere particolare cura nell'igiene orale. Il cibo rimane attaccato ai denti che si deteriorano rapidamente. Spesso le gengive sono in cattive condizioni, perché la circolazione non viene stimolata dalla masticazione di cibi solidi e inoltre la pulizia dei denti con lo spazzolino è spesso inadeguata. Si suppone spesso che il paziente, potendo usare una mano, sia in grado di lavarsi i denti adeguatamente. La scarsa sensibilità e la trascuratezza del lato plegico fanno sì che egli spesso non si lavi i denti da quella parte e, se lo fa, lo faccia in modo inadeguato. Dopo ciascun pasto il paziente dovrebbe lavarsi energica-

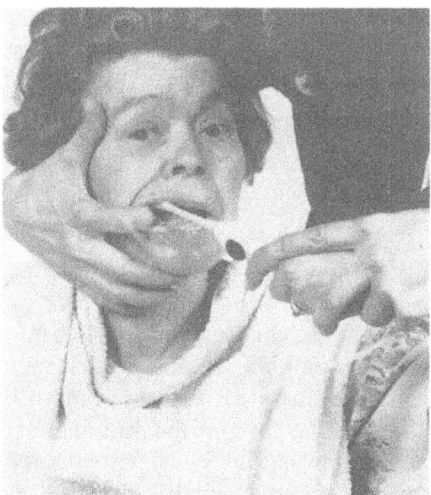

Fig. 13.38. Aiutare la paziente a lavarsi i denti (emiplegia bilaterale)

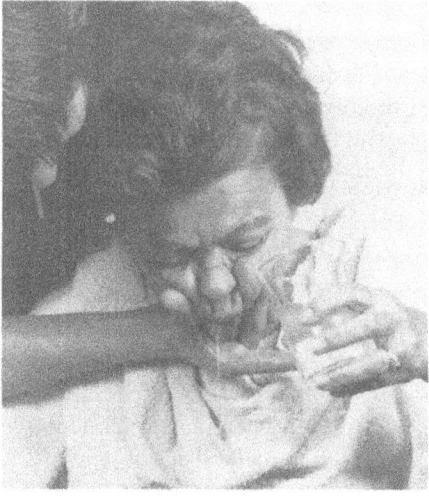

Fig. 13.39. Facilitare i movimenti per sputare l'acqua dopo aver risciacquato la bocca (emiplegia bilaterale)

mente i denti con l'aiuto della terapista o dell'infermiera, sino a quando è in grado di farcela da solo (Fig. 13.38). Uno spazzolino elettrico è di grande aiuto perché la sua azione compensa la perdita della manualità fine necessaria per usare un normale spazzolino. Le dimensioni ridotte dello spazzolino elettrico ne rendono più facile l'uso quando le labbra sono paralizzate o spastiche e la vibrazione stimola la sensibilità e il movimento all'interno della bocca. Ci si dovrebbe in particolar modo assicurare che i denti siano puliti anche nel retro e nella parte più posteriore.

Il paziente dovrebbe imparare la routine in base alla quale si lava prima i denti superiori andando dall'estremità posteriore di un lato all'estremità posteriore dell'altro, sia all'interno che all'esterno. I denti inferiori vengono puliti nello stesso modo. Se la terapista o l'infermiera gli lavano i denti o lo aiutano guidando la mano sana, dovrebbero seguire la stessa procedura, in modo che egli la possa utilizzare. Molti pazienti hanno difficoltà a sciacquarsi adeguatamente la bocca e, soprattutto, a sputare l'acqua una volta finito. La terapista può dover facilitare il movimento corretto usando il pollice e le dita per tirare le guance e le labbra velocemente in avanti in posizione corretta al momento giusto, dando al paziente un comando verbale (Fig. 13.39).

Se la condizione delle gengive è particolarmente cattiva, la terapista può massaggiarle con il dito o con un pezzo di garza avvolto intorno ad esso per un'azione più efficace.

Taluni possono considerare non necessario e un eccessivo dispendio di tempo lavarsi i denti dopo ogni pasto, perché normalmente anche i movimenti della lingua e delle labbra li puliscono. Tuttavia, come ha sottolineato efficacemente un paziente dentista, "Così come nessuno prenderebbe in considerazione l'idea di lasciare coltello e forchetta sporchi dopo un pranzo, lo stesso dovrebbe accadere per i nostri denti che hanno funzioni simili!". (Kasiske 1996, comunicazione personale). Per il paziente con problemi sensomotori nella bocca, questa considerazione è particolarmente vera e, nonostante sia necessario più tempo per effettuare un'adeguata igiene orale tre volte al giorno, questo tempo sarà ben speso. Con i molti vantaggi che si possono ottenere, trovare il tempo per aiutare il paziente a lavarsi i denti più spesso val bene la fatica.

Considerazioni

Il viso è di così primaria importanza nella nostra società, come indicano costantemente le numerose pubblicità di cosmetici, che sembra strano abbia ricevuto scarsa attenzione nella letteratura sulla riabilitazione e nei vari programmi di trattamento offerti. Analogamente, mangiare e bere, che contribuiscono ampiamente alla qualità della nostra vita, raramente sono stati messi in evidenza al di là dei loro aspetti nutrizionali. I pazienti sono estremamente grati per l'aiuto che ricevono attraverso il trattamento del viso e della bocca e sono sempre pronti a collaborare completamente. Alcune inibizioni associate al toccare il viso o la bocca di un'altra persona possono provocare disinteresse nei membri dell'équipe riabilitativa per questo aspetto del trattamento, ma quando queste inibizioni vengono superate, i risultati sono molto gratificanti. Dopo aver incluso nel programma di trattamento le attività descritte in questo capitolo, si sono spesso osservati miglioramenti piuttosto sorprendenti. I pazienti sono più che desiderosi di esercitare autonomamente le attività selettive quando si è loro insegnato cosa possono fare.

L'approccio alla "faccia trascurata" e i metodi di valutazione e trattamento descritti in questo capitolo si basano sugli insegnamenti di K. Coombes in una comunicazione personale, durante il co-trattamento di pazienti e durante numerosi corsi da lei svolti al Postgraduate Study Center di Bad Ragaz, Svizzera (lavoro non pubblicato).

14 Fuori linea: la sindrome della spinta (Pusher Syndrome)

Molti studi relativi alla riabilitazione di pazienti con emiplegia hanno evidenziato che la maggior parte di essi è in grado di camminare nuovamente alla fine del trattamento, indipendentemente dalla qualità dello schema del passo o dal tipo di ausili necessari per il cammino. Molti pazienti imparano a camminare di nuovo anche senza una riabilitazione convenzionale. È importante chiedersi perché un certo gruppo di pazienti non impara a camminare se vengono seguiti solamente programmi convenzionali di fisioterapia e riabilitazione e come questi pazienti potrebbero essere aiutati a superare le loro difficoltà e quindi a camminare nuovamente.

Sono stati avanzati molti motivi per spiegare l'insuccesso nel raggiungere un cammino indipendente, tra i quali l'età avanzata, la debolezza, l'insufficiente tono estensorio, la spasticità flessoria della gamba e la perdita di sensibilità. Tali ipotesi non sono ovviamente valide e tendono a semplificare eccessivamente il problema. Pazienti anziani con marcata perdita motoria hanno imparato a camminare nuovamente. Vittime della poliomielite, sia giovani che vecchi, camminano nonostante la marcata debolezza e la perdita di tono estensorio nella gamba. La spasticità non ha niente a che vedere con il raggiungimento della deambulazione autonoma, ma è coinvolta nello schema e nella qualità del passo e pazienti con sensibilità notevolmente ridotta nell'arto inferiore sono in grado di camminare autonomamente persino senza un bastone.

Il problema è molto più complesso e l'osservazione di pazienti per molti anni ha evidenziato che quelli con difficoltà nel raggiungere l'indipendenza nella deambulazione presentano anche altre difficoltà comuni. Le difficoltà sono così uniformi da poter essere classificate come sindrome, la "sindrome della spinta" (Pusher Syndrome), il cui nome deriva dal sintomo più evidente. Il paziente spinge con forza verso il lato plegico in tutte le posizioni e si oppone a qualsiasi tentativo di correzione passiva della postura, cioè alla correzione che porterebbe il carico verso la linea mediana del corpo o oltre essa sul lato sano.

Nella fase acuta dell'accidente cerebrovascolare, molti pazienti attraversano una fase di transizione in cui presentano alcuni sintomi tipici della sindrome. In questi casi, dopo un breve periodo si sviluppa il quadro più tradizionale dell'emiplegia e il paziente raggiunge un grado di indipendenza con un ritardo di solo poche settimane. Tuttavia, se la sindrome della spinta è molto evidente e prolungata, se il paziente non riceve un trattamento specifico per superare le difficoltà, può ancora rimanere confinato in carrozzina dopo molti mesi, perché il trattamento convenzionale in un ospedale generale non ha ottenuto alcun successo. Questi pazienti sono spesso considerati inadatti alla riabilitazione e mandati in case di riposo o in altri istituti per lungodegenti, con poca speranza di fare ulteriori progressi. Tristemente, si è spesso erroneamente supposto che tali pazienti non fossero sufficientemente motivati o che non si impegnassero a sufficienza, cosa assolutamente non vera.

I segni tipici

Un numero molto maggiore di pazienti affetti da emiplegia sinistra soffre della sindrome della spinta rispetto a quelli con emiplegia destra. Tuttavia, quando si osservano i sintomi in un caso di emiplegia destra di lunga durata, il paziente avrà un'afasia molto grave oppure non avrà alcun problema di linguaggio. Quest'ultimo tipo di pazienti privo di afasia consiste di quei pazienti in cui l'emisfero destro è dominante. Il grado di difficoltà varierà da paziente a paziente e non è sempre direttamente connesso alla perdita di movimento attivo. Alcuni pazienti possono presentino il movimento selettivo del piede e della mano plegici, nonostante presentino le evidenti manifestazioni della sindrome.

Usando come esemplificazione un paziente con emiplegia sinistra, nella sua forma più grave la sindrome è caratterizzata dai seguenti problemi e quando si osservano uno o due sintomi allora gli altri saranno invariabilmente presenti con gravità diversa.

1. La testa è girata verso destra ed è spostata lateralmente nella stessa direzione, cioé la distanza tra la punta della spalla destra e il collo è chiaramente ridotta. Quando è seduto, il paziente non è in grado di rilassare i muscoli per permettere al capo di flettersi lateralmente verso la parte plegica, anche se si muove liberamente verso la parte sana (Fig. 14.1a, b). Quando l'emiplegia dura da alcuni mesi, il collo può essere così rigido da non permettere quasi alcun movimento. Quando il paziente è disteso, i movimenti del collo sono molto più liberi, soprattutto se gli si chiede verbalmente di non opporre resistenza ai movimenti passivi. Anche gli occhi sono spesso ruotati a destra e il paziente ha difficoltà nel portarli verso sinistra e poi mantenerne la posizione.

2. La capacità del paziente di percepire gli stimoli provenienti dal lato sinistro è ridotta in tutte le modalità percettive. Mountcastle (1978), descrivendo il profondo neglect controlaterale che egli attribuisce a lesioni del lobo parietale, scrive: "Un paziente del genere non ha più la capacità di occuparsi del mondo controlaterale: per lui semplicemente non esiste più".

    a) *Capacità tattile o tatto-cinestesica*. La sensibilità può essere completamente assente o marcatamente ridotta, ma anche se sembra che il paziente ottenga buoni risultati durante la valutazione clinica formale, egli trascura il lato plegico quando si muove o quando non si concentra specificatamente su di esso, come fa invece nel caso dell'esame. Il braccio plegico può pendere a lato della sedia e rimanere persino intrappolato nella

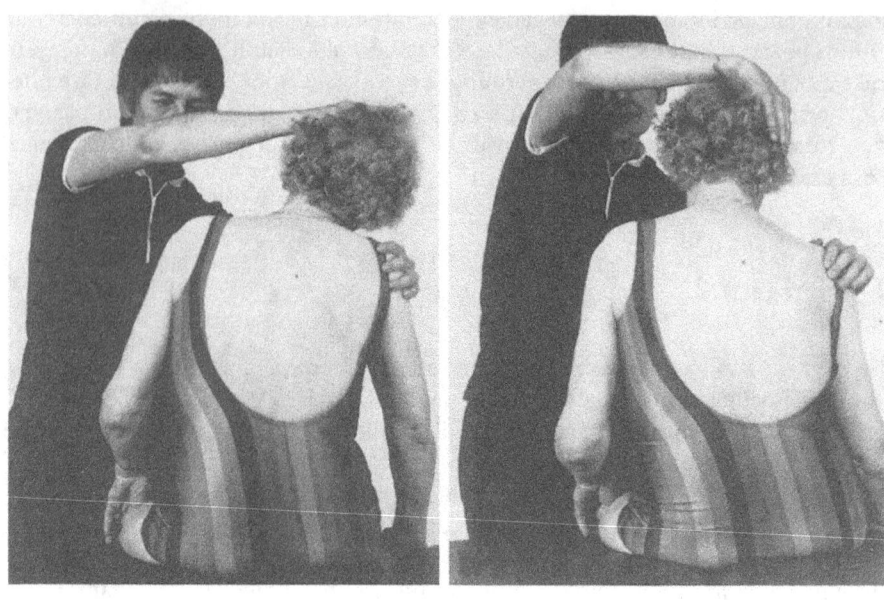

Fig. 14.1a, b. Flessione laterale del collo (emiplegia sinistra). **a** Libera verso il lato sano. **b** Limitata verso il lato plegico

ruota della carrozzina. Quando si aiuta il paziente a intrecciare le mani, egli può cercare di unire la mano sana a quella della terapista, invece che alla propria. Spesso veste o lava solo il lato destro.

b) *Capacità visiva.* Il paziente non vede gli oggetti posti alla sua sinistra. Può avere una emianopsia e non riesce a girare il capo per compensare il deficit di campo visivo. Anche senza un'emianopsia clinicamente dimostrabile, il paziente neglige gli stimoli visivi che gli pervengono da sinistra e spesso spinge la carrozzina contro gli oggetti che incontra nel suo percorso. Poiché il capo è girato a destra, non vede quello che avviene di fronte e il campo visivo è gravemente ristretto.

c) *Capacità uditiva.* Poiché il paziente non sente quando qualcuno gli parla stando alla sua sinistra, si può pensare che sia sordo (Fig. 13.3). All'esame clinico, tuttavia, la capacità uditiva risulta integra.

3. Esiste una generale povertà dell'espressione facciale. Il viso è immobile e quando si attiva ciò è possibile solo dal lato sano, con un'eccessiva attività di quest'ultimo.
4. La voce è monotona, con scarso controllo della respirazione e basso volume.
5. Quando è supino su un lettino di trattamento o letto, il paziente presenta un allungamento del lato plegico dalla testa al piede (Fig. 14.2). La differenza tra la parte destra e quella sinistra del tronco è particolarmente evidente. La parte destra sembra accorciata e l'anca destra si estende attivamente con il ginocchio in leggera flessione e il tallone che spinge verso il basso contro la

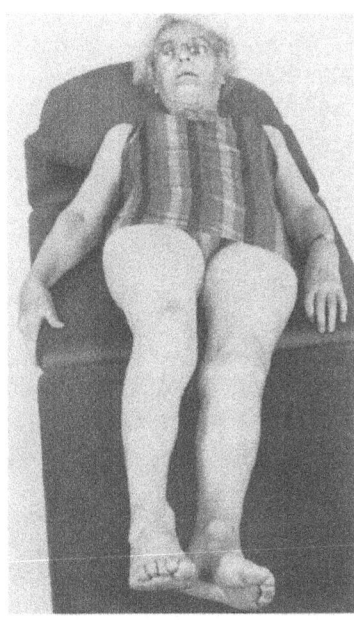
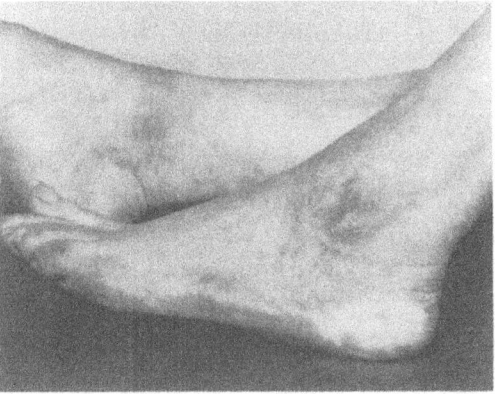

Fig. 14.3. Segno lasciato dalla pressione sul bordo esterno della caviglia dopo essere stati distesi supini (emiplegia sinistra)

◁ **Fig. 14.2.** In posizione supina tutto il lato plegico è allungato. Il capo viene tenuto sollevato dal cuscino, il piede sano preme attivamente verso il basso con il ginocchio leggermente flesso e la paziente si tiene al bordo del lettino (emiplegia sinistra)

superficie di appoggio. La terapista deve dire al paziente di rilassare l'anca e di lasciarla pesante prima di riuscire a distenderla sulla superficie. Il paziente tiene attivamente la testa sollevata dal cuscino fino a quando gli si dice verbalmente di rilassarla.

Il lato sinistro è contemporaneamente retratto, la spalla, il torace e il bacino si trovano a un livello più basso rispetto ai controlaterali. La gamba sinistra è quindi distesa ruotata esternamente e, se il paziente è stato lasciato disteso sulla schiena, egli presenterà spesso segni di aree di pressione sul malleolo laterale e/o lungo la superficie esterna del tallone (Fig. 14.3).

6. Persino quando è completamente appoggiato ad un ampio lettino o a letto, il paziente si tiene al bordo con la mano sana e teme di poter cadere verso il lato plegico.
7. Il placing non si verifica autonomamente quando un esaminatore muove la gamba sana, anche se quando si chiede al paziente di tenerla in una certa posizione egli è in grado di farlo facilmente (Fig. 14.4a, b).
8. Quando entrambe le ginocchia sono flesse con i piedi appoggiati sul letto, si inclinano verso sinistra. Quando la terapista cerca di girarle verso la parte destra, cioé come se dovesse appoggiarle entrambe al letto da quella parte, sente una forte resistenza. Non s'incontra alcuna resistenza quando entrambe le ginocchia vengono ruotate verso il lato plegico.
9. In posizione seduta le difficoltà diventano più evidenti. Il capo viene mantenuto rigidamente verso destra e il lato destro del tronco si accorcia notevol-

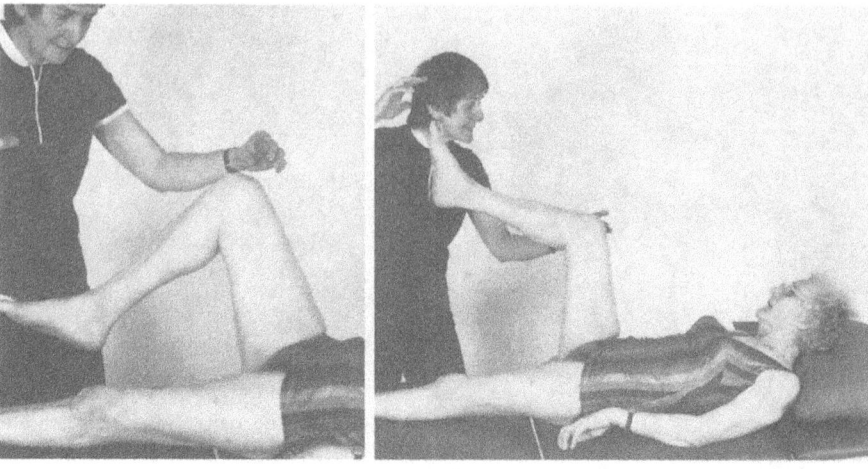

Fig. 14.4a, b. Placing della gamba sana (emiplegia sinistra). a Senza il comando verbale non è possibile. b Con il comando verbale la paziente mantiene la gamba in posizione

mente. Il lato plegico è allungato e l'ombelico risulta spostato verso destra, con evidente ipotono nei muscoli addominali del lato sinistro. Il carico, tuttavia, rimane sulla parte sinistra. Si incontra una resistenza quando si tenta di trasferire il peso sulla parte destra, con il paziente che spinge indietro con la mano sana. Egli può protestare anche se non manifesta alcun timore quando è troppo sbilanciato verso sinistra.

Quando si trasferisce il carico a sinistra, cioé verso il lato plegico, le reazioni di equilibrio sembrano quasi normali, perché il lato destro del tronco risulta già accorciato, ma il paziente tende ancora a caderci sopra se non è sostenuto dalla terapista (Fig. 14.5a). Se si chiede al paziente di portare il carico sul lato sano, le reazioni di raddrizzamento del capo non si verificano. Il capo rimane fisso a destra e la parte destra del tronco non si allunga, ma si accorcia attivamente (Fig. 14.5). Nella parte sinistra del tronco si presenta una minima o nulla attività muscolare e il cingolo scapolare si eleva. Il paziente non trattato userà la mano sana tenuta appoggiata sul lettino per opporre resistenza al trasferimento di carico verso destra.

10. Il trasferimento del paziente su una sedia presenta difficoltà, perché egli si spinge indietro e lontano dalla gamba sana che dovrebbe invece sostenerlo. Il trasferimento risulta particolarmente difficoltoso se si cerca di farlo muovendo il paziente verso una sedia posizionata dalla parte sana. La mano e la gamba destra spingono con forza nella direzione opposta al movimento.

11. Seduto in carrozzina il paziente assume una postura tipica. Il tronco è flesso e accorciato dalla parte sana, il capo è ruotato a destra e il braccio sano viene mantenuto in costante attività spingendo verso il basso e lontano sul bracciolo, sul sedile o sulla ruota della carrozzina (Fig. 14.6). A causa dell'eccessiva

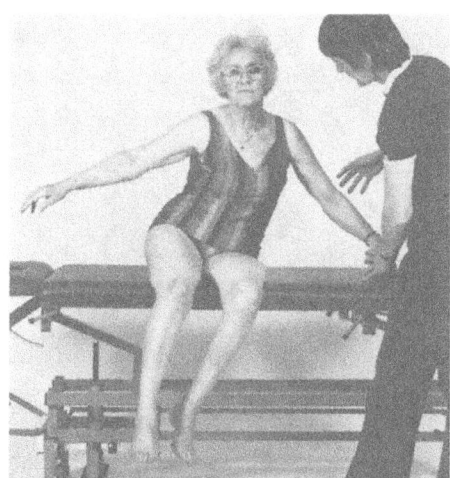 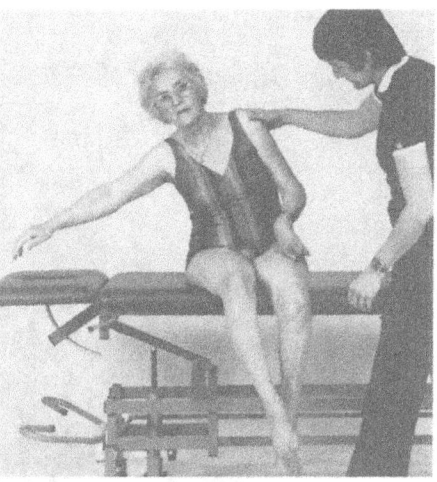

Fig. 14.5a, b. Reazioni di equilibrio durante gli spostamenti laterali in posizione seduta. **a** Verso il lato plegico; le reazioni del capo e del tronco sono quasi normali. **b** Verso il lato sano; il lato plegico non reagisce affatto. Il lato sano si accorcia attivamente

attività della parte destra, il lato sinistro ipotonico del tronco si allunga ulteriormente provocando un'elevazione a sinistra del cingolo scapolare. Il paziente è seduto maggiormente sulla parte sinistra della carrozzina e oppone una forte resistenza a spostare i glutei verso destra, ad esempio per permettere a qualcuno di sistemare il bracciolo sinistro della carrozzina.

12. Quando si piega in avanti per alzarsi in piedi o trasferirsi sul letto, il paziente spinge verso il lato plegico, con il tronco notevolmente accorciato dalla parte sana (Fig. 14.7). Il piede plegico può scivolare indietro sotto la sedia, oppure non mostrare alcun segno di attività.
13. In stazione eretta il centro di gravità del paziente è completamente spostato a sinistra, cosicché una linea tracciata dal piede allo sterno risulterebbe diagonale rispetto a terra. Anche Perry (1969) ha descritto questo sintomo e lo ha attribuito al paziente che "con un'immagine corporea distorta ha perso la consapevolezza della parte del corpo colpita". Il paziente, però, rimane sorprendentemente imperturbabile e non mostra alcuna paura, anche se la terapista può avere difficoltà a mantenerlo diritto (Fig. 14.8a).

Come scrive Perry, "se la lesione è completa, il paziente non farà alcun tentativo per sostenersi, o per distribuire diversamente il carico e quindi cade verso il lato plegico senza fare alcuno sforzo per proteggersi". Il paziente si dimostra preoccupato solo quando la terapista cerca di portarlo in una postura verticale. Va notato che alcuni pazienti fanno un vero perno laterale sul piede sano per evitare di essere portati in posizione verticale su quella gamba. Gli arti inferiori sono addotti e la gamba plegica si flette e carica poco o nulla. La flessione aumenta quando i piedi sono divaricati (Fig. 14.8b). Mentre il paziente si alza dalla posizione seduta, la gamba può persino flettersi solle-

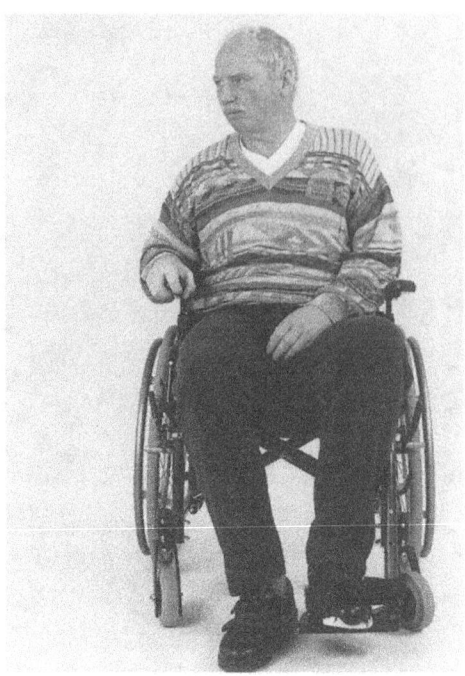

Fig. 14.6. Seduto in carrozzina, il capo e il tronco del paziente assumono una postura tipica e la gamba plegica abduce fino a che la coscia preme contro la parte superiore della pedana (emiplegia sinistra)

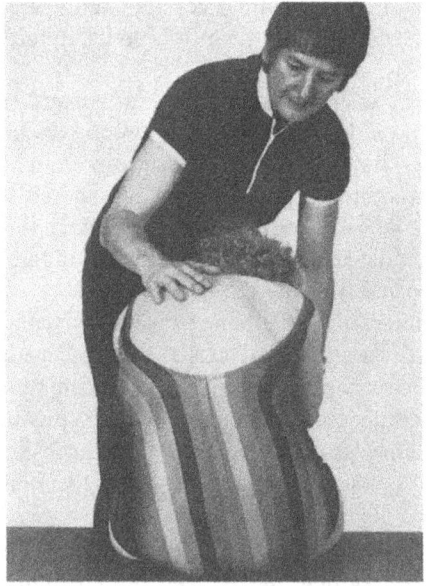

Fig. 14.7. Quando la paziente si piega in avanti, il lato plegico si allunga e non c'è carico sul gluteo sano (emiplegia sinistra)

vandosi in aria e ciò avverrà certamente se la terapista cerca di portargli il carico sulla gamba sana (Fig. 14.8c).

Brunnstrom (1970) ha osservato questo sintomo e rileva che in "casi piuttosto rari, la sinergia flessoria domina il comportamento motorio dell'arto inferiore", a volte fino al punto che il paziente non è in grado di abbassare l'arto per appoggiarlo al pavimento quando è in stazione eretta.

Durante tutti i tentativi di stare in stazione eretta, la gamba sana viene tenuta costantemente in eccessiva estensione e l'influenza del riflesso estensorio crociato così elicitato aumenta ulteriormente l'ipertono flessorio della gamba plegica. Inoltre, la posizione fissa del collo con il capo costantemente ruotato verso il lato sano avrà un effetto negativo sul tono e sull'attività degli arti inferiori, a causa dell'influenza esercitata dal riflesso tonico asimmetrico del collo (RTAC) descritto nel Cap. 3. La presenza di un tono estensorio insufficiente nell'arto inferiore plegico non permette al paziente di portare in stazione eretta il carico sulla gamba plegica e ciò va ad aggiungersi alla sua difficoltà nel mantenere la postura eretta.

14. Quando è in stazione eretta, il paziente si appoggia all'indietro contro il braccio di sostegno della terapista. L'accorciamento del lato sano del tronco diviene più marcato in stazione eretta a causa della sua iperattività. Il capo è mantenuto fisso e flesso lateralmente verso il lato sano (Fig. 14.9). Alcuni pazienti flettono il tronco in avanti a livello delle anche e non riescono affatto a stare completamente eretti.

15. Se è possibile camminare con il paziente, la gamba plegica si abduce con tale forza che può persino incrociarsi davanti all'altra mentre la si porta in avanti (Fig. 14.10a). Brunnstrom (1970) descrive come l'arto plegico assuma una posizione "a forbice" davanti all'altro arto quando il carico viene spostato verso il lato sano. Il paziente ha difficoltà a fare un passo con la gamba plegica perché non è in grado di trasferire prima il carico sulla parte sana (Fig. 14.10b). Fare un passo con la gamba sana è difficile in quanto l'attività estensoria, indispensabile per sostenere il peso, risulta inadeguata nella gamba plegica.

16. Mentre il paziente cammina verso la carrozzina o verso il lettino sostenuto dalla terapista, si mette a sedere troppo presto. Afferra il bracciolo della carrozzina e inizia a sedersi quando è ancora troppo distante e senza girarsi per allinearsi allo schienale della sedia (Fig. 14.11). La terapista ha difficoltà a sostenere il peso del paziente ed egli spesso è incapace di interrompere il movimento per correggere la posizione, nonostante la terapista gli dica di aspettare. Il problema emerge perché il paziente reagisce immediatamente allo stimolo visivo, in questo caso la carrozzina. Difficoltà simili si presentano anche in altre situazioni in cui il paziente vede un oggetto e non può impedire che l'azione avvenga immediatamente. Ad esempio, quando il cibo o la bevanda è di fronte a lui, immediatamente mangia o beve fino a che non rimane più nulla. Se si sta esercitando il paziente nel salire le scale, la terapista ha bisogno di anticipare il problema, perché nel momento in cui il paziente vede il primo gradino lo salirà rapidamente, ancor prima che ella abbia avuto il tempo di posizionare le mani per sostenerlo.

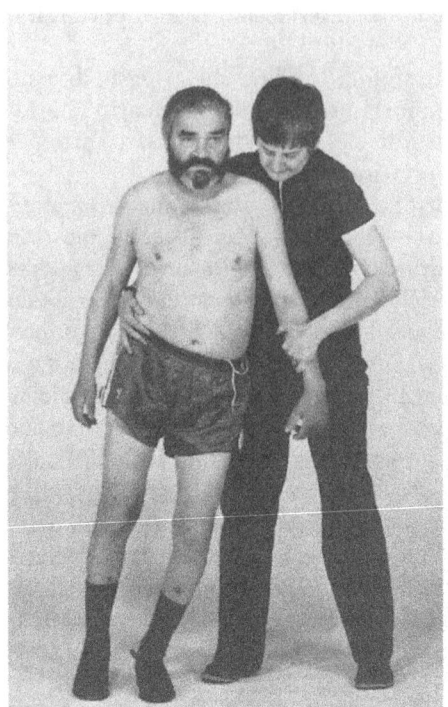
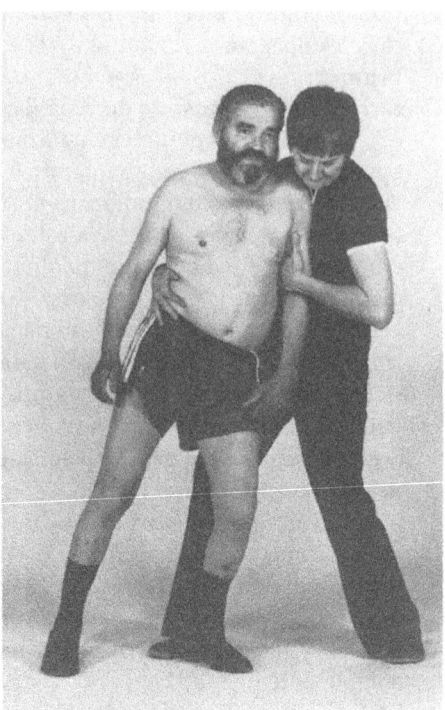
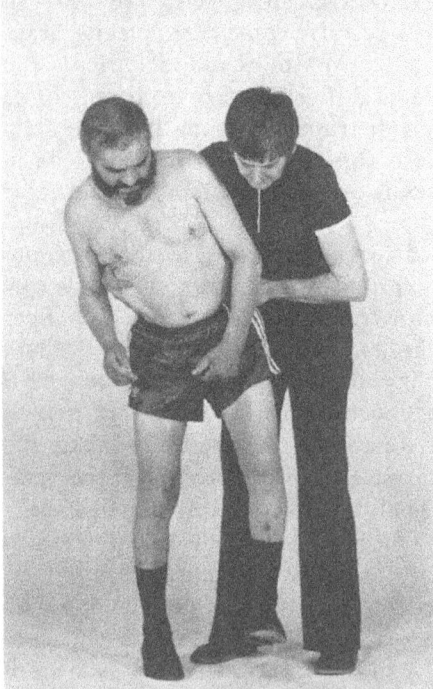

Fig. 14.8a-c. In stazione eretta (emiplegia sinistra). **a** Con i piedi uniti. **b** Con le gambe abdotte. **c** La terapista tenta di portare il carico del paziente sulla gamba sana. La gamba plegica si flette sollevandosi

Fig. 14.9. Postura tipica in stazione eretta, con la paziente che spinge con forza verso il lato plegico (emiplegia sinistra)

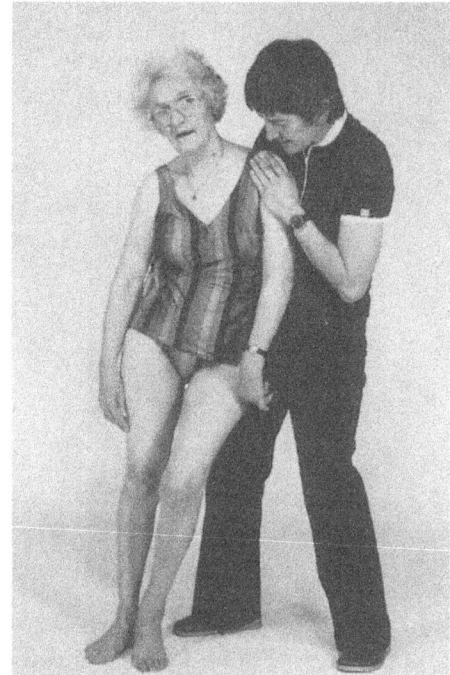

Fig. 14.10a, b. Difficoltà nella deambulazione (emiplegia sinistra). **a** L'adduzione della gamba plegica durante la fase di oscillazione fa sì che il piede incroci davanti all'altro. **b** Fare un passo con il piede plegico è un problema, perché il carico non può essere trasferito sulla gamba sana
▽

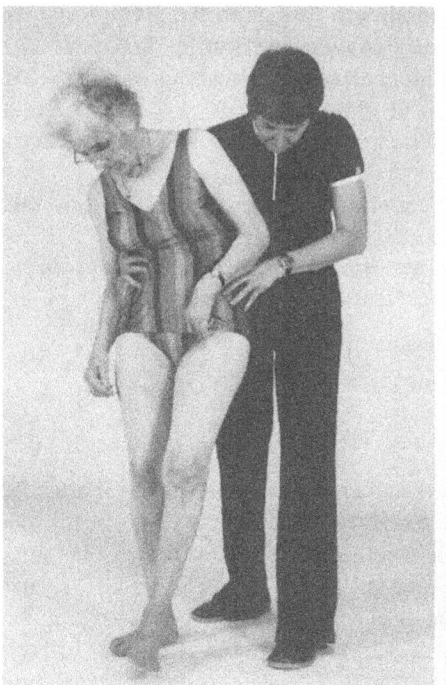

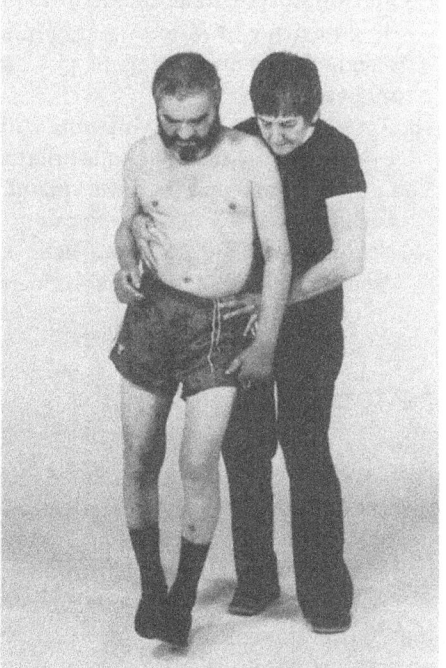

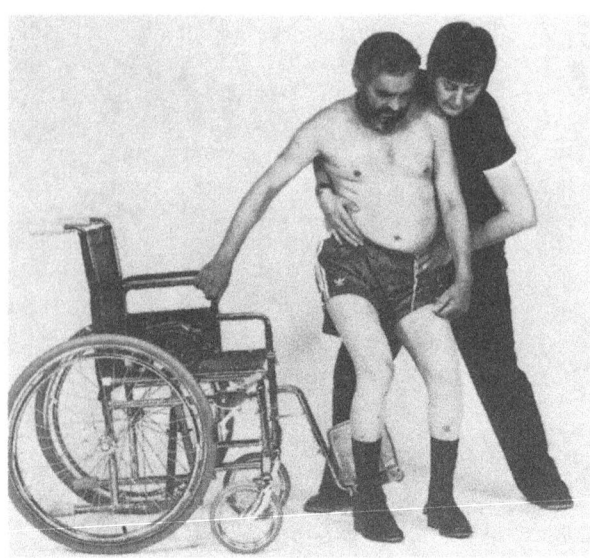

Fig. 14.11. Mettersi seduto troppo presto (emiplegia sinistra)

17. I pazienti che non soffrono di afasia tendono a parlare molto e a dare molteplici spiegazioni dei loro insuccessi. Il paziente ha anche bisogno che la terapista gli dia continui ordini verbali, anche se la situazione stessa o le informazioni fornite dalle sue mani sembrerebbero sufficienti. Ad esempio, quando il paziente ha fatto un passo in avanti con il piede destro e la terapista gli chiede di fare un altro passo, può accadere che egli le chieda quale piede deve muovere.
18. Il paziente ha notevoli difficoltà a imparare a vestirsi da solo e più in generale nelle attività della vita quotidiana.
19. La mano sana appare goffa quando cerca di svolgere compiti specializzati, anche se spesso è la mano dominante.
20. Nei pazienti con sindrome della spinta sono presenti molti dei problemi descritti nel Cap. 1, che dovranno essere trattati di conseguenza.

Fattori predisponenti

Nonostante le evidenti difficoltà incontrate nella riabilitazione, non è ancora stata trovata una spiegazione plausibile per la presenza della sindrome in circa il 10% dei pazienti dopo il primo ictus (Pedersen e coll. 1996). In questo studio, la tomografia assiale computerizzata eseguita a una media di 11 giorni dall'insorgenza dell'ictus non ha evidenziato significative differenze rispetto all'emisfero colpito, ma i pazienti con sindrome della spinta avevano subito ictus più gravi. Tuttavia altri autori hanno rilevato che la maggior parte dei pazienti che mostravano i segni tipici della sindrome dopo un periodo non inferiore a 4 settimane, presentavano ampie lesioni nel lobo parietale destro e nelle vie di connessione col talamo laterale e che tutte le lesioni risiedevano nelle aree irrorate dall'arteria cerebrale media (Wolff e coll. 1991).

Rispetto al recupero dopo l'ictus, Petersen e coll. (1996) hanno trovato che la presenza di spinta omolaterale non influenzava l'esito funzionale finale, ma rallentava considerevolmente il processo di recupero e prolungava la durata dell'ospedalizzazione del 63% rispetto a pazienti senza spinta. Kinsella e Ford (1985) considerano che: "la caratteristica più debilitante di una lesione emisferica destra è la manifestazione di eminattenzione, o neglect unilaterale, che può essere definita come l'incapacità del paziente di segnalare o rispondere a stimoli distribuiti nella parte controlaterale all'emisfero colpito. Funzionalmente, questo genere di pazienti ha bisogno di una supervisione perché non è in grado di integrare gli stimoli sensoriali provenienti dall'ambiente e di rapportarsi ad un ambiente dinamico". È stato inoltre notato che: "i poveri risultati sembrano essere particolarmente correlati a danni emisferici destri (specialmente quando ciò è associato a deficit attenzionali e/o propriocettivi)" (Riddoch e coll. 1995). Naturalmente, la necessità di un trattamento specifico per superare questi problemi è fondamentale; non si deve dimenticare che "fattori diversi dall'indagine tomografica potrebbero influenzare l'indice Barthel alla dimissione" (Saeki e coll. 1994). Lo studio di Saeki e coll. ha anche mostrato che solo una sede specifica, il lobo parietale destro, aveva un'influenza negativa sullo stato clinico al momento della dimissione.

Sicuramente, dal punto di vista clinico, la posizione fissa del capo con iperattività unilaterale dei muscoli del collo potrebbe contribuire ai disturbi dell'orientamento corporeo soggettivo descritto da Karnath (1994). La vibrazione omolaterale dei muscoli posteriori del collo causava in soggetti normali uno spostamento della localizzazione soggettiva della linea mediana sagittale del corpo, modificando i segnali propriocettivi provenienti dal collo. Lo spostamento illusorio avveniva generalmente sull'asse orizzontale e verso il lato opposto a quello in cui avveniva la stimolazione vibratoria (Biguer e coll. 1988). Forse una prova ancor più stringente relativa agli effetti della propriocezione muscolare alterata sull'orientamento soggettivo del corpo viene fornita dall'esperienza personale di Kesselring (1994). Durante uno spettacolo circense effettuato da due pattinatori, Kesselring, un neurologo, fu scelto a caso tra il pubblico per partecipare alla dimostrazione. Dopo essere stato fatto girare vorticosamente in senso orario per 15 volte su una tavola rotonda alla velocità di 360°/sec, sostenuto dai due artisti, egli sperimentò "l'illusione che il terreno si stesse inclinando verso destra e, di conseguenza, la caduta del corpo verso sinistra". All'inizio gli artisti non furono in grado di riportarlo nella postura verticale, perché egli spingeva con forza verso il lato sinistro e il fenomeno è stato illustrato da una fotografia fatta in quella circostanza. Kesselring ha descritto questi sintomi come molto simili a quelli osservati nella "sindrome della spinta". Un esame neurologico immediato mostrò un leggero nistagmo e riflessi aumentati in entrambe le gambe, senza risposta plantare in estensione. In conclusione l'autore scrive che: "l'osservazione supporta l'ipotesi che asimmetrie posturali a genesi vestibolare possano costituire un adattamento per allineare l'asse mediana del corpo che il sistema nervoso valuta erroneamente come verticale" (Brandt e Dietrich 1987; Gresty e coll. 1992). Oltre alla propriocezione alterata dei muscoli del collo, è stato ipotizzato che input alterati dal sistema vestibolare, come pure una trasformazione centrale disturbata delle afferenze provenienti dalla periferia possano produrre uno spostamento soggettivo della localizzazione del corpo nello spazio (Karnath 1994). I disturbi posturali sono ancor più accentuati dalla permanente rotazione del capo verso il lato sano, perché con le alterazioni prodotte nel tono muscolare degli arti e del tronco, le informazioni afferenti da essi ricevute risultano ancor più confuse.

Qualunque fattore possa essere implicato nel causare la sindrome con i suoi segni e sintomi disabilitanti, è di primaria importanza uno specifico programma di trattamento volto ad aiutare il paziente a superare le difficoltà.

Trattamento specifico

Si possono includere nel trattamento tutte le attività che sono state descritte nei capitoli precedenti, se rispondono alle necessità individuali del paziente. Sono particolarmente importanti quelle che consentono di portare il carico sulla gamba plegica, cioé i ponti, l'estensione del ginocchio e la rieducazione delle reazioni di equilibrio in tutte le posizioni. Il rotolamento corretto da entrambi i lati aiuta a ristabilire le reazioni di raddrizzamento del capo e anche a orientare il paziente nello spazio. Quando rotola, egli prende contatto con la superficie del letto o del tappeto e la totale resistenza incontrata lo informa che ha completato il movimento.

Guidare le mani del paziente in compiti che implicano la soluzione di un problema, lo aiuterà a superare i disturbi percettivi che sono sempre presenti. La terapista deve applicare il principio del fornire al paziente input tatto-cinestesici corretti nell'intero corpo durante l'esecuzione del compito. Se necessario, la terapista guida tutto il corpo del paziente durante la sequenza di movimento. Posizionare il paziente in carrozzina con uno schienale stabile per mantenere l'estensione del tronco è particolarmente importante. Il paziente dovrebbe stare seduto con il peso inclinato in avanti e le braccia appoggiate a un tavolo posto di fronte a lui, poiché la postura semireclinata sembra rinforzare i sintomi osservabili in stazione eretta. Il bracciolo posto dalla parte sana dovrebbe essere tolto per non permettere al paziente di spingervi costantemente durante il giorno.

Si deve prestare attenzione a recuperare l'espressione facciale e a migliorare la qualità della voce e della respirazione. Inoltre si dovrebbero includere nel programma di trattamento le successive specifiche attività.

Ripristino dei movimenti del capo

È essenziale liberare il capo dalla posizione fissa di flessione laterale e rotazione verso il lato sano, in modo da poter mantenere o raggiungere la flessione laterale verso il lato plegico senza resistenza. All'inizio la terapista effettua dei movimenti passivi per tutta l'ampiezza dell'escursione articolare del collo mentre il paziente è supino, perché esiste molto meno resistenza ai movimenti in una posizione in cui il capo è sostenuto può assicurarsi che non si sviluppino contratture.

Con lo schienale del lettino abbassato, la terapista muove il capo del paziente effettuando una completa flessione laterale del collo. Sostiene il peso del capo con la mano più vicina al paziente, tenendo il gomito appoggiato sulla propria cresta iliaca. Trasferendo lateralmente il peso, la terapista muove il capo del paziente premendovi contro con il palmo della mano, invece di tirarlo con le dita flesse (Fig. 14.12a). L'altra mano è posizionata sul cingolo scapolare per prevenirne l'elevazione durante il movimento del capo. In alternativa, la terapista può tenere il capo del paziente in flessione laterale con una mano, mentre con l'altra muove dolcemente e ripetutamente il cingolo scapolare verso il basso in direzione del bacino per poi riportarlo in posizione (Fig. 14.12b). I movimenti passivi sono molto più confortevoli per il paziente se la terapista li esegue spostando il peso del corpo da un lato all'altro, invece di usare i muscoli delle braccia per svolgere l'attività; il paziente sarà quindi maggiormente in grado di rilassare i muscoli del collo e di non opporre resistenza al movimento. I movimenti devono anche essere eseguiti quando il paziente è seduto, ma in genere è necessaria una progressione graduale invece di un rapido passaggio dalla posizione supina a quella seduta. Quando l'escursione articolare è completa e libera da entrambi i lati mentre il paziente è supino, la terapista gli solleva leggermente il capo dal lettino prima di proseguire con la mobilizzazione del collo da entrambi i lati. Man mano che l'escursione della flessione laterale continua a rimanere completa e priva di resistenza, la terapista solleva gradualmente il capo del paziente verso la posizione eretta (Fig. 14.12c). Ogni volta cambia la posizione del corpo e delle mani prima di muovere il capo del paziente verso il lato opposto (Fig. 14.12d).

Una volta che il paziente è seduto completamente eretto e non ha più bisogno del sostegno del capo, sarà maggiormente in grado di rilassare i muscoli del collo quando gli si fornisce un segnale tattile. La terapista pone la mano lateralmente al capo e inizia a muoverlo di lato. Quando incontra resistenza nel movimento, chiede al paziente di ridurre la pressione del capo contro la mano ed egli muove attivamente il capo sino a ridurre la resistenza. Il movimento diventa ancor più facile per il paziente se gli si chiede di portare lateralmente il capo, inclinandolo verso la terapista. Il paziente è inoltre consapevole di svolgere il movimento corretto quando sente il capo contro la terapista che lo orienta. Quando mobilizza il collo, la terapista deve dare una contropressione sulla spalla controlaterale nella direzione della flessione laterale, come faceva in posizione supina. Quando l'infermiera o la moglie del paziente parlano con lui, possono anche incoraggiarlo a flettere lateralmente il collo stando in piedi dal lato plegico e aiutandolo ad inclinare il capo verso di loro, in modo che la benefica mobilizzazione avvenga più spesso durante il giorno (Fig. 14.13).

Si può stimolare il movimento attivo del collo usando attività in cui si richiede al paziente di girare il capo verso il lato plegico per guardare un oggetto, ad esempio per allontanare una palla o un pallone. Quando il paziente è in piedi aiutato dalla terapista e con un tavolo o un lettino davanti, ruotare la testa verso il lato ple-

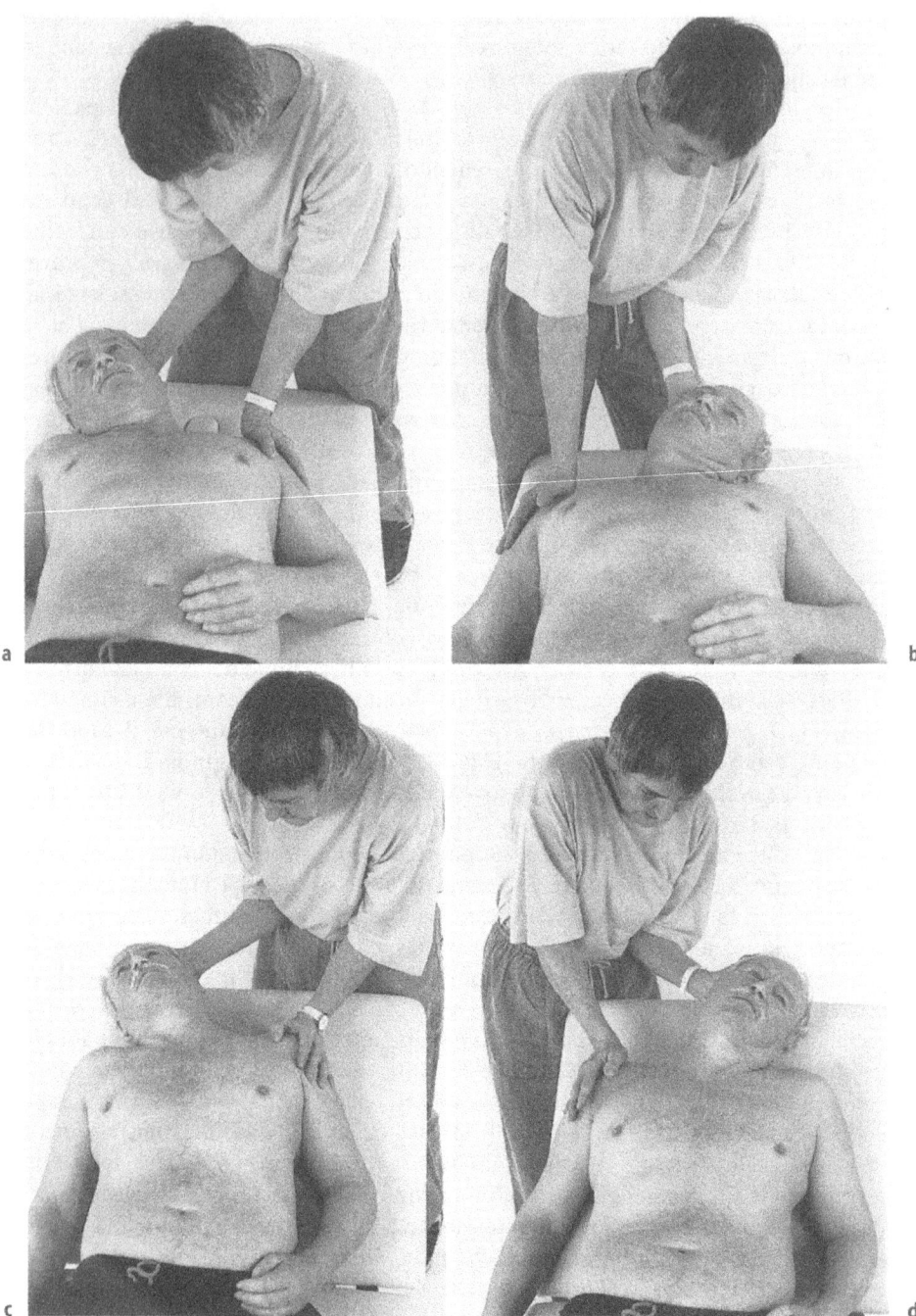

Fig. 14.12a-d. Mobilizzare la flessione laterale del collo (emiplegia sinistra). **a** Con lo schienale del lettino abbassato, la terapista usa il palmo della mano per muovere lateralmente il capo del paziente. **b** Depressione del cingolo scapolare con la mano tenuta sul lato opposto. **c** La mobilizzazione continua mentre si eleva gradualmente lo schienale del lettino. **d** Lo schienale è alzato il più possibile senza perdere l'escursione di movimento

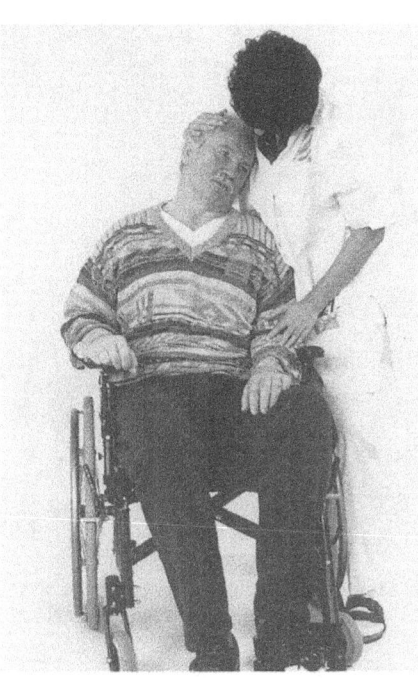

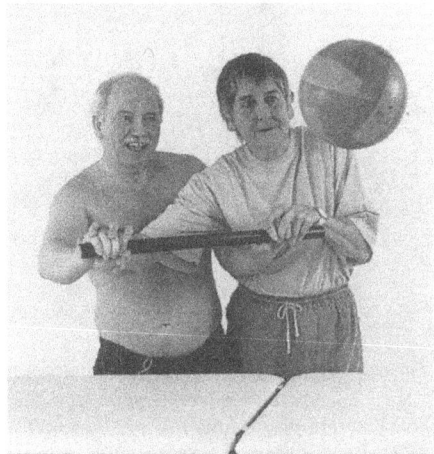

◁ **Fig. 14.13.** L'infermiera è in piedi dalla parte plegica e incoraggia il paziente ad appoggiare il capo sulla sua spalla (emiplegia sinistra)

Fig. 14.14. In stazione eretta con un tavolo davanti, il paziente colpisce un pallone con un bastone tenuto con entrambe le mani (emiplegia sinistra)

gico incrementerà l'estensione della gamba paretica. Se necessario, si può usare una valva per mantenere l'estensione del ginocchio e sostenerlo (Figg. 14.15; 14.16). La terapista è in piedi vicino al paziente dalla parte plegica e usa l'anca per mantenere quella del paziente bene in avanti appoggiata al lettino, mentre egli colpisce il pallone. Per incoraggiare contemporaneamente l'attività nel braccio plegico, il paziente può tenere un corto bastone con entrambe le mani e usarlo per colpire un pallone da pallavolo, indirizzandolo verso un'altra persona. Là terapista posiziona le mani su quelle del paziente per mantenerne la posizione sul bastone e facilitare un movimento simmetrico di entrambi gli arti superiori e colui che lancia la palla si sposta gradualmente sempre più a sinistra rispetto al paziente (Fig. 14.14).

Stimolazione dell'attività dei flessori laterali del tronco ipotonici

A causa dell'ipotono e dell'inattività del lato plegico, il paziente ha difficoltà a trasferire il carico verso la parte sana (Fig. 14.15a). Ad esempio, il paziente non può accavallare la gamba plegica sull'altra per infilarsi un calzino. Quando cerca di camminare, non è capace di liberare la gamba plegica per fare un passo avanti. Il lato plegico si allunga invece di accorciarsi e quello sano si accorcia invece di allungarsi.
1. Per facilitare l'accorciamento del lato sinistro del tronco e il raddrizzamento del capo verso sinistra, il paziente sta seduto con la gamba plegica accavalla-

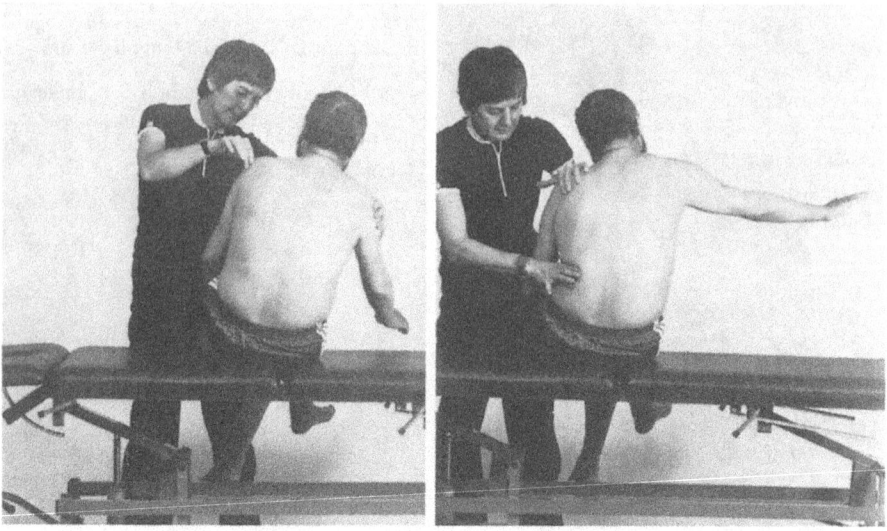

Fig. 14.15a, b. Trasferimento del carico sul lato sano in posizione seduta con le gambe accavallate. **a** I flessori laterali del tronco rimangono inattivi. **b** La terapista stimola l'attività nel lato plegico (emiplegia sinistra)

ta sopra l'altra. La terapista è in piedi davanti a lui e gli mantiene le gambe posizionate con le proprie. Con la mano sinistra che gli circonda le spalle e la mano destra sotto il gluteo sinistro, la terapista aiuta il paziente a trasferire il carico sul lato destro. Quando la testa non si raddrizza in verticale, la terapista usa l'avambraccio sinistro per correggerne la posizione, chiedendo al paziente di non spingere contro il braccio. Il paziente sente la pressione del capo contro il braccio della terapista, lo sposta per ridurre la pressione e la reazione corretta avviene automaticamente (vedere Fig. 7.5a). Mantiene la posizione quando la terapista toglie le mani che fungevano da sostegno. Il movimento viene ripetuto e il paziente cerca allora di spostarsi esattamente nella stessa posizione senza l'aiuto della terapista.
2. Stando seduta o in piedi accanto al paziente, la terapista gli chiede di allontanare il carico da lei. Con una mano preme con decisione sui muscoli laterali del tronco, usando la parte della mano compresa tra il pollice e l'indice per favorirne la contrazione. La pressione viene esercitata a intermittenza. Con l'altra mano la terapista spinge verso il basso sulla spalla del paziente per stimolare la corretta reazione di raddrizzamento del capo attraverso uno stiramento (Fig. 14.15b).
3. Il paziente impara a inclinarsi verso il lato sano, ad appoggiarsi sul gomito e poi a tornare in posizione eretta senza spingersi con la mano sana. Mentre effettua tale attività, il capo si raddrizza automaticamente e i flessori laterali del tronco vengono attivati. La terapista facilita il movimento corretto cir-

condando con un braccio le spalle del paziente, in modo da poter controllare la velocità del movimento e usare l'avambraccio per spingere verso il basso sulla spalla plegica al fine di stimolare il raddrizzamento del capo verso la verticale (vedere Fig. 7.1b). Con l'altra mano tiene leggermente la mano sana del paziente e gli ricorda di non usarla per assistere il movimento. L'attività viene intensificata chiedendo al paziente di inclinarsi lentamente verso il lato sano e di fermarsi prima che il gomito tocchi il lettino. Egli può anche fermarsi e ripartire in varie fasi del movimento, o cambiare direzione.

Riconquista della linea mediana in stazione eretta

Più a lungo il paziente rimane seduto sulla carrozzina, più aumenta la flessione della gamba e del tronco. È quindi molto importante iniziare a stare in piedi precocemente. La mancanza di attività estensoria della gamba rende difficile alla terapista sostenere il paziente in stazione eretta. Più lo tiene, più egli tende ad inclinarsi o spingere verso di lei. Se cerca di fissare il ginocchio del paziente in

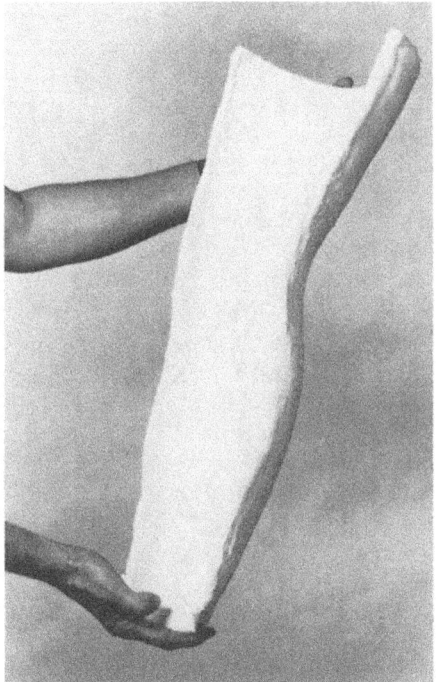

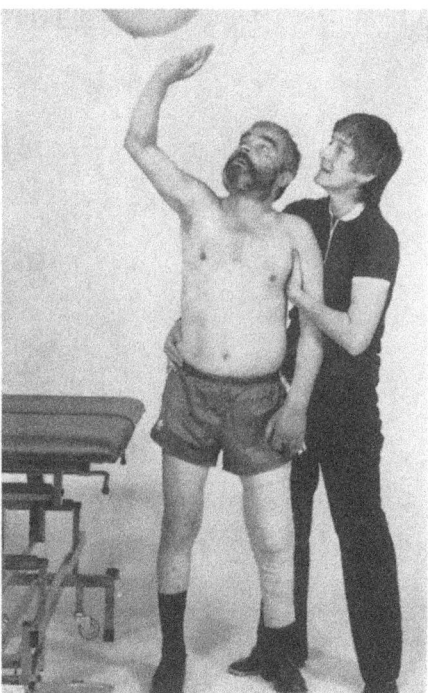

Fig. 14.16. Valva posteriore per attivare l'estensione del ginocchio plegico

Fig. 14.17. Colpire un palloncino con la mano sana allunga il lato del tronco (emiplegia sinistra)

estensione con le proprie ginocchia, deve stare così vicina a lui che diventa impossibile muovere o sostenere altre parti del corpo.

L'uso di una valva posteriore fatta di materiale consistente come il gesso di Parigi (Fig. 14.16) per mantenere la gamba del paziente in estensione è quindi il metodo da preferire e cambia la procedura in modo sorprendente. L'uso di una valva in estensione del ginocchio per aiutare il paziente a stare in posizione eretta non sarà raccomandata mai abbastanza, perché è uno strumento per migliorare molte delle sue abilità. La parte posteriore della valva viene fissata saldamente con dei bendaggi fatti con almeno due bende elastiche della larghezza di 12 cm che non devono essere troppo elastiche, altrimenti il ginocchio continuerà a mantenersi flesso. In genere è necessario mettere la valva quando il paziente è supino, perché in posizione seduta l'estensione del ginocchio è spesso limitata e dolorosa. Con la valva fissata saldamente, la terapista aiuta il paziente a mettersi in piedi nel modo più veloce e semplice possibile, essendo per lui difficile alzarsi in piedi con il ginocchio tenuto esteso. Quando è in piedi, si svolgono immediatamente attività che elicitano la postura e il movimento desiderati, senza che diventi dipendente dalle istruzioni verbali e dal feedback della terapista.

1. Il paziente colpisce un palloncino con la mano sana, lanciandolo a una terza persona. Il palloncino viene rilanciato tirandolo in alto in aria, così che egli debba allungarsi per colpirlo di rimando (Fig. 14.17). Il lato destro si allunga e la postura in stazione eretta si corregge immediatamente.

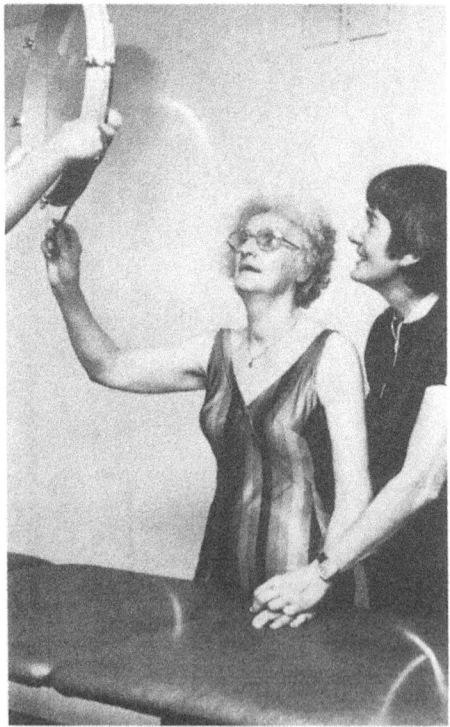

Fig. 14.18. Suonare un tamburello impedisce l'accorciamento del tronco dal lato sano (emiplegia sinistra)

2. Lo stesso effetto può essere ottenuto introducendo attività appropriate che richiedano al paziente di allungarsi in avanti e verso l'alto con la mano sana. Ad esempio, suonare ritmi diversi con un tamburello, o battere il tempo della musica, fornirà un buono stimolo (Fig. 14.18). Si possono sistemare il tamburello o il palloncino in modo da obbligare il paziente a girare il capo in diverse direzioni. Egli impara a voltare il capo a sinistra e a stabilire un contatto visivo con gli oggetti posti da quella parte. All'inizio può sentirsi più sicuro se gli si pone davanti un lettino alto e tiene le anche in avanti a contatto con esso. La terapista è in piedi dal lato colpito e durante l'attività assicura che il carico sia su entrambe le gambe. Non usa parole per correggere il paziente, perché egli si sta concentrando sullo svolgimento dell'attività e non dovrebbe essere distratto. Semplicemente, la terapista sistema il tronco e il bacino per raggiungere la posizione desiderata. Se lo stimolo è adeguato, il paziente diventerà capace di tollerare sempre più a lungo la posizione eretta e il risultato sarà un miglioramento dell'attività estensoria dell'arto inferiore.
3. Per mobilizzare il tronco e migliorare l'estensione dell'anca, il paziente intreccia le mani, vi appoggia la fronte e si flette in avanti sino a che i gomiti toccano il lettino (Fig. 14.19a). La terapista tiene il braccio più vicino al paziente

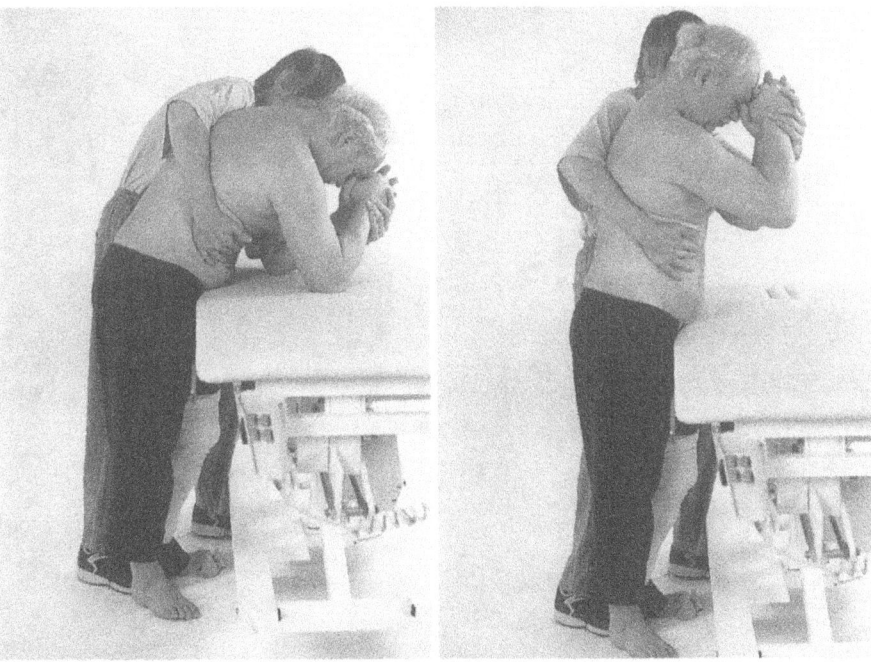

Fig. 14.19a, b. In stazione eretta mobilizzare il tronco e migliorare l'estensione attiva dell'anca (emiplegia sinistra). **a** Con la fronte appoggiata sulle mani intrecciate, il paziente porta i gomiti verso il basso per toccare il lettino. **b** Ritornare in posizione eretta senza estendere il collo

attorno al suo corpo, con la mano appoggiata sull'addome, così da poter assicurare la flessione simmetrica di tutto il tronco. L'altra mano è posta sotto le mani intrecciate, per dare sicurezza al paziente quando si piega e pronta per assisterlo quando ritorna in posizione eretta. Con l'anca premuta contro quella del paziente da dietro, la terapista lo aiuta a tenere la coscia a contatto con il bordo del lettino durante tutta l'attività. Tenendo la fronte appoggiata sulle mani intrecciate, il paziente non utilizza un'eccessiva attività per estendere il collo quando si porta in posizione eretta, cosa che altrimenti farebbe per compensare l'inadeguata estensione dell'anca (Fig. 14.19).

4   Il paziente sta in piedi con la parte sana vicino al lettino e gli viene chiesto di spostare il carico fino a quando sente l'anca destra toccare il lettino. All'inizio si appoggia con la mano destra sul lettino mentre ripete il movimento, spostando l'anca verso il lettino e poi allontanandola (Fig. 14.20a). La terapista usa le mani per accorciare il tronco dal lato plegico, spingendo verso il basso sulla spalla con una mano e premendo con l'altra sui flessori laterali del tronco per stimolare l'attività (Fig. 14.20b). L'attività viene svolta con il paziente in

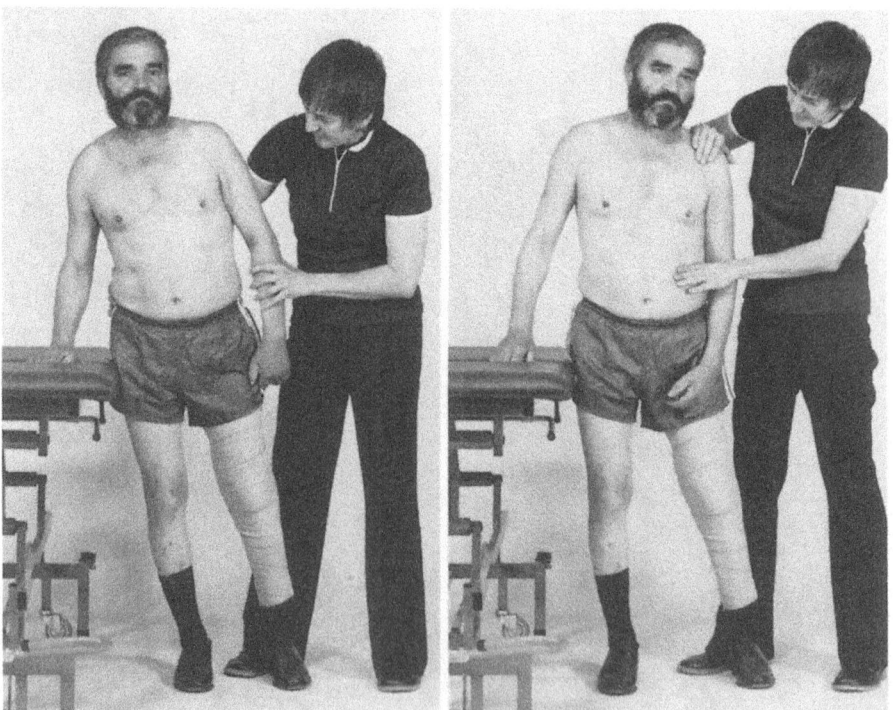

Fig. 14.20a, b. Stare in piedi con la valva, spostando il carico di lato verso il lettino (emiplegia sinistra). **a** Il paziente si sostiene troppo con la mano sana sul lettino. **b** La terapista facilita l'accorciamento del lato plegico

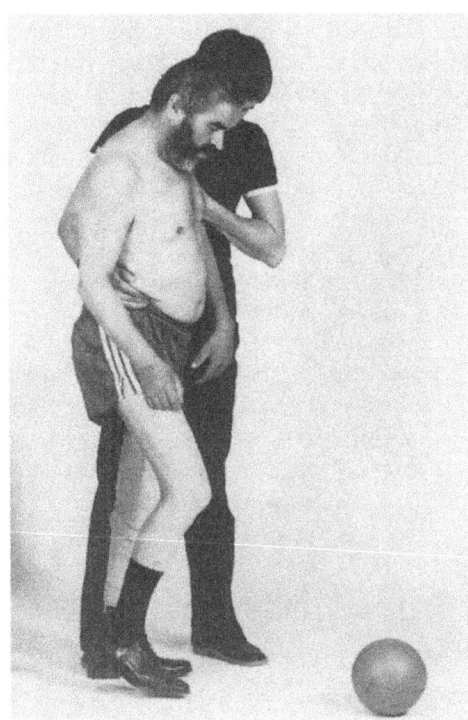

Fig. 14.21. Calciare un pallone con il piede sano (emiplegia sinistra)

stazione eretta con le gambe sempre più abdotte ed egli cerca di sollevare la mano dal lettino mentre continua l'esercizio.
5. Il paziente si esercita a portare il carico sulla gamba plegica e gli si può chiedere di dare un calcio a un pallone con il piede sano (Fig. 14.21). Un modo estremamente efficace per aiutare il paziente a riguadagnare la percezione della linea mediana è quello di stare in piedi in mezzo a una porta indossando ancora la valva e muovere il corpo per toccare gli stipiti da entrambi i lati. La terapista è in piedi dal lato plegico e il paziente, senza muovere i piedi, sposta il carico verso la parte sana fino a quando l'anca e il lato del tronco premono contro lo stipite (Fig. 14.22a). Dopo trasferisce il carico verso il lato plegico sino a quando il corpo è a contatto con lo stipite opposto (Fig. 14.22b). La terapista lo sostiene ponendogli un braccio attorno alle spalle. Se il paziente dovesse essere molto instabile in posizione eretta, la terapista può stare dietro mentre egli si muove lateralmente, o si può chiudere la porta per impedire che cada indietro (Fig. 14.22c).
7. Poiché il lato plegico è ruotato indietro, il paziente deve esercitarsi a portare la spalla sinistra in avanti per migliorare l'equilibrio. La terapista lo aiuta a portare tutto il lato in avanti e poi gli chiede di rimanere nella posizione in cui si trova, oppure di ripetere il movimento con meno aiuto. Oscillare per colpire un pallone con il braccio plegico spesso facilita il movimento corretto. La

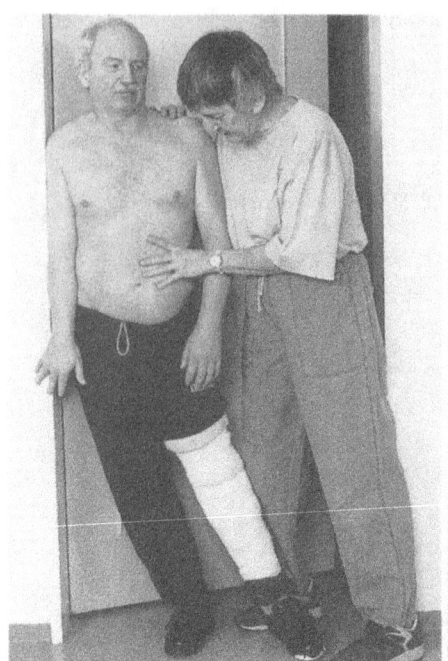
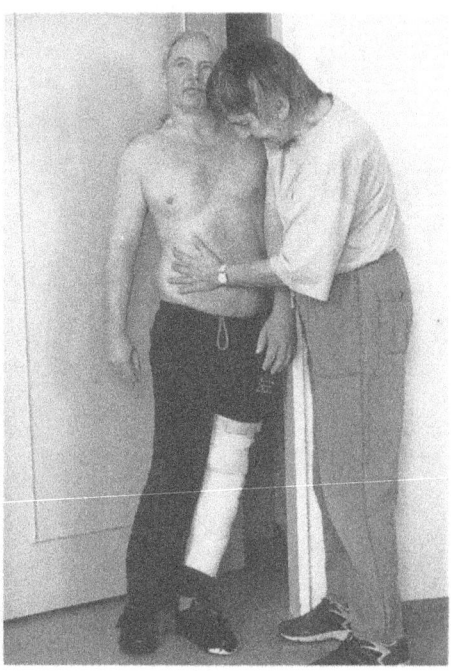
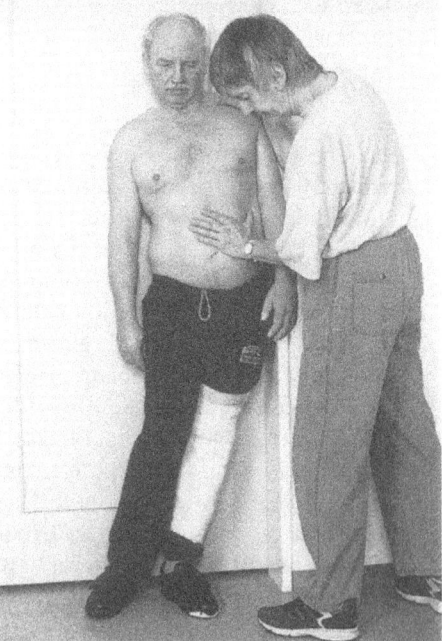

Fig. 14.22a-c. Stare in stazione eretta e spostarsi lateralmente all'interno del passaggio di una porta con facilitazione dell'attività del tronco (emiplegia sinistra). **a** Il tronco e l'anca sono a contatto con lo stipite dalla parte sana. **b** Spostare il carico sulla gamba plegica. **c** La porta chiusa fornisce un ulteriore sostegno

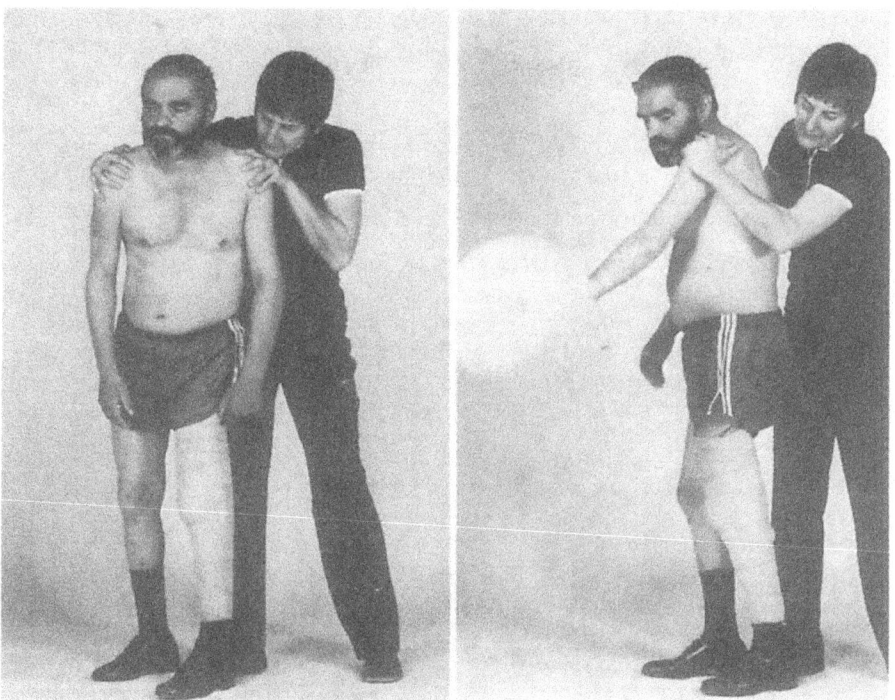

Fig. 14.23a, b. Colpire un palloncino con la mano plegica (emiplegia sinistra). **a** Tronco ruotato indietro pronto per l'oscillazione. **b** Oscillazione in avanti per colpire il palloncino

terapista appoggia le mani sulle spalle del paziente e per prima cosa gli ruota il lato sinistro indietro, pronto per oscillare in avanti (Fig. 14.23a). Il pallone viene lanciato al paziente e la terapista lo aiuta a oscillare tutto il lato plegico in avanti, in modo da colpire il pallone con la mano (Fig. 14.23b). Anche se il braccio non presenta movimento attivo, il paziente può colpire il pallone facendo oscillare in avanti la mano a partire dalla spalla. Gli viene insegnato a non cercare di sollevare il braccio, ma piuttosto a farlo oscillare come farebbe se avesse una racchetta da tennis.

Iniziare a camminare

Immediatamente dopo queste attività, la terapista toglie la valva, preferibilmente quando il paziente è ancora in piedi, perché altrimenti può perdere nuovamente la percezione della linea mediana. Il paziente non dovrebbe tentare di camminare con il ginocchio ancora tenuto in estensione dalla valva, poiché ciò incoraggerebbe il cammino con la gamba mantenuta rigidamente in estensione.

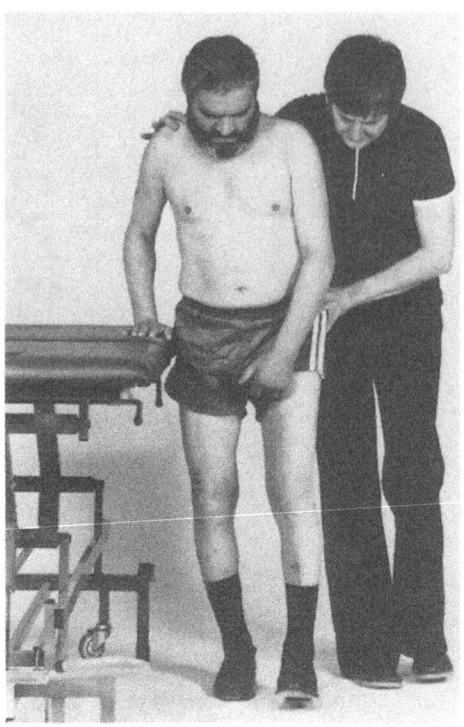

Fig. 14.24. Camminare tenendo l'anca sana a contatto con il lettino (emiplegia sinistra)

Il paziente è in piedi con la gamba sana appoggiata al lettino e, una volta rimossi i bendaggi, cerca di mantenere attivamente l'estensione della gamba. Gli si chiede di camminare attorno al lettino, cercando di sentire per tutto il tempo l'anca appoggiata ad esso (Fig. 14.24). Il lettino gli dà l'orientamento necessario per rimanere sulla linea mediana. Dopo aver camminato attorno al lettino, il paziente può essere in grado di continuare allontanandosi da esso, mentre la terapista lo sostiene dal bacino o dal torace. Per il paziente è più facile camminare verso un obiettivo prestabilito, per esempio sino alla carrozzina posta un po' più in là. Non si usano le parallele, perché il paziente si tira verso la barra con la mano sana e non impara il meccanismo corretto di trasferimento sul lato sano. L'uso della superficie piatta del lettino o di un tavolo fornisce lo stimolo corretto per l'attività.

Quando calcia un pallone con il piede plegico, il paziente trasferisce spontaneamente il carico sulla gamba sana. La terapista porta il piede del paziente indietro in modo tale da permettergli di calciare con una buona oscillazione, oppure egli può fare un passo avanti con la gamba sana (Fig. 14.25a, b). Il pallone viene messo nella posizione corretta per il calcio, fino a quando il paziente è sufficientemente migliorato e può calciare il pallone in movimento. L'azione di calciare il pallone facilita anche la fase di oscillazione della deambulazione, poiché le componenti di movimento sono molto simili.

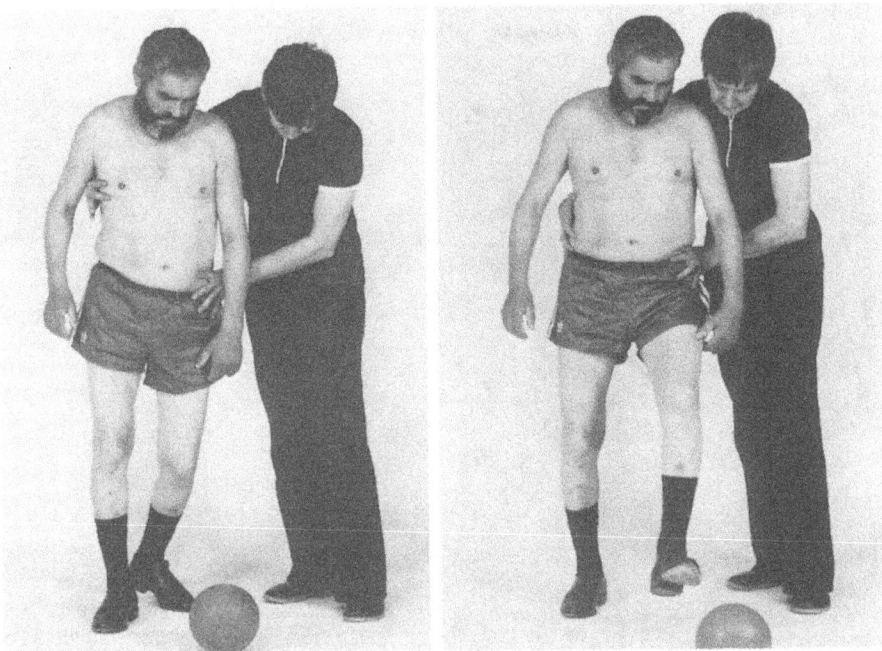

Fig. 14.25a, b. Calciare un pallone con la gamba plegica (emiplegia sinistra). **a** Il piede è indietro in preparazione al calcio. **b** Spostamento spontaneo del carico sulla parte sana per effettuare il calcio

Salire le scale

Salire e scendere le scale fornisce al paziente un eccellente stimolo. Anche se egli non è in grado di stare in equilibrio senza sostegno mentre sta in piedi o cammina, può salire le scale con l'aiuto della terapista (Fig. 14.26). La scalinata gli offre l'informazione di cui ha bisogno per compiere i movimenti necessari. La terapista lo assiste come descritto nel Cap. 7. È spesso sorprendente vedere come il paziente riesca bene e quanto meglio cammini subito dopo quest'attività.

Considerazioni

I pazienti che non riescono a trasferire il carico verso il lato sano hanno difficoltà ad imparare a camminare e a riacquistare l'indipendenza. Dare al paziente un bastone non serve perché lo usa solo per spingere con forza ancora maggiore verso il lato plegico. Sebbene la riabilitazione possa essere molto lunga, vale bene lo sforzo, perché alla fine lo schema di deambulazione può diventare sorpren-

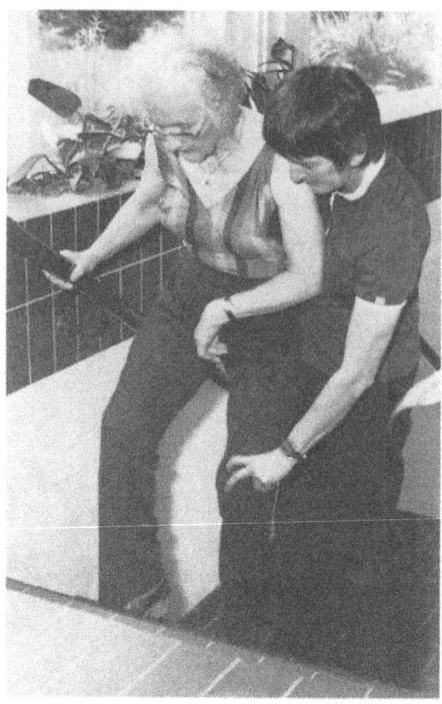

Fig. 14.26. Salire le scale stimola il movimento selettivo delle gambe e migliora l'orientamento della linea mediana (confrontare con Fig. 14.10a) (emiplegia sinistra)

dentemente buono. Più il paziente sta in piedi e cammina, prima impara a stare in equilibrio in stazione eretta. Lo si dovrebbe aiutare a stare in piedi nelle attività della vita quotidiana che di solito svolgeva in posizione eretta, ad esempio pettinarsi o farsi la barba la mattina (Fig. 14.27). La superficie stabile del lavandino aiuta il paziente a orientarsi e poiché egli muove liberamente il capo, la postura verticale si corregge automaticamente.

Durante la terapia il paziente dovrebbe ricevere più informazioni tattili possibili dall'ambiente, dato che il sistema di feedback interno risulta disturbato. Ha bisogno di informazioni dal mondo circostante per orientarsi nello spazio e imparare nuovamente a muoversi. Quando il paziente si inclina verso il lato plegico e gli si dice di spostare il carico dall'altro lato o verso destra, dipende completamente dalle informazioni che riceve dal suo sistema sensoriale, che è disturbato. Egli non è quindi in grado di rispondere correttamente. Analogamente, non sarà probabilmente in grado di rispondere a una istruzione unicamente verbale data dalla terapista, come "Porti l'anca avanti" o "Stia con più carico sulla gamba destra".

Porre qualcosa di stabile accanto o davanti al paziente, lo renderà in grado di compiere il movimento se gli si chiede di muovere il carico sino a quando sente con l'anca la superficie stabile. La terapista può usare il corpo o la mano per fornire al paziente un punto di riferimento. Gli chiede di allontanare l'anca dalla sua,

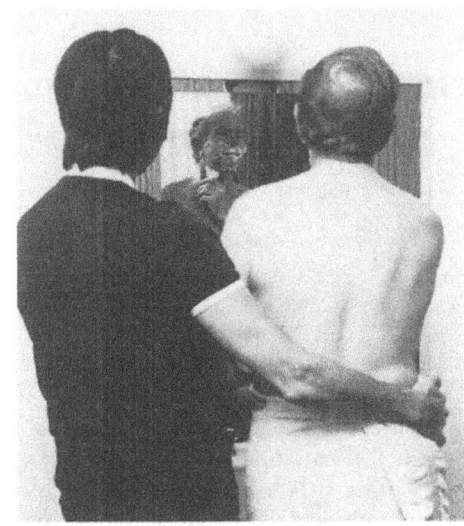

Fig. 14.27. In piedi davanti al lavandino mentre si fa la barba (emiplegia sinistra)

di staccare la testa dalla sua mano o di avvicinarla. Il paziente sente la pressione o la resistenza e può quindi muoversi in modo da non sentirla più.

Il principio si applica durante tutto il trattamento e nella vita quotidiana. Quando il paziente viene assistito nei trasferimenti, è di aiuto appoggiare le mani su uno sgabello posto davanti, piuttosto che tenerle semplicemente in avanti nello spazio. Man mano che la sua capacità sensoriale aumenta, avrà bisogno di un numero sempre minore di informazioni dall'ambiente circostante. Egli avrà imparato i movimenti. I pazienti con i problemi descritti reagiscono molto meglio ad attività quali la deambulazione e il salire le scale, che all'imparare a stare in piedi. L'equilibrio in stazione eretta migliora in seguito alla deambulazione e allo svolgimento di compiti reali realizzati rimanendo in piedi. Sia per il paziente che per la terapista diventa frustrante e avvilente se viene esercitata senza successo la stazione eretta quale prerequisito alla deambulazione.

15 Includere nel trattamento la mobilizzazione del sistema nervoso

Qualsiasi azione, reazione o interazione con l'ambiente è possibile solo se un muscolo si contrae. Infatti è stato detto che: "Muoversi è tutto quello che il genere umano può fare e per fare ciò i soli esecutori sono, sia nel sussurrare una sillaba che nell'abbattere una foresta, i muscoli" (Sherrington 1947). Tuttavia non si deve trascurare il fatto che ogni movimento richiede un'accomodazione del sistema nervoso, che si esplica attraverso un allungamento o un accorciamento adattativo dei nervi e delle strutture neurali e che ogni contrazione muscolare è il risultato di un impulso trasportato dai nervi. È come se i sistemi motori fossero dei "servitori" del restante sistema nervoso, nel senso che, dipendendo dall'integrità dei differenti sistemi sensoriali e dall'azione integrativa del sistema nel suo insieme, possono unicamente rispondere o non rispondere (Tuchmann-Duplessis e coll. 1975). Oltre ad essere il "padrone" del movimento, il sistema nervoso è essenziale per la funzione respiratoria, il battito cardiaco, la circolazione e tutte le modalità percettive dipendono dalle informazioni che trasporta e dal cervello.

La principale funzione svolta dal sistema nervoso è quella di generare e trasportare impulsi nervosi e ciò deve essere fatto ininterrottamente in un'ampia varietà di movimenti e posture. Per rendere possibile questa funzione, il sistema nervoso possiede la proprietà di adattare la sua lunghezza. Il termine "neurodinamica" è utilizzato da Shacklock (1995) per racchiudere la stretta interazione esistente tra funzioni meccaniche e fisiologiche presenti nel sistema. L'intero sistema nervoso è un continuum ed assume grossolanamente la forma di una H girata sul fianco quando il corpo umano è posizionato con le braccia e le gambe abdotte (Butler 1991). La forma della H può essere visualizzata osservando il famoso disegno di Leonardo da Vinci del 1492, raffigurante le proporzioni del corpo umano (Fig. 15.1).

Si dovrebbe considerare il sistema nervoso centrale e quello periferico un unico sistema, poiché formano un apparato tissutale continuo costituito da tessuto nervoso e tessuto di sostegno con connessioni orizzontali e verticali. Il midollo spinale è in continuità con il tronco encefalo cranialmente, con la cauda equina, le radici nervose e i nervi periferici caudalmente (Massey 1986).

Il sistema nervoso costituisce un continuum in tre modi (Butler 1991):
1. I tessuti connettivi, pur essendo diversi strutturalmente, sono in continuità tra loro e un singolo assone può essere associato a diversi tessuti.
2. I neuroni sono elettricamente interconnessi per permettere a un impulso generato nel piede di essere ricevuto dal cervello.
3. Il sistema è in continuità chimica attraverso il flusso citoplasmatico assonale, con gli stessi neurotrasmettitori a livello centrale e periferico.

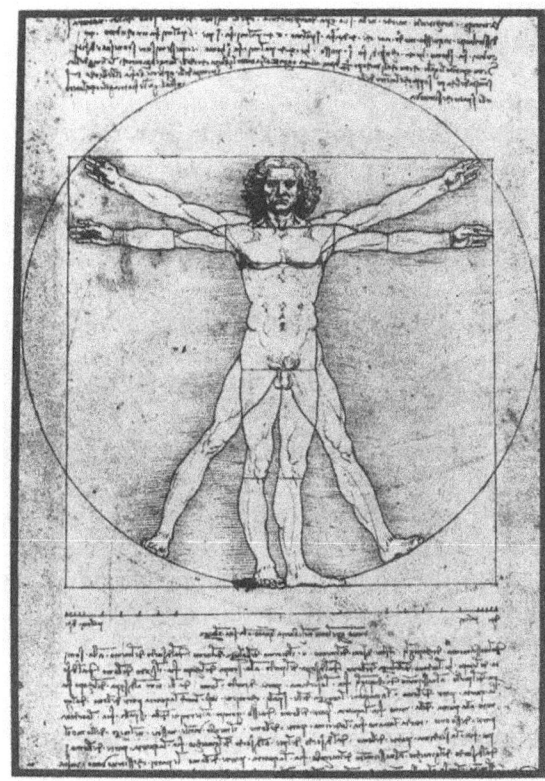

Fig. 15.1. Con le braccia e le gambe abdotte, il sistema nervoso ha all'incirca la forma di una H girata sul fianco, come si può osservare nel famoso disegno di Leonardo da Vinci "Le proporzioni del corpo umano" (1492)

Adattamento del sistema nervoso al movimento

Ogni movimento del corpo, per piccolo che sia, produce qualche movimento del sistema nervoso, con un aggiustamento della lunghezza e della larghezza dei nervi e delle strutture neurali. Per ottenere un movimento fluido del collo, del tronco e degli arti è essenziale l'allungamento adattativo del sistema nervoso, talvolta sorprendentemente ampio.

Allungamento del canale neurale

All'interno del canale vertebrale, il nevrasse o midollo spinale si estende dal midollo allungato sino al filo terminale e durante i movimenti del tronco deve quindi allungarsi notevolmente. Ad esempio quando il tronco si flette in avanti partendo dalla posizione di completa estensione, il canale vertebrale deve allungarsi di 6-9 cm e la flessione laterale da un lato all'altro lo accorcia del 15% (Breig 1978; Louis 1981). Con la colonna vertebrale estesa, il canale midollare si accorcia. Poiché il sistema nervoso è un apparato tissutale continuo, le strutture site entro il canale midollare si allungheranno in seguito a movimenti degli arti, anche quando il tronco non si muove. La trazione esercitata sui nervi periferici mette in tensione le radici nervose e quindi il midollo spinale. Ad esempio, con le anche flesse e le ginocchia estese, l'aggiunta della dorsiflessione del piede stira ulteriormente il midollo spinale tramite la messa in tensione del nervo tibiale posteriore e del nervo sciatico, producendo un effetto sino a livello dell'encefalo (Breig e Troup 1979). Similmente, quando il collo viene flesso passivamente, il nevrasse e le meningi a livello della colonna lombare e parte del nervo sciatico si muovono e vengono messe in tensione (Breig 1963).

Allungamento dei nervi periferici

I nervi periferici decorrono per lo più nella stessa direzione del muscolo che muove l'arto e quindi hanno bisogno di adattare la propria lunghezza in relazione all'azione dei muscoli. Ad esempio quando il gomito ed il polso sono estesi, il nervo mediano è il 20% più lungo di quando le articolazioni sono in flessione (Millesi 1986).

Allungamento del Sistema Nervoso Autonomo

"Spesso si trascura il fatto che anche il Sistema Nervoso Autonomo (SNA) deve adattarsi ai movimenti del corpo per funzionare adeguatamente" (Butler 1991). Le fibre del sistema nervoso autonomo site nel midollo spinale o nei nervi periferici devono adattarsi allo stesso modo delle fibre motorie e sensitive. A causa della loro posizione, la catena del sistema simpatico si allunga e mostra delle modificazioni di tensione durante i movimenti della colonna vertebrale e delle coste.

Meccanismi di allungamento

Sebbene i nervi in sé siano anelastici, il sistema nervoso è in grado di allungarsi adattativamente per favorire i movimenti e le posture del corpo ed anche per proteggersi da traumi causati da trazione. Il termine "neurodinamica" è stato proposto per descrivere la stretta interazione esistente nel sistema nervoso tra funzioni meccaniche e fisiologiche. Vari meccanismi rendono possibile la variazione di lunghezza:
1. *Svolgimento, raddrizzamento e distensione delle strutture neurali.* Le radici nervose possiedono un meccanismo intrinseco che fa sì che siano disposte secondo una forma curvilinea suscettibile di essere raddrizzata. Gli assoni o fibre nervose, sia centrali che periferici seguono un decorso ondulatorio e

possono quindi essere allungati tramite il raddrizzamento dei corrugamenti (Butler 1991). Similmente, la dura madre ha fibre di collagene ondulate quando non sono stirate e, viceversa, dritte quando sono stirate, che ne rendono possibile l'allungamento (Massey 1986). Inoltre, la dura madre si adatta ai cambiamenti in lunghezza spostandosi assialmente; secondo Adams e Logue (1971) lo spostamento avviene per i due terzi a causa dello spostamento assiale e per un terzo a causa della distensione dei punti di corrugamento.

2. *Movimenti di scorrimento e scivolamento delle strutture neurali*. Sia perifericamente che centralmente, i nervi si muovono in relazione ai tessuti che li circondano e gli elementi del tessuto neurale si muovono rispetto al tessuto connettivo. "Il corpo è il contenitore del sistema nervoso. Il sistema muscoloscheletrico è l'interfaccia meccanica dentro il corpo" (Shacklock 1995). Butler (1989) descrive i tessuti che fungono da interfaccia come quelli a ridosso dei quali si muove il sistema nervoso e definisce l'interfaccia meccanica come "quel tessuto o materiale adiacente il sistema nervoso che può muoversi in modo indipendente dal sistema". Egli descrive l'interfaccia come costituita da una parte intraneurale, cioè posta entro il sistema stesso, e da una parte extraneurale, cioè "esterna" al sistema nervoso. L'interfaccia meccanica consiste in muscoli, ossa, articolazioni, canali osteo-fibrosi, fasce o vasi sanguigni, mentre un'interfaccia patologica potrebbe essere costituita da un osteofita, da un gonfiore o da una cicatrice fasciale.

Il movimento intraneurale si riferisce ai movimenti degli elementi del tessuto nervoso in relazione alle interfacce di tessuto connettivo all'interno del sistema. Con una normale funzione neurodinamica, esiste un libero movimento del tessuto connettivo fra i nervi; questi sono liberi di scivolare fluidamente all'interno delle proprie guaine, o i loro fasci costituiti da fascicoli possono scorrere l'uno in relazione all'altro (McKibbin 1995). In modo simile, il midollo spinale può muoversi facilmente rispetto alla dura madre.

I movimenti extraneurali sono quelli in cui il sistema nervoso si muove in relazione all'interfaccia che lo circonda dall'esterno. Sebbene il sistema nervoso normale sia in grado di muoversi liberamente per adattarsi ai diversi movimenti e posture, in alcune parti del sistema non esiste alcun movimento o ne esiste solo un minimo in relazione alle strutture circostanti quando una parte del corpo si muove o viene mossa. Le strutture neurali possono solo muoversi insieme all'interfaccia. Esempi di questi siti, che Butler (1989) denomina "punti di tensione", sono le aree di C-6 e di D-6, la regione posteriore del ginocchio e la parte volare del gomito. Normalmente i punti di tensione non interferiscono con la capacità di adattamento del sistema nervoso all'allungamento, ma in presenza di un'aumentata tensione patologica possono provocare sintomi quali dolore, rigidità o disfunzione che si irradia ad altre aree, in particolare agli arti.

3. *Sviluppo della tensione o aumento di pressione nelle strutture neurali e nei tessuti e cambiamenti nella loro forma o aspetto*. Quando i nervi si allungano, la loro pressione interna aumenta e diventano più stretti, con un lume più piccolo, in modo simile a un tubo di gomma quando viene stirato. Ad esempio, i cambiamenti di tensione del midollo spinale si manifestano con alterazioni

della sua forma durante la flessione del tronco oltre al movimento di adattamento. Hanno luogo anche angolazioni e compressioni dei tessuti neurali, perché la pressione si sviluppa in tutti i tessuti e fluidi.

Perdita della mobilità del sistema nervoso in seguito a una lesione

In seguito ad ogni lesione del sistema nervoso, sia centrale che periferico, si sviluppa un anomalo incremento di tensione che interferisce con la sua mobilità e, quindi, con il suo normale funzionamento. L'allungamento adattativo viene impedito dall'aumento di tensione e, poiché il sistema nervoso è un continuum di nervi e tessuti neurali interconnessi tra loro, è facile capire che una tensione anomala in qualunque area avrà effetti negativi anche su altre parti del sistema (Fig. 15.2).

L'esperienza clinica ha mostrato che il nevrasse è sempre coivolto dopo una lesione cerebrale e la perdita della sua mobilità fa sorgere importanti problemi.

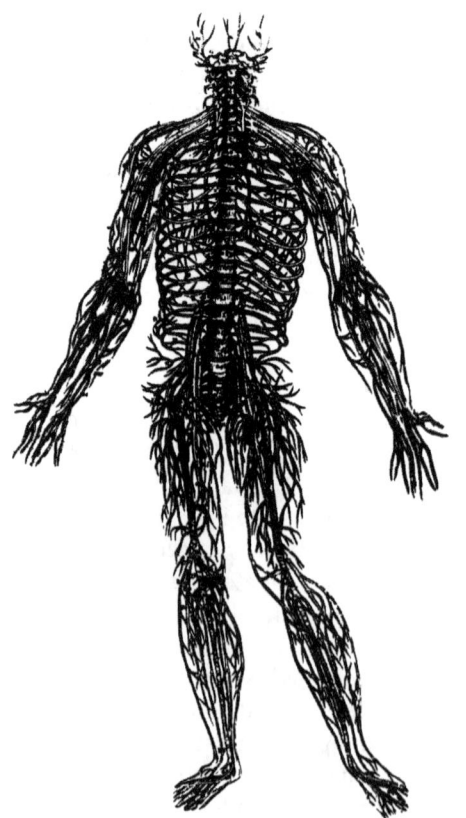

Fig. 15.2. Il sistema nervoso costituisce un percorso tissutale continuo con connessioni orizzontali e verticali

Le posture anomale mantenute per lungo tempo e l'immobilità causata dalla paralisi o dalla debolezza muscolare, così spesso associata a lesioni del sistema nervoso centrale, tendono a incrementare e mantenere l'aumento di tensione, causando un'ulteriore resistenza al movimento. Ad esempio, stare seduti con una cifosi dorsale - la colonna lombare in flessione e il collo in estensione con il mento in protrazione - provoca un'inutile tensione nel sistema nervoso simpatico e il mantenimento della cifosi toracica aumenta la tensione. Questa postura è tipica nei pazienti che sono ancora in carrozzina per gran parte della giornata, se la posizione non viene modificata e viene fornito un insufficiente supporto al tronco ed agli arti.

"Il termine 'patodinamica' può essere usato per descrivere la combinazione di eventi pato-meccanici e pato-fisiologici nella patologia" (Shacklock 1995). Rispetto al trattamento di pazienti con lesione del sistema nervoso centrale, Rolf (1999b) usa il termine "pato-neurodinamica" per comprendere tutti quei disturbi complessi che avvengono nell'intero sistema e per differenziare tra i processi patologici che disturbano il sistema e quelli che disturbano i tessuti bersaglio.

Effetto sui tessuti bersaglio

La perdita di mobilità non produce solo una sofferenza del sistema nervoso, ma colpisce anche i suoi tessuti bersaglio. Tutte le strutture e tessuti del corpo direttamente o indirettamente innervati, costituiscono, in realtà, tessuti bersaglio del sistema nervoso. Essi includono muscoli, complessi articolari e loro tessuti connettivi, vasi sanguigni e organi.

Viceversa, il sistema nervoso soffre del malfunzionamento dei tessuti bersaglio perché ha bisogno di movimento e mobilità per rimanere in buona salute o per recuperare dopo un trauma o una malattia. Ironicamente, il sistema nervoso è di per sé un organo bersaglio, poiché i suoi tessuti connettivi sono innervati.

Problemi associati alla tensione anormale e alla perdita di mobilità

Nei pazienti con emiplegia, la resistenza prodotta dall'aumento di tensione che porta alla perdita di mobilità neurale non è solo associata a sintomi dolorosi, ma anche a molti altri problemi comunemente incontrati. I fenomeni pato-neurodinamici sono certamente strettamente correlati alla maggior parte dei tipici disordini del movimento e allo sviluppo di sintomi spiacevoli, siano essi causa o effetto. Se non vengono trattati, i fenomeni pato-neurodinamici aumenteranno e perpetueranno le difficoltà incontrate dai pazienti che hanno alcuni dei sintomi descritti in seguito e che durante la valutazione presenteranno invariabilmente un significativo aumento di tensione.

Problemi caratteristici

- *Tono anormale: ipertono o ipotono.*

Il tono muscolare di tutto il corpo può essere alterato se la tensione neurale risulta anormalmente aumentata e ciò è particolarmente evidente nei segmenti distali degli arti. Con la loro ricca innervazione, il piede e la mano manifestano spesso un marcato aumento del tono che può condurre al clono della caviglia e persino del polso. A causa della disposizione anatomica dei nervi e dei muscoli delle estremità, la direzione in cui l'aumento di tensione tira gli arti ricorda strettamente quella dei cosiddetti schemi spastici. Talvolta in modo inaspettato, pazienti con muscoli solitamente flaccidi presentano un marcato aumento della tensione del sistema nervoso, in particolare se l'ipotono persiste nel tempo. È ipotizzabile che la tensione impedisca o interrompa la conduzione dell'impulso nervoso ai muscoli ipotonici.

- *Posture anormali e cattivo allineamento dei segmenti corporei e degli arti.*

A causa dell'intensa tensione delle strutture neurali, il paziente può stare supino, seduto o in piedi in posture anormali e non essere in grado di correggere volontariamente le asimmetrie. Non è insolito che il corpo risulti interamente modificato nella forma, dal capo ai piedi. È interessante notare che la postura antalgica anormale dei pazienti che presentano un aumento di tensione a seguito di una lesione del disco vertebrale, descritta da Butler (1991), ricorda da vicino la postura tipica descritta per l'emiplegia. L'allineamento dei diversi segmenti corporei può essere alterato, così il bacino può risultare spostato lateralmente, o la colonna vertebrale può risultare scoliotica o cifotica. Spesso le estremità mantengono continue posizioni stereotipate, a seconda di dove e di quanto la tensione neurale è aumentata in modo anormale. Ad esempio, la spalla è addotta e ruotata internamente con tensione del plesso cervicale e brachiale e l'arto inferiore può essere costantemente mantenuto in abduzione e rotazione esterna a causa della tensione del plesso lombare.

- *Limitazione dell'escursione di movimento.*

Qualsiasi perdita dell'escursione di movimento delle articolazioni o dei tessuti molli comprenderà sempre anche una perdita di mobilità del sistema nervoso, sia essa causa o effetto. Le contratture possono svilupparsi a causa dell'aumento di tensione, o i nervi e il tessuto neurale possono accorciarsi a causa dell'insufficiente movimento. Qualunque sia la causa, la condizione si autorinforzerà se non vengono presi provvedimenti per recuperare e mantenere la completa mobilità di tutte le strutture.

- *Perdita dell'attività selettiva con possibilità di movimento solo in sinergie di massa.*

I movimenti selettivi delle braccia, delle gambe e del tronco dipendono dalla piena capacità del sistema nervoso di muoversi liberamente e completamente. Inoltre, la tensione anormale impedisce o previene la conduzione dell'impulso necessaria per il complesso controllo del movimento selettivo. La perdita dell'allungamento adattativo dei nervi e del tessuto neurale diminuisce o impedisce i movimenti combinati degli arti, quali ad esempio l'estensione del gomito con il braccio abdotto, o l'estensione del ginocchio ad anca flessa. Senza un'attività selettiva e una sufficiente mobilità che permettono i movimenti combinati, è difficile, se non impossibile, recuperare l'uso funzionale del braccio. Molte delle anomalie comunemente osservate nella fase di carico e oscillazione del cammino sono dovute alle sinergie globali di movimento e alla perdita della mobilità del sistema nervoso.

La tensione nel midollo spinale e nelle altre strutture presenti nel canale vertebrale mantengono la colonna vertebrale in estensione, impedendo il ritorno del tono e dell'attività nei muscoli addominali ipotonici. La perdita dell'attività muscolare dei muscoli addominali ha gravi conseguenze per il paziente, poiché le reazioni di equilibrio e i movimenti selettivi delle braccia e delle gambe dipendono dall'attività selettiva del tronco.

- *Incapacità di percepire le parti del corpo, con sensibilità diminuita o distorta*
L'aumento di tensione interferisce con la conduzione afferente ed efferente dell'impulso nervoso e il paziente può avere una perdita della sensibilità o di alcuni suoi aspetti. Spesso sente gli arti, ma è come se non gli appartenessero. Alcuni pazienti con disturbi sensoriali sperimentano strane sensazioni descritte come "formicolii" o "scariche elettriche", mentre altri soffrono di una continua iperestesia che rende spiacevole persino il contatto dei vestiti o di un'altra persona.

- *Dolore continuo di origine sconosciuta.*
L'anormale tensione nel sistema nervoso può provocare una distribuzione bizzarra del dolore, che non sembra coincidere con alcuna delle diagnosi conosciute. In precedenza questo tipo di dolore veniva in genere erroneamente denominato "dolore talamico", o il paziente veniva descritto come avente una "sindrome dolorosa talamica". Nella realtà dei fatti, "lesioni del sistema nervoso centrale raramente provocano dolore in individui che non ne soffrivano in precedenza" (Fields 1987) e circa la metà dei pazienti diagnosticati come aventi dolore talamico a seguito di lesione cerebrovascolare non hanno affatto lesioni che interessano il talamo (Boivie e Leijon 1991). Nel descrivere le difficoltà a trovare una spiegazione soddisfacente per il dolore di tipo neuropatico, Wall (1991) avverte che: "Inoltre, in modo simile, ci dobbiamo confrontare con il fatto provocatorio che il dolore cronico non è mai presente nel 100% dei casi associato alla patologia a cui si attribuisce il dolore". Certamente "né la corteccia, né il talamo sono il centro del dolore. Le aree del cervello implicate nell'esperienza dolorosa e nel comportamento sono molto ampie" (Melzack 1991). A causa dell'incertezza relativa all'origine del dolore provato da alcuni pazienti con emiplegia, è stato coniato più appropriatamente il termine "dolore centrale post-ictale" (DCPI) (Bowsher 1991) e descritto da McMahon (1991) come "dolore mantenuto a livello simpatico". A prescindere dal nome che si preferisce, o dall'ipotesi eziologica accettata, rimane il fatto che tutti i pazienti con questo tipo di dolore hanno un anormale aumento di tensione nel sistema nervoso. Le cefalee e la nevralgia del facciale non

sono rare e in genere l'aumento della tensione neurale è responsabile anche del loro sviluppo.

- *Dolore alla spalla e sindrome spalla-mano.*

Nel Cap.12 è stata spiegata la relazione esistente tra l'incremento della tensione neurale e i problemi del dolore alla spalla e lo sviluppo della mano edematosa ed algica. Qualunque sia il meccanismo originariamente responsabile della condizione dolorosa nell'arto superiore, è sempre presente l'aumento di tensione nel sistema nervoso ed esso è un fattore che contribuisce sia all'intensità che alla durata del dolore. Da un punto di vista diagnostico e terapeutico è significativo il fatto che si rileva l'aumento di tensione nel braccio controlaterale, nelle gambe e nel tronco e non solo durante i test riguardanti l'arto superiore plegico.

- *Disturbi del sistema nervoso autonomo.*

I disturbi circolatori sono piuttosto comuni e la mano e il piede del paziente sono freddi e hanno un colore bluastro. Anche l'aumento di sudorazione negli arti plegici può costituire un problema. Come risultato di impulsi nervosi distorti e confusi che provocano una "non corrispondenza neurale", alcuni pazienti si sentono instabili ed altri possono vomitare quando si muovono contro gravità (Reason 1978).

I test di tensione per la valutazione e il trattamento

I test di tensione e restrizione del movimento nel sistema nervoso sono stati considerati importanti per molti anni, in aggiunta a quelle procedure generalmente utilizzate nella valutazione delle patologie muscoloscheletriche. Diversi test sono stati descritti e raccomandati da ben noti esperti nel campo della terapia manuale, come Cyriax (1942, 1978), Elvey (1979, 1984, 1986b) e Maitland (1979, 1985, 1986), solo per citarne alcuni. Più recentemente, nel suo libro e durante i corsi sul suo concetto, David Butler raccomanda l'uso di specifici test per l'esame e il trattamento di pazienti ortopedici ed anche come applicazione di tecniche di trattamento. Alcuni dei test sono stati presi da altri autori, alcuni sono stati adattati ed altri sono nuovi. Certi test sono stati descritti come particolarmente utili per differenziare ed alleviare i sintomi correlati a una tensione anormale nel sistema nervoso a seguito di lesioni cerebrali (Davies 1994). Facendo riferimento a Butler (1991), in questo capitolo vengono descritti i modi in cui i test possono e dovrebbero essere inclusi nella valutazione e nel trattamento di pazienti con emiplegia. Il modo in cui i test vengono effettuati ed alcune delle loro componenti sono stati modificati leggermente in alcuni casi o adattati per andare incontro alle necessità e difficoltà dei pazienti con emiplegia, sia in relazione alla valutazione che al loro uso come tecniche di trattamento.

I test di tensione

Per ciascun test vengono descritti la posizione di partenza, il metodo di manipolazione, le componenti della posizione finale e le integrazioni sensibilizzanti. La posizione del paziente dovrebbe essere standardizzata e annotata durante la prima valutazione, in modo da poter effettuare un confronto valido e utile con i risultati di test successivi.

Test di tensione 1 per l'arto superiore (ULTT1)

Posizione di partenza. Il paziente è supino con il capo su un cuscino e piuttosto vicino al bordo del letto.

- La terapista è in piedi a fianco del paziente e con una mano prende la sua, sostenendogli il braccio sulla coscia mentre muove gradualmente la spalla in abduzione (Fig. 15.3a).
- Dopo viene aggiunta normalmente la rotazione esterna della spalla, ma con pazienti emiplegici l'integrazione è in genere notevolmente limitata a causa della posizione anormale della scapola, del cattivo allineamento dell'articolazione e dell'accorciamento adattivo dei tessuti molli piuttosto che dell'incremento della tensione neurale. La terapista tiene quindi il braccio nella massima escursione articolare in rotazione esterna possibile per il paziente e continua con le successive componenti del test. (Il problema della limitata escursione della rotazione laterale dovrà essere valutato accuratamente e superato durante il trattamento).
- Osservando attentamente il viso del paziente per cogliere eventuali segni di disagio, la terapista gli estende cautamente il gomito mantenendolo leggermente in supinazione. Con l'altra mano preme verso il basso contro il lettino per impedire che le strutture neurali allungate portino il cingolo scapolare in elevazione. Quando il gomito è esteso, la terapista aggiunge la componente di dorsiflessione del polso (Fig. 15.3b). Se esiste ipertono nei flessori della mano, sarà più facile per la terapista dorsiflettere il polso con il gomito mantenuto ad alcuni gradi di flessione e poi raddrizzare lentamente il braccio dopo aver raggiunto la corretta posizione del polso.
- Se con il polso in dorsiflessione l'estensione del gomito è completa e priva di dolore, la terapista supina l'avambraccio e in seguito estende e abduce anche le dita e il pollice.
- Abbassando la coscia che sostiene il braccio del paziente, la terapista incrementa l'estensione della spalla.
- Alla fine il braccio dovrebbe rimanere abdotto ed esteso anche quando il braccio controlaterale viene posizionato nella stessa posizione dal lato opposto, con ulteriore tensione delle connessioni orizzontali del nervo (Fig. 15.3c).

Integrazioni sensibilizzanti.
1. La flessione laterale del collo verso il lato opposto aumenta notevolmente l'intensità della tensione. La terapista allontana il capo del paziente sul cuscino.

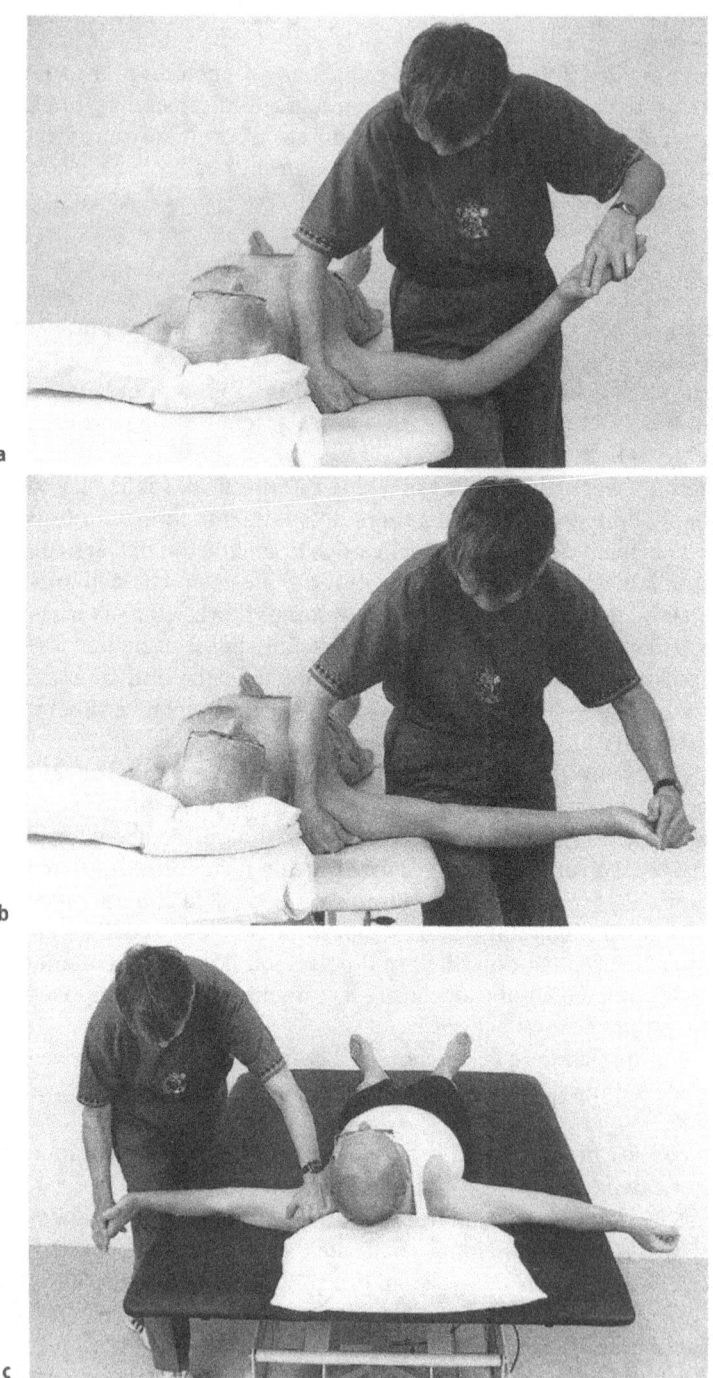

Fig. 15.3a-c. Test di tensione 1 per l'arto superiore (ULTT1). **a** Abduzione della spalla con il braccio sostenuto sulla coscia della terapista. **b** Aggiunta della flessione dorsale del polso quando si è raggiunta la massima estensione possibile del gomito. **c** Piena abduzione ed estensione di entrambe le braccia senza disagio (emiplegia sinistra)

2. La depressione del cingolo scapolare aumenta ulteriormente la tensione. Inoltre, con il cingolo scapolare depresso, non è più meccanicamente possibile la completa abduzione del braccio.

Test di tensione 2 per l'arto superiore (ULTT2) con deviazione del nervo radiale

Posizione di partenza. Il paziente è supino, con il capo e le spalle maggiormente spostate verso il bordo del lettino o del letto e il capo su un cuscino.
- La terapista è in piedi a fianco del paziente, con la faccia rivolta verso i suoi piedi. Gli sostiene il gomito flesso con una mano, mentre con l'altra flette delicatamente il polso (Fig. 15.4a).
- La terapista stende gradualmente il gomito del paziente con pronazione dell'avambraccio, mantenendo fermamente la coscia contro il suo cingolo scapolare per impedirne l'elevazione (Fig. 15.4b). Ancora una volta, la coscia sostiene da sotto l'arto superiore del paziente e modula la quantità di estensione della spalla.
- La terapista ruota internamente la spalla del paziente, stende completamente il gomito ed aggiunge la flessione del polso e delle dita.
- Se le componenti del test sono completamente libere e prive di dolore, la terapista allontana il braccio dal corpo del paziente per aggiungere la componente di abduzione della spalla (Fig. 15.4c).

Integrazioni sensibilizzanti. Abduzione della spalla; protrazione del cingolo scapolare con la coscia della terapista che preme con decisione sul nervo sovrascapolare. La rotazione del capo del paziente dalla parte opposta alla terapista e, come prima, la depressione del cingolo scapolare aggiungono tensione.

Test di tensione 2 per l'arto superiore (ULTT2) con deviazione del nervo mediano

Posizione di partenza. Il paziente è supino con il capo su un cuscino, con le spalle e il capo più vicini alla terapista rispetto al bacino.
- Di nuovo la terapista sostiene il gomito flesso del paziente sulla coscia, ma questa volta con l'avambraccio supinato e il polso in dorsiflessione (Fig. 15.5a).
- Ruotando esternamente la spalla del paziente, la terapista gli estende lentamente il gomito e le dita (Fig. 15.5b). Quando il gomito è completamente esteso e supinato, con il polso in dorsiflessione e le dita e il pollice in estensione, la terapista allontana il braccio dal corpo del paziente per abdurre la spalla. Il movimento della coscia posta sotto l'arto superiore impone la quantità di estensione e abduzione (Fig. 15.5c).

Integrazioni sensibilizzanti. Rotazione del capo dal lato opposto a quello della terapista; depressione del cingolo scapolare e abduzione della spalla.

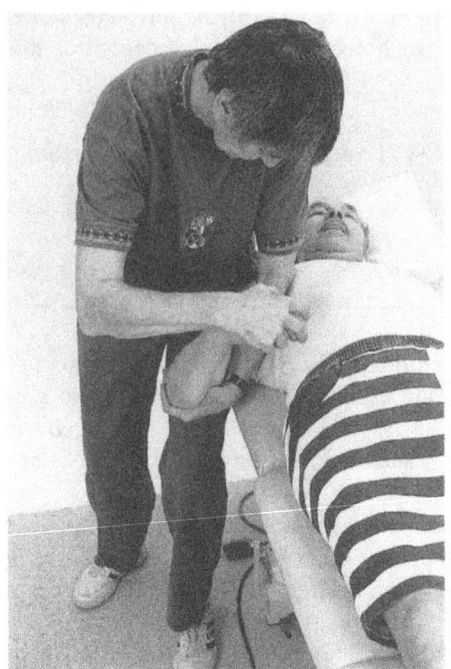
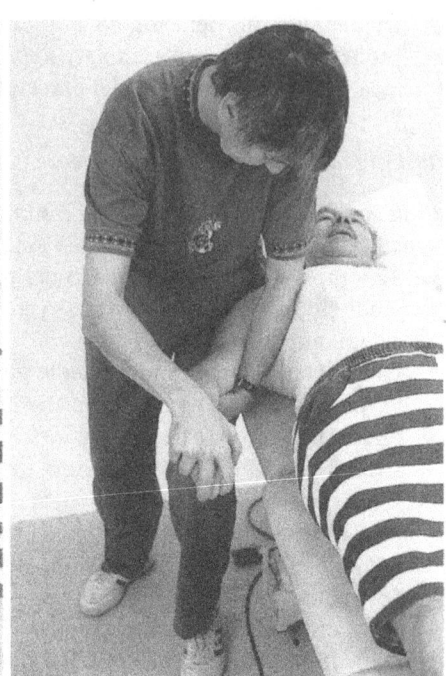
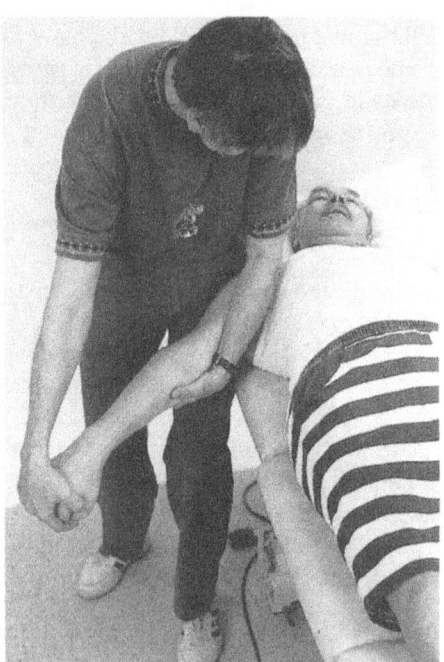

Fig. 15.4a-c. Test di tensione 2 per l'arto superiore (ULTT2) con deviazione del nervo radiale. **a** Flessione palmare del polso con il gomito del paziente flesso e sostenuto dal ginocchio della terapista. **b** Estensione graduale del gomito e pronazione dell'avambraccio. **c** Abduzione del braccio con il gomito esteso e pronato (emiplegia destra)

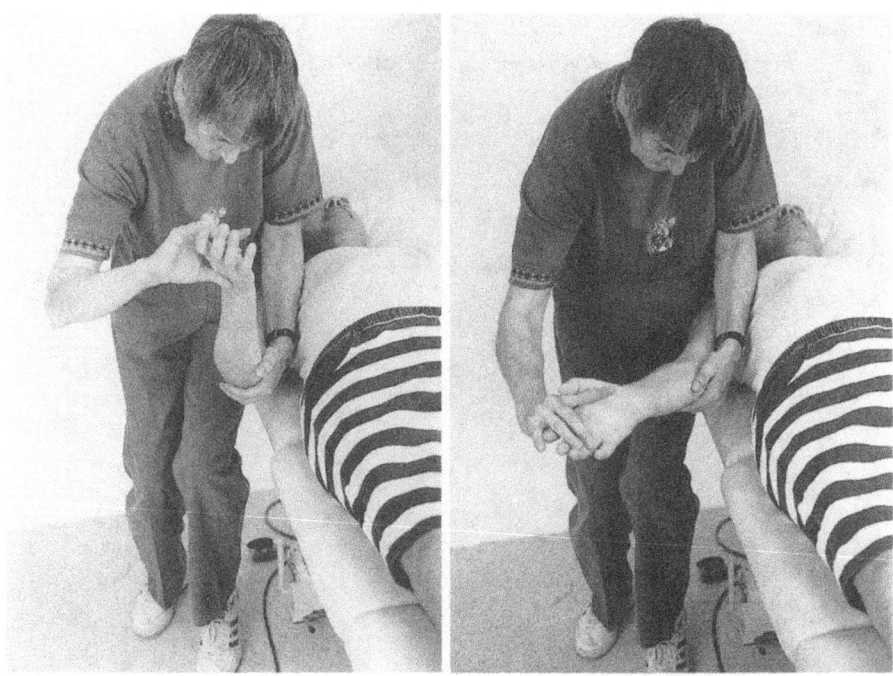

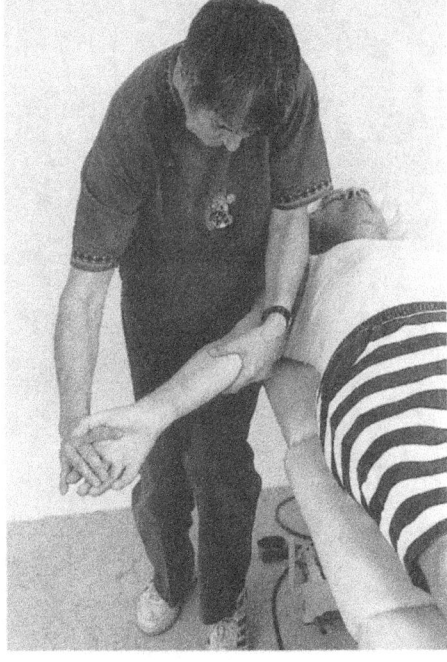

Fig. 15.5a-c. Test di tensione 2 per l'arto superiore (ULTT2) con deviazione del nervo mediano. **a** Dorsiflessione del polso con il gomito ancora flesso. **b** Estensione graduale del gomito con supinazione dell'avambraccio. **c** Mentre il gomito è completamente esteso e supinato, la terapista usa la coscia per sostenere il braccio del paziente e allontanarlo dal fianco (emiplegia destra)

476 Passo dopo Passo

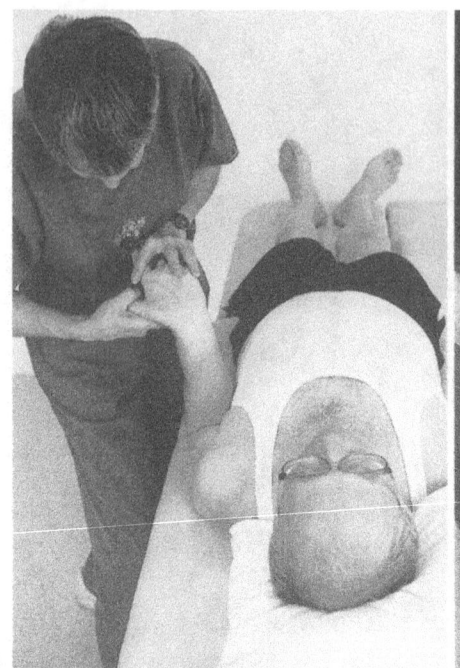

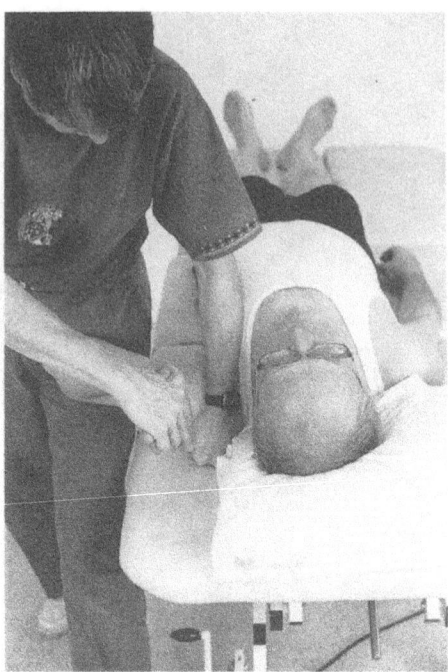

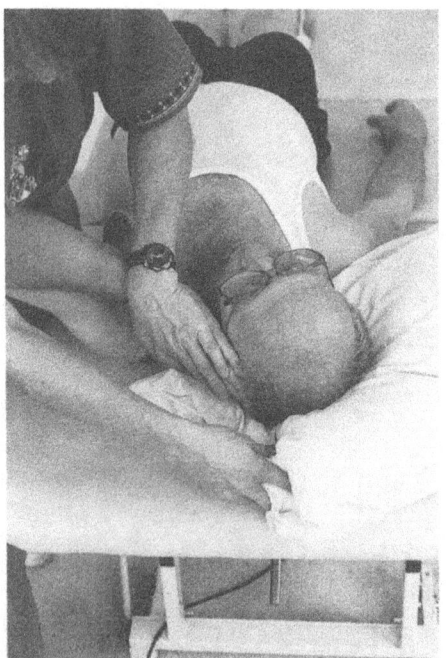

Fig. 15.6a-e. Test di tensione 3 per l'arto superiore (ULTT3). a Completa dorsiflessione del polso con il gomito flesso ed appoggiato sul lettino. b Sostenendo il gomito sulla coscia, la terapista sposta la mano del paziente verso la testa impedendo l'elevazione del cingolo scapolare. c Mantenendo l'avambraccio del paziente supinato, la terapista gli appoggia la mano sull'orecchio con le dita estese che indicano l'alto

Test di tensione 3 per l'arto superiore (ULTT3)

Posizione di partenza. Il paziente è supino con il capo su un cuscino.
- La terapista è in piedi di fianco al paziente in posizione di doppio passo. Il gomito flesso del paziente rimane appoggiato al lettino, mentre la terapista facilita la supinazione dell'avambraccio e la dorsiflessione del polso (Fig. 15.6a).
- Quando le dita possono essere estese passivamente, la terapista muove la mano del paziente verso il capo mantenendo la posizione del gomito e del polso. Durante tutta la sequenza, usa l'altra mano per mantenere il cingolo scapolare in posizione neutra, premendo fermamente con le dita chiuse a pugno verso il basso contro il lettino (Fig. 15.6b).
- Sostenendo il gomito del paziente sull'inguine, la terapista trasferisce il peso sulla gamba posta davanti, mentre appoggia la mano piatta del paziente lateralmente sul capo, come per coprire l'orecchio. Le dita rimangono estese e con le punte che indicano in direzione dell'apice della testa (Fig. 15.6c). Quando la terapista muove il cuscino, e quindi il capo, verso il lato opposto, l'effetto aumenta.

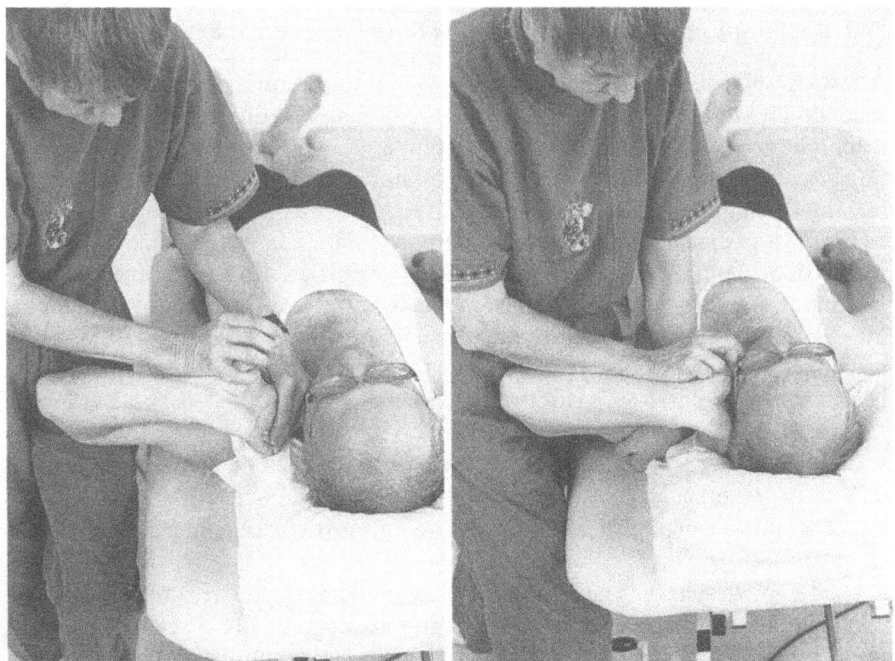

Fig. 15.6d, e. d La terapista cambia la posizione dell'avambraccio in pronazione prima di muovere la mano del paziente verso il capo. **e** In pronazione, la mano del paziente è appoggiata a lato del capo con le dita che indicano il torace e il pollice che indica il naso (emiplegia sinistra)

Integrazioni sensibilizzanti. Flessione laterale del collo muovendo il capo verso la parte controlaterale.

Variazione. La pronazione dell'avambraccio può mostrare un aumento più significativo della tensione rispetto alla supinazione e dovrebbe essere inclusa nella valutazione. La terapista inizia i movimenti del test ULTT3 nello stesso modo, ma quando la mano del paziente si avvicina al capo con il polso e le dita estese, porta l'avambraccio in pronazione (Fig. 15.6d). La mano è posizionata in modo che rimanga appoggiata piatta lateralmente al capo, con le dita indicanti il cingolo scapolare e il pollice il naso (Fig. 15.6e). Se le dita rimangono sufficientemente rilassate, la terapista le lascia posizionate e può usare la mano per correggere la posizione del cingolo scapolare o persino per aggiungervi la componente di depressione.

> **N.B.** Durante tutti i test di tensione per l'arto superiore, l'integrazione della flessione laterale del collo verso il lato opposto aumenta notevolmente l'intensità della tensione. Non solo la depressione del cingolo scapolare fa aumentare considerevolmente la tensione, ma la completa abduzione della spalla diventa meccanicamente impossibile.

Test di sollevamento della gamba (Straight Leg Raise Test SLR)

Il test di sollevamento della gamba non costituisce una nuova scoperta, ma, secondo Dyck (1984), è stato utilizzato per la diagnosi differenziale della compromissione del nervo sciatico per oltre cent'anni. Molti terapisti e medici saranno abituati al termine "test di Lasegue", dal nome del suo creatore nel 1864, ma il termine "straight leg raise test" ha un uso e un valore più ampi (Butler 1991). In campo ortopedico, il test SLR è in genere associato alla valutazione e al trattamento di pazienti con mal di schiena. Per il paziente affetto da emiplegia, il test è più importante per valutare e trattare la tensione neurale che diminuisce la mobilità e l'attività nel tronco e negli arti. Ad esempio se il test SRL è limitato, non sarà possibile l'estensione del ginocchio al termine della fase di oscillazione e, quindi, la lunghezza del passo sarà ridotta.

Posizione di partenza. Il paziente è supino in posizione comoda e rilassata, con il capo su un cuscino.
- La terapista è in piedi a lato del paziente e gli sostiene la gamba con una mano posta sotto vicino al tallone.
- La terapista solleva la gamba sana dal letto operando una leva rettilinea senza rotazione dell'anca, usando l'altra mano appoggiata alla coscia del paziente per impedire la flessione del ginocchio (Fig. 15.7a). Solleva la gamba il più possibile, notando se c'è resistenza o perdita significativa dell'ampiezza di movimento e se il paziente sente dolore, in genere dietro il ginocchio.
- Per distinguere tra la tensione provocata dai muscoli ischiocrurali e quella neurale, la terapista mantiene la gamba esattamente nel punto in cui inizia a

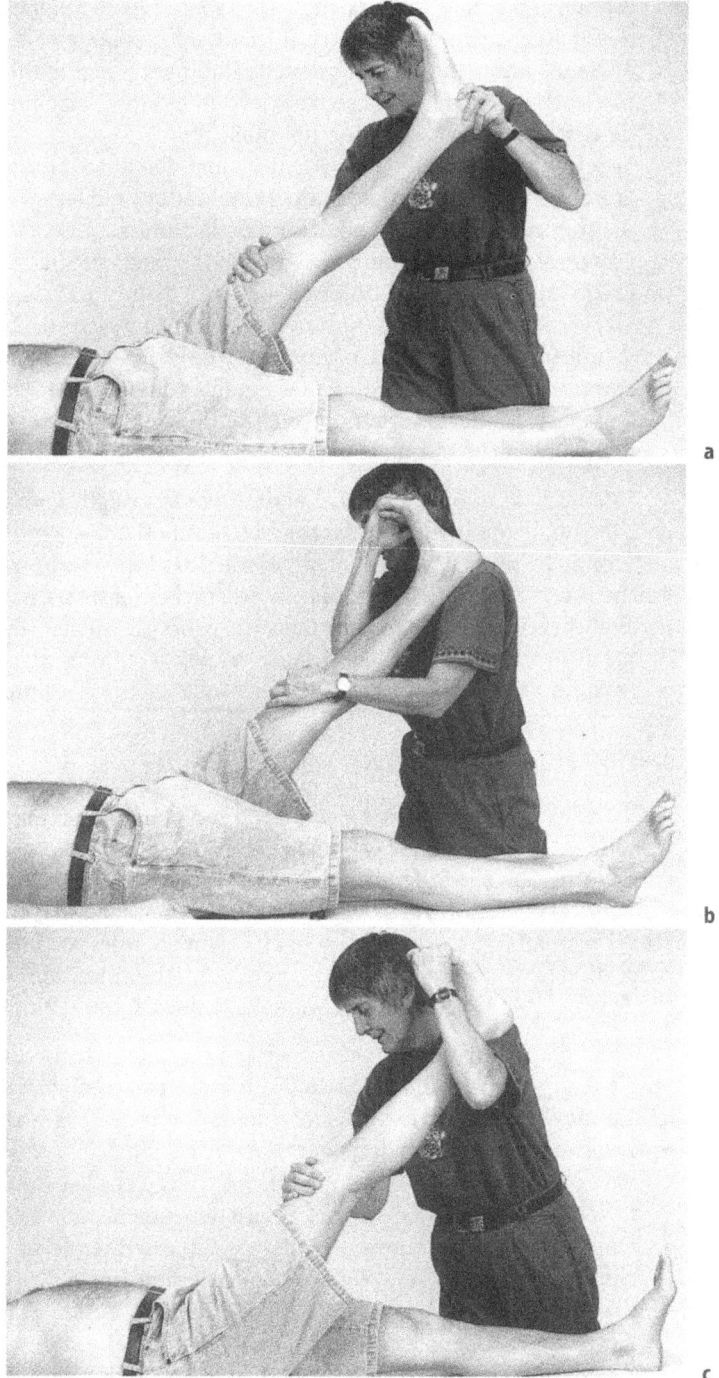

Fig. 15.7a-c. Il test di sollevamento della gamba (SLR). **a** Sollevare la gamba con il ginocchio esteso utilizzando una presa sul tallone. **b** La flessione dorsale del piede aumenta la tensione. **c** Quando valuta la gamba plegica, la terapista deve usare una mano per impedire la flessione del ginocchio (emiplegia destra)

manifestarsi dolore o resistenza. Sostenendo il tallone sulla spalla, usa la mano libera per dorsiflettere il piede del paziente (Fig. 15.7b). Poiché non avviene alcuna modificazione della lunghezza degli ischiocrurali, un aumento del dolore o della resistenza devono essere il risultato dell'allungamento delle strutture neurali e non dei muscoli.

- Si registra il possibile grado di flessione dell'anca a ginocchio esteso. È utile annotare la misura della distanza tra il tallone e il letto, o si può disegnare un diagramma relativo alla posizione della gamba.
- La terapista muove nello stesso modo la gamba plegica e nota nuovamente il grado di resistenza, il dolore e l'effetto della dorsiflessione del piede (Fig. 15.7c). Se la terapista continua a rimanere in piedi dalla parte sana mentre valuta la gamba plegica o viceversa, deve fare attenzione a non introdurre componenti aggiuntive di movimento in abduzione, adduzione o rotazione dell'anca. È interessante notare che il SLR è molto spesso più limitato nella gamba sana che in quella plegica.

Integrazioni sensibilizzanti. Dorsiflettere la caviglia è un modo per aumentare la tensione, ma in alcuni casi può avere un effetto maggiore la flessione plantare con inversione. Un'altra integrazione possibile è l'adduzione dell'anca.
Poiché il test SLR valuta gli aspetti meccanici del sistema nervoso dalle "dita dei piedi al cervello", la flessione passiva del collo provocherà frequentemente segni di ulteriore aumento della tensione e cefalea o sintomi distali al piede possono essere il risultato della tensione operata sulla catena del simpatico.

Test della caduta (Slump Test)

Anche se lo Slump Test è uno dei test più nuovi in terapia manuale, in realtà le sue componenti di estensione del ginocchio con flessione della colonna vertebrale sono state consigliate e usate per molti anni, per esempio da Cyriax (1942) e Inman e Saunders (1942). Tuttavia fu Maitland (1979) a dare il nome al test quando ne pubblicò i risultati in un gruppo di soggetti normali. Il test è uno dei più completi per scopi di valutazione e trattamento, perché mette in tensione sia l'intero nevrasse che le componenti periferiche, comprendendo così molte componenti.

Posizione di partenza. Il paziente è seduto su un lettino con le cosce ben sostenute e le ginocchia unite. Si siede il più indietro possibile, in modo che il bordo del lettino tocchi la parte posteriore dei muscoli della gamba.
- La terapista è in piedi dalla parte plegica e chiede al paziente di lasciar incurvare o cadere verso il basso il tronco, in modo che la colonna vertebrale si fletta senza cambiare l'angolo articolare delle anche.
- Dopo la terapista solleva il piede plegico estendendo passivamente il ginocchio e osservando se avvengono cambiamenti nella posizione delle anche e del tronco (Fig. 15.8a). Mantenendo il piede in dorsiflessione, la terapista usa l'altro braccio per flettere in avanti il tronco del paziente finché si manifesta dolore o resistenza. La terapista preme con il ginocchio verso il basso sulla coscia del paziente per mantenere l'estensione del ginocchio quando aumenta la tensione (Fig. 15.8b).

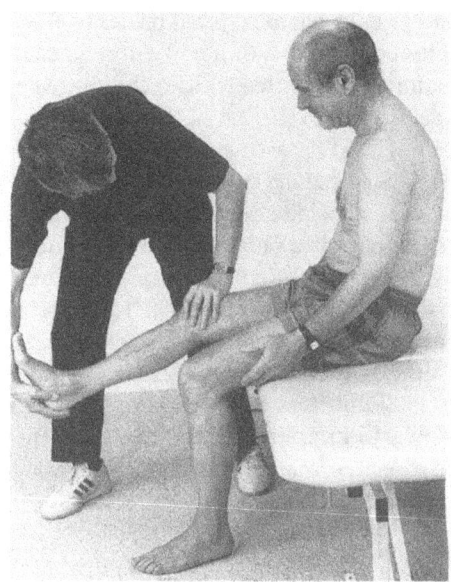
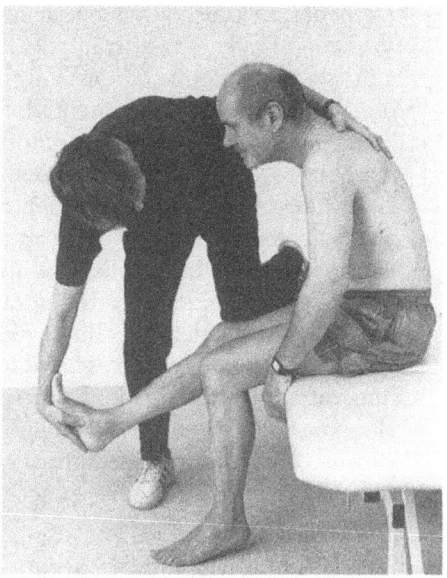

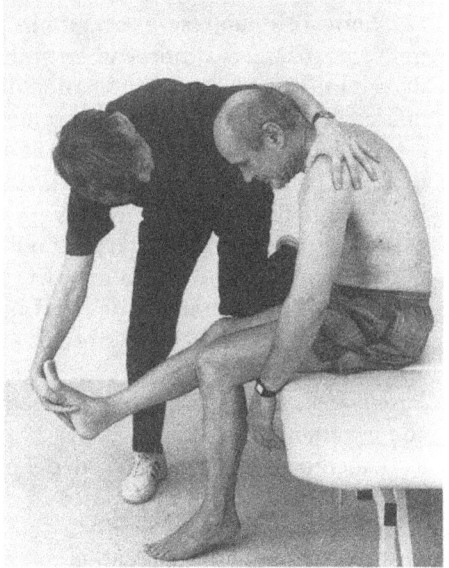

Fig. 15.8a-c. Lo Slump Test (emiplegia destra). **a** Quando si flette dorsalmente la caviglia e il ginocchio è esteso, il tronco del paziente si sposta all'indietro a livello delle anche. **b** Flessione del tronco mentre la terapista mantiene con il ginocchio posto sulla coscia del paziente l'estensione del ginocchio. **c** La terapista piega con il braccio il capo del paziente in avanti per flettere la colonna cervicale (emiplegia destra)

- All'inizio il paziente probabilmente estenderà il collo per ridurre la tensione, ma quando questa diminuisce la terapista utilizza il braccio dietro l'occipite del paziente per piegargli in avanti il capo e flettere quindi anche la colonna cervicale (Fig. 15.8c). La mano posta dietro alla spalla mantiene la flessione del tronco.

- La medesima procedura viene seguita per l'altra gamba, ma il paziente è ben in grado di estendere attivamente il ginocchio sano e di dorsiflettere la caviglia. Ciò permette alla terapista di rimanere dalla parte plegica per aiutare l'equilibrio e impedire movimenti di fuga.
- Togliendo una delle componenti distali del test la terapista è in grado di differenziare tra limitazioni del movimento a carico dei muscoli, delle articolazioni e dei tessuti neurali. Ad esempio se l'estensione del ginocchio è limitata e il paziente sente dolore dietro ad esso, la terapista può diminuire il grado di dorsiflessione della caviglia e valutare se il risultato è una completa e libera estensione del ginocchio. In modo simile, la terapista può permettere al paziente di estendere il collo e valutare se diventa possibile l'estensione del ginocchio o se migliora l'escursione di movimento. La mobilizzazione ottenuta durante il trattamento attraverso lo Slump Test è molto importante perché non migliora solo i movimenti dell'arto inferiore, ma, poiché il sistema nervoso è un continuum, aiuta anche a recuperare la mobilità del nevrasse, normalizza il tono e migliora anche l'attività nell'arto superiore.

Il test della caduta in posizione seduta con le ginocchia estese (Slump LS)

Lo Slump Test può essere eseguito in posizione seduta con le ginocchia estese e in tale posizione costituisce un metodo utile di valutazione ed anche una tecnica di trattamento. Molti pazienti hanno difficoltà nel passare dalla posizione sdraiata a quella seduta e nel mantenere una posizione eretta quando le gambe sono estese davanti a loro (Fig. 15.9a). Se la terapista porta più avanti il tronco del paziente con la mano, incontra una marcata resistenza ed egli è incapace di impedire la flessione del ginocchio o delle ginocchia o la flessione plantare del piede (Fig. 15.9b). Per valutare o mobilizzare lo Slump Test nella posizione seduta con le ginocchia estese, la terapista solitamente dovrà all'inizio inginocchiarsi dietro al paziente, in modo da poter usare il corpo e le mani per flettergli tutto il tronco e per estendergli le ginocchia (Fig. 15.9c).

Posizione di partenza. Il paziente è seduto sul lettino di trattamento o su un letto con le gambe estese davanti a sé.
- La terapista è in piedi ai piedi del paziente e con il viso rivolto verso di lui. Gli chiede di scivolare il più possibile con le mani lungo le gambe in direzione dei piedi. Solitamente la terapista dovrà aiutare il movimento della mano plegica portando in avanti la scapola.
- Mentre aiuta il paziente a portarsi in avanti il più possibile, la terapista tiene con la coscia il piede plegico in completa flessione dorsale (Fig. 15.9d). Si può registrare la massima escursione di movimento possibile segnando o misurando fin dove è arrivata la punta delle dita.
- In seguito si chiede al paziente di dorsiflettere attivamente il piede sano, mentre la terapista continua a tenere posizionato l'altro. Invariabilmente il paziente non sarà capace di portare così avanti il tronco e le mani come faceva in precedenza e la colonna cervicale si porterà in estensione per ridurre l'aumento di tensione (Fig. 15.9e).

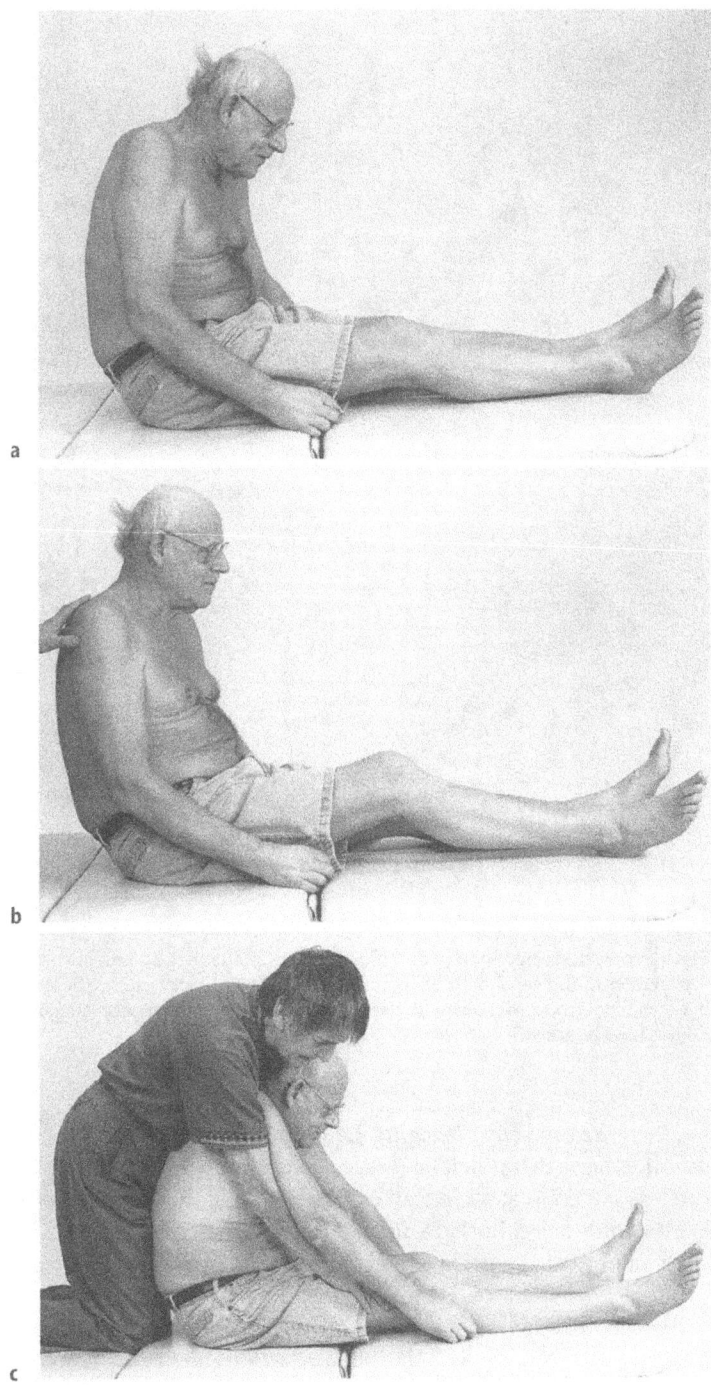

Fig. 15.9a-e. Slump test in posizione seduta con le ginocchia estese (LS). **a** Difficoltà nello stare seduto dritto con le ginocchia estese. **b** Il paziente non può estendere attivamente le ginocchia quando la terapista gli porta in avanti il tronco. **c** Inginocchiata dietro al paziente, la terapista gli flette tutto il tronco ed usa le mani per estendergli le ginocchia

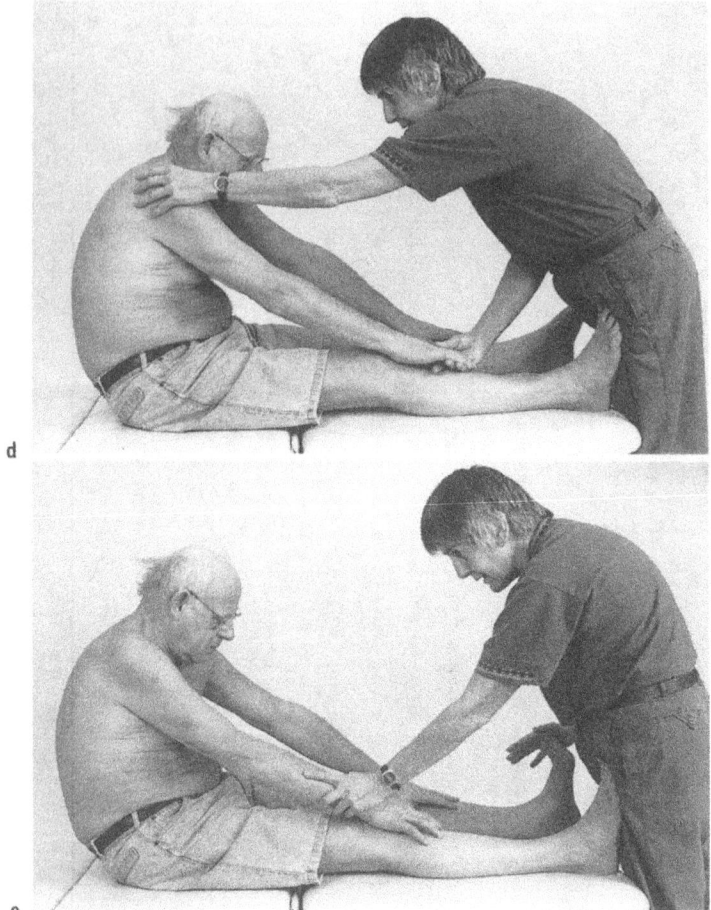

Fig. 15.9d, e. d Mantenendo la dorsiflessione del piede plegico con la coscia, la terapista facilita il movimento in avanti della scapola e del braccio. **e** La dorsiflessione del piede sano aumenta la tensione; il tronco del paziente è spinto ulteriormente indietro e la colonna cervicale si estende (emiplegia destra)

Integrazioni sensibilizzanti. La dorsiflessione del piede sano, come anche la dorsiflessione della caviglia plegica aumentano notevolmente la tensione, soprattutto se vengono associate all'estensione delle dita dei piedi. In quasi tutti i casi la flessione del collo avrà un effetto significativo sulla tensione, perché sia il sistema nervoso centrale che periferico sono già in posizione di stiramento.

Variazioni. Nella rotazione da seduti con le ginocchia estese, lo Slump Test può essere effettuato associando la rotazione del tronco, incrementando così la mobilizzazione del nevrasse e della catena del simpatico a livello dorsale.

Un'utile variazione è l'abduzione delle gambe, soprattutto per quei pazienti che si trovano in difficoltà a causa della presenza dell'adduzione dell'anca in tutte le posizioni in cui le gambe sono estese, cosa che facilmente provoca la perdita dell'escursione articolare e dolore quando le gambe sono abdotte passivamente. Si può aiutare il paziente a divaricare le gambe sino a portare le caviglie sul bordo del lettino e il test viene eseguito in questa posizione.

Lavorare per recuperare la completa mobilità dello Slump Test in posizione seduta con le ginocchia estese è un imperativo perché in questa posizione si mobilizza tutto il sistema nervoso e il risultato è un miglioramento in molte attività. Ad esempio il paziente sarà in grado di mettersi seduto dalla posizione supina più facilmente, si faciliterà l'attività dei muscoli addominali e verrà recuperata l'ampiezza di movimento delle gambe necessaria per il cammino.

Il paziente dovrà essere incoraggiato a mobilizzare a letto il sistema nervoso in posizione seduta con le ginocchia estese prima di vestirsi ogni mattina. È un movimento facile da capire e imparare, perché è un esercizio classico e familiare alla maggior parte delle persone. Sia dal vivo che in televisione si vedono spesso atleti e giocatori di calcio che svolgono l'esercizio prima di una gara.

Flessione del ginocchio in posizione prona (Prone Knee Bend - PKB)

La tensione del nervo femorale e della 2ª, 3ª e 4ª radice lombare può essere valutata e mobilizzata attraverso il test di flessione del ginocchio in posizione prona (PKB), ma la trasmissione della tensione provoca anche movimenti del nevrasse e delle meningi. Il PKB rappresenta una modalità di valutazione e di trattamento importante perché mobilizza la flessione del ginocchio con l'anca in estensione, che é una componente di movimento del cammino normale. Molti pazienti con emiplegia hanno difficoltà nel flettere a sufficienza il ginocchio per iniziare la fase di oscillazione del passo e per portare il ginocchio a 60° di flessione nella fase intermedia dell'oscillazione. In precedenza la causa di questa difficoltà veniva subito interpretata come tensione o accorciamento del retto femorale o come ipertono del quadricipite, ma può anche essere che l'aumento di tensione delle strutture neurali, in particolare del nervo femorale e dei suoi punti di contatto con il muscolo e con la fascia, causi una perdita delle proprietà adattative di allungamento. Normalmente in posizione prona è possibile flettere il ginocchio sino a toccare il sedere con il tallone, ma prima di aver compreso nel trattamento una mobilizzazione specifica, per molti pazienti il movimento risulta fortemente limitato.

Posizione di partenza. Per poter paragonare il test con i successivi, il paziente è prono con il capo sempre girato verso la terapista.
- La terapista tiene la gamba del paziente con una mano posta subito sotto la caviglia o sostenendo il piede in posizione neutra.
- La terapista flette il ginocchio del paziente e nota la resistenza o il dolore prodotto dalla flessione. La distanza tra il tallone e il sedere del paziente può essere misurata e registrata per futuri confronti.
- Se è necessario la terapista preme con decisione una mano sopra il sedere del paziente per impedire che avvenga la flessione delle anche o la rotazione del bacino a causa della resistenza provocata dall'aumento di tensione o dai movimenti per evitare il dolore (Fig. 15.10). Si deve prestare inoltre attenzio-

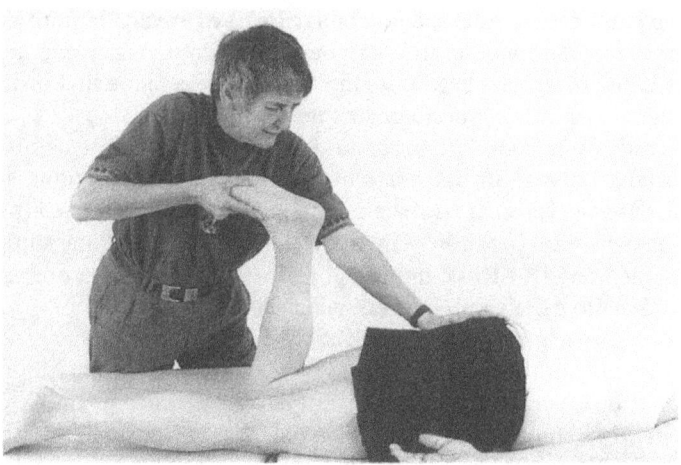

Fig. 15.10. Testare la flessione del ginocchio in posizione prona (PKB) mentre la mano della terapista impedisce i movimenti di compenso del bacino (emiplegia sinistra)

ne per impedire, come spesso accade, che le anche si abducano durante il test.
- Il test viene effettuato nello stesso modo sulla gamba sana.

Integrazioni sensibilizzanti. L'estensione dell'anca può aumentare l'effetto della tensione e la terapista può appoggiare il ginocchio sul lettino sotto la coscia del paziente per estendergli l'anca durante il test o la mobilizzazione. Anche l'aggiunta delle componenti di flessione dorsale con eversione o flessione plantare con inversione può modificare la risposta soprattutto nei pazienti con emiplegia.

> **N.B.** Esiste un'estrema variabilità nella normale estensibilità del retto femorale e, unitamente all'amplificazione della forza della leva causata flettendo il ginocchio dalla gamba, i tessuti molli possono venire involontariamente facilmente traumatizzati senza il necessario feedback del paziente. In posizione prona per la terapista è difficile notare i cambiamenti nell'espressione del viso che la informano se il movimento è doloroso. Se il paziente è afasico e non può protestare verbalmente, o se non è in grado di esprimersi in modo non verbale a causa di compromissioni sensomotorie della muscolatura facciale, o se non è in grado di evitare i movimenti dolorosi, il test PKB non dovrebbe essere effettuato in posizione prona sino a quando il paziente non è sufficientemente migliorato.

Variazioni. Se la colonna lombare si estende eccessivamente quando il ginocchio viene flesso in posizione prona, si può aggiungere la posizione slump per flettere la colonna lombare. Il paziente è posizionato sul fianco sano con la gamba che sta sotto completamente flessa a livello dell'anca e del ginocchio. Un aiutante gli mantiene il tronco e la colonna cervicale in posizione flessa, mentre la terapista solleva la gamba sovrastante e cautamente introduce le componenti del test PKB.

Con pazienti più avanti nel trattamento è utile mobilizzare il test PKB anche in posizione eretta per facilitare la flessione del ginocchio durante il cammino. Il paziente è in piedi con un tavolo di fronte a lui e le braccia sostenute mentre la terapista posta dietro di lui gli flette il ginocchio. Per evitare l'estensione compensatoria della colonna lombare si chiede al paziente di contrarre attivamente i muscoli addominali o di appoggiare i gomiti al tavolo in modo che il tronco rimanga flesso.

Usare i test di tensione come tecniche di trattamento

I test di tensione hanno un ruolo importante nella valutazione di pazienti colpiti da lesione del sistema nervoso centrale, perché è sempre presente la tensione anormale nelle strutture neurali. Butler (1991) descrive la tensione neurale contraria come "risposte fisiologiche e meccaniche anormali prodotte dalle strutture del sistema nervoso quando si valuta la loro escursione di movimento e la possibilità di venire stirate". Per ottimizzare il recupero dell'attività volontaria e il movimento funzionale è necessario uno specifico trattamento per ridurre la tensione e ristabilire la mobilità del sistema nervoso. Per questo scopo l'utilizzo dei test di tensione come tecniche di trattamento si è dimostrato essere ciò che produce i migliori risultati.

I test sono strumenti potenti perché producono un effetto in tutto il sistema nervoso, ad esempio Breig (1978) riferisce che il test SLR muove e mette in tensione il sistema nervoso a partire dal piede e proseguendo per il nevrasse sino all'encefalo, compresa la colonna simpatica lombare e la catena del simpatico. Quando si mobilizza il sistema nervoso è importante considerare che:
- Come indica Butler, l'obiettivo non è provocare dolore. Egli sottolinea che non si dovrebbe applicare nessuna forza, ma la terapista dovrebbe sempre pensare di mobilizzare il sistema nervoso e le strutture che lo circondano invece di pensare di stirarlo (Butler 1991). Inoltre, riferendosi a sintomi quali dolore, parestesie e intorpidimento, egli avverte che "I sintomi che emergono durante il trattamento dovrebbero immediatamente ridursi quando si interrompe la tecnica di trattamento". In realtà i sintomi dovrebbero scomparire entro "un paio di secondi". Infatti elicitare il dolore è controproducente perché causa un aumento riflesso del tono dei muscoli che si oppongono al movimento e il paziente, se è in grado di farlo, può opporsi attivamente al movimento che provoca dolore.
- Lo stiramento passivo dei muscoli vicini aumenta la pressione sui nervi e le tensioni meccaniche applicate ai nervi producono risposte fisiologiche quali alterazione del flusso sanguigno intraneurale, della circolazione degli impulsi e della conduzione assonale (Shacklock 1995). Lo stiramento e la compressione alterano la circolazione perché il diametro dei vasi si riduce ed è possi-

bile che si chiudano del tutto producendo ischemia. L'allungamento eccessivo e mantenuto nel tempo dei nervi può seriamente ostacolare il flusso sanguigno e l'allungamento di un nervo del 15.7% rispetto alla posizione di riposo impedisce completamente la circolazione sanguigna (Ogata e Naito 1986).

- Si consiglia quello che Butler ha chiamato "pensare la componente", perché ciò consente alla terapista di mobilizzare il sistema nervoso senza stirarlo e senza causare inutile dolore. Quando si usa un test di tensione come tecnica di mobilizzazione, invece di cercare di raggiungere immediatamente la posizione finale, si devono progressivamente aggiungere o togliere le sue diverse componenti a seconda della risposta di ogni paziente. Ad esempio quando il braccio del paziente è in abduzione, la terapista flette ed estende il gomito sino a quando l'escursione del movimento è indolore prima di aggiungere la componente di flessione dorsale del polso. Inoltre, prima di combinare insieme le diverse componenti, la terapista può muovere una componente fino ad incontrare dolore o resistenza, diminuirla leggermente fino alla scomparsa del sintomo e successivamente mobilizzare un'altra componente rendendola libera da dolore o tensione. Si possono cambiare le componenti del test o l'ordine della sequenza. Ad esempio il test ULTT1 può essere iniziato partendo dalla mano e dal polso e si può aggiungere la tensione tendendo le componenti prossimali. Un utile modo per aggiungere componenti di tensione può essere quello di usare altri arti del paziente, ad esempio ponendo anche l'arto controlaterale in posizione di test o appoggiando la gamba con il ginocchio esteso su uno sgabello per aggiungere le componenti del test SLR al test ULTT1.

- Anche se durante la mobilizzazione preparatoria si possono usare componenti separate e variazioni del test, per avere risultati ottimali la terapista deve lavorare per rendere possibile il raggiungimento della posizione finale del test eliminando qualsiasi limitazione provocata dal dolore e dalla resistenza. È necessario osservare con attenzione tutto il corpo del paziente, perché la tensione anormale può provocare deviazioni del movimento mirate a ridurre la tensione che possono ingannare la terapista. Per raggiungere una posizione finale corretta e completamente libera, la terapista deve impedire che parti del corpo del paziente siano portate in posture che riducono o evitano la tensione. I movimenti di fuga o di riduzione della tensione avvengono quando il paziente cerca consapevolmente di evitare il dolore o, più spesso, perché la forza della tensione rende impossibile prevenirli attivamente.

- La terapista dovrebbe sempre valutare e rivalutare gli effetti di ogni procedura di trattamento o attività svolta con il paziente. Se non si nota immediatamente un qualsiasi miglioramento, non importa quanto grande, ciò indica che la terapista non ha trovato o non ha prodotto alcun effetto sulla causa del problema che cercava di risolvere e dovrà cercare un'altra soluzione. La sequenza con cui si svolgono i test, la velocità e la forza usata varieranno da paziente a paziente. Non esiste una ricetta fissa per mobilizzare il sistema nervoso e solo provando e osservando la terapista può scoprire qual è il modo più utile per rispondere ai bisogni del singolo paziente.

Combinare i test di tensione e le loro componenti con altre attività terapeutiche

Per recuperare la completa mobilità del sistema nervoso i test devono essere esattamente mobilizzati nelle posizioni descritte. Nella corretta posizione del test si possono osservare meglio i movimenti di fuga e impedire più efficacemente che si presentino. Inoltre, la terapista creativa e ricca di risorse può trovare molte attività differenti che mobilizzeranno il sistema nervoso aiutando contemporaneamente il paziente a recuperare abilità funzionali e indipendenza. Secondo Maitland (1986) "una tecnica è il frutto dell'ingegno dell'ingegnosità" e sicuramente scoprire i modi in cui si può combinare la mobilizzazione con le attività per il recupero del controllo motorio o per migliorare la percezione richiede ingenosità, ma ne vale certamente la pena. Non solo si risparmia tempo prezioso per la terapia, ma il paziente può anche capire più chiaramente lo scopo delle attività e percepire il miglioramento della sua abilità che esse consentono. La mobilizzazione del sistema nervoso migliora l'attività desiderata e l'attività migliora la mobilità del sistema nervoso.

Negli esempi successivi sono indicati e spiegati alcuni modi con cui si può mobilizzare il sistema nervoso durante le attività volte a recuperare o migliorare il controllo motorio.

ULTT1 e attività selettiva del braccio

Quando nel braccio plegico inizia a manifestarsi l'attività volontaria, il paziente può svolgere i movimenti solo in sinergie globali di massa. Quasi tutti i pazienti non sono in grado di muovere selettivamente il braccio e manifestano tipici schemi di movimento. Ad esempio quando un paziente solleva il braccio nelle primissime fasi del movimento, il cingolo scapolare si eleva e la scapola si retrae. Egli non è in grado di allungarsi con la mano perché la spalla si abduce flettendo contemporaneamente il gomito, il polso e le dita (Fig. 15.11a). Il paziente che può sollevare il braccio solo in questo modo presenterà invariabilmente all'ULTT1 un aumento anormale della tensione. Si osserva una marcata limitazione alla flessione laterale del collo verso il lato sano e se la terapista impedisce l'elevazione del cingolo scapolare e prova a muovere passivamente di lato il capo del paziente si evidenzia la tensione del plesso e delle radici nervose (Fig. 15.11b). Un'intensa mobilizzazione del sistema nervoso in posizione supina e seduta migliora notevolmente il movimento selettivo del braccio, talvolta anche solo dopo una seduta di trattamento (Fig. 15.11c). Il paziente della Fig. 15.11 ha ricevuto la sequenza di trattamento che segue nei 30 minuti compresi tra la Fig. 15.11a e Fig. 15.11c.

- All'inizio è in genere necessario trattare il paziente in posizione supina se il cingolo scapolare è elevato a riposo o quando, come in questo caso, egli cerca di muovere il braccio (Fig. 15.12a).
- La terapista mobilizza il torace del paziente premendo sullo sterno verso il basso in direzione dell'ombelico, perché l'elevazione del cingolo scapolare è

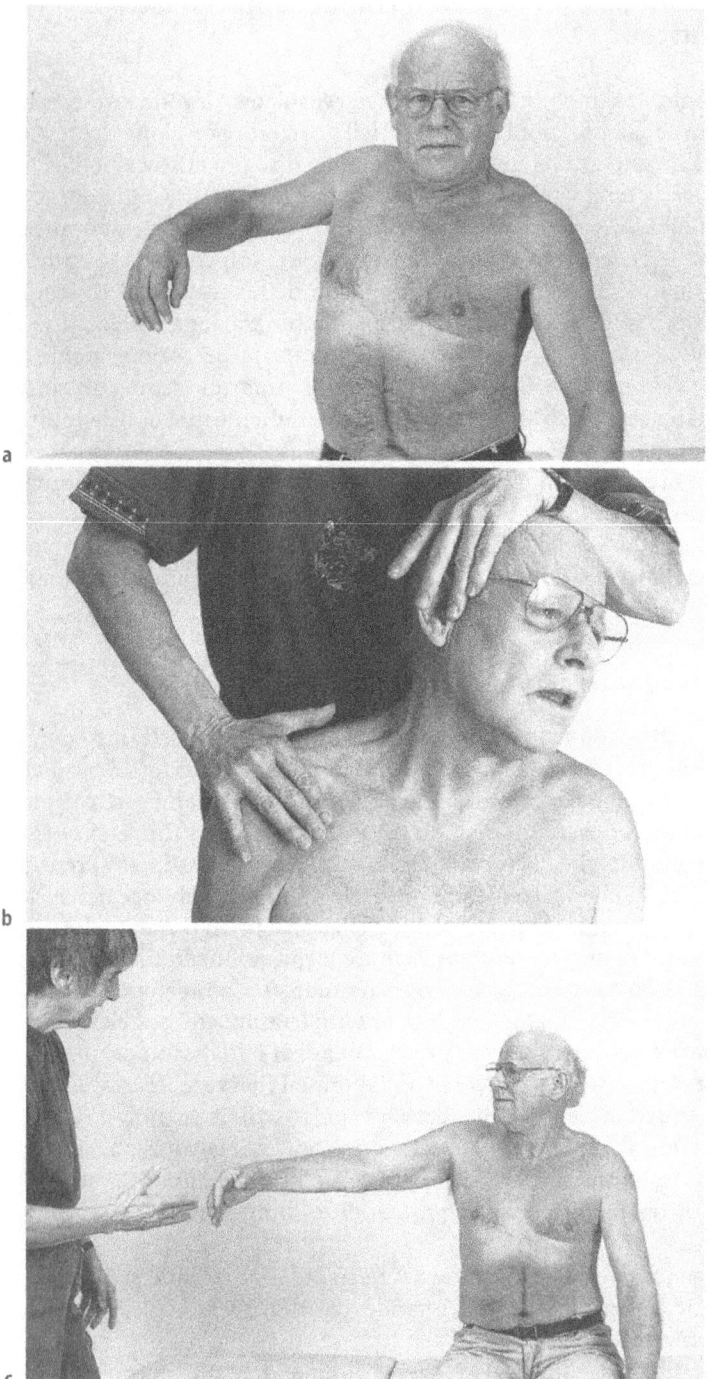

Fig. 15.11a-c. Recupero dell'attività selettiva del braccio (emiplegia destra). **a** Tipico schema di movimento che si manifesta quando il paziente solleva il braccio prima che sia possibile il movimento selettivo. **b** La flessione laterale del collo rivela un incremento della tensione neurale. **c** Dopo la mobilizzazione del sistema nervoso è possibile il movimento selettivo

in genere associata all'elevazione della gabbia toracica e ai muscoli addominali ipotonici (Fig. 15.12b).
- Dopo aver corretto la posizione di partenza la terapista mobilizza la componente in depressione del cingolo scapolare, mentre impedisce che il capo si porti in lateroflessione (Fig. 15.12c).
- Quando la tensione cede, la terapista mantiene in posizione il cingolo scapolare con una mano e mobilizza la lateroflessione del collo verso il lato sano

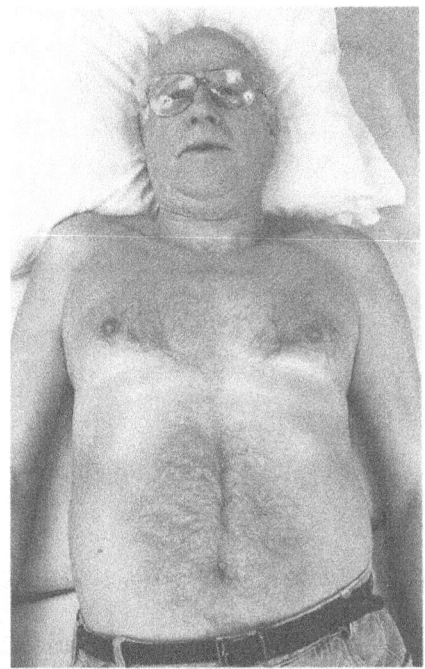
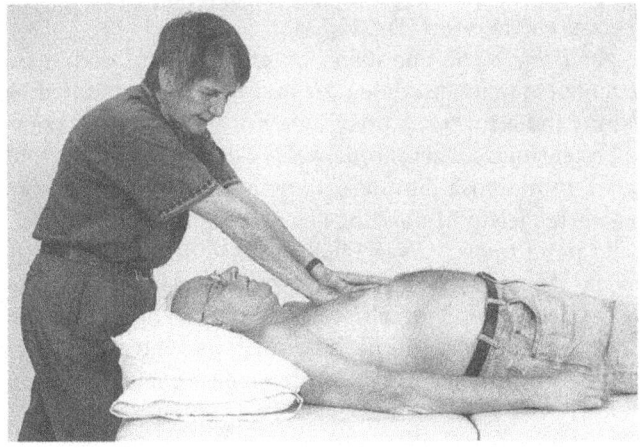

Fig. 15.12a-d. Mobilizzazione prossimale in posizione supina (emiplegia destra). **a** Elevazione del cingolo scapolare a riposo. **b** Mobilizzazione della gabbia toracica

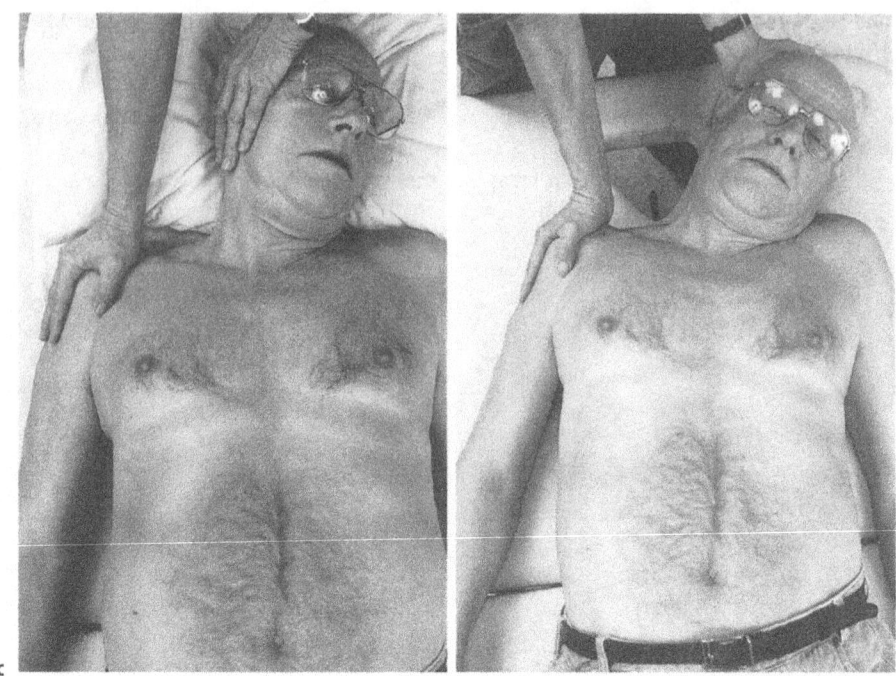

Fig. 15.12c, d. c Depressione della spalla. **d** Flessione laterale del collo verso il lato sano

ripetendo il movimento fino a quando diventa libero e privo di tensione (Fig. 15.12d).
- Il paziente si siede e viene aiutato ad appoggiare dalla parte plegica entrambe le mani piatte sul lettino. Le mani sono distanziate in modo da essere allineate alle spalle e i gomiti sono estesi (Fig. 15.13a).
- Tenendo il braccio posizionato con una mano, la terapista usa l'altra mano per mostrare al paziente esattamente come deve muovere autonomamente il braccio sano in avanti e indietro, per la precisione mantenendo la rotazione esterna della spalla, l'estensione del gomito, del polso e delle dita (Fig. 15.13b).
- Quando il paziente ha capito cosa deve fare, la terapista appoggia le mani sulle sue spalle per correggerne la posizione durante il movimento. Deve impedire che le spalle siano tirate in avanti dall'aumento di tensione che ha luogo quando il braccio sano si porta indietro in rotazione esterna e contemporaneamente deve mantenere con l'avambraccio l'estensione del gomito plegico (Fig. 15.13c). Dal momento che è in piedi dietro al paziente, la terapista deve piegare la testa di lato per osservare se l'espressione facciale del paziente esprime dolore.

15 • Includere nel trattamento la mobilizzazione del sistema nervoso 493

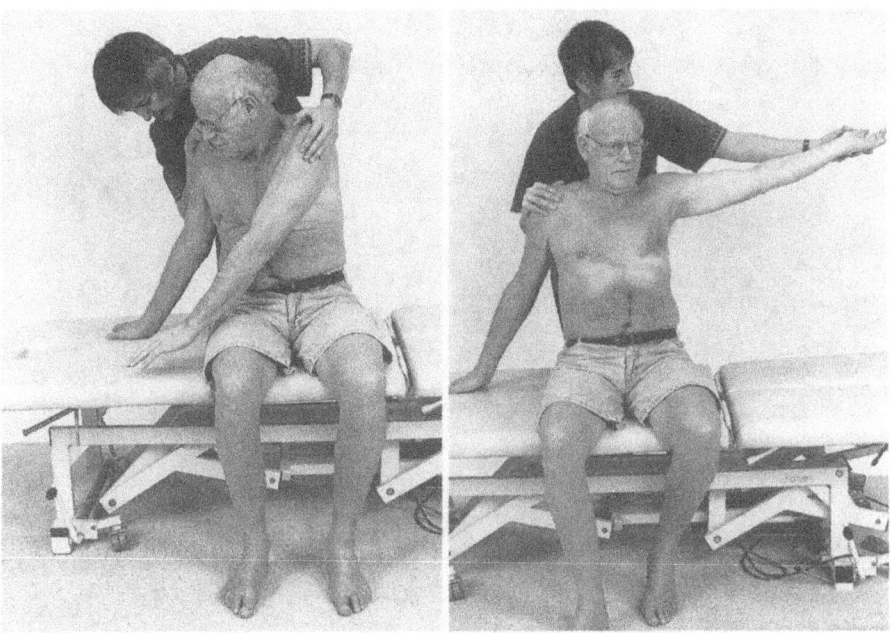

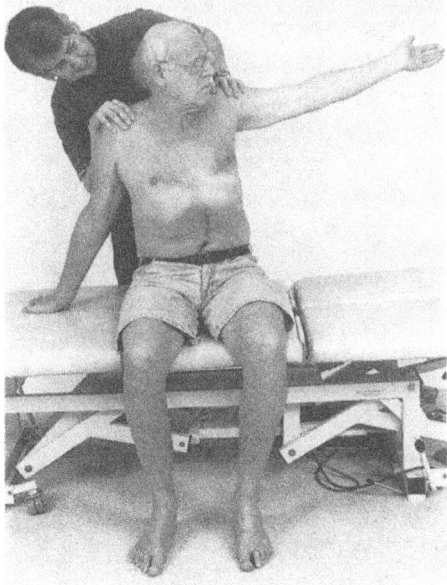

Fig. 15.13a-c. Mobilizzare l'ULTT1 durante un'attività in posizione seduta (emiplegia destra). **a** Entrambe le mani appoggiate dal lato plegico. **b** Insegnare al paziente i movimenti corretti del braccio sano. **c** La terapista tiene le spalle in posizione corretta mentre il paziente si muove attivamente

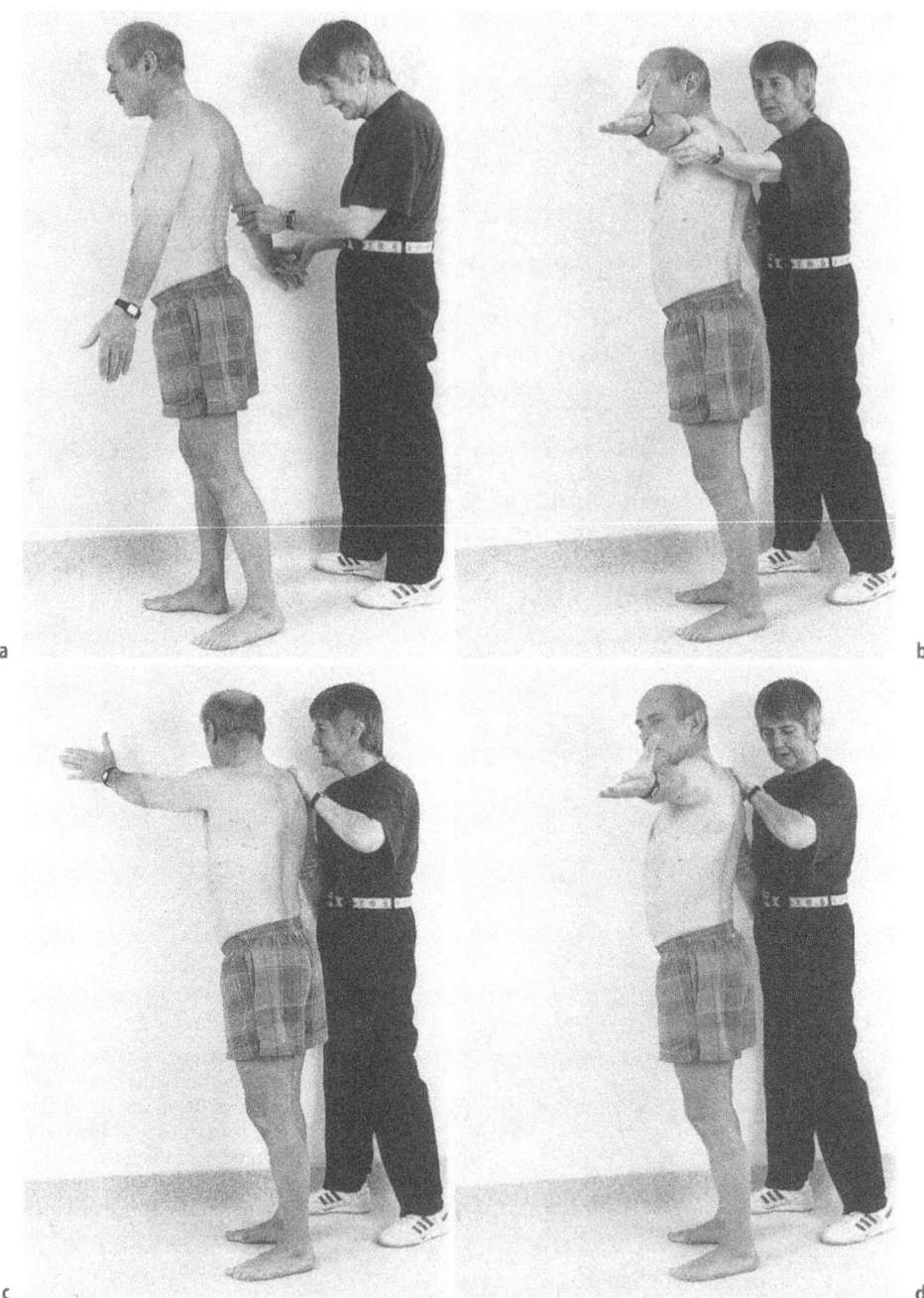

Fig. 15.14a-d. Mobilizzare l'ULTT1 muovendosi in stazione eretta (emiplegia destra). **a** Appoggiare la mano del paziente alla parete. **b** Guidare i movimenti del braccio sano. **c** Ruotare per toccare la parete con la mano sana. **d** Impedire che la spalla plegica venga tirata in avanti

ULTT1 e movimento del tronco in stazione eretta

Per un paziente in grado di camminare ma il cui braccio presenta un ipertono con reazioni associate che lo tirano in flessione quando egli è in posture antigravitarie, l'inibizione del tono può essere combinata con la mobilizzazione ULTT1 in stazione eretta.

- Il paziente è in piedi con il lato plegico rivolto verso il muro e la terapista gli appoggia la mano contro il muro leggermente spostata indietro con il braccio esteso e in rotazione esterna (Fig. 15.14a).
- Tenendo con una mano quella del paziente posizionata al muro e usando il corpo per sostenere l'estensione del gomito, la terapista muove il braccio sano per mostrare esattamente al paziente come deve fare per ottenere i risultati migliori (Fig. 15.14b).
- Poi il paziente muove la mano sana in avanti toccando il muro ruotando il tronco senza muovere i piedi (Fig. 15.14c).
- La terapista continua a mantenere con il corpo l'estensione delle dita del paziente, la mano appoggiata al muro e il gomito esteso. Mentre il paziente ripete il movimento della mano sana che va verso la parete e ritorna. Usa inoltre l'altra mano per impedire che la spalla plegica venga tirata in avanti dalla tensione prodotta durante il movimento (Fig. 15.14d).

L'attività combinata non solo inibisce l'ipertono del braccio plegico e riduce le reazioni associate, ma consente anche al paziente di addurre la scapola. Gli permette quindi di camminare con il braccio steso lungo il fianco in posizione normale invece di mantenere la scapola in protrazione con rotazione interna della spalla, con la mano costantemente davanti al cavo ascellare.

SLR in adduzione e rotazione inibitoria del tronco

Per i pazienti che camminano con la retrazione del bacino e la gamba estesa ruotata esternamente, il tronco viene ruotato in avanti mentre si mobilizza la gamba plegica usando la componente del test SLR in adduzione.

- Con il paziente supino, la terapista è in piedi dal lato sano e porta la gamba plegica in flessione e adduzione con il piede in flessione dorsale. Muove il ginocchio del paziente verso sé e poi di nuovo indietro ripetutamente e quando sente che è più rilassato muove in su e in giù la gamba per mobilizzare l'estensione del ginocchio (Fig. 15.15a).
- Mantenendo la completa estensione del ginocchio, la terapista lo muove avanti e indietro aumentando progressivamente la flessione e l'adduzione dell'anca (Fig. 15.15b). Il bacino del paziente si muove in avanti insieme alla gamba e la rotazione del tronco prodotta inibisce l'ipertono di tutto l'arto inferiore.

Lo Slump Test e imparare a portare il carico su una gamba

La combinazione di mobilizzazione dello Slump Test quando si è in piedi su una gamba è particolarmente utile per il paziente che può camminare ma che trova

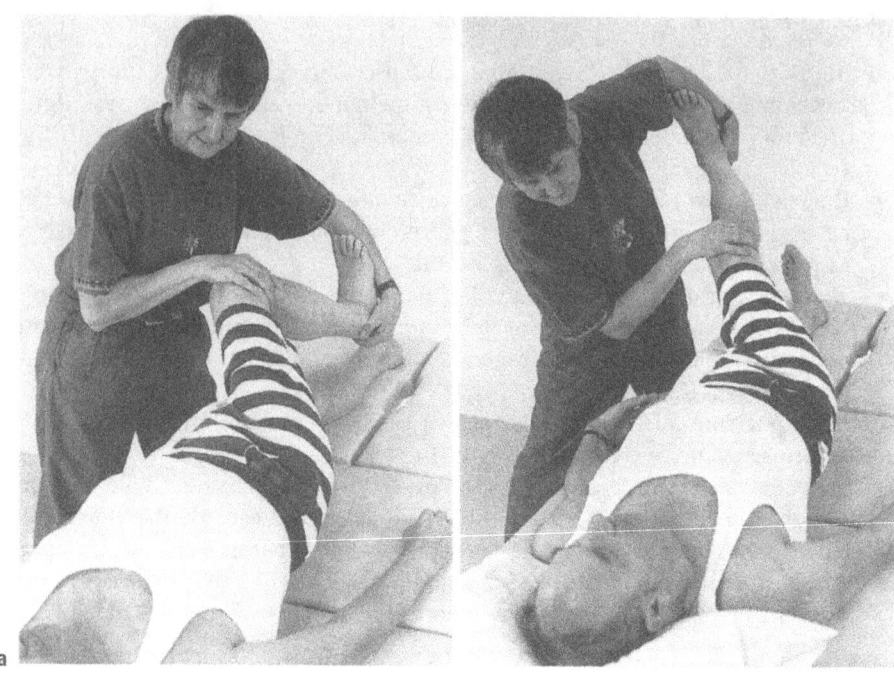

Fig. 15.15a, b. Mobilizzare in adduzione il sollevamento della gamba con il ginocchio esteso (emiplegia destra). **a** Mobilizzare la componente di estensione del ginocchio con l'anca addotta. **b** Aumentare la flessione dell'anca con il ginocchio esteso e il piede in dorsiflessione

difficile spostare il carico a sufficienza su una gamba ed estendere il ginocchio alla fine della fase di oscillazione per fare un passo di lunghezza normale.
- La terapista è in piedi dal lato plegico e aiuta il paziente ad appoggiare il piede plegico su un gradino posto davanti a lui.
- Il paziente scivola il più possibile con le mani verso il basso lungo la cresta tibiale della gamba plegica e poi di nuovo verso l'alto ripetutamente (Fig. 15.16a).
- Quando il movimento diventa più rilassato e il paziente si sente più sicuro, dopo una breve pausa alza ancora la gamba plegica ma questa volta tiene il piede in modo che venga mantenuto meccanicamente in dorsiflessione dal secondo gradino. La terapista lo aiuta a flettere il tronco e a muovere sempre più in basso le mani verso il piede lungo la gamba estesa (Fig. 15.16b). Con il piede in dorsiflessione l'ampiezza del movimento è più limitata, ma il movimento deve essere mobilizzato. L'ampiezza dell'escursione è quella necessaria al tallone per appoggiarsi al suolo con il ginocchio esteso nella fase finale dell'oscillazione del cammino.
- Stando in piedi sulla gamba plegica il paziente effettua la stessa mobilizza-

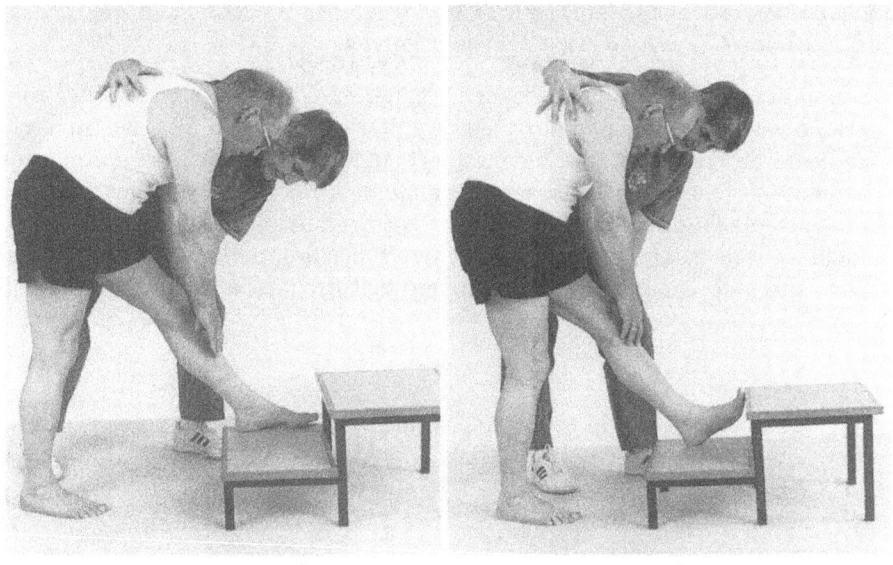

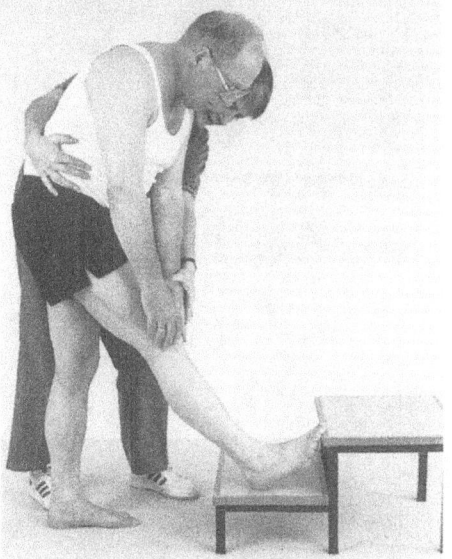

Fig. 15.16a-c. Stare in piedi su una gamba e mobilizzare lo Slump Test (emiplegia sinistra). **a** Stare in piedi sulla gamba sana con il piede plegico su un gradino piegando il tronco. **b** Dorsiflessione del piede mantenuta dal gradino superiore durante la flessione del tronco. **c** Stare in piedi sulla gamba plegica con il piede sano sul gradino e facendo scivolare le mani sul ginocchio

zione facendo scivolare le mani lungo la gamba sana (Fig. 15.16c). L'attività migliora l'estensione selettiva della gamba plegica riducendo la tensione che in questa posizione è spesso maggiore rispetto a quando il paziente è in piedi sulla gamba sana.

Slump test, posizione seduta con le ginocchia estese e le anche abdotte e inibizione dell'ipertono estensorio della gamba

La mobilizzazione dello slump test con le gambe abdotte riduce notevolmente l'ipertono estensorio della gamba plegica e può essere molto utile per superare l'aumento del tono o l'accorciamento degli adduttori dell'anca. Si riduce anche l'aumento di tensione nel nevrasse, permettendo una flessione e una rotazione del tronco più fluide e il ripristino dell'attività nei muscoli addominali obliqui. La mobilizzazione ha anche un effetto positivo sull'arto superiore e alcuni pazienti hanno ottenuto come risultato il recupero dell'attività. La mobilizzazione può

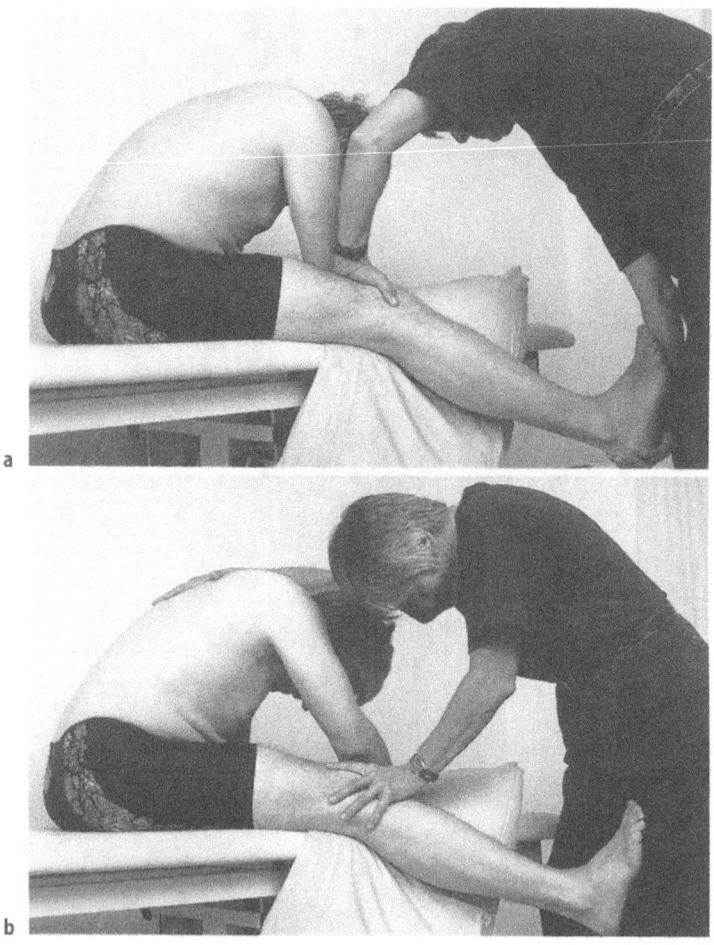

Fig. 15.17a, b. Mobilizzare lo Slump Test in posizione seduta con le ginocchia estese e le gambe abdotte (emiplegia sinistra). **a** Il paziente mantiene la flessione del tronco e delle anche mentre la terapista gli flette ed estende il ginocchio. **b** Muovere prossimalmente il tronco mantenendo il ginocchio esteso e il piede in dorsiflessione

essere effettuata in due modi, sia muovendo le componenti distali dello Slump Test partendo dal piede, sia muovendo prossimalmente il tronco contro le strutture neurali allungate della gamba estesa.
- Il paziente è seduto a cavalcioni sul lettino con le mani appoggiate tra le gambe. Se ha un marcato ipertono o accorciamento degli adduttori, la terapista deve mobilizzare l'abduzione in posizione supina prima di aiutarlo a divaricare sufficientemente le gambe in posizione seduta. Con le ginocchia flesse le gambe del paziente penzolano ai lati del letto e si rilassano progressivamente. La terapista pone una mano sotto il tallone del paziente e lo porta in flessione dorsale premendo con l'avambraccio contro la pianta del piede, mentre muove su e giù la gamba per mobilizzare l'estensione del ginocchio. Con l'altra mano preme sulla coscia per impedire che si sollevi dal letto e il paziente mantiene attivamente la flessione del tronco e delle anche per impedire che l'aumento di tensione lo spinga indietro (Fig. 15.17a).
- Quando l'estensione del ginocchio è incompleta e indolore, la terapista sostiene la gamba nella posizione corretta premendo con la coscia contro il piede del paziente e gli chiede di muovere avanti e indietro il tronco. Usa una mano per mantenere il ginocchio diritto, mentre con l'altra facilita la flessione del tronco e del collo (Fig. 15.17b).

Slump Test e mantenimento del carico sulla gamba plegica

Invece di essere la terapista a sollevare passivamente la gamba estesa del paziente che è in posizione supina o seduta, o a flettergli il tronco in posizione seduta con le ginocchia estese, il paziente può stare in piedi di fronte a un tavolo e portare i gomiti verso il basso per toccarlo e poi tornare in posizione di partenza. Le componenti di movimento implicate sono molto simili a quelle richieste per l'allungamento del sistema nervoso e dei suoi tessuti. Tuttavia, il fatto più positivo è che il paziente sta portando il carico sulla gamba plegica e che ogni volta utilizza l'estensione attiva dell'anca per riportarsi in posizione eretta.
- Il paziente è in piedi davanti a un tavolo o a un lettino e la terapista è in piedi appoggiata al suo fianco dalla parte plegica.
- Il paziente intreccia le mani e flette i gomiti per appoggiare i pollici alla fronte prima di piegarsi in avanti sino ad appoggiare gli avambracci sul tavolo. In questa posizione la terapista si assicura che tutta la colonna vertebrale sia uniformemente flessa utilizzando il braccio posto sotto il tronco per mobilizzare le aree di tensione (Fig. 15.18a). Se per il paziente è difficile mantenere l'estensione attiva del ginocchio plegico quando il sistema nervoso è allungato, può essere aiutato a tenere il ginocchio dritto utilizzando una valva posta dietro al ginocchio e fissata con delle bende.
- Il paziente si raddrizza di nuovo e, mantenendo la fronte a contatto con le mani intrecciate, presta attenzione che il collo rimanga automaticamente flesso. Si evita così la comune tendenza ad utilizzare l'estensione del tratto cervicale per ritornare in posizione eretta e la terapista facilita il movimento di ritorno appoggiando una mano sotto quelle del paziente.

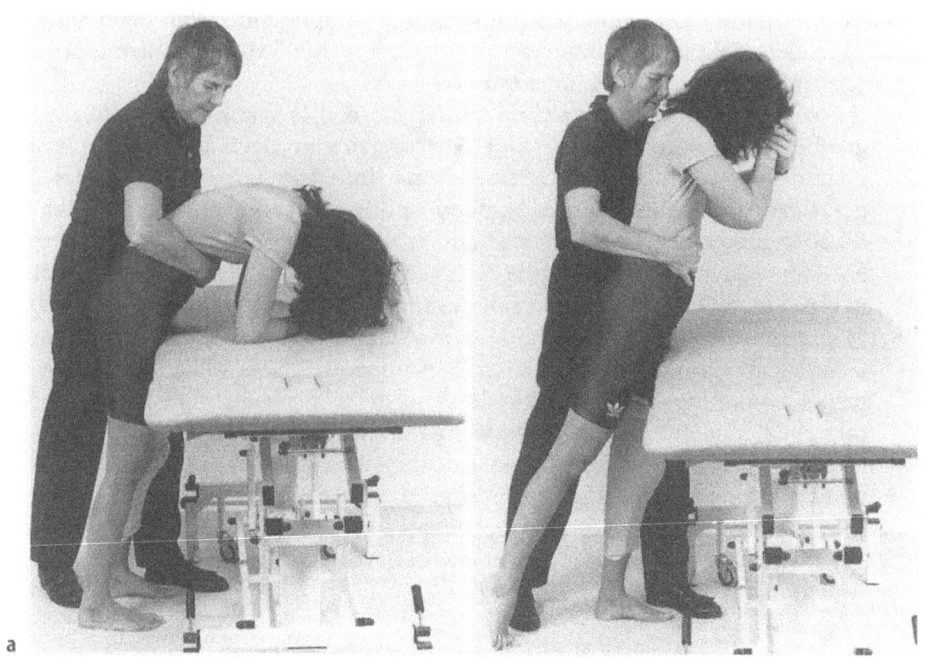

Fig. 15.18a, b. La mobilizzazione dello Slump Test mentre si riallena l'estensione selettiva della gamba plegica (emiplegia sinistra). (Da Davies 1994). **a** Flessione del tronco con entrambe le ginocchia estese. La terapista si assicura che tutta la colonna vertebrale si fletta e usa una valva per il ginocchio se il paziente non è capace di mantenere attivamente l'estensione. **b** Con il carico sulla gamba plegica, piegarsi in avanti per appoggiare i gomiti sul lettino. La paziente tiene la fronte a contatto con le mani intrecciate per evitare di estendere il collo

- Quando il paziente può flettersi ed estendersi con relativa facilità, posiziona indietro il piede sano con le dita appoggiate al pavimento. Mentre tutto il carico è sulla gamba plegica ripete i movimenti di mobilizzazione, piegandosi per toccare il tavolo con i gomiti e rialzandosi come fatto in precedenza (Fig. 15.18b). Durante tutta l'attività le cosce del paziente devono rimanere a contatto con il bordo del tavolo e all'inizio la terapista deve usare il corpo per impedire che si stacchino da esso.

Quando il paziente ha fatto progressi e può mantenere attivamente e senza troppo sforzo l'estensione del ginocchio, la valva non è più necessaria.

Per incrementare l'effetto mobilizzante dell'attività, si può ridurre gradualmente l'altezza del lettino o si può mantenere in maggior dorsiflessione il piede del paziente. Per aumentare l'angolo di dorsiflessione, il paziente è in piedi su una tavoletta inclinata con il lettino immediatamente davanti a lui. Rimane in stazione eretta sulla gamba plegica con una benda arrotolata posta sotto le dita del piede per mantenerle in estensione e porta il piede sano indietro toccando il pavimento solo con le dita. Da questa posizione piega la schiena sino a toccare il

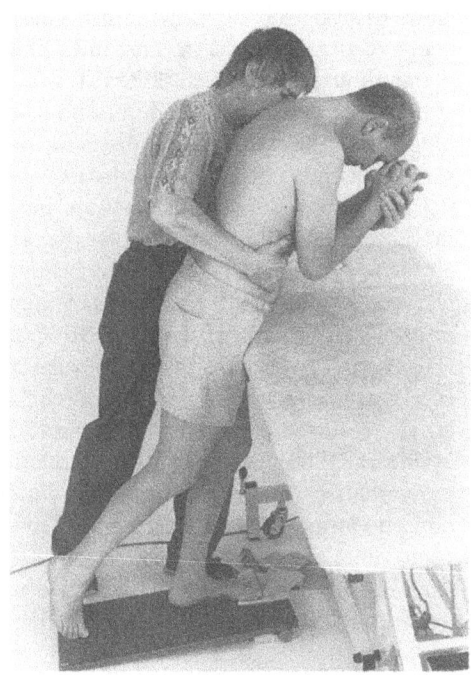

Fig. 15.19. Stare in piedi su una superficie inclinata incrementa l'effetto della mobilizzazione migliorando la flessione dorsale della caviglia (emiplegia sinistra)

lettino con i gomiti prima di riportarsi in stazione eretta (Fig. 15.19). La terapista lo aiuta a tornare in tale posizione più facilmente appoggiando le mani sotto a quelle intrecciate del paziente e sostenendo parte del peso del corpo quando il paziente solleva i gomiti dal lettino.

La mobilizzazione del sistema nervoso in stazione eretta sulla gamba plegica migliorerà notevolmente lo schema di cammino del paziente risolvendo diversi problemi. Diventa possibile la flessione dorsale attiva della caviglia senza supinazione, così da permettere al paziente di cavarsela senza un'ortesi e scompare il clono nei flessori plantari ipertonici. È un'attività utile per i pazienti in qualunque fase della riabilitazione, da quelli che stanno appena iniziando a camminare aiutati dalla terapista, sino a quelli che possono camminare autonomamente con lievi difficoltà.

Mobilizzazione diretta dei nervi periferici

I movimenti trasversali dei nervi periferici possono mobilizzare direttamente il sistema nervoso e costituiscono un'utile aggiunta alla mobilizzazione effettuata tramite i test di tensione. Quando il dolore causato dalla tensione anormale è in primo piano, l'uso dei test di tensione come tecnica di trattamento può aumentare il dolore se i nervi coinvolti non sono liberi di muoversi distalmente. In questi casi l'allungamento prossimale del sistema può esercitare uno sforzo di torsione distalmente sui nervi "imbrigliati" che non riescono a muoversi quando vengono tirati o messi in tensione e che devono quindi essere liberi localmente prima di effettuare i test. La tensione contraria nei nervi periferici impedisce la conduzione dello stimolo e i muscoli distali possono rimanere inattivi a causa del blocco dell'innervazione. Il disturbo dell'innervazione può anche aggravare il tono anormale che interferisce con i movimenti selettivi degli arti. Molti nervi periferici sono sorprendentemente palpabili e possono quindi venire mossi e mobilizzati direttamente dalla terapista, dopo aver studiato un libro di anatomia e averne riscoperto l'esatta localizzazione. Si può trattare il nervo muovendolo trasversalmente come per effettuare una frizione, o si può muovere l'interfaccia esterna in rapporto al nervo. G. Rolf (comunicazione personale 1997, citata in Davies 1997) descrive la mobilizzazione diretta dei nervi come "movimenti accessori" del sistema nervoso, perché i movimenti non possono essere attuati attivamente e non avvengono durante i movimenti attivi fisiologici del corpo. Maitland (1986), usanva originariamente il termine riferito alle articolazioni: "I movimenti accessori sono quei movimenti delle articolazioni che una persona non può attuare attivamente da sola, ma che possono essere provocati dell'intervento di un'altra".

Nelle Figure 15.20 e 15.21 vengono mostrati esempi di come la mobilizzazione diretta del nervo periferico può aiutare a risolvere due problemi tipici.

Esempio 1

Il paziente soffriva di un marcato ipertono ai flessori delle dita con perdita dell'estensione, un problema comune a molti pazienti che impedisce sia i movimenti attivi che passivi ed è spiacevole da un punto di vista estetico (Fig. 15.20a). Mentre il paziente è seduto con il braccio plegico appoggiato su un tavolo, la terapista supina l'avambraccio e tiene il pollice in abduzione/estensione. Con le dita dell'altra mano sente e localizza il nervo mediano e applicando delle pressioni verso il basso lo muove fermamente da un lato all'altro (Fig. 15.20b). Subito dopo, senza aver attuato nessun'altra procedura terapeutica, si osservano le dita del paziente rimanere rilassate in posizione di estensione e abduzione (Fig. 15.20c).

Esempio 2

Il paziente non è in grado di dorsiflettere il piede o di estendere attivamente le dita. La terapista usa le dita per palpare il nervo popliteo esterno sotto la testa del perone. Dopo lo muove fermamente da un lato all'altro rispetto ai tessuti circostanti, seguendone il decorso verso il piede (Fig. 15.21a). Si prosegue con i movimenti trasversali muovendo il nervo nelle zone dove emerge in superficie sulla parte laterale del piede (Fig. 15.21b). A seguito della mobilizzazione diretta del nervo, il paziente può estendere attivamente le dita del piede e anche dorsiflettere leggermente la caviglia (Fig. 15.21c).

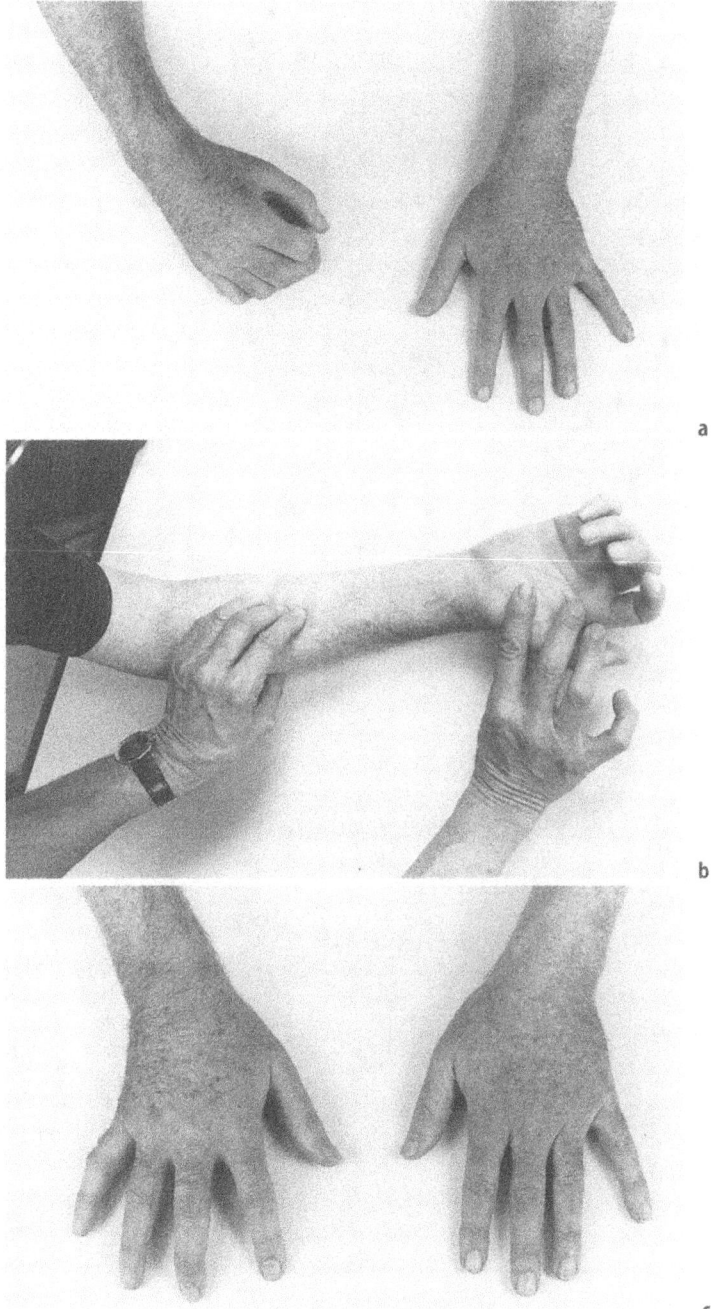

Fig. 15.20a-c. Mobilizzazione diretta del nervo mediano (emiplegia destra). a Marcato ipertono dei flessori del polso e delle dita. b Movimento trasversale del nervo mediano con l'avambraccio supinato. c Inibito l'ipertono, le dita rimangono in estensione e abduzione

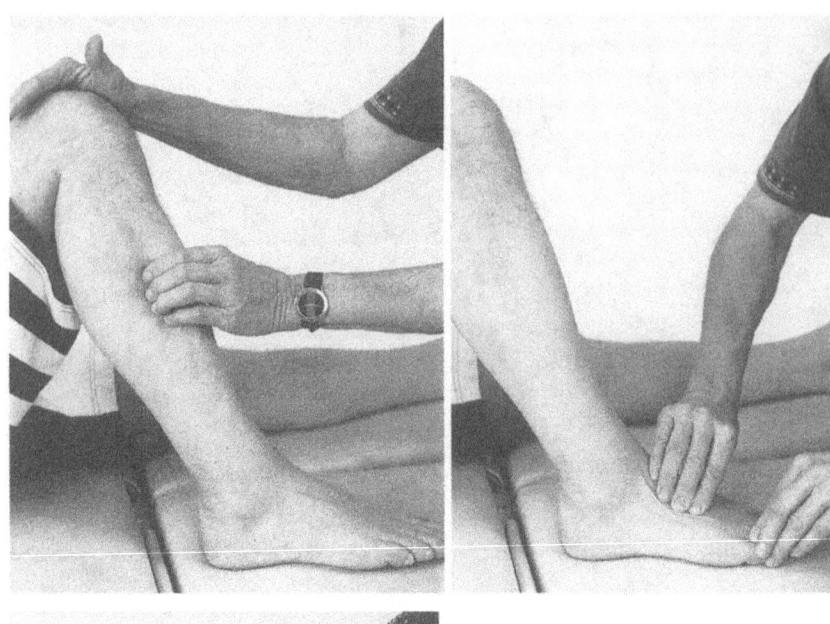
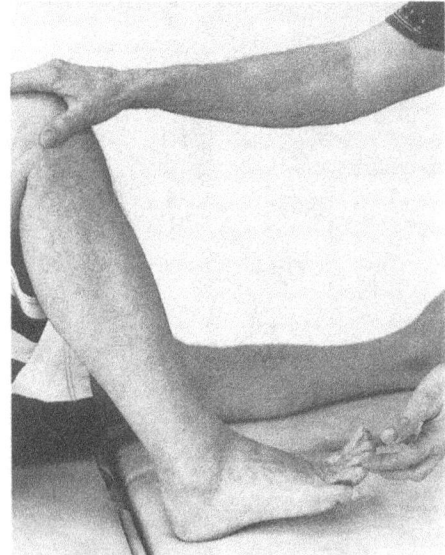

Fig. 15.21a-c. Mobilizzazione diretta del nervo popliteo esterno per migliorare i movimenti attivi del piede (emiplegia destra). **a** Palpazione e mobilizzazione trasversale del nervo. **b** Mobilizzazione del nervo sulla faccia laterale del piede. **c** L'estensione attiva delle dita e la dorsiflessione della caviglia diventano possibili

Considerazioni

È molto importante includere nel trattamento di tutti i pazienti con emiplegia la mobilizzazione del sistema nervoso eseguita nel modo più efficace possibile, perché "un muscolo può essere tanto adeguato solo quanto il nervo da cui è innervato" (Rolf 1996b). Qualunque sia il tipo di trattamento preferito dalla terapista, esso mobilizzerà comunque in modo maggiore o minore i nervi. Secondo McLellan e Swash (1976) persino il più delicato degli esercizi respiratori muove le strutture neurali della colonna dorsale e il plesso brachiale, mentre il massaggio dei tessuti connettivi descritto da Gifford e Gifford (1988), il massaggio trasverso consigliato da Cyriax (1959) e le tecniche di mobilizzazione muscolare muoveranno inevitabilmente anche i nervi. Altri concetti quali la facilitazione neuromuscolare propriocettiva (Knott e Voss 1968; Adler e coll.1993) e gli esercizi cinetici funzionali (Klein-Vogelbach 1991), muovono in associazione gli arti e il tronco e attraverso un'ampia escursione di movimento che mobilizza indirettamente il sistema nervoso. Molte delle attività coronate da successo sviluppate da Berta Bobath e illustrate nell'ultima edizione del suo libro sul trattamento dell'emiplegia (1990) includono molte componenti del test di tensione. Ad esempio le componenti dell'ULTT1, PKB e SLR sono ripetute in diverse figure. Nel corso della sua lunga e fruttifera esperienza clinica Berta Bobath aveva colto, anche senza l'aiuto delle conoscenze scientifiche attualmente disponibili, che quei movimenti normalizzavano il tono e facilitavano il recupero dell'attività volontaria. Come una volta mi ha rivelato (1989): "Non so perché la rotazione del tronco inibisce la spasticità; so solo che lo fa!", ma chiaramente nella sua saggezza aveva usato istintivamente un movimento che mobilizza il nevrasse e la catena del simpatico e aveva osservato gli effetti positivi della rotazione del tronco nel trattamento di adulti con emiplegia e di bambini con paralisi cerebrale.

Sebbene tutti i tipi di fisioterapia muovano il sistema nervoso, per recuperare e mantenere la sua piena mobilità e la capacità di trasportare gli impulsi nervosi è essenziale la sua mobilizzazione diretta e un trattamento condotto con successo implica un gioco reciproco di mobilizzazione diretta e indiretta. La mobilizzazione diretta comporta la mobilizzazione attraverso i test di tensione o la mobilizzazione trasversale dei nervi e per entrambe si devono usare procedure basate sull'anatomia e sulla biomeccanica. La mobilizzazione indiretta è il risultato dei movimenti attivi e della correzione delle posture anormali.

Tuttavia non esiste alcuna ricetta per il successo, nessuna sequenza preconfezionata per le tecniche di mobilizzazione diretta che possono essere svolte abitudinariamente con tutti i pazienti. Al contrario, la procedura più efficace sarà quella maggiormente individualizzata, perché movimenti o combinazioni di movimenti di tipo diverso aiutano più alcuni pazienti rispetto ad altri. Solo l'attenta valutazione e rivalutazione, l'osservazione della risposta del paziente al trattamento e il miglioramento dopo ciascuna seduta possono guidare la terapista. Il principio da seguire è molto simile a quello che Berta Bobath insegnò in molte occasioni rispetto al suo concetto di trattamento: "La sola risposta alla domanda se ciò che state facendo è giusto per il paziente è la sua reazione a quello che voi state facendo".

Rispetto a ciò, la reazione del paziente alla mobilizzazione del sistema nervoso ha dimostrato senza dubbio che essa è "giusta"! Si sono raggiunti sorprendenti risultati includendo tale mobilizzazione nel trattamento, poiché alcuni pazienti sono stati aiutati a recuperare la funzione anche molti anni dopo l'insorgenza dell'emiplegia e altri hanno migliorato considerevolmente il cammino. Inoltre, insegnare al paziente come mantenere autonomamente la mobilità del sistema nervoso dopo aver lasciato l'ospedale o il centro di riabilitazione, impedirà il peggioramento della situazione dopo l'interruzione della terapia. Con così tanti vantaggi per il paziente e poiché ogni terapista mobilizza già di fatto in qualche modo le strutture neurali, sembrerebbe logico includere più frequentemente e più efficacemente nel trattamento la mobilizzazione del sistema nervoso. Solo quando il sistema nervoso del paziente è completamente mobile e indolore entro i limiti della sua possibilità di escursione di movimento, egli potrà muoversi liberamente senza tensione o dolore nell'escursione intermedia richiesta dalle attività della vita quotidiana.

16 Mantenere e migliorare la mobilità a domicilio

Persino oggi nessuno può dire con certezza per quanto tempo i pazienti con emiplegia continueranno a recuperare o a riacquistare un'efficiente funzione motoria. Sono state fatte molte ipotesi circa il probabile esito della riabilitazione, ma tutte forniscono solamente una probabilità statistica che non ha nulla a che fare con le possibilità individuali e si sono osservate numerose sorprendenti eccezioni agli indici prognostici. Sicuramente non è vero che dopo 3 o 6 mesi o persino un anno non sia possibile un ulteriore miglioramento nella condizione clinica del paziente. Il miglioramento continua più a lungo, con recuperi della funzione che avvengono oltre i 5 anni dopo l'insorgenza dell'emiplegia (Bach-y-Rita 1981b; Kaste 1995). A causa delle attuali limitazioni finanziarie delle assicurazioni sulla salute, molti pazienti hanno smesso di ricevere un trattamento prima di aver raggiunto il massimo del loro potenziale o persino un'indipendenza nelle attività quotidiane. Per alcuni pazienti la sospensione del trattamento significa non avere possibilità di raggiungere ciò che sarebbe stato altrimenti possibile, come essere in grado di camminare, uscire di casa e frequentare altre persone e godere la vita in modo più completo. Sarebbe un grosso peccato fermarsi troppo presto dopo aver speso tanto tempo, sforzo e denaro per indagini cliniche costose quali la risonanza magnetica (RMN) o la tomografia a emissione di positroni (PET), per le costose cure in unità intensiva e le sedute di riabilitazione. Rispetto alla durata del trattamento, si dovrebbero ritenere validi gli stessi principi e le stesse motivazioni utilizzati in altre situazioni cliniche di tipo medico, chirurgico e traumatologico. Il trattamento non dovrebbe essere interrotto perché sta durando troppo, o perché è considerato troppo costoso. Se grazie al trattamento un paziente con emiplegia sta ancora facendo progressi, dovrebbe assolutamente continuare, esattamente come accade per un paziente affetto da tubercolosi che necessita di due anni di cura ospedaliera con medicine costose prima di guarire e che riceve senza problemi il necessario contributo finanziario. In modo simile, a un paziente con una frattura del femore che non si è consolidata non viene negato un trattamento prolungato perché sta impiegando più tempo di quanto ci si aspettasse o perché un intervento chirurgico per consentirgli di camminare risulterebbe troppo costoso.

Ovviamente un periodo prolungato di trattamento intensivo sarebbe l'ideale per permettere a tutti i pazienti un recupero ottimale. Uno studio recente ha dimostrato che anche pazienti anziani ricoverati in case di riposo rispondono bene e traggono beneficio da un trattamento intensivo e che "l'età avanzata, il livello di autonomia nelle attività quotidiane e la compromissione cognitiva non erano associate a un povero esito del trattamento" (Chiodo e coll. 1992). Secondo Kaste (1995), i pazienti anziani e quelli gravemente colpiti possono essere riabilitati efficacemente; con una gestione sistematica delle problematiche dell'ictus hanno la capacità di recuperare, divenire indipendenti e vivere nella propria casa, ma non lo possono fare senza riabilitazione.

Tuttavia, si deve tener presente che sarebbe impossibile trattare per sempre tutti i pazienti perché in tutto il mondo sono troppi a fronte di pochi terapisti disponibili e perché le risorse finanziarie della maggior parte dei sistemi sanitari nazionali verrebbero messe a dura prova. Sono quindi necessari alcuni criteri per guidare i medici o i terapisti responsabili a decidere se è necessario continuare il trattamento o è meglio interromperlo e riprenderlo in seguito. Insieme a diversi esperti nel campo della riabilitazione dell'ictus, è stata stilata la seguente lista.

Il trattamento dovrebbe essere continuato se è applicabile qualcuno dei seguenti criteri:

1. Il paziente sta ancora facendo dei progressi grazie al trattamento.
2. Il paziente non è in grado senza trattamento di mantenere autonomamente il livello funzionale e l'abilità raggiunta.
3. Il paziente non può camminare nemmeno con l'aiuto di ausili o con l'assistenza di un'altra persona.
4. Il paziente ha dolore e/o perdita dell'escursione di movimento.
5. Il paziente cade di frequente, ha paura di cadere e corre realmente il rischio di farsi male.
6. Il paziente non può mangiare e bere con piacere e in compagnia di altre persone.
7. Il paziente ha una tale disartria che gli altri non possono capirlo e non gli è stata fornita alcuna forma di comunicazione alternativa.
8. Il paziente non ha hobby o attività del tempo libero che lo soddisfano e non esce mai di casa.

Si dovrebbe riprendere il trattamento se e quando:

1. Si manifesta un ulteriore recupero del movimento attivo che potrebbe essere sviluppato e utilizzato funzionalmente per incrementare l'indipendenza.
2. Il livello di prestazione del paziente è diminuito, forse a causa di un incidente che ha danneggiato il braccio o la gamba, di un'operazione o di una malattia. Egli ha quindi bisogno di un periodo di trattamento intensivo per raggiungere il livello precedente.

Per garantire che il passaggio dalla riabilitazione intensiva al mantenimento a domicilio senza l'intervento di un fisioterapista proceda bene, sono necessari controlli regolari per valutare come il paziente si sta gestendo e se sta mantenendo la condizione fisica. Egli dovrebbe anche essere in grado di contattare il medico o la terapista se emergono problemi o se sente di aver bisogno di un ciclo di trattamento di richiamo. È importante offrire al paziente un servizio di supervisione per mantenere i livelli funzionali e prevenire il deterioramento (Lennon e Hastings 1996). Troppo spesso il trattamento si conclude definitivamente dopo 6-8 settimane senza che gli venga offerto un sostegno o una terapia continuativa

(Tyson 1995). Di conseguenza, i pazienti si sentono spesso abbandonati e pensano che il motivo della dimissione sia che non esiste speranza di ulteriore recupero nel futuro (Greveson e James 1991) e ciò non è vero. A livello ottimale, il paziente dovrebbe continuare ad essere trattato come esterno e l'esperienza ha evidenziato che periodi di 3 settimane di trattamento intensivo offrono al paziente benefici molto maggiori di un trattamento alla settimana per 3 mesi che comporterebbe lo stesso numero di sedute. In Svizzera, dove molti pazienti con emiplegia possono ricevere due cicli annuali di riabilitazione risarciti dalle assicurazioni, i risultati sono stati sorprendentemente buoni. I pazienti fanno notevoli progressi in un periodo di 2-3 settimane e prima del ciclo successivo vengono loro prescritte le attività da fare a casa. Kaste (1995) raccomanda anche che "Dopo la conclusione del programma di riabilitazione ufficiale, il paziente con ictus ha bisogno di un programma di riabilitazione a lungo termine che dovrebbe comprendere due cicli annuali di 15-20 sedute di fisioterapia". Il Sätra Brunn stroke program in Svezia, organizzato dall'Università di Uppsala, è stato quello maggiormente coronato da successi e risultati per tutti i partecipanti (Lind e Loid 1995). Dal 1987, circa 200-250 pazienti provenienti da diverse parti del Paese hanno partecipato a uno dei tre periodi di 4 settimane estive al Sätra spa, che è una sorta di centro di riabilitazione estivo. I pazienti coinvolti nel programma vivevano tutti a casa durante il resto dell'anno e avevano avuto l'emiplegia da molto tempo. Durante la "vacanza" estiva ciascun paziente partecipa a un programma intensivo di terapia basato sul concetto Bobath, consistente in trattamenti individuali e di gruppo. Viene data importanza ad attività relative alla cura di sé, con fisioterapisti e terapisti occupazionali che lavorano in stretta armonia. I pazienti vivono a stretto contatto e godono di attività sociali, culturali e sportive, oltre di picnic e passeggiate nel bosco. Si fissano obiettivi realistici e il paziente si aspetta di lavorare su di essi a casa, prima di ritornare per il trattamento l'estate successiva. Durante questo breve periodo tutti i pazienti sono stati in grado di apprendere nuove abilità e di fare ulteriori progressi e una valutazione del programma 6 mesi dopo mostra che sono stati mantenuti i risultati positivi (Carlsson 1988).

Tuttavia, non sempre sono disponibili o finanziariamente realizzabili tali possibilità di trattamento continuo e vi possono non essere terapisti che lavorano nelle vicinanze del paziente per trattarlo ambulatorialmente. A un certo punto, ogni paziente dovrà continuare a lavorare da solo a casa, sia tra i cicli di riabilitazione o quando, per qualsiasi motivo, viene interrotto il trattamento. Il paziente non ha scelta, perché altrimenti la sua condizione clinica si deteriorerà e diminuirà il livello di prestazione raggiunto durante la riabilitazione. Un ampio gruppo di pazienti colpiti da ictus venne valutato al momento della dimissione, 1 anno dopo il ritorno a casa e dopo 5 anni. Il livello funzionale dei pazienti venne mantenuto nel primo anno, ma nei 4 anni successivi si rilevò un significativo decremento, specialmente nella capacità di svolgere movimenti attivi, mantenere l'equilibrio e camminare (Lindmark 1995). Chiaramente nessun paziente può mantenere o migliorare il livello di mobilità e la funzione dopo la dimissione dal trattamento se non gli è stato accuratamente e adeguatamente insegnato come e cosa può fare per mantenere e migliorare la propria condizione.

Mantenere la mobilità senza l'aiuto di una terapista

Dopo la dimissione dall'ospedale o dal centro di riabilitazione, o dopo aver concluso le sedute ambulatoriali, la cosa più importante per il paziente è il modo di vivere nell'arco delle 24 ore, piuttosto che avere una lunga lista di esercizi da svolgere ogni giorno. Le attività della vita quotidiana, se svolte correttamente e senza stimolare l'ipertono, aiuteranno il paziente a mantenere la mobilità e promuoveranno ulteriori miglioramenti. Durante il periodo di riabilitazione il paziente deve aver appreso come girarsi nel letto e posizionarsi correttamente sul fianco, vestirsi da solo senza reazioni associate, alzarsi in piedi simmetricamente con il carico su entrambe le gambe, ecc. Muovendosi con modalità più terapeutiche ed evitando il mantenimento per lungo tempo di posture anormali in posizione seduta e sdraiata, si può fare molto per mantenere la mobilità. Esistono tuttavia alcuni movimenti che non vengono fatti nella vita quotidiana; il paziente deve quindi svolgere degli esercizi specifici o delle attività per prevenire la perdita dell'escursione di movimento dei muscoli e delle articolazioni o l'aumento della spasticità.

Aree in cui si osserva comunemente l'aumento dell'ipertono e/o la perdita dell'ampiezza di movimento

Se i pazienti non hanno ricevuto istruzioni adeguate o non sono riusciti a svolgere il programma di esercizi domiciliari, o provengono da un altro ospedale dove non hanno ricevuto un adeguato trattamento, quando si presentano al controllo successivo o per un ulteriore ciclo di trattamento intensivo manifestano frequentemente i seguenti problemi.
- La spalla non ha più la completa escursione di movimento e può essere diventata dolorosa.
- I flessori del gomito si sono accorciati e sono ipertonici.
- Si osserva una perdita della completa flessione dorsale del polso con massima estensione delle dita.
- La completa supinazione del braccio è impossibile, anche passivamente.
- Non è stata mantenuta l'escursione articolare completa dell'abduzione del braccio in rotazione esterna e con estensione del gomito.
- Il ginocchio è spastico in estensione e il paziente ha difficoltà a rilassare l'ipertono per svolgere funzioni quali accavallare le gambe per infilarsi le scarpe, camminare o salire le scale.
- Il tendine di Achille si è accorciato e il paziente non può portare il carico sulla gamba con il tallone appoggiato al pavimento. Può essersi sviluppato il clono.
- Le dita del piede sono fortemente flesse e addotte e talvolta si sono sviluppati dei calli o esistono delle aree dolorose sulle parti carnose del piede causati dalla pressione contro il pavimento.
- Inoltre, il sitema nervoso ha perso la capacità di allungamento adattativo; ciò costituisce un fattore che contribuisce ai problemi sopra menzionati e il

paziente ha crescenti difficoltà nel muoversi liberamente e a manterne il livello di prestazione nella vita quotidiana. Ne risulta un circolo vizioso, perché meno il paziente si muove, più diventa immobile e meno viene mosso il sistema nervoso.

Assicurarsi la partecipazione del paziente

Come la maggior parte delle persone, anche i pazienti hanno bisogno di una notevole forza di volontà e di autodisciplina per esercitarsi da soli nel lungo termine senza la guida di un istruttore, un insegnante o un terapista. Sappiamo bene che la maggior parte dei pazienti che soffrono di mal di schiena non svolge il programma di esercizi domiciliari quando il dolore è scomparso, ma per i pazienti con emiplegia è essenziale la partecipazione attiva per poter rimanere mobili e fare ulteriori progressi. Bach-y-Rita e Balliet (1987) sottolineano la necessità di "allenare il più presto possibile il paziente ad essere il miglior terapista di se stesso". Rendere possibili al paziente gli esercizi attraverso un adeguato insegnamento e la pratica e la sua convinzione della necessità di farli, sono i segreti del successo. Tutti coloro che lavorano con il paziente devono dargli speranza e incoraggiamento e convincerlo del ruolo attivo che deve svolgere.

Se i terapisti, i medici, i neuropsicologi, i logopedisti e gli infermieri hanno un'attitudine negativa rispetto alla possibilità di ulteriori miglioramenti e questa è condivisa dal paziente, allora è improbabile che egli si sentirà motivato a continuare a lavorare da solo per migliorare, o che sarà convinto dell'importanza di mantenere la mobilità del corpo. Gli si dovrebbe spiegare che fare regolarmente gli esercizi è un investimento per la propria salute, come lo è per le altre persone che vanno in palestra o fanno sport. Il paziente dovrebbe dedicare ogni giorno agli esercizi un tempo adeguato, tempo che rientra nella normale routine. Forse dovrebbe essere la prima cosa fatta da un pensionato al mattino, ma un paziente che lavora potrebbe individuare un momento più adatto nel corso della giornata. A prescindere dal momento scelto, svolgere gli esercizi deve diventare una routine come lavarsi i denti e non essere lasciato solo al caso o al desiderio di un momento, perché altrimenti gli esercizi verranno svolti sempre meno di frequente sino a essere del tutto abbandonati.

Seguono alcuni consigli per scegliere e insegnare gli esercizi:
- Il numero di attività comprese nel programma domiciliare consigliato dovrebbe essere ridotto al minimo, perché pochissime persone sono preparate a fare una lunga lista di esercizi ogni giorno.
- Il paziente deve essere in grado di svolgere le attività senza aver bisogno di un trattamento preparatorio eseguito dalla terapista.
- La terapista deve evitare il più possibile che il paziente abbia bisogno dell'aiuto della moglie o di altri familiari per svolgere gli esercizi, perché la relazione può facilmente cambiare diventando terapista-paziente invece di marito-moglie, padre-figlio, ecc.
- Gli esercizi non dovrebbero richiedere attrezzature speciali, ma dovrebbero essere possibili con l'aiuto di mobili normali, in modo da non rendere la stanza una palestra.

Le attività in seguito descritte si sono dimostrate adatte e necessarie per la maggior parte dei pazienti; dovrebbero essere insegnate con attenzione sin dall'inizio in modo che il paziente le conosca bene e le possa eseguire con precisione e autonomia prima di andare a casa o di concludere il trattamento ambulatoriale. Se il paziente è stato seguito in un'unità di cura intensiva, se è stato preso in seguito in trattamento o se si presenta per un secondo periodo di trattamento, le attività sono preparate gradualmente dal primo trattamento in poi e in seguito sono regolarmente incluse nella seduta. Come valutazione finale, il paziente dovrebbe essere capace di svolgere esattamente la lista delle attività richieste senza che la terapista debba guidarlo in alcun modo o correggere parte dell'esercizio. Per evitare di perdere tempo esercitando un'attività scorretta o inutile, il paziente deve avere punti di riferimento che gli consentano di controllare da solo l'esatto svolgimento di ogni esercizio. Ad esempio nella Fig. 16.4a il paziente mobilizza la supinazione dell'avambraccio finché vede e sente che il pollice della mano plegica è appoggiato alla superficie del tavolo.

La terapista dovrebbe fornire qualche strumento per aiutare il paziente a ricordare i punti chiave di ogni attività e la sequenza con cui svolgere gli esercizi. Può scrivere una lista delle attività e del modo in cui svolgerle, ma tale descrizione risulta spesso confusa, soprattutto se il paziente ha problemi di linguaggio. Piccoli manuali prestampati, illustrati con schemi o disegni dei vari esercizi e su cui la terapista contrassegna quelli da fare, sono molto impersonali, poco stimo-

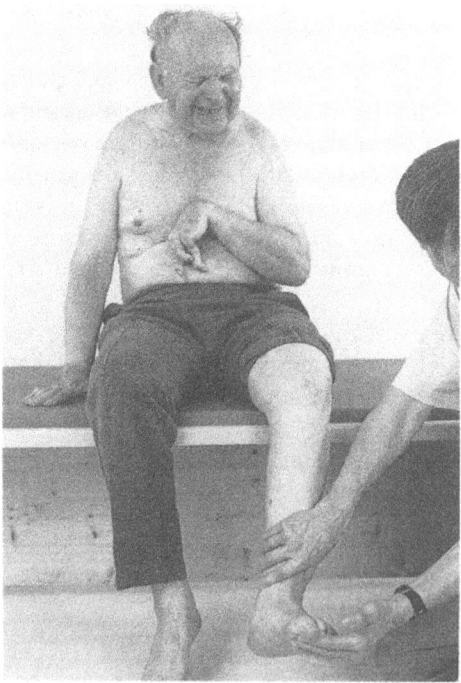

Fig. 16.1. Un programma a domicilio è indispensabile perché previene lo sviluppo di problemi quali quelli della foto. Tali contratture e deformità degli arti sono dolorose, esteticamente sgradevoli e impediscono il recupero dell'attività funzionale (emiplegia sinistra)

lanti e anche poco chiari. Se il paziente ha un videoregistratore lo strumento più utile è un filmato realizzato mentre svolge gli esercizi, o, se non lo possiede, una fotografia di ciascun esercizio con indicate le principali caratteristiche. Una macchina fotografica tipo Polaroid è molto utile per questo scopo, perché le foto possono essere viste immediatamente e il bordo bianco della fotografia fornisce uno spazio utile per scrivere i commenti necessari. Ad esempio, una fotografia che mostra l'attività illustrata in Fig. 16.2 potrebbe richiedere un commento del tipo: "Tenga i gomiti dritti e i palmi delle mani appoggiati l'uno all'altro. Continui finché i pollici toccano il materasso al di sopra della testa". Si possono disegnare sulla foto delle frecce con un pennarello indelebile per segnalare gli errori da evitare.

Esercizi specifici per i muscoli e le articolazioni

Non esiste una prescrizione applicabile a tutti i pazienti, ma le attività che seguono si sono dimostrate possibili e utili per la maggior parte. Gli esercizi scelti sono quelli considerati essenziali per prevenire le complicanze più comuni. La loro esecuzione quotidiana impedirà lo sviluppo di contratture dolorose ed esteticamente sgradevoli che provocano al paziente ulteriore disagio e che possono impedire un ulteriore futuro recupero dell'attività (Fig. 16.1).

Prevenire la rigidità della spalla

Il paziente è sdraiato a letto o sul pavimento e unisce le mani intrecciando le dita, in modo che il pollice plegico sia sovrapposto e i palmi delle mani siano esattamente a contatto. Spinge le mani intrecciate lontano dal corpo sino a raddrizzare i gomiti e porta le braccia verso il lato sano per portare bene in protrazione la scapola.

Poi il paziente solleva le braccia oltre il capo con i gomiti estesi sino a toccare con le mani il piano di appoggio (Fig. 16.2). Abbassa e solleva le braccia alcune volte finché il braccio plegico rimane rilassato sopra il capo.

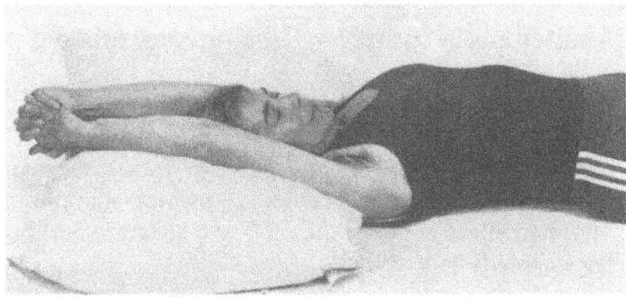

Fig. 16.2. Mantenere indolore la completa escursione di movimento della spalla (emiplegia destra)

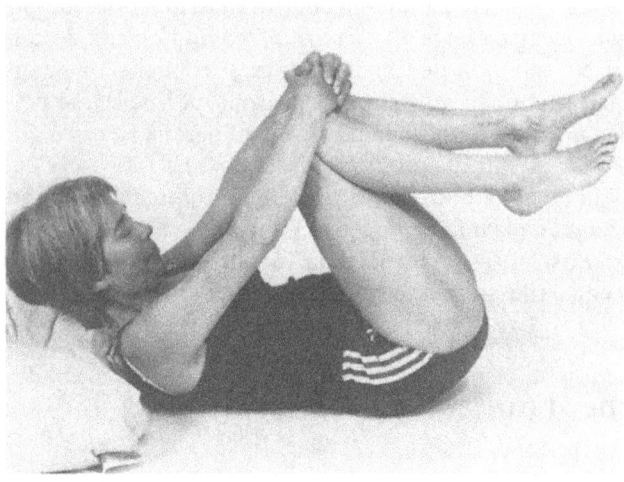

Fig. 16.3. Inibire la spasticità estensoria della gamba (emiplegia destra)

Inibire l'ipertono estensorio dell'arto inferiore

In posizione supina, il paziente intreccia le mani e circonda le ginocchia flesse. Tira le ginocchia sopra il torace e contemporaneamente solleva il capo. Poi permette alle anche di estendersi un po' finché i gomiti sono dritti e le spalle bene in avanti in protrazione. Dopo ripete il movimento flettendo nuovamente le gambe (Fig. 16.3). Si può eseguire l'esercizio flettendo solo la gamba plegica e lasciando l'altra appoggiata al letto.

Mantenere la supinazione dell'avambraccio

Il paziente è seduto davanti a un tavolo con le mani intrecciate e le braccia dritte davanti a sé. Si inclina verso il lato plegico spingendo l'avambraccio plegico in supinazione fino a toccare il tavolo con il pollice (Fig. 16.4a). Muovendosi da un lato all'altro, il paziente rilassa la spasticità sino a poter appoggiare la mano sana aperta su quella plegica, tenendo le dita in estensione (Fig. 16.4b).

Mantenere la completa flessione dorsale del polso

Il paziente intreccia le mani e, mantenendo paralleli di fronte a sé i gomiti appoggiati su un tavolo, porta le mani verso il viso. Con la mano sana dorsiflette completamente il polso plegico e lo muove ripetutamente nella posizione corretta. Il movimento può essere ripetuto frequentemente durante il giorno e il paziente può mantenere la posizione mentre è seduto e parla con qualcuno, o guarda la televisione (Fig. 16.5).

16 • Mantenere e migliorare la mobilità a domicilio 515

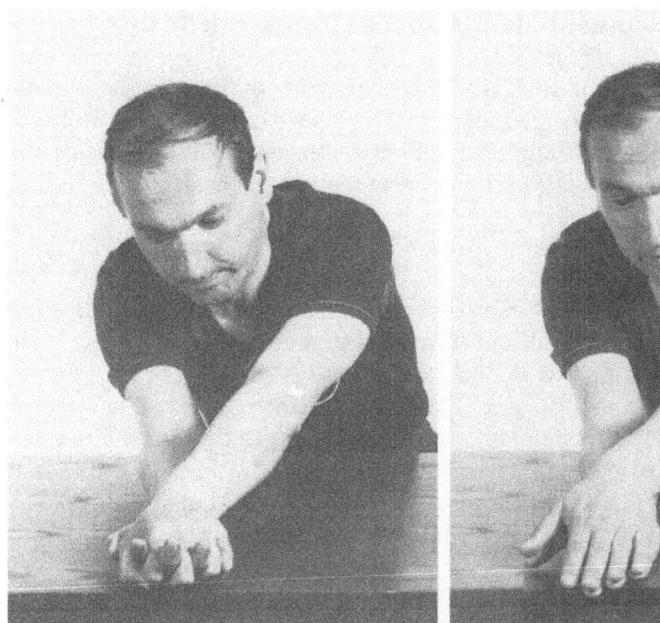

Fig. 16.4a, b. Mobilizzare la supinazione dell'avambraccio (emiplegia destra). **a** Inclinarsi verso il lato plegico con le mani intrecciate. **b** Estendere le dita con la mano sana

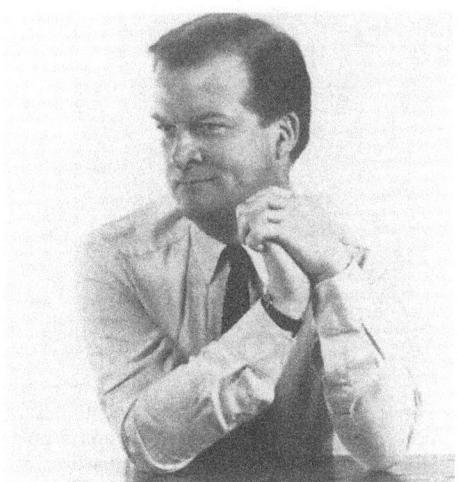

Fig. 16.5. Completa dorsiflessione del polso con i gomiti appoggiati a un tavolo (emiplegia destra)

Prevenire l'accorciamento dei flessori del polso e delle dita

I flessori delle dita e del polso sono spesso notevolmente spastici e possono andare incontro facilmente all'accorciamento. Si deve insegnare al paziente un metodo per mantenerne la piena lunghezza. All'inizio può essere difficile da apprendere, ma uno dei tre metodii esposti successivamente è essenziale.

Metodo 1

Seduto su una sedia il paziente gira verso l'alto il più possibile le mani intrecciate. Espira e posiziona con i gomiti ancora flessi le zone carpali delle mani sulla coscia sana. Quando sente che le dita sono piuttosto rilassate, prona ulteriormente gli avambracci sino a portare i palmi rivolti verso il basso e fa scivolare lentamente le mani verso il pavimento tenendole fra le gambe. Con le dita estese appoggia i palmi delle mani sul pavimento (Fig. 16.6a). Un vantaggio di questo metodo è che se il paziente ha ancora troppo poca attività volontaria nei muscoli estensori, la pressione delle gambe contro le braccia lo aiuta a tenere i gomiti estesi.

All'inizio può essere difficile per il paziente pronare gli avambracci e ruotare le mani intrecciate con i palmi rivolti verso il basso e il movimento deve essere atten-

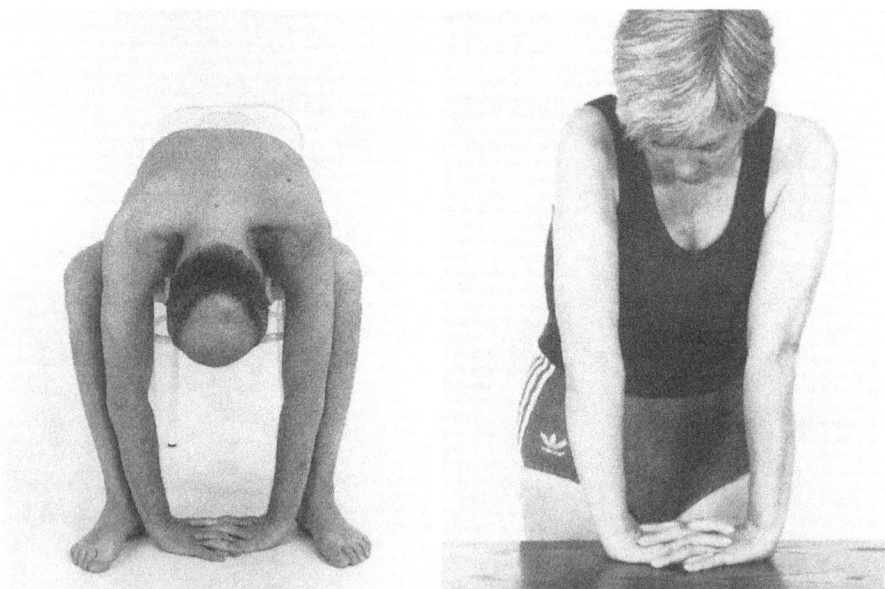

Fig. 16.6a, b. Prevenire l'accorciamento dei flessori del polso e delle dita. **a** In posizione seduta, appoggiare le mani al pavimento con il polso e le dita estese. Le gambe aiutano il paziente a mantenere i gomiti estesi (emiplegia sinistra). **b** In stazione eretta, le mani vengono appoggiate piatte sul tavolo (emiplegia destra)

tamente esercitato con l'aiuto della terapista. È tuttavia particolarmente importante che il paziente impari a eseguire l'esercizio autonomamente, perché è quasi l'unico modo in cui può allungare completamente senza aiuto i flessori del polso e delle dita mantenendo il gomito esteso. Questo è anche un eccellente metodo per inibire la spasticità della mano e, quando viene svolto durante le sedute di fisoterapia, renderà spesso possibile subito dopo l'evocazione di attività nelle dita.

In genere è più semplice imparare a pronare gli avambracci con le mani intrecciate in posizione seduta. La terapista si pone in piedi davanti al paziente per aiutarlo e appoggia i pollici sulla faccia dorsale dei suoi polsi. Chiede al paziente di espirare, rilassarsi e di permettere alle mani di abbandonarsi in avanti. Se il paziente si sforza di spingere le mani verso il basso con un'eccessiva attività del braccio sano, il movimento sarà bloccato perché la spalla plegica si retrae e l'avambraccio non può portarsi in pronazione. La terapista facilita invece la pronazione degli avambracci ruotando le mani del paziente facendo fulcro sui propri pollici e li tira gradualmente in avanti e verso il basso in direzione delle proprie cosce. Solo quando le mani sono rilassate e in posizione comoda, il paziente dovrebbe provare ad appoggiarle prima sulle ginocchia e dopo su una superficie di appoggio posta davanti a lui quale uno sgabello, o sul pavimento. Dovrebbe tentare di appoggiare le mani su un tavolo mentre è in stazione eretta solo quando può muoverle con facilità in posizione seduta.

Metodo 2

In stazione eretta, il paziente intreccia le mani, le ruota con il dorso verso l'alto e appoggia i palmi su un tavolo o su qualche altra superficie stabile con le dita estese. Tenendo i gomiti dritti sposta il carico in avanti sino a quando i polsi sono nella massima flessione dorsale possibile (Fig. 16.6b). Può anche spostare cautamente il carico da una parte all'altra, inibendo notevolmente l'ipertono flessorio.

Metodo 3

Alcuni pazienti trovano più semplice appoggiare di lato la mano plegica piatta su una superficie di sostegno, ma il metodo è più lungo e il movimento passivo ha bisogno di un po' di pratica prima di essere eseguito con successo. Il paziente è seduto su un tavolo o su una sedia con un'altra sedia a fianco. Con la mano sana estende passivamente le dita e il polso di quella plegica. La supinazione dell'avambraccio aiuterà il paziente a rilassare i flessori delle dita, ma se la mano presenta un elevato ipertono egli avrà bisogno di usare la gamba sana per dare una contropressione contro la faccia dorsale del polso mentre estende passivamente le dita (Fig. 16.7a).

Quando le dita e il polso sono estesi, il paziente appoggia la mano di fianco sulla superficie stabile, lasciando ancora il gomito flesso di alcuni gradi (Fig. 16.7b). Con la mano rilassata sul tavolo sposta cautamente il pollice in abduzione (Fig. 16.7c). Usando la mano sana per tenere il gomito plegico in massima estensione, il paziente sposta il peso del corpo sul braccio plegico facendo attenzione a non flettere le dita mentre esegue il movimento (Fig. 16.7d).

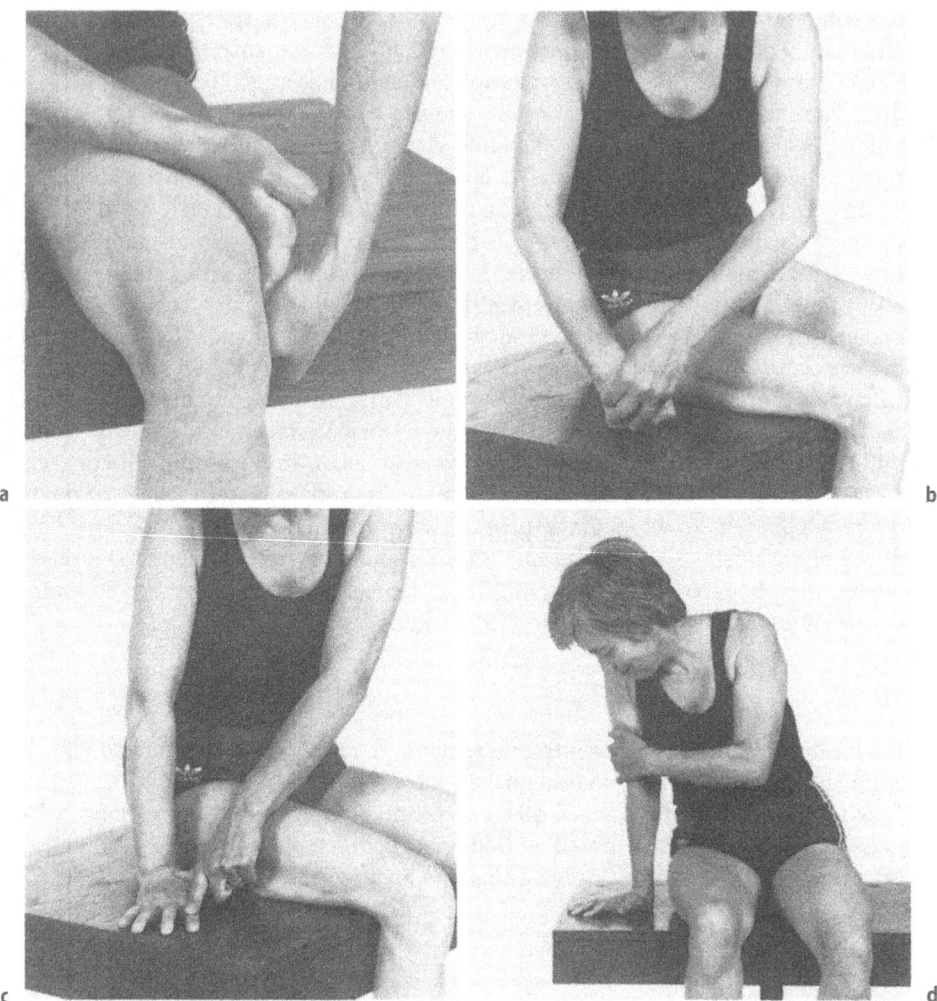

Fig. 16.7a-d. Prevenire l'accorciamento dei flessori del gomito, del polso e delle dita (emiplegia destra). **a** Estensione passiva delle dita con la mano sana, usando la gamba sana per esercitare una contropressione. **b** Posizionare la mano plegica di fianco con le dita mantenute in estensione. **c** Portare il pollice flesso in estensione e abduzione. **d** Quando si trasferisce il peso sul braccio, estendere con la mano sana il gomito

Prevenire l'accorciamento del tendine di Achille e dei flessori delle dita

Il paziente mette davanti a sé sul pavimento una benda arrotolata e vi appoggia sopra il piede in modo che le dita siano sostenute in estensione dalla benda (Fig. 16.8a). Si alza in piedi e, se necessario, spinge con la mano sana sul ginocchio ple-

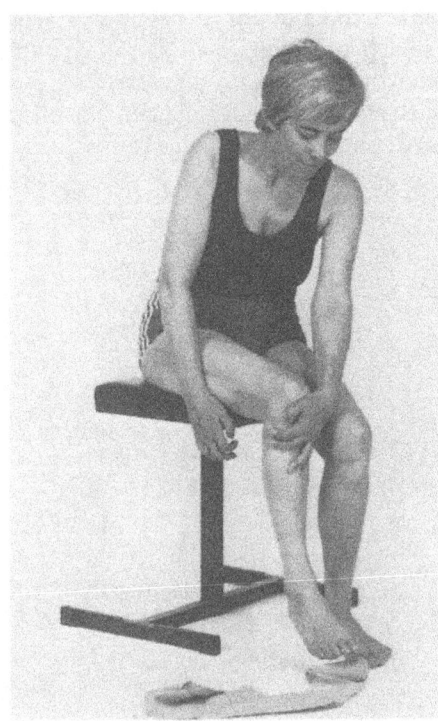
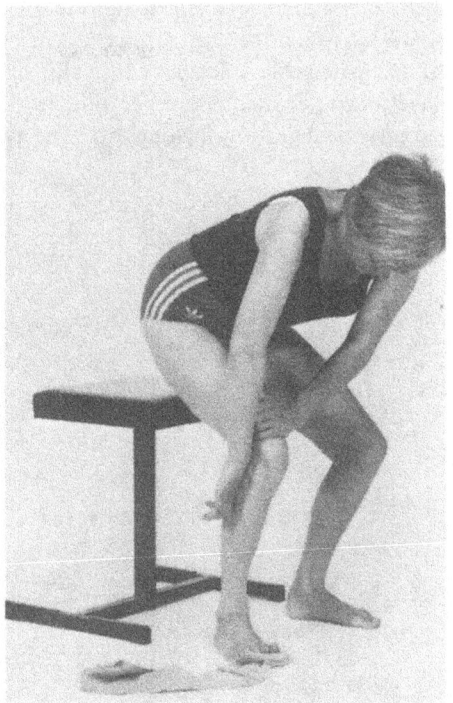
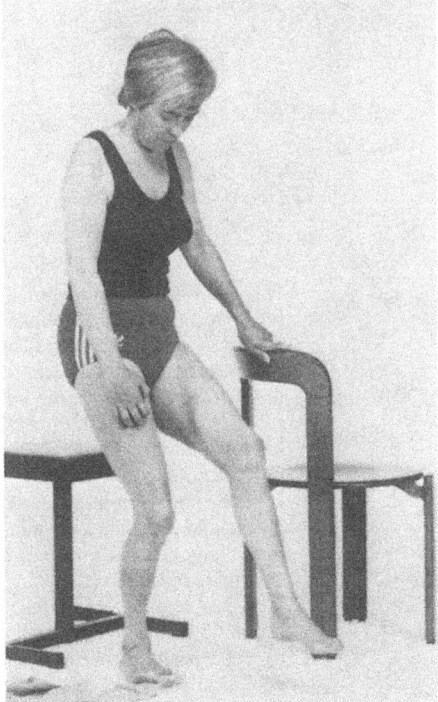

Fig. 16.8a-c. Prevenire l'accorciamento del tendine di Achille e dei flessori delle dita del piede (emiplegia destra). **a** La paziente appoggia con cura il piede su una benda arrotolata, in modo che essa si trovi direttamente sotto tutte le dita. **b** La paziente preme verso il basso sul ginocchio sino a portare il tallone appoggiato al pavimento e dopo solleva i glutei dallo sgabello. **c** Rimanendo in stazione eretta con tutto il peso sulla gamba plegica, la paziente flette ed estende il ginocchio e si tiene leggermente allo schienale di una sedia per sentirsi sicura

gico per assicurarsi che il tallone rimanga a contatto con il pavimento (Fig. 16.8b). In stazione eretta, porta il carico sulla gamba plegica e solleva la gamba sana. Sostenendosi leggermente allo schienale di una sedia, a un cassettone, o al lavandino per mantenere l'equilibrio, il paziente sta in piedi sulla benda e piega ed estende il ginocchio, tenendo bene avanti le anche mentre svolge l'attività (Fig. 16.8c).

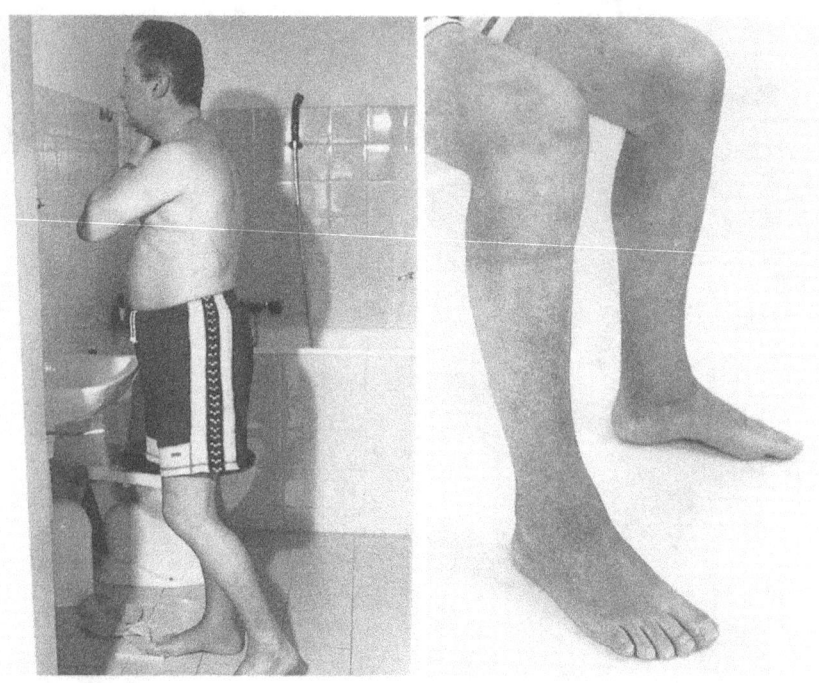

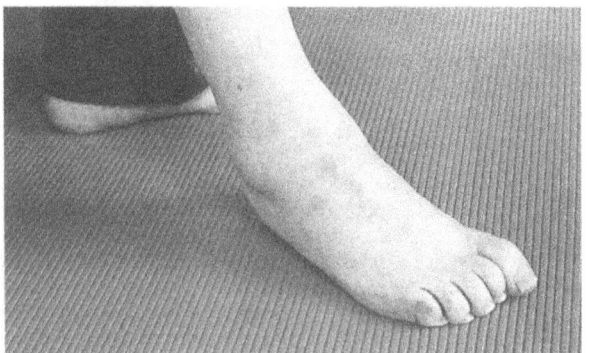

Fig. 16.9a-c. Mantenimento a lungo termine della mobilità del piede (emiplegia destra). **a** Mentre si fa la barba, il paziente sta in piedi ogni giorno su una benda arrotolata posta sotto le dita. **b** Nonostante l'ipertono dopo 10 anni il piede è completamente mobile, perché gli esercizi sono stati eseguiti quotidianamente. **c** Se il piede si irrigidisce in flessione plantare con le dita ad artiglio diventa difficile il trasferimento del carico, le reazioni di equilibrio sono ostacolate e il cammino è doloroso e insicuro

Si consiglia al paziente di fare questo importante esercizio in bagno ogni giorno, perché è già scalzo e si può tenere la benda nell'armadietto vicino al lavandino. Il paziente può, per esempio, come abitudine stare in piedi sulla benda mentre si fa la barba (Fig. 16.9a). Il lavandino fornisce un sostegno stabile e durante l'attività il capo si muove libero in modo automatico, mentre lo specchio consente al paziente di valutare se il tronco e le spalle sono simmetriche e se la postura è corretta. Una donna può svolgere la stessa attività mentre si pettina o si trucca. Questa semplice attività assicura il mantenimento della completa mobilità del piede anche a distanza di molti anni (Fig. 16.9b). Previene inoltre l'accorciamento dei muscoli del polpaccio o la dolorosa chiusura ad artiglio delle dita del piede che altrimenti hanno luogo facilmente e rendono il cammino insicuro e faticoso (Fig. 16.9c).

Mantenere la completa escursione dell'abduzione orizzontale con il gomito esteso

Se il paziente svolge questi esercizi con regolarità e in modo corretto, si manterrà la completa escursione di movimento nei muscoli ipertonici o plegici e nelle articolazioni.

Autonomamente

Il paziente posiziona le dita della mano plegica attorno alla maniglia di un armadio e allontana lentamente i piedi per estendere passivamente il gomito e ruotare esternamente la spalla. Con la mano così stabilizzata, stira anche il braccio sano portandolo in abduzione orizzontale e appoggia il dorso della mano contro la porta dell'armadio posto dietro di sé. Tenendo i piedi fermi e paralleli, il paziente sposta il torace e i glutei in avanti allontanandoli il più possibile dalla maniglia senza perdere la posizione delle braccia (Fig. 16.10). Per mantenere la mano plegica in posizione si possono utilizzare diverse attrezzature, quali la maniglia di una porta, di un frigorifero e, se non si trova nulla di adatto, si può fissare al muro una maniglia.

Con aiuto

Se il paziente non è ancora in grado di eseguire l'attività stando in piedi da solo, ha bisogno dell'aiuto di un'altra persona per mantenere l'escursione del movimento finché non ha fatto sufficienti progressi. Può essere un familiare o un vicino a cui è stato insegnato il movimento.

Il paziente prima inibisce l'ipertono intrecciando le mani e sollevandole sopra il capo. Poi l'aiutante prende il braccio plegico e, mantenendo il gomito in estensione, lo porta lentamente di lato sino ad appoggiarlo sul letto con il palmo della mano rivolto verso l'alto. Il braccio è a 90° rispetto al corpo. Con una mano l'aiutante estrae il pollice dal palmo della mano portandolo in estensione e abduzione ed estende con l'altra tutte le altre dita (Fig. 16.10b). L'attività continua finché il polso, le dita e il pollice sono completamente estesi. Durante l'attività un cusci-

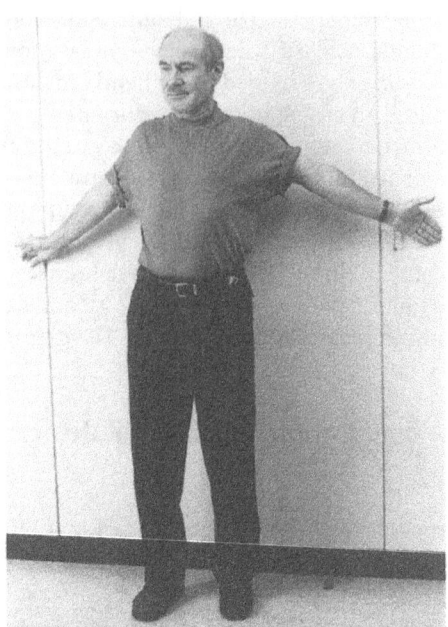

Fig. 16.10a, b. Mantenere l'escursione dell'abduzione orizzontale con estensione del gomito (emiplegia destra). **a** Con la mano plegica tenuta in posizione dalla maniglia di un'anta, quando il paziente allontana il corpo dall'armadio il braccio si abduce. **b** Una paziente che non è ancora in grado di stare in piedi ha bisogno dell'aiuto del marito per mantenere l'escursione dell'abduzione del braccio con il gomito, il polso e le dita estesi (emiplegia destra)

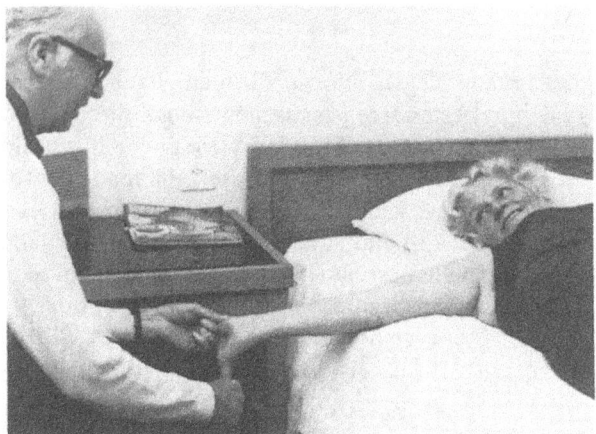

no posto sotto il torace del paziente aumenterà l'effetto e manterrà anche l'estensione della colonna dorsale.

Automobilizzazione del sistema nervoso

Per mantenere la completa mobilità del sistema nervoso, è necessario aggiungere altre attività a quelle per i muscoli e le articolazioni, in modo tale da prevenire i movimenti di fuga causati dall'anormale aumento di tensione.

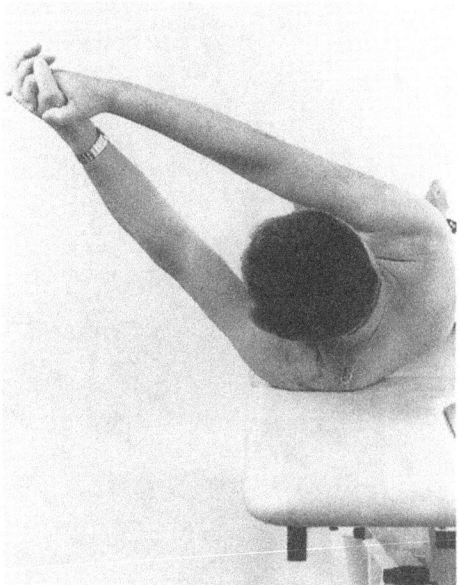

Fig. 16.11. La rotazione del torace mobilizza il nevrasse (emiplegia destra)

Rotazione del nevrasse

In combinazione con l'attività per mantenere la completa escursione del movimento della spalla, il paziente può includere anche la mobilizzazione del nevrasse. Quando le braccia sono sopra il capo con le mani intrecciate in modo corretto, il paziente le sposta lateralmente il più lontano possibile ruotando la colonna dorsale (Fig. 16.11).

Mobilizzare l'ULTT1

Oltre a garantire l'elasticità dei muscoli adduttori e rotatori interni della spalla, il paziente deve anche mobilizzare le strutture neurali di tutto l'arto superiore per garantirne la capacità di allungamento adattativo. Per fare ciò, il paziente muove autonomamente entrambe le braccia in abduzione e rotazione esterna mentre tiene in posizione fissa la mano plegica e include nella mobilizzazione il maggior numero possibile di componenti dell'ULTT1.
- Il paziente posiziona con la mano sana le dita plegiche attorno a un supporto fisso di altezza adeguata, come la maniglia o il pomello di una porta (Fig. 16.12a). Se il braccio è ipertonico, si lasciano flessi il gomito, il polso e le dita.
- Con la mano fermamente posizionata, il paziente allontana lentamente i piedi e il tronco dalla maniglia fino a estendere il gomito (Fig. 16.12b).
- Con la schiena rivolta alla parete e i piedi paralleli, il paziente estende il brac-

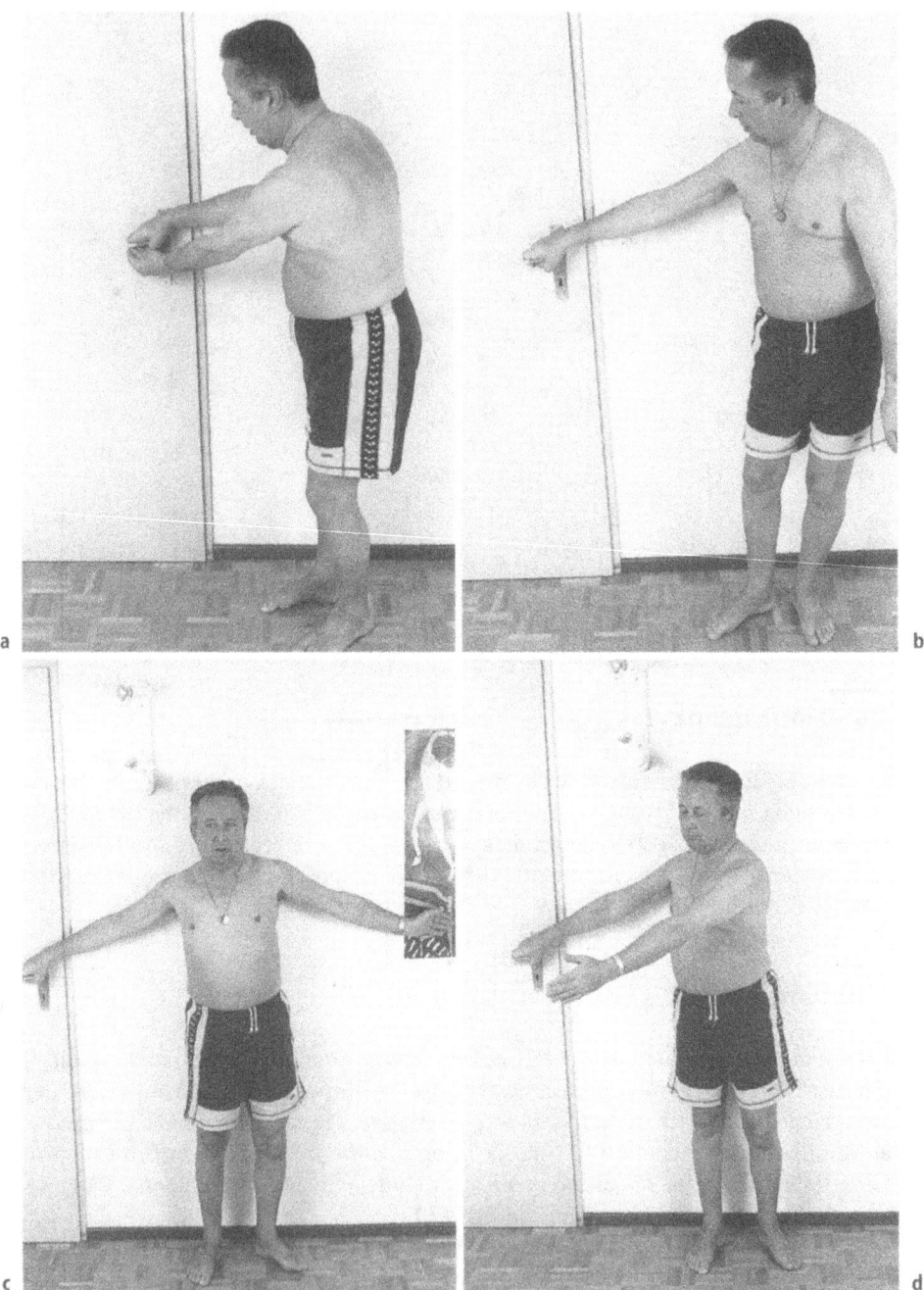

Fig. 16.12a-d. Automobilizzazione per l'ULTT1 (emiplegia destra). **a** La mano plegica è posizionata attorno alla maniglia della porta. **b** Allontanare il corpo per estendere passivamente il braccio plegico. **c** Allontanare il torace dalla parete con le braccia abdotte e ruotate esternamente. **d** Portare avanti il braccio sano con rotazione del tronco

cio sano e appoggia il dorso della mano contro la parete, poi porta il torace e il bacino in avanti rispetto ai piedi (Fig. 16.12c).
- Tenendo il bacino allineato, il paziente muove ripetutamente la mano sana verso la porta e poi ritorna appoggiandola nuovamente alla parete (Fig. 16.12d). Questo movimento non mobilizza solo l'ULTT1, ma anche il nevrasse attraverso la rotazione del torace. Il particolare beneficio ottenuto con quest'attività è che quando il paziente cammina, il braccio rimane disteso lungo il fianco con il cingolo scapolare correttamente posizionato, invece di essere continuamente tirato in flessione con la mano davanti all'ascella.

Mobilizzare lo Slump Test in posizione seduta con le ginocchia estese

L'automobilizzazione dello Slump Test in posizione seduta con le ginocchia estese aiuterà il paziente a mantenere un buon schema di cammino e anche la mobilità di tutto il sistema nervoso attraverso il nevrasse. Per molti pazienti la difficoltà maggiore è mantenere la dorsiflessione del piede quando si piegano in avanti per toccare le dita del piede con le ginocchia estese.
- Il paziente si siede su una sedia con il bacino ben appoggiato allo schienale.
- Lasciando appoggiato al pavimento il piede sano, il paziente solleva il piede plegico su un'altra sedia posta di fronte a sé, con lo schienale appoggiato a una parete o a un armadio.
- Con il ginocchio ancora flesso, il paziente appoggia la pianta del piede allo schienale della sedia e usa la mano sana per premere in basso la caviglia portandola in dorsiflessione.
- Il paziente estende con attenzione il ginocchio usando, se necessario, la mano sana per evitare che avvenga la flessione plantare del piede durante l'estensione attiva del ginocchio.
- Il paziente fa scivolare le mani lungo la gamba verso il piede flettendo il tronco e muovendolo ripetutamente avanti e indietro per mobilizzarlo, invece che stirarne le strutture (Fig. 16.13). La mano sana preme in basso sul ginocchio se esso si flette sollevandosi dalla sedia, o facilita il movimento in avanti del braccio plegico.
- Lo stesso movimento viene ripetuto con la gamba sana posta sulla sedia e il piede plegico appoggiato al pavimento.

Ulteriori esercizi attivi

Alcuni pazienti possono voler imparare anche degli esercizi da effettuare attivamente da soli. La terapista quindi dovrebbe provvedere a una selezione di esercizi adeguata alle necessità e abilità del paziente. Per molti pazienti si sono dimostrate utili molte delle attività con un pallone da ginnastica descritte da Klein-Vogelbach (1991) nel suo libro ben illustrato sull'argomento e mostrate in un ottimo video (Klein-Vogelbach 1992). Il pallone aggiunge interesse e provoca la

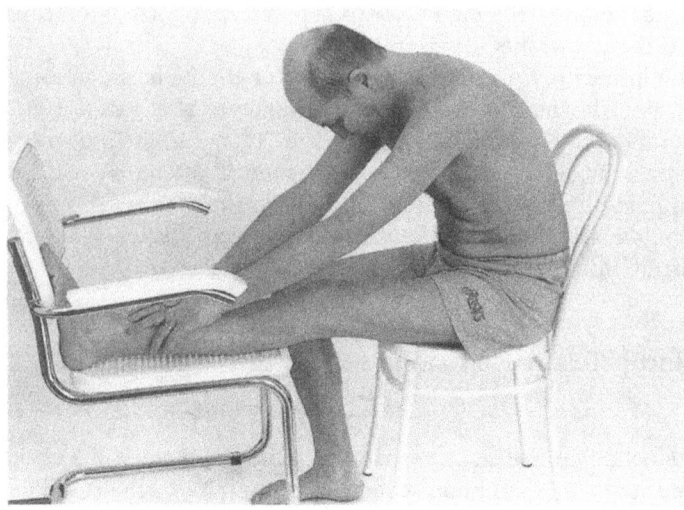

Fig. 16.13 Automobilizzazione dello Slump in posizione seduta con il ginocchio esteso e con il piede in flessione dorsale posto contro lo schienale di una sedia (emiplegia sinistra)

precisa attivazione possibile di specifici gruppi muscolari. Non solo i pazienti si divertono esercitandosi con il pallone, ma quest'ultimo li informa anche se stanno eseguendo correttamente o meno l'esercizio, perché esso o si muove in una determinata direzione, oppure non si muove come specificato dall'attività. Molte delle attività sono state adattate e usate con successo con pazienti di differenti età e a diversi livelli di riabilitazione (Davies 1990). Quelli che seguono sono alcuni utili esempi.

Sollevare il pallone con i talloni e stendere le ginocchia

Il paziente è supino e tiene il pallone tra i talloni. Con le braccia che rimangono rilassate lungo i fianchi, solleva il pallone dal pavimento, tenendo le anche abdotte ed extraruotate e il pallone sulla linea mediana del corpo (Fig. 16.14a). Il paziente solleva ulteriormente il pallone estendendo le ginocchia; ciò non solo incrementa l'estensione selettiva del ginocchio, ma mobilizza anche l'elevazione della gamba a ginocchio esteso (SLR) (Fig. 16.14b).

Estensione delle gambe con rotazione del tronco

Da supino, il paziente mette le gambe sul pallone e solleva i glutei e il tronco da terra. Tenendo il pallone completamente fermo, cerca di mantenere la posizione mentre solleva il braccio sano dal pavimento (Fig. 16.15a).

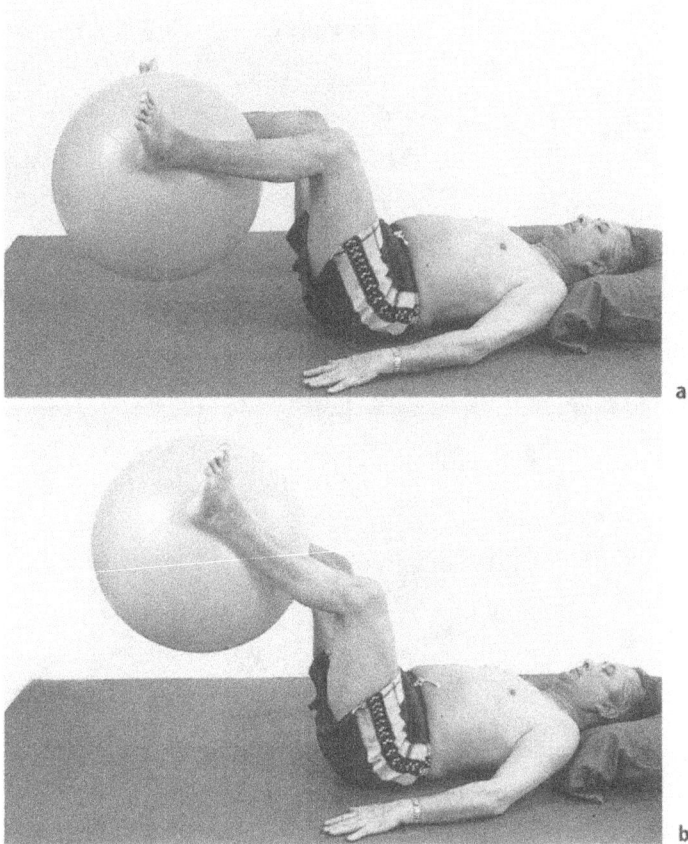

Fig. 16.14a, b. Promuovere l'attività selettiva della gamba sollevando un pallone da ginnastica con i piedi (emiplegia destra). **a** Il paziente preme i talloni contro il pallone e flette le anche e le ginocchia per sollevarlo. **b** Estendere entrambe le ginocchia per sollevare il pallone più in alto

Con le spalle che rimangono appoggiate sul pavimento e le braccia lungo i fianchi, il paziente ruota il bacino e il tronco inferiore sino a portare la gamba plegica sopra quella sana (Fig. 16.15b). Dopo ruota il bacino dalla parte opposta fino a portare la gamba sana su quella plegica con le ginocchia estese e senza far collassare il bacino (Fig. 16.15c).

Esercitare l'attività selettiva della muscolatura addominale

Da supino, il paziente appoggia la gamba plegica sul pallone e solleva quella sana con l'anca flessa a circa 90° e il ginocchio piuttosto esteso. Adduce e abduce la gamba sana e di conseguenza il pallone che sostiene la gamba plegica si muove

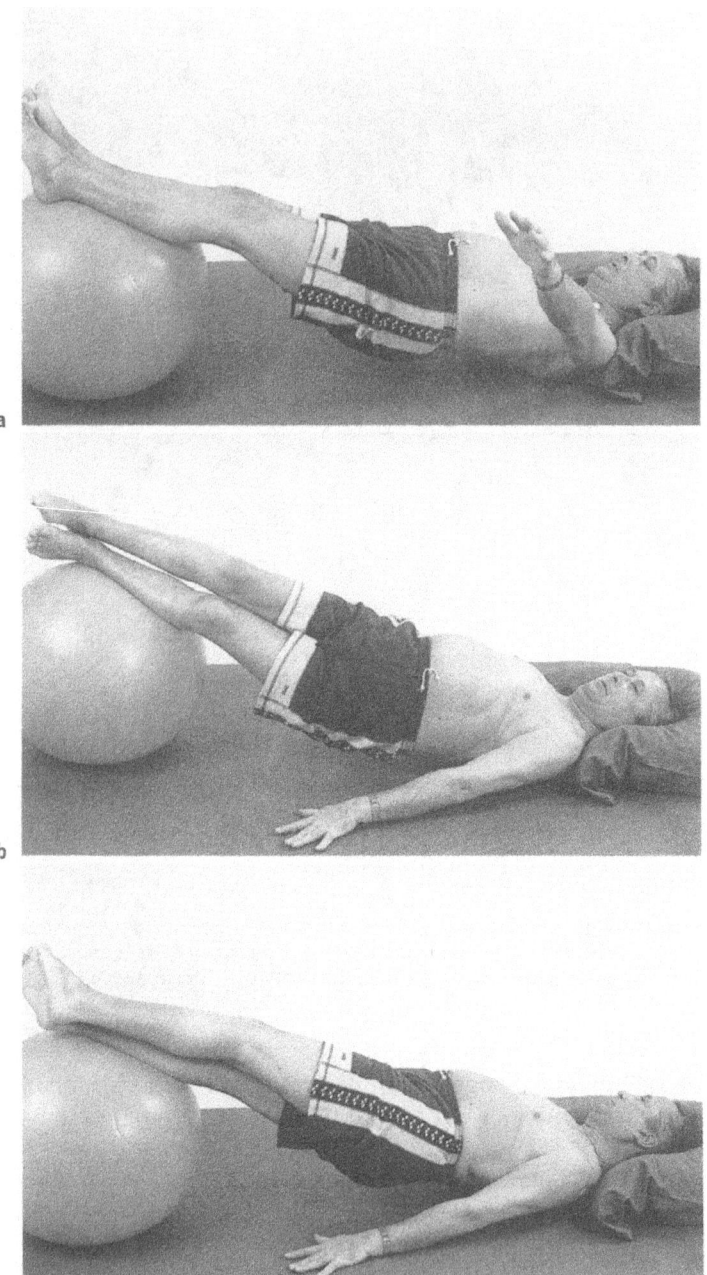

Fig. 16.15a-c. Migliorare l'estensione dell'anca e il controllo del tronco usando un pallone da ginnastica (emiplegia destra). **a** Con le gambe appoggiate al pallone, il paziente solleva il bacino e cerca di mantenere la posizione quando solleva il braccio sano. **b** Ruotare in avanti il bacino sino a far appoggiare la gamba plegica sull'altra. **c** Il paziente tiene i glutei sollevati dal suolo e ruota il tronco inferiore e il bacino verso il lato plegico

reattivamente da una parte all'altra in direzione contraria al movimento della gamba sana (Fig. 16.16a). Il paziente cerca di lasciare la gamba plegica rilassata in estensione, inibendo la tendenza del ginocchio a flettersi quando vengono attivati i muscoli addominali.

Con il polpaccio della gamba sana che rimane appoggiato sul pallone, il paziente solleva la gamba plegica e la muove da una parte all'altra, cercando di non usare attivamente quella sana ogni volta che il pallone si muove nella direzione opposta (Fig. 16.16b). Poiché la colonna dorsale viene sostenuta in estensione mentre le gambe si muovono, si stimola e si riallena l'attività selettiva della muscolatura addominale.

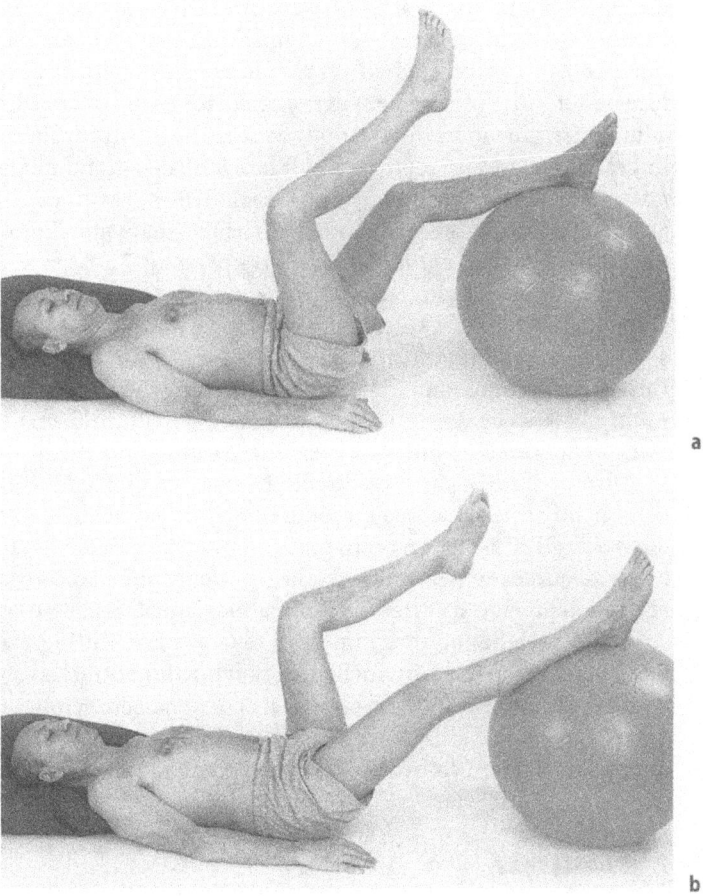

Fig. 16.16a, b. Esercitare l'attività selettiva dei muscoli addominali con il pallone da ginnastica (emiplegia sinistra). **a** La gamba plegica rimane rilassata sul pallone, mentre quella sana si muove da un lato all'altro con l'anca flessa a 90°. Quando la gamba sana si muove attivamente da un lato, quella plegica si muove reattivamente dall'altro. **b** Quando la gamba plegica si muove di lato, il paziente cerca di non usare attivamente quella sana

Attività del tempo libero e hobby

Prima che il paziente sia dimesso, i terapisti e gli altri operatori che lo assistono devono essere consapevoli che nella vita esiste qualcosa di più che eseguire una lista di esercizi. Tyson (1995) sottolinea l'importanza di includere l'attività sociale nel programma di riabilitazione, l'obiettivo è "far ritornare le persone a uno stile di vita attivo e non a una mera esistenza". Si deve prestare molta attenzione al fatto che una volta terminato il trattamento il paziente non stia unicamente seduto a casa tutto il giorno, senza fare nulla per riempire le lunghe ore. Esiste il reale pericolo che l'unico piacere del paziente diventi, oltre a guardare la televisione, mangiare e bere; se combinato alla mancanza di attività e all'immobilità forzata, ciò potrebbe portare a un aumento di peso. L'obesità non solo rende più difficile il cammino e le attività di cura di sé, ma è anche un noto fattore di rischio di aumento della pressione sanguigna. Esteticamente, se il paziente è sovrappeso non si piace, i vestiti non gli vanno più bene e la perdita di autostima può divenire un ulteriore motivo per cui non gli piace uscire di casa. Uno studio sugli esiti a lungo termine in pazienti colpiti da ictus ha mostrato che sebbene il 90% fosse in grado di camminare in casa e di fare le scale autonomamente, molti erano di fatto relegati in casa e non uscivano mai (Thorngren e coll. 1990). Gli hobbie e le attività del tempo libero aiutano il paziente a mantenersi mobile e lo incoraggiano a uscire di casa e a incontrare altre persone. Tuttavia si è trovato che pochi pazienti ritornano alle attività precedenti l'ictus e ancor meno intraprendono spontaneamente nuove attività (Jongbloed e Morgan 1991). Inoltre i pazienti non sono in grado di modificare o riprendere senza aiuto le attività del tempo libero. Così come non possono imparare da soli come camminare e vestirsi dopo l'ictus, molti pazienti avranno bisogno di essere guidati, informati e incoraggiati per intraprendere nuovi interessi e attività (Drummond 1990).

Diventa quindi parte integrante di una riabilitazione condotta con successo consigliare al paziente quali attività sarebbero possibili, aiutarlo a sceglierne una dopo avergli fatto fare un po' di pratica e insegnargli a cimentarsi con la scelta finale. Senza questo aiuto e questa guida al paziente può mancare la sicurezza per uscire e gradualmente si ritirerà, diventerà socialmente isolato e sempre meno attivo.

Le persone hanno molti interessi diversi e non tutti i pazienti desidereranno fare qualche tipo di sport anche se il movimento potrebbe essere benefico e terapeutico. Secondo Tyson (1995) un senso di benessere sembra essere correlato alla partecipazione ad attività di svago: "Non importa cosa il paziente fa o come lo fa, anche solo l'essere coinvolto attivamente in qualcosa è importante."

Altri interessi oltre allo sport

Avere un cane

Il cane può essere una meravigliosa compagnia per il paziente e avere un animale lo incoraggerà a uscire di casa per camminare. In Austria un giovane ingegnere ebbe un ictus e quando dopo 2 anni ritornò a casa in seguito al periodo di riabilitazione, era ancora in carrozzina. Aveva grossi problemi nell'alimentazione e nel linguaggio e doveva essere alimentato dalla moglie e dai figli. Al termine del periodo di riabilitazione egli chiese cos'avrebbe potuto fare per migliorare ulteriormente le sue condizioni e i medici gli consigliarono di "muoversi quanto più possibile, perché tutto il cervello partecipa al processo della deambulazione". Egli ebbe l'idea che avere un cane lo avrebbe potuto incoraggiare a muoversi di più e in seguito scrisse una lettera commovente che spiega quanto possa essere prezioso per un paziente con emiplegia avere un cane.

"Da agosto abbiamo un labrador, cani di questa razza sono particolarmente adatti per le persone disabili perché sono molto intelligenti e di buon carattere. Sono molto felice di avere 'Cassy', perché non sono più solo quando la mia famiglia esce di casa (per lavoro o studio). Inoltre io devo uscire regolarmente e quando esco incontro e parlo con altre persone, la maggior parte delle quali ha altri cani. Questo rinforza la sicurezza in me stesso, è un piacere per me e mi 'salva' dall'inevitabile isolamento provocato dalla mia malattia (Fig. 16.17). Anche mia moglie e le mie figlie sono deliziate da Cassy; essa 'arricchisce' veramente la vita di tutta la famiglia" (H. Sobotha, comunicazione personale, 1996, tradotta dal tedesco).

Persino un piccolo cane può fare una grossa differenza, come fece un piccolo bassotto tedesco che aiutò un paziente afasico a recuperare la gioia di vivere, comprendendo la sua voce senza parole, incoraggiandolo a camminare e giocando all'infinito a riportare la palla che egli gli lanciava.

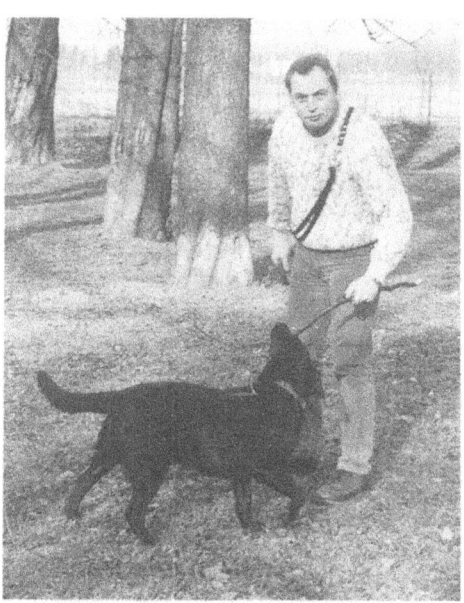

Fig. 16.17. Fare una passeggiata con Cassy

Cantare

Alcuni pazienti hanno trovato stimolante e piacevole cantare in un coro e anche la loro voce e il controllo della respirazione sono migliorati.

Giardinaggio

Guardare le piante crescere e occuparsene può essere molto soddisfacente e molti pazienti sono diventati entusiasti giardinieri anche se non vi erano interessati prima dell'ictus. Per i pazienti che non hanno un giardino, sono sufficienti piante da balcone e da davanzale. Un paziente iniziò a coltivare orchidee nel suo appartamento e diventò piuttosto esperto nel campo.

Pittura

In campo creativo sono stati ottenuti risultati sorprendenti da pazienti che avevano partecipato a gruppi di attività artistiche, che sono completamente gradite da tutti i partecipanti. Una donna di 70 anni che non aveva mai disegnato o dipinto prima dell'ictus, sviluppò un notevole talento ed ebbe molto successo con il suo lavoro.

Attività sportive

Persone disabili hanno praticato con successo e piacere molti diversi tipi di sport e di movimento, dallo yoga alla ginnastica aerobica (Rasmussen 1995), dal tiro con l'arco all'ippica (Malmström e coll. 1995). Persone di età diversa e a vari livelli di riabilitazione sono state in grado di padroneggiare e trovare piacere nelle seguenti attività facilmente praticabili.

Nuoto

Per quasi tutti i pazienti è possibile e molto piacevole imparare a nuotare, anche se non ne erano capaci prima dell'emiplegia. Tuttavia è necessario istruirli e si consiglia il metodo Halliwick. Il paziente trae vantaggio dal movimento in acqua e questa è un'attività di cui può godere con la famiglia e gli amici. Weber-Witt (1994) descrive e illustra come si può insegnare ai pazienti a nuotare con sicurezza e in modo terapeutico nonostante una notevole debolezza o una grave plegia. Spiega inoltre come risolvere problemi quali entrare e uscire dalla piscina.

Andare in bicicletta

Si può insegnare al paziente ad andare in bicicletta tenendo entrambe le mani sul manubrio, o se non è ancora in grado di cavarsela su una bicicletta, sul mercato esistono numerosi tricicli per adulti. A seconda dei bisogni del paziente, essi sono equipaggiati di un sellino o di un sedile con lo schienale. Il triciclo permette soprattutto ai pazienti che possono camminare molto lentamente di muoversi liberamente e con sicurezza e di stare al passo con coloro che li accompagnano. Alcuni pazienti vanno in tandem con un amico o un compagno e possono coprire considerevoli distanze su percorsi interessanti persino se hanno una grave disabilità.

Sci di fondo

Anche un paziente che ha difficoltà a camminare da solo può imparare a fare sci di fondo e ottenerne un notevole beneficio, migliorando la capacità del cammino mentre gioisce dell'esperienza (Gerber 1995). Se non c'è recupero del controllo motorio nel braccio plegico, il paziente può sciare senza racchette, ma se dovesse essere presente può essere migliorato sciando con due racchette (Fig. 16.18).

Golf

I movimenti oscillatori del golf sono molto utili per il paziente, perché includono il trasferimento del carico, la rotazione del tronco e la coordinazione occhio-

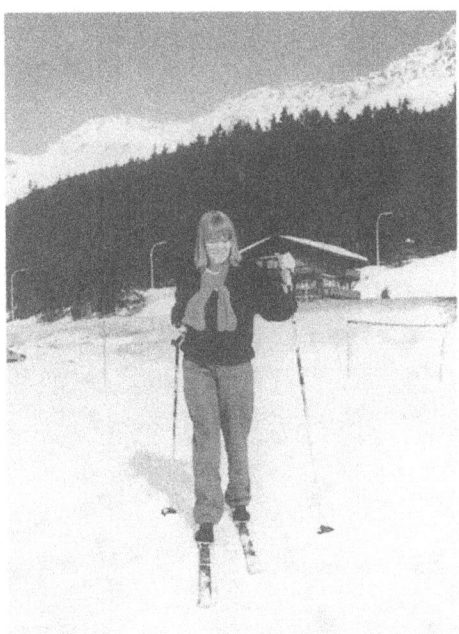

Fig. 16.18. Lo sci di fondo è molto piacevole e iniziare a usare due racchette da sci stimola l'attività della mano plegica. Per molti anni dopo l'ictus la paziente ebbe grosse difficoltà a camminare e non era per nulla in grado di uscire da casa da sola (Fig. 3.16)

mano. Inoltre, giocando in un campo a 18 buche il paziente cammina per più di 5 Km, una distanza che pochi altrimenti coprirebbero senza lo stimolo del gioco. La capacità di resistenza e anche l'abilità nel cammino del paziente migliorano. Il golf è anche un gioco che può essere praticato piuttosto bene con una mano sola (Fig. 16.19). Il Dr. Mueller, un neurologo colpito da emiplegia sinistra dopo un incidente sciistico, è il paziente della Fig. 16.19. Egli ha già raggiunto un handicap di 32 e progetta di partecipare ai giochi olimpici in Australia del 2000. Fu così affascinato dai progressi fisici fatti giocando a golf e dalla piacevolezza dell'esperienza, che ha ora avviato un progetto, prossimo alla realizzazione, per costruire e finanziare un corso di golf per persone disabili nel nord della Germania. Il suo motto è "Trotz Handicap zum Handicap" che significa approssimativamente "verso un handicap nonostante l'handicap" (*Kurier am Sonntag*, 9 Febbraio 1997). Il Dr. Mueller si augura che anche altri pazienti intraprendano uno sport che non praticavano prima dell'emiplegia, in modo da evitare un paragone con le prestazioni precedenti. Essendo stato egli stesso un appassionato giocatore di calcio e un discesista con gli sci, scelse il golf e iniziò a imparare con la moglie. Non solo il paziente diminuì il suo handicap; ma giocare a golf e l'attività fisica che esso comporta migliorarono anche in modo stupefacente il suo cammino. Inoltre il paziente ama fare sci di fondo in inverno, ha perso peso, è in forma, abbronzato e in salute.

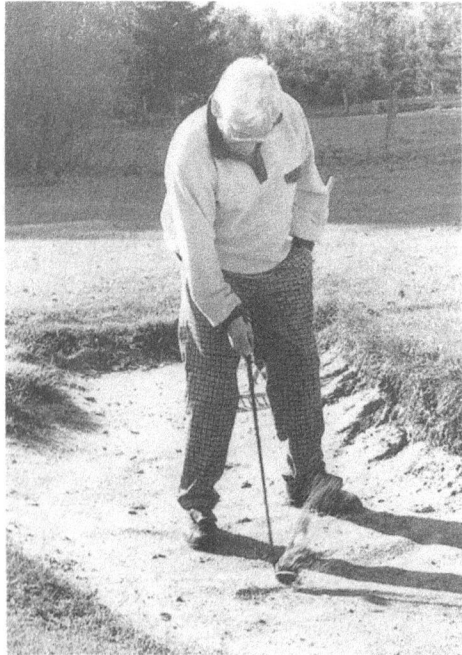

Fig. 16.19. Un handicap di 32 nonostante l'handicap! Uscire da un bunker con successo e andare sul prato con una sola mano attiva (emiplegia sinistra)

Conclusione

Svolgere le attività consigliate per mantenere l'elasticità muscolare, l'escursione articolare e la mobilità del sistema nervoso preverrà lo sviluppo di contratture dolorose e inestetiche e permetterà futuri ulteriori miglioramenti. Il paziente non solo riuscirà a mantenere il livello di rendimento raggiunto durante la riabilitazione, ma migliorerà e aumenterà anche l'uso funzionale. Per il paziente è molto importante continuare a perseverare ponendosi obiettivi realistici, non importa quanto piccoli e dopo lavorare per ottenerli. Egli dovrebbe essere dotato di spirito d'avventura e, quando sente che il movimento è corretto, trovare modalità nuove, più attive per svolgere le attività quotidiane, modalità prima impossibili ma rese attuabili dal graduale miglioramento del controllo motorio come, ad esempio, accavallare le gambe senza l'aiuto della mano sana, o usare le scale invece dell'ascensore. Ad esempio, Andreas ha aumentato la capacità di controllo della gamba plegica esercitandosi a mettere le calze stando in piedi, con uno sgabello davanti a sé per appoggiarvi il piede (Fig. 16.20).

Rispetto al recupero dell'attività del braccio plegico, per il paziente è persino più importante trovare compiti quotidiani per i quali usare in qualche modo la mano plegica, anche se potrebbe svolgere il compito con relativa facilità usando quella sana. Il paziente deve porsi delle proprie regole e aderirvi, rispettando un continuo aumento del numero di attività che eseguirà sempre in parte con la mano plegica e quindi cercherà di ampliare il repertorio delle attività. Ad esem-

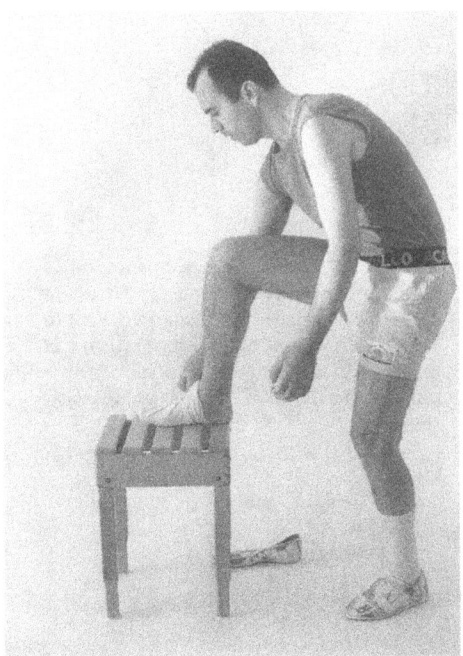

Fig. 16.20. Mettersi un calzino stando in piedi migliora l'equilibrio e il controllo attivo della gamba plegica (emiplegia sinistra)

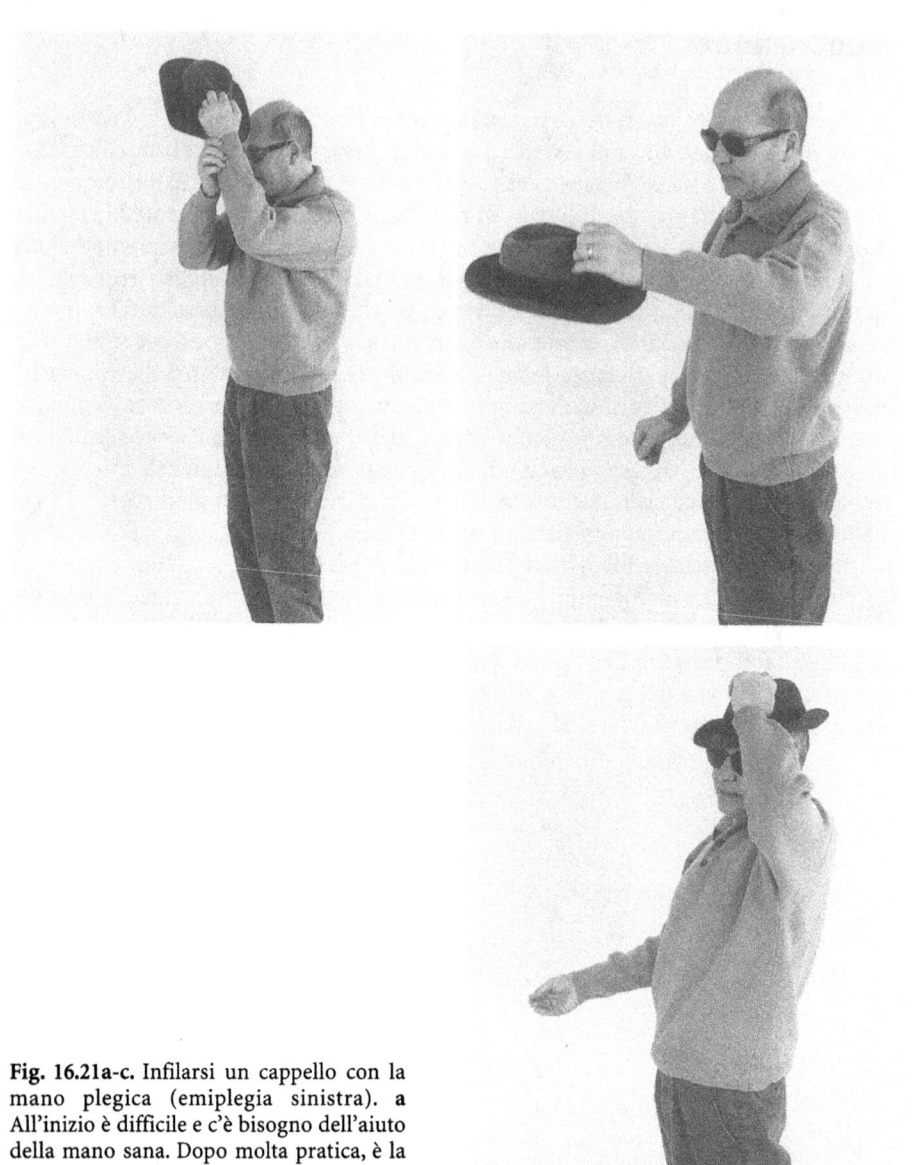

Fig. 16.21a-c. Infilarsi un cappello con la mano plegica (emiplegia sinistra). **a** All'inizio è difficile e c'è bisogno dell'aiuto della mano sana. Dopo molta pratica, è la mano plegica a tenere il cappello (**b**) e a sistemarlo sulla testa (**c**) senza alcuna assistenza

pio il paziente può sempre usare la mano plegica per aprire la porta, mangiare un pezzo di mela o un biscotto, o raccogliere la scarpa dal pavimento prima di usare la mano sana per infilarla.

Per il miglioramento è essenziale trovare attività per il braccio plegico, perché è veramente un caso di "usalo o perdilo", come dice il detto. Paolo, ad esempio, ha migliorato la sensibilità e il movimento del braccio plegico decidendo che lo avrebbe sempre usato per infilarsi il cappello, cosa che all'inizio era difficile e richiedeva l'aiuto della mano sana (Fig. 16.21a). Dopo aver continuato ad esercitare l'attività per un certo periodo, quasi inaspettatamente un giorno egli ha preso il cappello con la mano plegica e se l'è infilato orgogliosamente in testa senza aiuto (Fig. 16.21b, c).

Fare progressi dà una sensazione di successo e rende capaci di eseguire alcuni compiti con più facilità. Ogni acquisizione nell'attività funzionale, non importa quanto piccola, costituirà un grande premio per il paziente, lo incoraggerà a continuare ad esercitarsi da solo e aumenterà la qualità di vita in qualche particolare aspetto.

17 Bibliografia

Abend W, Bizzi E, Morasso P (1982) Human arm trajectory formation. Brain 105: 331-348
Ackerman S (1992) Discovering the brain. National Academic Press, Washington
Adams GF, Hurwitz LJ (1963) Mental barriers to recovery from stroke. Lancet 14: 533-537
Adams C, Logue V (1971) Studies in cervical spondolytic myelopathy. Brain 94: 557-568
Adler MK, Brown CC, Acton P (1980) Stroke rehabilitation - is age a determinant? J Am Geriatr Soc XXVIII: 499-503
Adler SS, Beckers D, Buck M (1993) PNF in practice. An illustrated guide. Springer, Berlin Heidelberg New York
Affolter F (1981) Perceptual processes as prerequisites for complex human behaviour. Int Rehabil Med 3: 39
Affolter F, Bischofberger W (1996) Gespürte Interaktion im Alltag. In: Lipp B, Schlaegel W (eds) Wege von Anfang an: Frührehabilitation schwerst hirngeschädigter Patienten. Neckar-Verlag, Villingen-Schwenningen
Affolter F, Stricker E (eds) (1980) Perceptual processes as prerequisites for complex human behaviour. A theoretical model and its application to therapy. Huber, Bern
Andrews K, Brocklehurst JC, Richards B, Laycock PJ (1982) The recovery of the severely disabled stroke patient. Rheumatol Rehabil 21: 225-230
Ashburn A, Partridge C, De Souza LH (1993) Physiotherapy in the rehabilitation of stroke: a review. Clin Rehabilitation 7: 337-345
Atkinson HW (1986) Aspects of neuro-anatomy and physiology. In: Downie, PA (ed) Cash's textbook of neurology for physiotherapists, 4th edn. Faber and Faber, London, p 73

Bach-y-Rita P (ed) (1980) Brain plasticity as a basis for therapeutic procedures. Recovery of function: theoretical considerations for brain injury rehabilitation. Huber, Bern
Bach-y-Rita P (1981a) Central nervous system lesions: sprouting and unmasking in rehabilitation. Arch Phys Med Rehabil 62: 413-417
Bach-y-Rita P (1981b) Brain plasticity as a basis of the development of rehabilitation procedures for hemiplegia. Scand J Rehabil Med 13: 73-83
Bach-y-Rita P, Balliet R (1987) Recovery from stroke. In: Duncan PAW, Bradke MB (eds) Stroke rehabilitation. The recovery of motor control. Year Book Medical, Chicago
Bannister D (1974) Personal construct theory and psychotherapy. In: Bannister D (ed) Issues and approaches to psychotherapy. Wiley, New York
Basmajian JV (1979) Muscles alive. Their functions revealed by electromyography, 4th edn. Williams and Wilkins, Baltimore
Basmajian JV (1981) Biofeedback in rehabilitation: a review of principles and practices. Arch Phys Med Rehabil 62: 469-475
Bateman JE (1963) The diagnosis and treatment of ruptures of the rotator cuff. Surg Clin North Am 43: 1523-1530
Bernstein NA (1967) The co-ordination and regulation of movements. Pergamon, Oxford
Bernstein NA (1996) On dexterity and its development. In: Latash ML, Turvey MT (eds) Dexterity and its development. Lawrence Erlbaum Associates, Mahwah, NJ
Biewald F (1989) Krankengymnastik. In: Mäurer H-C (ed) Schlaganfall. Rehabilitation statt resignation. Thieme, Stuttgart
Biguer B, Donaldson IML, Hein A, Jeannerod M (1988) Neck muscle vibration modifies the representation of visual motion and direction in man. Brain 111: 1405-1424
Bobath B (1971) Abnormal postural reflex activity caused by brain lesions. Heinemann Medical Books, London
Bobath B (1977) Treatment of adult hemiplegia. Physiotherapy 63: 310-313
Bobath B (1978) Adult hemiplegia: evaluation and treatment. Heinemann Medical Books, London
Bobath B (1990) Adult hemiplegia: evaluation and treatment, 3rd edn. Heinemann Medical Books, Oxford

Bobath K (1971) The normal postural reflex mechanism and its deviation in children with cerebral palsy. Campfield, St Albans (reprinted from Physiotherapy, November 1971, pp 1-11)
Bobath K (1974) The motor deficit in patients with cerebral palsy. Medical education and information unit of the spastics society. Heinemann Medical Books, London
Bobath K (1976-1982) Unpublished lectures given during courses on the treatment of adult hemiplegia. Postgraduate Study Centre Hermitage, Bad Ragaz
Bobath K (1980) Neurophysiology, part 1. Videofilm recorded at the Postgraduate Study Centre Hermitage, Bad Ragaz
Boivie J, Leijon G (1991) Clinical findings in patients with central post stroke pain. In: Casey KL (ed) Pain and central nervous system disease: the central pain syndromes. Raven, New York
Bojsen-Moller F, Lamoreux L (1979) Significance of dorsiflexion of the toes in walking. Acta Orthop Scand 50: 471-479
Bowsher D (1992) Neurogenic pain syndromes and their management. In: Wells JCD, Woolf CJ (eds) Pain mechanisms and management. Churchill Livingstone, Edinburgh (British Medical Bulletin series, vol 47, no 3)
Boyle JJW (1999) Is the pain and dysfunction of shoulder impingement lesion really second rib syndrome in disguise? Manual Ther 4: 44-48
Brandt T, Dietrich M (1987) Pathological exe-head coordination in roll. Tonic occular tilt reaction in mesencephalic and medullary lesion. Brain 110: 649-666
Braun RM, West F, Mooney V, Nickel VL, Roper B, Caldwell C (1971) Surgical treatment of the painful shoulder contracture in the stroke patient. J Bone Joint Surg 53-A: 1307-1312
Braus DF (1990) Schmerzsyndrome nach Schlaganfall. Praev Rehabil 2: 73-77
Braus DF, Krauss JK, Strobel J (1994). The shoulder-hand syndrome after stroke: a prospective trial. Ann Neurol 36: 728-733
Breig A (1978) Adverse mechanical tension in the nervous system. Almquist and Wiksell, Stockholm
Breig A, Marions O (1963) Biomechanics of the lumbosacral nerve roots. Acta Radiologica 4: 602-604
Breig A, Troup J (1979) Biomechanical considerations in the straight-leg raise test. Cadaveric and clinical studies of the effects of medial hip rotation. Spine 4: 242-250
Brodal A (1973) Self-observations and neuroanatomical considerations after a stroke. Brain 96: 675-694
Brooks VB (1986) The neural basis of motor control. Oxford University Press, New York
Brunnstrom S (1970) Movement therapy in hemiplegia. A neurophysiological approach. Harper and Row, Hagerstown
Burl M, Williams JG, Nayak USL (1992) The effect of cervical collars on walking balance. Physiotherapy 78: 19-22
Butler DS (1989) Adverse mechanical tension in the nervous system: a model for assessment and treatment. Aust J Physiother 35: 227-238
Butler DS (1991) Mobilisation of the nervous system. Churchill Livingstone, Melbourne
Butler PB, Major RE (1992) The learning of motor control: biomechanical considerations. Physiotherapy 78: 6-11

Cailliet R (1980) The shoulder in hemiplegia. Davis, Philadelphia
Cain HD, Liebgold HB (1967) Compressive centripetal wrapping technic for reduction of edema. Arch Phys Med Rehabil 48: 420-423
Caldwell CB, Wilson DJ, Braun RM (1969) Evaluation and treatment of the upper extremity in the hemiplegic stroke patient. Clin Orthop 63: 69-93
Carlsson M (1988) Effekter av behandling enlight Bobath konceptet. Untvärdering av strokebehandling på Sätra Hälsobrunn sommaren 1987. FoU-rapport Vårdhögskolan, Uppsala
Carr JH, Shepherd RB (1982) A motor relearning programme for stroke. Heinemann, London
Carr JH, Shepherd RB (1996) "Normal" is not the issue: it is "effective" goal attainment that counts. Commentary/Latash & Hanson: Movements in atypical populations. Behav Brain Sci 19: 72-73
Carslöö S (1966) The initiation of walking. Acta Anat 65: 1-9
Carterette EC, Friedman MP (eds) (1973) Handbook of perception, vol 3. Academic, New York
Charlton JE (1991) Management of sympathetic pain. Br Med Bull 47, 3: 601-618
Chiodo LK, Gerety MB, Mulrow CD, Rhodes MC, Tuley MR (1992) The impact of physical therapy on nursing home patient outcomes. Phys Ther 72: 168-175
Christensen K, Jensen EM, Noer I (1982) The reflex dystrophy syndrome response to treatment with systemic corticosteroids. Acta Chir Scand 148: 653-655
Codman EA (1934) The shoulder. Todd, Boston
Coombes K (1977 1983) Unpublished lectures and demonstrations given during courses on the rehabilitation of the face and oral tract. Postgraduate Study Centre Hermitage, Bad Ragaz
Coughlan AK, Humphrey M (1982) Presenile stroke: long-term outcome for patients and their families. Rheumatol Rehabil 21: 115-122
Cyriax J (1942) Perineuritis. Br Med J 1: 578-580

Cyriax J (1959) Text-book of orthopaedic medicine, vol II: Treatment by manipulation and massage, 6th edn. Cassell, London
Cyriax J (1978) Textbook of orthopaedic medicine, vol 1, 7th edn. Balliere Tindall, London

Damasio AR (1994) Descartes' error. Emotion, reason and the human brain. G. P. Putnam's Sons, New York
Davenport M, Hall P (1981) Speech therapy. In: Evans CD (ed) Rehabilitation after severe head injury. Churchill Livingstone, Edinburgh
Davies PM (1980) Physiotherapeutische Maßnahmen im Umgang mit der Problematik der hemiplegischen Schulter. Der Physiotherapeut [Suppl] „Die Schulter", National Congress, pp 106-108
Davies PM (1990) Right in the middle. Selective trunk activity in the treatment of adult hemiplegia. Springer, Berlin Heidelberg New York
Davies PM (1994) Starting again. Early rehabilitation after traumatic brain injury or other severe brain lesion. Springer, Berlin Heidelberg New York
Davies PM (1997) Taking a new look at spasticity. Proceedings of the South African Physiotherapy Society International Congress in Cape Town, pp 209-214
Davis SW, Petrillo CR, Eichberg RD, Chu DS (1977) Shoulder-hand syndrome in a hemiplegic population: a 5-year retrospective study. Arch Phys Med Rehabil 58: 353-356
Dennet DC (1991) Consciousness explained. Allen Lane/Penguin, London
Dewar R (1983) Personal communication
Diethelm U, Davies PM (1985) Die Schulter beim Hemiplegiker. Schweiz Rundsch Med Prax 74: 177-179
Dimitrijevic MR, Faganal J, Sherwood AM, McKay WB (1981) Activation of paralysed leg flexors and extensors during gait in patients after stroke. Scand J Rehabil Med 13: 109-115
Drillis RJ (1958) Objective recording and biomechanics of pathological gait. Ann N Y Acad Sci 74: 86-109
Drummond A (1990) Leisure activities after stroke. Int Dis Studies 12: 157-160
Duncan PAW, Bradke MB (1987) Stroke rehabilitation. The recovery of motor control. Year Book Medical, Chicago
Dyck P (1984) Lumbar nerve root: the enigmatic eponyms. Spine 9: 3-6

Elvey R (1986b) Treatment of arm pain associated with abnormal brachial plexus tension. Aust J Physiother 32: 225-230
Elvey RL (1979) Brachial plexus tension tests and the pathoanatomical origin of arm pain. In: Aspects of manipulative therapy. Lincoln Institute of Health Sciences, Melbourne, pp 105-110
Elvey RL (1984) Abnormal brachial plexus tension and shoulder joint limitation. In: Gilraine F, Sweeting L (eds) Proceedings of the International Federation of Orthopaedic Manipulative Therapists. Fifth International Seminar, Vancouver, pp 132-139
Elvey RL (1986a) The investigation of arm pain. In: Grieve GP (ed) Modern manual therapy of the vertebral column. Churchill Livingstone, Edinburgh, pp 530-535
Elvey RL (1988) The clinical relevance of signs of brachial plexus tension. Papers & Poster Abstracts of the Congress of the International Federation of Orthopaedic Manipulative Therapists (IFOMT). Cambridge, September, pp 14-20
Evans CD (1981) Rehabilitation after severe head injury. Churchill Livingstone, Edinburgh
Evans P (1980) The healing process at cellular level: a review. Physiotherapy 66: 256-259

Fields HL (1987) Pain. McGraw-Hill, New York
Fiorentino MR (1981) A basis for sensorimotor development - normal and abnormal. Thomas, Springfield
Friedland F (1975) Physical therapy. In: Licht S (ed) Stroke and its rehabilitation. Williams and Williams, Baltimore, pp 246-248

Gabell A, Nayak USL (1984) The effect of age on variability in gait. J Gerontol 39: 662-666
Garland DE (1995) Reconstructive surgery for residual lower extremity deformities. In: Montgomery J (ed) Physical therapy for traumatic brain injury. Churchill Livingstone, New York
Geary J (1997) A trip down memory's lanes. Time 149 (18): 39-45
Geisseler T (1993) Halbseitenlähmung. Hilfe zur Selbsthilfe. Springer, Berlin Heidelberg New York
Gibson JJ (1966) The senses considered as perceptual systems. Houghton Mifflin, Boston
Gifford J, Gifford L (1988) Connective tissue massage. In: Wells P, Frampton V, Bowsher D (eds) Pain: management and control in physiotherapy. Heinemann Physiotherapy, London
Gresty MA, Bronson AM, Brandt T, Dietrich M (1992) Neurology of otolith function. Peripheral and central disorders. Brain 115: 647-673
Greveson G, James O (1991) Improving long-term outcome after stroke: the views of patients and carers. Health Trends 23: 161-162
Grieve GP (1970) Sciatica and the straight-leg-raising test in manipulative therapy. Physiotherapy 56: 337-346

Griffin J, Reddin G (1981) Shoulder pain in patients with hemiplegia. A literature review. Phys Ther 61: 1041-1045
Grillner S (1981) Control of locomotion in bipeds, tetrapods and fish. In: Geiger SR (ed) Handbook of physiology, vol 2. American Physiological Society, Bethesda, Md.
Gerber M (1995) Cross-country skiing and the Bobath concept. In: Harrison MA (ed) Physiotherapy in stroke management. Churchill Livingstone, Edinburgh
Grillner S, Zangger P (1979) On the central control of locomotion in the low spinal cat. Exp Brain Res 34: 241-261
Gunn CC, Milbrandt W (1977) Tenderness of motor points: an aid to the diagnosis of shoulder pain referred from the cervical spine. J Am Osteopath Assoc 77: 196-212
Guymer AJ (1988) The neuromuscular facilitation of movement. In: Wells PE, Frampton V, Bowsher D (eds) Pain. Management and control in physiotherapy. Heinemann Physiotherapy, London

Halligan PW, Marshall JC, Wade DT (1990) Do visual field defects exacerbate visuo-spatial neglect? J Neurol Neurosurg Psychiatry 53: 487-491
Hesse S, Lücke D, Malezic M, Bertelt C, Friedrich H, Gregoric M, Mauritz KH (1994) Botulinum toxin treatment for lower limb extensor spasticity in chronic hemiparetic patients. J Neurol Neurosurg Psychiatry 57: 1321-1324
Hornby AS (1975) Oxford advanced dictionary of current English, 4th edn. Oxford University Press, London
Houtz SJ, Fischer FJ (1961) Function of leg muscles acting on foot as modified by body movements. J Appl Physiol 16: 597-605
Hurd MM, Farrell KH, Waylonis GW (1974) Shoulder sling for hemiplegia: friend or foe? Arch Phys Med Rehabil 55: 519-522

Inman VT, Saunders JB (1942) The clinico-anatomical aspects of the lumbosacral region. Radiology 38: 669-678
Irwin-Carruthers S, Runnalls MJ (1980) Painful shoulder in hemiplegia prevention and treatment. S Afr J Physiother March: 18-23
Isaacs B (1977) Stroke research and the physiotherapist. Physiotherapy 83: 366-368

Jacobs HE (1988) Yes, behaviour analysis can help, but do you know how to harness it? Brain Inj 2: 339-346
Jeannerod M (1990) The neural and behavioural organisation of goal-directed movements. Clarendon, Oxford
Jeffrey DL (1981) Cognitive clarity: key to motivation in rehabilitation. J Rehabil 47: 33-35
Jimenez Y, Morgan P (1979) Predicting improvement in stroke patients referred for inpatient rehabilitation. Can Med Assoc J 121: 1481-1484
Johnston TB, Willis J (eds) (1954) Gray's anatomy. Longmans, Green and Co., London
Johnstone M (1978) Restoration of motor function in the stroke patient. Livingstone, New York, pp 15-177
Jongbloed L, Morgan D (1991) An investigation of involvement in leisure activities after a stroke. Am J Occup Ther 45: 420-427
Joynt RL (1992) The source of shoulder pain in hemiplegia. Arch Phys Med Rehabil 73: 409-413
Jull GA (1996) Clinical tests for active spinal stabilisation. Keynote lecture at the Biennial Conference of the New Zealand Society of Physiotherapists, March 29-April 1, Dunedin

Kamal A (1987) A colour atlas of stroke. Cerebrovascular disease and its management. Wolfe Medical Publications, London
Karnath H-O (1994) Subjective body orientation in neglect and the interactive contribution of neck muscle proprioception and vestibular stimulation. Brain 117: 1001-1012
Kaste M (1995) Early and late rehabilitation of stroke: current approaches including assessment of the quality of outcome. In: Harrison MA (ed) Physiotherapy in stroke management. Churchill Livingstone, Edinburgh
Katz RT, Rymer WZ (1989) Spastic hypertonia: mechanisms and measurement. Arch Phys Med Rehabil 70: 144-158
Kesselring J (1994) Rotation-induced change of muscle tone (letter to the editor). Eur Neurol 905: 300
Kesselring J, Calame C, Zweifel H-J (1992) Ganganalyse - eine Voraussetzung fur eine allgemeine Bewegungsanalyse. Schweiz Rundsch Med Prax 81: 1495-1499
Kim JS, Choi Kwon S (1996) Discriminative sensory dysfunction after unilateral stroke. Stroke: 27: 6777-6782
Kinsella G, Ford B (1985) Hemi-inattention and the recovery patterns of stroke patients. Int Rehabil Med 7: 102-106
Klein-Vogelbach S (1976) Funktionelle Bewegungslehre. Rehabilitation und Prävention, vol 1, 1st edn. Springer, Berlin Heidelberg New York

Klein-Vogelbach S (1984) Funktionelle Bewegungslehre. Rehabilitation und Prävention, vol 1, 2nd edn. Springer, Berlin Heidelberg New York Tokyo
Klein-Vogelbach S (1990) Functional kinetics. Observing, analyzing and teaching human movement. Springer, Berlin Heidelberg New York
Klein-Vogelbach S (1991 a) Therapeutic exercises in functional kinetics. Analysis and instruction of individually adaptable exercises. Springer, Berlin Heidelberg New York
Klein-Vogelbach S (1991) Ball exercises in functional kinetics. Springer, Berlin Heidelberg New York
Klein-Vogelbach S (1992) Functional kinetics: ball exercises. Video VHS 45 min. Springer, Berlin Heidelberg New York
Klein-Vogelbach S (1995) Gangschulung zur funktionellen Bewegungslehre. Springer, Berlin Heidelberg New York
Knott M, Voss DE (1968) Proprioceptive neuromuscular facilitation. Patterns and techniques, 2nd edn. Hoeber Medical Division, Harper & Row, New York
Knuttson E (1981) Gait control in hemiparesis. Scand J Rehabil Med 13: 101-108
Kottke FJ (1978) Coordination training. IRMA III Congress Lecture, Basel (unpublished)
Kottke FJ (1980) From reflex to skill: the training of coordination. Arch Phys Med Rehabil 61: 551-561

Lance JW (1980) Symposium synopsis. In: Feldman RG, Young RR, Koella WT (eds) Spasticity: disordered motor control. Year Book Medical, Chicago
Landau WM (1988) Clinical mythology 11. Parables of palsy pills and PT pedagogy: a spastic dialectic. Neurology 38: 1496-1499
Latash ML, Anson JG (1996) What are „normal movements" in atypical populations? Behav Brain Sci 19: 55-106
La Vigue J (1974) Hemiplegia sensorimotor assessment form. Phys Ther 54: 128-134
Lehmann JF, Delateur BJ, Fowler RS, Warren CG, Arnold R, Schertzer G, Hurka R, Whitmore JJ, Masock AJ, Chambers KH (1975) Stroke: does rehabilitation affect outcome? Arch Phys Med Rehabil 56: 375-382
Lehmann JF, Condon SM, de Lateur BJ, Smith JC (1985) Ankle-foot orthoses: effects on gait abnormalities in tibial nerve paralysis. Arch Phys Med Rehabil 66: 212-218
Lennon S, Hastings M (1996) Key physiotherapy indicators for quality of stroke care. Physiotherapy 82: 655-661
Leviton-Rheingold N, Hotte EB, Mandel DR (1980) Learning to dress: a fundamental skill to independence for the disabled. Spec Articl Rehabil Lit 41: 72-75
Lind S, Loid M (1995) Rehabilitation of chronic stroke patients - experiences from Sätra Brunn. In: Harrison MA (ed) Physiotherapy in stroke management. Churchill Livingstone, Edinburgh
Lindmark B (1995) A 5-year study of stroke patient recovery. In: Harrison MA (ed) Physiotherapy in stroke management. Churchill Livingstone, Edinburgh
Lipp B (1996) Frührehabilitation aus medizinischer Sicht: Hauptstörungen, Komplikationen und therapeutische Möglichkeiten. In: Lipp B, Schlaegel W (eds) Wege von Anfang an: Frührehabilitation schwerst hirngeschädigter Patienten. Neckar-Verlag, Villingen-Schwenningen
Louis R (1981) Vertebroradicular and vertebromedullar dynamics. Anat Clin 3: 1-11
Luria AR (1978) The working brain. An introduction to neuropsychology. Penguin, London

MacKenzie CL (1994) The grasping hand, Advances in Psychology, vol 104. North-Holland, Amsterdam
Mahoney FI, Barthel DW (1965) Functional evaluation: the Barthel index. Md State Med J 14: 61-65
Maitland GD (1973) Peripheral manipulation, 2nd edn. Butterworths, London
Maitland GD (1979) Negative disc exploration: positive signs. Aust J Physiother 25: 129-134
Maitland GD (1985) The slump test: examination and treatment. Aust J Physiother 31: 215-219
Maitland GD (1986) Vertebral manipulation, 5th edn. Butterworths, London
Maitland GD (1991) Peripheral manipulation, 3rd edn. Butterworth-Heinemann, London, p 70
Maki BE (1997) Gait changes in older adults: predictors of falls or indicators of fear? J Am Geriatr Soc 45: 313-320
Maki BE, McIlroy WE (1997) The role of limb movements in maintaining upright stance: the change in support strategy. Phys Ther 77: 488-507
Malmström K, Johansson S, Sallnäs M (1995) Volleyball, music and balance, archery and riding with stroke patients. In: Harrison MA (ed) Physiotherapy in stroke management. Churchill Livingstone, Edinburgh
Marquardsen J (1969) Natural history of acute cerebrovascular disease: retrospective study of 769 patients. Acta Neurol Scand 45 [Suppl 38]: 56-59
Massey AE (1986) Movement of pain-sensitive structures in the neural canal. In: Grieve GP (ed) Modern manual therapy of the vertebral column. Churchill Livingstone, Edinburgh
Mathiowetz V, Bolding DJ, Trombly CA (1983) Immediate effects of positioning devices on the normal and spastic hand measured by electromyography. Am J Occup Ther 37: 247-254
McCarthy GT, Atkinson HW (1986) The development of the nervous system, chap 3. In: Downie PA (ed) Cash's textbook of neurology for physiotherapists, 4th edn. Faber and Faber, London

McKibbin H (1995) Neurodynamics related to the treatment of patients following a cerebrovascular accident. In: Harrison MA (ed) Physiotherapy in stroke management. Churchill Livingstone, Edinburgh
McLellan DL, Swash M (1976) Longitudinal sliding of the median nerve during movements of the upper limb. J Neurol Neurosurg Psychiatry 39: 556-570
McMaster W, Liddle S, Waugh T (1978) Laboratory evaluation of various cold therapy modalities. Am J Sports Med 6: 291-294
Melzack R (1991) Central pain syndromes and theories of pain. In: Casey KL (ed) Pain and central nervous system disease: the central pain syndromes. Raven, New York
Michels E (1959) Evaluation of motor function in hemiplegia. Phys Ther Rev 39: 389-395
Millesi AJ (1986) The nerve gap. Hand Clin 2: 651-663
Montgomery J (1987) Assessment and treatment of locomotor deficits in stroke. In: Duncan PW, Badke MB (eds) Stroke rehabilitation. The recovery of motor control. Year Book Medical, Chicago
Moore J (1980) Neuroanatomical considerations relating to recovery of function following brain injury. In: Bach-y-Rita P (ed) Recovery of function: theoretical considerations for brain injury rehabilitation. Huber, Bern
Morasso P (1981) Spatial control of arm movements. Exp Brain Res 42: 223-227
Morasso P (1983) Three-dimensional arm trajectories. Biol Cyber 48: 187-194
Morasso P, Sanguinetti V (1995) Self-organizing body schema for motor planning. J Motor Behav 27: 62-66
Morris D (1987) Manwatching. A field guide to human behaviour. Grafton, London
Moskowitz E, Bishop HF, Pe H, Shibutani K (1958) Posthemiplegic reflex sympathetic dystrophy. JAMA 167: 836-838
Moskowitz E, Lightbody FE, Freitag S (1972) Long-term follow-up of poststroke patient. Arch Phys Med Rehabil 53: 167-172
Mossmann PL (1976) A problem-orientated approach to stroke rehabilitation. Thomas, Springfield
Mountcastle VB (1978) Brain mechanisms for directed attention. J R Soc Med 71: 14-28
Mulder T, Pauwels J, Nienhuis B (1995) Motor recovery following stroke: towards a disability-orientated assessment of motor dysfunctions. In: Harrison MA (ed) Physiotherapy in stroke management. Churchill Livingstone, Edinburgh
Mulley G (1982) Associated reactions in the hemiplegic arm. Scand J Rehabil Med 14: 117-120
Murray PM, Drought AB, Kory RC (1964) Walking patterns of normal men. J Bone Joint Surg Am 46: 335-360

Najenson T, Pikielni SS (1965) Malalignment of the gleno-humeral joint following hemiplegia. A review of 500 cases. Ann Phys Med 8: 96-99
Najenson T, Yacubovich E, Pikielni SS (1971) Rotator cuff injury in shoulder joints of hemiplegic patients. Scand J Rehabil Med 3: 131-137
Newell KM (1996) Change in movement and skill: learning, retention and skill. In: Latash ML, Turvey MT (eds) Dexterity and its development. Lawrence Erlbaum Associates, Mahwah, NJ
Nyburg L, Gustafson Y (1995) Patient falls in stroke rehabilitation: a challenge to rehabilitation strategies. Stroke 26: 838-842

Ofir R, Sell H (1980) Orthoses and ambulation in hemiplegia: a ten-year retrospective study. Arch Phys Med Rehabil 61: 216-220
Ogata K, Naito M (1986) Blood flow of peripheral nerve. Effects of dissection stretching and compression. J Hand Surg 11B: 10-14

Paillard J (1986) Cognitive versus sensorimotor encoding of spatial information. In: Eilen P, Thinus-Blanc C (eds) Cognitive processes and spatial orientation in animal and man. Martinus Nijhoff, Dordrecht, pp 1-35
Palastanga NP (1988) Heat and cold. In: Wells PE, Frampton V, Bowsher D (eds) Pain. Management and control in physiotherapy. Heinemann Physiotherapy, London
Pedersen PM, Wandel A, Jorgensen HS, Nakajama H, Raaschou HO, Olsen TS (1996) Ipsilateral pushing in stroke: incidence, relation to neuropsychological symptoms, and impact on rehabilitation. The Copenhagen stroke study. Arch Phys Med Rehabil 77
Perry J (1969) The mechanics of walking in hemiplegia. Clin Orthop 63: 23-31
Perry J (1992) Gait analysis: normal and pathological function. Slack Inc., Thorofare, NJ
Polya G (1973) How to solve it. A new aspect of mathematical method. Princeton University Press, Princeton

Raibert MH, Sutherland IE (1983) Maschinen zu Fuss. Spektrum der Wissenschaft 3: 30-40
Rasmussen G (1995) Aerobics with hemiplegic patients: results of physical aerobic fitness training in stroke rehabilitation. In: Harrison MA (ed) Physiotherapy in stroke management. Churchill Livingstone, Edinburgh

Reason JT (1978) Motion sickness adaptation. A neural mismatch model. J R Soc Med 71: 819–829
Riddoch G, Buzzard EF (1921) Reflex movements and postural reactions in quadriplegia and hemiplegia, with special reference to those of the upper limb. Brain 44: 397
Riddoch J, Humphreys GW, Bateman A (1995) Stroke. Issues in recovery and rehabilitation. Physiotherapy 81: 689–694
Ring H, Tsur A, Vashdi Y (1993) Long-term follow-up and electromyographical (EMG) follow-up of hemiplegic's shoulder. Eur J Phys Med Rehabil 3: 137–140
Roland PE (1993) Brain activation. Wiley-Liss, New York
Rolf G (1997a) Bedeutung der Mobilität des Nervensystems für ein gesundes Bewegungsverhalten. Krankengymnastik. [Sonderdruck] 49: 608–613
Rolf G (1997b) Unpublished lecture given during a course on the treatment of abnormal neurodynamics in neurologically impaired patients. Albertinen Haus, Hamburg
Rolf G (1999a) Die neuralen Spannungsteste für die obere Extremität. Unpublished lecture given during the course: Aspekte der Neurodynamik bei der Befundaufnahme und Behandlung von Patienten mit einer Läsion des zentralen Nervensystems. Therapie Zentrum Burgau, Germany, April 6–17
Rolf G (1999b) Patho-neurodynamics following lesions of the central nervous system. Unpublished lectures during the information course for IBITAH instructors and instructor candidates. Therapy Centre Burgau, Germany, September 20–25
Roper BA (1975) Surgical procedures in hemiplegia. Unpublished lecture to the Hemiplegic Interest Group, London
Roper BA (1982) Rehabilitation after a stroke. J Bone Joint Surg 64-B: 156–163
Ruskin AP (1982) Understanding stroke and its rehabilitation. Current concepts of cerebrovascular disease. Stroke XVII: 27–32
Russel WR, Dewar AJ (1975) Explaining the brain. Oxford University Press, London
Ryerson S, Levit K (1997) Functional movement reeducation. A contemporary model for stroke rehabilitation. Churchill Livingstone, New York

Sachs O (1985) The man who mistook his wife for a hat. Picador Edition, Pan Books, London
Saeki S, Ogata H, Hachisuka K, Okubo T, Takahashi K, Hoshuyama T (1994) Association between location of the lesion and discharge status of ADL in first stroke patients. Arch Phys Med Rehabil 75: 858–860
Sagan C (1977) The dragons of Eden. Speculations on the evolution of human intelligence. Ballantine, New York
Satterfield WT (1982) Hemiplegia – an 11-year summary. J Tenn Med Assoc 75: 525–529
Saunders M, Imman VT, Eberhart HD (1953) The major determinants in normal and pathological gait. J Bone Joint Surg 35: 543–557
Searle J (1984) Minds, brains and science. Penguin, London
Semans S (1965) Treatment of neurological disorders, concept and systems. J Am Phys Ther Assoc 45: 11–16
Seyffarth H, Denny-Brown D (1948) The grasp reflex and the instinctive grasp reaction. Brain 71: 109–183
Shacklock M (1995) Neurodynamics. Physiotherapy 81: 9–16
Sherrington C (1947) The integrative action of the nervous system, 2nd edn. Yale University Press, New Haven
Shumway-Cook A, Woollacott M (1995) Motor control. Theory and practical applications. Williams and Wilkins, Baltimore
Skilbeck CE, Wade DT, Hewer RL (1983) Recovery after stroke. J Neurol Neurosurg Psychiatry 46: 58
Smith JL (1980) Programming of stereotyped limb movements by spinal generators. In: Stellmach GE, Requin J (eds) Tutorials in motor behaviour. Adv Psychol 1: 95–115
Smith RG, Cruikshank JG, Dunbar S, Akhtar AJ (1982) Malalignment of the shoulder after stroke. Br Med J 284: 1224–1226
Sodring KM (1980) Upper extremity orthosis for stroke patients. Int J Rehabil Res 3: 33–38
Sonderegger H (1997) Wiedererkennen sukzessiver auditiver, visueller und vibratorischer Muster bei Erwachsenen mit Hirnverletzung und Aphasie und Erwachsenen mit Hirverletzung ohne Aphasie. APW-Informationsblatt 4: 20–52

Taub E (1980) Somato-sensory deafferentiation research with monkeys: implications for rehabilitation medicine. In: Ince LP (ed) Behavioural psychology in rehabilitation medicine: clinical applications. Williams and Wilkins, Baltimore
Thilmann AF, Fellows SJ, Ross HP (1991) Biomechanical changes at the ankle joint after stroke. J Neurol Neurosurg Psychiatry 54: 134–139
Thorngren M, Westling B, Norrving B (1990) Outcome after stroke in patients discharged to independent living. Stroke 21: 236–240
Todd JM, Davies PM (1986) Hemiplegia – assessment and approach, chap 10; Hemiplegia – physiotherapy, chap 11. In: Downie PA (ed) Cash's textbook of neurology for physiotherapists, 4th edn. Faber and Faber, London

Tubiana R (1981) The hand, vol 1. W. B.Saunders, Philadelphia
Tuchmann-Duplessis H, Auroux M, Haegel P (1975) Nervous system and endocrine glands. Springer, Berlin Heidelberg New York (Illustrated human embryology, vol 3)
Turvey MT, Carello C (1996) Dynamics of Bernstein's level of synergies. In: Latash ML, Turvey MT (eds) Dexterity and its development. Lawrence Erlbaum Associates, Mahwah, NJ
Tyson SF (1995) Stroke rehabilitation: what is the point? Physiotherapy 81: 430–432

Van Cranenburgh B (1995) Schmerz zwingt zum Nachdenken: eine neurophysiologische Betrachtung von Schmerzen. SVMP/ASPM/ASFM Bulletin 3-4: 6–15
Van Ouwenaller C, Laplace PM, Chantraine A (1986) Painful shoulder in hemiplegia. Arch Phys Med Rehabil 67: 23–26
von Randow G (1991) Die Erfindung der Hand. Geo 11: 110–136
Voss DE (1969) What's the answer? Phys Ther 49: 1030

Waddell G, Newton M, Henderson I, Somerville D, Main CJ (1993) A fear avoidance beliefs questionnaire (FABQ) and the role of fear avoidance beliefs in chronic low back pain and disability. Pain 52: 157–168
Wall JC, Ashburn A (1979) Assessment of gait disability in hemiplegics. Hemiplegic gait. Scand J Rehabil Med 11: 95–103
Wall PD (1987) Foreword. In: Fields HL (ed) Pain. McGraw-Hill, New York
Wall PD (1991) Neuropathic pain and injured nerve: central mechanisms. Br Med Bull 47: 631–643
Wall PD (1995) Placebo und Placeboeffekt. SVMP/ASPM/ASFM Bulletin 2: 5–21
Walmsley R (1977) Electromyographic study of the phasic activity of peroneus longus and brevis. Arch Phys Med Rehabil 58: 65–69
Walshe FMR (1923) On certain tonic or postural reflexes in hemiplegia with special reference to the so-called "associated movements". Brain 46: 1
Waters RL, Hislop HJ, Perry J, et al (1978) Energetics: application to the study and management of locomotor disabilities. Orthop Clin North Am 9: 351–377
Weber-Witt H (1994) Erlebnis Wasser. Therapeutische Übungen und Schwimmen. Springer, Berlin Heidelberg New York
Wells P (1988) Manipulative procedures. In: Wells PE, Frampton V, Bowsher D (eds) Pain. Management and control in physiotherapy. Heinemann Physiotherapy, London
Werner D (1996) Disabled village children: a guide for community health workers, rehabilitation workers and families. The Hesperian Foundation, Palo Alto, Calif.
Wilson P (1989) Sympathetically maintained pain: diagnosis, measurement, and efficacy of treatment. In: Stanton-Hicks M (ed) Pain and the sympathetic nervous system. Kluwers, Boston, pp 91–123
Winter DA (1988) The biomechanics and motor control of human gait. University of Waterloo Press, Waterloo, Ontario, Canada
Wolff T, Schiffter R, Finck G-A (1991) Das sogenannte „Pusher-Syndrom". In: Mauritz K-H, Neinberg V (eds) Neurologische Rehabilitation. 1. Huber, Bern
Woodworth CN (1899) The accuracy of voluntary movements. Psychol Rev Monogr [Suppl 3] (cited in Jeannerod 1990)
Wyke B (1983) Clinical neurology of the spine, part 2. 7th international congress for manual medicine, Zurich, 9 September
Wyke BD (1985) Articular neurology and manipulative therapy. In: Glasgow EF, Twomey LT, Scull ER, Kleynhans AM, Idczak RM (eds) Aspects of manipulative therapy. Churchill Livingstone, Edinburgh

Yaxley GA, Jull GA (1991) A modified upper limb test: an investigation of normal responses in normal subjects. Aust Physiother 37: 1435–1500

Zinn WM, Mason RM, Currey HLF (1973) Einführung in die Klinische Rheumatologie. Huber, Bern
Zittlau J (1996) Das äussere Gehirn. Medizin und Umwelt, Nürnberger Zeitung, no 101, p 22
Zorowitz RD, Idank D, Ikai T, Hughes MB, Johnston MV (1995) Shoulder subluxation after stroke: a comparison of four supports. Arch Phys Med Rehabil 76: 763–771

18 Indice analitico

A

abiti 311
"accrescimento d'informazione" 15
acromion 355
- processo 366
adattamento 12
adattamento dell'auto 323, 324
afasia 8
afferrare gli oggetti 56, 86
- modellamento della forma della mano 86
- - anticipatorio 86
aggressività 22
agnosia 12
algodistrofia 383
alzarsi 40
- da terra 42
- da una sedia 40
andare in bicicletta 532-533
anormale
- schemi di movimento 74
- riflessi posturali 77
- posture 109
anosognosia 2
ansia 182
apprendimento 9
aprassia 2, 12
articolazione
- anchilosi 403
- escursione 96
articolazioni interfalangee 167
articolazioni metacarpofalangee 385, 395
articolazioni metatarsofalangee (MF) 167
- adeguata mobilità passiva 168
- estensione a 55° 168
- stabilità passiva 168

ascensore Australiano 129
asse di trasferimento 137
atrofia (o sindrome) di Sudeck 383
attività a tappeto 325 - 346
- da seduto con le gambe distese 331-334
- rotolare 334 - 338
- - in posizione prona 337, 338
- - verso il lato plegico 334 - 336
- - verso il lato sano 337
- scendere a tappeto 326 - 329
- sedersi da un lato 329 - 331
attività con un pallone da ginnastica (*vedere anche* pallone) 525
attività della vita quotidiana 302 - 324
attività del tempo libero 530
attività lavorative 107
attività auto-assistita del braccio 125, 374, 379
attività selettiva del braccio 489
avambraccio, pronazione 69
avere un cane 530 - 531
"avvolgimento centripeto" 397

B

bacino, movimento oscillatorio con flessione/estensione selettiva della colonna lombare 164
bagno 305 - 310
baricentro nel cammino 272
bastone 237, 241 - 246, 298
bere 411, 412 - 413
bicicletta 532
bocca (*vedere anche* tratto orale)
- valutazione e trattamento 414
bolo 411
borsa dell'acqua calda 394

Indice analitico

botulino (*vedere* tossina botulinica)
braccio (braccia)
- attività
- attività selettiva 489
- attività selettiva autoassistita 125, 373 - 374
- bendaggio a triangolo 361
- e mano, movimenti normali 57
- estensione protettiva 57
- flessione selettiva 240
- inibizione dell'ipertono flessorio 218
- oscillazione 45
- oscillazione facilitata dal bacino 278
- oscillazione reattiva 282

C

cadute (*vedere anche* paura di cadere) 182
calciare un pallone 455
- con il piede plegico 458, 459
cammino 255
- disfunzione 261
- normale 264
- schema 164, 256
camminare 43, 102, 255
- caratteristiche 261
- centro di gravità 272
- di lato 211
- economico 45
- movimenti richiesti 46
- normale
- preparazione 143
- schemi 257
- velocità 264
cantare 532
capo, ripristino dei movimenti 446
carrozzina 118-125
- imparare a guidare 124
- tavolino 393
catetere 140
causalgia 383
cefalee 469
clavicola 354
collo 416
- mobilizzazione 447
- movimenti passivi per l'ampiezza dell'escursione 447
- movimento attivo 447
- riflesso
- - tonico asimmetrico 80

- - tonico simmetrico 79
colonna
- cervicale 380
- toracica 278, 279
comodino 110
comportamento, incapacità di adattare 8
comprensione 103
- difficoltà del linguaggio 103
- "disordini del linguaggio di alto livello" 103
comunicazione non verbale 416
- movimenti associati 407
contatto oculare 111, 408
continenza 140
- dosi di lassativo 141
- fecale 141
controlli regolari 508
controllo della respirazione 410
coordinazione occhio-mano 228
corde vocali 411
corteccia cerebrale 3
cortisone per via orale 403
costipazione 140
costola (postura) 381
- clistere 141
- supposta 141
CPGs (generatori centrali di pattern) 46, 255
cuffia dei rotatori
- muscoli 352
- rottura 381

D

DCPI (dolore centrale post-ictale) 469
debolezza dello sfintere 7
decubiti 115
deglutizione 104, 412
- programma 411
deltoide 352
dentiera 413
destrezza 216
deviazione ulnare 69
"dialogo sensomotorio" 10
diarrea 141
disartria 103
distrofia simpatica riflessa 383
dita ad artiglio 167
dita del piede
- ad artiglio 167

- flessori 167
- - prevenire l'accorciamento 518
doccia 311
dolore
- alla spalla (*vedere* spalla)
- cefalee 469
- centrale post-ictale (DCPI) 469
- "inibizione da" 217
- mantenuto a livello simpatico 469, 402
- nevralgia del facciale 469
- "talamico" 469
dorsale
- colonna 145, 278, 279
- estensione 162
dorsiflessione (flessione dorsale) attiva del piede 167
- in uno schema normale senza supinazione 152
- stimolazione 151
drenaggio linfatico 403

E

eccesso di attività 62
eminattenzione 6, 445
emisfero destro 1
epiglottide 411
equinismo 167
esame del sistema muscolare 97
estinzione tattile 86

F

facciale
- espressione 94, 405
- movimenti 416
- nevralgia 469
facilitare il cammino 273
familiari 111
fare il ponte 149, 150
faringe 412
fase di appoggio 164, 166
fase di carico 44, 270
fase di oscillazione 44, 174, 267
fenomeno
- del "bastone" 24
- della "bacchetta" 24
filmato 107
filo terminale 463

fleboclisi 126
fonazione 428
fratture 182
fronte 416

G

gastrocnemio 263
- azione concentrica 263
generatori centrali di pattern (CPGs) 46, 255
gengive 431, 432
ghiaccio 152, 381, 398
- immersione nel 236
- sfregamenti veloci con un cubetto 358
- stimolazione della flessione dorsale attiva con 152
giardinaggio 532
ginocchio
- contrazione isometrica dei muscoli estensori 149
- estensione 149
- - valva 449, 452
- iperestensione 271
- plegico, valva posteriore per attivare l'estensione del glenomerale 451
- articolazione 364
- movimento 365
- sublussazione dell'articolazione 352
golf 533, 534
guance 418
guardare la televisione 111
guidare un'automobile 322 - 323
guiding 14
- terapeutico 15
- quando si fornisce assistenza 26

H

hobby 107, 530

I

igiene personale 303
immobilizzazione a letto 182
incontinenza 7, 140
indice di *Barthel* 90
indipendenza 302, 323

inibire l'ipertonicità 211
interfaccia meccanica 465
intervento secondo Servers 368, 369
iperestensione del ginocchio 271
- impedire 277
ipertonicità 67, 68
- inibire 211
inibizione 62
- reciproca 267
ipertonia spastica 68
ipertono 67, 221
ipotono 67

L

labbra 420
lacci da scarpe 249, 315, 317
laringe 410
lassativo 141
lavarsi 303
- temperatura dell'acqua 303
lavarsi i denti 305
lavoro di gruppo 324
lesione del plesso brachiale 352
legamento coraco-omerale 351
letto, posizione 110
lima da unghie 304
lingua 409
- movimenti 422 - 425
linguaggio 409
locomozione 255
lombare
- colonna 164
- - flessione/estensione selettiva 155, 164
- - in stazione eretta 157
- radice 485
- colonna simpatica 487

M

mandibola
- facilitare la protrazione della 420
- retrazione 421
mangiare 321 - 322
- movimenti associati al 407, 411-413
- postura 428
maniglia agganciata 130
mano (mani)
- contratta, prevenzione 128

- edematosa 383-385
- movimenti normali 57
- strette insieme 127
- uso funzionale 216, 240
masticazione 411
memoria 1, 12
- memoria a breve termine 20
- memoria a lungo termine 11
- memoria motoria 10
meningi 464
midollo allungato 463
mobilizzare il piede 169
mobilizzazione del sistema nervoso 505
modificazione del comportamento 35
motivazione 22
- apparente mancanza di 9
motorio
- abilità 88, 247
- controllo 258
- memoria 10
- programma 57
movimenti
- accessori 382, 502
- compensatori 108
- extraneurali 465
- funzionali, stimolazione 235
- orientati ad uno scopo 10
movimento intraneurale 465
muscolare
- schede del test 96
- tono 95
- - anormale 67
- - normale 67
muscolo addominale trasverso 215
muscolo tibiale 179
muoversi a letto 129
- di lato 130
muscoli addominali 354
- rieducazione dell'attività selettiva 145
muscoli del polpaccio 167
muscoli intrinseci del piede 166

N

nasofaringe 411
neglect unilaterale 445
nervi periferici
- allungamento 464
- mobilizzazione 501-504

- movimenti trasversali 501
- tensione contraria 502
nervo femorale 485
nervo radiale 473
nervo mediano 473, 502, 503
nervo popliteo esterno 502
neurale
- canale 463
- - non corrispondenza 214
- mobilità, perdita 467
neurodinamica 98, 462, 464
nevrasse 463, 466
- mobilizzazione 523
"non utilizzo appreso" 362
normale
- cammino 264
- movimenti 63
- - del braccio e della mano 57
- schemi di movimento 39
nuoto 532

O

obesità 530
omero 359
orale
- cortisone 403
- igiene 414, 431, 432
orientamento corporeo soggettivo 445
ortesi 266, 289
- Atrofix per caviglia e retropiede 294
- benda come sostegno provvisorio 290
- di caviglia 294
- staffa per prevenire la supinazione 297

P

palato molle 410
- chiusura 427
palloncino 194, 228, 451-452, 457
pallone 197, 198, 212, 227
- dare un calcio con il piede sano 455
- far cadere e prendere 229
- far rimbalzare 228
palmarino per il polso 395
- uso preventivo 396
paralisi del tricipite surale 263
parlare
- movimenti 409
- terapista 414

passo (passi)
- indietro 176
- laterali 55, 209
- lunghezza 45, 264
- larghezza 46, 206, 265
passi automatici 54
passi di protezione 286
- di lato 209, 287
- in successione 287
- indietro 287
pasta adesiva 413
"patodinamica" 467
"pato-neurodinamica" 467
paura (vedere anche ansia)
- di cadere 214
pelle 13
"pensare la componente" 488
percettivo (percettivi)
- disordini 2
- processo 9
percezione 9
- disturbi 1, 4
piano oscillante 204
piede
- angolo 266
- mobilità, mantenimento a lungo termine 520
- mobilizzare 169
- supinazione 70
- supporto 289
pittura 532
placing 70
- braccio 220
- gamba in diverse posizioni 148
- gamba plegica 157
- reazione 70
plantare
- fascia 167
- flessione 264
- - della caviglia 272
- - forze propulsive, perdita 263
- "inversione" 70
plegico
- braccio, trovare attività per 535
- gamba
- - con estensione selettiva 163
- - disturbi sensitivi 170
- - ipertonicità estensoria 269
- - placing 178

- ginocchio, valva posteriore per attivare l'estensione 451
- piede, supporto 289
posizionamento (*vedere* placing)
posizionare il paziente 111
- sul lato plegico 112, 113
- regole generali da osservare 115
- posizione supina 114
- sul lato sano 113
posizione
- del letto 110
- senso 105
posizione di passo 206
- con trasferimento del carico in avanti e indietro 207
posizione inginocchiata, alzarsi da 345
posizione in ginocchio su una gamba 344
posizione prona 339
posizione quadrupedica 339
- attività 340
posturale
- controllo 47, 61, 215
- perturbazione 215
- riflessi 63
- - anormale 77
posture, anormali 109
pressione
- piaghe da decubito 111
- tapping 208
presa con i muscoli lombricali 281
processo di cura 24 ore su 24 109
programma di esercizi domiciliari 510
- scegliere e insegnare gli esercizi 511
pronazione dell'avambraccio 69
prono
- flessione del ginocchio 485
propriocezione 12
protesi dentarie 413
protettiva
- estensione
- - delle braccia 57
- - reazione 239, 240
"punti chiave di controllo"
- distali 259
- prossimali 259

Q

quadripode 299

R

reazione (reazioni) associata 83, 216, 247
- autoinibizione 285
- effetti nocivi 84
- imparare a inibire 144
- prevenzione 252
reazione di sussulto 214
reazione paracadute 239
reazione positiva di sostegno 81
reazioni di cambiamento nella base di sostegno 272
reazioni di equilibrio 47-51, 272
- distesi 48
- facilitazione 184
- in stazione eretta 193
- quando siamo in piedi 52
- recupero della perdita 182
- rieducare 182
reazioni di raddrizzamento del capo 153
reciproca
- inibizione 47, 268
- innervazione 47
- puleggia 371
reggiseno 317-321
retto femorale 486
riflesso/a (riflessi)
- di Moro 214
- di prensione (grasp reflex) 82-83, 115
- di sostegno positivo 81
- di stiramento 88
- estensorio crociato 81-82
- patologici 77
- positivo di sostegno 81
- posturale 63
- posturali anormali 77
- tonico asimmetrico del collo (RTAC) 80, 441
- tonico simmetrico del collo (RTSC) 78
- tonico labirintico 77, 78
ripetizione 88, 251
risonanza magnetica (RMN) 507
ritmo scapolo-omerale 364, 365
rotolare 334-339
- dalla posizione supina 39, 131, 153
- in posizione prona 337
- verso il lato plegico 334
- verso il lato sano 336
rotolo ascellare Bobath 362

S

saliva 410
salire le scale 459
salire su un gradino 173
saponetta legata ad un cordino 307
scale
- salire e scendere 42, 43, 200, 297, 298
- procedura per salire 200
scapola 352, 365
- rotazione 365, 367
scarpe 259, 315, 316
- caratteristiche importanti 289
schema di risposta primitiva 64
schemi di movimento
- anormali 76
- normali 39, 62
sci di fondo 533
sciallorrea 409
sdraiarsi dalla posizione seduta 134
sedersi sul bordo del letto dalla posizione supina 134
sedersi da un lato 329-331
seduto
- a letto 116
- - con una postura eretta 117
- alzarsi in piedi 159-174
- - usando lo schema di movimento normale 159
- - con le braccia che oscillano liberamente 160
- con le gambe accavallate 189
- correzione della postura 154
- in una sedia adatta 118
- ricorreggere la posizione del paziente 119
- sedersi 275
seduto con le gambe distese 331-334
sensibilità 105
- disturbata 85
- esame 105
sensoriale/i
- deprivazione 109
- modalità 109
- stimoli 10, 14
- terapia d'integrazione 14
sgabello da bagno 310
simpatioo
- catena del 487
- sistema nervoso 467

sindrome della spinta 434-461
- fattori predisponenti 444
- lesioni del lobo parietale 435
- neglect 435
- segni tipici 435
- sintomi 434
- trattamento 446-461
sindrome mano (SM) 383-403
- cause 388-393
- prevenzione 393, 394
- trattamento 394-403
sindrome da conflitto acromion-claveare 381
"sindrome psico-organica" 12
sindrome spalla-mano (SSM) 348, 383
- fase degli esiti 387
sinergie di massa primitive 63
- nell'arto inferiore 65
- nell'arto superiore 64
sistema di feedback 85
sistema nervoso 462
- adattamento al movimento 463
- allungamento adattativo 463
- automobilizzazione 522
- autonomo 464
- meccanismi di allungamento 464
- mobilizzazione 462-506
sistema propriocettivo 12, 216
sistema vestibolare 446
slump
- in posizione seduta con le ginocchia estese, automobilizzazione 525
- test 480-485
SM (*vedere* sindrome mano)
SMS (*vedere* sindrome spalla-mano)
sociale/i
- attività 530
- comportamento 8
soffocare 428
soleo 263
sollevamento passivo 129
soluzione di un problema 21
sopracciglia 408
sostegno in plastica per la caviglia 294
sottospinoso 352
sovraspinoso 351, 352
- tendinite 144, 380
spalla
- abduzione orizzontale 219
- articolazione 347

– – "meccanismo di blocco" 351
– controllo attivo del cingolo 222
– dolore 347, 348, 363-382
– – possibili cause 364
– – trattamento 372-382
– problemi 347
– sublussazione 348-362
– – cause 352-355
– – fattori che predispongono 350-352
– – trattamento 355-362
– – – correzione della posizione della scapola 356
spasticità 67
– ipertonicità 67, 68
– inibizione intrinseca 144
– patofisiologia 68
– ipertonia spastica 68
– schemi tipici 69
spazzola (spazzolino) per bottiglie 152, 237
spazzolino da denti 249
– elettrico 420
spazzolino per pulire le unghie 304, 305
spinale
– canale 463
– midollo 463
spinta verso il basso 263
splint palmare 115
sport 107
stare in piedi (stazione eretta)
– con una benda arrotolata sotto le dita del piede 166
– con il peso sulla
– – gamba plegica 163
– – gamba sana 174
stampella con il sostegno al gomito 299
stereognosia 106
stimolazione, metodi 235
– mediante l'applicazione di stimoli eccitatori 235
– mediante l'uso della reazione protettiva di estensione 239
sublussazione della spalla (*vedere* spalla)
supinazione
– del piede 70
– dell'avambraccio 387
svestirsi 321
sweep tapping 235

T

tallone
– battere per terra 158
– sfregare per terra 158
tamburello 238, 285, 452
tappeti rotanti 256
tattile-cinestesico
– informazione 12
– input 446
– sistema 12, 14
televisione, guardare la 111
tendine d'Achille 167
– prevenire l'accorciamento 518, 519
tenere le mani strette insieme 127
tensione neurale aumentata 354
tensione neurale contraria 354, 487
terapia attraverso il movimento guidato (Guiding) 14
terapista occupazionale 414
tessuti bersaglio 467
test di *Leseague* 478
test di sollevamento della gamba (Straight Leg Raise Test SLR) 478
test di tensione 470-506
– come tecniche di trattamento 487-501
– componenti 471
– integrazioni sensibilizzanti 471
testa dell'omero, normale allineamento 378
tibiale anteriore, iperattività 179
tibiale posteriore 70
tomografia a emissione di positroni (PET) 13, 507
tonico
– riflesso del collo 273
– riflesso labirintico 77, 78
tossina botulinica 88
trasferimento
– attivo 139
– di carico 163
– passivo 137
– più attivo 138
trasferirsi dal letto alla sedia 136
tratto orale 405
tricicli 532
tricipite della sura 272
tripodi 299
tronco
– estensione 160

- flessori laterali, stimolazione dell'attività 449
- importanti attività 144
- rieducare l'attività selettiva 182
- rotazione 505
- stabilità 57

U

unghie, tagliare e regolare 305
urinario/a
- incontinenza 7
- infezione del tratto 140

V

valutazione 90-95
- aspetti specifici 92
- consigli 91
- forme 90
- obiettivi 91
- registrazione 98
vescica 7
vestirsi 3, 247, 311-321
visivo/a
- difetti del campo 12
- percezione 10
viso 405
- movimenti 408-409
- postura anomala 408
- valutazione e trattamento 414
vista 9
voce 104, 410
- emissione della 104
volta coraco-acromiale 365

GPSR Compliance

The European Union's (EU) General Product Safety Regulation (GPSR) is a set of rules that requires consumer products to be safe and our obligations to ensure this.

If you have any concerns about our products, you can contact us on

ProductSafety@springernature.com

In case Publisher is established outside the EU, the EU authorized representative is:

Springer Nature Customer Service Center GmbH
Europaplatz 3
69115 Heidelberg, Germany

www.ingramcontent.com/pod-product-compliance
Lightning Source LLC
LaVergne TN
LVHW010331260326
834688LV00036B/663